中国药典
化学药品色谱质谱集

第一册

国家药典委员会　编

中国健康传媒集团
中国医药科技出版社

图书在版编目(CIP)数据

中国药典化学药品色谱质谱集. 第一册 / 国家药典委员会编. —北京:中国医药科技出版社,2023. 12
ISBN 978-7-5214-4457-5

Ⅰ. ①中…　Ⅱ. ①国…　Ⅲ. ①国家药典–中国 ②液相色谱–图集　Ⅳ. ①R921. 2

中国国家版本馆 CIP 数据核字(2023)第 255858 号

ISBN 978-7-5214-4457-5

9 787521 444575 >

| 责任编辑 | 高雨濛 | **美术编辑** | 陈君杞 |

出版　**中国健康传媒集团** ｜ 中国医药科技出版社
地址　北京市海淀区文慧园北路甲 22 号
邮编　100082
电话　发行:010-62227427　邮购:010-62236938
网址　www. cmstp. com
规格　889×1194mm　$\frac{1}{16}$
印张　29½
字数　897 千字
版次　2024 年 7 月第 1 版
印次　2024 年 7 月第 1 次印刷
印刷　北京盛通印刷股份有限公司
经销　全国各地新华书店
书号　ISBN 978-7-5214-4457-5
定价　**298. 00 元**

编写委员会

名誉主编 兰 奋 舒 融

主 编 李慧义 马 辰

副 主 编 王志军 张婷婷 袁利佳

编 者（按姓氏笔画排序）

马 辰 王志军 尹利辉 刘 英 安 蓉 李慧义

杨 茜 张婷婷 陈 华 岳志华 岳瑞齐 周 怡

袁利佳 郭 伟 郭凯静 黄海伟 程奇蕾 蔡 铿

魏宁漪

工作人员（按姓氏笔画排序）

王 雪 王鹏飞 方 丽 厉 瑜 任兴发 孙元社

李文斌 李能威 李强明 杨 洋 何 健 何 啸

何 馨 宋王玲 张 燕 张基明 金琦芸 郑 辉

单颖波 赵兴华 胡 楠 钟 旭 段存争 徐露莎

薛昆鹏

前　言

　　高效液相色谱（high performance liquid chromatography，HPLC）技术因为具有分析速度快、分离效能高和灵敏度高等特点，在药品质量控制中得到了广泛应用。药品质量标准中活性成分鉴别和含量测定以及杂质检查普遍采用高效液相色谱法。

　　色谱柱是高效液相色谱系统的核心，色谱填料对分离结果有直接影响。色谱填料通常由基质和键合相构成。即使键合相相同，由于键合相密度不同、硅胶基质上残余硅羟基处理方式不同、基质粒度和孔径不同、色谱柱物理尺寸不同等，都会影响色谱方法的分离度。药品国家标准中色谱条件项下一般仅对色谱柱填料的键合相予以描述，这对于保障色谱方法在不同质控实验室的重现性是远远不够的。目前我国同一个品种经常有十几家甚至几十家企业在生产；另外，从中央、省级到地市级药品监管系统中均有药品检验机构，对已上市产品进行监督检验。一个液相色谱方法，可能会在几十家甚至几百家质控实验室使用，所以如何保障液相色谱方法的重现性始终是我们关注的重点。为此，国家药典委员会设置专题，聚焦于能够满足国家标准中规定的系统适用性要求的色谱柱，以期能使标准用户快速选择合适的色谱柱。

　　《中国药典化学药品色谱质谱集》，是选取了《中华人民共和国药典》（简称《中国药典》）2020年版二部中部分化药品种，开展有关物质的色谱图的数据采集及分析，获得的色谱图、紫外光谱图和质谱图汇集成册。

　　基于生产企业反馈，本书选择了《中国药典》2020年版二部中的50个采用高效液相色谱法测定有关物质的品种，以原料药为研究对象，进行色谱柱考察。分别在不同品牌同类色谱柱上开展系统研究，考察各品种有关物质的分离情况，汇总了所有符合药典要求的系统适用性溶液色谱图，主成分和已知杂质的紫外光谱图。

　　鉴于近年来超高效液相色谱法（ultra-high performance liquid chromatography，UHPLC）的快速发展，本书对上述品种采用小粒径填充剂和小内径色谱柱进行分析。在HPLC法基础上，对色谱参数在药典允许调整的范围内进行转换，采用UHPLC法分析，获得相应的符合药典要求的UHPLC系统适用性溶液和供试品溶液色谱图。

本书还采用液相色谱串联高分辨质谱技术,对各品种及其已知杂质进行分析,获得各品种及其杂质的质谱图和相应的质谱参数,作为有关物质分离和定性的参考。

本书作为《中国药典》2020 年版二部配套的图谱集,概述了药典中应用最广泛的反相液相色谱柱选择的基本思路,以及 HPLC 到 UHPLC 方法转换的基本原理;同时涵盖了符合药典标准要求的不同品牌色谱柱的 HPLC 色谱图和 UHPLC 色谱图,以及紫外光谱图和质谱图等多指标的信息,可以在色谱柱选择、液相色谱分析方法转换与应用等方面,提供实用且非常有价值的参考。本书为国家药品标准提供了数据支撑,具有较强的科学性、可操作性和实用性,可作为从事药品研发、检验人员的重要参考书籍。

感谢为本书编制提供样品的生产企业和参与实验的机构,感谢在本书实验、编写和修订过程中付出辛勤劳动的所有工作人员,感谢为本书提出宝贵意见和建议的专家学者。由于编者水平所限,书中可能存在错误和不足之处,恳请广大读者和同行专家们批评指正。

国家药典委员会

2024 年 6 月 3 日

编 写 说 明

1. 样品

书中所有品种均为原料药,包括制药厂家生产的原料药和中国食品药品检定研究院的化学对照品。

2. 测试仪器

本书中的高效液相色谱图和超高效液相色谱图采用各品牌的液相色谱仪获得,质谱图均采用安捷伦科技(中国)有限公司的液相色谱串联高分辨质谱仪获得。

3. 测试用色谱柱

本书中的测试用色谱柱包含多个品牌和规格。选用多种不同品牌、填料、规格的色谱柱,旨在分析比较不同色谱柱是否可满足药典的系统适用性要求,提供可参考使用的色谱柱信息。本书包含的 50 个品种中,46 个品种使用以十八烷基硅烷键合硅胶为填充剂的色谱柱进行分离;2 个品种(西洛他唑、黄体酮)使用以辛基硅烷键合硅胶为填充剂的色谱柱;1 个品种(依托泊苷)使用以苯基硅烷键合硅胶为填充剂的色谱柱;1 个品种(奈韦拉平)使用以十六烷基酰胺基键合硅胶为填充剂的色谱柱进行分离。所有使用的色谱柱,均符合《中国药典》2020 年版中相应品种项下对于色谱柱的要求。

4. 测试方法

本书中高效液相色谱法及系统适用性要求,均源自《中国药典》2020 年版。在试验过程中对部分品种的色谱参数进行了调整,调整均符合《中国药典》四部通则【0512 高效液相色谱法】的规定。此外,为提高本书的参考性,一些保留时间超出系统适用性要求的图谱也被收录。

各品种采用的 UHPLC 方法为药典方法的直接转化,部分条件进行了优化以获得更佳的分离效果,且满足《中国药典》相应品种的系统适用性要求。

采用液相色谱串联质谱技术对各品种的主成分和已知杂质进行测定,得到质谱图。质谱方法均符合《中国药典》2020 年版四部通则【0431　质谱法】规定。

5. 样品制备

本书中各品种样品的制备均源自《中国药典》2020 年版相关品种有关物质检查项下供试品溶液及系统适用性溶液的制备方法。

6. 谱图数据

色谱图:对于各品种通过 HPLC 法和 UHPLC 法获得的系统适用性色谱图,均标注样品主成分色谱峰和已知杂质色谱峰,并在结果表中列出相应色谱峰的保留时间、理论板数、拖尾因子、分离度等系统适用性参数。此外,各品种的主成分和已知杂质的紫外光谱图也被收录。

质谱图:包括正、负离子扫描模式下获得的总离子流图和子离子质谱图,图谱中包含子离子碎片、精确质量数等信息。

7. 注意事项

本书收录的色谱图和质谱图均是采用上述方法分析获得,有些测试结果会受到溶液稳定性、溶剂效应、仪器死体积等条件的影响。

对存在特殊情况的品种的影响因素进行详细说明,例如:溶液存在稳定性问题,此项下写明溶液的配制和使用过程中的注意事项。

目　　录

第一章

液相色谱基础知识简介

高效液相色谱法是药物分析最常用的分析技术,也是《中国药典》各论品种中运用最多的分析手段。在高效液相色谱分析过程中,供试品从进样器注入系统,由流动相带入到色谱柱中,高压输液泵将流动相泵入色谱柱,使各目标组分得以分离,之后通过检测器检测目标组分。

第一节　液相色谱柱的选择

色谱柱作为分离的核心,其内径与长度、填充剂的形状、粒径与粒径分布、孔径、表面积、键合基团的表面覆盖度、载体表面基团残留量,填充的致密与均匀程度等均影响色谱柱的性能,应根据被分离物质的性质来选择合适的色谱柱,达到最佳的分离效果。

色谱柱对分离结果有直接的影响,良好的色谱柱选择有助于缩短方法开发与优化所用的时间,获得高质量的分离结果。色谱柱的选择可以考虑化学因素(填料类型、键合相、官能团修饰等)和物理因素(长度、内径、孔径、粒径等)。

一、不同机制的色谱柱

色谱柱填料化学因素直接影响色谱柱的分离选择性。色谱柱根据填料不同可以分为正相色谱(normal-phase chromatography),反相色谱(reversed-phase chromatography),离子对色谱(ion-pair chromatography),离子交换色谱(ion exchange chromatography),亲水作用色谱(hydrophilic interaction liquid chromatography,HILIC),疏水作用色谱(hydrophobic interaction chromatography,HIC),凝胶渗透色谱(gel permeation chromatography,GPC,也称分子筛或体积排阻色谱,size exclusion chromatography,SEC)等,手性分离填料也是独特的填料技术之一。表1列出了不同分离机制常见色谱柱填料的特点与应用范围。近年来,随着液相色谱技术的广泛应用,针对解决液相色谱分离挑战的填料技术也在不断发展。如反相色谱填料相关技术有:改善碱性化合物峰形的高纯硅胶填料,无机与有机杂化基质填料,内嵌极性基团填料,耐高 pH 值反相色谱填料,可以改善离子型小分子化合物的峰形与载样量的表面带电荷填料,改善高比例水相流动相条件下色谱稳定性与极性化合物保留的色谱填料,以及同时保留宽极性范围目标物质的反相/离子交换混合机制填料等。

表 1　常见色谱柱填料的应用范围和特点一览表

色谱类型	固定相	流动相	主要应用范围
正相色谱	硅胶；氨基、氰基、二醇基键合硅胶；手性填充剂	有机溶剂	弱极性或非极性物质，或手性异构体分离
反相色谱	十八烷基硅烷键合硅胶（C18）、辛基硅烷键合硅胶（C8）、苯基硅烷键合硅胶等	水 / 有机溶剂	中性、弱酸性、弱碱性物质
亲水作用色谱	硅胶，氨基、氰基、二醇基键合硅胶等	水溶液 / 有机溶剂	强极性化合物，如生物碱、核苷酸等
离子对色谱	C18、C8 键合硅胶	水溶液 / 有机溶剂	难以在常规反相条件下保留的极性、离子型化合物分离
离子交换色谱	阴离子或阳离子交换树脂	水相 / 缓冲盐	离子，如常见阴阳离子、抗体电荷变体等
凝胶渗透色谱	苯乙烯-二乙烯苯共聚物、改性硅胶等	水相（SEC）：水溶液有机相（GPC）：THF、甲苯等	高分子量化合物聚合物多聚物等

二、反相色谱柱

上述诸多机制填料色谱柱中，表面带有弱极性疏水基团的反相色谱柱最常用，可用于分离绝大多数的有机化合物。反相色谱填料种类众多，其中十八烷基硅烷键合硅胶（C18）是最常用，也是本书涉及品种应用最多的填料类型。以下将以反相色谱柱为例，讨论色谱柱选择需要考虑的因素。

1. 化学因素

最常见的反相色谱填料通常是在硅胶或是聚合物基质（载体）上键合了不同的弱极性官能团（如 C18、C8 等）和短链封端基团（图 1）。这些填料的化学因素决定了色谱柱的分离选择性。硅胶基质反相色谱柱以其稳定的性能、广泛的应用基础，成为色谱工作者首选的色谱柱；聚合物基质通常有出色的化学稳定性，适于很宽的 pH 范围。除此之外，还有杂化基质，石墨和金属氧化物填料基质等。

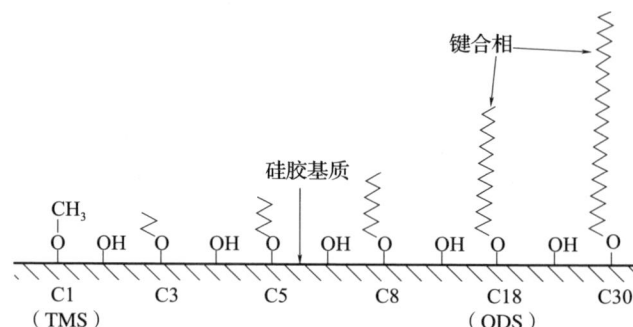

图 1　硅胶基质反相色谱填料结构示意图

引自 SNYDER LR，KIRKLAND JJ，DOLAN JW. Introduction to Modern Liquid Chromatography［M］. 3rd Ed.，Hoboken，New Jersey：John Wiley & Sons，Inc 2010.

反相填料的类型通常以键合相官能团分类，常见的有烷烃碳链、苯基和内嵌极性基团等类型。烷烃碳链是最常用的反相键合官能团，是将不同长度的碳链共价结合在载体颗粒上。通常碳链越长，保留越强，如 C18 色谱柱通常比 C8 色谱柱具有更强的疏水和保留特性。短碳链填料可以用于分离疏水性较高的化合物，以获得合理的保留时间。

苯基官能团填料是指载体上键合苯基官能团。除疏水性相互作用外，该类型填料还有 π-π 相互作用和更多的立体选择性等作用参与其中，对含有苯环的物质有独特的分离选择性。带苯基官能团的反相填料包括连接不同碳链长度的苯环，苯环上带吸电子基团的五氟苯基填料（PFP）等，选择不同的键合相官能团会使得分离选择性有所不同。

极性官能团嵌入碳链的色谱柱填料技术，降低了填料表面游离硅醇基与酸、碱性化合物之间的相互作用，可以有效改善化合物的峰形，减少拖尾现象的产生。极性官能团的引入也使得该类填料对极性物质有着更强的选择性，因此适合于极性化合物的分离。此外，极性官能团填料在 100% 水溶液中色谱性能稳定，避免了疏水塌陷的可能。

碳载量也是表征反相色谱填料性质的常用指标，较高的碳载量会增加填料的疏水性，导致保留增强。

　　不同品牌的色谱柱（如同样为 C18 柱）会因为填料基质制造工艺不同,键合过程或封端等技术不同而形成填料在疏水性、空间选择性和硅醇基活性方面的不同,从而造成保留时间和分离选择性的差异。分离结果的差异程度与样品和流动相条件相关,通常对结构简单的中性化合物分离的选择性差别较小(仅体现疏水性差异)。例如,在相同的流动相条件下,不同色谱柱对中性的双环醇和杂质的分离结果很相近(图 2),而对于苯二氮䓬类药物的分离呈现出显著的保留时间和选择性差异(图 3)。

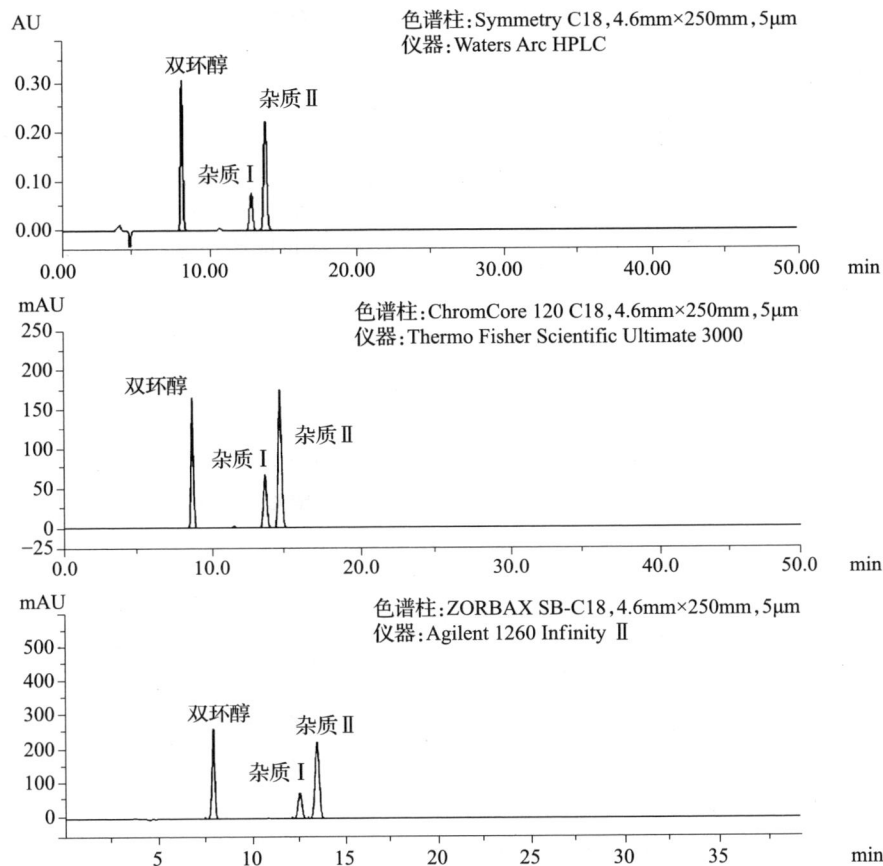

色谱柱:Symmetry C18,4.6mm×250mm,5μm
仪器:Waters Arc HPLC

色谱柱:ChromCore 120 C18,4.6mm×250mm,5μm
仪器:Thermo Fisher Scientific Ultimate 3000

色谱柱:ZORBAX SB-C18,4.6mm×250mm,5μm
仪器:Agilent 1260 Infinity Ⅱ

图 2　不同品牌色谱柱双环醇的系统适用性溶液色谱图

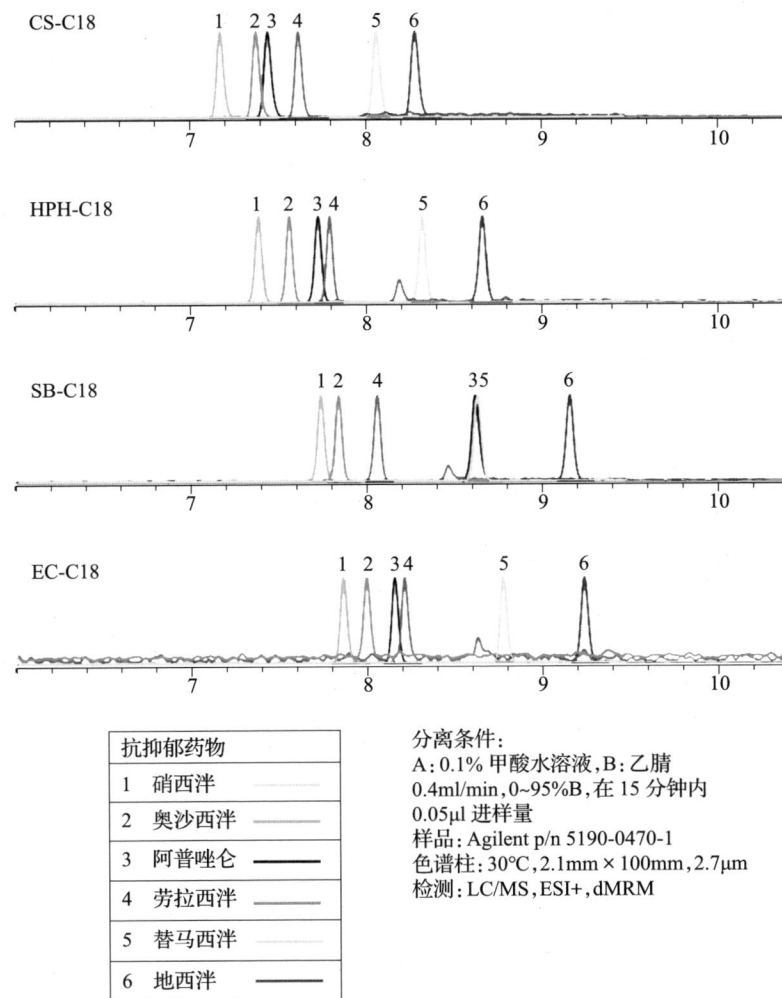

抗抑郁药物	
1	硝西泮
2	奥沙西泮
3	阿普唑仑
4	劳拉西泮
5	替马西泮
6	地西泮

分离条件:
A:0.1% 甲酸水溶液,B:乙腈
0.4ml/min,0~95%B,在 15 分钟内
0.05μl 进样量
样品:Agilent p/n 5190-0470-1
色谱柱:30℃,2.1mm × 100mm,2.7μm
检测:LC/MS,ESI+,dMRM

图 3　不同品牌 C18 色谱柱分离 6 种苯二氮䓬类药物的色谱图

3

2. 物理因素

色谱柱规格包括柱长、内径、孔径、填料粒径等。根据分离条件或方法要求选择色谱柱规格,同时需要考虑色谱系统硬件条件。常规液相色谱最常用的规格是粒径 5μm,柱长 150mm 或 250mm 的反相色谱柱。色谱柱柱长越长,柱效越高,分离度越好,但分离时间越长。分析型反相色谱柱内径有 2.1mm、3.0mm、4.6mm,分别对应不同的使用流速(线速度相同),见表 2。更大内径的色谱柱通常可用于制备色谱。

表 2 不同内径色谱柱比对表

内径 (mm)	常用流速 (ml/min)	色谱系统	反相色谱柱规格使用特点
4.6	1.0	无要求	适于所有常规液相色谱系统
3.0	0.4	较低扩散	比较节省溶剂,对液相色谱系统要求不高
2.1	0.2	低扩散	节省溶剂,适于 LCMS,需考虑优化柱外扩散

填料粒径(颗粒度)直接影响分离效率。粒径越小,分离效率越高,系统产生的反压也越高。小颗粒填料技术和相应色谱硬件的发展,是近年来液相色谱最活跃的发展领域。相关的超高效液相色谱的内容将在第二节 HPLC 到 UHPLC 方法转换部分论述。

大多数反相填料孔径在 100~120Å 左右,适于小分子化合物的分离。当被测物分子量较大(如 3000 以上)或分子体积较大时,可以考虑采用孔径较大的填料,如 300Å 或更大的孔径,来改善传质效率从而改善峰形和分离效果。

填料依据物理结构分为全多孔、表面多孔和无孔填料。经典的液相色谱填料多数是全多孔类型,即颗粒的内部由非常多的小孔构成,可提供较大的表面积和载样量。表面多孔填料是表面多孔层包裹实心核的填料结构,是相对较新、近年来发展和应用比较快的技术。其颗粒粒径分布较窄,分析物的路径仅在表面多孔层,可以降低分离过程中的传质阻力,具有柱效高、柱压低的优点,非常适合高效分离。通常 2.7μm 表面多孔填料色谱柱的柱效,几乎接近亚二微米色谱全多孔填料的色谱柱。但是表面多孔填料的载样量会因表面积减少而下降。图 4 是两种填料的物理结构示意图。无孔型的填料表面无孔,消除了溶质在孔内较慢的扩散传质引起谱带展宽效应,主要用于大分子物质分离。

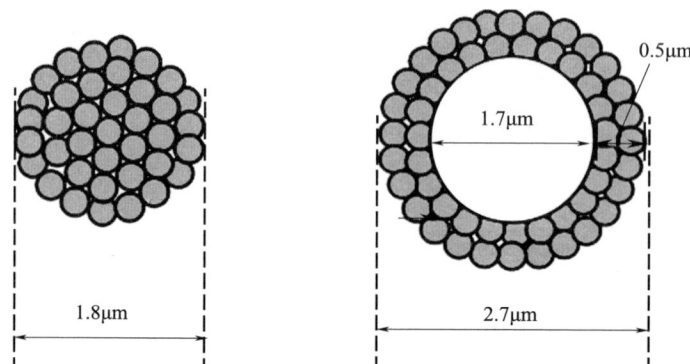

图 4 全多孔填料与表面多孔填料结构示意图

3. 色谱柱的耐受范围

色谱柱的选择需要考虑填料在分离条件下的稳定性,如 pH 范围、温度耐受范围等。通常硅胶基质色谱柱的可用 pH 范围在 2~8。pH 是调节离子型化合物(酸性或碱性)峰形或选择性的很好的工具。低 pH 条件下硅胶基质填料表面的硅醇基不会电离,与在此条件下带电的被测物离子交换作用降低或消失,对分离选择性和峰形会有很大影响。硅胶基质的键合相在酸性条件下(pH<2)会被水解,使保留减弱,柱效也可能降低;在碱性条件下(pH>7)硅胶基质会溶解,柱效随之降低,反压增加;高温会加速这些过程。目前大部分色谱柱供应商都有适于更宽 pH 范围的色谱柱,这些色谱柱的填料具有特别的设计,如用空间位阻大的侧链保护键合相(ZORBAX StableBond C18,ChromCore C18-AR),或多点键合使得键合相不易水解而适合低 pH 流动相条件。适于高 pH 应用的色谱填料会通过尽量降低或消除造成基质溶解的反应位点——硅醇基来提升填料在高 pH 条件下的耐用性,如多孔硅胶表面杂化修饰(ChromCore C18-BR, Poroshell HPH)、杂化基质(XBridge)和聚合物基质填料(PLRP,无硅醇基)等。不同反相色谱柱的 pH 值耐受范围可以参考色谱柱说明书。

常规硅胶基质反相色谱填料的温度上限为 60℃,少数 C18 柱填料温度上限可以达到 100℃。过高的温度会缩短色谱柱寿命。色谱柱的温度范围请参考色谱柱说明书。

综合考虑色谱填料的化学因素(基质与键合相化学等)和物理因素(规格等)合理选择色谱柱,有助于加速方法开发与优化过程。

第二节 液相色谱法:从 HPLC 到 UHPLC 的转换

一、超高效液相色谱原理与优势

填料技术的不断进步书写了现代液相色谱的发展史。液相色谱填料从 20 世纪 70 年代 10 微米的无定型硅胶颗粒填料,80 年代开始的 5 微米球形填料,到今天的亚二微米填料,液相色谱技术从液相色谱(LC)、高效液相色谱(HPLC),进入了超高效液相色谱(UHPLC)的时代。

自 2003 年安捷伦首推商品化亚二微米(1.8μm)超高效色谱柱,2004 年沃特世首推超高效液相色谱,超高效液相色谱相关技术近 20 年得到了非常蓬勃的发展,目前已有多款市售超高效液相色谱柱和耐高压的超高效液相色谱系统。

色谱柱柱效是用于评价色谱柱性能的关键参数,通常用理论板数(N)和塔板高度(H 或 HETP)评价。根据公式(1),塔板高度越低,理论板数越多,色谱柱柱效越高。

$$H=\frac{L}{N} \tag{1}$$

式中,H 为塔板高度;N 为柱效;L 为柱长。

经典的范德米特方程描述了塔板高度(H)与线速度(u)的关系。由图 5 的范德米特曲线可以非常直观地看出小颗粒填料的分离优势:①粒径(dp)越小,塔板高度(H)越低,柱效越高;②小颗粒采用更高的流速可以获得高柱效,加快分离速度;③提高流速,柱效不会明显降低,提高分离速度同时改善分离度。

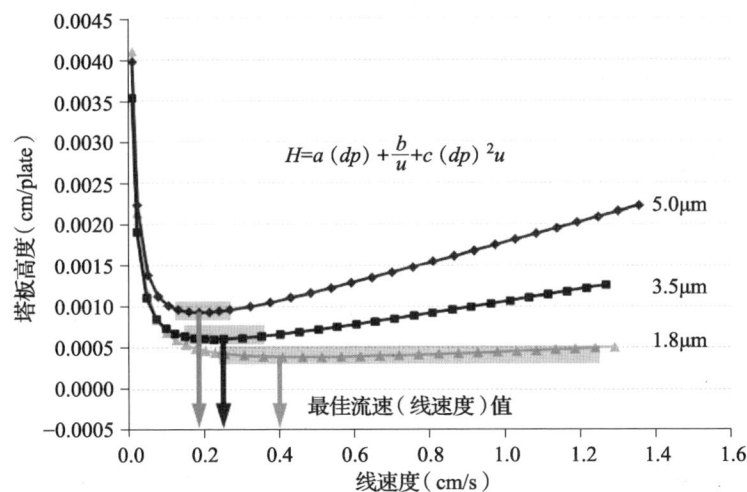

图 5 范德米特曲线

在填料种类相同的情况下,柱效(N)与柱长(L)成正比,与粒径(dp)成反比,L/dp 越大,N 越高,L/dp 相同的色谱柱柱效(N)相当。

小颗粒填料技术具有柱效高、分离速度快的优势,能够有效节省溶剂和分析时间。可以通过分离度公式(2)来理解小颗粒填料的上述特点。

$$Rs=\left(\frac{k}{k+1}\right)\left(\frac{\alpha-1}{\alpha}\right)\left(\frac{\sqrt{N}}{4}\right) \tag{2}$$

式中,Rs 为分离度;k 为保留因子,与流动相、固定相、温度等相关;α 为选择性系数,与流动相、固定相、温度等相关;N 为柱效,与 L/dp 成正比。

在相同的填料键合相和分离条件下,分离选择性相同,即 α 与 k 不变,此时调整粒径、柱长等色谱柱物理参数,可以优化色谱行为。根据分离度公式,一方面采用小颗粒填料,dp 降低,L/dp 值提高,使柱效(N)提高,从而改善了分离度(Rs)(图6);另外一方面如果采用小颗粒填料,dp 降低,同比缩短柱长(L),使得 L/dp 保持不变,即柱效(N)保持不变,可以获得相同分离度的分离效果,由于柱长更短而缩短分离时间,分析速度更快,也节省了溶剂(图7)。

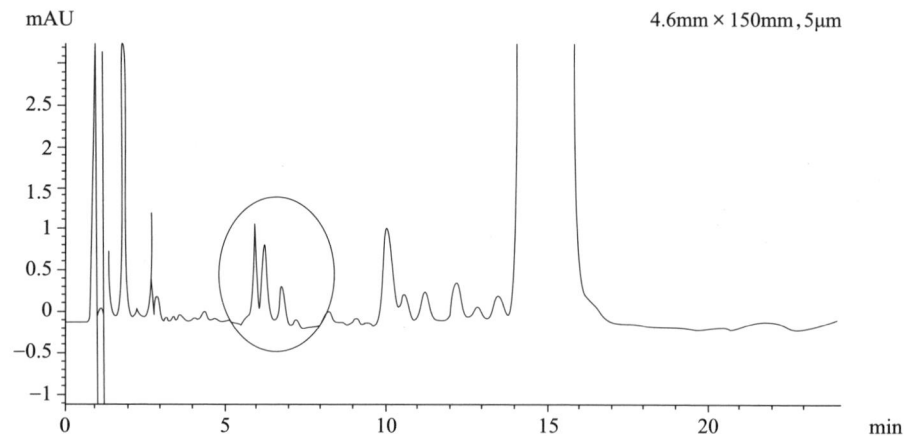

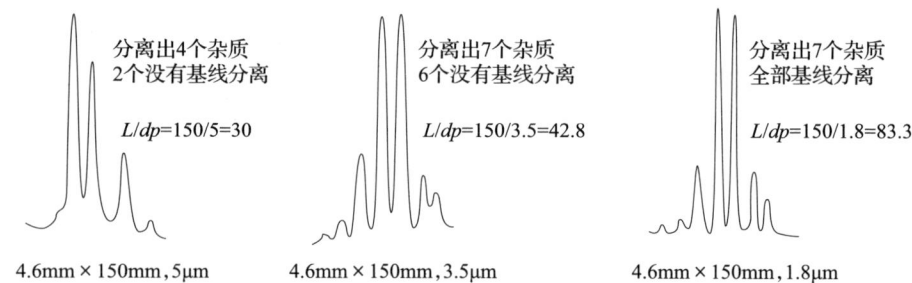

图6 降低颗粒度带来的有关物质分离度改善

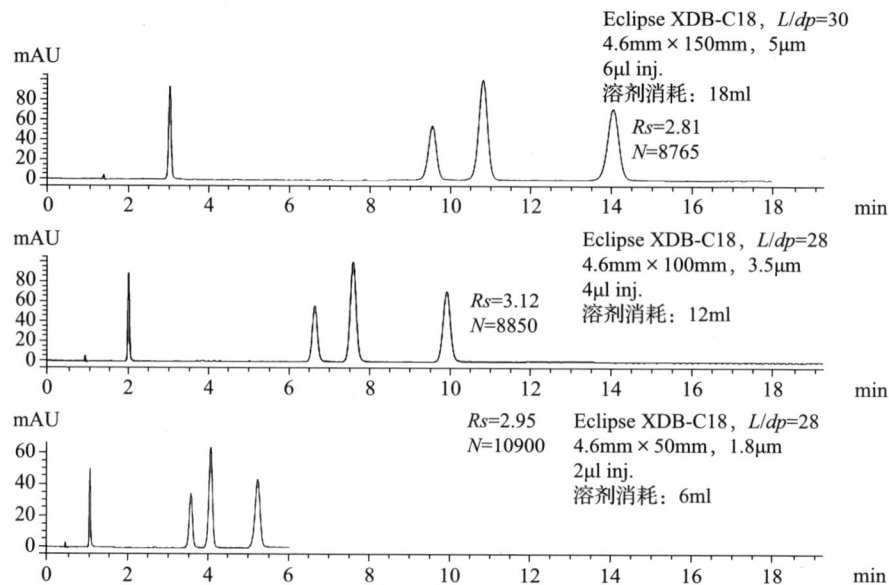

图7 相似柱效(同比降低 L/dp)色谱柱的分离度结果比较

相近分离度,节省分离时间与溶剂(流动相:85:15=甲醇:水,流速:1.0ml/min)

小颗粒填料的技术优势,尤其是对液相色谱分离效率与质量的提升,推进了 UHPLC 技术的广泛应用,也成为各国药典方法现代化的发展方向之一。《中国药典》《美国药典》和《欧洲药典》在通则部分都有关于液相色谱扩展到超高效液相色谱技术的描述,UHPLC 方法已经开始被逐步应用于药典各论品种中。

二、小颗粒填料对液相色谱系统的要求

小颗粒填料的应用对液相色谱硬件和数据采集有了新的更高的要求,其中最主要的要求有:高耐压、低扩散和高数据采集速率。

1. 耐压需求

小颗粒填料在使用过程中传质阻力大,产生的反压较高,往往需要有耐高压的液相色谱硬件系统来配合。传统常规液相色谱系统的耐压是 400bar,目前适合小粒径高效色谱柱的超高效液相色谱系统耐压可以达到 600~1300bar,完

全满足分离的要求。

2. 低扩散

小颗粒填料高柱效的实现，需要确保柱外体积的扩散不损失柱效率。低扩散与所用色谱柱内径和相应的流速直接相关。如果采用较高流速，如 0.6ml/min 以上的流速，柱外扩散的影响相对比较小；但如果使用 0.2ml/min 的流速，则必须严格控制柱外扩散体积（即死体积，从进样点到检测点的样品流经区域，包括管线、接头、检测池等），否则小颗粒填料的高柱效将难以实现。由范德米特方程曲线可知，小颗粒填料色谱柱可以采用更高的流速来实现良好分离，提高流速不会显著损失柱性能，故实际工作中可以使用较高流速来加快分离速度（小分子化合物尤其如此）。内径 3.0mm 和 4.6mm 的小颗粒填料色谱柱的使用流速在 0.6~2ml/min，在此流速下，柱外扩散较小；内径为 2.1mm 的窄内径色谱柱，流速较低，需要考虑扩散的影响。

3. 数据采集速率

小颗粒填料的高柱效，使得色谱峰宽显著变窄，故对数据采集有了更高的要求。常规液相色谱的基线峰宽为 20~30 秒，数据采集速率在 1~5Hz（这也是检测器的缺省设置）；超高效液相色谱的峰宽在几秒，采集速率通常需要在 20~40Hz，方可在一个色谱峰内采集足够的数据点，来准确描述色谱峰形。如果采集速率过低，会使原本高效分离的窄峰变宽，损失分离性能。采样速率对分离的影响见图 8。

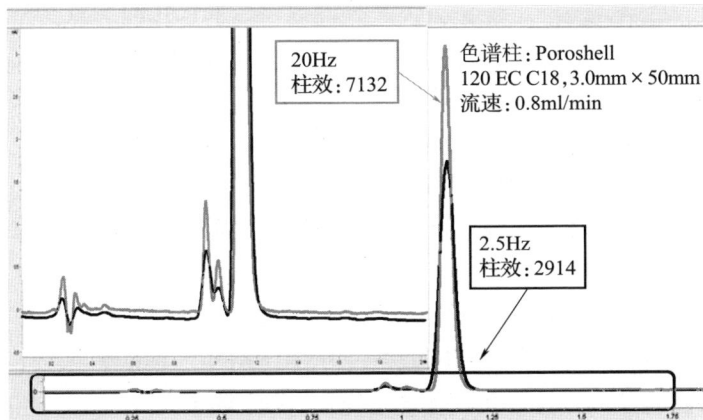

色谱柱：Poroshell 120 EC C18，3.0mm×50mm
流速：0.8ml/min

20Hz
柱效：7132

2.5Hz
柱效：2914

图 8 采样速率对分离的影响

三、从 HPLC 到 UHPLC 方法转换步骤

《中国药典》2020 年版通则 0512 高效液相色谱法中对不同规格色谱柱方法转换有明确的规定。品种正文项下规定的色谱条件（参数），除填充剂种类、流动相组分、检测器类型不得改变外，其余如色谱柱内径与长度、填充剂粒径、流动相流速、流动相组分比例、柱温、进样体积、检测器灵敏度等，均可适当调整。若需使用小粒径（约 2μm）填充剂和小内径（约 2.1mm）色谱柱或表面多孔填充剂以提高分离度或缩短分析时间，输液泵的性能、进样体积、检测池体积和系统的死体积等必须与之匹配，必要时，色谱条件（参数）可适当调整。色谱参数允许调整的范围见表 3。

表 3 色谱参数允许调整范围（《中国药典》2020 年版通则 0512 ）

参数变量	参数调整	
	等度洗脱	梯度洗脱
固定相	不得改变填充剂的理化性质，如填充剂材质、表面修饰及键合相均需保持一致；从全多孔填料到表面多孔填料的改变，在满足上述条件的前提下是被允许的	
填充剂粒径（dp），柱长（L）	改变色谱柱填充剂粒径和柱长后，L/dp 值（或 N 值）应在原有数值的 −25%~+50% 范围内	
流速	如果改变色谱柱内径及填充剂粒径，可按下式计算流速，$F_2 = F_1 \times [(dc_2^2 \times dp_1)/(dc_1^2 \times dp_2)]$，在此基础上根据实际使用时系统压力和保留时间调整	
	最大可在 ±50% 的范围内调整	除按上述公式调整外，不得扩大调整范围
进样体积	调整以满足系统适用性要求，如果色谱柱尺寸有变化，按下式计算进样体积：$V_{inj2} = V_{inj1} \times (L_2 \times dc_2^2)/(L_1 \times dc_1^2)$，并根据灵敏度的需求进行调整	
梯度洗脱程序（等度洗脱不适用）	$t_{G2} = t_{G1} \times (F_1/F_2) \times [(L_2 \times dc_2^2)/(L_1 \times dc_1^2)]$，保持不同规格色谱柱的洗脱体积倍数相同，从而保证梯度变化相同，并需要考虑不同仪器系统体积的差异	
流动相比例	最小比例的流动相组分可在相对值 ±30% 或者绝对值 ±2% 的范围内进行调整（两者之间选择最大值）；最小比例流动相组分的比例需小于（100/n）%，n 为流动相中组分的个数	可适当调整流动相组分比例，以保证系统适用性符合要求，并且最终流动相洗脱强度不得弱于原梯度的洗脱强度

续表

参数变量	参数调整	
	等度洗脱	梯度洗脱
流动相缓冲液盐浓度	可在 ±10% 范围内调整	
柱温	除另有规定外,可在 ±10℃范围内调整	除另有规定外,可在 ±5℃范围内调整
pH 值	除另有规定外,流动相中水相 pH 值可在 ±0.2pH 范围内进行调整	
检测波长	不允许改变	

注:F_1 为原方法中的流速;F_2 为调整后方法中的流速;dc_1 为原方法中色谱柱的内径;dc_2 为调整后方法中色谱柱的内径;dp_1 为原方法中色谱柱的粒径;dp_2 为调整后方法中色谱柱的粒径;V_{inj1} 为原方法中进样体积;V_{inj2} 为调整后方法中进样体积;L_1 为原方法中色谱柱柱长;L_2 为调整后方法中色谱柱柱长;t_{G1} 为原方法的梯度段洗脱时间;t_{G2} 为调整后的梯度段洗脱时间。

从常规 5μm 色谱柱的 HPLC 到亚二微米色谱柱的 UHPLC 的方法转换,简单地说有以下 3 步:

①根据转换目标,选择合适规格的色谱柱;

②根据 HPLC 和 UHPLC 色谱柱规格、流动相条件进行方法参数转换(《中国药典》通则 0512 或参考转换计算器 /Method Translator, APP/HPLC advisor 等);

③根据情况,确定是否需要进一步优化,如流速和流动相调整。

上述转换过程可采用表 3 中相关转换公式用于流速、进样体积和梯度等方法参数的直接转换。

1. 根据转换目标选择 UHPLC 色谱柱规格

从 HPLC 到 UHPLC 的方法转换首先需要明确转换目的,以便选择合适规格的色谱柱。选择小颗粒填料的目标包括:保持分离度同时缩短分离时间,改善分离度,提升分离度同时缩短分离时间,以及节省溶剂等。选择的核心依据是柱长与粒径之比,即 L/dp。以经典全多孔填料为例,HPLC 方法转换 UHPLC 方法,在 UHPLC 色谱柱选择时,色谱柱化学(填料基质、品牌和键合相)没有变化,仅考虑色谱柱物理因素(填料的粒径、柱长或内径)的变化。表 4 总结了规格为 5μm,4.6mm×150mm 的色谱柱转换成 1.8μm 小粒径色谱柱规格选择的几种情况。

表 4　HPLC 转换为 UHPLC 色谱柱规格选择示例表

色谱柱	转换目标	内径 dc/mm	柱长 L/mm	粒径 dp/mm	L/dp N	流速 ml/min	说明
HPLC		4.6	150	5	30000	1	
UHPLC	· 保持分离度 · 缩短分离时间	4.6	50	**1.8**	28000	1	L/dp 与 HPLC 相近,柱效相近,故分离度基本不变	柱长缩短 1/3,分离速度加快 3 倍
	· 保持分离度 · 缩短分离时间,同时节省溶剂	2.1	50	**1.8**	28000	0.2		柱长缩短 1/3,更小内径,更低流速,故在实现分离目标的同时,更节省溶剂
	· 提高分离度和灵敏度	4.6	150	**1.8**	83000	1	L/dp 高于 HPLC,柱效更高,可以获得更好的分离度	峰宽更窄,峰高更高,灵敏度更好
	· 提高分离度 · 缩短分析时间	4.6	100	**1.8**	56000	1		柱长更短,故可以获得分离度更好,速度更快的结果
	· 提升分离度 · 缩短分析时间 · 节省溶剂	2.1	100	**1.8**	56000	0.2		采用了更小内径色谱柱,更低的流速 0.2ml/min,故在实现分离目标的同时,更节省溶剂

除经典全多孔填料,可以用柱效相近的 2.7mm 表面多孔填料替代 1.8mm 全多孔填料,获得相同的分离结果,同时反压也更低。

2. 根据色谱柱体积等规格变化转换 UHPLC 色谱分离参数条件

从常规 HPLC 色谱柱转换成 UHPLC 色谱柱时,如果色谱柱体积(长度和内径)发生了变化,需要根据规格的变化调整相应的分离条件。其中,等度洗脱方法转换仅需要根据柱体积的变化调整进样体积(图 9);梯度方法除了进样体积外,还需根据柱长和流速变化调整梯度变化时间,保持 $(t_G \times F)/V_m$ 比值不变,即不同规格色谱柱梯度段的洗脱柱体积倍数相同,以确保梯度斜率(b)保持一致,从而保持相同的分离选择性（图 10）。梯度斜率计算公式为：

$$梯度斜率\ b=\frac{S\cdot\Delta\Phi\cdot V_{\mathrm{m}}}{t_{\mathrm{G}}\cdot F}$$

即：

$$梯度斜率=\left[\frac{（梯度终点比例\%-梯度起点比例\%）}{柱体积倍数}\right]\quad（3）$$

式中，S 为常数；$\Delta\Phi$ 为有机相变化 %；V_{m} 为色谱柱体积 $=3.14\times dc^2\times L\times\Phi$，$\Phi=$ 常数；t_{G} 为梯度段洗脱时间；F 为流速；柱体积倍数 $=(t_{\mathrm{G}}\times F)/V_{\mathrm{m}}$。

如果柱内径也有不同，需要对流速进行调整，调整范围及方法参照表 3。

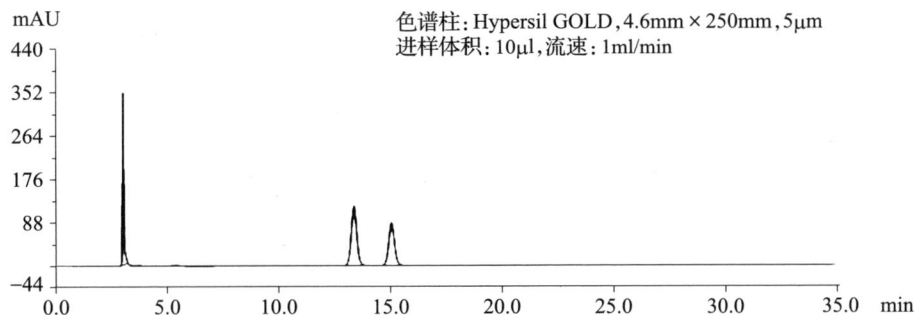

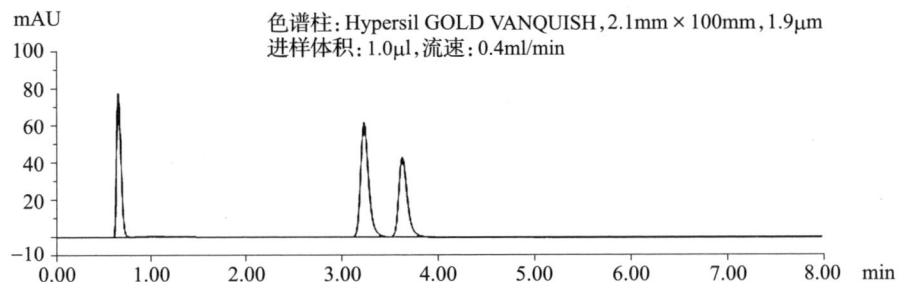

图 9 克霉唑系统适用性溶液：等度方法（分离条件见正文）

UHPLC 进样体积：$V_{\mathrm{inj2}}=V_{\mathrm{inj1}}\times(dc_2^2\times L_2)/(dc_1^2\times L_1)=10\times(2.1^2\times100)/(4.6^2\times250)=0.8\mu l$，取整数位 $1.0\mu l$；

UHPLC 流速：$F_2=F_1\times[(dc_2^2\times dp_1)/(dc_1^2\times dp_2)]=1.0\times[(2.1^2\times5)/(4.6^2\times1.9)]\cong0.55ml/min$；优化后流速后为 $0.4ml/min$。

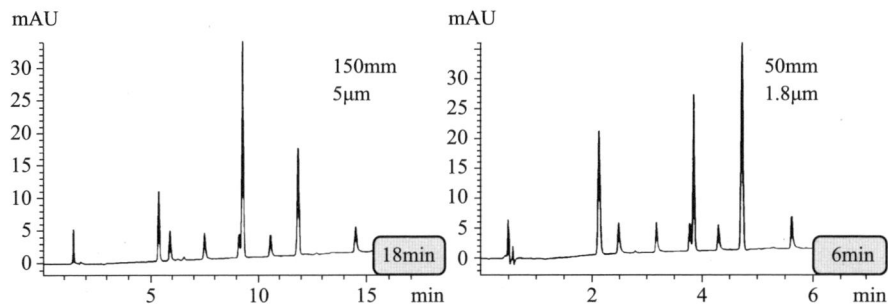

图 10 在保持分离度的同时，提高分离速度（梯度方法）

UHPLC 进样体积：$V_{\mathrm{inj2}}=V_{\mathrm{inj1}}\times(dc_2^2\times L_2)/(dc_1^2\times L_1)=15\times(4.6^2\times50)/(4.6^2\times150)=5\mu l$；

UHPLC 梯度分离时间：$t_{\mathrm{G2}}=t_{\mathrm{G1}}\times(F_1/F_2)\times[(dc_2^2\times L_2)/(dc_1^2\times L_1)]=15\times(1.0/1.0)\times[(4.6^2\times50)/(4.6^2\times150)]=5.0min$

3. 根据需要进行方法优化

如果 UHPLC 与 HPLC 色谱柱的填料基质、品牌发生了变化，会带来分离选择性变化，需要按照《中国药典》通则 0512 的相关规定调整分离条件。可通过相关软件计算流速、进样体积和梯度洗脱程序的调整范围，并根据色谱峰分离情况进行微调。

小颗粒填料可以提高流速来进一步加快分离速度，而不损失分离度。在实践中常常可以采用较高的流速来进一步缩短分离时间，如来曲唑的系统适用性试验采用梯度洗脱方法（色谱条件见正文），根据《中国药典》2020 年版通则 0512 中的流速、进样体积、梯度段分离时间的转换公式直接调整了相关参数，方法转移的结果如图 11。

mAU

ZORBAX StableBond C18,4.6mm×150mm,5μm
1ml/min,20μl

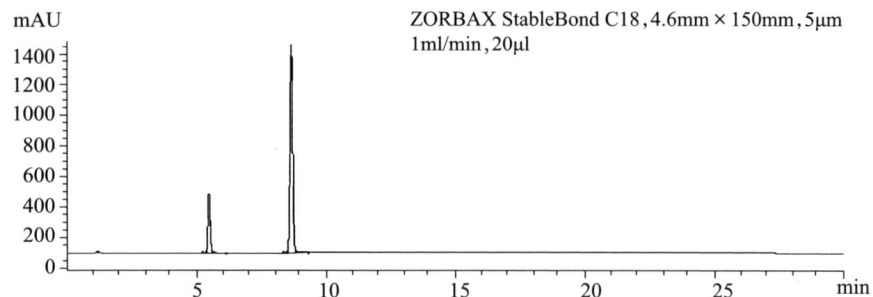

时间（min）	流动相A（%）	流动相B（%）
0	70	30
25	30	70
25.1	70	30
30	70	30

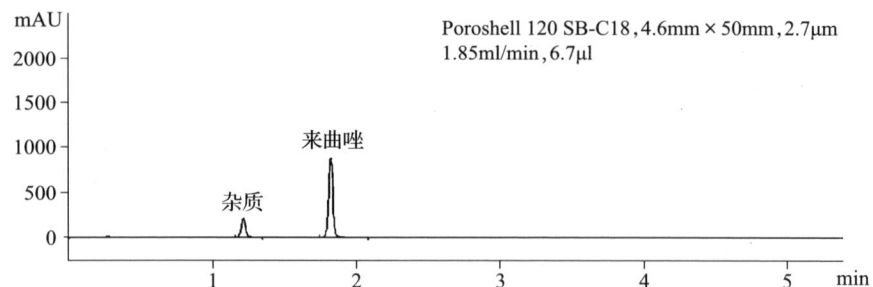

mAU

Poroshell 120 SB-C18,4.6mm×50mm,2.7μm
1.85ml/min,6.7μl

来曲唑

杂质

时间（min）	流动相A（%）	流动相B（%）
0	70	30
4.5	30	70
4.54	70	30
5.40	70	30

图 11　来曲唑的系统适用性，保持分离度的同时，进一步加快分离速度

UHPLC 流速：$F_2=F_1\times[(dc_2^2\times dp_1)/(dc_1^2\times dp_2)]=1.0\times[(4.6^2\times5)/(4.6^2\times2.7)]\cong1.85$ml/min；

UHPLC 进样体积：$V_{inj2}=V_{inj1}\times(dc_2^2\times L_2)/(dc_1^2\times L_1)=20\times(4.6^2\times50)/(4.6^2\times150)=6.7$μl；

UHPLC 梯度分离时间：$t_{G2}=t_{G1}\times(F_1/F_2)\times[(dc_2^2\times L_2)/(dc_1^2\times L_1)]=25\times(1.0/1.85)\times[(4.6^2\times50)/(4.6^2\times150)]=4.5$min。

图 9~ 图 11 的实例中，从 HPLC 转换到更小规格的 UHPLC 色谱柱，柱长的缩短使得分析时间缩短，溶剂消耗降低；图 9 使用了更小内径的色谱柱（2.1mm），则溶剂消耗可以得到进一步的降低，流动相消耗从 35ml 降低至 3.2ml。

当方法转换发生在两台不同硬件液相色谱系统时，尤其是色谱柱内径从常规 4.6mm 变化到小内径（如 3mm 或 2.1mm）时，需要关注延迟体积（滞后体积）的影响。采用小内径色谱柱进行梯度方法转换时，需要注意的是液相色谱系统延迟体积（滞后体积，即梯度混合点到柱头的体积）对分离的影响。常规液相色谱系统延迟体积在 1~2ml，故 4.6mm 内径色谱柱在 1ml/min 流速下，梯度需要 1~2 分钟到达柱头；如果在同样的液相色谱系统上使用小内径色谱柱，如 2.1mm 色谱柱，常规流速为 0.2ml/min，则梯度到达柱头需要 5~10 分钟（1~2ml÷0.2ml/min），如此延迟对分离的影响就比较大，色谱柱平衡时间也会比较长。超高效液相色谱系统通常延迟体积较小，可以很好地满足小内径色谱柱低流速下的分离要求。不同液相色谱系统延迟体积的差异，也是梯度方法（不限于 HPLC 到 UHPLC 的转换）转移需要关注的重要因素。

从 HPLC 到 UHPLC 方法转换步骤总结如表 5 所示。

《中国药典》规定在满足一定条件的前提下允许色谱柱从全多孔填料到表面多孔填料的改变，对色谱柱的填料粒径、柱长和内径的调整，使得药物分析方法的色谱柱在符合要求前提下有更加广阔的选择范围。

色谱参数调整后，《中国药典》2020 年版通则 0512 高效液相色谱法规定如下：

调整后，系统适用性应符合要求，且色谱峰的出峰顺序不变。若减小进样体积，应保证检测限和峰面积的重复性；若增加进样体积，应使分离度和线性仍满足要求。应评价色谱参数调整对分离和检测的影响，必要时对调整色谱参数后的方法进行确认。若调整超出表 3 中规定范围或品种项下规定的范围，被认为是对方法的修改，需要进行充分的方法学验证。

调整梯度洗脱色谱参数时应比调整等度洗脱色谱参数时更加谨慎，因为此调整可能会使某些峰位置变化，造成峰识别错误或者与其他峰重叠。

当对调整色谱条件后的测定结果产生异议时，应以品种项下规定的色谱条件的测定结果为准。

表5 从 HPLC 到 UHPLC 转换方法步骤

序号	步骤	方法	
1	根据转换目标选择合适规格的色谱柱	根据分离度和分离速度目标确定合适的色谱柱规格：柱长/粒径比(L/dp)；进一步降低溶剂消耗可选择小内径(dc)柱。	
2	根据 HPLC 和 UHPLC 色谱柱规格、流动相条件进行方法参数转换（《中国药典》通则0512，或转换计算器/Method Translator, APP/HPLC advisor 等相关软件）	等度洗脱	根据柱体积转换进样体积：$V_{inj2}=V_{inj1}\times(L_2\times dc_2^2)/(L_1\times dc_1^2)$
		梯度洗脱	①根据柱体积转换进样体积：$V_{inj2}=V_{inj1}\times(L_2\times dc_2^2)/(L_1\times dc_1^2)$ ②根据流速和柱体积转换梯度段洗脱时间：$t_{G2}=t_{G1}\times(F_1/F_2)\times[(L_2\times dc_2^2)/(L_1\times dc_1^2)]$ ③根据内径选择流速：$F_2=F_1\times[(dc_2^2\times dp_1)/(dc_1^2\times dp_2)]$
3	根据情况，确定是否需要进一步优化，如流速和流动相调整	小颗粒填料可以提升流速而保持柱效。故可以使用较高流速来加快分离速度，如3.0mm内径色谱柱可以使用0.8ml/min 流速；2.1mm 内径色谱柱可以采用0.4ml/min 也可以直接根据《中国药典》通则0512规定来转换（采用③公式）	

第三节 图集品种常见问题及讨论

本书正文部分涵盖50个化学药品的原料药，按照药典标准采用不同品牌色谱柱分析的过程中也遇到了一些普遍性问题，如色谱柱规格变化和溶剂效应等。以下将针对常见问题进行说明，希望对从事药品检验及方法开发的同行有所帮助和启发。

一、色谱条件

为了使方法使用者有更多的选择性，目前的药典标准方法有些仅对填料类型、进样体积和梯度方法的梯度时间表进行了描述，但对柱长、内径、填料粒径等没有规定。本书中所有色谱图均备注了完整的色谱条件，包括色谱柱规格、柱温、流动相组分、流速和进样体积等。完整的方法参数有助于色谱方法的顺利重现。

从色谱方法和方法转移而言，进样体积与柱体积成正比例，故所有液相色谱方法在指定进样体积时需要指定色谱柱体积[色谱柱内径(dc)和柱长(L)]。色谱柱体积如有改变，按下式（4）计算进样体积。

$$V_{inj2}=V_{inj1}\times(L_2\times dc_2^2)/(L_1\times dc_1^2) \qquad (4)$$

举例来说，如果规定 4.6mm×250mm 色谱柱，进样体积是25μl，转移到 4.6mm×150mm 色谱柱时，计算进样体积应为15μl。采用 4.6mm×150mm 色谱柱，如进样体积仍为25μl，尤其是使用强溶剂溶解样品、容易发生溶剂效应时，可能会产生过载的结果。

对于梯度洗脱程序来说，梯度时间和流速与色谱柱体积成比例。梯度方法在指定梯度洗脱程序的同时，还需指定柱体积和流速，才能完整描述方法参数。采用不同规格的色谱柱需要保持色谱柱的洗脱体积倍数相同，即保持洗脱体积（流速 × 洗脱时间）与柱体积（内径 × 长度）之比不变，即保证梯度斜率相同，从而确保分离选择性一致。按照《中国药典》2020年版通则0512的色谱参数允许调节的范围，两个不同规格色谱柱梯度方法转移时，梯度段洗脱时间(t_G)、流速(F)和色谱柱体积[色谱柱内径(dc)和柱长(L)]，按下式（5）计算梯度段洗脱时间：

$$t_{G2}=t_{G1}\times(F_1/F_2)\times[(L_2\times dc_2^2)/(L_1\times dc_1^2)] \qquad (5)$$

例如：方法1采用 4.6mm×150mm 柱长的色谱柱，梯度方法为15分钟内0~90% B 梯度比例变化，流速为1ml/min。上述方法转移到 4.6mm×250mm 色谱柱上，如果要获得相同的分离选择性，流速为1ml/min，则后者的梯度时间按照式（5）计算为25分钟内0~90% B 梯度比例。

二、溶剂效应

溶剂效应是当溶解样品的溶剂（样品溶剂）洗脱强度高于流动相时，或样品溶剂与流动相不匹配时，色谱峰前延、展宽、分叉，或是部分不保留的现象。对于反相色谱，强溶剂为有机溶剂，如甲醇或乙腈；正相色谱或 HILIC 色谱，强溶剂则是水溶液。造成上述现象的原因是强溶剂或不匹配的样品溶剂（如样品溶剂 pH 值与流动相差异大）使得被洗脱的样品谱带抵达柱头时扩散不均匀（部分样品被强洗脱），故样品峰变形甚至部分不保留。等度洗脱方法或梯度洗脱方法中弱洗脱组分更加容易受到溶剂效应的影响。减缓或消除溶剂效应可以有不同的方法，如用流动相溶解或稀释样品（图 12b）、降低进样体积（图 12c）、增加柱前扩散体积（用一定长度的粗内径管线如 0.5mm）或采用自动进样器进行夹心进样（用弱溶剂包裹强样品溶剂），以及使用进样器的预混功能。

上述克服溶剂效应的方法可根据实际情况选用。如果灵敏度满足要求，降低进样体积是最简单的方法；用流动相直接溶解样品只有在溶解性满足要求前提下才可行；供试品用有机溶剂溶解后，再用流动相稀释至使用浓度也是不错的解决办法。当采用更换样品溶剂方式（如上述流动相／弱溶剂溶解或稀释样品方式）或降低进样体积克服溶剂效应时，需要对方法进行确证，以确保样品组分的充分溶解和检测的灵敏度。增加柱前扩散体积或进样器的预混会增加扩散，尤其是对于等度洗脱方法，会造成色谱峰展宽。

三、样品溶液的稳定性

溶液配制是样品前处理的重要环节，样品需要配制为完全溶解的溶液状态才可以进行液相色谱分析。本书在对各品种进行溶液配制的过程中，发现有些品种的溶液，如供试品溶液或系统适用性溶液，在放置过程中会产生降解杂质，杂质可能为主成分的降解产物，也可能是已知有关物质的降解产物，即溶液存在稳定性问题，写明溶液的配制和使用过程中的注意事项，以便获得科学合理的测定结果。在阿那曲唑、醋酸曲安奈德、醋酸泼尼松和醋酸泼尼松龙等品种的试

验过程中，存在上述溶液稳定性问题，具体情况详见本书正文相应品种的"注意事项"。

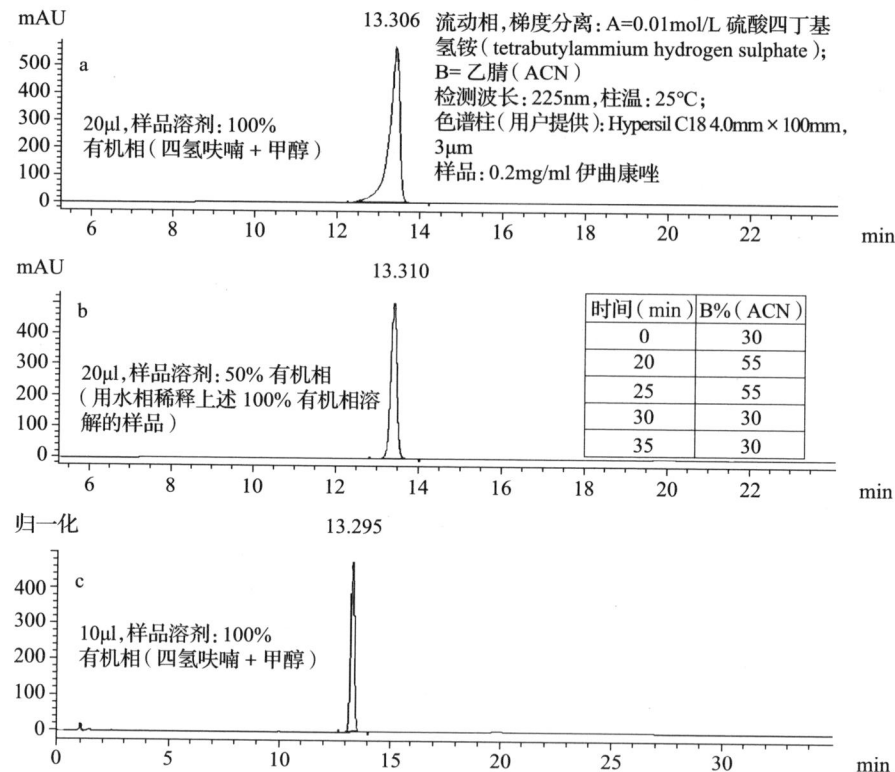

图 12 伊曲康唑含量测定色谱图

a. 100% 有机相溶解样品，进样 20μl；b. 用 A 相 50% 稀释 a，进样 20μl；c. 100% 有机相溶解样品，进样 10μl。

第二章

品种信息和图谱

1 厄贝沙坦

Irbesartan

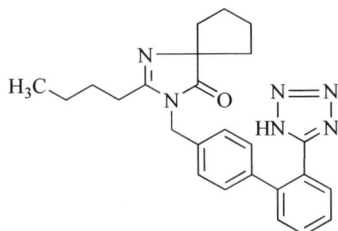

C25H28N6O   428.54   CAS 号：138402-11-6

本品为 2- 丁基 -3-［4-［2-（1H- 四氮唑 -5- 基）苯基］苯甲基］-1，3- 二氮杂螺［4，4］壬 -1- 烯 -4- 酮。

一、基本信息

本品为白色或类白色粉末或结晶性粉末。在甲醇或乙醇中微溶，在水中不溶。

1. 执行标准

《中国药典》2020 年版二部，第 80 页　厄贝沙坦。

2. 试验用样品

厄贝沙坦，批号 2020-5024，浙江华海药业股份有限公司。

杂质 I，批号 2019-5103，浙江华海药业股份有限公司。

3. 杂质对照品信息

杂质 I　1-（戊酰氨基）-N-［［2′-（1H- 四氮唑 -5- 基）联苯 -4- 基］甲基］环戊烷甲酰胺

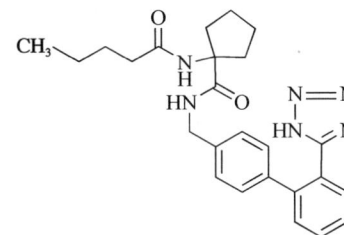

C25H30N6O2   446.54

二、溶液配制

1. 系统适用性溶液

取厄贝沙坦对照品与杂质 I 对照品各适量，加甲醇溶解并稀释制成每 1ml 中各约含 0.1mg 的混合溶液。

2. 供试品溶液

取本品,精密称定,加甲醇溶解并定量稀释制成每 1ml 中约含 1mg 的溶液。

三、系统适用性要求

系统适用性溶液色谱图中,出峰顺序依次为杂质 I 峰、厄贝沙坦峰,杂质 I 峰与厄贝沙坦峰的分离度应大于 2.0,理论板数按厄贝沙坦峰计算不低于 2000。

四、高效液相色谱法

1. HPLC 色谱条件

色谱柱:用十八烷基硅烷键合硅胶为填充剂;流动相:磷酸溶液(取 85% 磷酸 5.5ml,加水至 950ml,用三乙胺调节 pH 值至 3.2)- 乙腈(62:38);检测波长:220nm;进样体积:10μl,记录色谱图至主成分峰保留时间的 3 倍。

2. 系统适用性溶液色谱图

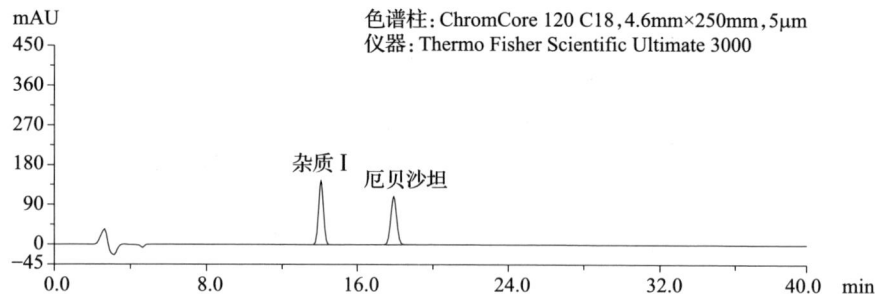

色谱柱:ChromCore 120 C18,4.6mm×250mm,5μm
仪器:Thermo Fisher Scientific Ultimate 3000

3. 紫外光谱图

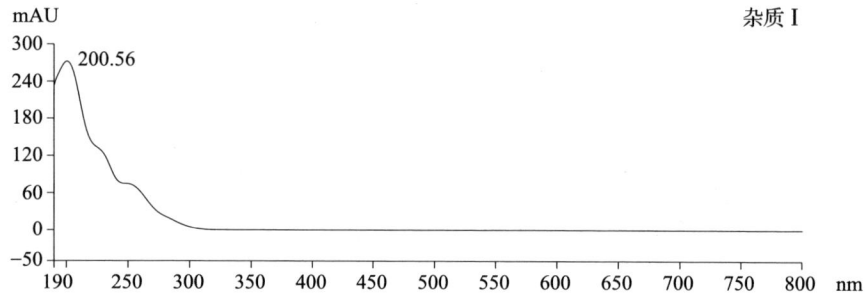

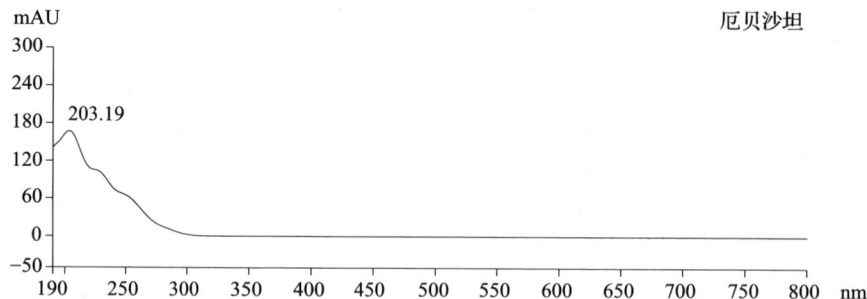

4. 供试品溶液有关物质色谱图

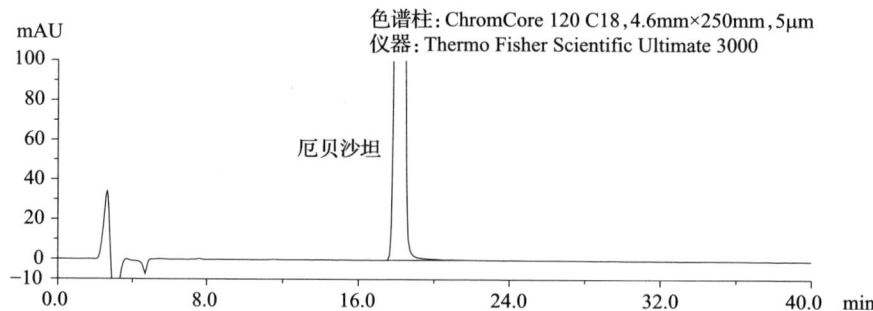

色谱柱:ChromCore 120 C18,4.6mm×250mm,5μm
仪器:Thermo Fisher Scientific Ultimate 3000

5. 其他型号色谱柱系统适用性色谱图及数据汇总表

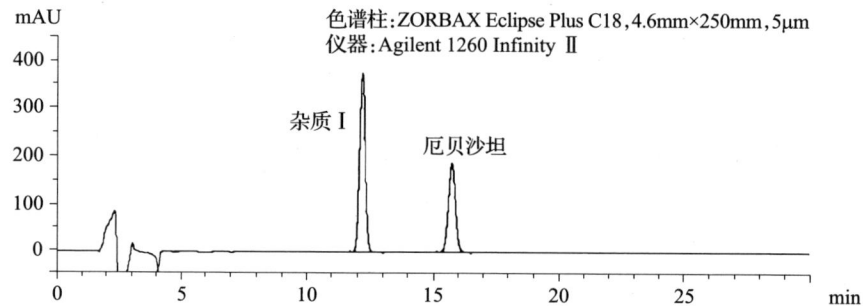

色谱柱:ZORBAX Eclipse Plus C18,4.6mm×250mm,5μm
仪器:Agilent 1260 Infinity II

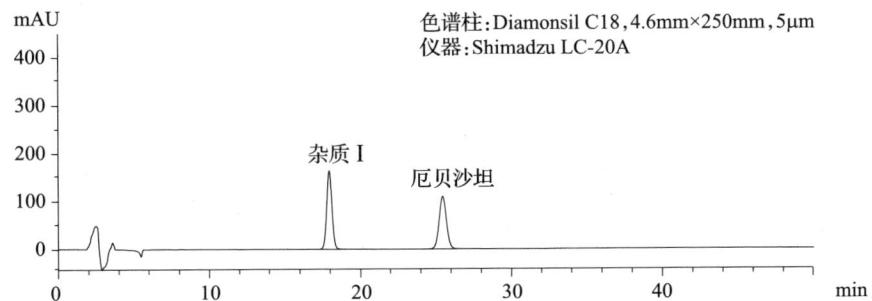

色谱柱：Diamonsil C18，4.6mm×250mm，5μm
仪器：Shimadzu LC-20A

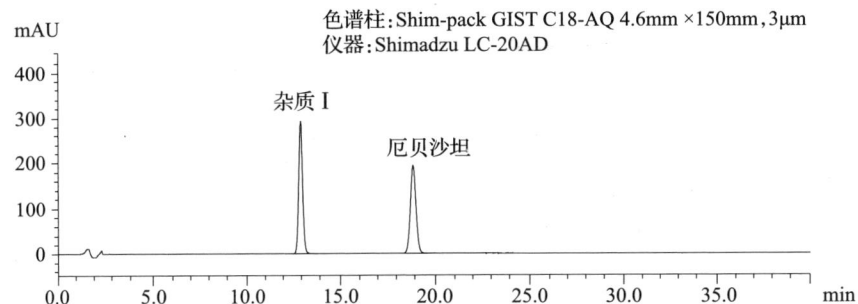

色谱柱：Shim-pack GIST C18-AQ 4.6mm×150mm，3μm
仪器：Shimadzu LC-20AD

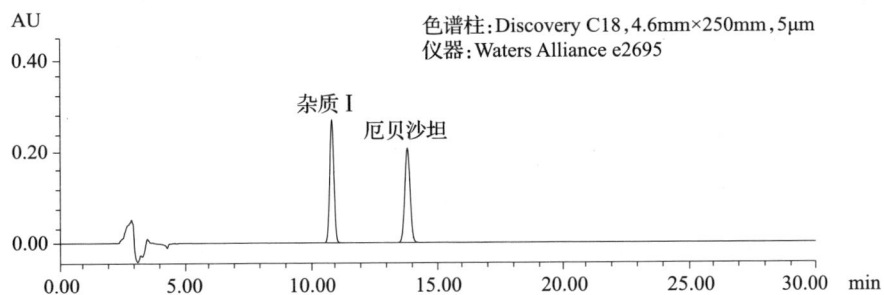

色谱柱：Discovery C18，4.6mm×250mm，5μm
仪器：Waters Alliance e2695

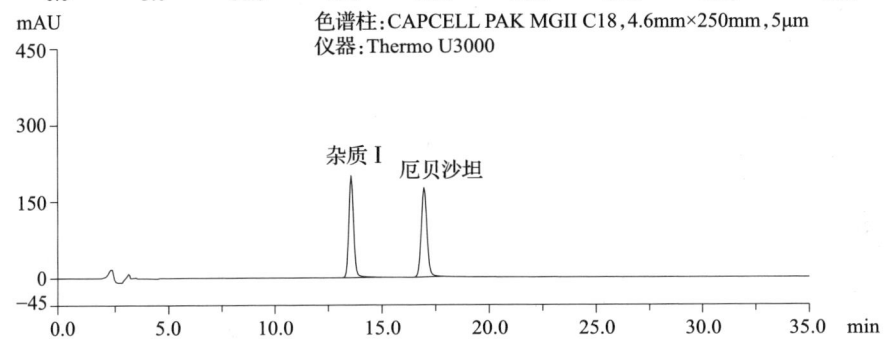

色谱柱：CAPCELL PAK MGII C18，4.6mm×250mm，5μm
仪器：Thermo U3000

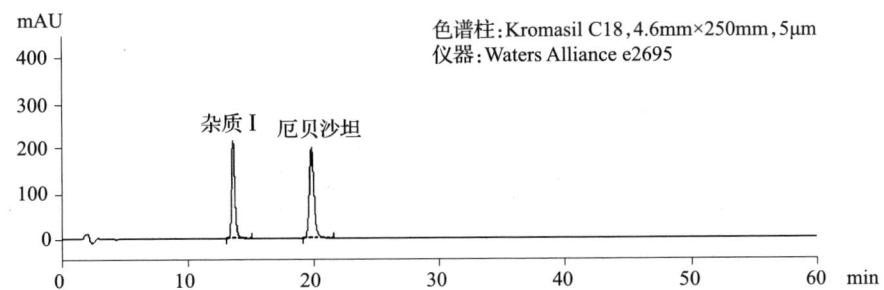

色谱柱：Kromasil C18，4.6mm×250mm，5μm
仪器：Waters Alliance e2695

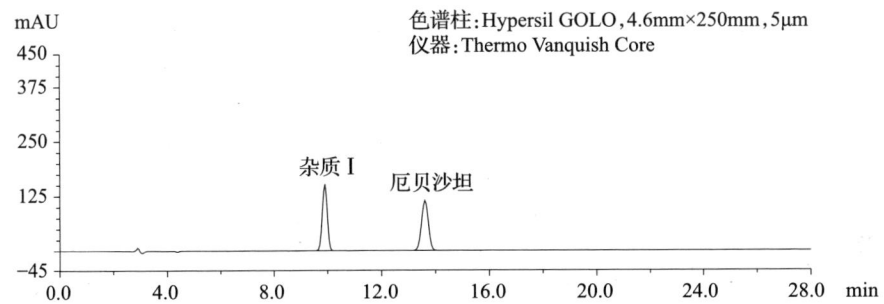

色谱柱：Hypersil GOLO，4.6mm×250mm，5μm
仪器：Thermo Vanquish Core

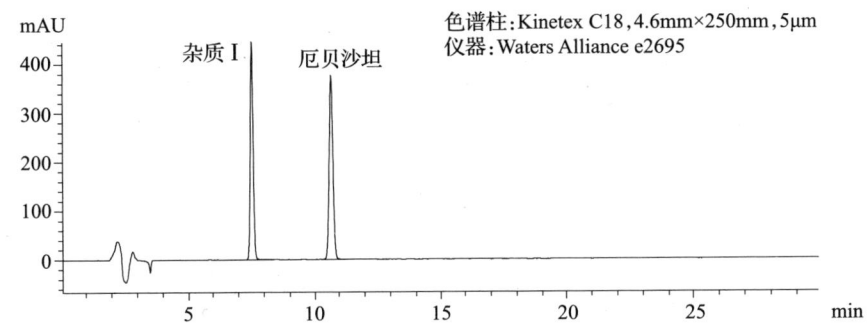

色谱柱：Kinetex C18，4.6mm×250mm，5μm
仪器：Waters Alliance e2695

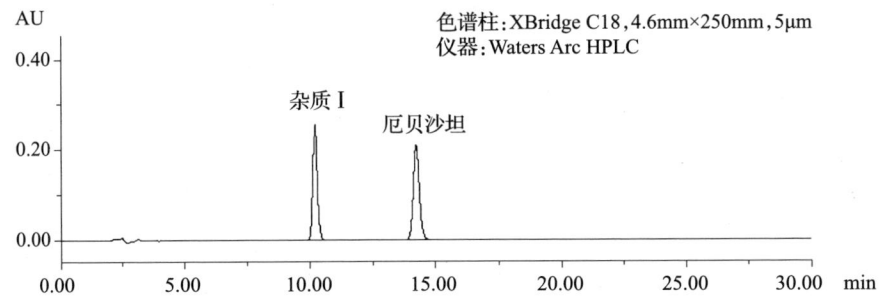

色谱柱：XBridge C18，4.6mm×250mm，5μm
仪器：Waters Arc HPLC

15

色谱柱：Blossmate® C18，4.6mm×250mm，5μm
仪器：Waters 2695

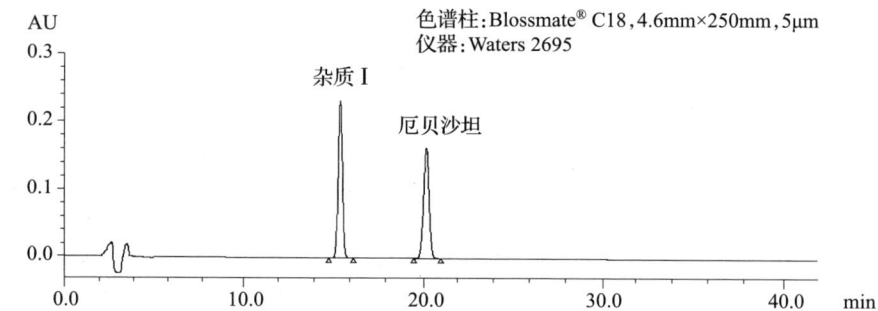

色谱柱：YMC-Triart C18，4.6mm×250mm，5μm
仪器：Waters Arc HPLC

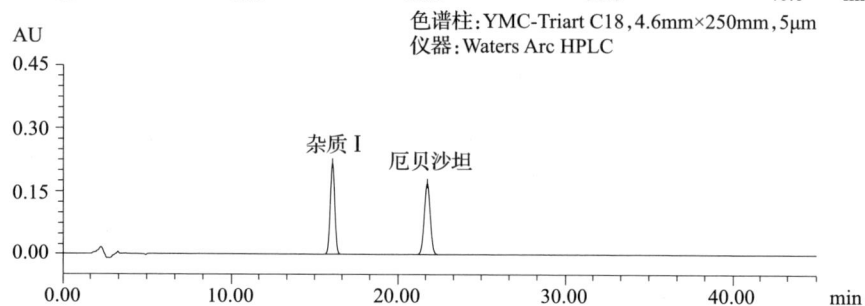

色谱柱：Excsep™ C18，4.6mm×250mm，5μm
仪器：Waters 2695

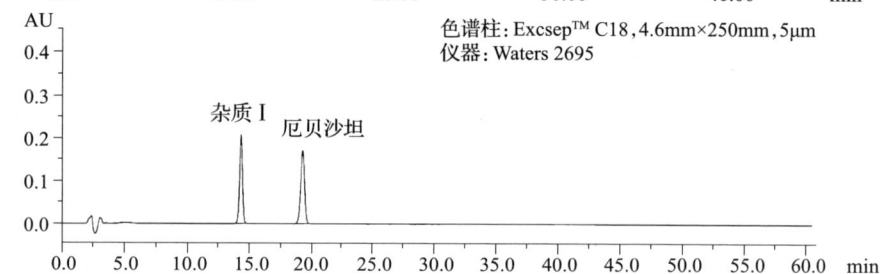

色谱柱：Supersil ODS-B，4.6mm×250mm，5μm
仪器：EClassical 3100

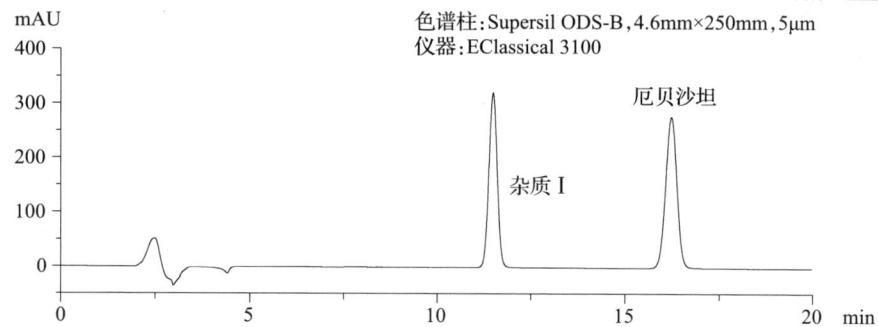

各型号色谱柱系统适用性数据汇总表

色谱柱名称	色谱柱规格	组分	保留时间（min）	理论板数	拖尾因子	分离度	备注
ChromCore 120 C18	4.6mm× 250mm，5μm	杂质Ⅰ	14.133	13244	1.02	/	柱温：25℃
		厄贝沙坦	18.033	15549	1.02	7.29	流速：1ml/min
ZORBAX Eclipse Plus C18	4.6mm× 250mm，5μm	杂质Ⅰ	12.191	14007	1.02	/	柱温：25℃
		厄贝沙坦	15.738	15068	1.02	7.69	流速：1ml/min
Diamonsil C18	4.6mm× 250mm，5μm	杂质Ⅰ	17.959	12505	1.04	/	柱温：30℃
		厄贝沙坦	25.471	12955	1.04	9.77	流速：1ml/min
Discovery C18	4.6mm× 250mm，5μm	杂质Ⅰ	10.80	19370	1.00	/	柱温：30℃
		厄贝沙坦	13.81	20414	1.00	8.50	流速：1ml/min
Kromasil C18	4.6mm× 250mm，5μm	杂质Ⅰ	13.642	14589	1.21	/	柱温：25℃
		厄贝沙坦	19.825	15388	1.20	11.34	流速：1ml/min
Kinetex C18	4.6mm× 250mm，5μm	杂质Ⅰ	7.524	20077	1.03	/	柱温：25℃
		厄贝沙坦	10.656	23508	0.99	12.76	流速：1ml/min
Shim-pack GIST C18-AQ	4.6mm× 150mm，3μm	杂质Ⅰ	12.913	16862	1.04	/	柱温：30℃
		厄贝沙坦	18.870	18354	1.02	12.48	流速：1ml/min
CAPCELL PAK MGII C18	4.6mm× 250mm，5μm	杂质Ⅰ	13.693	19120	1.12	/	柱温：25℃
		厄贝沙坦	17.057	20454	1.06	7.70	流速：1ml/min
Hypersil GOLD	4.6mm× 250mm，5μm	杂质Ⅰ	9.897	13074	0.98	/	柱温：25℃
		厄贝沙坦	13.610	13260	0.98	9.07	流速：1ml/min
XBridge C18	4.6mm× 250mm，5μm	杂质Ⅰ	10.14	14909	1.11	/	柱温：25℃
		厄贝沙坦	14.16	16368	1.11	10.16	流速：1ml/min
Blossmate® C18	4.6mm× 250mm，5μm	杂质Ⅰ	15.378	19777	0.98	/	柱温：25℃
		厄贝沙坦	20.183	20475	0.98	9.43	流速：1ml/min
YMC-Triart C18	4.6mm× 250mm，5μm	杂质Ⅰ	16.042	16262	1.02	/	柱温：30℃
		厄贝沙坦	21.730	17551	1.02	9.67	流速：1ml/min
Excsep™ C18	4.6mm× 250mm，5μm	杂质Ⅰ	14.440	17196	0.96	/	柱温：30℃
		厄贝沙坦	19.415	18103	0.95	9.63	流速：1ml/min
Supersil ODS-B	4.6mm× 250mm，5μm	杂质Ⅰ	11.488	12300	1.01	/	柱温：25℃
		厄贝沙坦	16.213	14000	1.00	9.84	流速：1ml/min

五、超高效液相色谱法

1. UHPLC 方法一

（1）色谱条件　仪器：Thermo Fisher Scientific Ultimate 3000；色谱柱：ChromCore 120 C18，2.1mm×100mm，1.8μm；柱温：25℃；流动相：磷酸溶液（取85%磷酸5.5ml，加水至950ml，用三乙胺调节pH值至3.2）-乙腈（62∶38）；流速：0.25ml/min；检测波长：220nm；进样体积：2μl，记录色谱图至主成分峰保留时间的3倍。

（2）色谱图

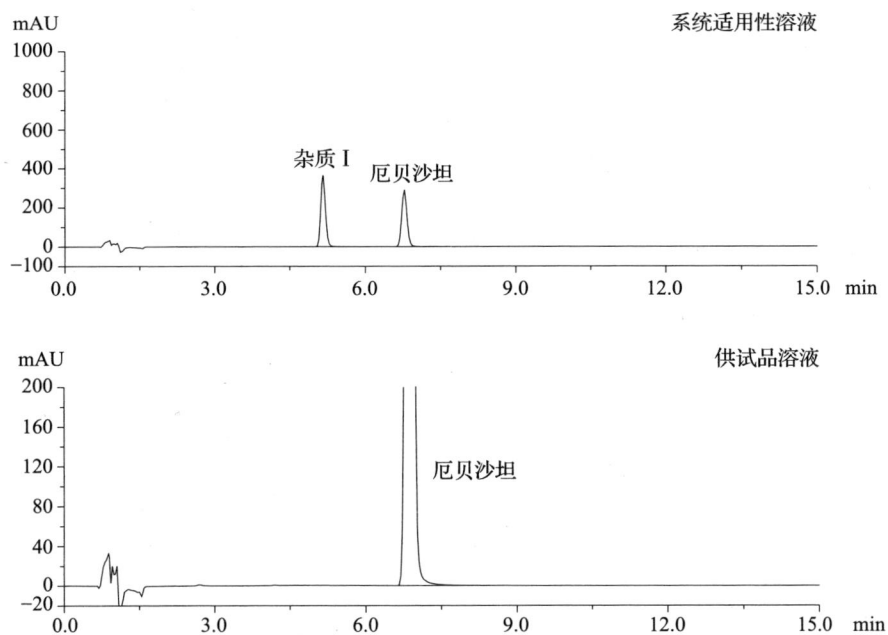

2. UHPLC 方法二

（1）色谱条件　仪器：Agilent 1260 Infinity Ⅱ；色谱柱：Poroshell 120 EC-C18，4.6mm×100mm，2.7μm；柱温：25℃；流动相：磷酸溶液（取85%磷酸5.5ml，加水至950ml，用三乙胺调节pH值至3.2）-乙腈（62∶38）；流速：1.0ml/min；检测波长：220nm；进样体积：4μl，记录色谱图至主成分峰保留时间的3倍。

（2）色谱图

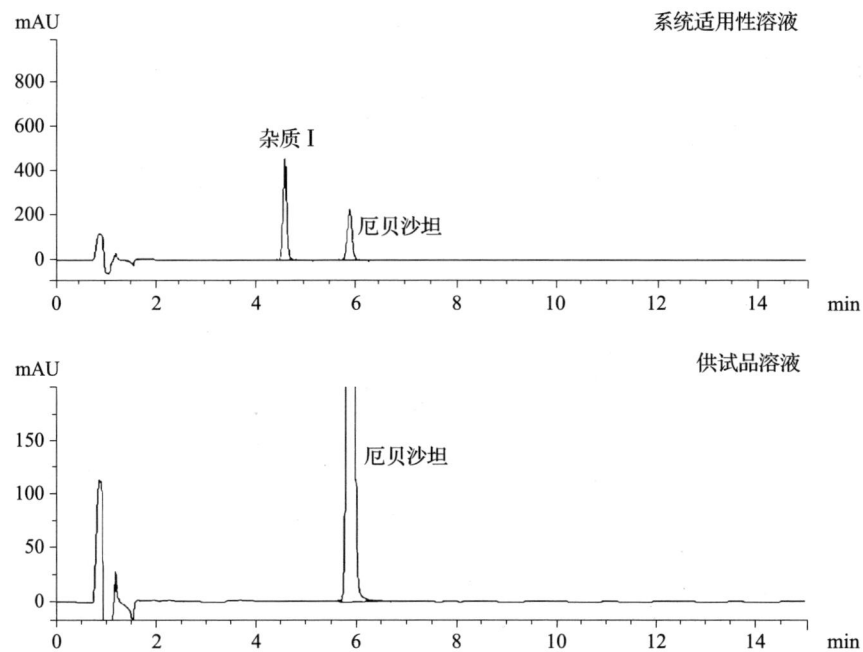

3. UHPLC 方法三

（1）色谱条件　仪器：Waters ACQUITY UPLC H-Class；色谱柱：Endeavorsil C18，2.1mm×100mm，1.8μm；柱温：25℃；流动相：磷酸溶液（取85%磷酸5.5ml，加水至950ml，用三乙胺调节 pH 值至3.2）-乙腈（62∶38）；流速：0.15ml/min；检测波长：220nm；进样体积：2μl，记录色谱图至主成分峰保留时间的3倍。

（2）色谱图

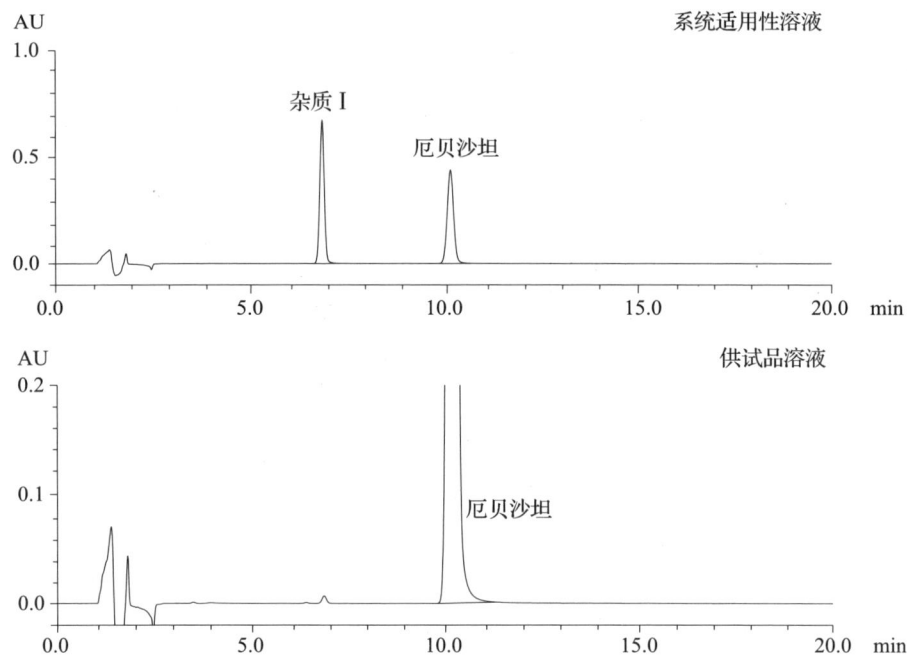

4. UHPLC 方法四

（1）色谱条件　仪器：Shimadzu LC-2040C$_{3D}$；色谱柱：Shim-pack GIS C18，2.1mm×100mm，2μm；柱温：30℃；流动相：磷酸溶液（取85%磷酸5.5ml，加水至950ml，用三乙胺调节 pH 值至3.2）-乙腈（62∶38）；流速：0.4ml/min；检测波长：220nm；进样体积：2μl，记录色谱图至主成分峰保留时间的3倍。

（2）色谱图

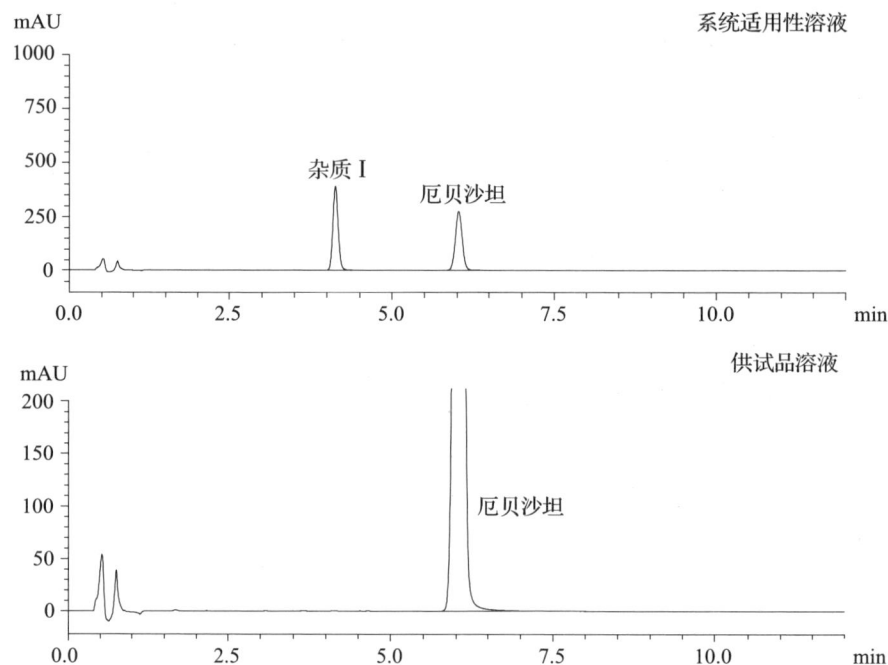

5. UHPLC 方法五

（1）色谱条件　仪器：Thermo Fisher Vanquish Flex；色谱柱：Hypersil Gold VANQUISH，2.1mm×100mm，1.9μm；柱温：25℃；流动相：磷酸溶液（取85%磷酸5.5ml，加水至950ml，用三乙胺调节 pH 值至3.2）- 乙腈（62：38）；流速：0.55ml/min；检测波长：220nm；进样体积：1μl，记录色谱图至主成分峰保留时间的3倍。

（2）色谱图

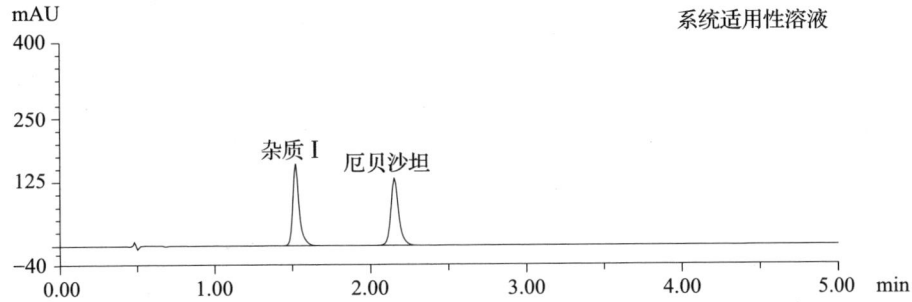

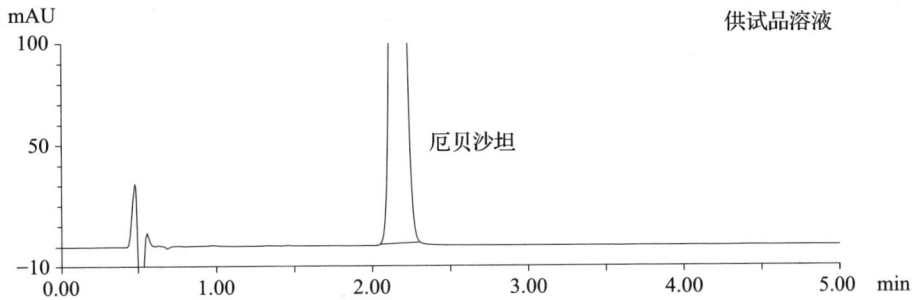

6. UHPLC 方法六

（1）色谱条件　仪器：Waters ACQUITY UPLC H-Class；色谱柱：ACQUITY UPLC BEH C18，2.1mm×100mm，1.7μm；柱温：25℃；流动相：磷酸溶液（取85%磷酸5.5ml，加水至950ml，用三乙胺调节 pH 值至3.2）- 乙腈（62：38）；流速：0.4ml/min；检测波长：220nm；进样体积：1μl，记录色谱图至主成分峰保留时间的3倍。

（2）色谱图

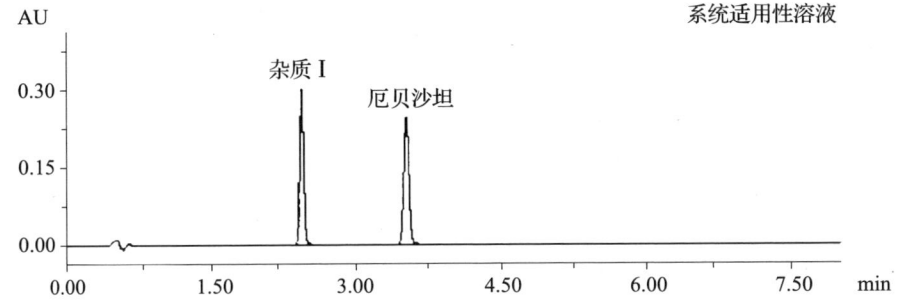

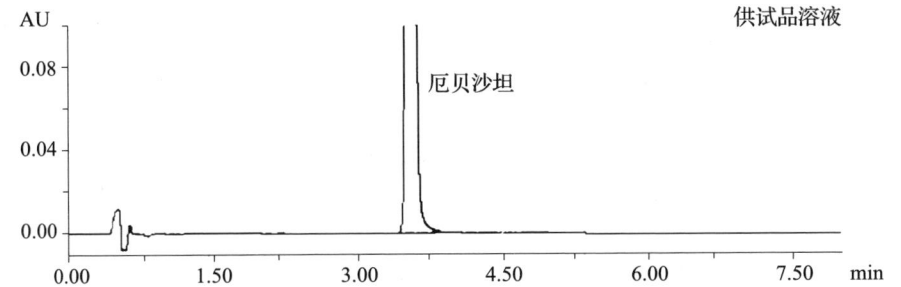

7. UHPLC 方法七

（1）色谱条件　仪器：Waters Acquity；色谱柱：Xtimate®C18，2.1mm×100mm，1.8μm；柱温：25℃；流动相：磷酸溶液（取 85% 磷酸 5.5ml，加水至 950ml，用三乙胺调节 pH 值至 3.2）- 乙腈（62：38）；流速：1.0ml/min；检测波长：220nm；进样体积：10μl，记录色谱图至主成分峰保留时间的 3 倍。

（2）色谱图

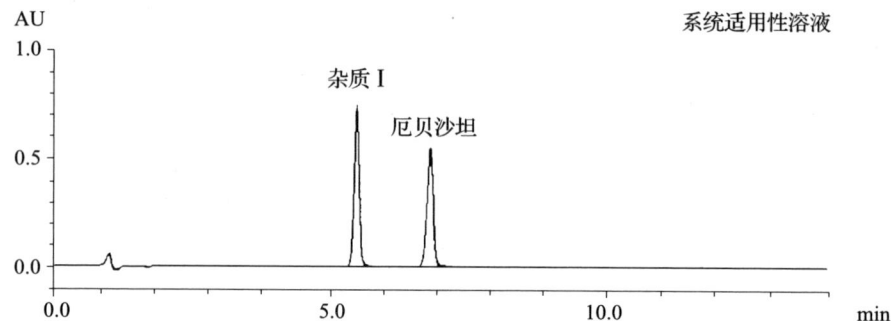

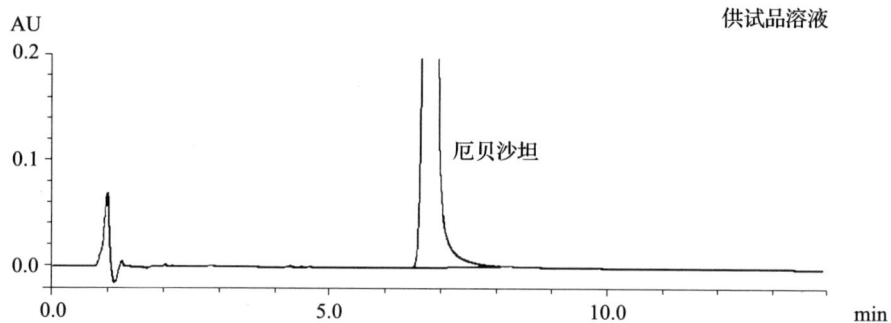

8. UHPLC 方法八

（1）色谱条件　仪器：Waters ACQUITY UPLC H-Class；色谱柱：YMC-Triart C18，2.1mm×100mm，1.9μm；柱温：30℃；流动相：磷酸溶液（取 85% 磷酸 5.5ml，加水至 950ml，用三乙胺调节 pH 值至 3.2）- 乙腈（62：38）；流速：0.2ml/min；检测波长：220nm；进样体积：3μl，记录色谱图至主成分峰保留时间的 3 倍。

（2）色谱图

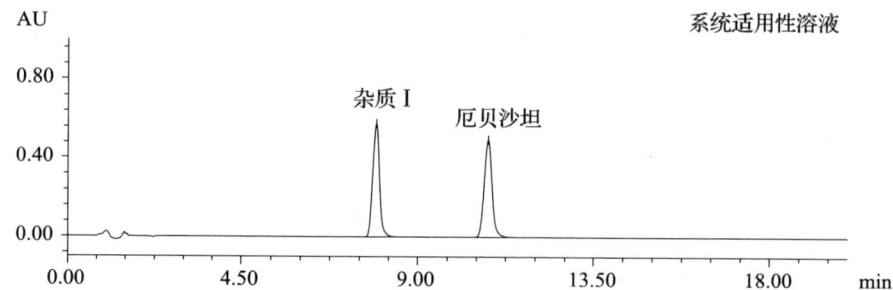

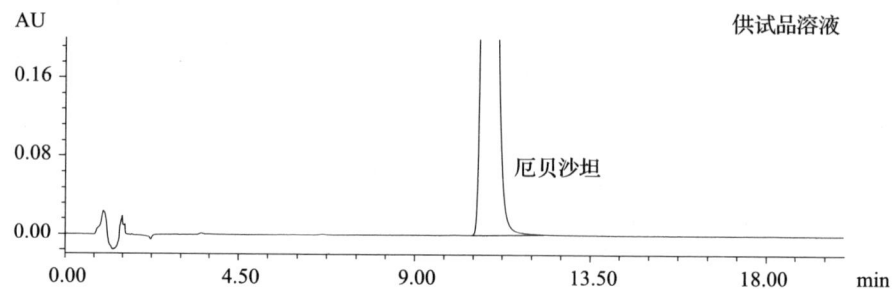

各型号色谱柱系统适用性数据汇总表

色谱柱名称	色谱柱规格	组分	保留时间（min）	理论板数	拖尾因子	分离度
ChromCore 120 C18	2.1mm × 100mm，1.8μm	杂质Ⅰ	5.153	14905	1.15	/
		厄贝沙坦	6.777	20381	1.08	9.05
Poroshell 120 EC-C18	4.6mm × 100mm，2.7μm	杂质Ⅰ	4.589	19019	1.07	/
		厄贝沙坦	5.874	19132	1.03	8.50
Endeavorsil C18	2.1mm × 100mm，1.8μm	杂质Ⅰ	6.837	16258	0.99	/
		厄贝沙坦	10.165	18108	1.01	12.90
Shim-pack GIS C18	2.1mm × 100mm，2μm	杂质Ⅰ	4.126	12195	1.09	/
		厄贝沙坦	6.022	14871	1.04	10.49
Hypersil Gold VANQUISH	2.1mm × 100mm，1.9μm	杂质Ⅰ	1.522	8179	1.37	/
		厄贝沙坦	2.153	10022	1.21	8.24
ACQUITY UPLC BEH C18	2.1mm × 100mm，1.7μm	杂质Ⅰ	2.436	18652	1.07	/
		厄贝沙坦	3.512	21557	1.05	12.66
Xtimate®C18	2.1mm × 100mm，1.8μm	杂质Ⅰ	5.484	17515	0.98	/
		厄贝沙坦	6.813	18532	0.92	7.36
YMC-Triart C18	2.1mm × 100mm，1.9μm	杂质Ⅰ	7.932	9782	1.06	/
		厄贝沙坦	10.807	13933	1.07	8.32

六、质谱图

1. 质谱条件

Agilent 6546 四极杆飞行时间质谱仪；离子源：AJS 源；正 / 负离子检测模式；一级质谱扫描范围 m/z：50~1200；二级质谱扫描范围 m/z：25~1000；碰撞能量：10、20、40V。

2. 质谱图

（1）厄贝沙坦质谱图

①正离子模式一级质谱图

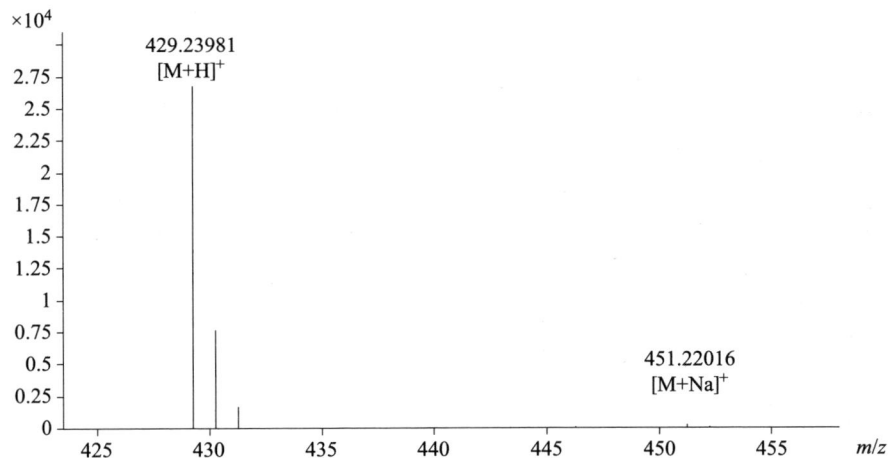

厄贝沙坦正离子模式下，准分子离子以［M+H］$^+$ 为主，另外可以观察到［M+Na］$^+$ 峰。

② 正离子模式二级质谱图

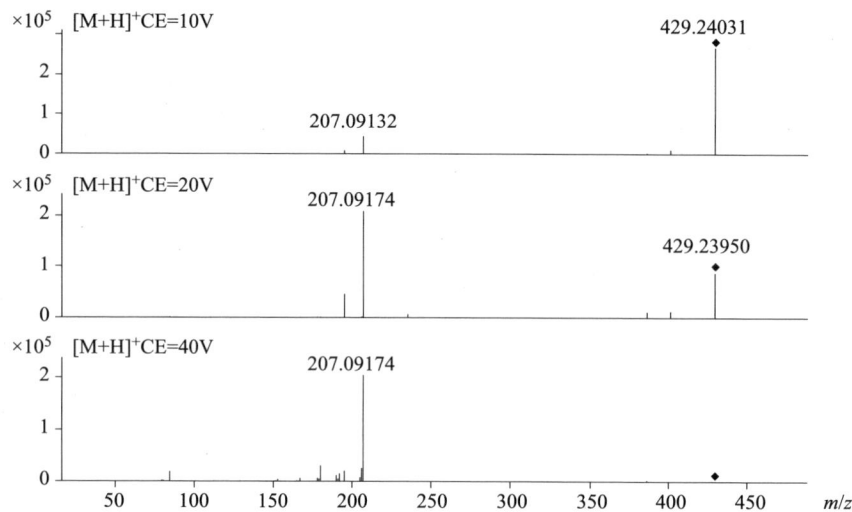

③ 负离子模式一级质谱图

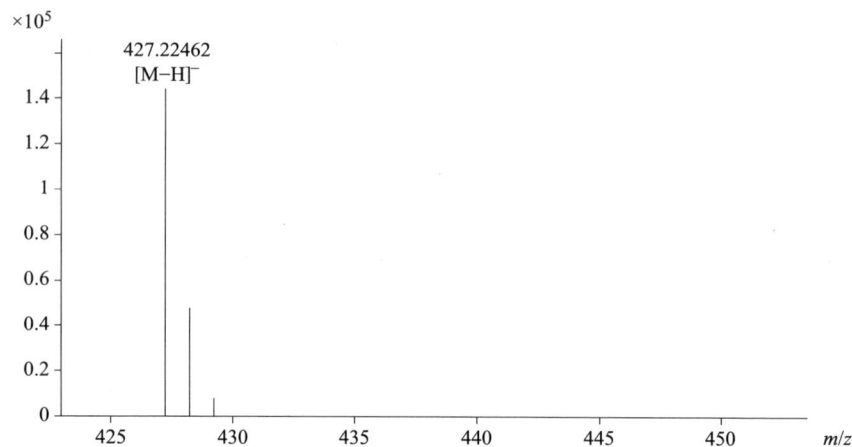

厄贝沙坦负离子模式下,准分子离子为 [M−H]⁻。

④ 负离子模式二级质谱图

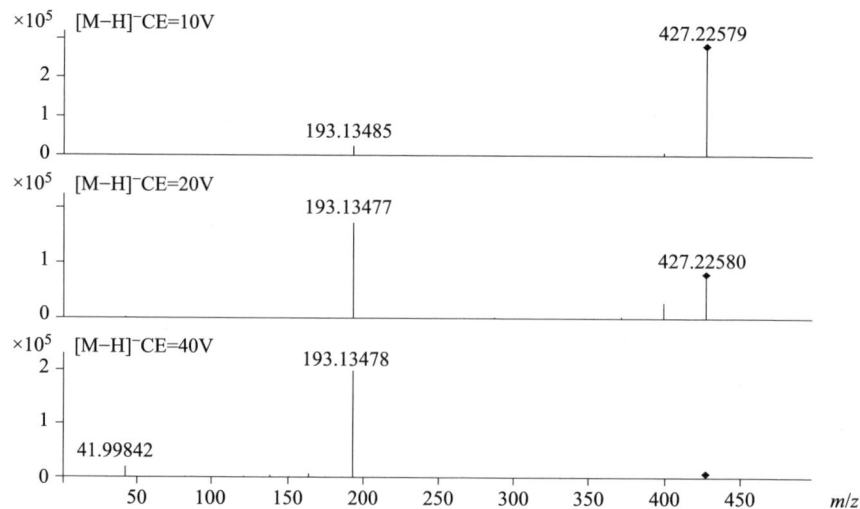

（2）杂质 I（1-（戊酰氨基）-*N*-［［ 2′-（1*H*- 四氮唑 -5- 基）联苯 -4- 基］甲基］环戊烷甲酰胺）质谱图

① 正离子模式一级质谱图

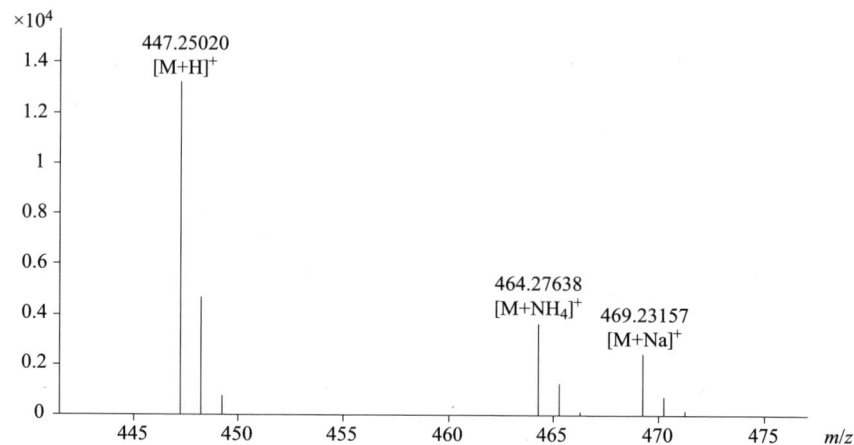

杂质 I 正离子模式下,准分子离子以［M+H］⁺为主,另外可以观察到 ［M+NH₄］⁺和［M+Na］⁺峰。

②正离子模式二级质谱图

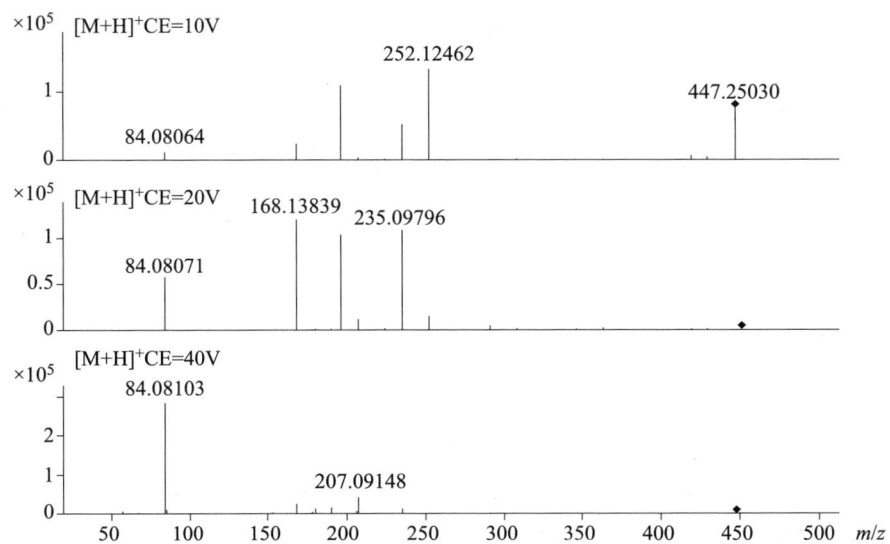

[M+H]⁺CE=10V
84.08064　252.12462　447.25030

[M+H]⁺CE=20V
84.08071　168.13839　235.09796

[M+H]⁺CE=40V
84.08103　207.09148

④负离子模式二级质谱图

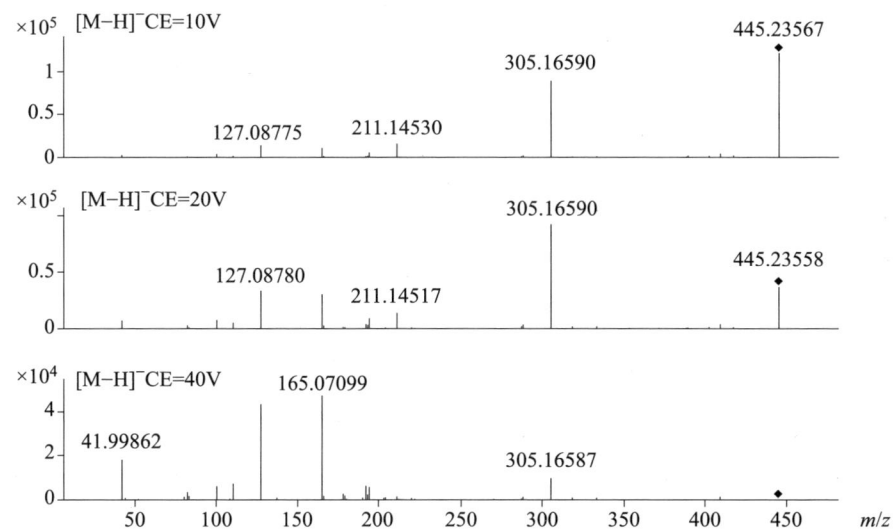

[M−H]⁻CE=10V
127.08775　211.14530　305.16590　445.23567

[M−H]⁻CE=20V
127.08780　211.14517　305.16590　445.23558

[M−H]⁻CE=40V
41.99862　165.07099　305.16587

③负离子模式一级质谱图

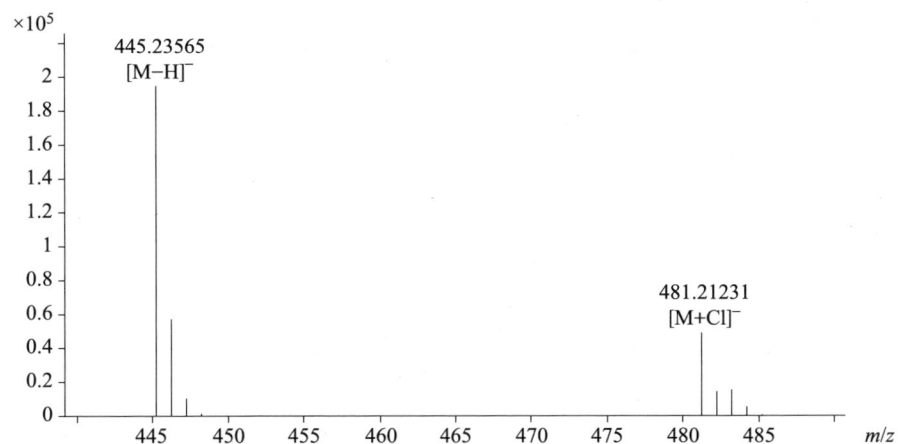

445.23565 [M−H]⁻　481.21231 [M+Cl]⁻

　　杂质 I 负离子模式下,准分子离子以 [M−H]⁻ 为主,另外可以观察到 [M+Cl]⁻ 峰。

2 乌拉地尔

Urapidil

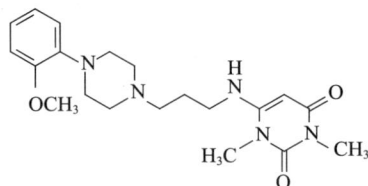

C$_{20}$H$_{29}$N$_5$O$_3$　387.48　CAS 号：34661-75-1

本品为 6-[[3-[4-(2- 甲氧基苯基)-1- 哌嗪基] 丙基] 氨基]-1, 3- 二甲基尿嘧啶。

一、基本信息

本品为白色结晶或结晶性粉末；无臭。本品在三氯甲烷中易溶，在甲醇或乙醇中溶解，在丙酮中略溶，在石油醚或水中不溶；在 0.1mol/L 盐酸溶液中略溶。

1. 执行标准

《中国药典》2020 年版二部，第 95 页 乌拉地尔。

2. 试验用样品

乌拉地尔，批号 18032106，华裕（无锡）制药有限公司。

杂质 I，批号 100900-200701，中国食品药品检定研究院。

3. 杂质对照品信息

杂质 I 1, 3- 二甲基 -4-（γ- 氯丙基氨基）尿嘧啶

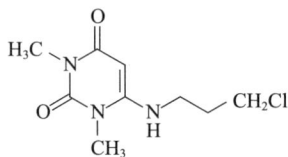

C$_9$H$_{14}$ClN$_3$O$_2$　231.68

二、溶液配制

1. 系统适用性溶液

取乌拉地尔和杂质 I 对照品适量，加流动相溶解并稀释制成每 1ml 中分别含乌拉地尔 0.1mg 与杂质 I 0.01mg 的混合溶液。

2. 供试品溶液

取本品适量，加流动相溶解并稀释制成每 1ml 中含 1mg 的溶液。

三、系统适用性要求

系统适用性溶液色谱图中，乌拉地尔峰与杂质 I 峰的分离度应符合要求，理论板数按乌拉地尔计算不低于 2000。

四、高效液相色谱法

1. HPLC 色谱条件

色谱柱：用十八烷基硅烷键合硅胶为填充剂；流动相：醋酸钠溶液（取无水醋酸钠 8.2g 和冰醋酸 40ml，加水溶解并稀释至 600ml）- 甲醇（70：30）；检测波长：268nm；进样体积：20μl，记录色谱图至主成分峰保留时间的 2 倍。

2. 系统适用性溶液色谱图

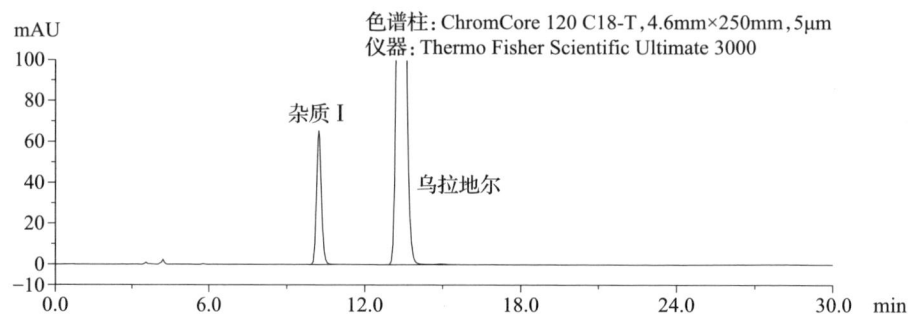

3. 紫外光谱图

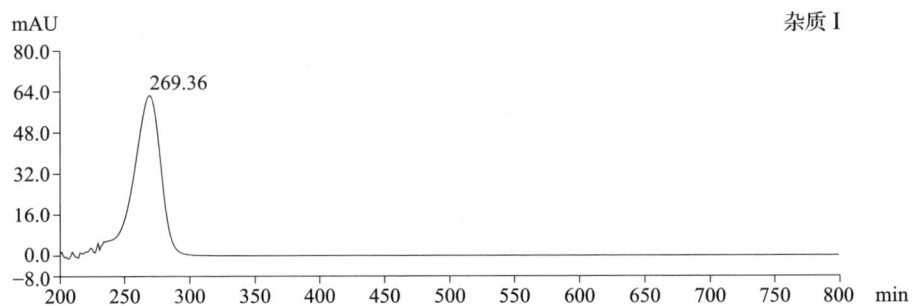

杂质 I

269.36

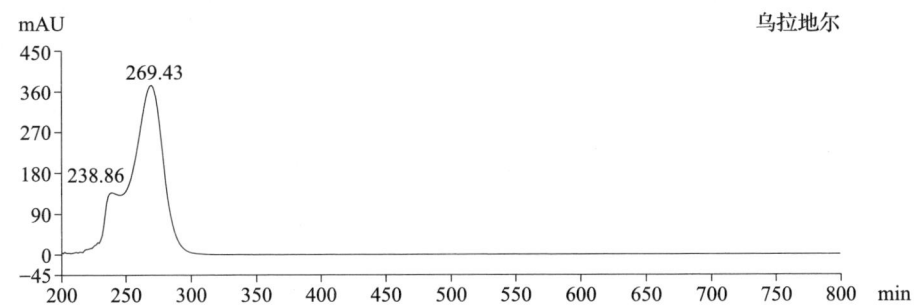

乌拉地尔

238.86
269.43

4. 供试品溶液有关物质色谱图

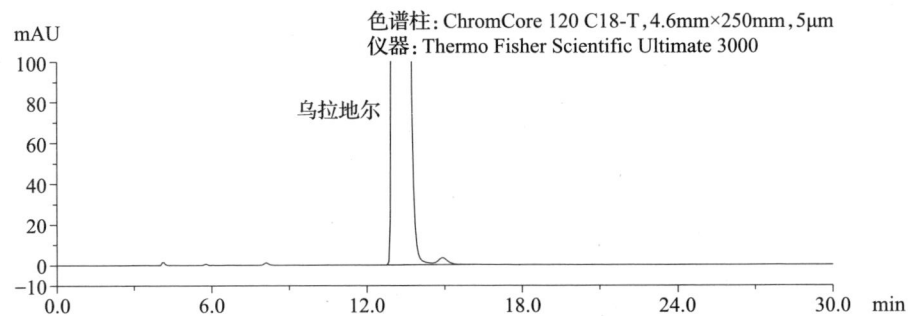

色谱柱：ChromCore 120 C18-T，4.6mm×250mm，5μm
仪器：Thermo Fisher Scientific Ultimate 3000

乌拉地尔

5. 其他型号色谱柱系统适用性色谱图及数据汇总表

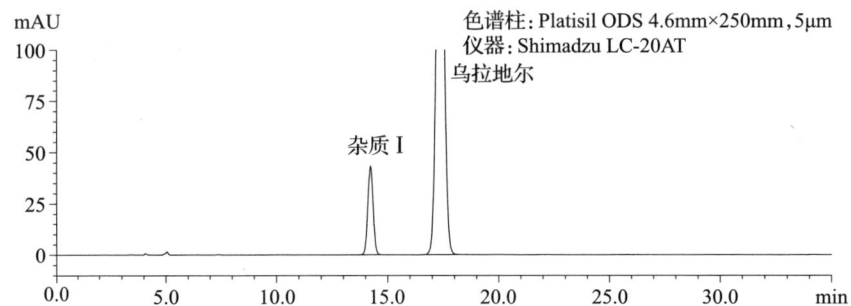

色谱柱：Platisil ODS 4.6mm×250mm，5μm
仪器：Shimadzu LC-20AT

乌拉地尔

杂质 I

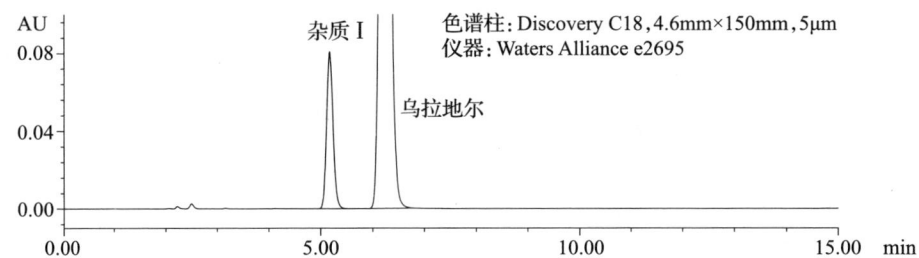

色谱柱：Discovery C18，4.6mm×150mm，5μm
仪器：Waters Alliance e2695

杂质 I

乌拉地尔

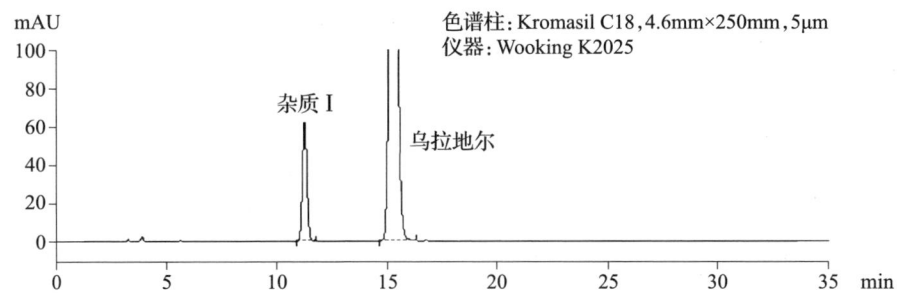

色谱柱：Kromasil C18，4.6mm×250mm，5μm
仪器：Wooking K2025

杂质 I

乌拉地尔

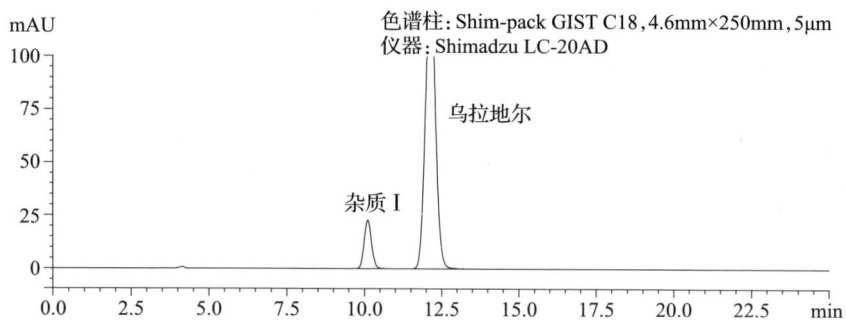

色谱柱：Shim-pack GIST C18，4.6mm×250mm，5μm
仪器：Shimadzu LC-20AD

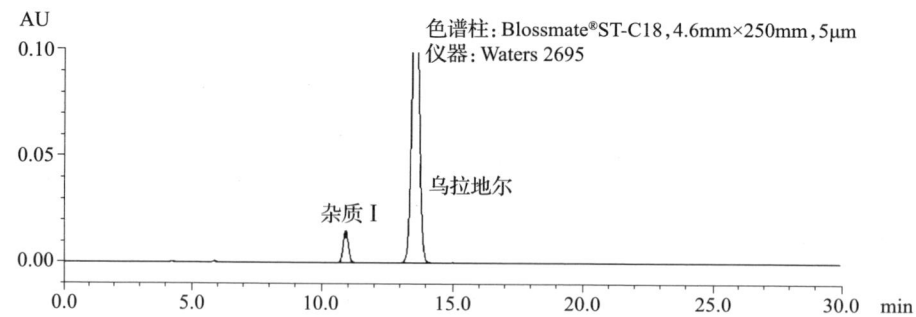

色谱柱：Blossmate®ST-C18，4.6mm×250mm，5μm
仪器：Waters 2695

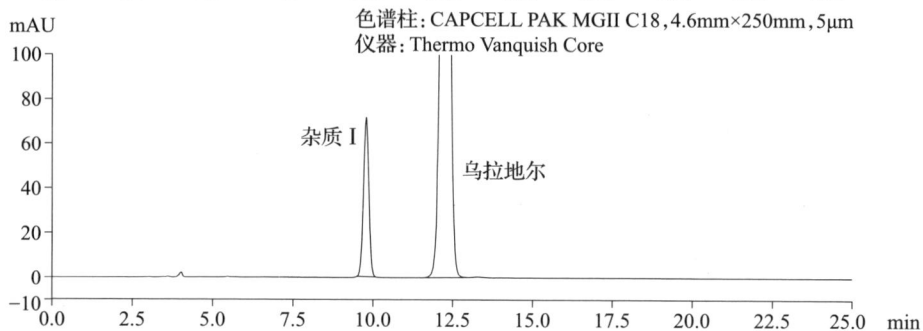

色谱柱：CAPCELL PAK MGII C18，4.6mm×250mm，5μm
仪器：Thermo Vanquish Core

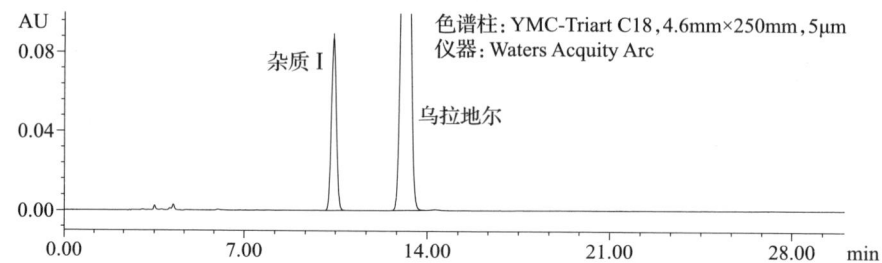

色谱柱：YMC-Triart C18，4.6mm×250mm，5μm
仪器：Waters Acquity Arc

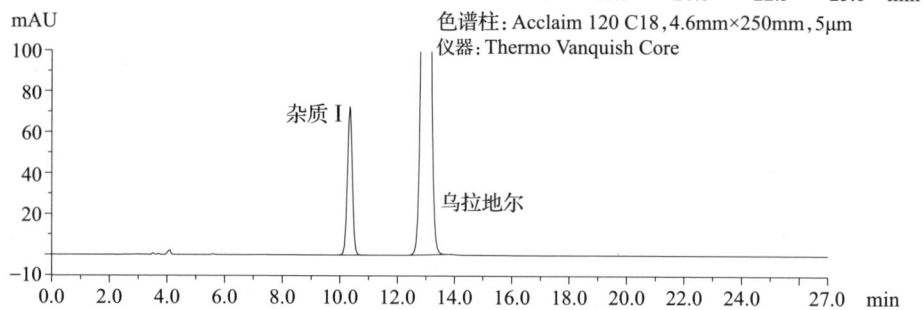

色谱柱：Acclaim 120 C18，4.6mm×250mm，5μm
仪器：Thermo Vanquish Core

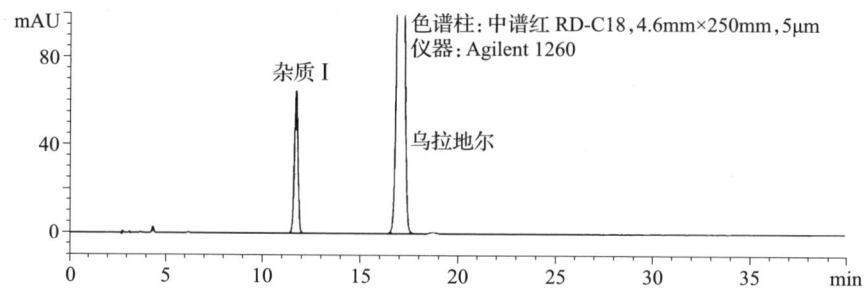

色谱柱：中谱红 RD-C18，4.6mm×250mm，5μm
仪器：Agilent 1260

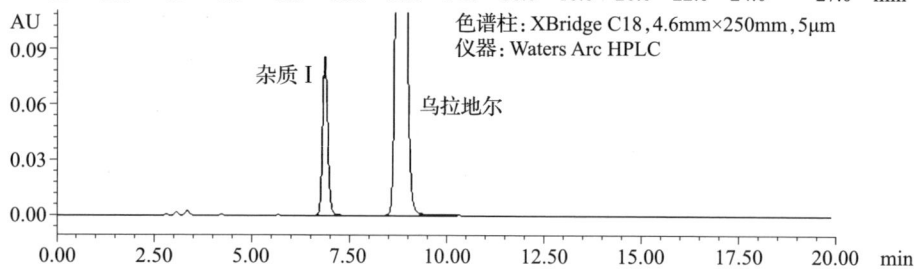

色谱柱：XBridge C18，4.6mm×250mm，5μm
仪器：Waters Arc HPLC

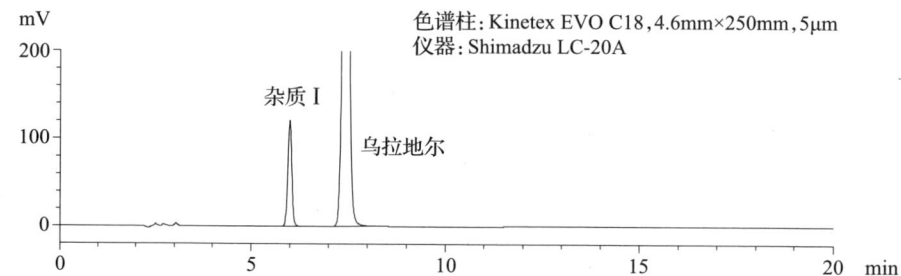

色谱柱：Kinetex EVO C18，4.6mm×250mm，5μm
仪器：Shimadzu LC-20A

各型号色谱柱系统适用性数据汇总表

色谱柱名称	色谱柱规格	组分	保留时间（min）	理论板数	拖尾因子	分离度	备注
ChromCore 120 C18-T	4.6mm×250mm，5μm	杂质Ⅰ	10.233	14603	1.17	/	柱温：25℃ 流速：1ml/min
		乌拉地尔	13.377	11353	1.21	7.48	
Platisil ODS	4.6mm×250mm，5μm	杂质Ⅰ	14.213	15980	1.03	/	柱温：25℃ 流速：1ml/min
		乌拉地尔	17.349	12428	1.06	5.85	
Discovery C18	4.6mm×150mm，5μm	杂质Ⅰ	5.172	8436	1.12	/	柱温：25℃ 流速：1ml/min
		乌拉地尔	6.230	6876	1.14	4.06	
Kromasil C18	4.6mm×250mm，5μm	杂质Ⅰ	11.305	15161	1.06	/	柱温：25℃ 流速：1ml/min
		乌拉地尔	15.288	11917	1.10	8.59	
Shim-pack GIST C18	4.6mm×250mm，5μm	杂质Ⅰ	10.100	8203	1.11	/	柱温：25℃ 流速：1ml/min
		乌拉地尔	12.115	6282	1.11	3.81	
CAPCELL PAK MGⅡ C18	4.6mm×250mm，5μm	杂质Ⅰ	9.783	16018	1.02	/	柱温：25℃ 流速：1ml/min
		乌拉地尔	12.247	12149	1.12	6.54	
Acclaim 120 C18	4.6mm×250mm，5μm	杂质Ⅰ	10.340	17865	1.02	/	柱温：25℃ 流速：1ml/min
		乌拉地尔	12.973	13766	1.10	7.01	
XBridge C18	4.6mm×250mm，5μm	杂质Ⅰ	6.911	12514	1.14	/	柱温：30℃ 流速：1ml/min
		乌拉地尔	8.857	10064	1.16	6.59	
Blossmate® ST-C18	4.6mm×250mm，5μm	杂质Ⅰ	10.953	15189	1.03	/	柱温：25℃ 流速：1ml/min
		乌拉地尔	13.596	11867	1.07	6.08	
YMC-Triart C18	4.6mm×250mm，5μm	杂质Ⅰ	10.425	13946	1.07	/	柱温：35℃ 流速：1ml/min
		乌拉地尔	13.147	10867	1.09	6.38	
中谱红 RD-C18	4.6mm×250mm，5μm	杂质Ⅰ	11.781	19561	1.03	/	柱温：25℃ 流速：1ml/min
		乌拉地尔	17.111	16621	1.06	12.26	
Kinetex EVO C18	4.6mm×250mm，5μm	杂质Ⅰ	5.987	14486	1.05	/	柱温：25℃ 流速：1ml/min
		乌拉地尔	7.425	10938	1.14	5.95	

五、超高效液相色谱法

1. UHPLC 方法一

（1）色谱条件　仪器：Thermo Vanquish；色谱柱：CAPCELL CORE C18，2.1mm×100mm，2.7μm；柱温：25℃；流动相：醋酸钠溶液（取无水醋酸钠 8.2g 和冰醋酸 40ml，加水溶解并稀释至 600ml）- 甲醇（70：30）；流速：0.5ml/min；检测波长：268nm；进样体积：2μl，记录色谱图至主成分峰保留时间的 2 倍。

（2）色谱图

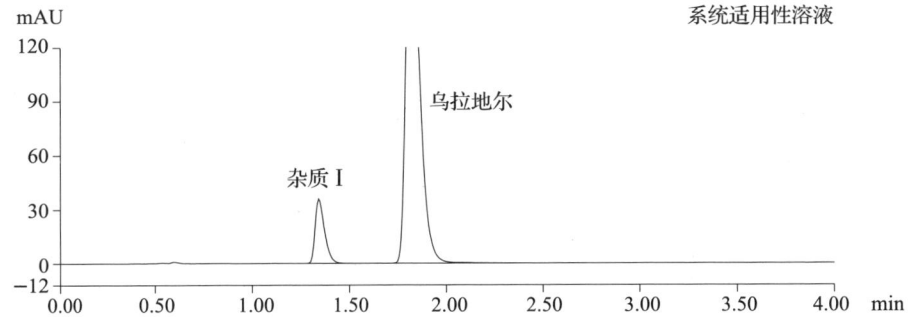

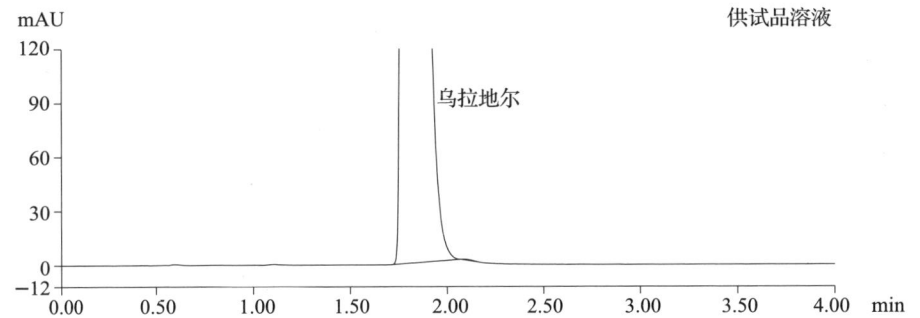

2. UHPLC 方法二

（1）色谱条件　仪器：Thermo Fisher Vanquish Flex；色谱柱：Hypersil GOLD VANQUISH，2.1mm×100mm，1.9μm；柱温：25℃；流动相：醋酸钠溶液（取无水醋酸钠 8.2g 和冰醋酸 40ml，加水溶解并稀释至 600ml）- 甲醇（70∶30）；流速：0.5ml/min；检测波长：268nm；进样体积：2μl，记录色谱图至主成分峰保留时间的 2 倍。

（2）色谱图

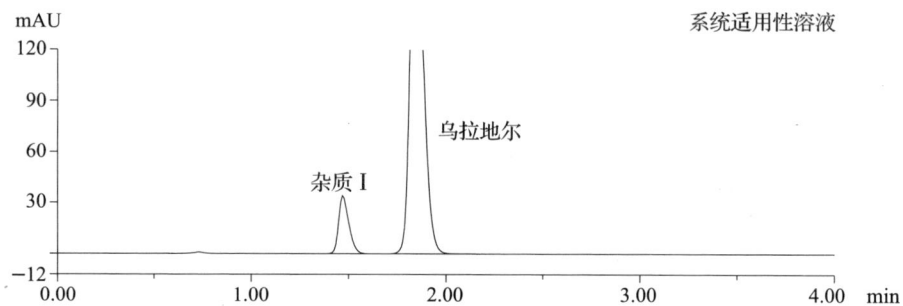

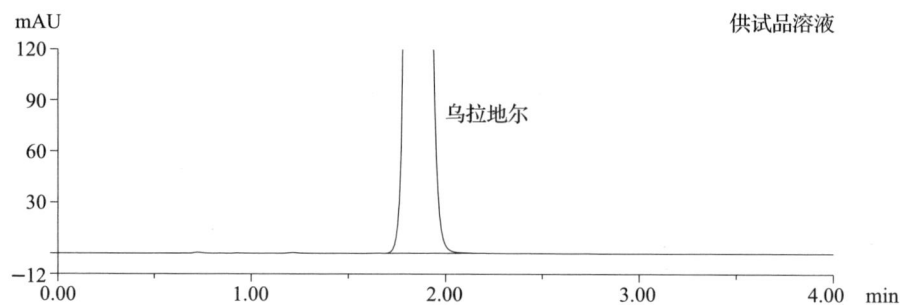

3. UHPLC 方法三

（1）色谱条件　仪器：Waters ACQUITY UPLC H-Class；色谱柱：ACQUITY UPLC BEH C18，2.1mm×100mm，1.7μm；柱温：30℃；流动相：醋酸钠溶液（取无水醋酸钠 8.2g 和冰醋酸 40ml，加水溶解并稀释至 600ml）- 甲醇（70∶30）；流速：0.35ml/min；检测波长：268nm；进样体积：2μl，记录色谱图至主成分峰保留时间的 2 倍。

（2）色谱图

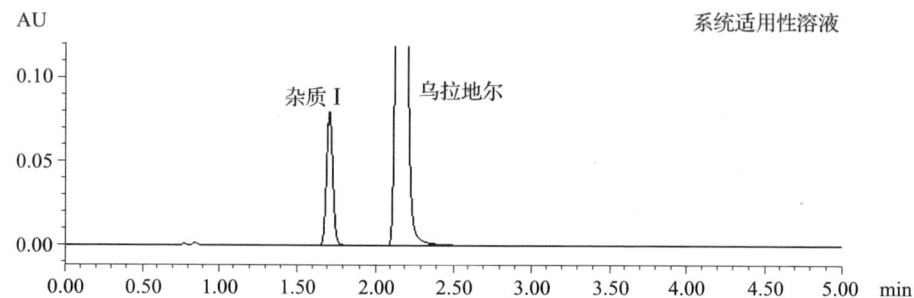

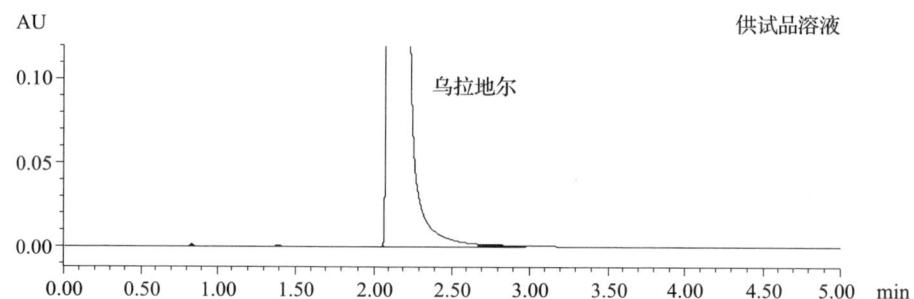

4. UHPLC 方法四

（1）色谱条件　仪器：Agilent 1260 Infinity Bin；色谱柱：Poroshell 120 EC-C18，4.6mm×100mm，2.7μm；柱温：25℃；流动相：醋酸钠溶液（取无水醋酸钠 8.2g 和冰醋酸 40ml，加水溶解并稀释至 600ml）-甲醇（70∶30）；流速：1.0ml/min；检测波长：268nm；进样体积：8μl，记录色谱图至主成分峰保留时间的 2 倍。

（2）色谱图

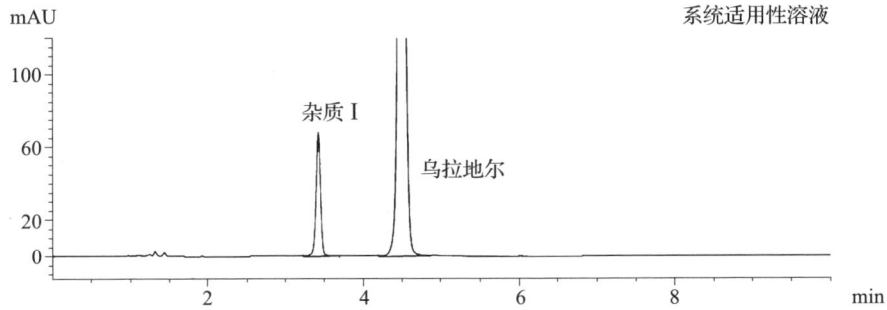

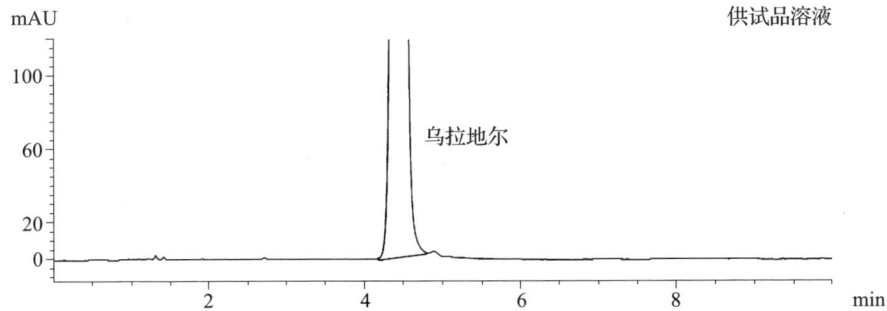

5. UHPLC 方法五

（1）色谱条件　仪器：Waters ACQUITY UPLC H-Class；色谱柱：Endeavorsil C18，2.1mm×100mm，1.8μm；柱温：25℃；流动相：醋酸钠溶液（取无水醋酸钠 8.2g 和冰醋酸 40ml，加水溶解并稀释至 600ml）-甲醇（70∶30）；流速：0.15ml/min；检测波长：268nm；进样体积：2μl，记录色谱图至主成分峰保留时间的 2 倍。

（2）色谱图

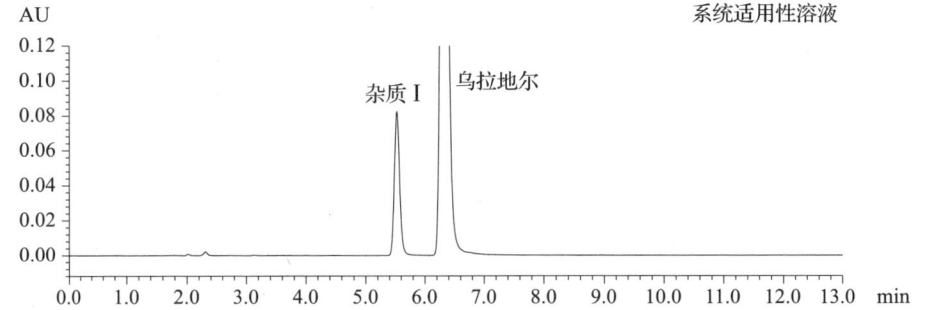

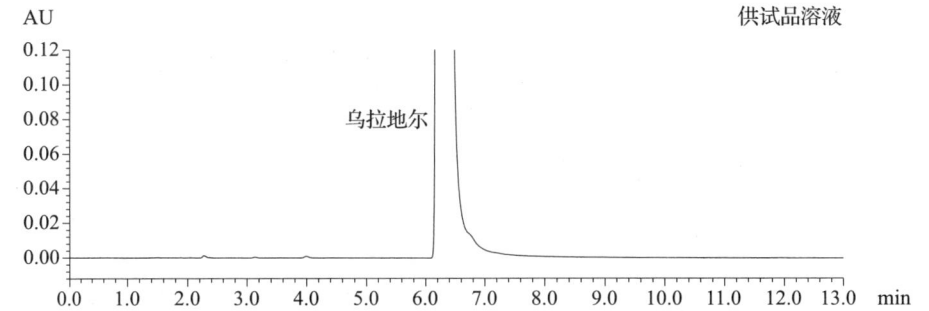

各型号色谱柱系统适用性数据汇总表

色谱柱名称	色谱柱规格	组分	保留时间（min）	理论板数	拖尾因子	分离度
CAPCELL CORE C18	2.1mm×100mm，2.7μm	杂质Ⅰ	1.342	3783	1.89	/
		乌拉地尔	1.820	3847	1.76	4.68
Hypersil GOLD VANQUISH	2.1mm×100mm，1.9μm	杂质Ⅰ	1.470	3786	1.35	/
		乌拉地尔	1.840	4058	1.34	3.51
ACQUITY UPLC BEH C18	2.1mm×100mm，1.7μm	杂质Ⅰ	1.708	8589	1.09	/
		乌拉地尔	2.167	8344	1.12	5.50
Poroshell 120 EC-C18	4.6mm×100mm，2.7μm	杂质Ⅰ	3.425	17887	0.97	/
		乌拉地尔	4.498	15172	1.04	8.65
Endeavorsil C18	2.1mm×100mm，1.8μm	杂质Ⅰ	5.525	18426	1.16	/
		乌拉地尔	6.314	16264	1.27	4.27

六、质谱图

1. 质谱条件

Agilent 6546 四极杆飞行时间质谱仪；离子源：AJS 源；正/负离子检测模式；一级质谱扫描范围 m/z：50~1200；二级质谱扫描范围 m/z：25~1000；碰撞能量：2、5、10、20、40V。

2. 质谱图

（1）乌拉地尔质谱图

①正离子模式一级质谱图

乌拉地尔正离子模式下，准分子离子以［M+H］⁺为主，另外可以观察到［M+Na］⁺峰。

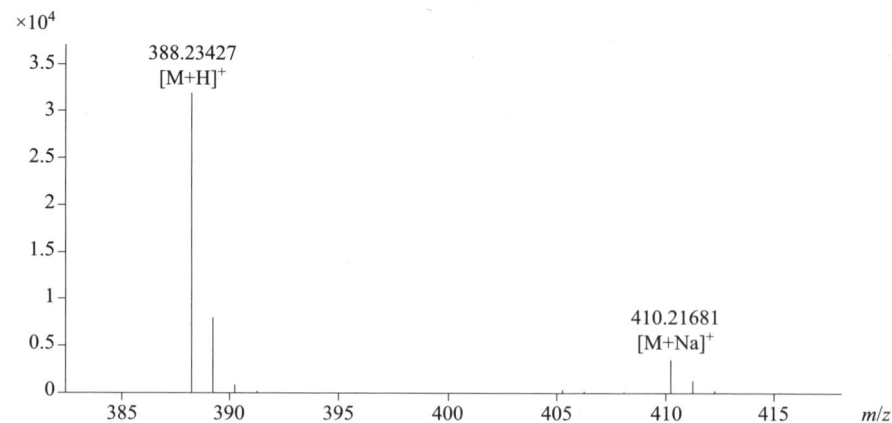

②正离子模式二级质谱图

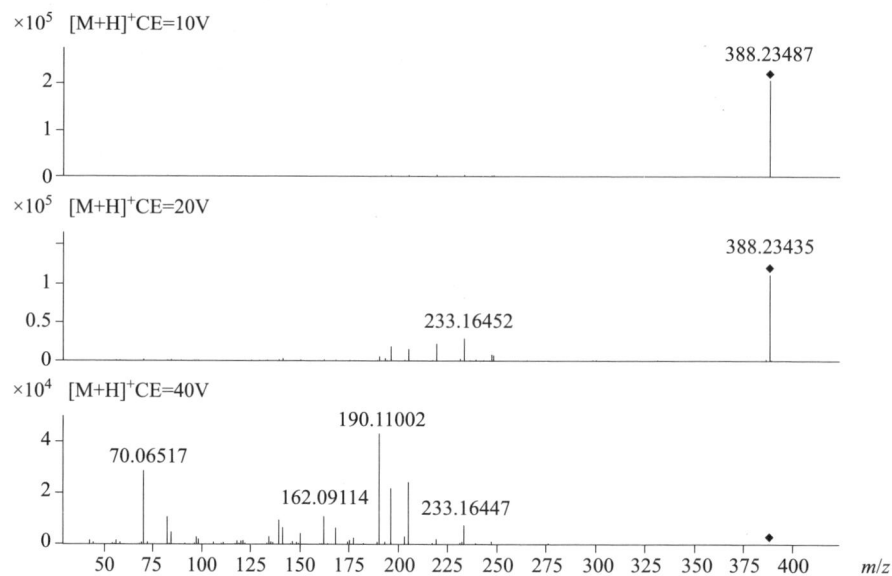

③负离子模式一级质谱图

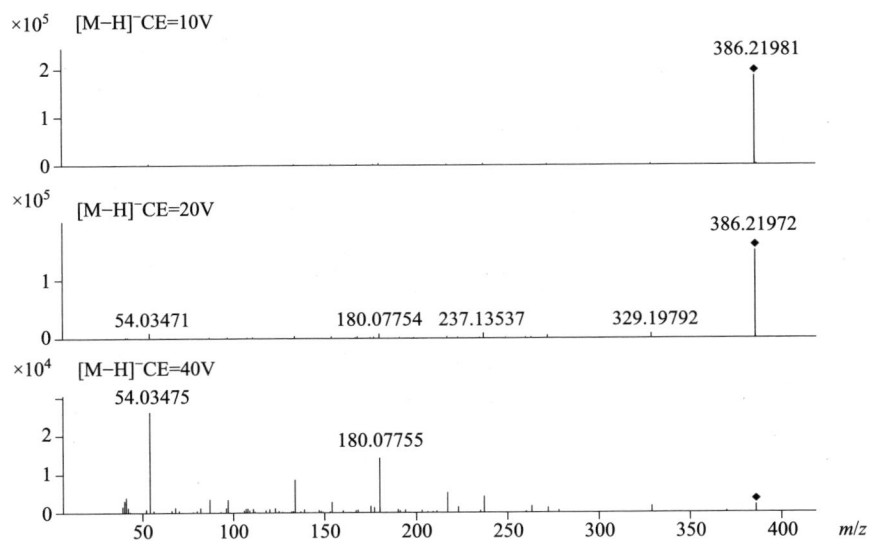

（2）杂质Ⅰ（1，3-二甲基-4-（γ-氯丙基氨基）尿嘧啶）质谱图

①正离子模式一级质谱图

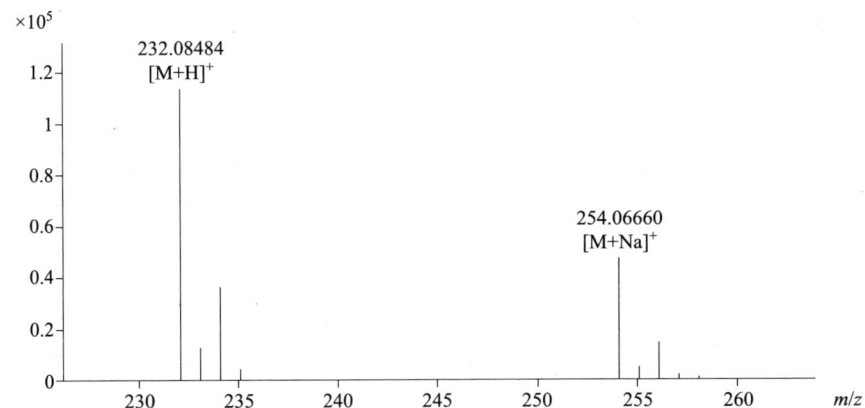

乌拉地尔负离子模式下，准分子离子以［M-H］⁻为主，另外可以观察到［M+Cl］⁻峰。

④负离子模式二级质谱图

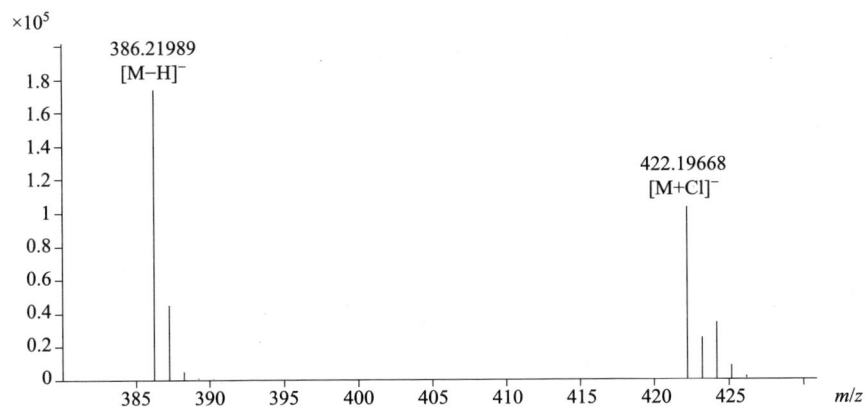

杂质Ⅰ正离子模式下，准分子离子以［M+H］⁺为主，另外可以观察到［M+Na］⁺峰。

②正离子模式二级质谱图

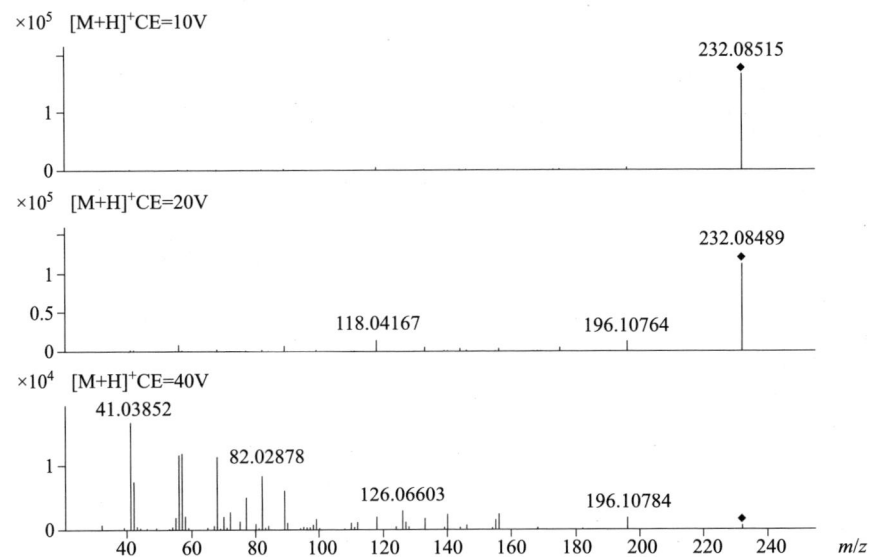

③负离子模式一级质谱图

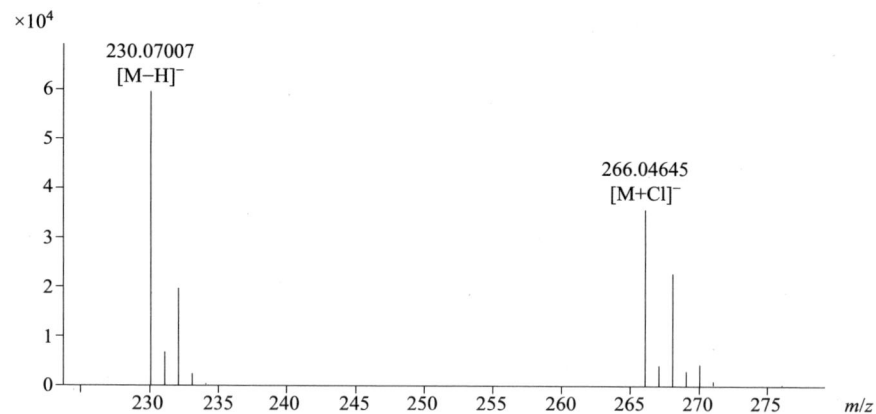

杂质 I 负离子模式下,准分子离子以［M–H］⁻为主,另外可以观察到
［M+Cl］⁻峰。

④负离子模式二级质谱图

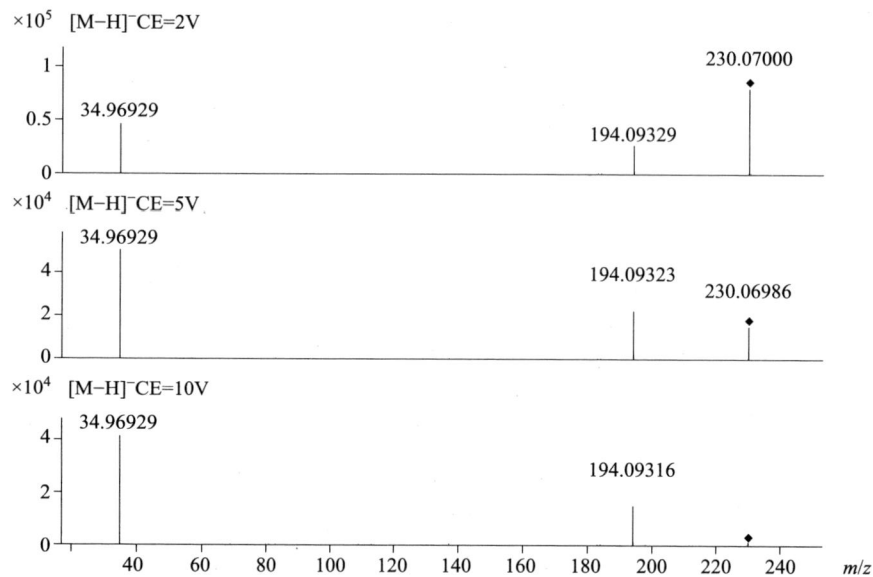

3　巴氯芬

Baclofen

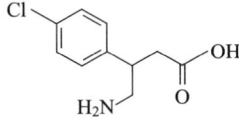

C₁₀H₁₂ClNO₂　213.66　CAS 号：1134-47-0

本品为 β-（氨基甲基）-4-氯-氢化肉桂酸。

一、基本信息

本品为白色或类白色结晶性粉末；无臭。在水中微溶，在甲醇中极微溶解，在三氯甲烷中不溶；在稀酸或稀碱中略溶。

1. 执行标准

《中国药典》2020 年版二部，第 102 页 巴氯芬。

2. 试验用样品

巴氯芬，批号 Y005-200608，福安药业集团宁波天衡制药有限公司。

杂质Ⅰ，批号 100929-200701，中国食品药品检定研究院。

3. 杂质对照品信息

杂质Ⅰ　4-（4-氯苯基）-2-吡咯烷酮

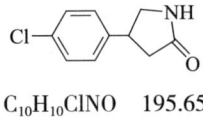

C₁₀H₁₀ClNO　195.65

二、溶液配制

1. 溶剂

取甲醇 75ml 与冰醋酸 10ml，用水稀释至 250ml。

2. 供试品溶液

取本品，精密称定，加溶剂溶解并定量稀释制成每 1ml 中约含 4mg 的溶液。

3. 系统适用性溶液

取巴氯芬与杂质Ⅰ对照品各适量，加水溶解并稀释制成每 1ml 中含巴氯芬 4mg 和杂质Ⅰ 0.04mg 的溶液。

三、系统适用性要求

系统适用性溶液色谱图中，巴氯芬峰与杂质Ⅰ峰间的分离度应大于 10.0，理论板数按巴氯芬峰计算不低于 1500；灵敏度溶液色谱图中，巴氯芬峰高的信噪比应大于 10。

四、高效液相色谱法

1. HPLC 色谱条件

色谱柱：用十八烷基硅烷键合硅胶为填充剂（4.6mm×250mm，5μm 或效能相当的色谱柱）；柱温：25℃；流动相：0.3mol/L 冰醋酸溶液-甲醇-0.36mol/L 戊烷磺酸钠溶液（550：440：20）；流速：1.0ml/min；检测波长：265nm；进样体积：10μl，记录色谱图至主成分峰保留时间的 4 倍。

2. 系统适用性溶液色谱图

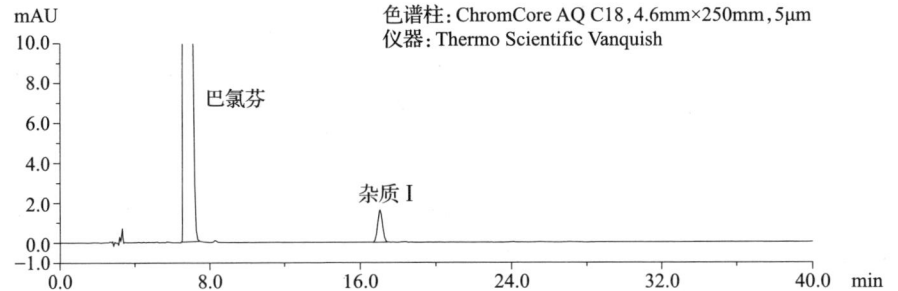

色谱柱：ChromCore AQ C18，4.6mm×250mm，5μm
仪器：Thermo Scientific Vanquish

3. 紫外光谱图

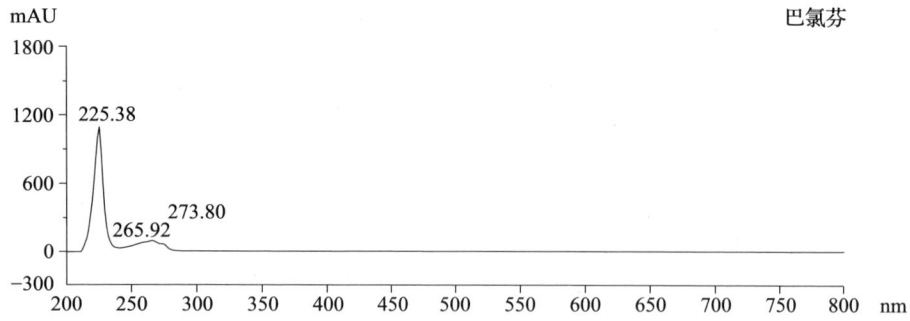

巴氯芬

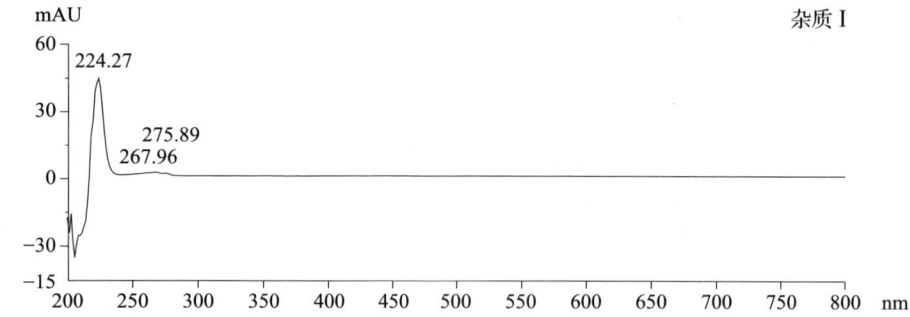

杂质 I

4. 供试品溶液有关物质色谱图

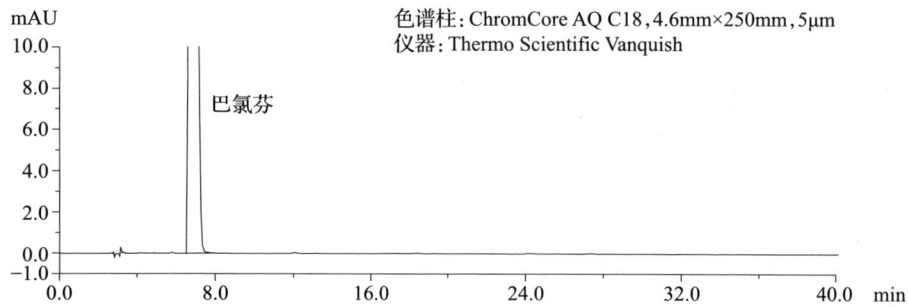

色谱柱：ChromCore AQ C18, 4.6mm×250mm, 5μm
仪器：Thermo Scientific Vanquish

5. 其他型号色谱柱系统适用性色谱图及数据汇总表

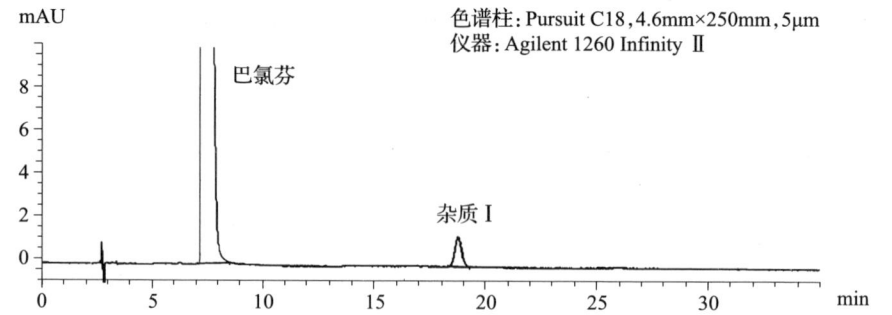

色谱柱：Pursuit C18, 4.6mm×250mm, 5μm
仪器：Agilent 1260 Infinity II

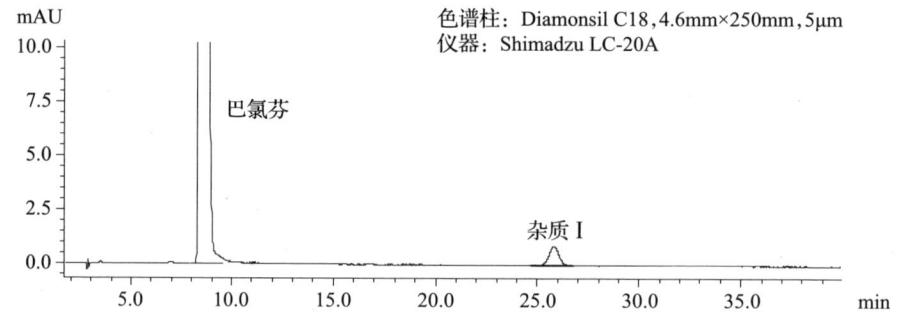

色谱柱：Diamonsil C18, 4.6mm×250mm, 5μm
仪器：Shimadzu LC-20A

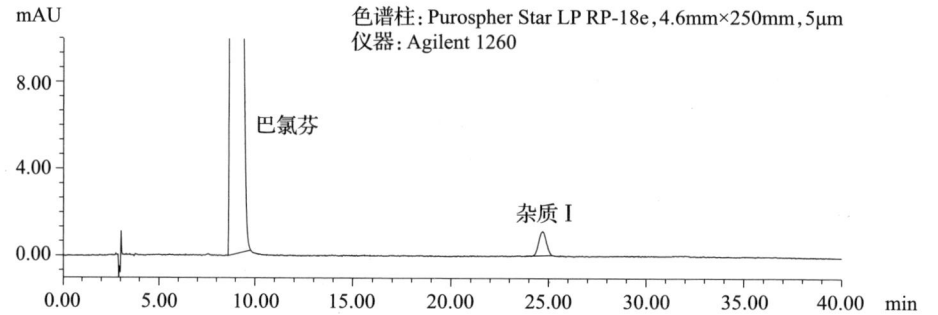

色谱柱：Purospher Star LP RP-18e, 4.6mm×250mm, 5μm
仪器：Agilent 1260

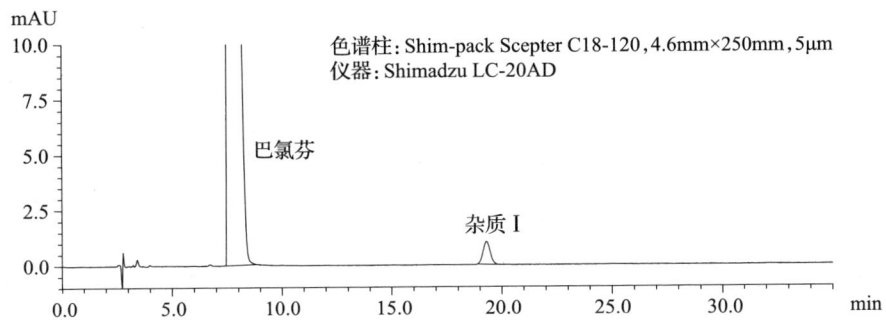

色谱柱：Shim-pack Scepter C18-120，4.6mm×250mm，5μm
仪器：Shimadzu LC-20AD

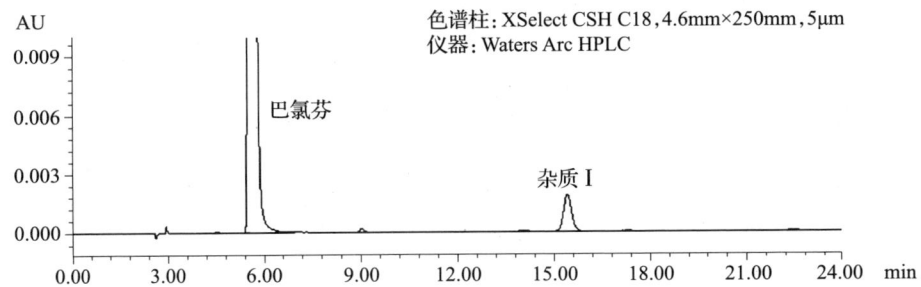

色谱柱：XSelect CSH C18，4.6mm×250mm，5μm
仪器：Waters Arc HPLC

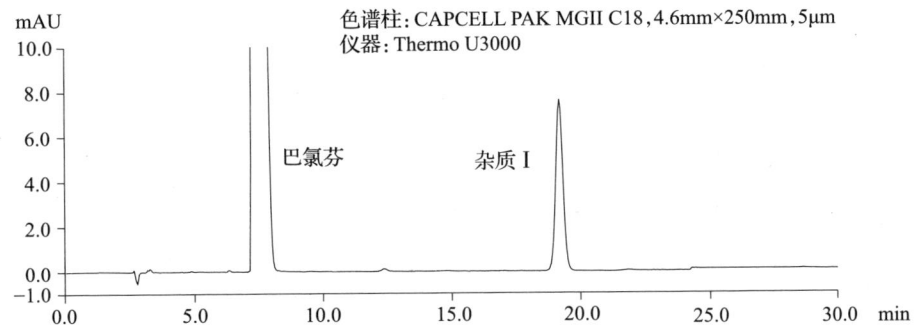

色谱柱：CAPCELL PAK MGII C18，4.6mm×250mm，5μm
仪器：Thermo U3000

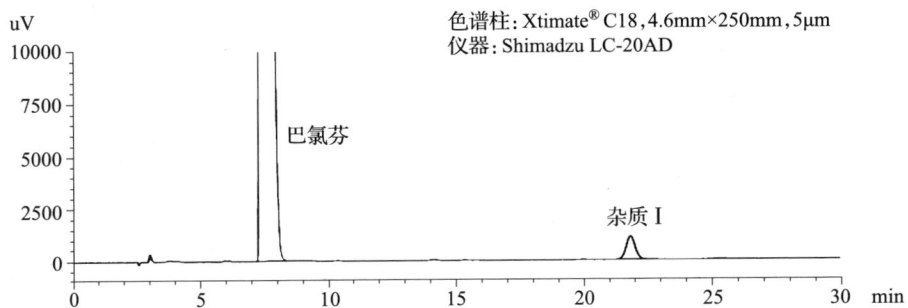

色谱柱：Xtimate® C18，4.6mm×250mm，5μm
仪器：Shimadzu LC-20AD

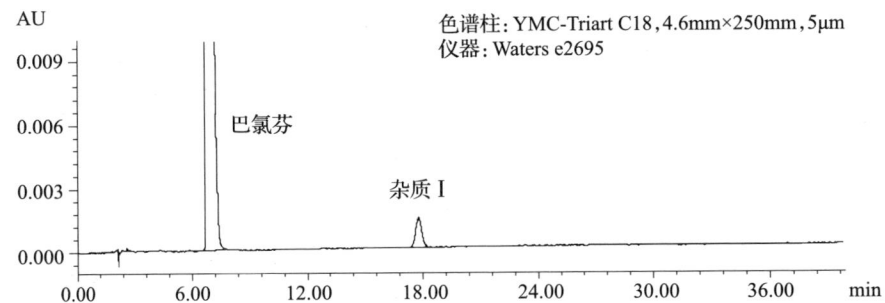

色谱柱：YMC-Triart C18，4.6mm×250mm，5μm
仪器：Waters e2695

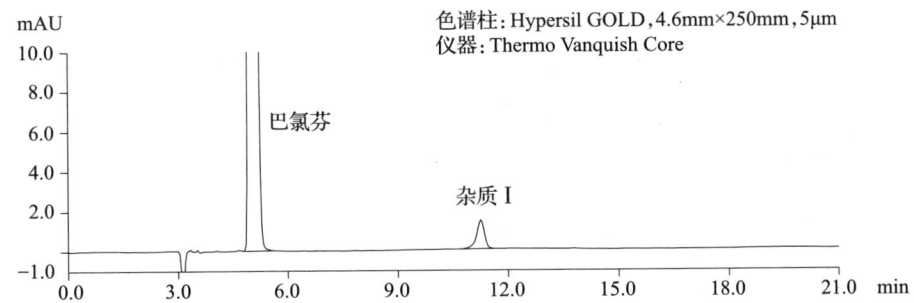

色谱柱：Hypersil GOLD，4.6mm×250mm，5μm
仪器：Thermo Vanquish Core

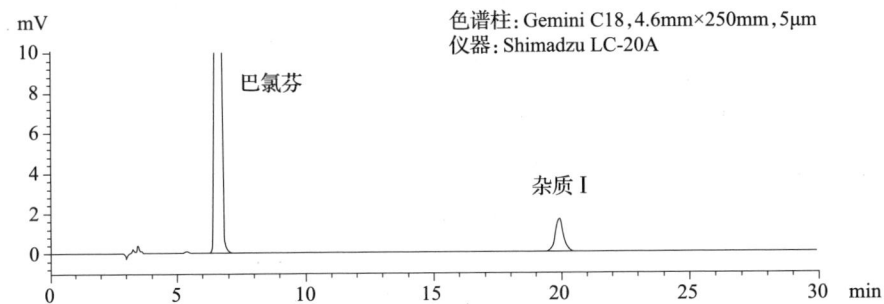

色谱柱：Gemini C18，4.6mm×250mm，5μm
仪器：Shimadzu LC-20A

各型号色谱柱系统适用性试验数据汇总表

色谱柱名称	色谱柱规格	组分	保留时间（min）	理论板数	拖尾因子	分离度
ChromCore AQ C18	4.6mm×250mm, 5μm	巴氯芬	6.630	2861	3.49	/
		杂质 I	17.047	21491	1.03	21.68
Pursuit C18	4.6mm×250mm, 5μm	巴氯芬	7.381	3022	4.18	/
		杂质 I	18.763	18848	1.04	21.27
Diamonsil C18	4.6mm×250mm, 5μm	巴氯芬	8.372	4395	2.95	/
		杂质 I	25.780	14157	1.09	25.38
Purospher Star LP RP-18e	4.6mm×250mm, 5μm	巴氯芬	8.771	2807	0.22	/
		杂质 I	24.695	18135	0.99	22.78
Shim-pack Scepter C18-120	4.6mm×250mm, 5μm	巴氯芬	7.569	2129	3.94	/
		杂质 I	19.308	15976	1.07	18.53
CAPCELL PAK MGII C18	4.6mm×250mm, 5μm	巴氯芬	7.253	2633	9.74	/
		杂质 I	19.183	21407	1.05	21.89
Hypersil GOLD	4.6mm×250mm, 5μm	巴氯芬	4.953	7731	2.47	/
		杂质 I	11.257	15403	0.82	21.48
XSelect CSH C18	4.6mm×250mm, 5μm	巴氯芬	5.643	8798	1.59	/
		杂质 I	15.456	17998	1.08	27.98
Xtimate® C18	4.6mm×250mm, 5μm	巴氯芬	7.448	2848	3.70	/
		杂质 I	21.805	18703	1.06	24.01
YMC-Triart C18	4.6mm×250mm, 5μm	巴氯芬	6.851	2523	3.12	/
		杂质 I	17.815	15955	1.09	18.76
Gemini C18	4.6mm×250mm, 5μm	巴氯芬	6.658	11183	0.99	/
		杂质 I	19.973	18498	1.00	31.73

6. 注意事项

系统适用性溶液的配制：按《中国药典》2020 年版，用水配制系统适用性溶液，需超声较长时间才能溶解。

五、超高效液相色谱法

1. UHPLC 方法一

（1）色谱条件　仪器：Waters ACQUITY UPLC H-Class；色谱柱：Endeavorsil C18，2.1mm×100mm，1.8μm；柱温：25℃；流动相：0.3mol/L 冰醋酸溶液 - 甲醇 -0.36mol/L 戊烷磺酸钠溶液（550∶440∶20）；流速：0.15ml/min；检测波长：265nm；进样体积：2μl，记录色谱图至主成分峰保留时间的 4 倍。

（2）色谱图

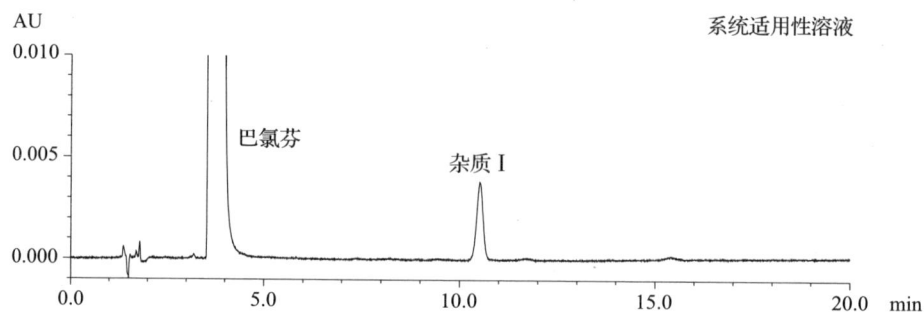

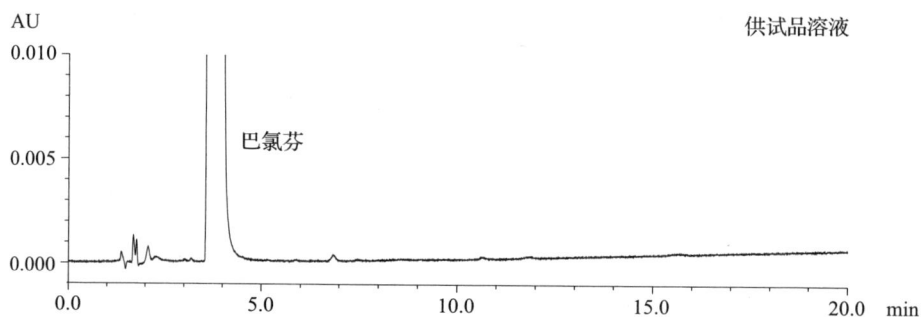

2. UHPLC 方法二

（1）色谱条件　仪器：Shimadzu LC-30AD；色谱柱：Shim-pack Scepter C18-120，2.1mm×100mm，1.9μm；柱温：30℃；流动相：0.3mol/L 冰醋酸溶液 - 甲醇 -0.36mol/L 戊烷磺酸钠溶液（550∶440∶20）；流速：0.2ml/min；检测波长：265nm；进样体积：1μl，记录色谱图至主成分峰保留时间的 4 倍。

（2）色谱图

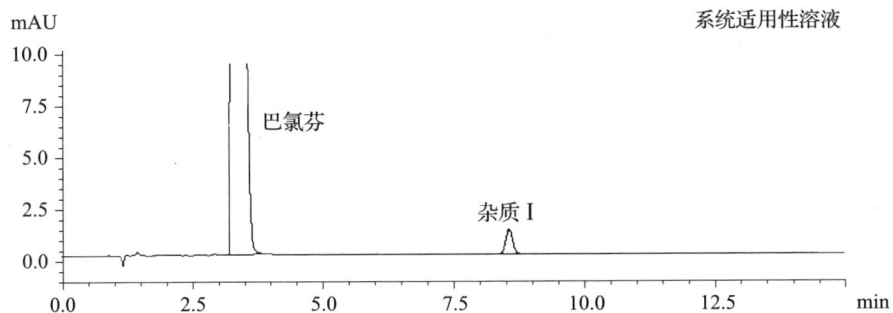

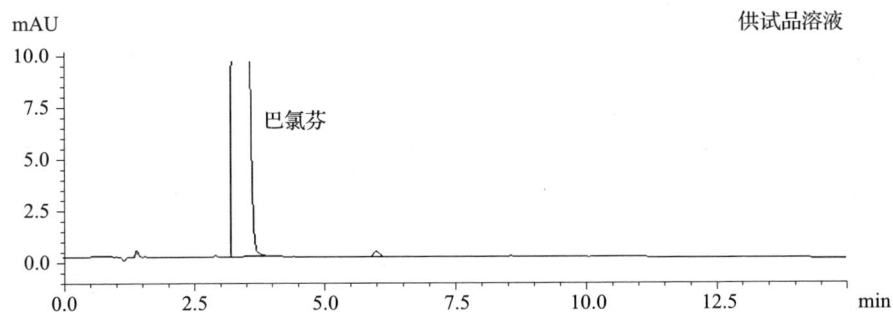

3. UHPLC 方法三

（1）色谱条件　仪器：Waters ACQUITY UPLC H-Class；色谱柱：ACQUITY UPLC CSH C18，2.1mm×100mm，1.7μm；柱温：30℃；流动相：0.3mol/L 冰醋酸溶液 - 甲醇 -0.36mol/L 戊烷磺酸钠溶液（550∶440∶20）；流速：0.3ml/min；检测波长：265nm；进样体积：1μl，记录色谱图至主成分峰保留时间的 4 倍。

（2）色谱图

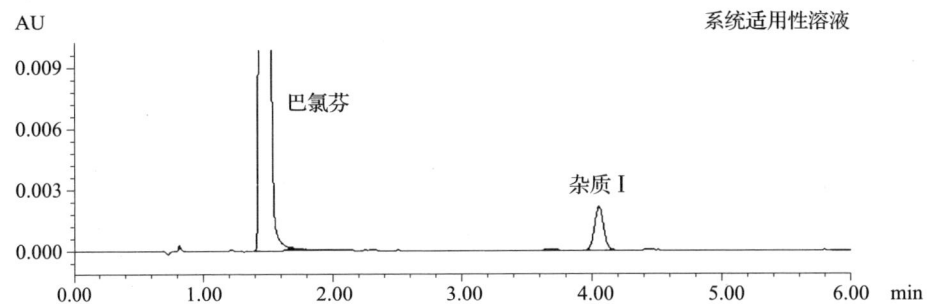

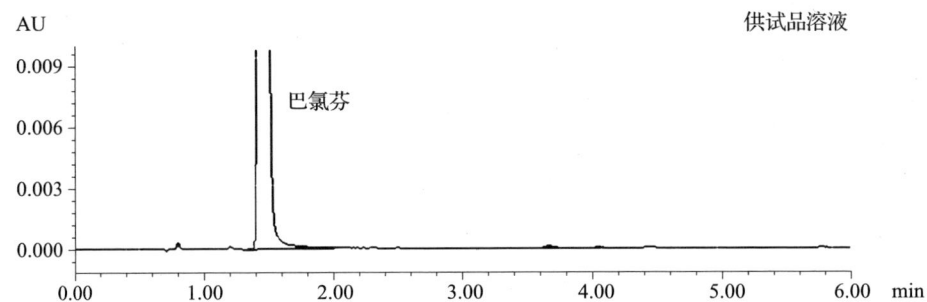

4. UHPLC 方法四

（1）色谱条件　仪器：Thermo Fisher Vanquish Flex；色谱柱：Acclaim C18，2.1mm × 100mm，2.2μm；柱温：25℃；流动相：0.3mol/L 冰醋酸溶液 - 甲醇 - 0.36mol/L 戊烷磺酸钠溶液（550∶440∶20）；流速：0.47ml/min；检测波长：265nm；进样体积：0.8μl，记录色谱图至主成分峰保留时间的 4 倍。

（2）色谱图

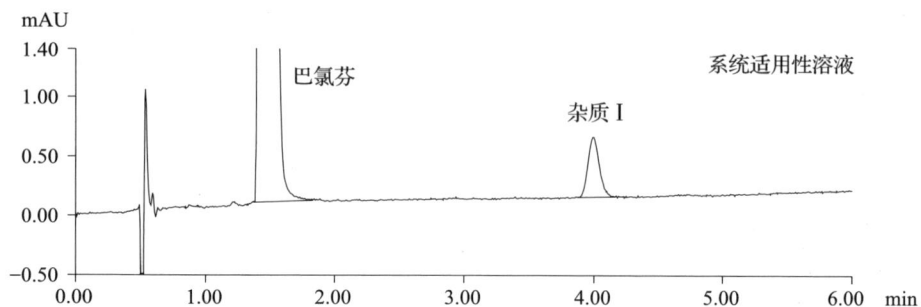

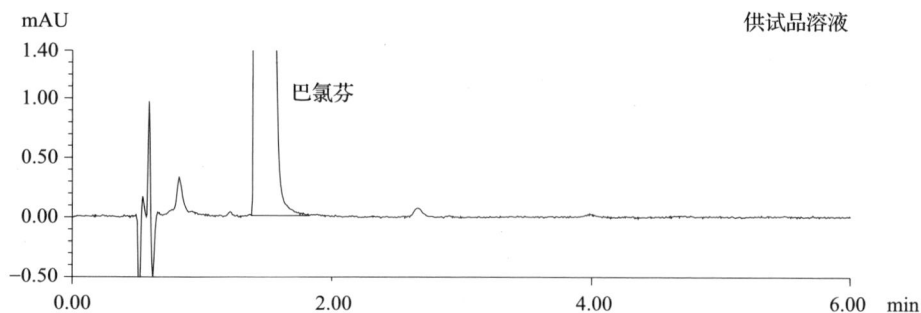

各型号色谱柱系统适用性数据汇总表

色谱柱名称	色谱柱规格	组分	保留时间（min）	理论板数	拖尾因子	分离度
Endeavorsil C18	2.1mm × 100mm，1.8μm	巴氯芬	3.573	2044	5.33	/
		杂质 I	10.502	19985	1.07	21.00
Shim-pack Scepter C18-120	2.1mm × 100mm 1.9μm	巴氯芬	3.311	1573	2.92	/
		杂质 I	8.564	20137	1.05	18.26
ACQUITY UPLC CSH C18	2.1mm × 100mm，1.7μm	巴氯芬	1.477	4864	1.10	/
		杂质 I	4.045	15032	1.08	23.70
Acclaim C18	2.1mm × 100mm，2.2μm	巴氯芬	1.435	1858	2.17	/
		杂质 I	3.900	8681	1.23	17.76

六、质谱图

1. 质谱条件

Agilent 6546 四极杆飞行时间质谱仪；离子源：AJS 源；正 / 负离子检测模式；一级质谱扫描范围 m/z：50~1200；二级质谱扫描范围 m/z：25~1000；碰撞能量：10、20、40V。

2. 质谱图

（1）巴氯芬质谱图

①正离子模式一级质谱图

巴氯芬正离子模式下，准分子离子以 [M+H]$^+$ 为主，另外可以观察到 [M+NH$_4$]$^+$ 峰。

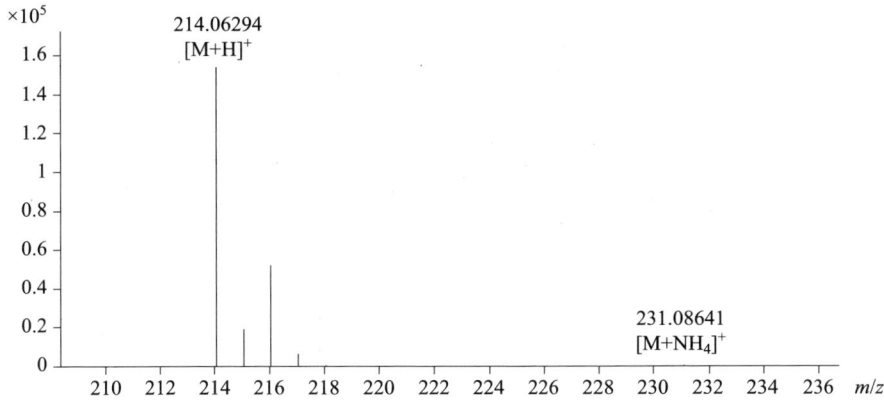

①正离子模式一级质谱图

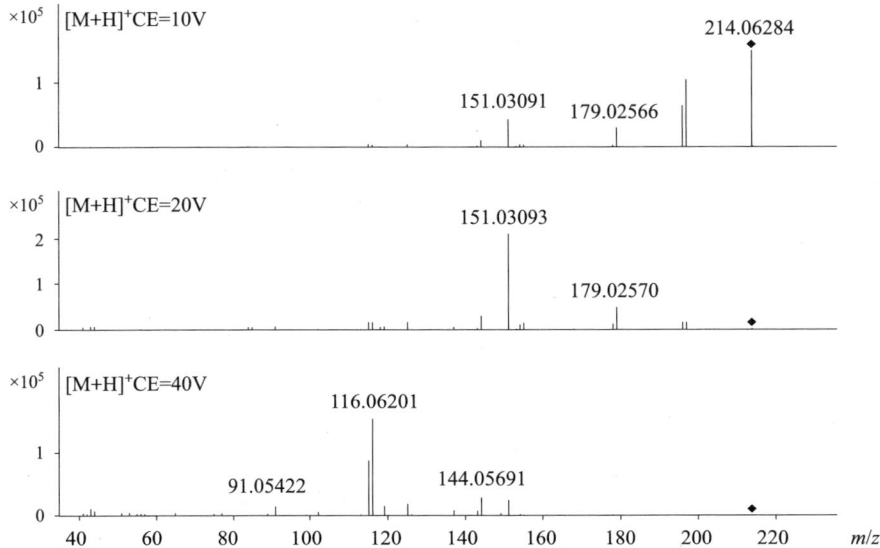
②正离子模式二级质谱图

③负离子模式一级质谱图

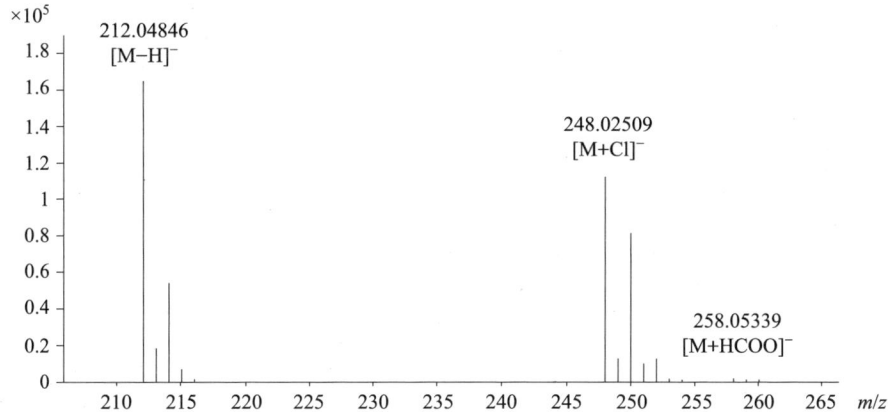

巴氯芬负离子模式下,准分子离子以[M−H]⁻和[M+Cl]⁻为主,另外可以观察到[M+HCOO]⁻峰。

④负离子模式二级质谱图

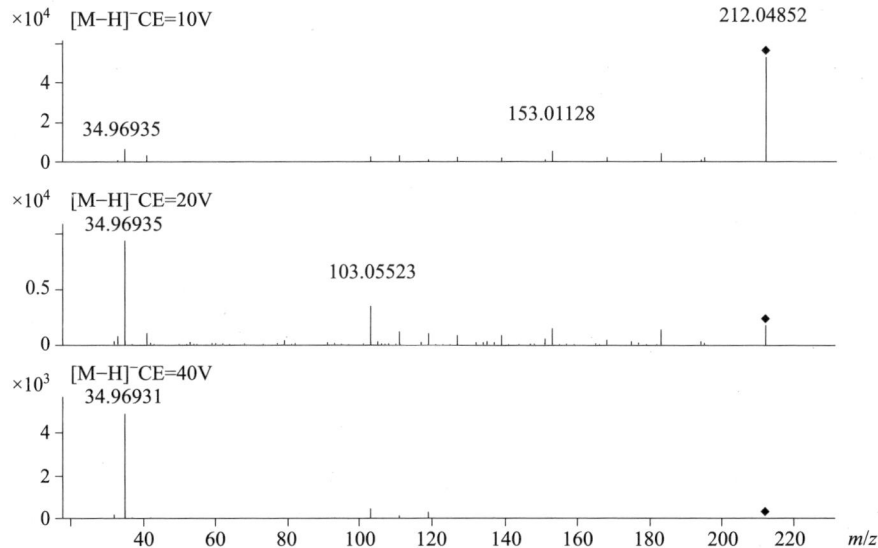

（2）杂质 I（4-（4- 氯苯基）-2- 吡咯烷酮）质谱图

①正离子模式一级质谱图

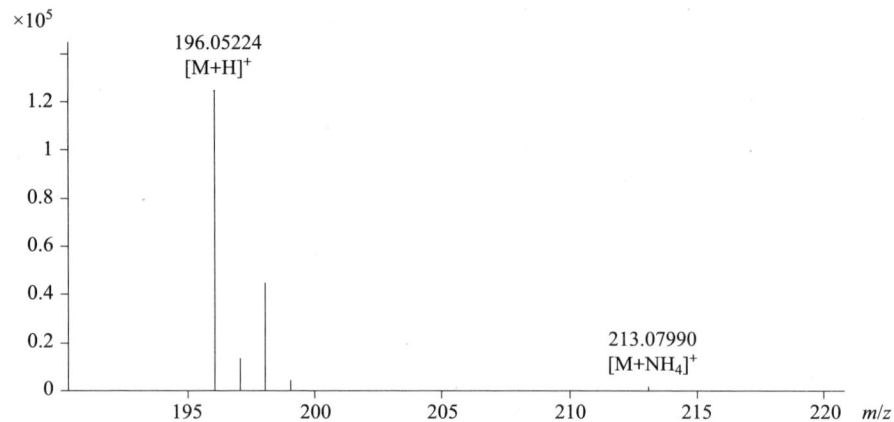

巴氯芬杂质 I 正离子响应较好，准分子离子以［M+H］⁺为主，另外可以观察到［M+NH₄］⁺峰。

②正离子模式二级质谱图

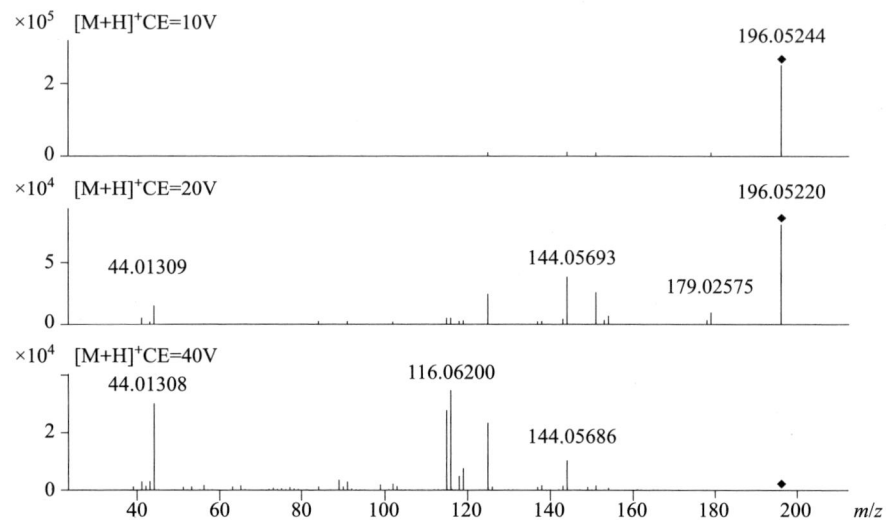

4 双环醇

Bicyclol

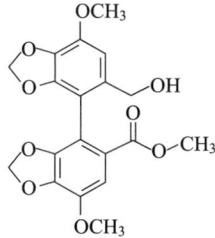

C$_{19}$H$_{18}$O$_9$ 390.34 CAS 号: 118159-48-1

本品为 4, 4′- 二甲氧基 -5, 6, 5′, 6′- 双（亚甲二氧基）-2′- 羟甲基联苯 -2- 甲酸甲酯。

一、基本信息

本品为白色或类白色结晶性粉末, 无臭。在三氯甲烷或丙酮中易溶; 在乙腈中溶解; 在乙酸乙酯中略溶; 在乙醇中微溶; 在水中几乎不溶。

1. 执行标准

《中国药典》2020 年版二部, 第 104 页 双环醇。

2. 试验用样品

双环醇, 批号 200412, 北京协和药厂。

杂质 I, 批号 100192-201504, 中国食品药品检定研究院。

杂质 II, 批号 420032-201501, 中国食品药品检定研究院。

3. 杂质对照品信息

杂质 I（联苯双酯） 4, 4′- 二甲氧基 -5, 6, 5′, 6′- 双（亚甲二氧基）-2, 2′- 联苯二甲酸二甲酯

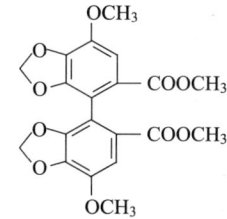

C$_{20}$H$_{18}$O$_{10}$ 418.36

杂质 II（甲醚化双环醇） 4, 4′- 二甲氧基 -5, 6, 5′, 6′- 双（亚甲二氧基）-2′- 甲氧亚甲基联苯 -2- 甲酸甲酯

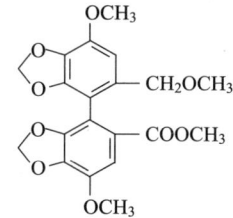

C$_{20}$H$_{20}$O$_9$ 404.37

二、溶液配制

1. 系统适用性溶液

取双环醇对照品、杂质 I 对照品和杂质 II 对照品各适量, 加乙腈溶解并稀释制成每 1ml 中分别约含双环醇 20μg, 杂质 I 10μg 和杂质 II 30μg 的混合溶液。

备注: 与《中国药典》2020 年版不同, 系统适用性溶液中增加了杂质 II。

2. 供试品溶液

取本品适量, 加乙腈溶解并稀释制成每 1ml 中约含 1mg 的溶液。

三、系统适用性要求

系统适用性溶液色谱图中,双环醇峰的保留时间约为 8 分钟,双环醇峰与杂质 I 峰之间的分离度应大于 2.0。

四、高效液相色谱法

1. HPLC 色谱条件

色谱柱:用十八烷基硅烷键合硅胶为填充剂(Symmetry C18,4.6mm × 250mm,5μm 或效能相当的色谱柱);柱温:40℃;流动相:乙腈 - 水 - 醋酸(55:45:0.01);流速:0.5ml/min;检测波长:228nm;进样体积:10μl,记录色谱图至主成分峰保留时间的 5 倍。

2. 系统适用性溶液色谱图

色谱柱:Symmetry C18,4.6mm×250mm,5μm
仪器:Waters Arc HPLC

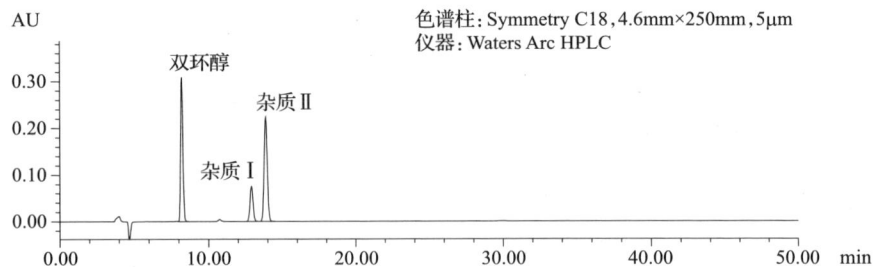

3. 紫外光谱图

双环醇

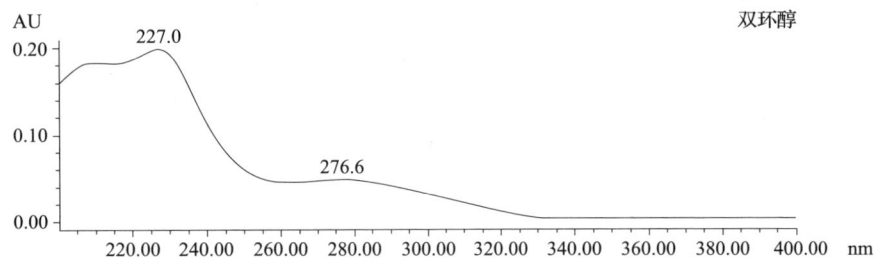

杂质 I

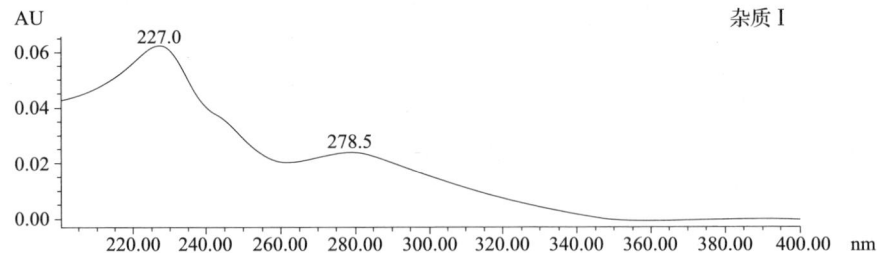

杂质 II

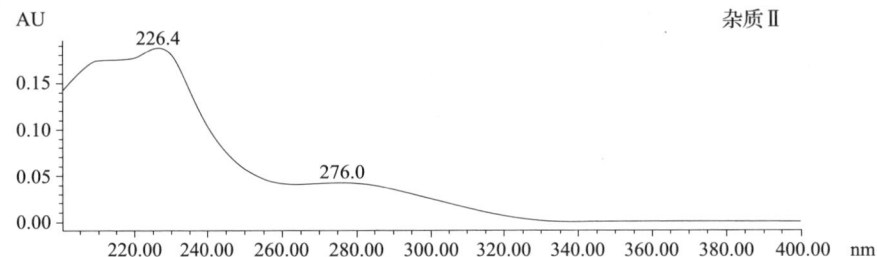

4. 供试品溶液有关物质色谱图

色谱柱:Symmetry C18,4.6mm×250mm,5μm
仪器:Waters Arc HPLC

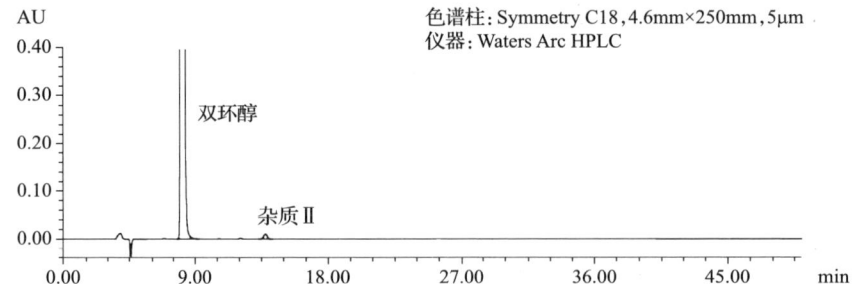

5. 其他型号色谱柱系统适用性色谱图及数据汇总表

色谱柱:ZORBAX SB-C18,4.6mm×250mm,5μm
仪器:Agilent 1260 Infinity II

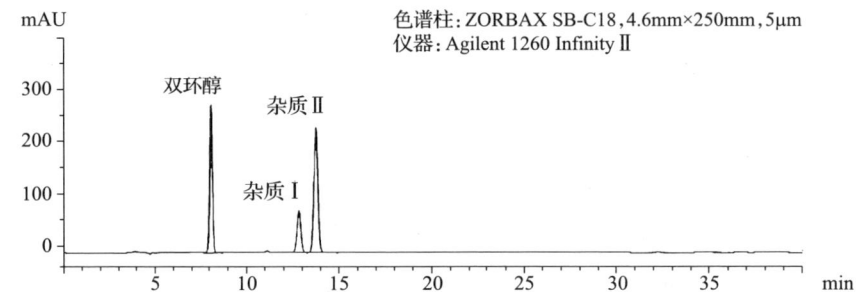

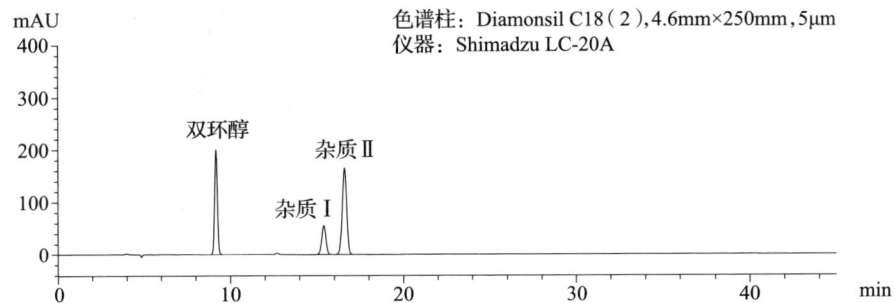

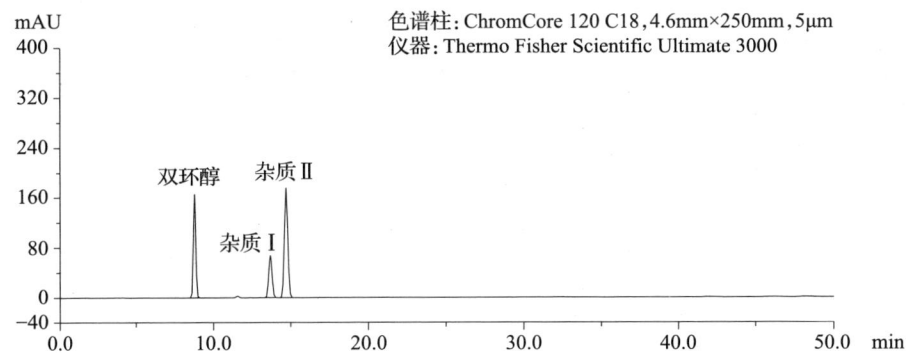

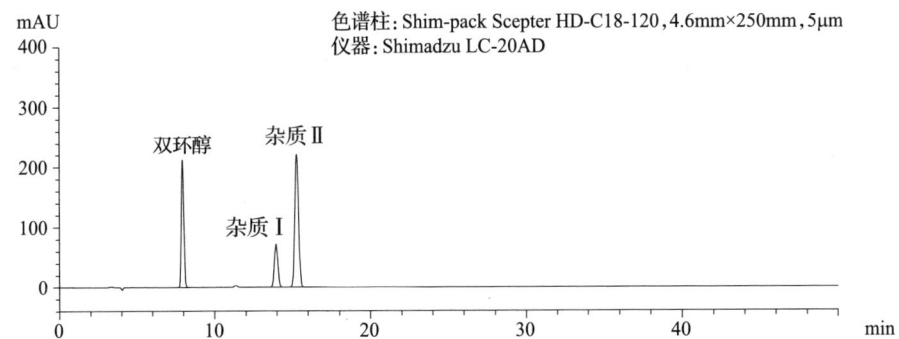

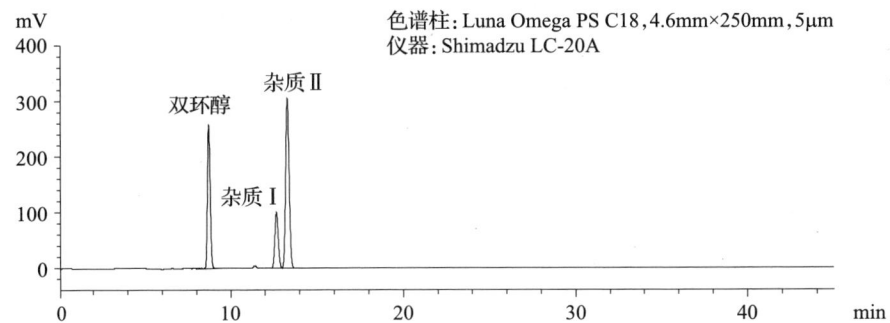

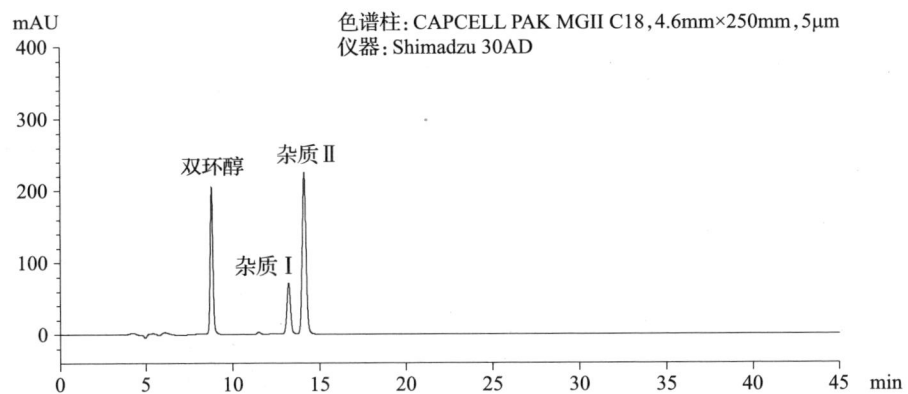

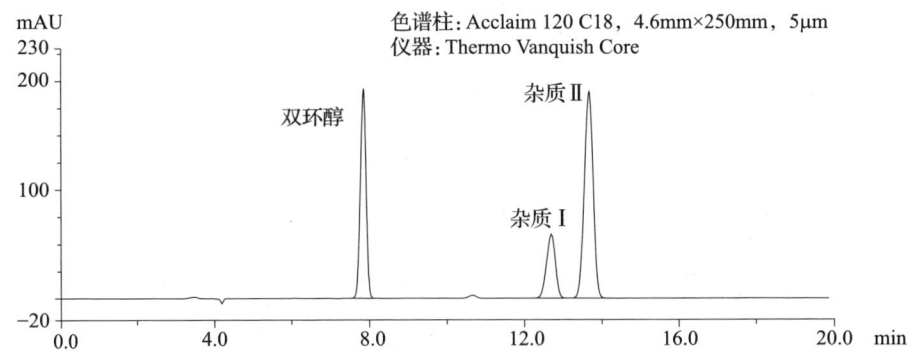

各型号色谱柱系统适用性数据汇总表

色谱柱名称	色谱柱规格	组分	保留时间（min）	理论板数	拖尾因子	分离度	备注
Symmetry C18	4.6mm×250mm，5μm	双环醇	8.211	13931	1.09	/	
		杂质Ⅰ	12.905	18125	1.05	14.03	
		杂质Ⅱ	13.875	19286	1.04	2.45	
ZORBAX SB-C18	4.6mm×250mm，5μm	双环醇	8.075	14000	0.95	/	
		杂质Ⅰ	12.792	15961	0.96	13.95	
		杂质Ⅱ	13.715	17521	1.00	2.26	
Diamonsil C18（2）	4.6mm×250mm，5μm	双环醇	9.174	14117	1.06	/	
		杂质Ⅰ	15.397	18274	1.01	16.28	
		杂质Ⅱ	16.583	19366	1.00	2.54	
Shim-pack Scepter HD-C18-120	4.6mm×250mm，5μm	双环醇	7.943	10312	1.10	/	
		杂质Ⅰ	13.951	16323	1.04	16.03	
		杂质Ⅱ	15.280	17715	1.03	2.97	
CAPCELL PAK MGⅡ C18	4.6mm×250mm，5μm	双环醇	8.801	15692	1.03	/	
		杂质Ⅰ	13.236	18633	1.01	13.26	
		杂质Ⅱ	14.138	19715	1.02	2.28	
ChromCore 120 C18	4.6mm×250mm，5μm	双环醇	8.770	15492	1.03	/	
		杂质Ⅰ	13.687	18500	1.04	14.37	
		杂质Ⅱ	14.703	20133	1.05	2.49	
Luna Omega PS C18	4.6mm×250mm，5μm	双环醇	8.719	13575	1.12	/	
		杂质Ⅰ	12.662	18286	1.07	11.70	
		杂质Ⅱ	13.300	19418	1.07	1.69	
Acclaim 120 C18	4.6mm×250mm，5μm	双环醇	7.913	13141	0.92	/	
		杂质Ⅰ	12.787	14072	0.92	13.78	流速：0.6ml/min
		杂质Ⅱ	13.763	16248	0.95	2.26	

五、超高效液相色谱法

1. UHPLC 方法一

（1）色谱条件　仪器：Thermo Fisher Scientific Ultimate 3000；色谱柱：Chrom Core 120 C18，2.1mm×100mm，1.8μm；柱温：40℃；流动相：乙腈 - 水 - 醋酸（55∶45∶0.01）；流速：0.15ml/min；检测波长：228nm；进样体积：2μl，记录色谱图至主成分峰保留时间的 5 倍。

（2）色谱图

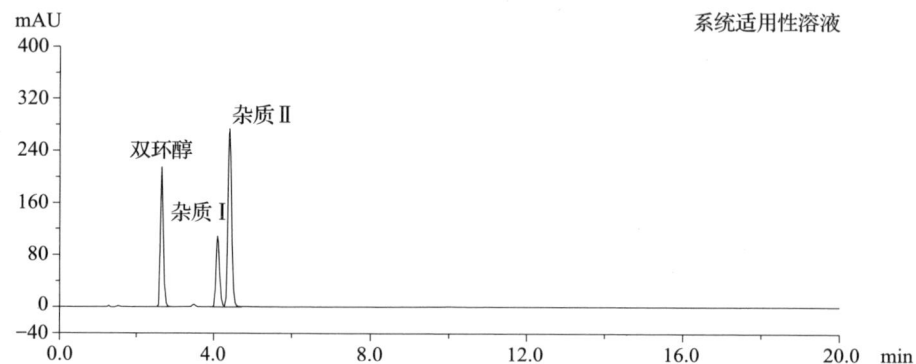

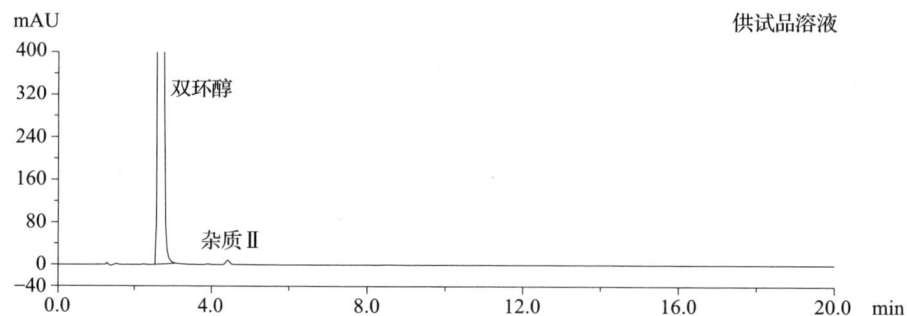

2. UHPLC 方法二

（1）色谱条件　仪器：Agilent 1260 Infinity Ⅱ；色谱柱：Poroshell 120 SB-C18，4.6mm×100mm，2.7μm；柱温：40℃；流动相：乙腈 - 水 - 醋酸（55：45：0.01）；流速：0.5ml/min；检测波长：228nm；进样体积：4μl，记录色谱图至主成分峰保留时间的 5 倍。

（2）色谱图

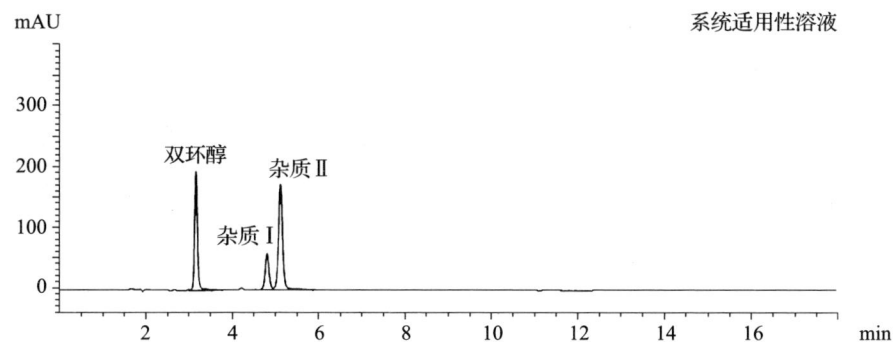

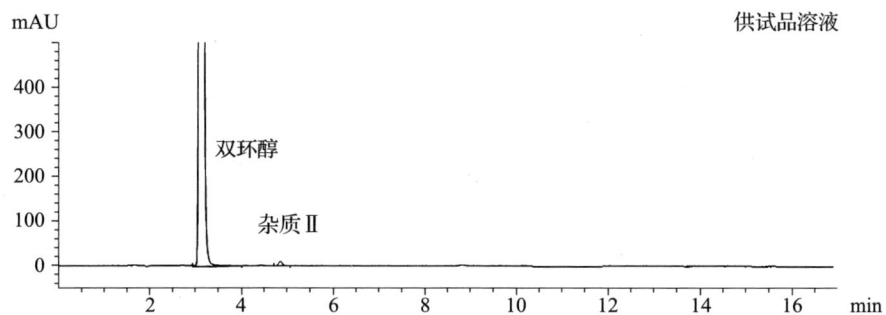

3. UHPLC 方法三

（1）色谱条件　仪器：Shimadzu LC-40 XS；色谱柱：Shim-pack Scepter HD-C18，2.1mm×100mm，1.9μm；柱温：40℃；流动相：乙腈 - 水 - 醋酸（55：45：0.01）；流速：0.15ml/min；检测波长：228nm；进样体积：2μl，记录色谱图至主成分峰保留时间的 5 倍。

（2）色谱图

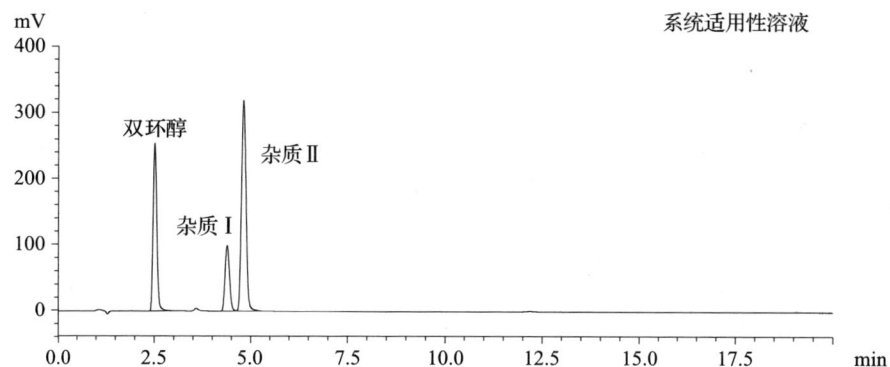

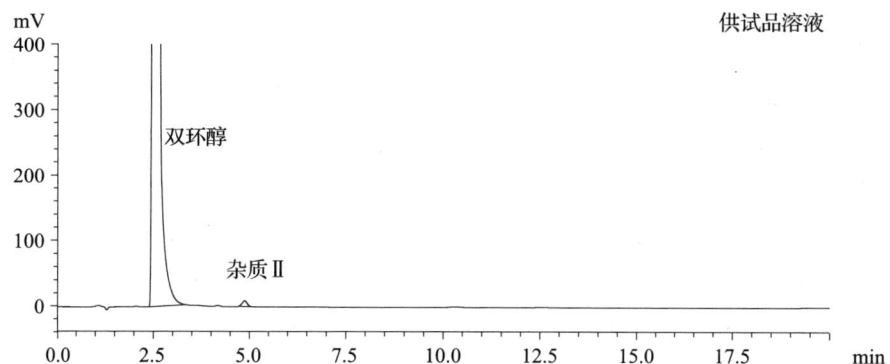

4. UHPLC 方法四

（1）色谱条件　仪器：Shimadzu 30AD；色谱柱：CAPCELL CORE C18，2.1mm×150mm，2.7μm；柱温：40℃；流动相：乙腈 - 水 - 醋酸（45：55：0.01）；流速：0.3ml/min；检测波长：228nm；进样体积：2μl，记录色谱图至主成分峰保留时间的 5 倍。

（2）色谱图

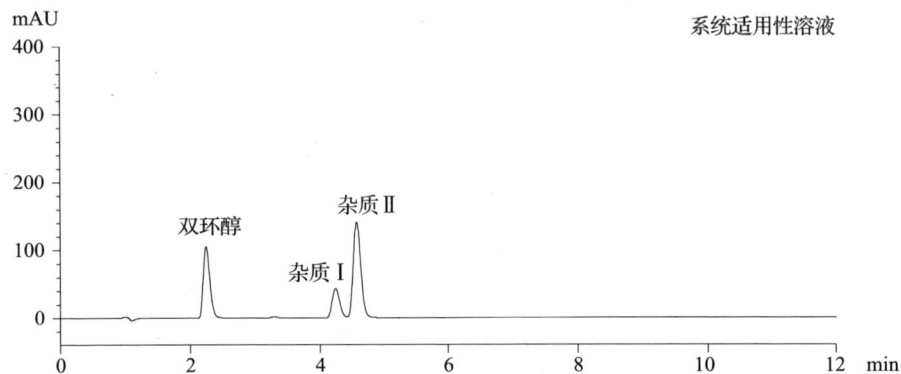

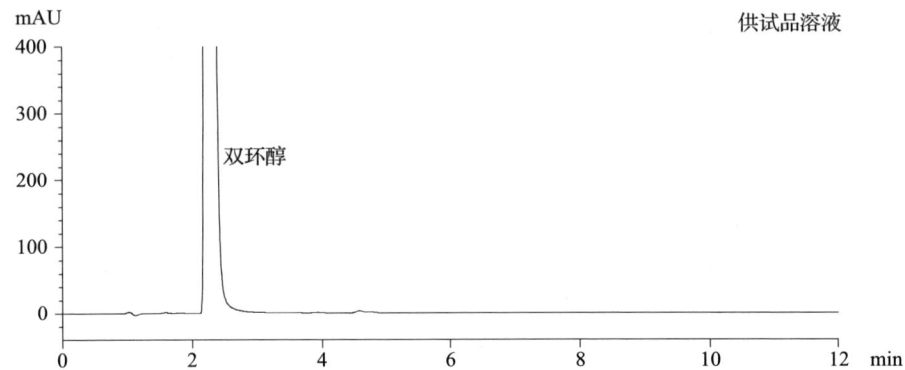

5. UHPLC 方法五

（1）色谱条件　仪器：Thermo Fisher Vanquish Flex；色谱柱：Syncronis C18，2.1mm×100mm，1.7μm；柱温：40℃；流动相：乙腈 - 水 - 醋酸（55：45：0.01）；流速：0.15ml/min；检测波长：228nm；进样体积：2μl，记录色谱图至主成分峰保留时间的 5 倍。

（2）色谱图

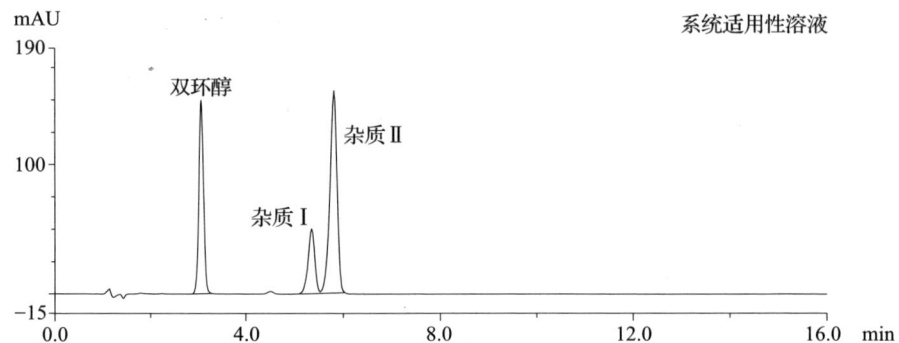

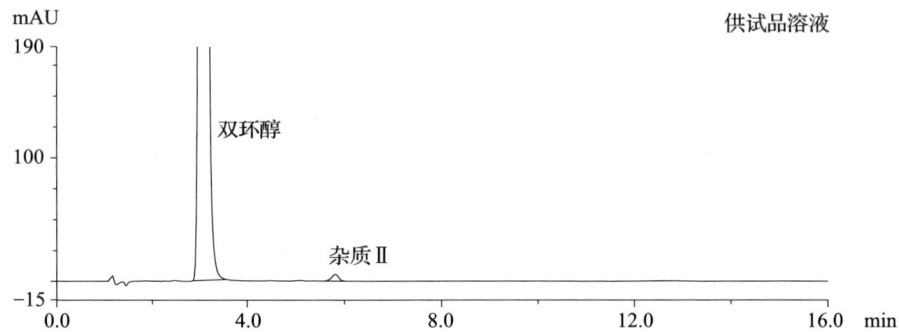

6. UHPLC 方法六

（1）色谱条件　仪器：Waters ACQUITY UPLC H-Class；色谱柱：ACQUITY UPLC HSS T3，2.1mm×100mm，1.8μm；柱温：40℃；流动相：乙腈 - 水 - 醋酸（55：45：0.01）；流速：0.15ml/min；检测波长：228nm；进样体积：1μl，记录色谱图至主成分峰保留时间的 5 倍。

（2）色谱图

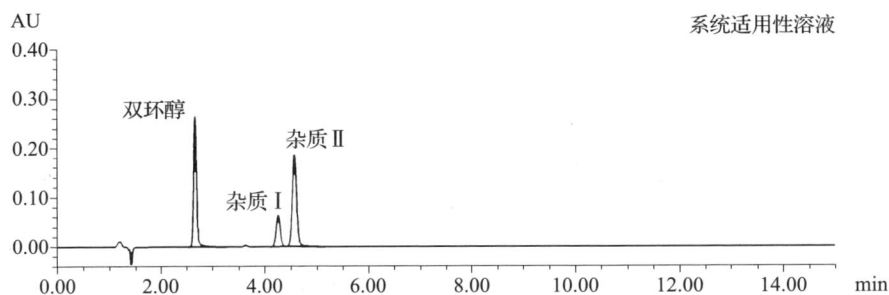

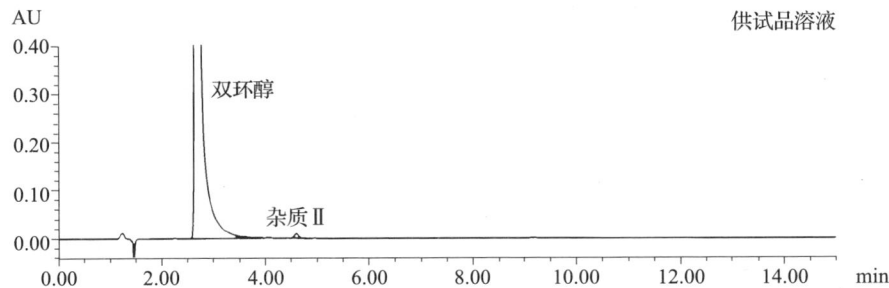

各型号色谱柱系统适用性数据汇总表

色谱柱名称	色谱柱规格	组分	保留时间（min）	理论板数	拖尾因子	分离度
ChromCore 120 C18	2.1mm×100mm，1.8μm	双环醇	2.640	5640	1.26	/
		杂质 I	4.100	9715	1.23	9.51
		杂质 II	4.410	10459	1.22	1.83
Poroshell 120 SB-C18	4.6mm×100mm，2.7μm	双环醇	3.192	11851	1.18	/
		杂质 I	4.827	14466	1.06	11.80
		杂质 II	5.138	15078	1.03	1.90
Shim-pack Scepter HD-C18	2.1mm×100mm，1.9μm	双环醇	2.510	3309	1.23	/
		杂质 I	4.384	6724	1.16	9.65
		杂质 II	4.806	7903	1.15	1.96
CAPCELL CORE C18	2.1mm×150mm，2.7μm	双环醇	2.247	2240	1.29	/
		杂质 I	4.243	6004	1.18	9.76
		杂质 II	4.573	6937	1.17	1.51
Syncronis C18	2.1mm×100mm，1.7μm	双环醇	3.071	4729	1.03	/
		杂质 I	5.355	7374	0.90	10.67
		杂质 II	5.808	7854	0.88	1.77
ACQUITY UPLC HSS T3	2.1mm×100mm，1.8μm	双环醇	2.690	11436	1.13	/
		杂质 I	4.279	14402	1.05	12.86
		杂质 II	4.594	14949	1.04	2.12

六、质谱图

1. 质谱条件

Agilent 6546 四极杆飞行时间质谱仪；离子源：AJS 源；正离子检测模式；一级质谱扫描范围 m/z：50~1200；二级质谱扫描范围 m/z：25~1000；碰撞能量：10、20、40V。

2. 质谱图

（1）双环醇质谱图

①正离子模式一级质谱图

双环醇在离子源中脱水，主要准分子离子表现为 $[M+H-H_2O]^+$，另外可观察到 $[M+NH_4-H_2O]^+$，$[M+NH_4]^+$ 和 $[M+Na]^+$ 峰。

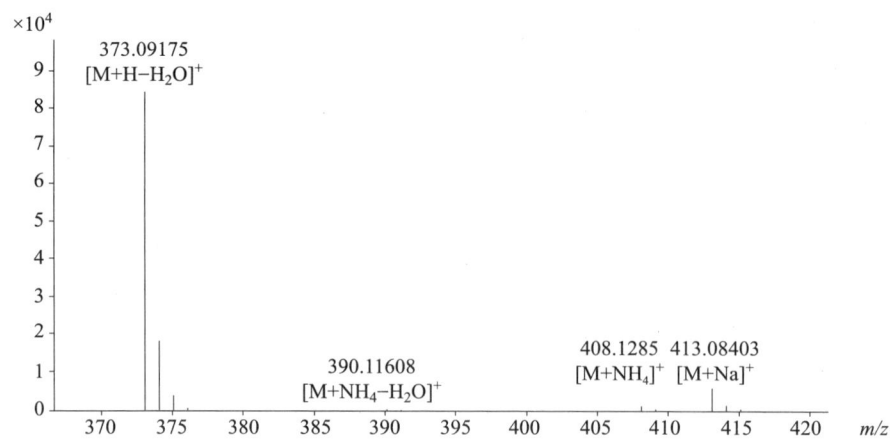

373.09175
[M+H−H₂O]⁺

390.11608
[M+NH₄−H₂O]⁺

408.1285　413.08403
[M+NH₄]⁺　[M+Na]⁺

②正离子模式二级质谱图

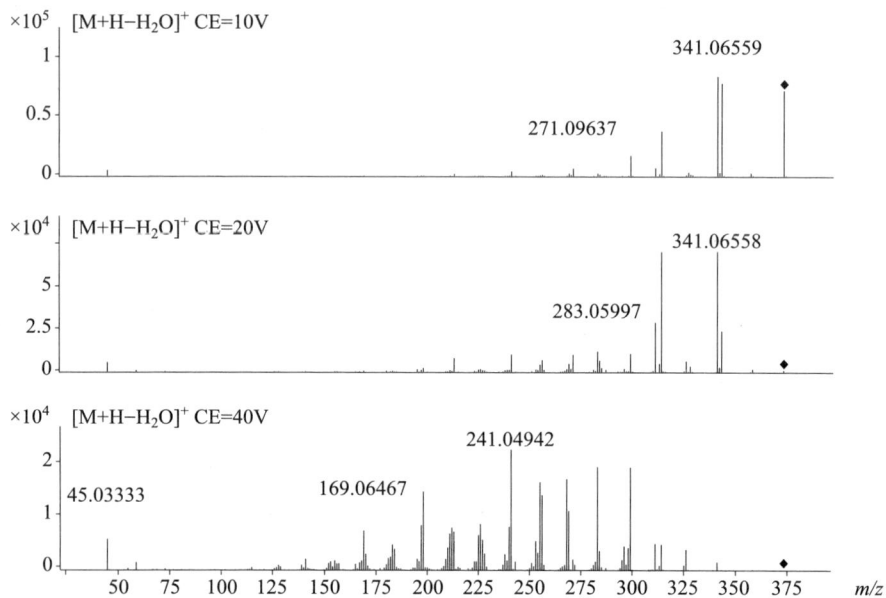

[M+H−H₂O]⁺ CE=10V

341.06559

271.09637

[M+H−H₂O]⁺ CE=20V

341.06558

283.05997

[M+H−H₂O]⁺ CE=40V

45.03333

169.06467

241.04942

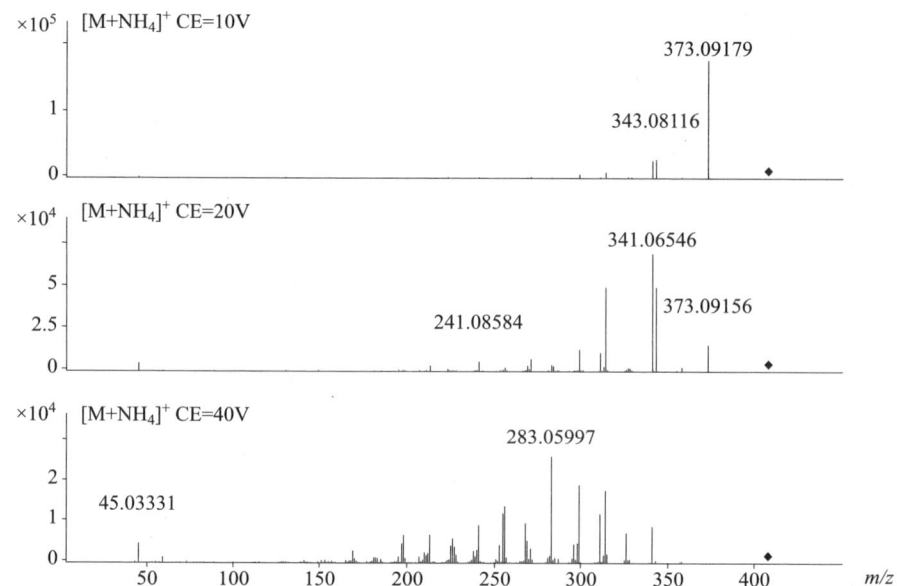

[M+NH₄]⁺ CE=10V

373.09179

343.08116

[M+NH₄]⁺ CE=20V

341.06546

373.09156

241.08584

[M+NH₄]⁺ CE=40V

283.05997

45.03331

（2）杂质 I（联苯双酯）质谱图

①正离子模式一级质谱图

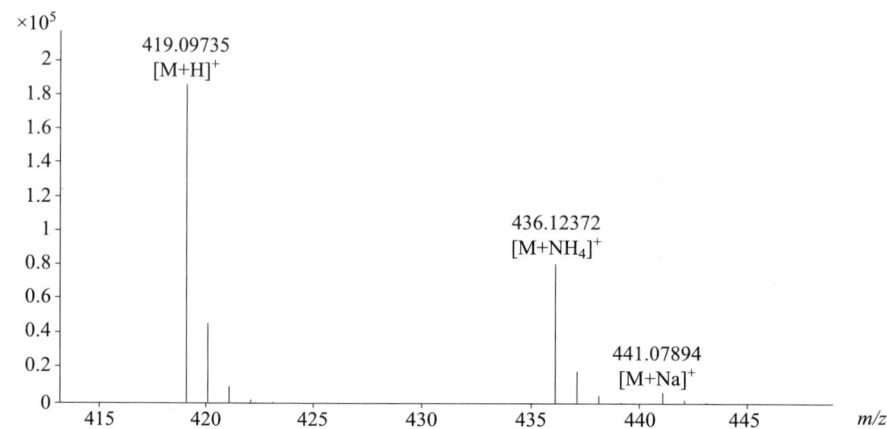

419.09735
[M+H]⁺

436.12372
[M+NH₄]⁺

441.07894
[M+Na]⁺

杂质 I 准分子离子以［M+H］⁺为主，另外可以观察到［M+NH₄］⁺和［M+Na］⁺峰。

②正离子模式二级质谱图

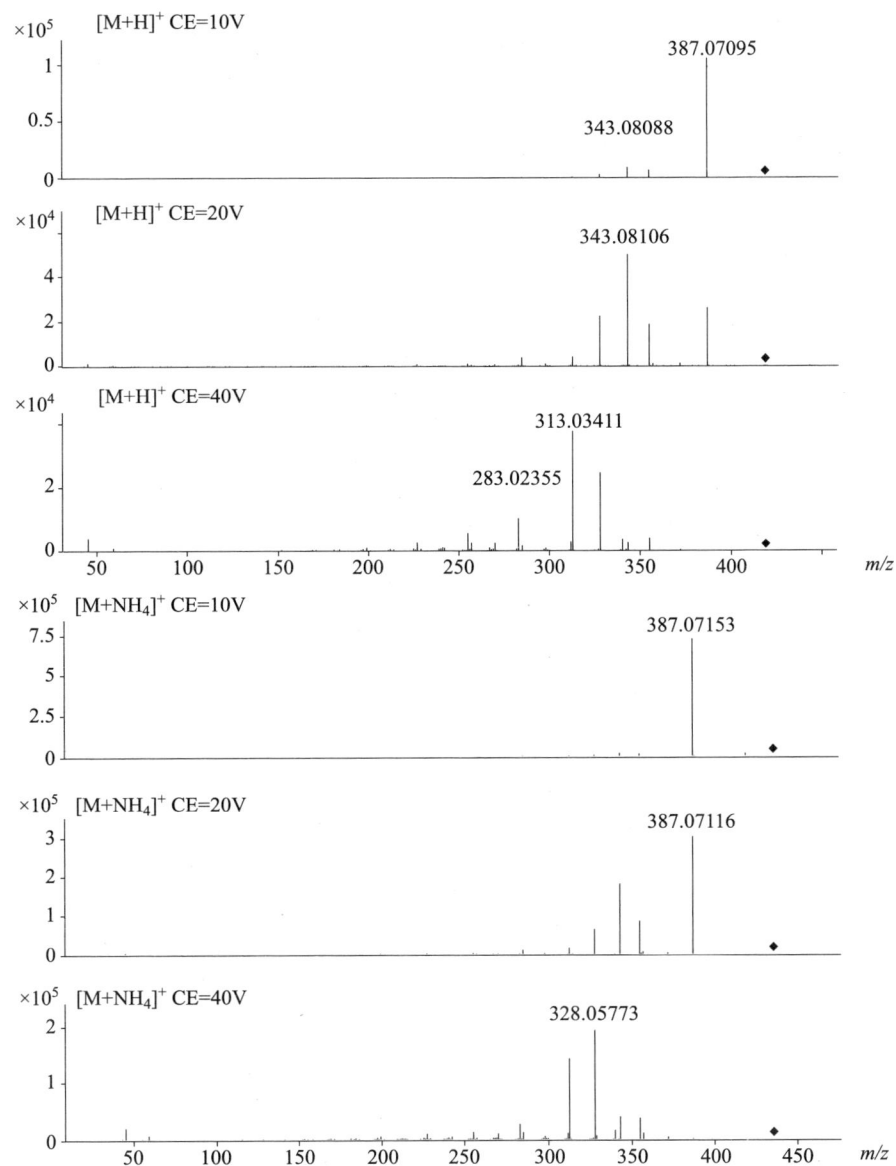

（3）杂质Ⅱ（甲醚化双环醇）质谱图

①正离子模式一级质谱图

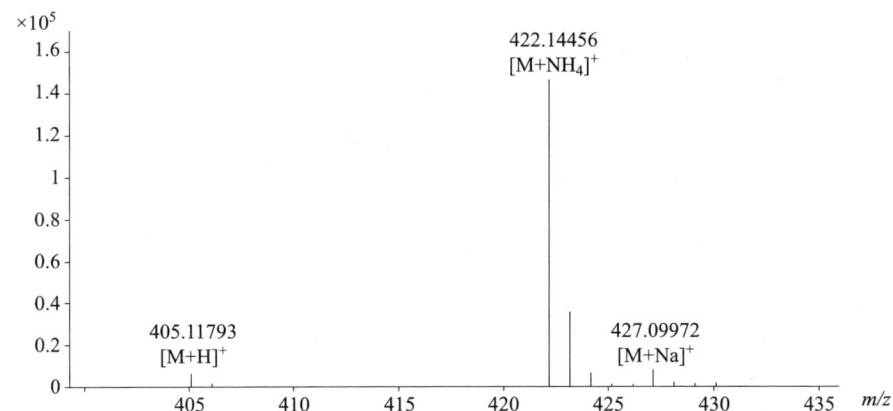

杂质Ⅱ准分子离子以［M+NH₄］⁺为主，另外可以观察到［M+H］⁺和［M+Na］⁺峰。

②正离子模式二级质谱图

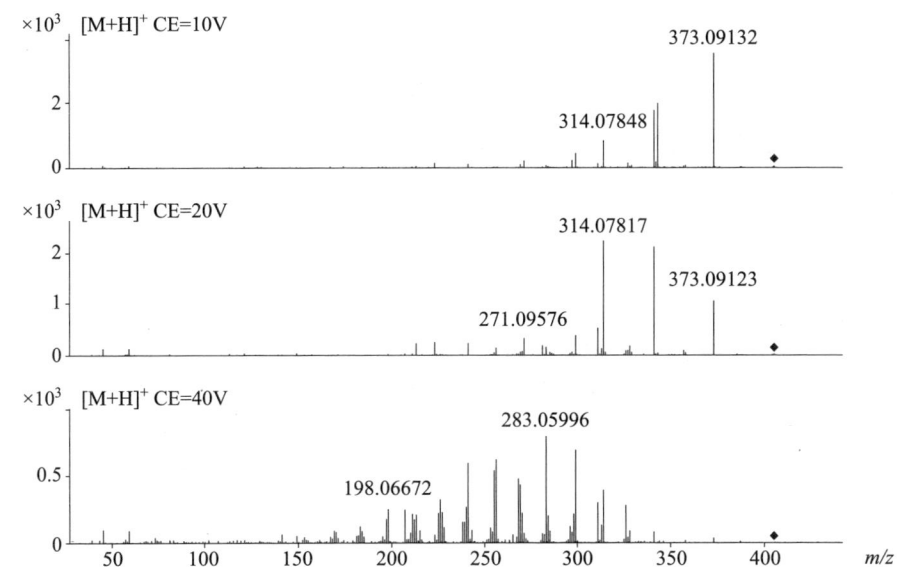

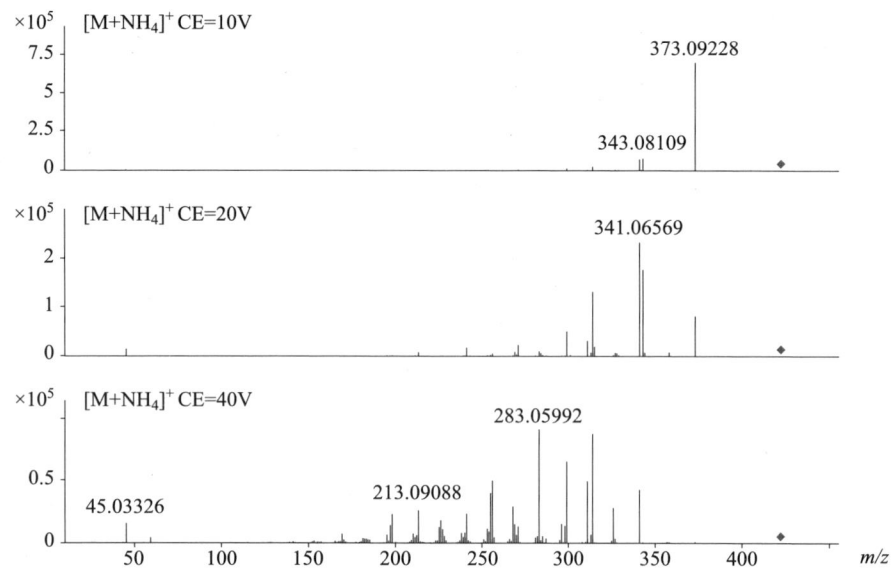

×10⁵ 略

[M+NH₄]⁺ CE=10V

7.5

373.09228

2.5

343.08109

0

[M+NH₄]⁺ CE=20V

341.06569

2

1

0

[M+NH₄]⁺ CE=40V

283.05992

213.09088

0.5

45.03326

0

m/z

5 右布洛芬

Dexibuprofen

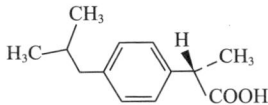

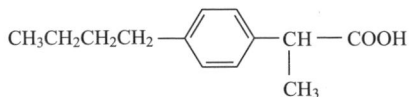

$C_{13}H_{18}O_2$ 206.28 CAS 号：51146-56-6

本品为（2S）-2-[4-（2-甲基丙基）苯基]丙酸。

一、基本信息

本品为白色或类白色结晶性粉末；稍有特异臭。在乙醇或乙醚中易溶，在氢氧化钠试液中溶解；在水中几乎不溶。

1. 执行标准

《中国药典》2020年版二部，第195页 右布洛芬。

2. 试验用样品

右布洛芬，批号 A001-200510，苏州第四制药厂有限公司。

杂质 I，批号 101406-201701，中国食品药品检定研究院。

3. 杂质对照品信息

杂质 I α-甲基 -4- 丁基苯乙酸

$C_{13}H_{18}O_2$ 206.28

二、溶液配制

1. 对照品溶液

取右布洛芬对照品 20mg，精密称定，置 10ml 量瓶中，加乙腈 2ml 使溶解；另取杂质 I 对照品适量，精密称定，加乙腈溶解并制成每 1ml 中含 0.06mg 的溶液，精密量取 1ml，置上述量瓶中，用流动相稀释至刻度，摇匀。

2. 供试品溶液

取本品 20mg，精密称定，置 10ml 量瓶中，加乙腈 2ml 溶解，用流动相稀释至刻度，摇匀。

三、系统适用性要求

理论板数按右布洛芬峰计算不低于 4000；对照品溶液色谱图中，右布洛芬峰与杂质 I 峰之间的分离度应符合要求。

四、高效液相色谱法

1. HPLC 色谱条件

色谱柱：用十八烷基硅烷键合硅胶为填充剂；流动相：乙腈 - 磷酸溶液（用磷酸调节水相 pH 值至 2.5）（45：55）；检测波长：214nm；进样体积：20μl，记录色谱图至主成分峰保留时间的 2 倍。

2. 对照品溶液色谱图

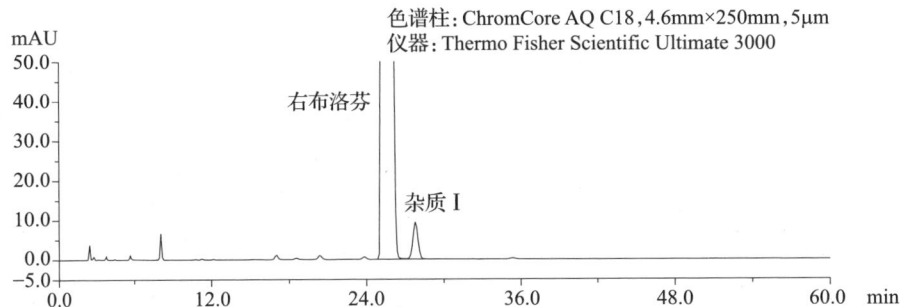

3. 紫外光谱图

右布洛芬

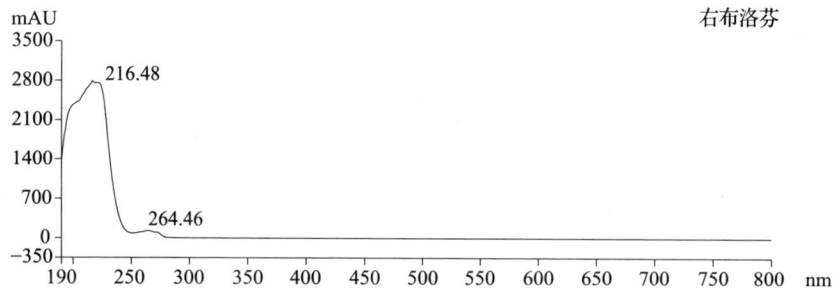

杂质 I

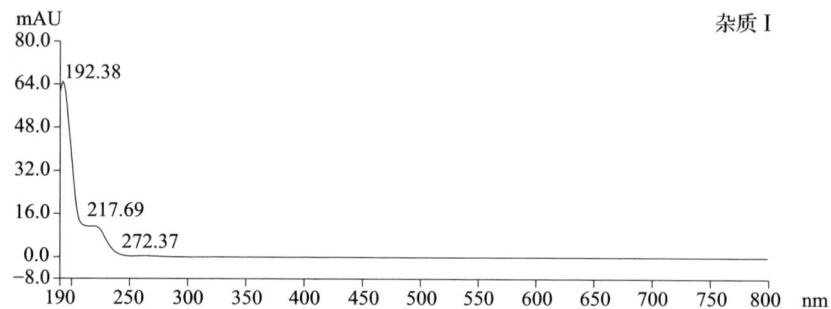

4. 供试品溶液有关物质色谱图

色谱柱：ChromCore AQ C18，4.6mm×250mm，5μm
仪器：Thermo Fisher Scientific Ultimate 3000

右布洛芬

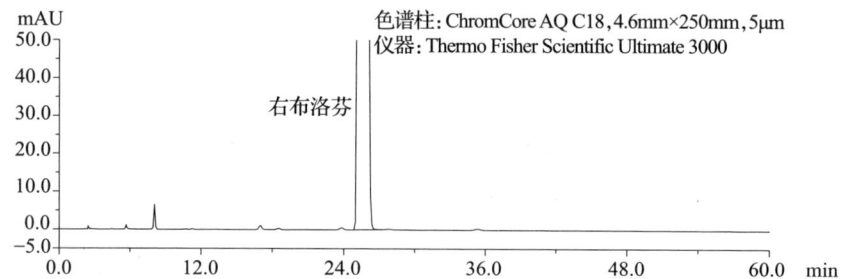

5. 其他型号色谱柱系统适用性色谱图及数据汇总表

色谱柱：Polaris C18-A，4.6mm×250mm，5μm
仪器：Agilent 1290 Infinity II

右布洛芬

杂质 I

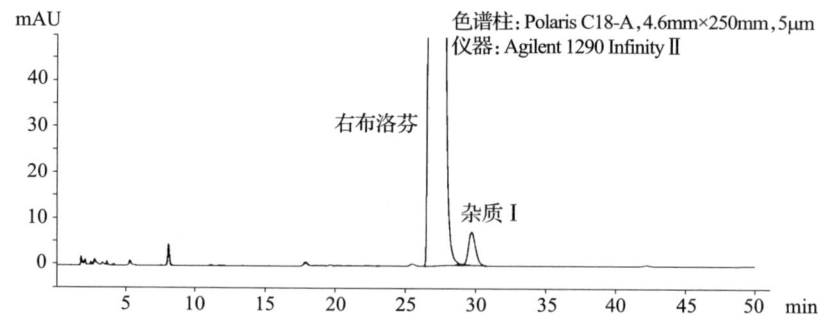

色谱柱：Diamonsil C18 Plus，4.6mm×250mm，5μm
仪器：Shimadzu LC-20A

右布洛芬

杂质 I

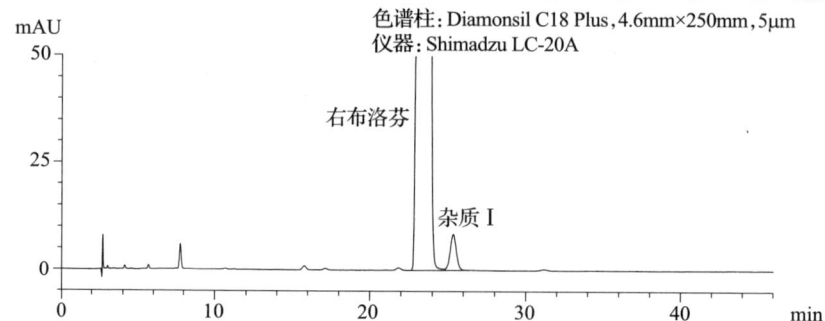

色谱柱：Discovery C18，4.6mm×250mm，5μm
仪器：Waters Alliance e2695

右布洛芬

杂质 I

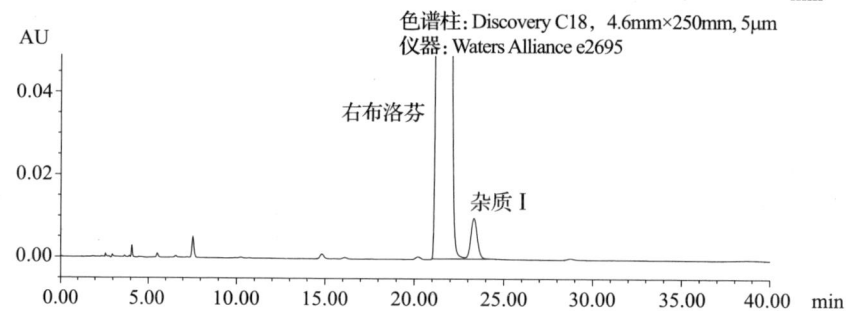

色谱柱：Kromasil C18，4.6mm×250mm，5μm
仪器：Wooking K2025

右布洛芬

杂质 I

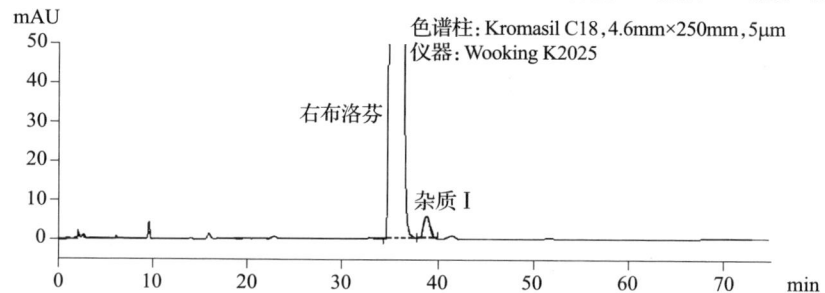

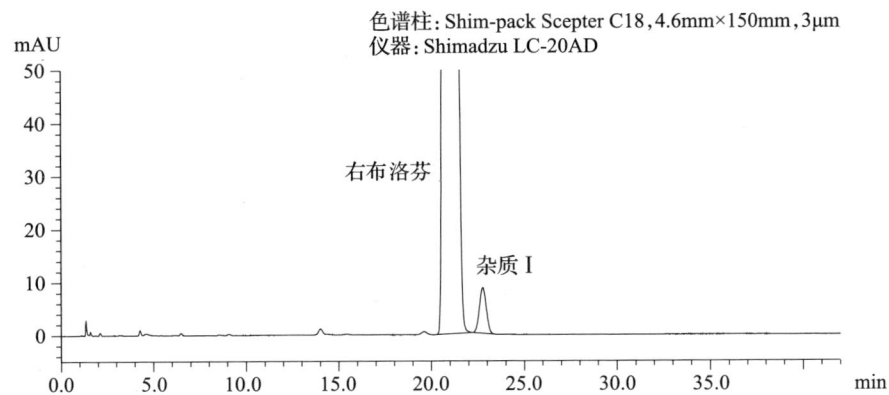

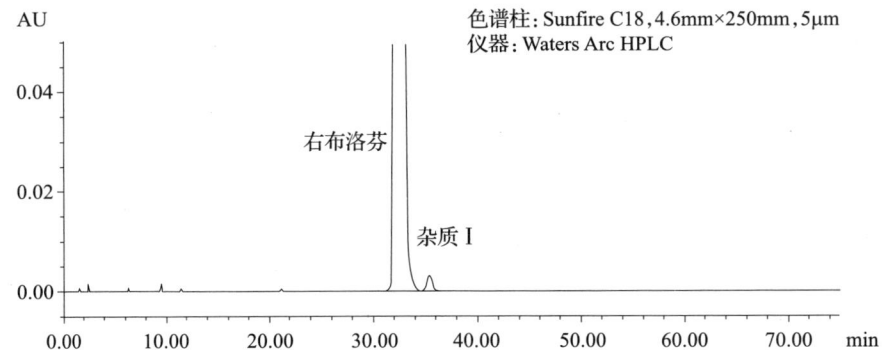

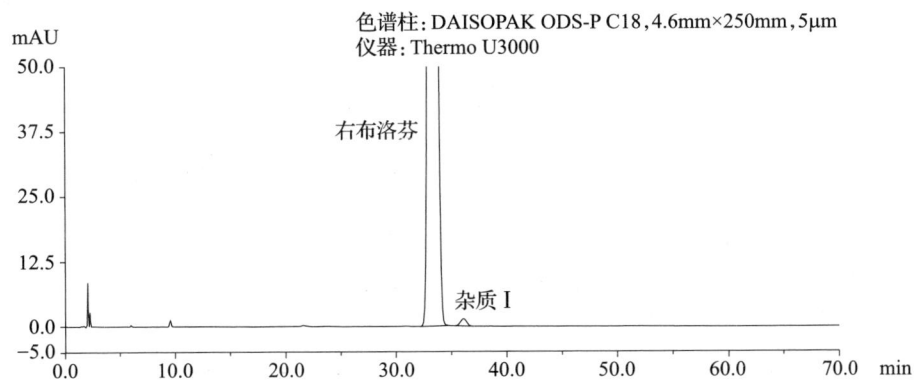

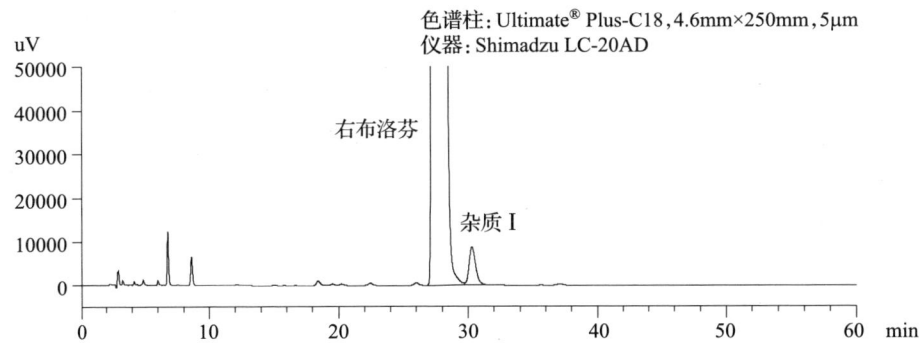

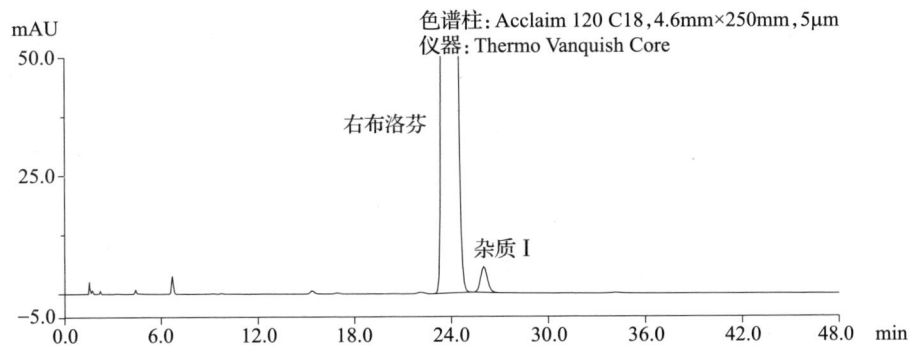

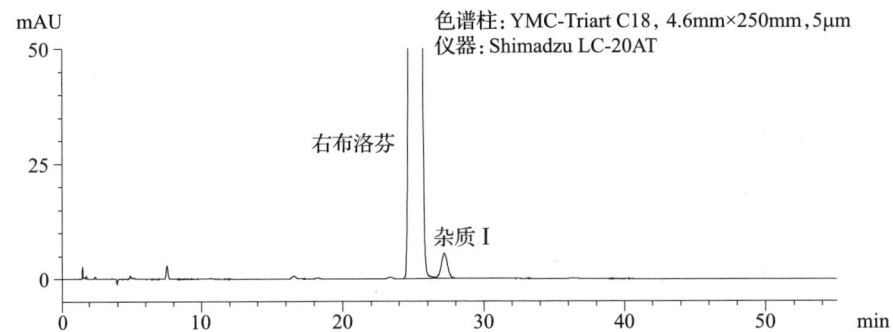

色谱柱：中谱红 RD-C18，4.6mm×250mm，5μm
仪器：Waters e2695

色谱柱：Supersil ODS2，4.6mm×150mm，5μm
仪器：EClassical 3100

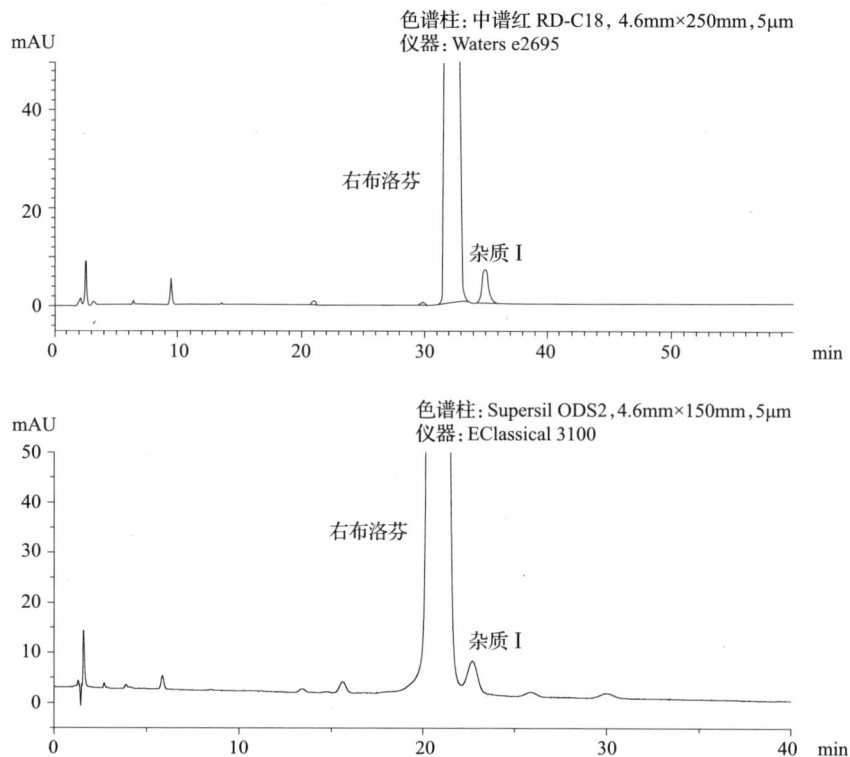

各型号色谱柱系统适用性数据汇总表

色谱柱名称	色谱柱规格	组分	保留时间（min）	理论板数	拖尾因子	分离度	备注
ChromCore AQ C18	4.6mm×250mm，5μm	右布洛芬	25.357	19155	1.96	/	柱温：25℃ 流速：1ml/min
		杂质 I	27.787	23653	1.01	3.34	
Polaris C18-A	4.6mm×250mm，5μm	右布洛芬	26.860	13708	2.02	/	柱温：25℃ 流速：1ml/min
		杂质 I	29.721	17622	1.18	3.15	
Diamonsil C18 Plus	4.6mm×250mm，5μm	右布洛芬	23.134	11511	1.88	/	柱温：25℃ 流速：1ml/min
		杂质 I	25.324	19053	1.04	2.74	

续表

色谱柱名称	色谱柱规格	组分	保留时间（min）	理论板数	拖尾因子	分离度	备注
Discovery C18	4.6mm×250mm，5μm	右布洛芬	21.371	14235	1.91	/	柱温：25℃ 流速：1ml/min
		杂质 I	23.333	20235	1.07	2.81	
Kromasil C18	4.6mm×250mm，5μm	右布洛芬	35.388	17447	1.58	/	柱温：25℃ 流速：1ml/min
		杂质 I	38.850	17956	1.13	3.10	
Shim-pack Scepter C18	4.6mm×150mm，3μm	右布洛芬	20.789	11950	1.60	/	柱温：30℃ 流速：1ml/min
		杂质 I	22.671	16583	0.98	2.57	
DAISOPAK ODS-P C18	4.6mm×250mm，5μm	右布洛芬	33.350	18616	1.16	/	柱温：25℃ 流速：1.2ml/min
		杂质 I	36.093	10247	0.98	2.28	
Acclaim 120 C18	4.6mm×250mm，5μm	右布洛芬	23.713	14364	1.60	/	柱温：25℃ 流速：1.5ml/min
		杂质 I	26.013	18095	1.11	2.94	
Sunfire C18	4.6mm×250mm，5μm	右布洛芬	32.435	19877	1.40	/	柱温：30℃ 流速：1ml/min 进样体积：10μl
		杂质 I	35.467	20734	1.22	3.12	
Ultimate® Plus-C18	4.6mm×250mm，5μm	右布洛芬	27.456	12118	1.99	/	柱温：30℃ 流速：1ml/min
		杂质 I	30.298	18066	/	2.99	
YMC-Triart C18	4.6mm×250mm，5μm	右布洛芬	25.006	14163	1.36	/	柱温：30℃ 流速：1.5ml/min
		杂质 I	27.199	17834	0.95	2.65	
中谱红 RD-C18	4.6mm×250mm，5μm	右布洛芬	31.928	16987	1.24	/	柱温：25℃ 流速：1ml/min
		杂质 I	34.932	21693	1.06	3.07	
Supersil ODS2	4.6mm×150mm，5μm	右布洛芬	20.700	4100	1.13	/	柱温：35℃ 流速：1ml/min
		杂质 I	22.703	6600	1.16	1.67	

五、超高效液相色谱法

1. UHPLC 方法一

（1）色谱条件 仪器：Thermo Fisher Vanquish Flex；色谱柱：Acclaim VANQUISH C18，2.1mm×150mm，2.2μm；柱温：25℃；流动相：乙腈 - 磷酸溶液（用磷酸调节水相 pH 值至 2.5）（45∶55）；流速：0.5ml/min；检测波长：214nm；进样体积：2μl，记录色谱图至主成分峰保留时间的 2 倍。

（2）色谱图

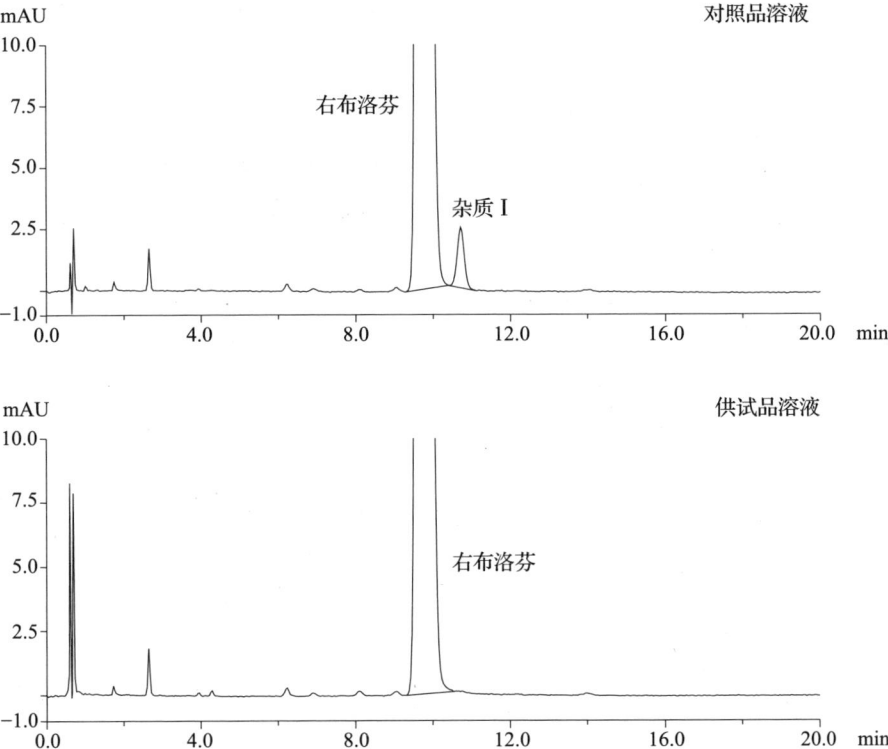

2. UHPLC 方法二

（1）色谱条件 仪器：Waters ACQUITY UPLC H-Class；色谱柱：ACQUITY UPLC HSS T3，2.1mm×100mm，1.8μm；柱温：30℃；流动相：乙腈 - 磷酸溶液（用磷酸调节水相 pH 值至 2.5）（45∶55）；流速：0.4ml/min；检测波长：214nm；进样体积：2μl，记录色谱图至主成分峰保留时间的 2 倍。

（2）色谱图

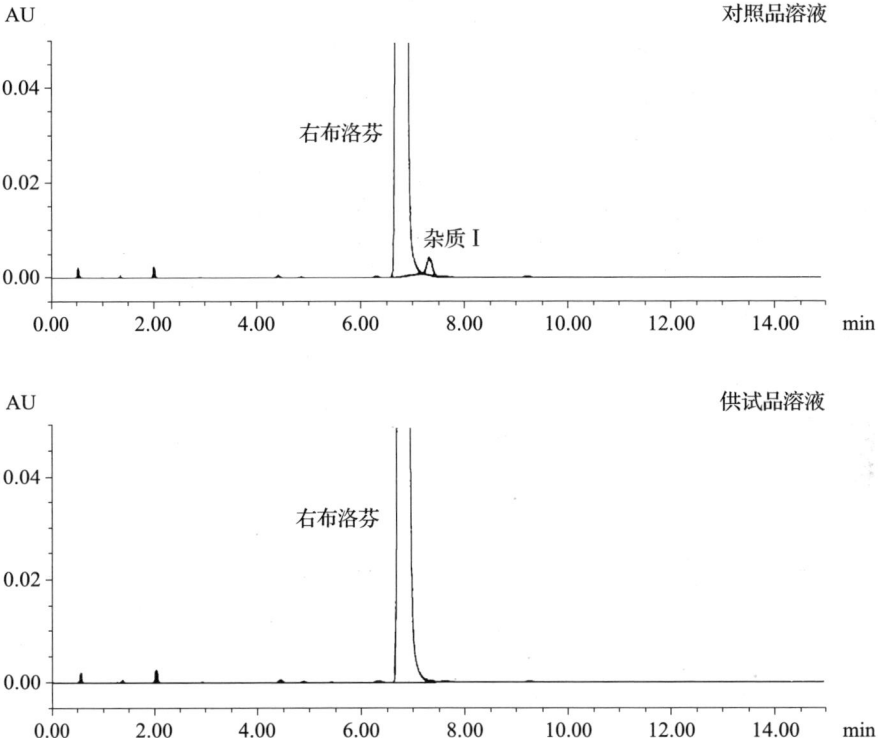

3. UHPLC 方法三

（1）色谱条件　仪器：Thermo Scientific Vanquish；色谱柱：ChromCore AQ C18，2.1mm×100mm，1.8μm；柱温：25℃；流动相：乙腈 - 磷酸溶液（用磷酸调节水相 pH 值至 2.5）（45∶55）；流速：0.3ml/min；检测波长：214nm；进样体积：2μl，记录色谱图至主成分峰保留时间的 2 倍。

（2）色谱图

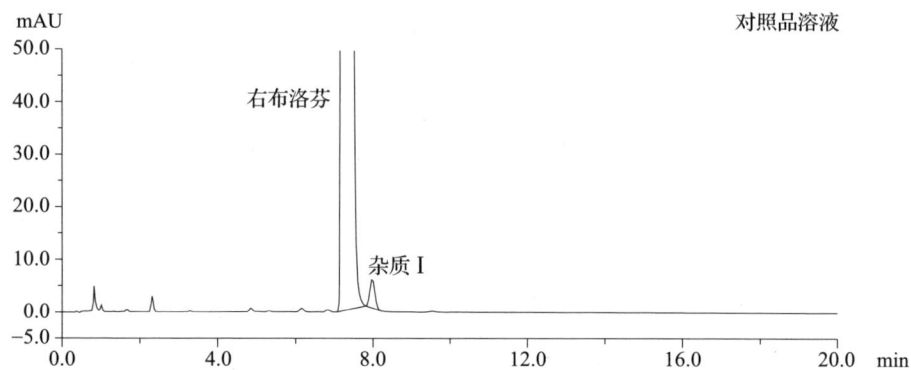

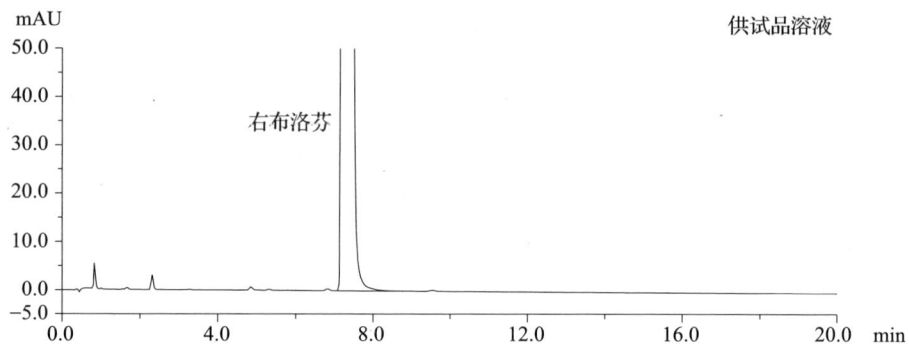

4. UHPLC 方法四

（1）色谱条件　仪器：Waters ACQUITY UPLC H-Class；色谱柱：Endeavorsil C18，2.1mm×100mm，1.8μm；柱温：25℃；流动相：乙腈 - 磷酸溶液（用磷酸调节水相 pH 值至 2.5）（45∶55）；流速：0.15ml/min；检测波长：214nm；进样体积：2μl。

（2）色谱图

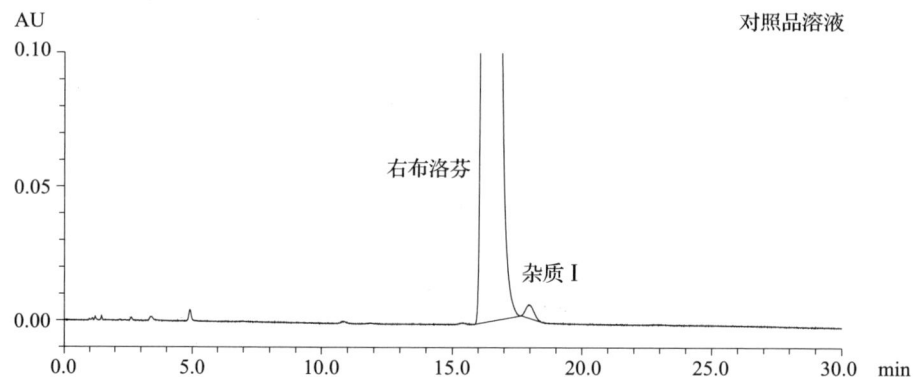

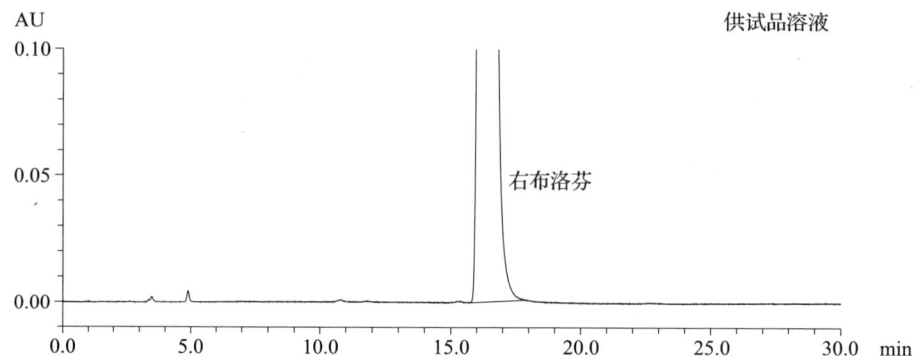

各型号色谱柱系统适用性数据汇总表

色谱柱名称	色谱柱规格	组分	保留时间（min）	理论板数	拖尾因子	分离度
Acclaim VANQUISH C18	2.1mm× 150mm，2.2μm	右布洛芬	9.735	14771	1.29	/
		杂质Ⅰ	10.713	16136	1.03	2.97
ACQUITY UPLC HSS T3	2.1mm× 100mm，1.8μm	右布洛芬	6.765	14584	1.60	/
		杂质Ⅰ	7.368	21601	1.02	2.81
ChromCore AQ C18	2.1mm× 100mm，1.8μm	右布洛芬	7.247	11393	1.92	/
		杂质Ⅰ	7.980	17113	1.06	2.84
Endeavorsil C18	2.1mm× 100mm，1.8μm	右布洛芬	16.336	9525	1.53	/
		杂质Ⅰ	17.970	13629	1.27	2.64

六、质谱图

1. 质谱条件

Agilent 6546 四极杆飞行时间质谱仪；离子源：AJS 源；负离子检测模式；一级质谱扫描范围 m/z：50~1200；二级质谱扫描范围 m/z：25~1000；碰撞能量：2、5、10V。

2. 质谱图

（1）右布洛芬质谱图

①负离子模式一级质谱图

右布洛芬负离子模式下，准分子离子以［M-H］$^-$为主。

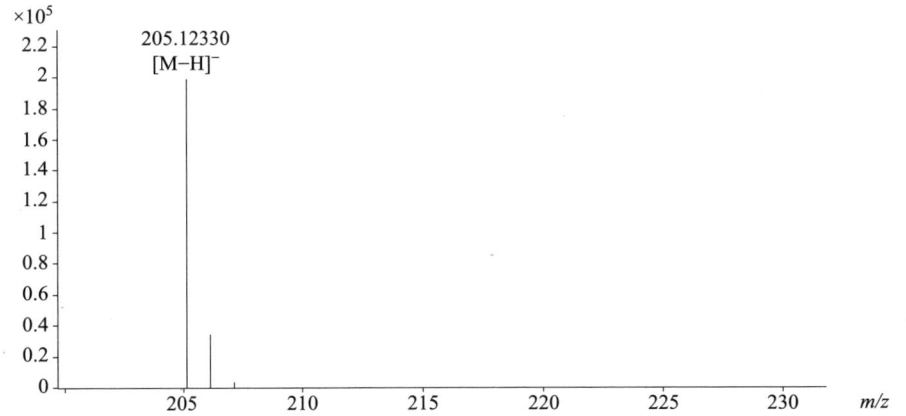

②负离子模式二级质谱图

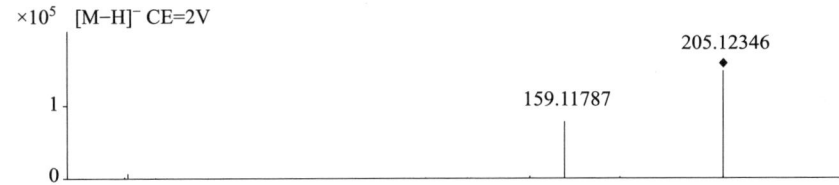

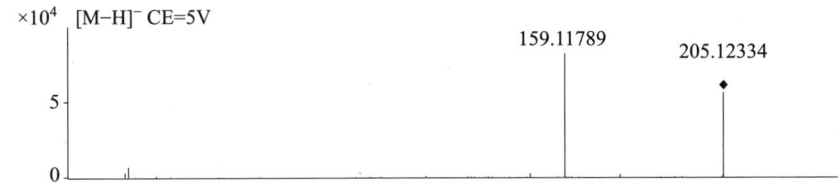

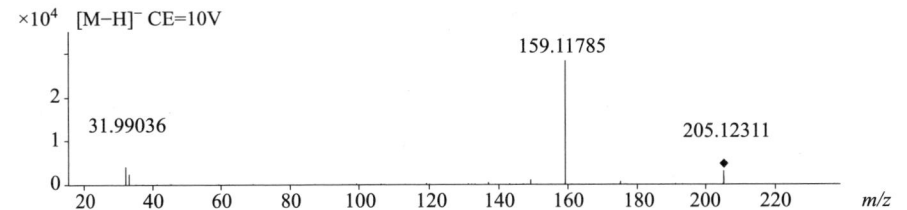

（2）杂质 I（α- 甲基 -4- 丁基苯乙酸）质谱图

①负离子模式一级质谱图

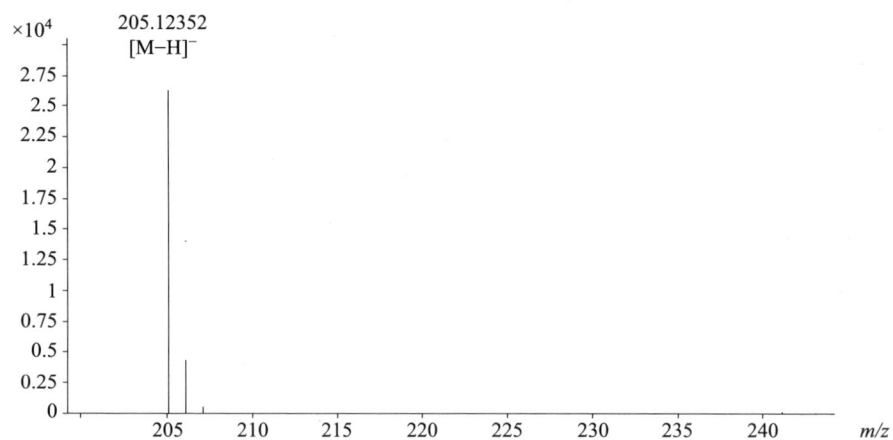

杂质 I 负离子模式下，准分子离子以［M−H］⁻为主。

②负离子模式二级质谱图

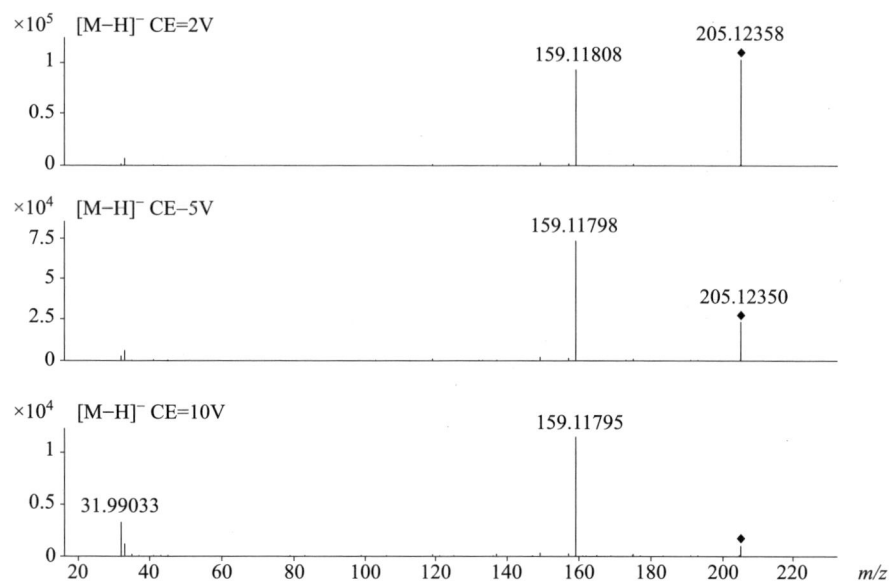

6　卡比多巴

Carbidopa

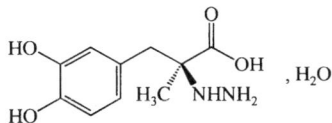

$C_{10}H_{14}N_2O_4 \cdot H_2O$　244.25　CAS 号：38821-49-7

本品为（S）-α-甲基-α-肼基-3，4-二羟基苯丙酸一水合物。

一、基本信息

本品为白色或类白色绒毛状结晶；几乎无臭。在水或甲醇中微溶，在乙醇或三氯甲烷中几乎不溶；在稀盐酸中易溶。

1. 执行标准

《中国药典》2020 年版二部，第 220 页　卡比多巴。

2. 试验用样品

卡比多巴原料药，批号 C52-2020003，浙江野风药业股份有限公司。

甲基多巴，批号 C51-E20190703，浙江野风药业股份有限公司。

3. 杂质对照品信息

甲基多巴

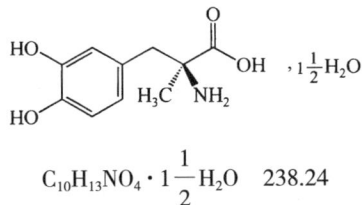

$C_{10}H_{13}NO_4 \cdot 1\frac{1}{2}H_2O$　238.24

二、溶液配制（临用新制）

1. 对照溶液

取甲基多巴对照品约 5mg，精密称定，置 200ml 量瓶中，精密加供试品溶液 1ml，用 0.1mol/L 盐酸溶液使甲基多巴溶解并稀释至刻度，摇匀。

2. 供试品溶液

取本品，精密称定，加 0.1mol/L 盐酸溶液溶解并定量稀释制成每 1ml 中约含 5mg 的溶液。

三、系统适用性要求

对照溶液色谱图中，理论板数按卡比多巴峰计算不低于 5000，甲基多巴峰与卡比多巴峰的分离度应大于 4.0。

四、高效液相色谱法

1. HPLC 色谱条件

色谱柱：用十八烷基硅烷键合硅胶为填充剂；流动相：0.05mol/L 磷酸二氢钠溶液（用磷酸调节 pH 值至 2.7）- 乙醇（95∶5）；检测波长：280nm；进样体积：20μl，记录色谱图至主成分峰保留时间的 8 倍。

2. 对照溶液色谱图

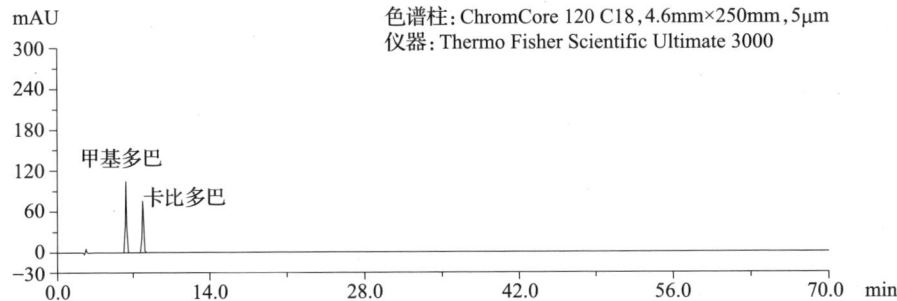

色谱柱：ChromCore 120 C18，4.6mm×250mm，5μm
仪器：Thermo Fisher Scientific Ultimate 3000

3. 紫外光谱图

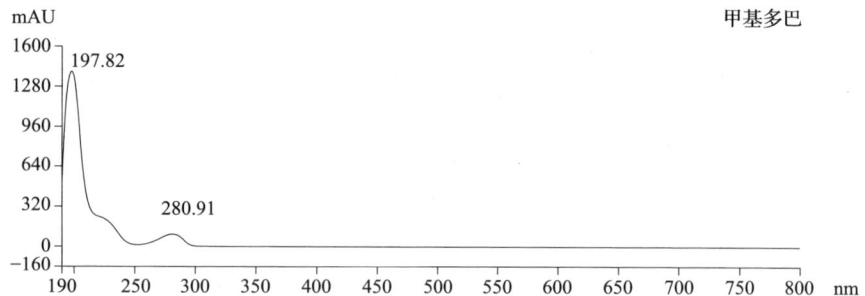

甲基多巴

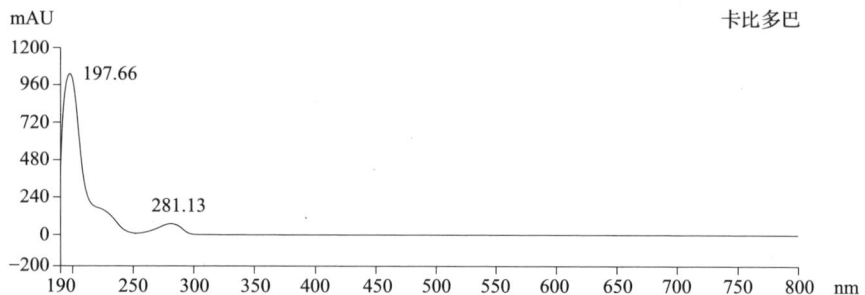

卡比多巴

4. 供试品溶液有关物质色谱图

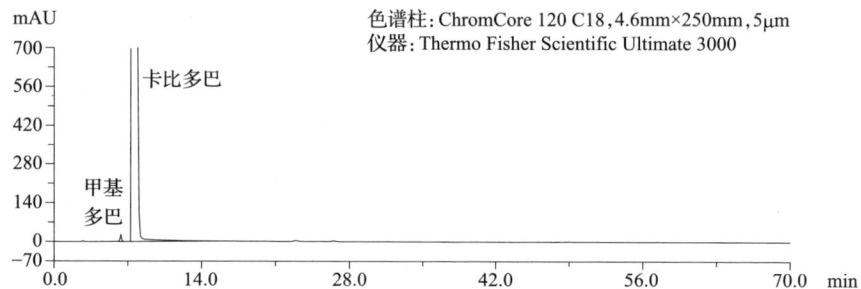

色谱柱：ChromCore 120 C18，4.6mm×250mm，5μm
仪器：Thermo Fisher Scientific Ultimate 3000

卡比多巴

甲基多巴

5. 其他型号色谱柱系统适用性色谱图及数据汇总表

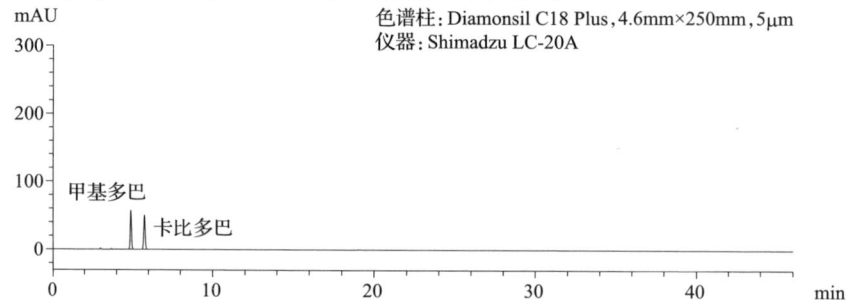

色谱柱：Diamonsil C18 Plus，4.6mm×250mm，5μm
仪器：Shimadzu LC-20A

甲基多巴
卡比多巴

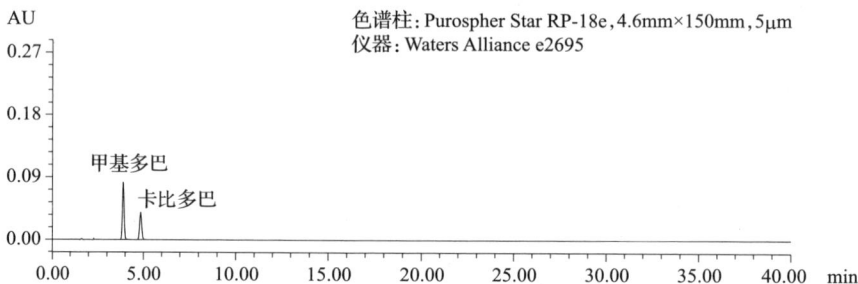

色谱柱：Purospher Star RP-18e，4.6mm×150mm，5μm
仪器：Waters Alliance e2695

甲基多巴
卡比多巴

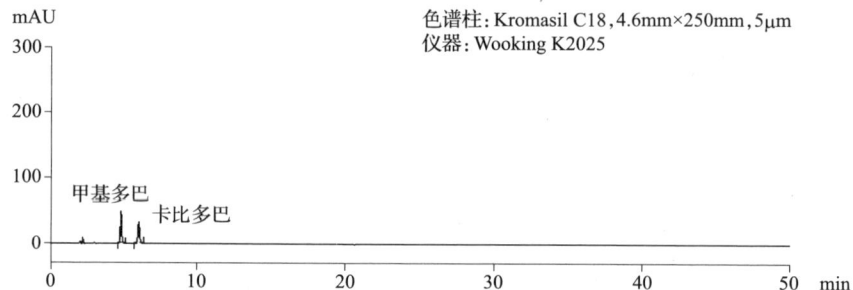

色谱柱：Kromasil C18，4.6mm×250mm，5μm
仪器：Wooking K2025

甲基多巴
卡比多巴

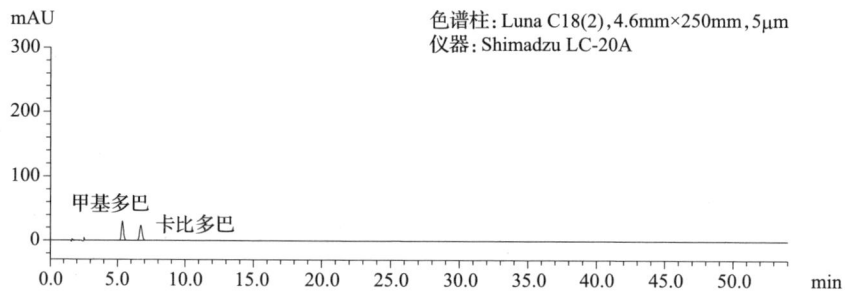

色谱柱：Luna C18(2)，4.6mm×250mm，5μm
仪器：Shimadzu LC-20A

甲基多巴
卡比多巴

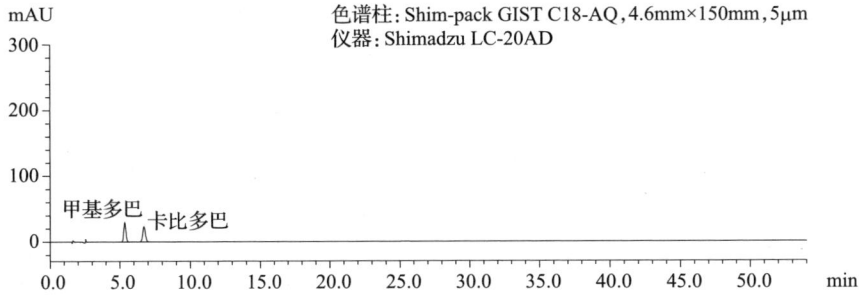

色谱柱：Shim-pack GIST C18-AQ，4.6mm×150mm，5μm
仪器：Shimadzu LC-20AD

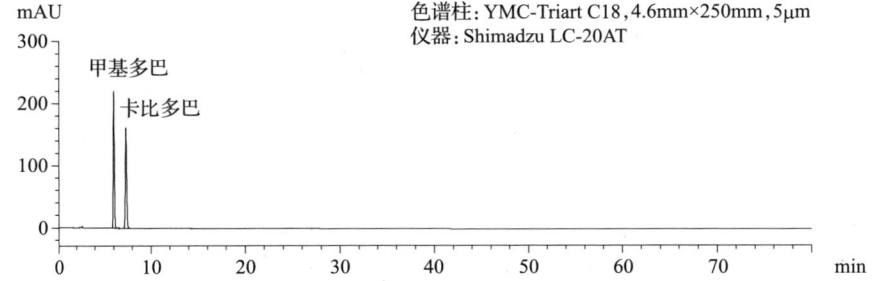

色谱柱：YMC-Triart C18，4.6mm×250mm，5μm
仪器：Shimadzu LC-20AT

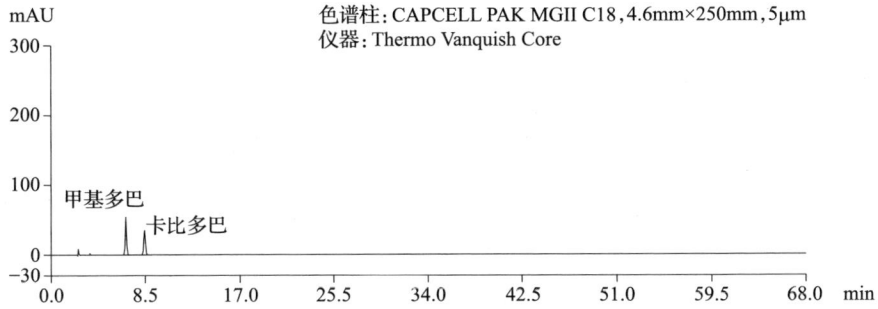

色谱柱：CAPCELL PAK MGII C18，4.6mm×250mm，5μm
仪器：Thermo Vanquish Core

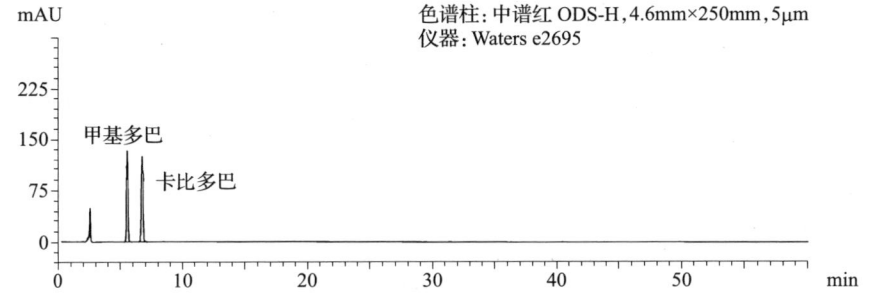

色谱柱：中谱红 ODS-H，4.6mm×250mm，5μm
仪器：Waters e2695

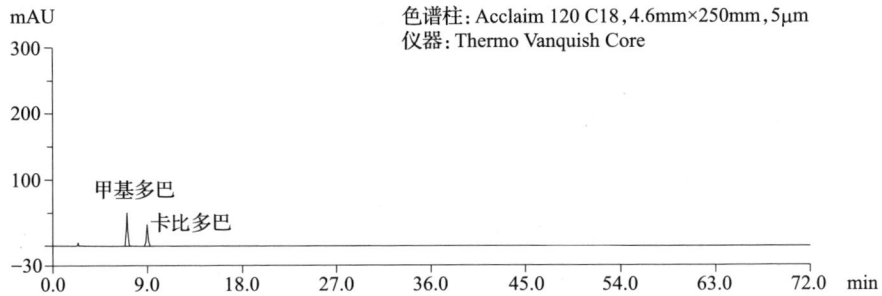

色谱柱：Acclaim 120 C18，4.6mm×250mm，5μm
仪器：Thermo Vanquish Core

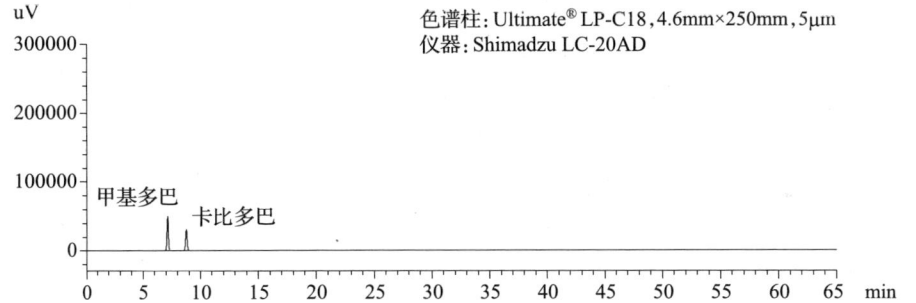

色谱柱：Ultimate® LP-C18，4.6mm×250mm，5μm
仪器：Shimadzu LC-20AD

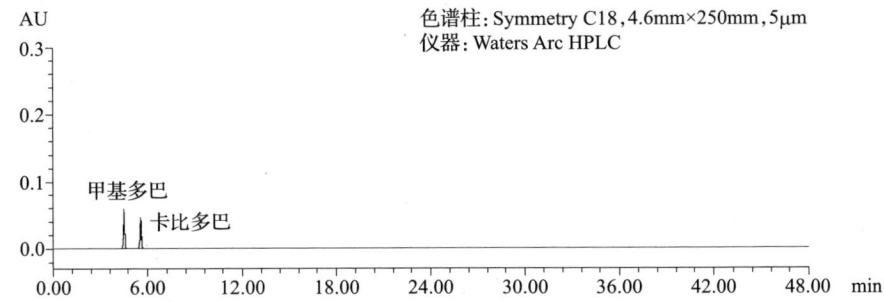

色谱柱：Symmetry C18，4.6mm×250mm，5μm
仪器：Waters Arc HPLC

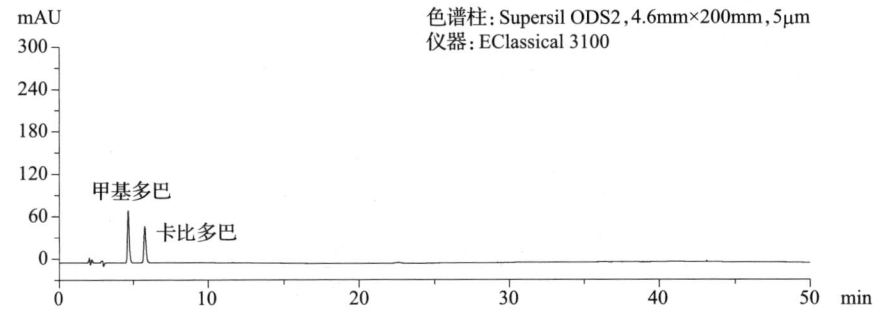

色谱柱：Supersil ODS2，4.6mm×200mm，5μm
仪器：EClassical 3100

各型号色谱柱系统适用性数据汇总表

色谱柱名称	色谱柱规格	组分	保留时间（min）	理论板数	拖尾因子	分离度	备注
ChromCore 120 C18	4.6mm×250mm，5μm	甲基多巴	6.353	15924	1.09	/	柱温：25℃ 流速：1ml/min
		卡比多巴	7.887	16141	1.09	6.82	
Diamonsil C18 Plus	4.6mm×250mm，5μm	甲基多巴	4.886	14530	1.11	/	柱温：25℃ 流速：1ml/min
		卡比多巴	5.737	14612	1.09	4.83	
Purospher Star RP-18e	4.6mm×150mm，5μm	甲基多巴	3.880	7948	1.11	/	柱温：25℃ 流速：1ml/min
		卡比多巴	4.836	8401	1.09	4.88	
Kromasil C18	4.6mm×250mm，5μm	甲基多巴	4.895	12839	1.09	/	柱温：25℃ 流速：1ml/min
		卡比多巴	6.113	13007	1.08	6.29	
Luna C18 （2）	4.6mm×250mm，5μm	甲基多巴	5.224	10301	1.02	/	柱温：25℃ 流速：1ml/min
		卡比多巴	6.354	11101	1.01	5.05	
Shim-pack GIST C18-AQ	4.6mm×150mm，5μm	甲基多巴	5.353	5069	1.09	/	柱温：20℃ 流速：1ml/min
		卡比多巴	6.721	5495	1.08	4.13	
CAPCELL PAK MGII C18	4.6mm×250mm，5μm	甲基多巴	6.770	15632	1.13	/	柱温：25℃ 流速：1ml/min
		卡比多巴	8.440	15900	1.09	6.90	
Acclaim 120 C18	4.6mm×250mm，5μm	甲基多巴	7.080	15733	1.17	/	柱温：25℃ 流速：1ml/min
		卡比多巴	8.970	15808	1.15	7.39	
Symmetry C18	4.6mm×250mm，5μm	甲基多巴	4.577	13681	1.06	/	柱温：30℃ 流速：1ml/min
		卡比多巴	5.624	13864	1.05	5.92	
YMC-Triart C18	4.6mm×250mm，5μm	甲基多巴	6.023	10878	1.12	/	柱温：35℃ 流速：1ml/min
		卡比多巴	7.327	11215	1.13	5.14	
中谱红 ODS-H	4.6mm×250mm，5μm	甲基多巴	5.558	14244	1.02	/	柱温：25℃ 流速：1ml/min
		卡比多巴	6.770	14143	1.01	5.76	
Ultimate® LP-C18	4.6mm×250mm，5μm	甲基多巴	7.155	15184	1.03	/	柱温：30℃ 流速：1ml/min
		卡比多巴	8.775	15944	1.01	6.35	
Supersil ODS2	4.6mm×200mm，5μm	甲基多巴	4.665	7100	1.23	/	柱温：35℃ 流速：1ml/min
		卡比多巴	5.775	8200	1.18	4.68	

五、超高效液相色谱法

1. UHPLC 方法一

（1）色谱条件　仪器：Thermo Fisher Scientific Ultimate 3000；色谱柱：ChromCore 120 C18，2.1mm×100mm，1.8μm；柱温：25 ℃；流动相：0.05mol/L 磷酸二氢钠溶液（用磷酸调节 pH 值至 2.7）- 乙醇（95：5）；流速：0.2ml/min；检测波长：280nm；进样体积：2μl，记录色谱图至主成分峰保留时间的 8 倍。

（2）色谱图

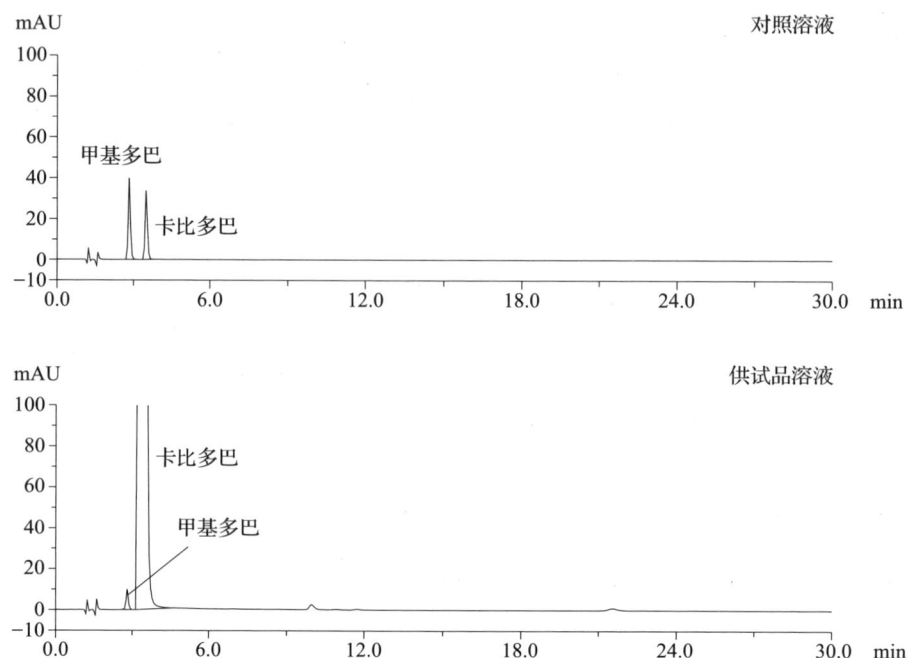

2. UHPLC 方法二

（1）色谱条件　仪器：Agilent 1260 Infinity Ⅱ Quat；色谱柱：Poroshell 120 SB-C18，3.0mm×100mm，2.7μm；柱温：25℃；流动相：0.05mol/L 磷酸二氢钠溶液（用磷酸调节 pH 值至 2.7）-乙醇（95∶5）；流速：0.6ml/min；检测波长：280nm；进样体积：3μl，记录色谱图至主成分峰保留时间的 8 倍。

（2）色谱图

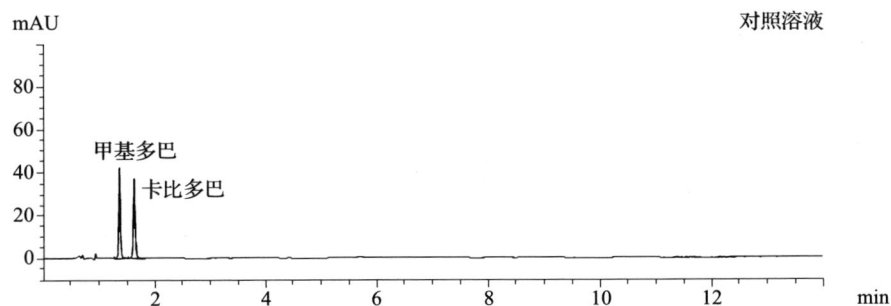

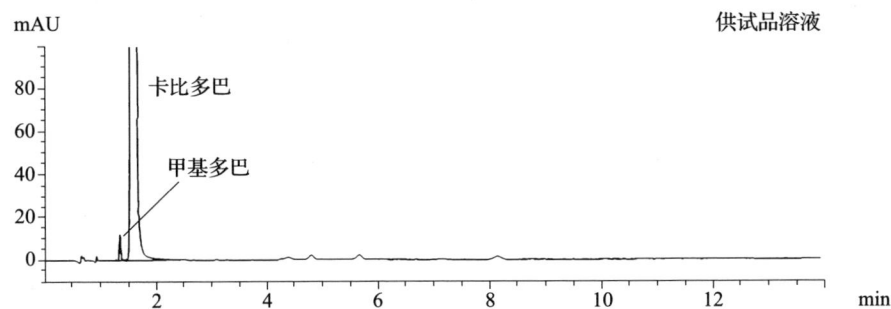

3. UHPLC 方法三

（1）色谱条件　仪器：Shimadzu LC-40B X3 色谱柱：Shim-pack Scepter C18，2.1mm×100mm，1.9μm；柱温：20℃；流动相：0.05mol/L 磷酸二氢钠溶液（用磷酸调节 pH 值至 2.7）-乙醇（95∶5）；流速：0.4ml/min；检测波长：280nm；进样体积：1μl，记录色谱图至主成分峰保留时间的 8 倍。

（2）色谱图

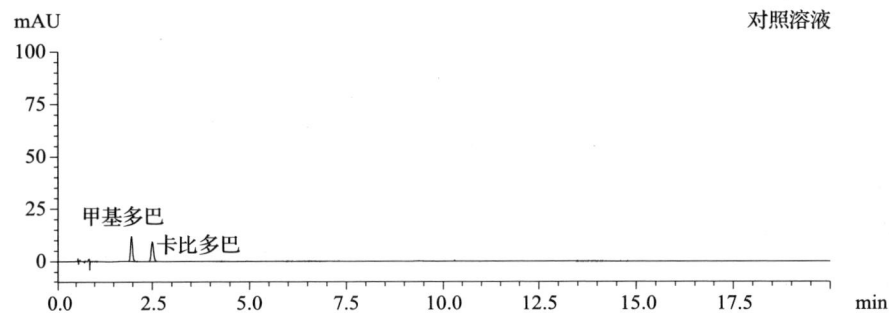

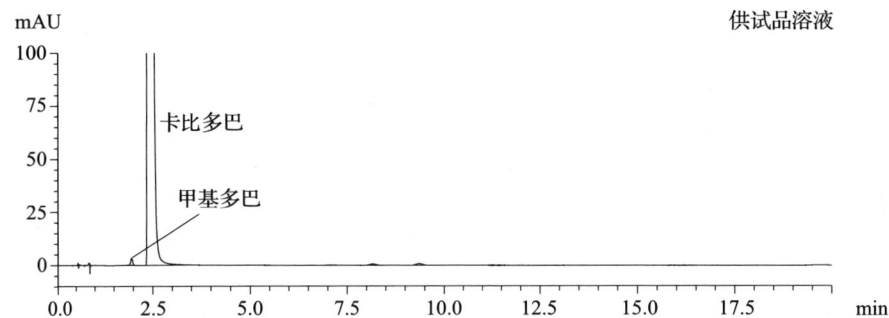

4. UHPLC 方法四

（1）色谱条件　仪器：Thermo Vanquish；色谱柱：CAPCELL PAK IF2 C18，2.1mm×100mm，2μm；柱温：25℃；流动相：0.05mol/L 磷酸二氢钠溶液（用磷酸调节 pH 值至 2.7）- 乙醇（95：5）；流速：0.4ml/min；检测波长：240nm；进样体积：2μl，记录色谱图至主成分峰保留时间的 8 倍。

（2）色谱图

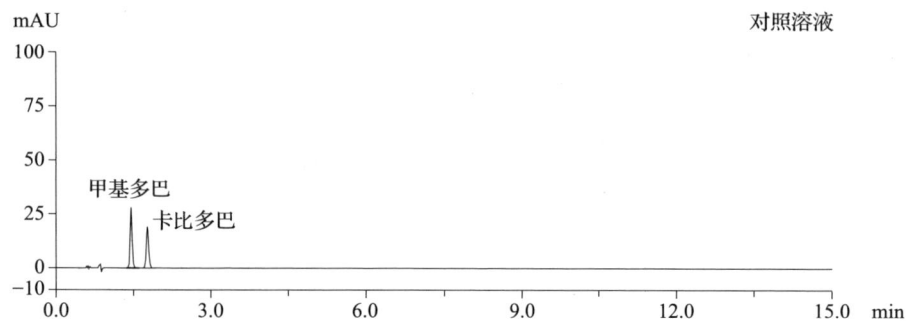

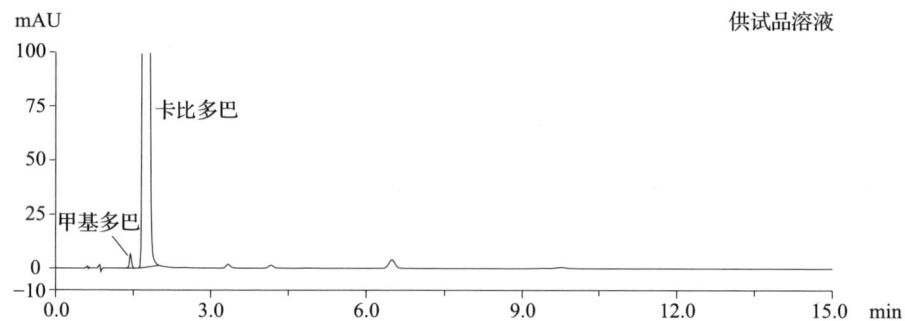

5. UHPLC 方法五

（1）色谱条件　仪器：Thermo Fisher Vanquish Flex；色谱柱：Acclaim VANQUISH C18，2.1mm×150mm，2.2μm；柱温：25℃；流动相：0.05mol/L 磷酸二氢钠溶液（用磷酸调节 pH 值至 2.7）- 乙醇（95：5）；流速：0.5ml/min；检测波长：280nm；进样体积：2μl，记录色谱图至主成分峰保留时间的 8 倍。

（2）色谱图

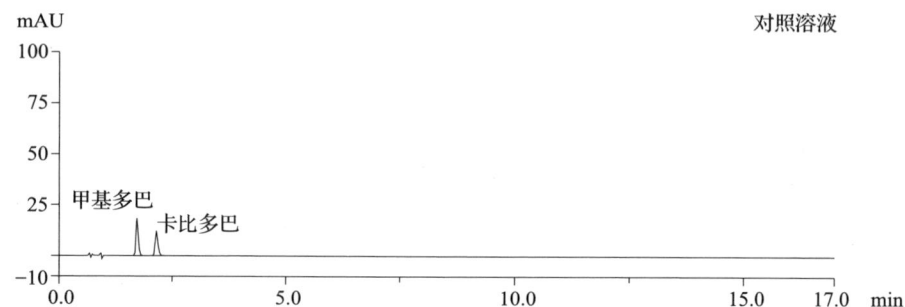

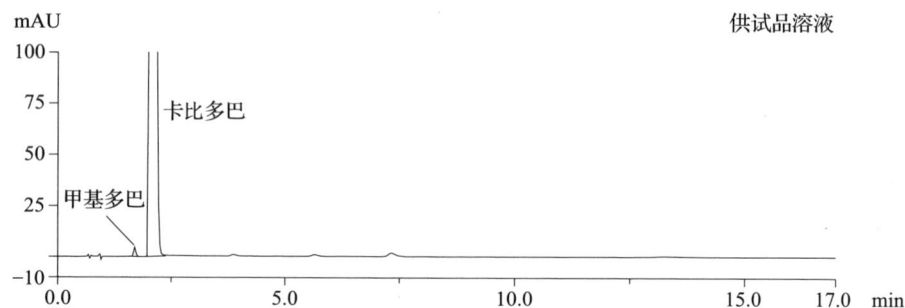

6. UHPLC 方法六

（1）色谱条件　仪器：Waters ACQUITY UPLC H-Class；色谱柱：ACQUITY UPLC HSS T3，2.1mm×100mm，1.8μm；柱温：30℃；流动相：0.05mol/L 磷酸二氢钠溶液（用磷酸调节 pH 值至 2.7）- 乙醇（95∶5）；流速：0.3ml/min；检测波长：280nm；进样体积：1μl，记录色谱图至主成分峰保留时间的 8 倍。

（2）色谱图

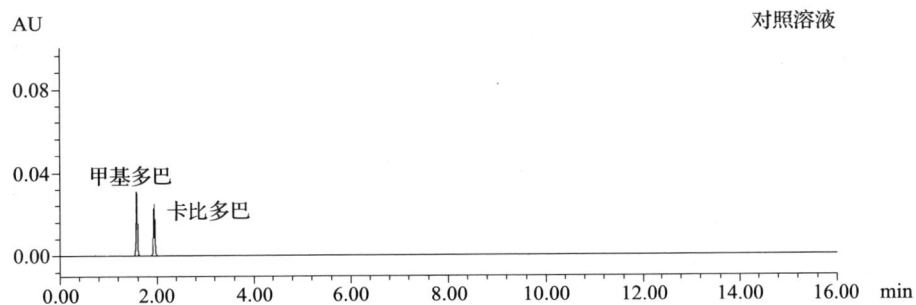

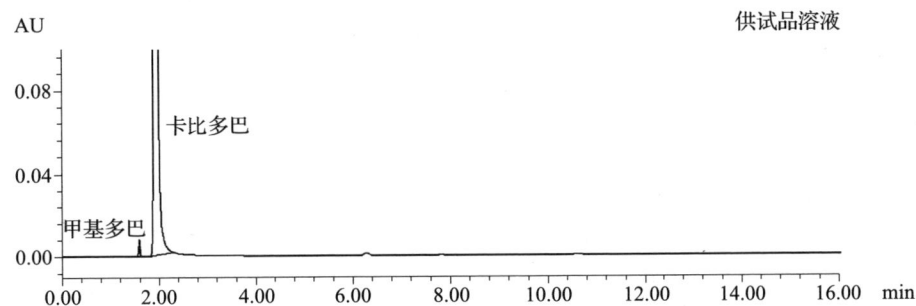

7. UHPLC 方法七

（1）色谱条件　仪器：Waters ACQUITY UPLC H-Class；色谱柱：Endeavorsil C18，2.1mm×100mm，1.8μm；柱温：25℃；流动相：0.05mol/L 磷酸二氢钠溶液（用磷酸调节 pH 值至 2.7）- 乙醇（95∶5）；流速：0.15ml/min；检测波长：280nm；进样体积：2μl，记录色谱图至主成分峰保留时间的 8 倍。

（2）色谱图

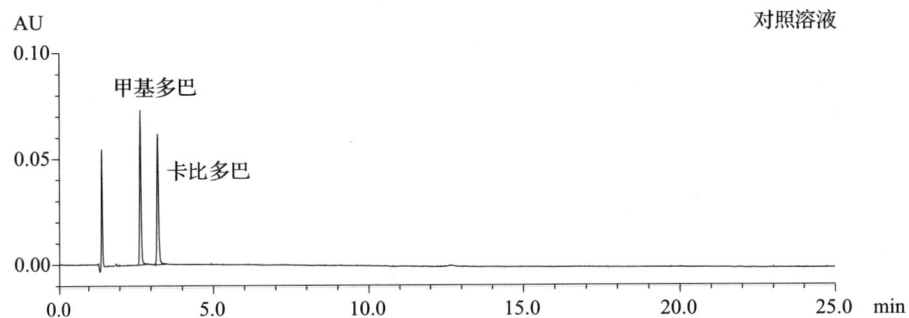

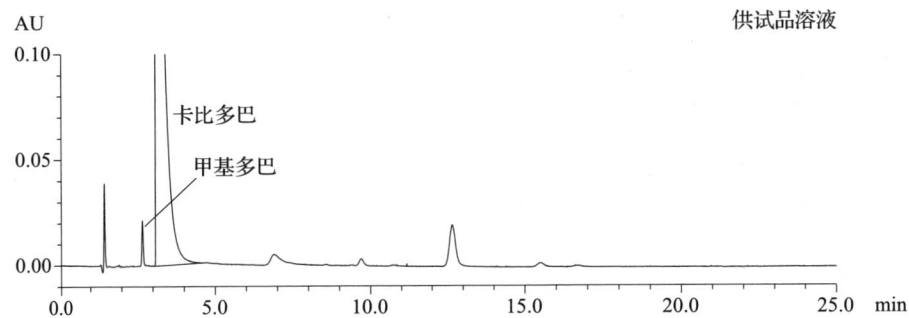

各型号色谱柱系统适用性数据汇总表

色谱柱名称	色谱柱规格	组分	保留时间（min）	理论板数	拖尾因子	分离度
ChromCore 120 C18	2.1mm×100mm, 1.8μm	甲基多巴	2.820	5017	1.29	/
		卡比多巴	3.487	6564	1.26	4.02
Poroshell 120 SB-C18	3.0mm×100mm, 2.7μm	甲基多巴	1.387	13021	1.13	/
		卡比多巴	1.644	13377	1.08	4.89
Shim-pack Scepter C18	2.1mm×100mm, 1.9μm	甲基多巴	1.966	6882	1.13	/
		卡比多巴	2.502	7710	1.11	5.13
CAPCELL PAK IF2 C18	2.1mm×100mm, 2μm	甲基多巴	1.450	6630	1.23	/
		卡比多巴	1.770	7132	1.13	4.13
Acclaim VANQUISH C18	2.1mm×150mm, 2.2μm	甲基多巴	1.722	6126	1.29	/
		卡比多巴	2.148	6483	1.30	4.38
ACQUITY UPLC HSS T3	2.1mm×100mm, 1.8μm	甲基多巴	1.610	18385	1.14	/
		卡比多巴	1.973	18796	1.11	6.76
Endeavorsil C18	2.1mm×100mm, 1.8μm	甲基多巴	2.684	18228	1.17	/
		卡比多巴	3.238	19875	1.20	6.31

六、质谱图

1. 质谱条件

Agilent 6546 四极杆飞行时间质谱仪；离子源：AJS 源；正 / 负离子检测模式；一级质谱扫描范围 m/z：50~1200；二级质谱扫描范围 m/z：25~1000；碰撞能量：5、10、20、40 V。

2. 质谱图

（1）卡比多巴质谱图

①正离子模式一级质谱图

卡比多巴正离子模式下，准分子离子以卡比多巴无水物［M+H］$^+$ 为主，另外可以观察到卡比多巴无水物［M+Na］$^+$ 峰。

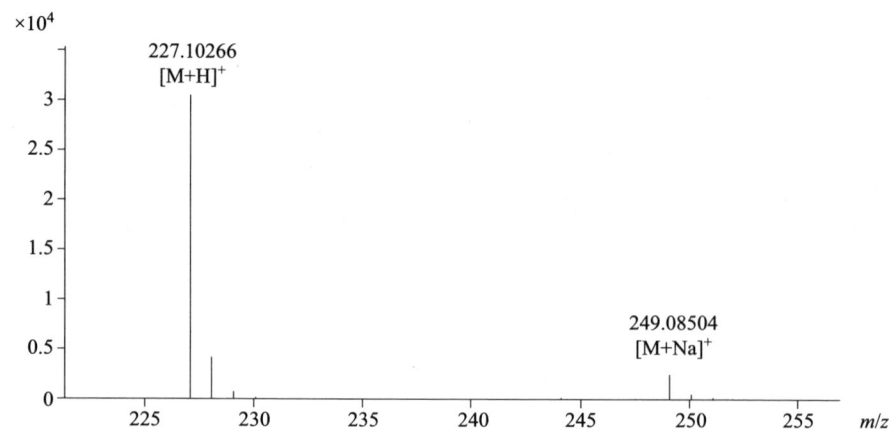

②正离子模式二级质谱图

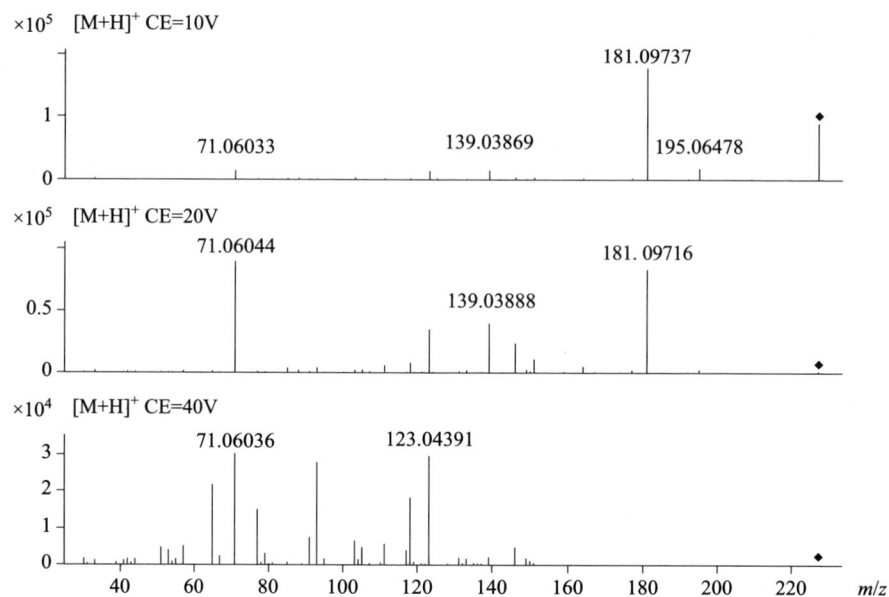

③负离子模式一级质谱图

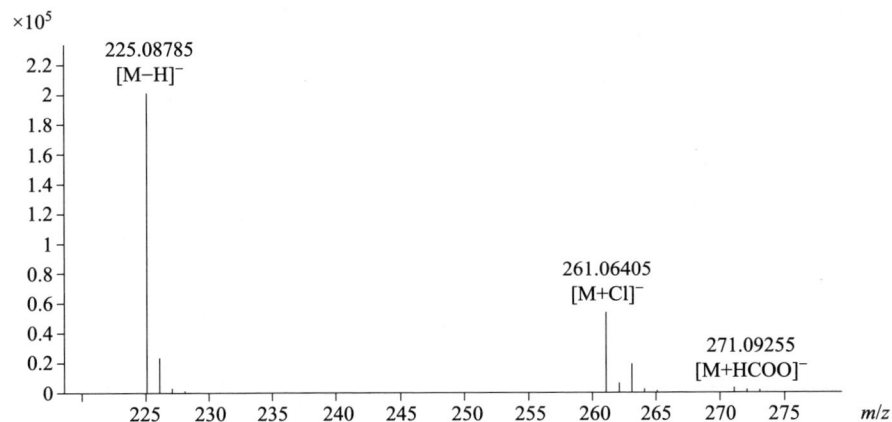

卡比多巴负离子模式下,准分子离子以卡比多巴无水物[M-H]⁻为主,另外可以观察到卡比多巴无水物[M+Cl]⁻和极少量的卡比多巴无水物[M+HCOO]⁻峰。

④负离子模式二级质谱图

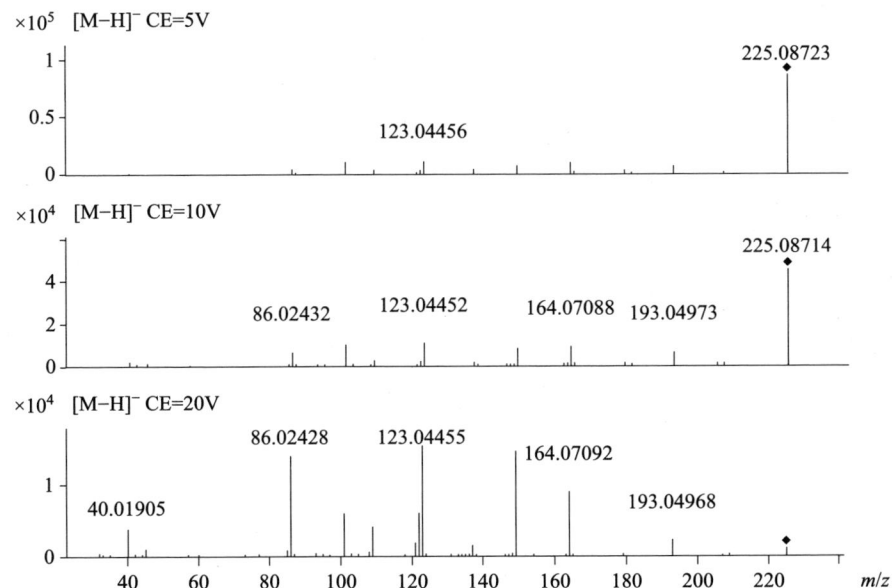

（2）甲基多巴质谱图

①正离子模式一级质谱图

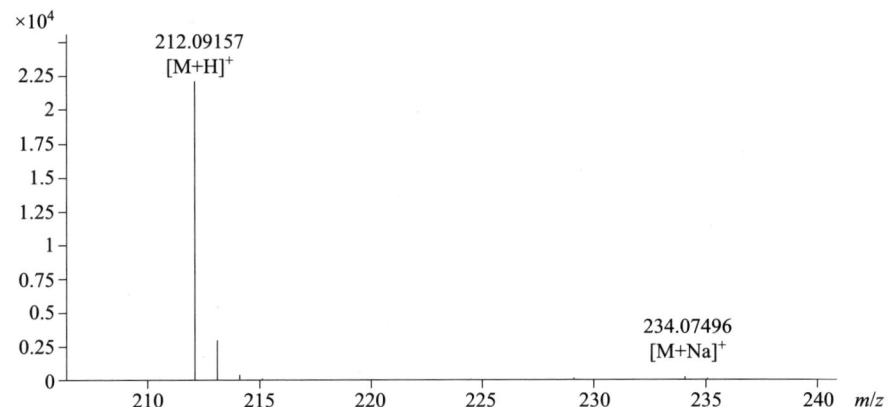

甲基多巴正离子模式下,准分子离子以甲基多巴无水物[M+H]⁺为主,另外可以观察到极少量的甲基多巴无水物[M+Na]⁺峰。

②正离子模式二级质谱图

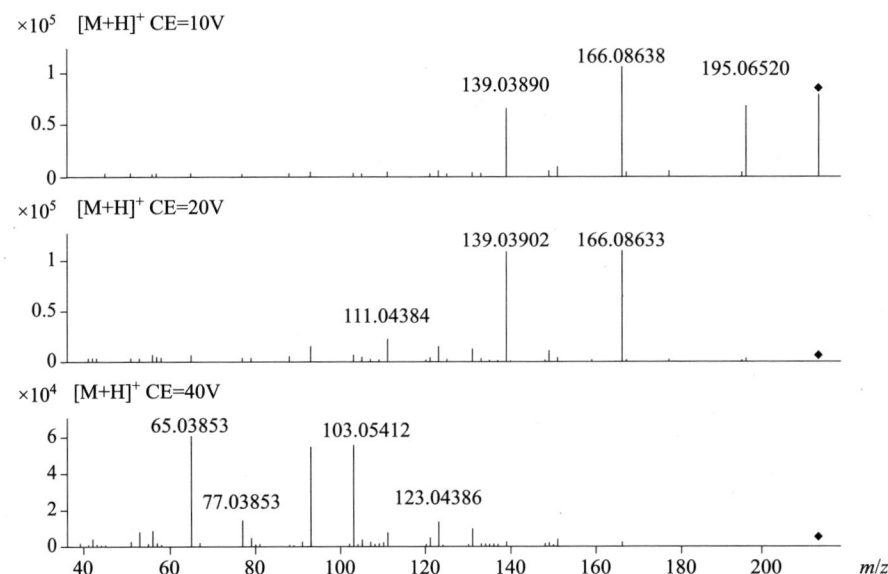

③负离子模式一级质谱图

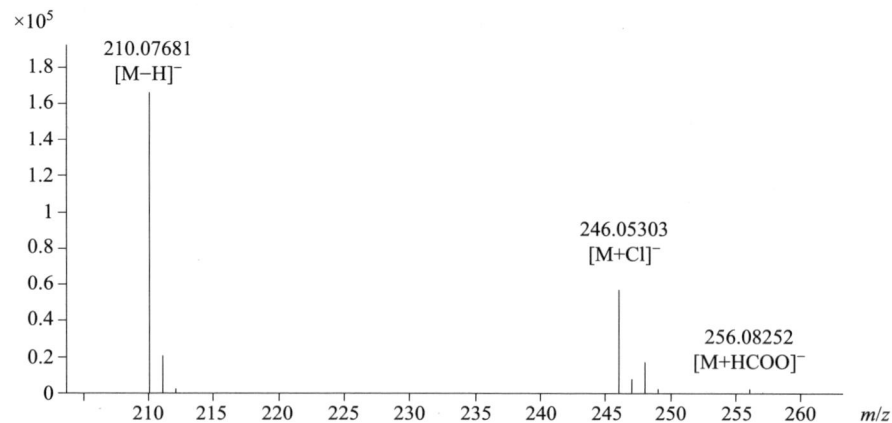

甲基多巴负离子模式下,准分子离子以甲基多巴无水物［M-H］⁻为主,另外可以观察到甲基多巴无水物［M+Cl］⁻和极少量的甲基多巴无水物［M+HCOO］⁻峰。

④负离子模式二级质谱图

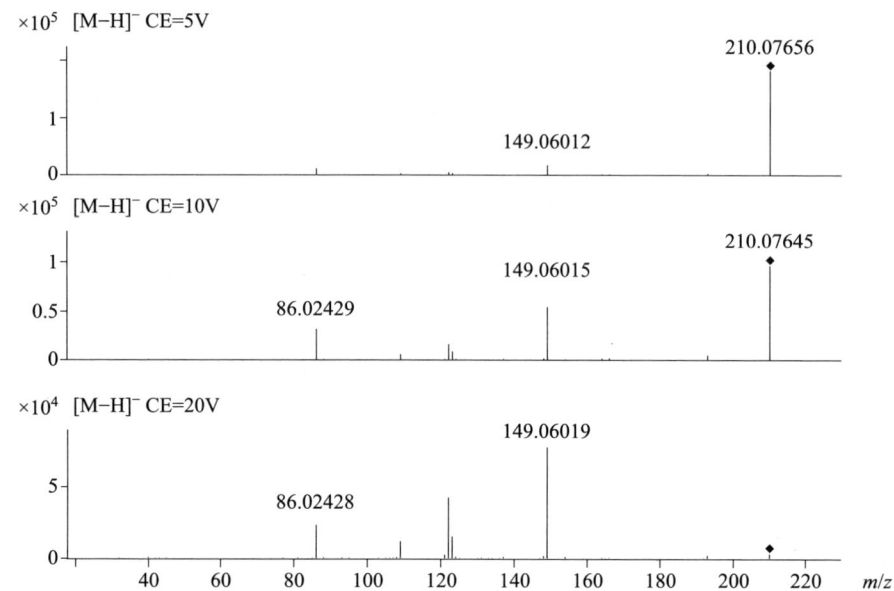

7 卡托普利

Captopril

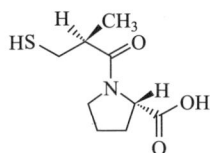

C₉H₁₅NO₃S　217.29　CAS 号：62571-86-2

本品为 1-［（2S）-2- 甲基 -3- 巯基 - 丙酰基］-L- 脯氨酸。

一、基本信息

本品为白色或类白色结晶性粉末，有类似蒜的特臭。在甲醇、乙醇或三氯甲烷中易溶，在水中溶解。

1. 执行标准

《中国药典》2020 年版二部，第 222 页　卡托普利。

2. 试验用样品

卡托普利原料药，批号 2017-1353，浙江华海药业股份有限公司。

杂质 I，批号 2020-333，浙江华海药业股份有限公司。

3. 杂质对照品信息

杂质 I（卡托普利二硫化物）（2S，2′S）-1，1′-［二硫烷二基双［（2S）-2- 甲基 -1- 氧代丙烷 -3，1- 二基］- 双［吡咯烷 -2- 羧酸］］

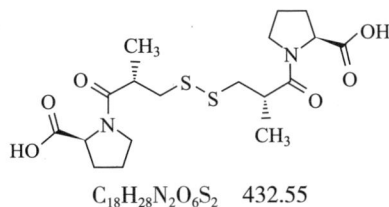

C₁₈H₂₈N₂O₆S₂　432.55

二、溶液配制（避光操作　临用新制）

1. 系统适用性溶液

取卡托普利与杂质 I 对照品，加甲醇适量溶解，用流动相稀释制成每 1ml 中各约含 0.1mg 与 15μg 的混合溶液。

2. 供试品溶液

取本品，精密称定，加流动相溶解并定量稀释制成每 1ml 中约含 0.5mg 的溶液。

三、系统适用性要求

系统适用性溶液色谱图中，卡托普利峰与杂质 I 峰之间的分离度应大于 4.0。

四、高效液相色谱法

1. HPLC 色谱条件

色谱柱：用十八烷基硅烷键合硅胶为填充剂；柱温：40℃；流动相：0.01mol/L 磷酸二氢钠溶液 - 甲醇 - 乙腈（70：25：5）（用磷酸调节 pH 值至 3.0）；流速：1.0ml/min；检测波长：215nm；进样体积：50μl。

2. 系统适用性溶液色谱图

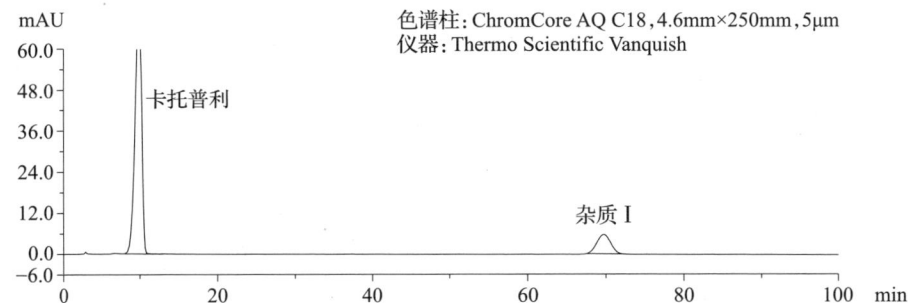

色谱柱：ChromCore AQ C18，4.6mm×250mm，5μm
仪器：Thermo Scientific Vanquish

69

3. 紫外光谱图

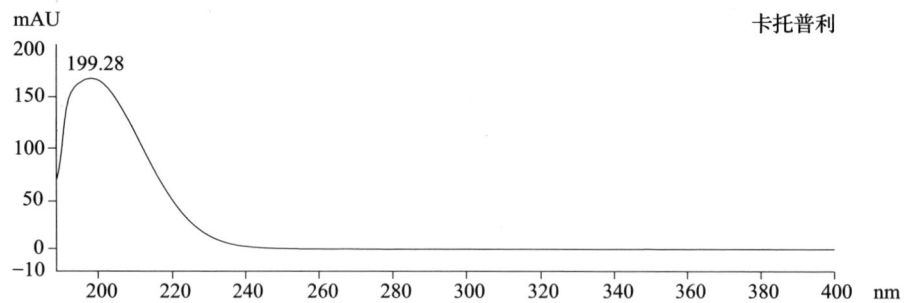

卡托普利

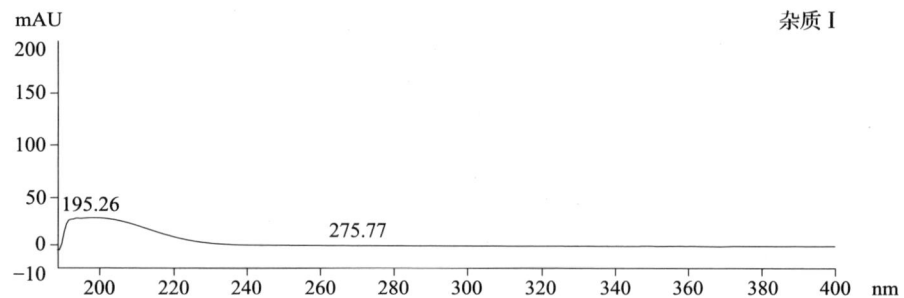

杂质 I

4. 供试品溶液有关物质色谱图

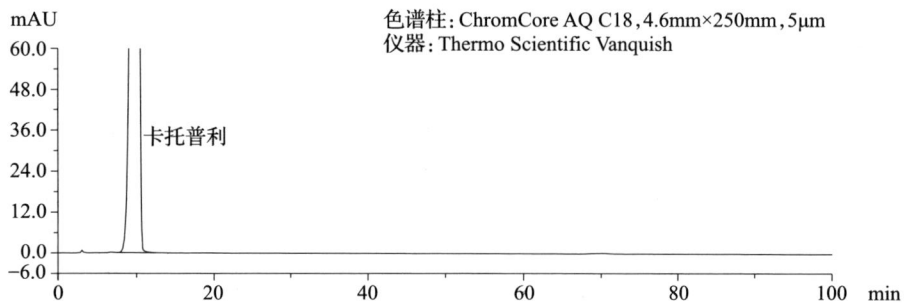

色谱柱: ChromCore AQ C18, 4.6mm×250mm, 5μm
仪器: Thermo Scientific Vanquish

5. 其他型号色谱柱系统适用性色谱图及数据汇总表

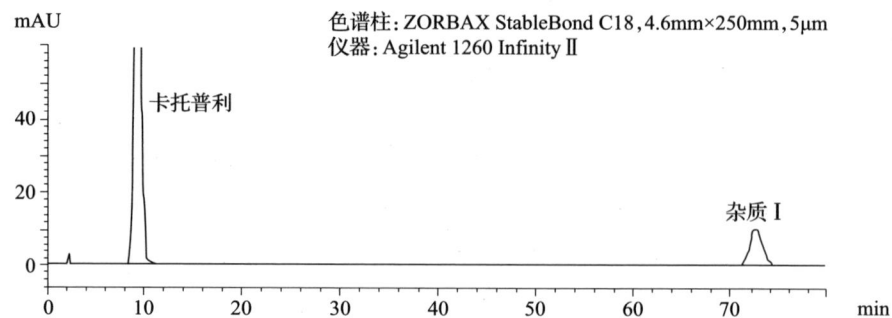

色谱柱: ZORBAX StableBond C18, 4.6mm×250mm, 5μm
仪器: Agilent 1260 Infinity Ⅱ

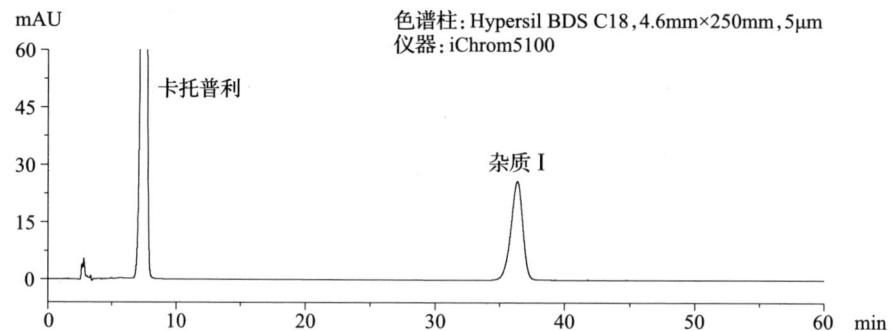

色谱柱: Hypersil BDS C18, 4.6mm×250mm, 5μm
仪器: iChrom5100

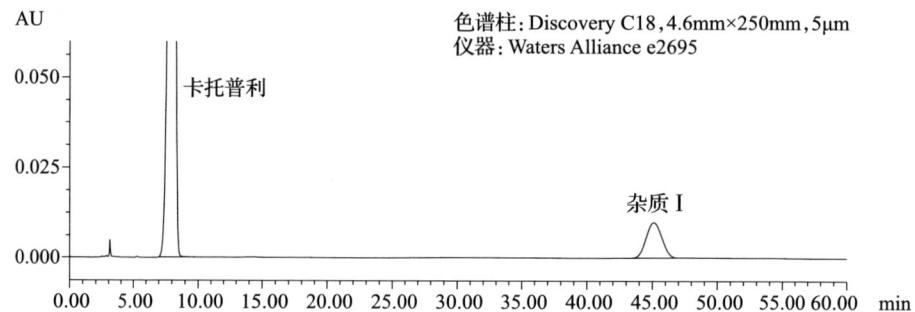

色谱柱: Discovery C18, 4.6mm×250mm, 5μm
仪器: Waters Alliance e2695

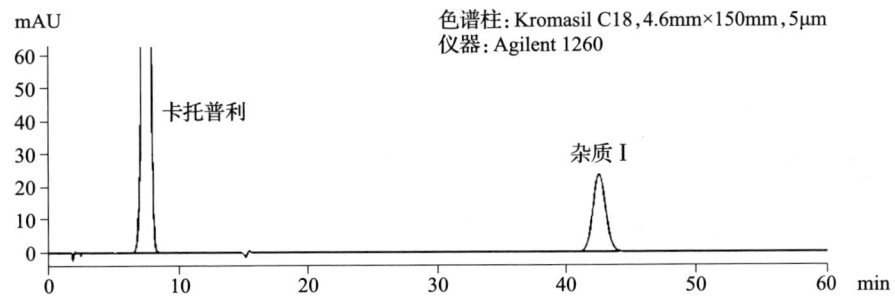

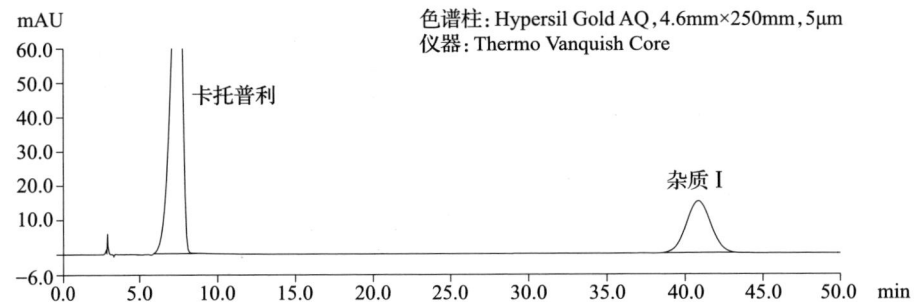

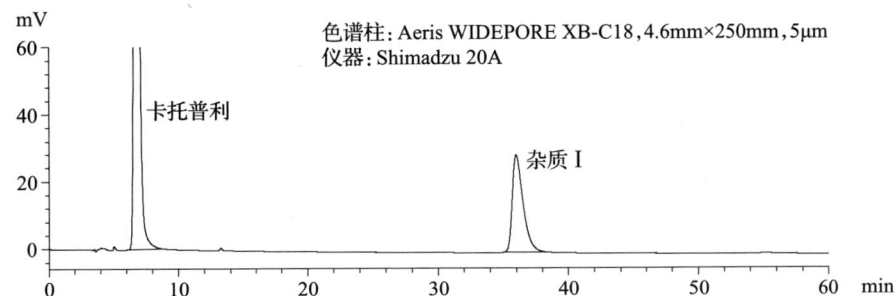

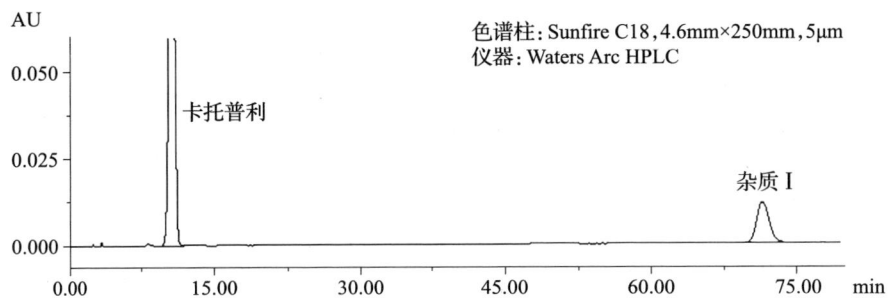

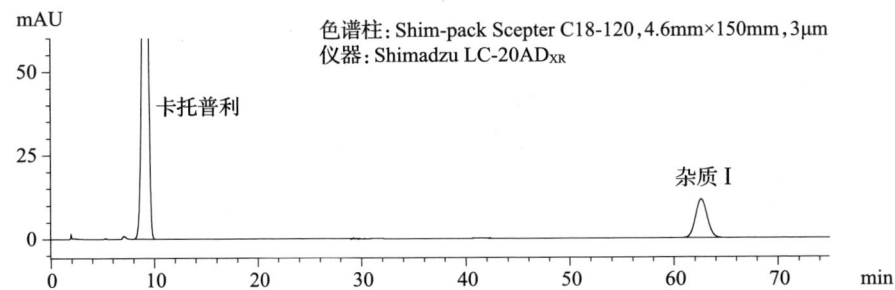

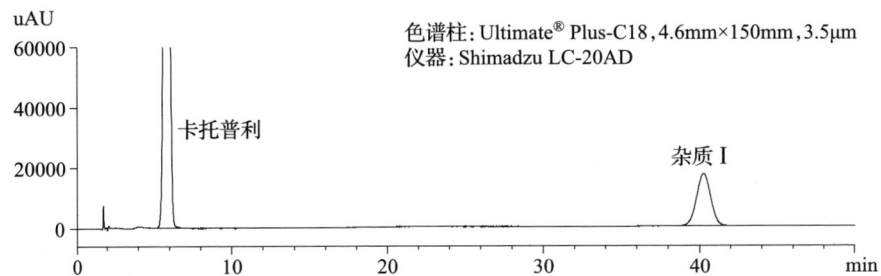

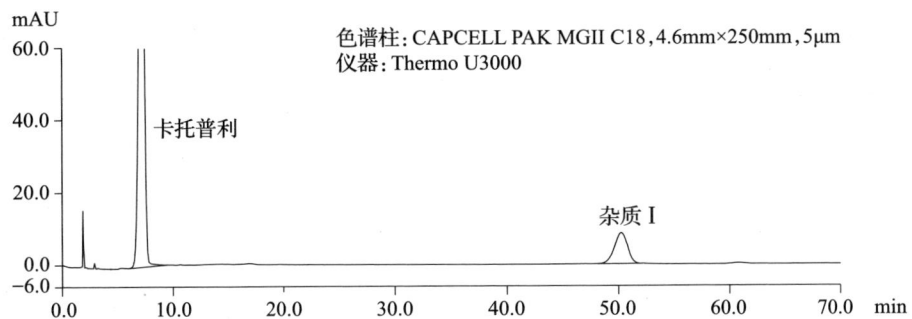

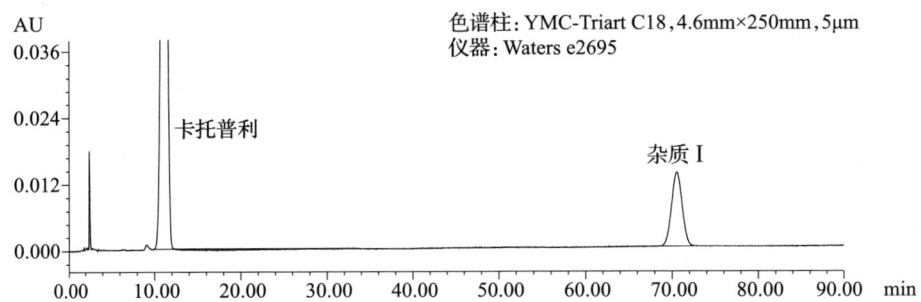

各型号色谱柱系统适用性数据汇总表

色谱柱名称	色谱柱规格	组分	保留时间（min）	理论板数	拖尾因子	分离度	备注
ChromCore AQ C18	4.6mm×250mm, 5μm	卡托普利	9.900	651	0.81	/	
		杂质I	69.733	6912	0.98	24.39	
ZORBAX StableBond C18	4.6mm×250mm, 5μm	卡托普利	9.473	1127	0.94	/	
		杂质I	72.681	13498	1.06	34.91	
Hypersil BDS C18	4.6mm×250mm, 5μm	卡托普利	7.508	1785	0.89	/	
		杂质I	36.372	7843	0.89	24.59	
Discovery C18	4.6mm×250mm, 5μm	卡托普利	7.987	1424	0.87	/	
		杂质I	45.092	6567	1.06	23.97	
Kromasil C18	4.6mm×150mm, 5μm	卡托普利	7.692	1042	0.88	/	0.01mol/L 磷酸二氢钠溶液 - 甲醇 - 乙腈比例调整为（68∶25∶7）
		杂质I	42.539	8801	1.06	25.19	
Aeris WIDEPORE XB-C18	4.6mm×250mm, 5μm	卡托普利	6.773	2837	1.12	/	流速：0.6ml/min
		杂质I	35.972	9550	1.63	29.48	
Shim-pack Scepter C18-120	4.6mm×150mm, 3μm	卡托普利	9.168	1339	0.90	/	流速：0.8ml/min
		杂质I	62.574	14796	1.08	34.91	
CAPCELL PAK MGII C18	4.6mm×250mm, 5μm	卡托普利	7.217	1160	0.87	/	流速：1.5ml/min
		杂质I	50.277	8149	0.95	28.00	
Hypersil Gold AQ	4.6mm×250mm, 5μm	卡托普利	7.480	503	0.74	/	
		杂质I	40.838	2836	1.04	15.16	
Sunfire C18	4.6mm×250mm, 5μm	卡托普利	10.663	1995	0.94	/	
		杂质I	71.682	15386	1.11	37.61	
Ultimate® Plus-C18	4.6mm×150mm, 3.5μm	卡托普利	5.857	1764	0.94	/	
		杂质I	40.270	9454	1.00	31.08	
YMC-Triart C18	4.6mm×250mm, 5μm	卡托普利	11.181	1606	0.91	/	
		杂质I	70.535	15280	1.01	34.33	

五、超高效液相色谱法

1. UHPLC 方法一

（1）色谱条件　仪器：Agilent 1260 Infinity Ⅱ；色谱柱：Poroshell 120 SB-C18，4.6mm×100mm, 2.7μm；柱温：40℃；流动相：0.01mol/L 磷酸二氢钠溶液 - 甲醇 - 乙腈（70∶25∶5）（用磷酸调节 pH 值至 3.0）；流速：1ml/min；检测波长：215nm；进样体积：20μl。

（2）色谱图

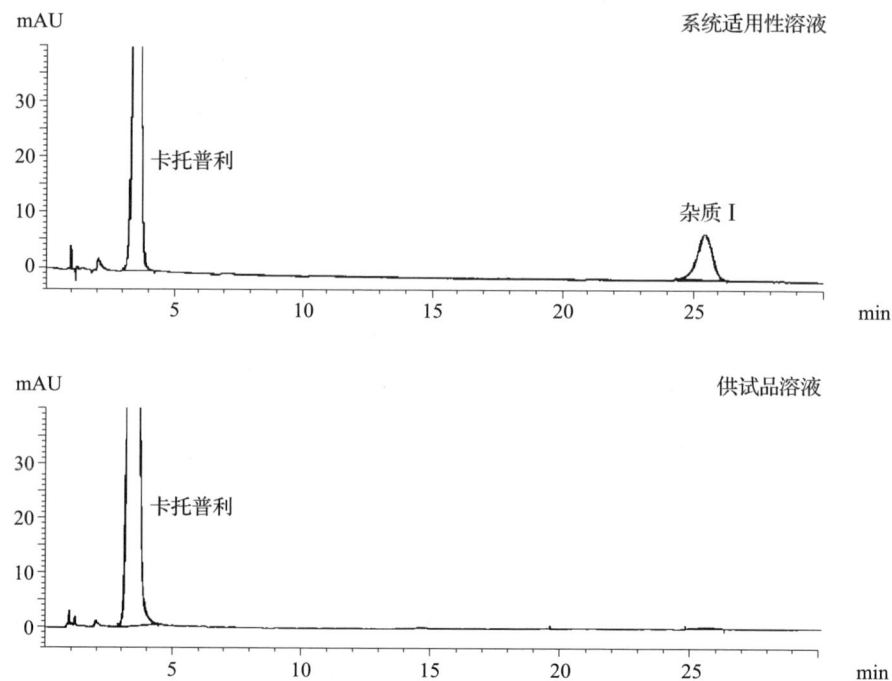

2. UHPLC 方法二

（1）色谱条件　仪器：Thermo Fisher Vanquish Flex；色谱柱：Acclaim RSLC 120 C18，2.1mm×150mm，2.2μm；柱温：40℃；流动相：0.01mol/L 磷酸二氢钠溶液 - 甲醇 - 乙腈（70∶25∶5）（用磷酸调节 pH 值至 3.0）；流速：0.3ml/min；检测波长：215nm；进样体积：7μl。

（2）色谱图

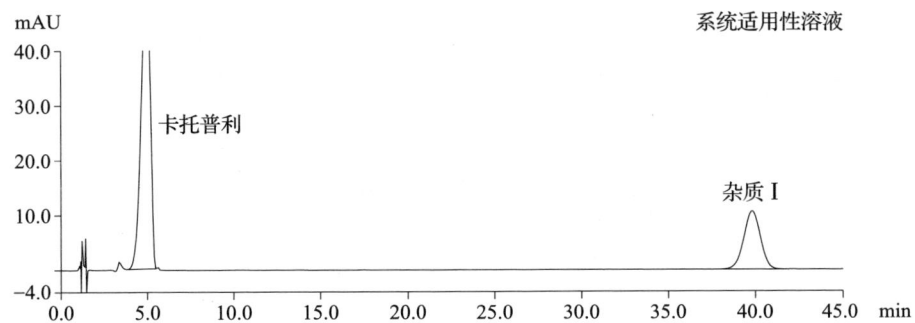

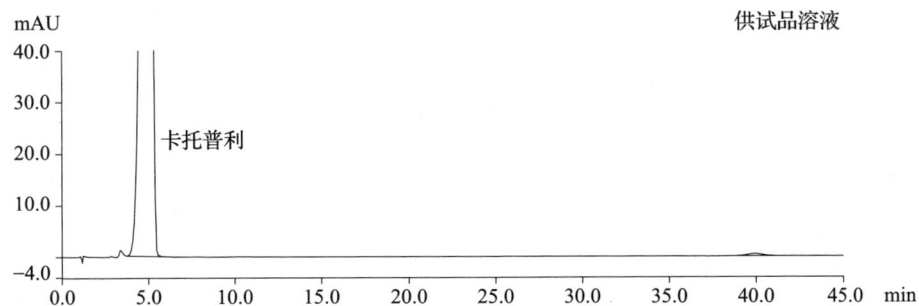

3. UHPLC 方法三

（1）色谱条件　仪器：Waters ACQUITY UPLC H-Class；色谱柱：ACQUITY UPLC HSS T3，2.1mm×100mm，1.8μm；柱温：40℃；流动相：0.01mol/L 磷酸二氢钠溶液 - 甲醇 - 乙腈（70∶25∶5）（用磷酸调节 pH 值至 3.0）；流速：0.4ml/min；检测波长：215nm；进样体积：4.2μl。

（2）色谱图

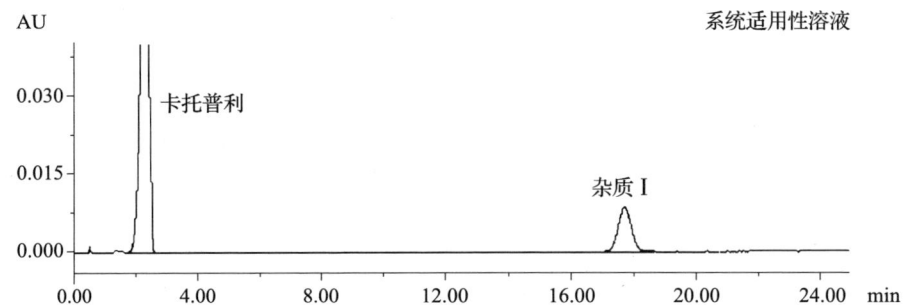

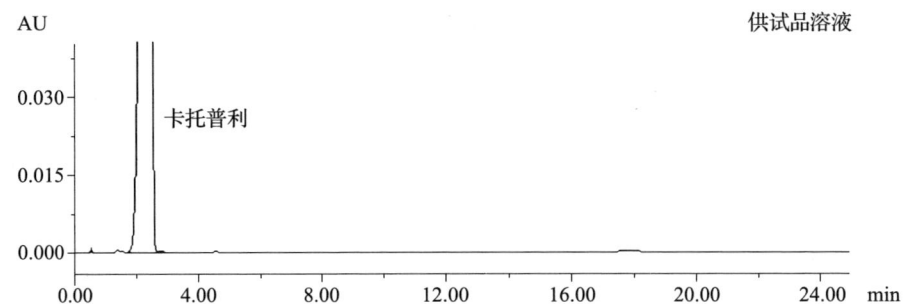

4. UHPLC 方法四

（1）色谱条件　仪器：Waters Acquity；色谱柱：Ultimate® UHPLC LP-C18，2.1mm×100mm，1.8μm；柱温：40℃；流动相：0.01mol/L 磷酸二氢钠溶液 - 甲醇 - 乙腈（70∶25∶5）（用磷酸调节 pH 值至 3.0）；流速：0.2ml/min；检测波长：215nm；进样体积：4μl。

（2）色谱图

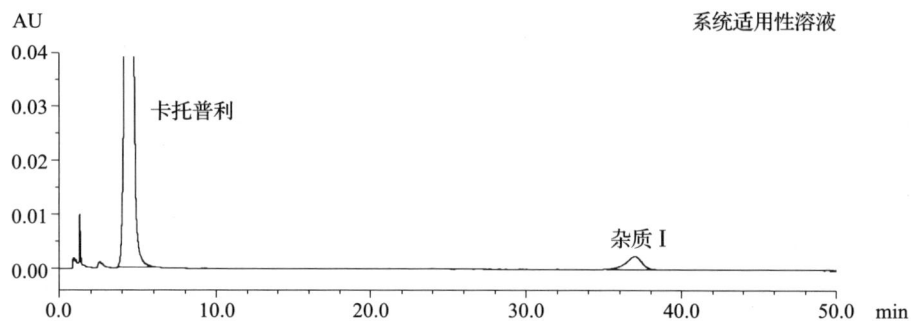

系统适用性溶液

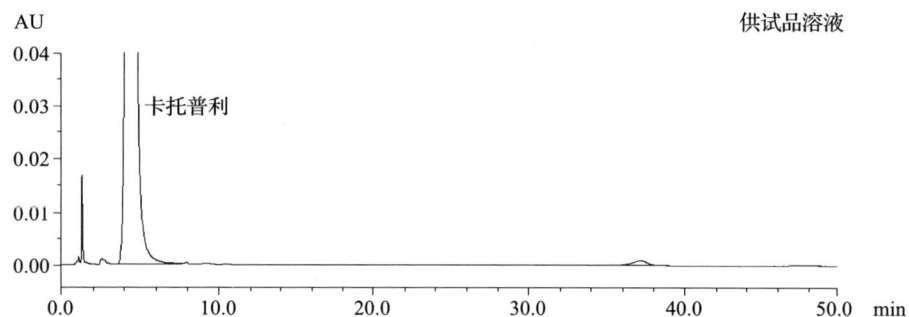

供试品溶液

各型号色谱柱系统适用性数据汇总表

色谱柱名称	色谱柱规格	组分	保留时间（min）	理论板数	拖尾因子	分离度
Poroshell 120 SB-C18	4.6mm×100mm，2.7μm	卡托普利	3.56	968	0.89	/
		杂质 I	25.38	8397	1.02	27.93
Acclaim RSLC 120 C18	2.1mm×150mm，2.2μm	卡托普利	4.965	437	0.79	/
		杂质 I	39.790	7457	1.00	24.94
ACQUITY UPLC HSS T3	2.1mm×100mm，1.8μm	卡托普利	2.374	399	0.82	/
		杂质 I	17.722	8314	1.05	24.55
Ultimate® UHPLC LP-C18	2.1mm×100mm，1.8μm	卡托普利	4.600	931	0.78	/
		杂质 I	36.906	6055	0.86	25.24

六、质谱图

1. 质谱条件

Agilent 6546 四极杆飞行时间质谱仪；离子源：AJS 源；正 / 负离子检测模式；一级质谱扫描范围 m/z：50~1200；二级质谱扫描范围 m/z：25~1000；碰撞能量：10、20、40V。

2. 质谱图

（1）卡托普利质谱图

①正离子模式一级质谱图

卡托普利正离子模式下，准分子离子以［M+H］+ 为主，另外可以观察到［M+Na］+ 峰。

③负离子模式一级质谱图

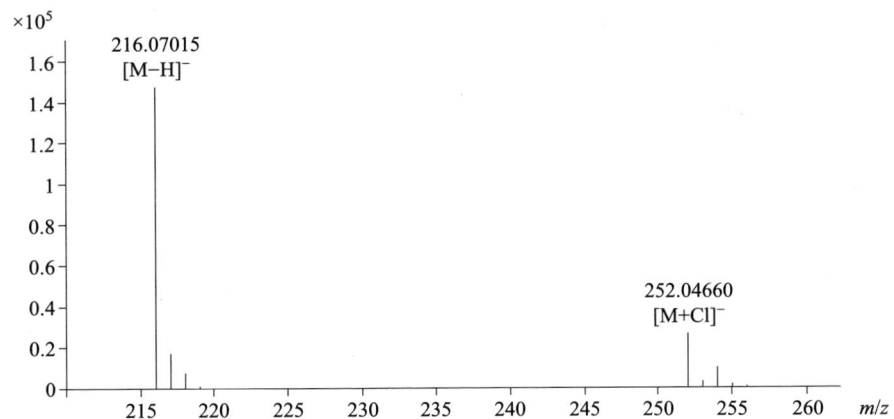

卡托普利负离子模式下,准分子离子以[M-H]⁻为主,另外可以观察到[M+Cl]⁻峰。

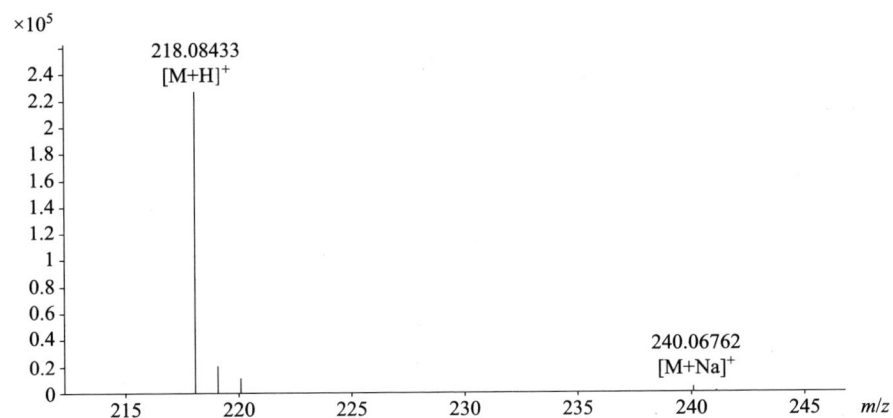

②正离子模式二级质谱图

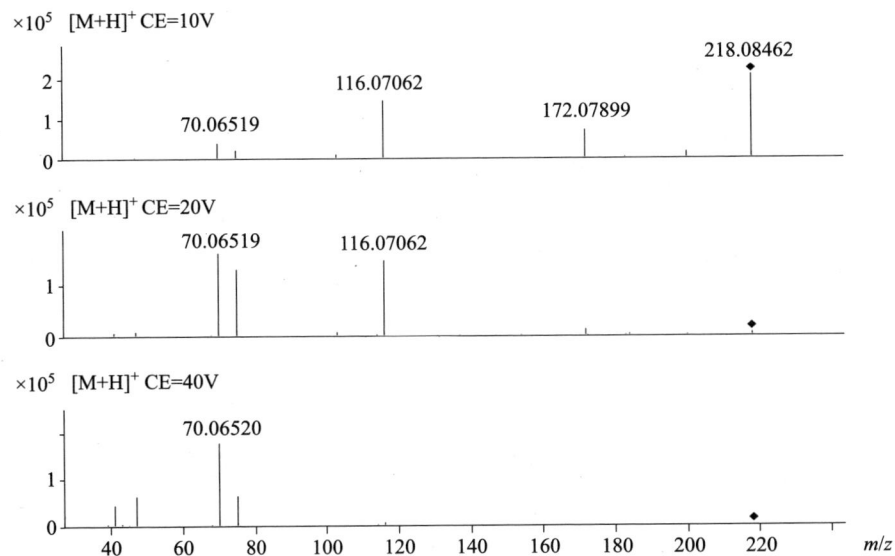

④负离子模式二级质谱图

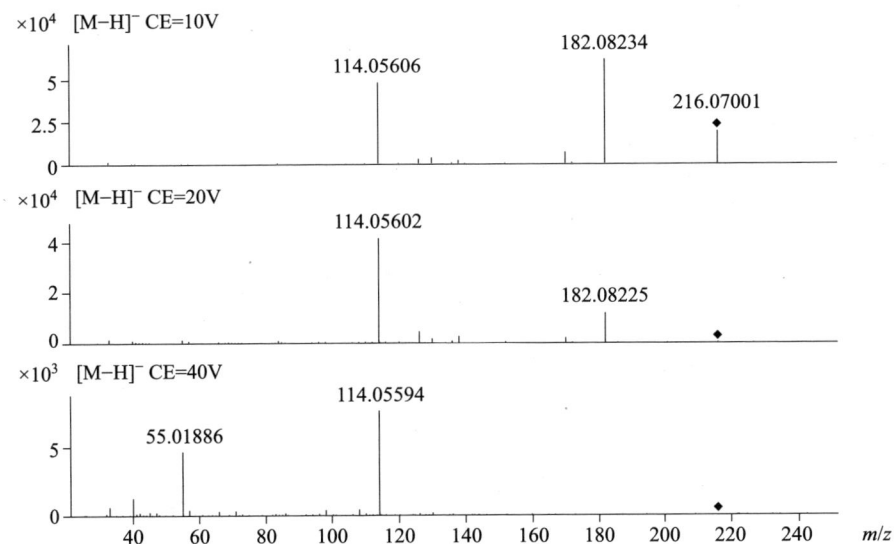

（2）杂质 I（卡托普利二硫化物）质谱图

①正离子模式一级质谱图

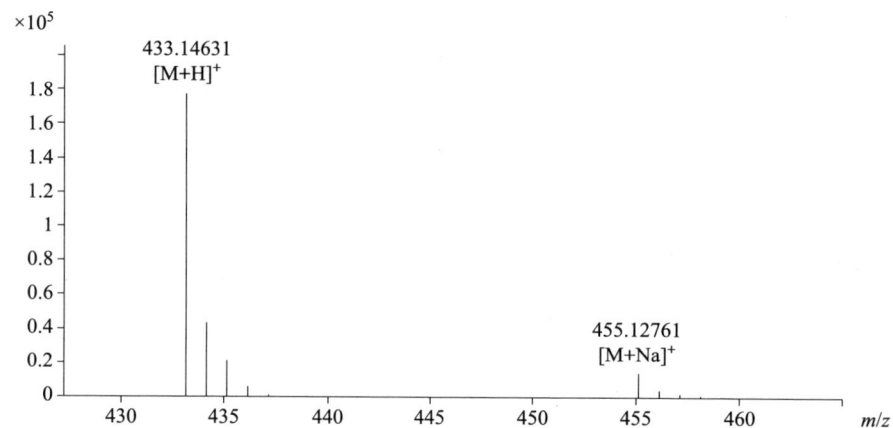

卡托普利二硫化物正离子模式下，准分子离子以［M+H］$^+$为主，另外可以观察到［M+Na］$^+$峰。

②正离子模式二级质谱图

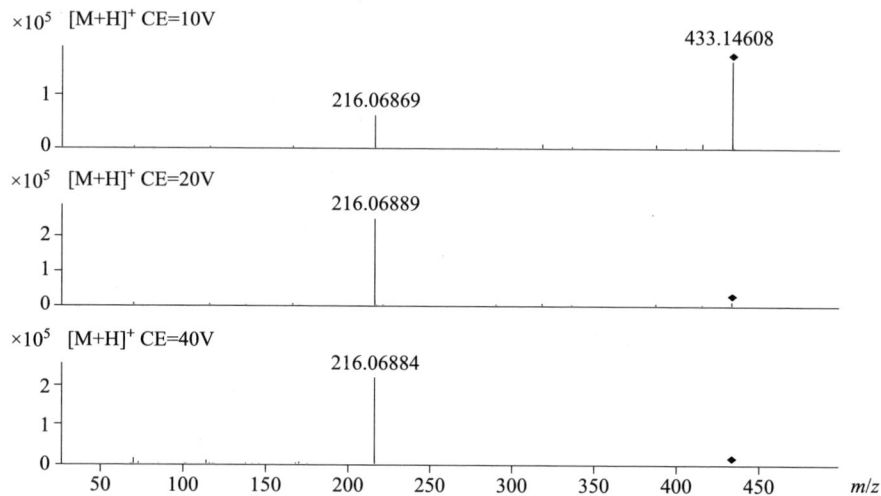

③负离子模式一级质谱图

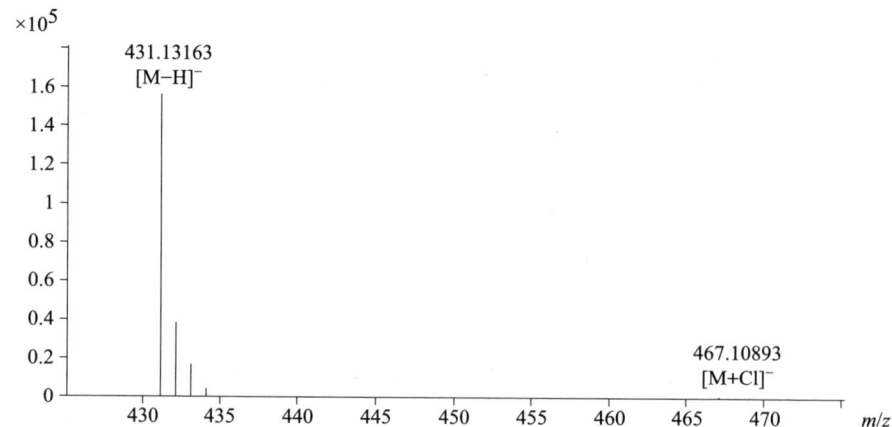

卡托普利二硫化物负离子模式下，准分子离子以［M−H］$^-$为主，另外可以观察到［M+Cl］$^-$峰。

④负离子模式二级质谱图

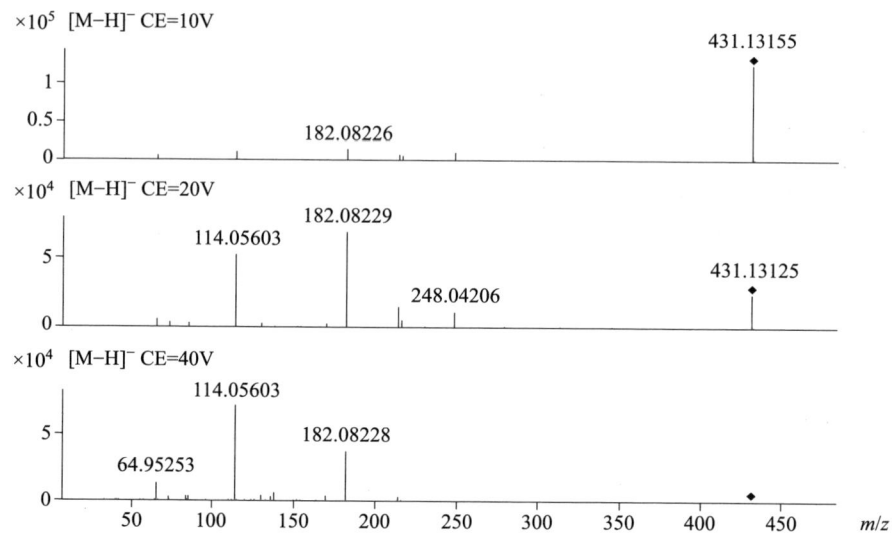

8　甲硝唑

Metronidazole

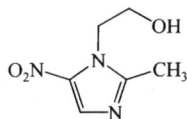

C₆H₉N₃O₃　171.16　CAS 号：443-48-1

本品为 2- 甲基 -5- 硝基咪唑 -1- 乙醇。

一、基本信息

本品为白色至微黄色的结晶或结晶性粉末；有微臭。在乙醇中略溶，在水中微溶，在乙醚中极微溶解。

1. 执行标准

《中国药典》2020 年版二部，第 253 页　甲硝唑。

2. 试验用样品

甲硝唑，批号 100191-201808，中国食品药品检定研究院。

杂质 I，批号 100512-202005，中国食品药品检定研究院。

3. 杂质对照品信息

杂质 I　2- 甲基 -5- 硝基咪唑

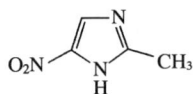

C₄H₅N₃O₂　127.10

二、溶液配制（避光操作）

1. 供试品溶液

取本品约 100mg，置 100ml 量瓶中，加甲醇溶解并稀释至刻度，摇匀，精密量取适量，用流动相定量稀释制成每 1ml 中含 0.2mg 的溶液。

2. 对照溶液

分别精密量取供试品溶液 2ml 与对照品溶液 1ml（取杂质 I 对照品约 20mg，置 100ml 量瓶中，加甲醇溶解并稀释至刻度，摇匀），置同一 100ml 量瓶中，用流动相稀释至刻度，摇匀，精密量取 5ml，置 50ml 量瓶中，用流动相稀释至刻度，摇匀。

三、系统适用性要求

对照溶液色谱图中，理论板数按甲硝唑峰计算不低于 2000，甲硝唑峰与杂质 I 峰之间的分离度应大于 2.0。灵敏度溶液色谱图中，主成分峰高的信噪比应不低于 10。

四、高效液相色谱法

1. HPLC 色谱条件

色谱柱：用十八烷基硅烷键合硅胶为填充剂；流动相：甲醇 - 水（20：80）；检测波长：315nm；进样体积：20μl，记录色谱图至主成分峰保留时间的 2 倍。

2. 对照溶液色谱图

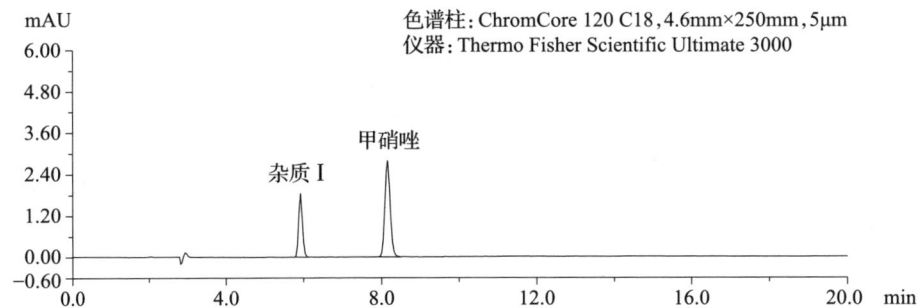

色谱柱：ChromCore 120 C18，4.6mm×250mm，5μm
仪器：Thermo Fisher Scientific Ultimate 3000

3. 紫外光谱图

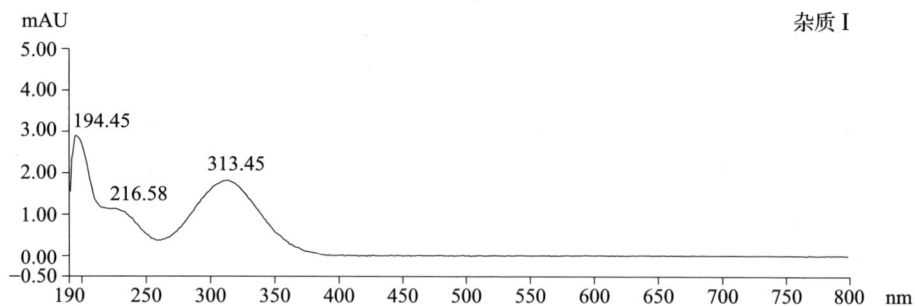

杂质 I

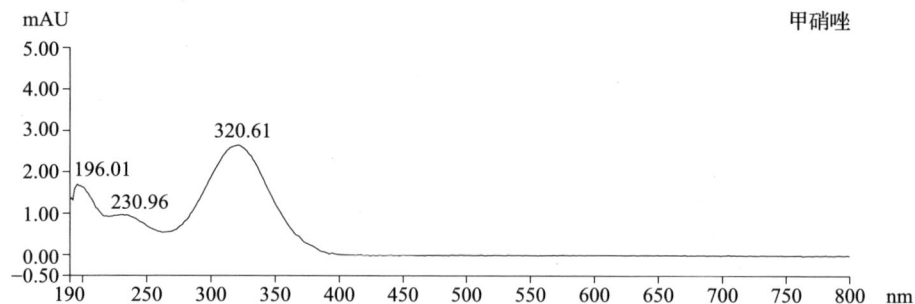

甲硝唑

5. 其他型号色谱柱系统适用性色谱图及数据汇总表

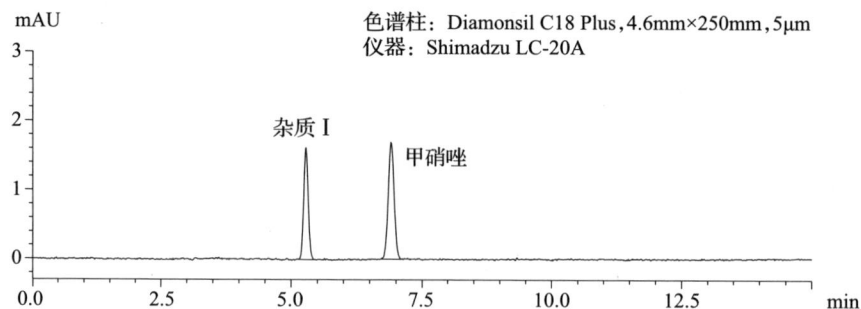

色谱柱：Diamonsil C18 Plus，4.6mm×250mm，5μm
仪器：Shimadzu LC-20A

杂质 I　甲硝唑

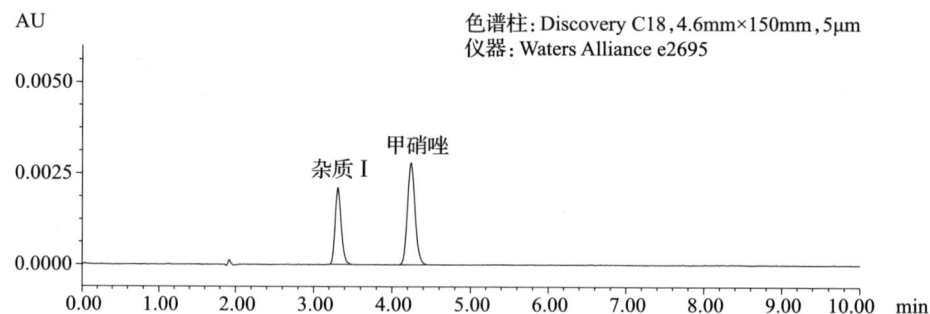

色谱柱：Discovery C18，4.6mm×150mm，5μm
仪器：Waters Alliance e2695

杂质 I　甲硝唑

4. 供试品溶液有关物质色谱图

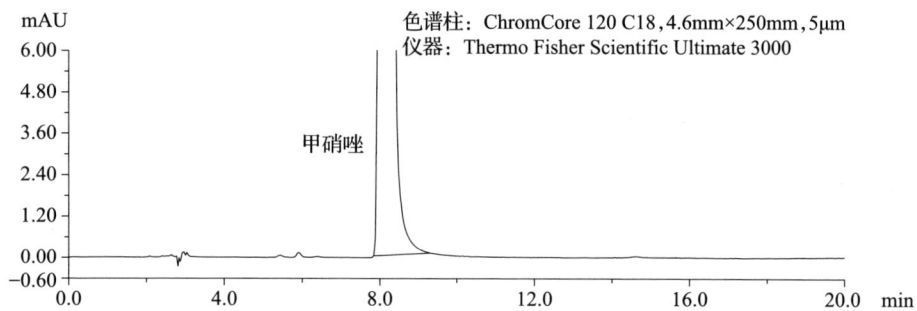

色谱柱：ChromCore 120 C18，4.6mm×250mm，5μm
仪器：Thermo Fisher Scientific Ultimate 3000

甲硝唑

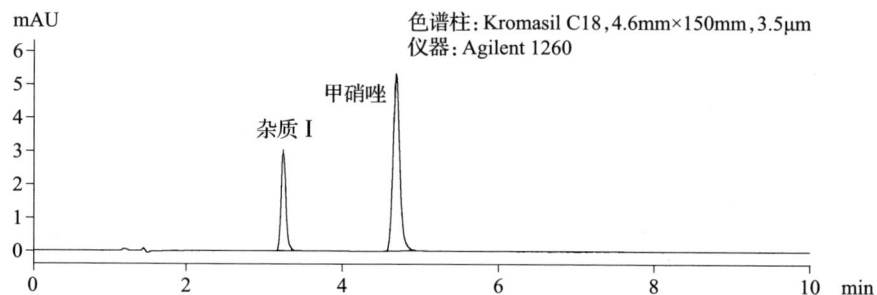

色谱柱：Kromasil C18，4.6mm×150mm，3.5μm
仪器：Agilent 1260

杂质 I　甲硝唑

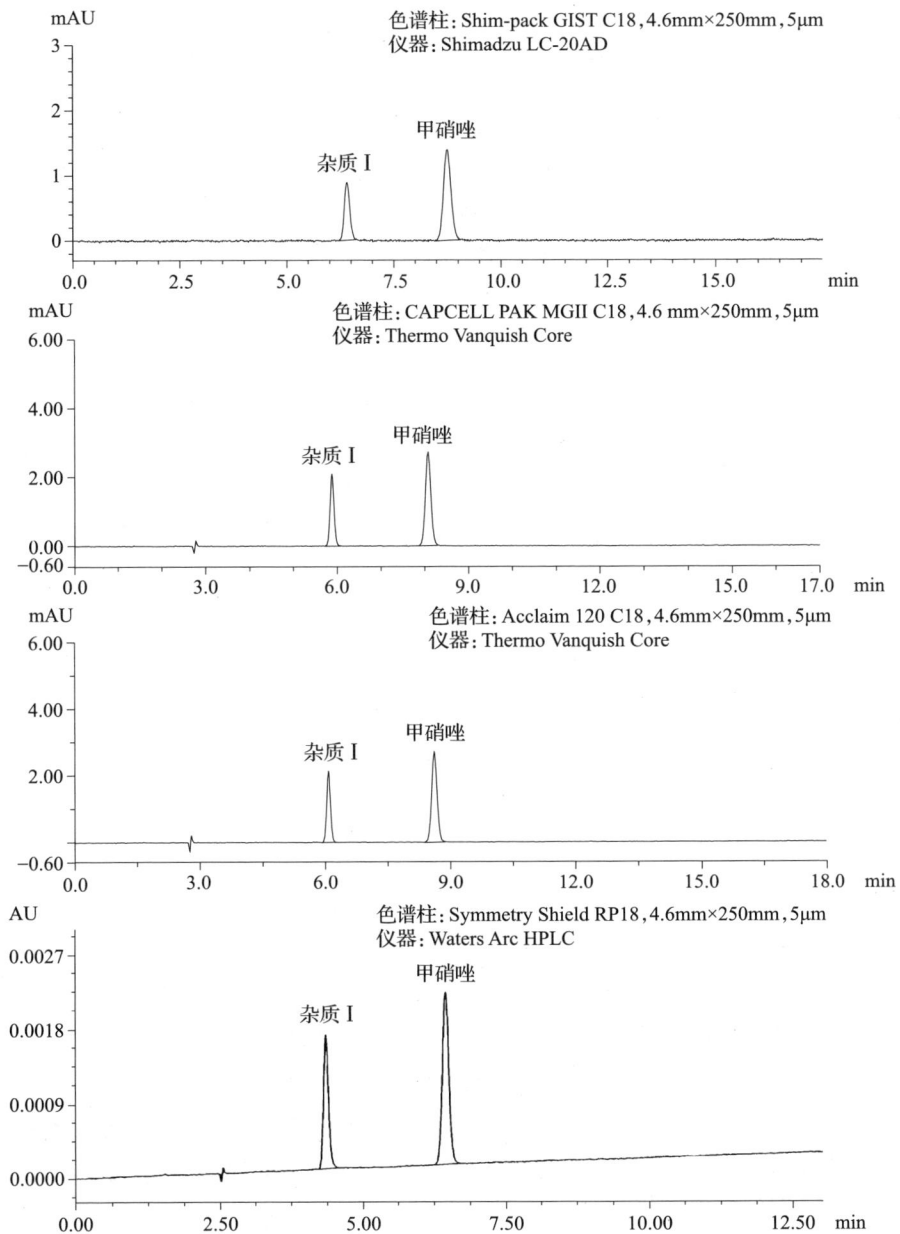

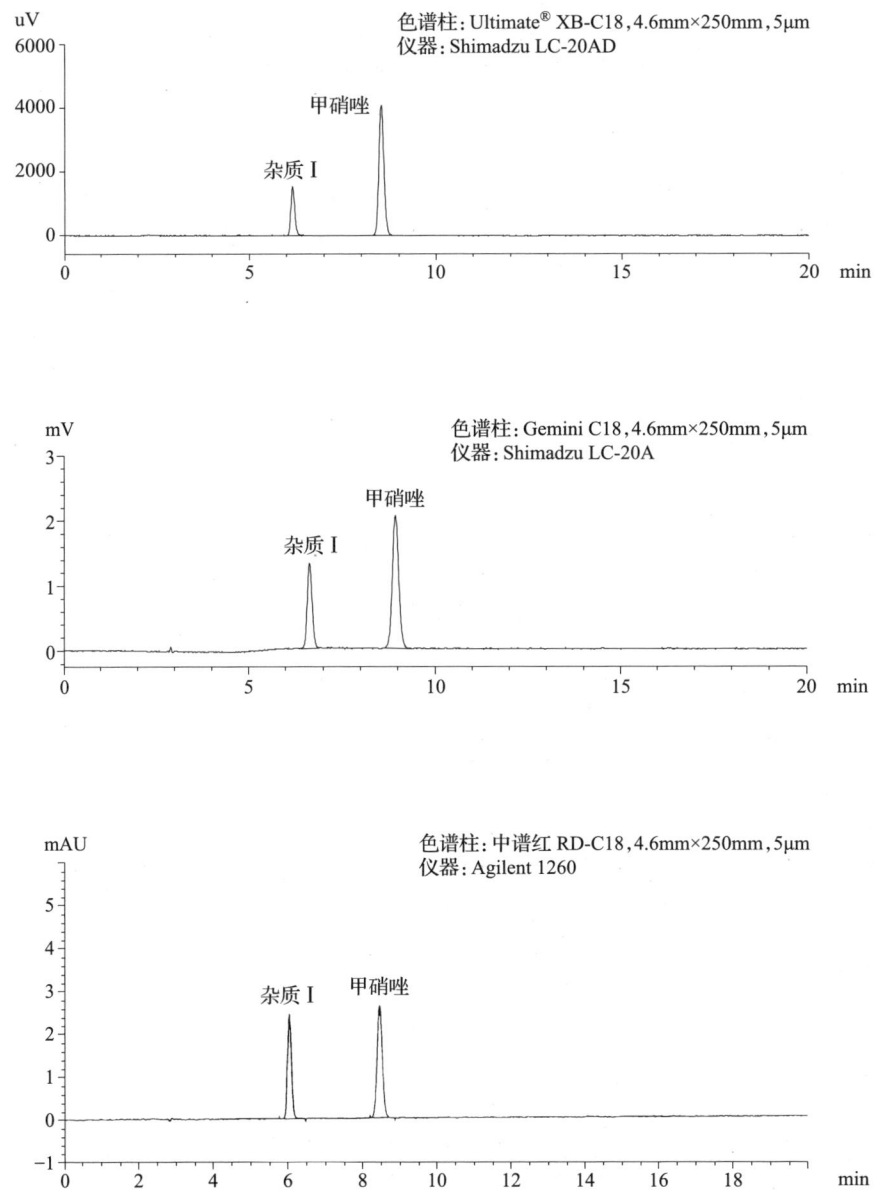

色谱柱：Shim-pack GIST C18，4.6mm×250mm，5μm
仪器：Shimadzu LC-20AD

色谱柱：Ultimate® XB-C18，4.6mm×250mm，5μm
仪器：Shimadzu LC-20AD

色谱柱：CAPCELL PAK MGII C18，4.6 mm×250mm，5μm
仪器：Thermo Vanquish Core

色谱柱：Gemini C18，4.6mm×250mm，5μm
仪器：Shimadzu LC-20A

色谱柱：Acclaim 120 C18，4.6mm×250mm，5μm
仪器：Thermo Vanquish Core

色谱柱：中谱红 RD-C18，4.6mm×250mm，5μm
仪器：Agilent 1260

色谱柱：Symmetry Shield RP18，4.6mm×250mm，5μm
仪器：Waters Arc HPLC

杂质 I　甲硝唑

各型号色谱柱系统适用性数据汇总表

色谱柱名称	色谱柱规格	组分	保留时间（min）	理论板数	拖尾因子	分离度	备注
ChromCore 120 C18	4.6mm×250mm, 5μm	杂质Ⅰ	5.920	17485	1.10	/	柱温:25℃ 流速:1ml/min
		甲硝唑	8.153	16919	1.08	10.39	
Diamonsil C18 Plus	4.6mm×250mm, 5μm	杂质Ⅰ	5.272	14274	1.15	/	柱温:25℃ 流速:1ml/min
		甲硝唑	6.900	15405	1.09	8.16	
Discovery C18	4.6mm×150mm, 5μm	杂质Ⅰ	3.311	8791	1.22	/	柱温:25℃ 流速:1ml/min
		甲硝唑	4.241	9159	1.16	5.93	
Kromasil C18	4.6mm×150mm, 3.5μm	杂质Ⅰ	3.254	14007	1.24	/	柱温:25℃ 流速:1ml/min
		甲硝唑	4.688	15303	1.23	10.96	
Shim-pack GIST C18	4.6mm×250mm, 5μm	杂质Ⅰ	6.401	10712	1.12	/	柱温:25℃ 流速:1ml/min
		甲硝唑	8.747	10568	1.08	7.98	
CAPCELL PAK MGII C18	4.6mm×250mm, 5μm	杂质Ⅰ	5.880	20039	1.17	/	柱温:25℃ 流速:1ml/min
		甲硝唑	8.080	19271	1.07	11.03	
Acclaim 120 C18	4.6mm×250mm, 5μm	杂质Ⅰ	6.093	22463	1.04	/	柱温:25℃ 流速:1ml/min
		甲硝唑	8.630	21470	1.04	12.74	
Symmetry Shield RP18	4.6mm×250mm, 5μm	杂质Ⅰ	4.369	12020	1.17	/	柱温:30℃ 流速:1ml/min
		甲硝唑	6.451	15081	1.04	11.41	
Ultimate®XB-C18	4.6mm×250mm, 5μm	杂质Ⅰ	6.168	14948	1.14	/	柱温:30℃ 流速:1ml/min
		甲硝唑	8.535	17473	1.09	10.29	
Gemini C18	4.6mm×250mm, 5μm	杂质Ⅰ	6.630	11634	1.08	/	柱温:25℃ 流速:1ml/min
		甲硝唑	8.871	12641	1.09	7.71	
中谱红 RD-C18	4.6mm×250mm, 5μm	杂质Ⅰ	6.096	16499	1.13	/	柱温:25℃ 流速:1ml/min
		甲硝唑	8.504	17027	1.08	10.68	

五、超高效液相色谱法

1. UHPLC 方法一

（1）色谱条件　仪器:Thermo Fisher Scientific Ultimate 3000;色谱柱:ChromCore 120 C18, 2.1mm×100mm, 1.8μm;柱温:40℃;流动相:甲醇-水（20:80）;流速:0.2ml/min;检测波长:315nm;进样体积:2μl,记录色谱图至主成分峰保留时间的 2 倍。

（2）色谱图

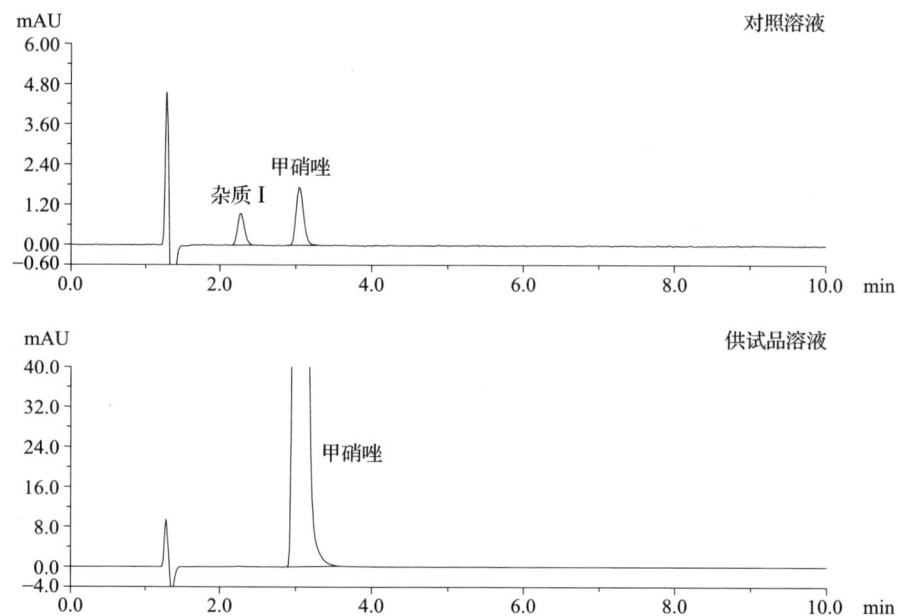

2. UHPLC 方法二

（1）色谱条件　仪器:Waters ACQUITY UPLC H-Class;色谱柱:Endeavorsil C18, 2.1mm×100mm, 1.8μm;柱温:25℃;流动相:甲醇-水（20:80）;流速:0.15ml/min;检测波长:315nm;进样体积:2μl,记录色谱图至主成分峰保留时间的 2 倍。

（2）色谱图

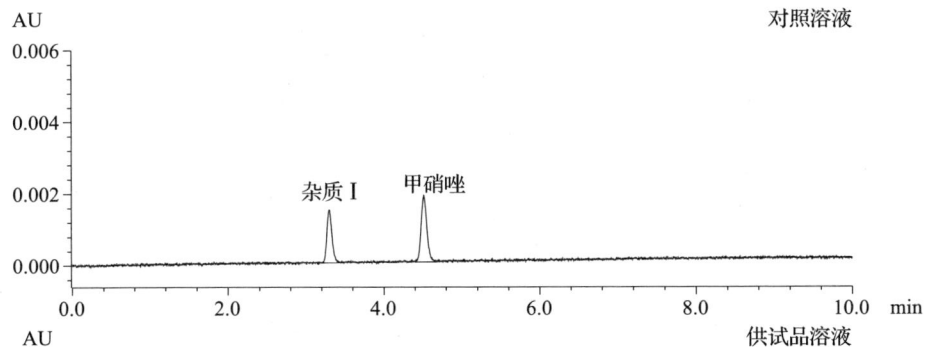

对照溶液

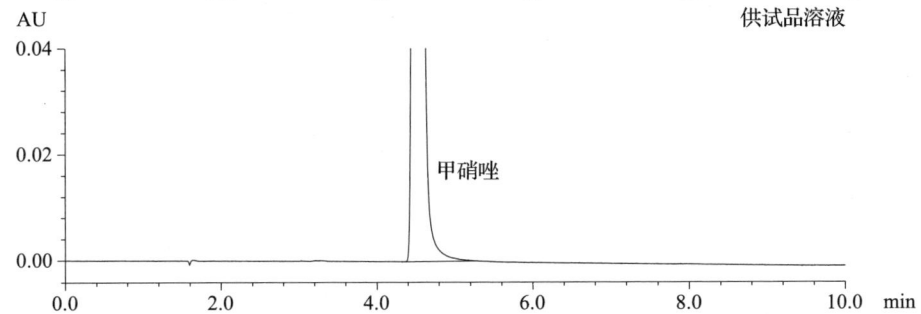

供试品溶液

3. UHPLC 方法三

（1）色谱条件　仪器：Thermo Vanquish；色谱柱：CAPCELL PAK IF2 C18，2.1mm×100mm，2μm；柱温：25℃；流动相：甲醇 - 水（20∶80）；流速：0.5ml/min；检测波长：315nm；进样体积：2μl，记录色谱图至主成分峰保留时间的 2 倍。

（2）色谱图

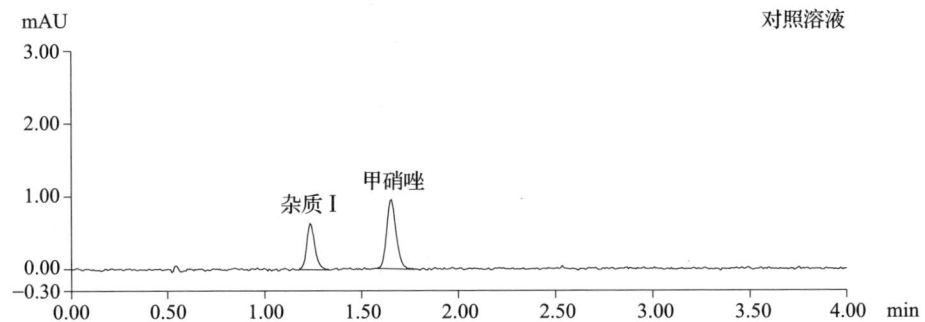

对照溶液

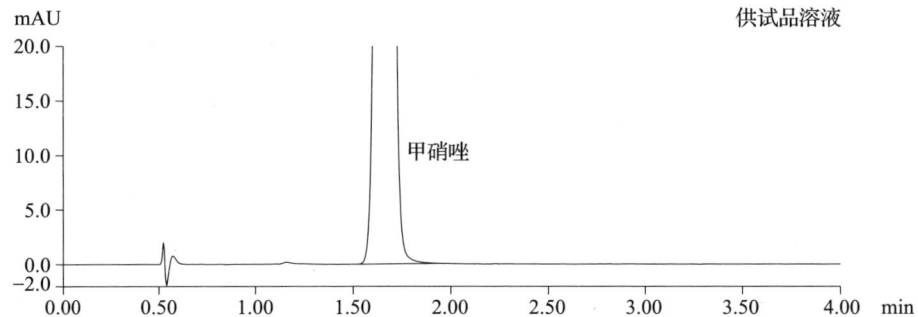

供试品溶液

4. UHPLC 方法四

（1）色谱条件　仪器：Thermo Fisher Vanquish Flex；色谱柱：Acclaim RSLC 120 C18，2.1mm×100mm，2.2μm；柱温：25℃；流动相：甲醇 - 水（20∶80）；流速：0.5ml/min；检测波长：315nm；进样体积：2μl，记录色谱图至主成分峰保留时间的 2 倍。

（2）色谱图

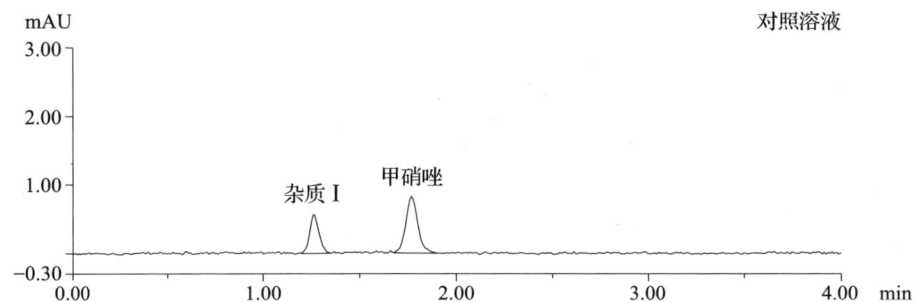

对照溶液

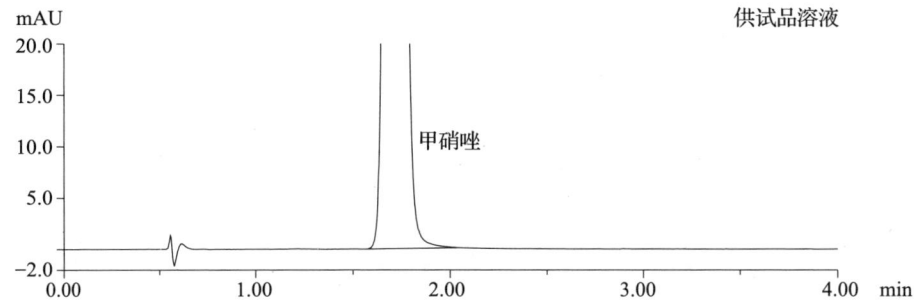

供试品溶液

5. UHPLC 方法五

（1）色谱条件　仪器：Waters ACQUITY UPLC H-Class；色谱柱：ACQUITY UPLC BEH C18，2.1mm×100mm，1.7μm；柱温：30℃；流动相：甲醇 - 水（20：80）；流速：0.35ml/min；检测波长：315nm；进样体积：2μl，记录色谱图至主成分峰保留时间的 2 倍。

（2）色谱图

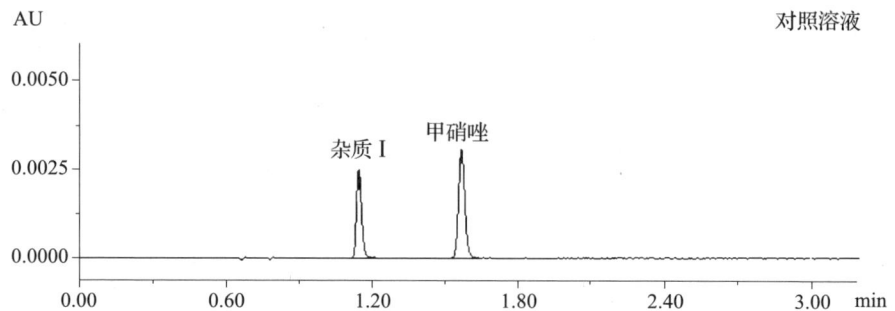

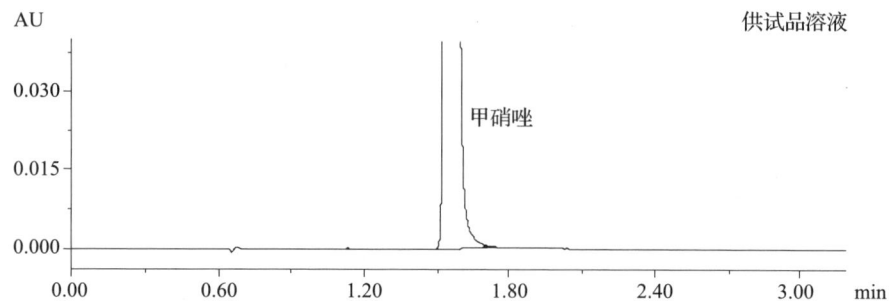

6. UHPLC 方法六

（1）色谱条件　仪器：Waters Acquity；色谱柱：Ultimate®UHPLC XB-C18，2.1mm×100mm，1.8μm；柱温：30℃；流动相：甲醇 - 水（20：80）；流速：0.2ml/min；检测波长：315nm；进样体积：1μl，记录色谱图至主成分峰保留时间的 2 倍。

（2）色谱图

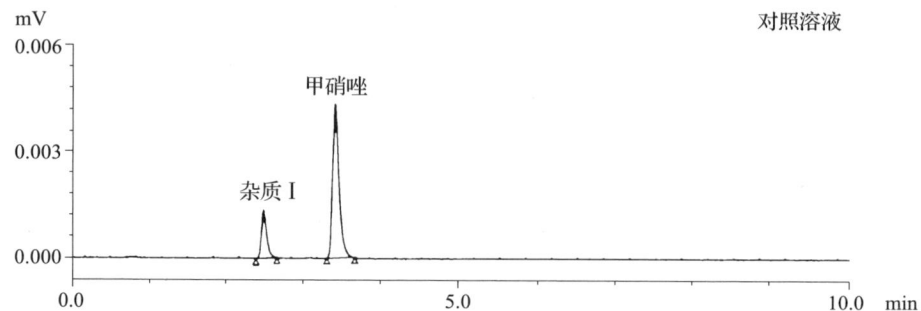

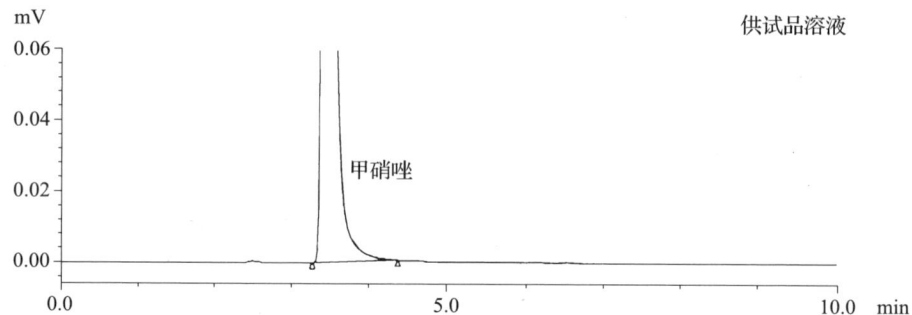

7. UHPLC 方法七

（1）色谱条件　仪器：Agilent 1260 Infinity Ⅱ Bin；色谱柱：Poroshell 120 EC-C18，4.6mm×100mm，2.7μm；柱温：25℃；流动相：甲醇 - 水（20∶80）；流速：1.0ml/min；检测波长：315nm；进样体积：8μl，记录色谱图至主成分峰保留时间的 2 倍。

（2）色谱图

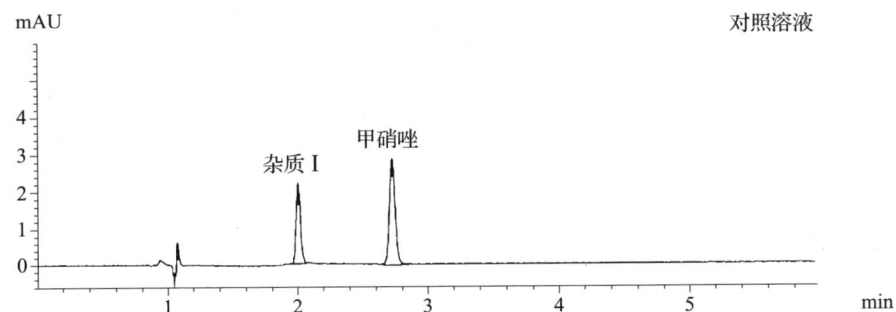

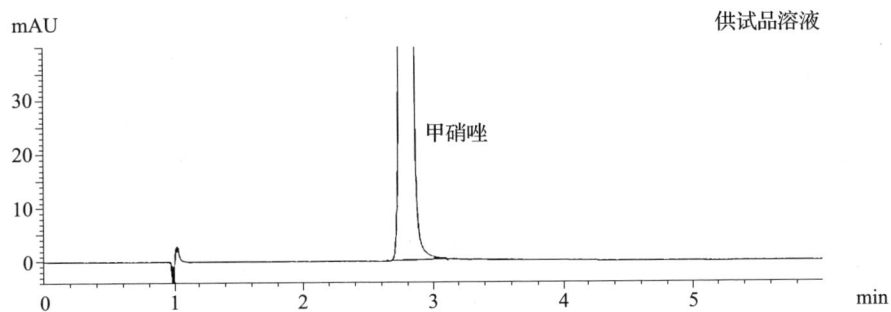

各型号色谱柱系统适用性数据汇总表

色谱柱名称	色谱柱规格	组分	保留时间（min）	理论板数	拖尾因子	分离度
ChromCore 120 C18	2.1mm×100mm，1.8μm	杂质Ⅰ	2.270	3041	1.23	/
		甲硝唑	3.047	4304	1.21	4.43
Endeavorsil C18	2.1mm×100mm，1.8μm	杂质Ⅰ	3.295	11910	1.27	/
		甲硝唑	4.513	16121	1.16	9.34
CAPCELL PAK IF2 C18	2.1mm×100mm，2μm	杂质Ⅰ	1.237	4417	1.33	/
		甲硝唑	1.653	5663	1.26	5.13
Acclaim RSLC 120 C18	2.1mm×100mm，2.2μm	杂质Ⅰ	1.265	3170	1.06	/
		甲硝唑	1.770	4355	1.11	5.12
ACQUITY UPLC BEH C18	2.1mm×100mm，1.7μm	杂质Ⅰ	1.144	14545	1.17	/
		甲硝唑	1.566	17195	1.12	9.98
Ultimate®UHPLC XB-C18	2.1mm×100mm，1.8μm	杂质Ⅰ	2.488	6552	1.44	/
		甲硝唑	3.403	9341	1.50	7.24
Poroshell 120 EC-C18	4.6mm×100mm，2.7μm	杂质Ⅰ	2.001	16945	1.16	/
		甲硝唑	2.729	18754	1.06	10.34

六、质谱图

1. 质谱条件

Agilent 6546 四极杆飞行时间质谱仪；离子源：AJS 源；正 / 负离子检测模式；一级质谱扫描范围 m/z：50~1200；二级质谱扫描范围 m/z：25~1000；碰撞能量：2、5、10、20、40V。

2. 质谱图

（1）甲硝唑质谱图

①正离子模式一级质谱图

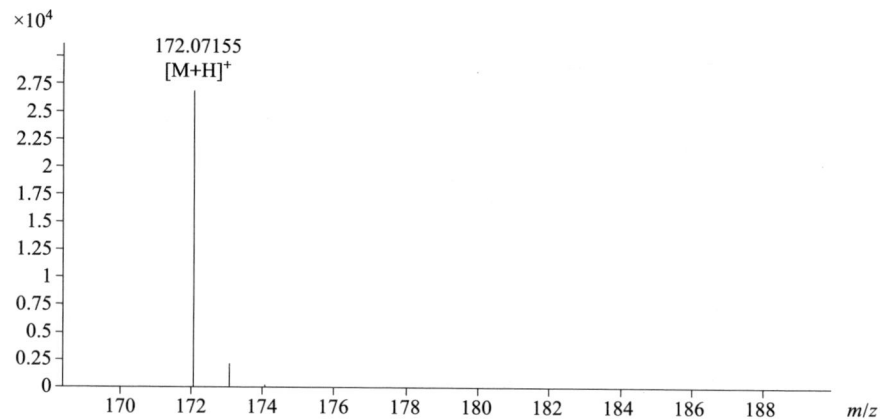

甲硝唑正离子模式下，准分子离子以［M+H］$^+$为主。

②正离子模式二级质谱图

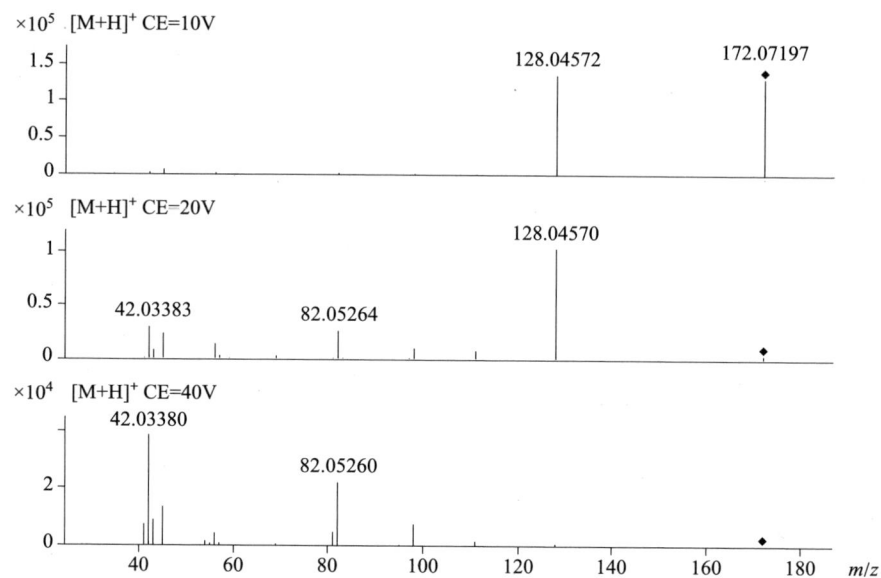

③负离子模式一级质谱图

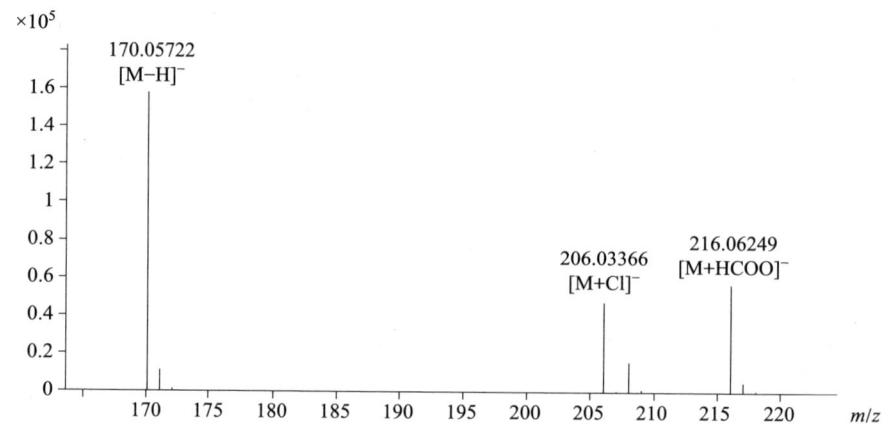

甲硝唑负离子模式下，准分子离子以［M-H］$^-$为主，另外可以观察到［M+Cl］$^-$和［M+HCOO］$^-$峰。

④负离子模式二级质谱图

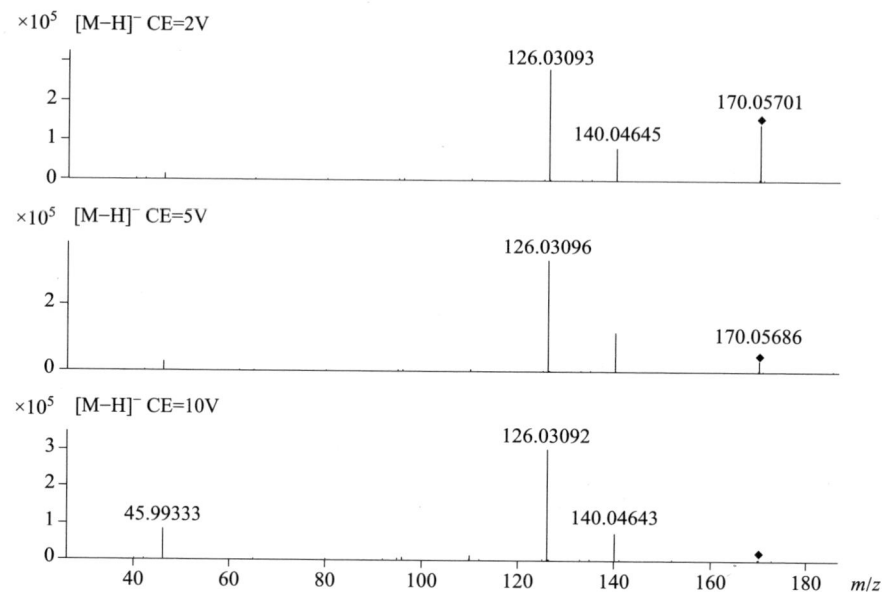

（2）杂质 I（2- 甲基 -5- 硝基咪唑）质谱图

①正离子模式一级质谱图

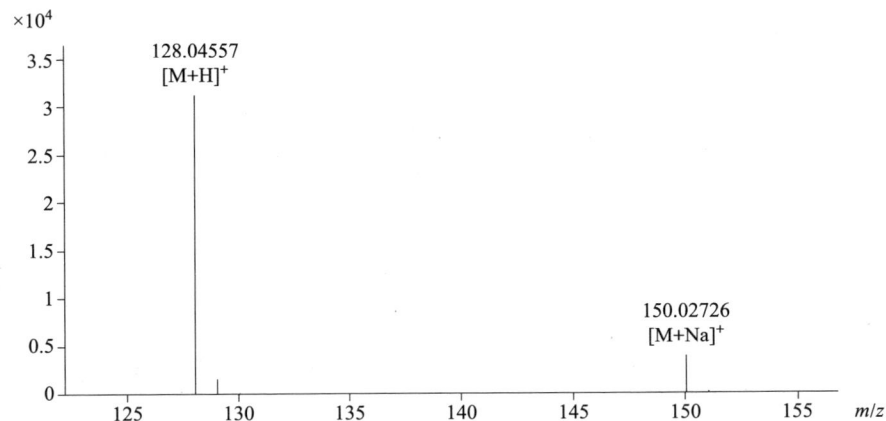

杂质 I 正离子模式下，准分子离子以［M+H］⁺为主，另外可以观察到［M+Na］⁺峰。

②正离子模式二级质谱图

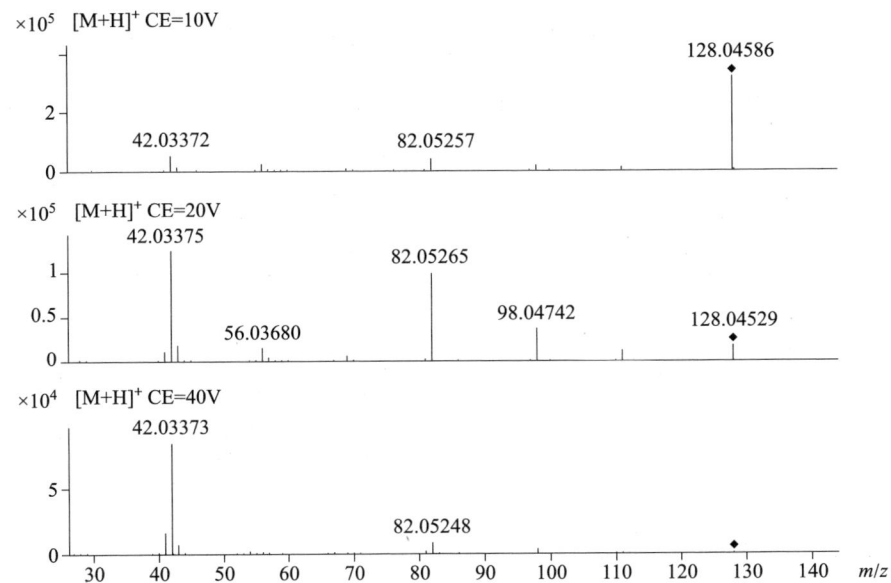

③负离子模式一级质谱图

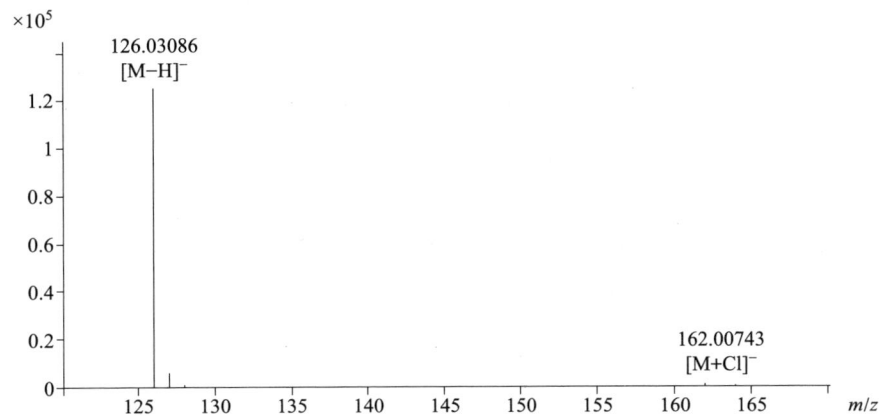

杂质 I 负离子模式下，准分子离子以［M-H］⁻为主，另外可以观察到极少量的［M+Cl］⁻峰。

④负离子模式二级质谱图

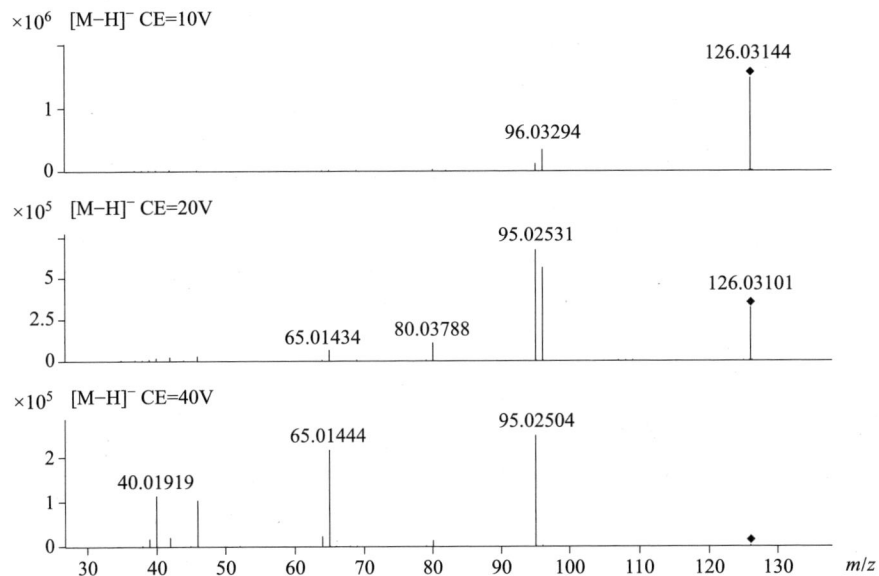

9　头孢曲松钠

Ceftriaxone Sodium

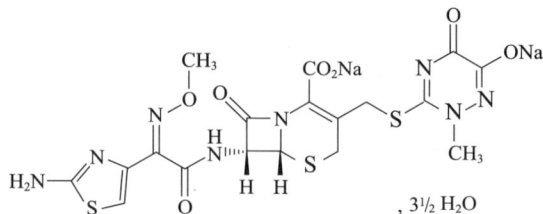

, 3½ H₂O

$C_{18}H_{16}N_8Na_2O_7S_3 \cdot 3\frac{1}{2}H_2O$　661.59　CAS 号：104376-79-6

本品为（6R,7R）-7-[[（2Z）-（2-氨基噻唑-4-基）（甲氧基亚氨基）乙酰基]氨基]-3-[[（2-甲基-6-羟基-5-氧代-2,5-二氢-1,2,4-三嗪-3-基）硫基]甲基]-8-氧代-5-硫杂-1-氮杂双环[4.2.0]辛-2-烯-2-羧酸二钠盐三倍半水合物。

一、基本信息

本品为白色或类白色结晶性粉末；无臭。在水中易溶，在甲醇中微溶，在乙醚中几乎不溶。

1. 执行标准

《中国药典》2020 年版二部，第 305 页　头孢曲松钠。

2. 试验用样品

头孢曲松钠，批号 201912005，上海上药新亚药业有限公司。

头孢曲松反式异构体，批号 130660-201702，中国食品药品检定研究院。

3. 杂质对照品信息

头孢曲松反式异构体

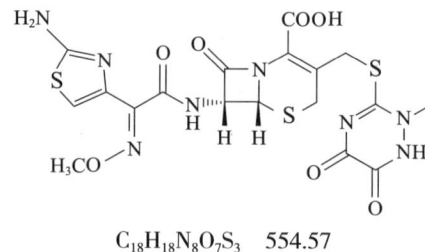

$C_{18}H_{18}N_8O_7S_3$　554.57

二、溶液配制（临用新制）

1. 系统适用性溶液

取头孢曲松对照品和头孢曲松反式异构体对照品各适量，加流动相溶解并稀释制成每 1ml 中分别含 0.22mg 的溶液。

2. 供试品溶液

取本品适量，加流动相溶解并稀释制成每 1ml 中约含 0.22mg 的溶液。

三、系统适用性要求

系统适用性溶液色谱图中，头孢曲松峰和头孢曲松反式异构体峰之间的分离度应大于 6.0。

四、高效液相色谱法

1. HPLC 色谱条件

色谱柱：用十八烷基硅烷键合硅胶为填充剂；流动相：0.02mol/L 正辛胺溶液 - 乙腈（73∶27）并用磷酸调节 pH 值至 6.5；检测波长：254nm；进样体积：20μl，记录色谱图至主成分峰保留时间的 3.5 倍。

2. 系统适用性溶液色谱图

色谱柱：ChromCore 120 C18，4.6mm×250mm，5μm
仪器：Thermo Fisher Scientific Ultimate 3000

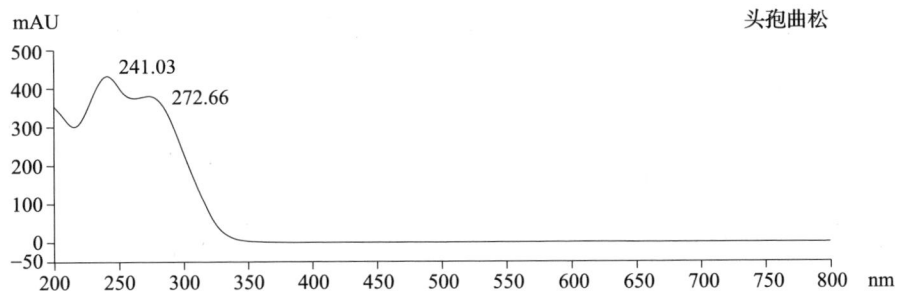

3. 紫外光谱图

头孢曲松

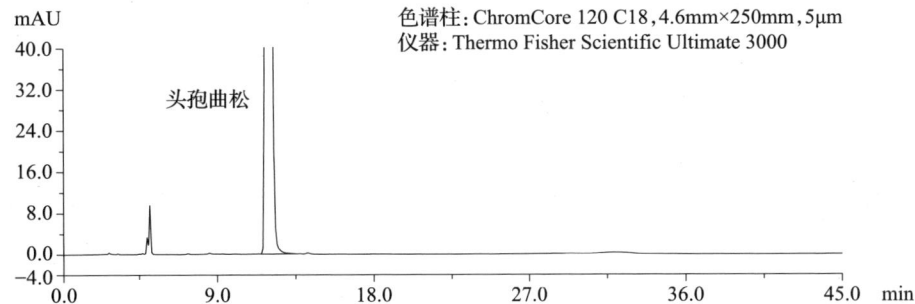

头孢曲松反式异构体

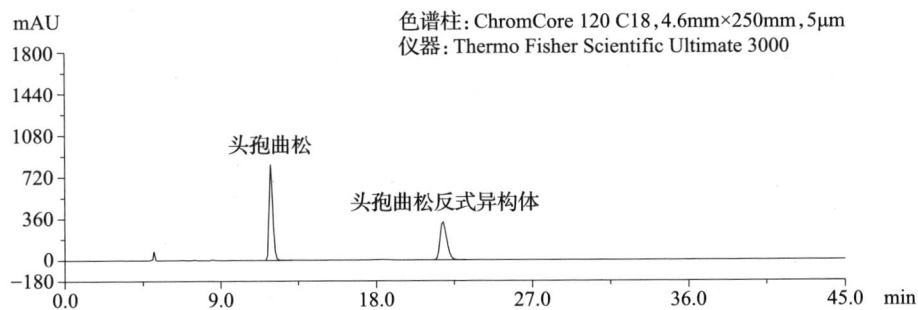

4. 供试品溶液有关物质色谱图

色谱柱：ChromCore 120 C18，4.6mm×250mm，5μm
仪器：Thermo Fisher Scientific Ultimate 3000

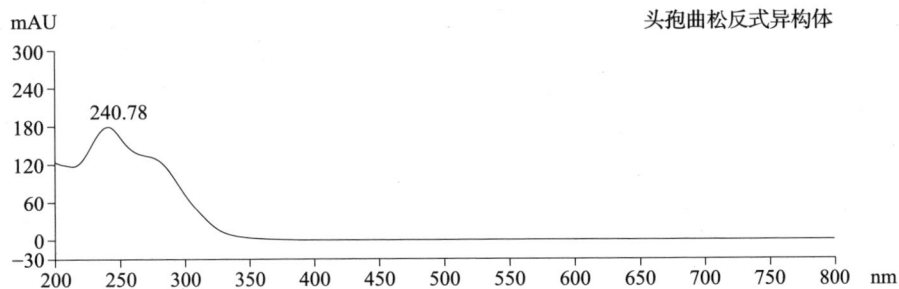

5. 其他型号色谱柱系统适用性色谱图及数据汇总表

色谱柱：Diamonsil Plus C18-A，4.6mm×250mm，5μm
仪器：Shimadzu LC-20A

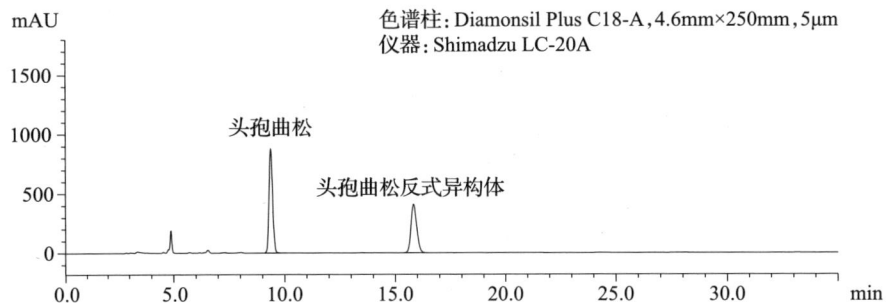

色谱柱：Discovery C18，4.6mm×250mm，5μm
仪器：Waters Alliance e2695

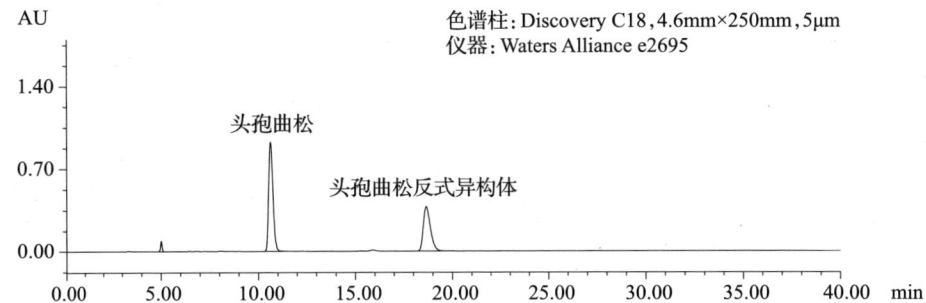

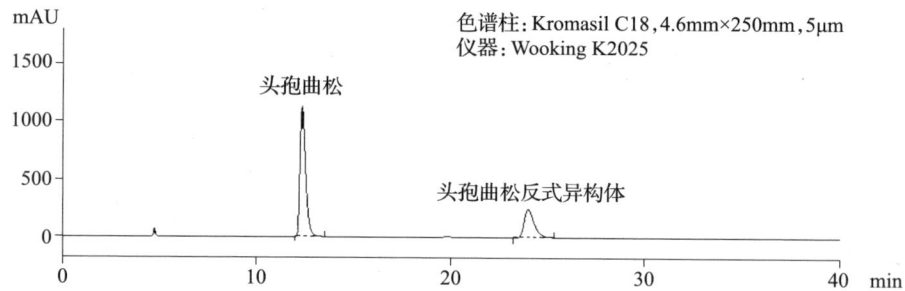

色谱柱: Kromasil C18, 4.6mm×250mm, 5μm
仪器: Wooking K2025

头孢曲松

头孢曲松反式异构体

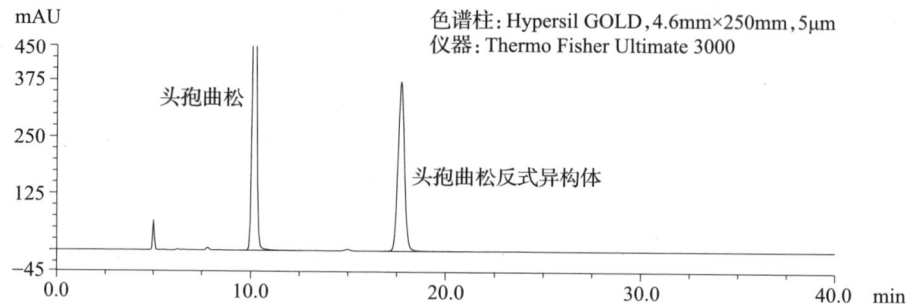

色谱柱: Hypersil GOLD, 4.6mm×250mm, 5μm
仪器: Thermo Fisher Ultimate 3000

头孢曲松

头孢曲松反式异构体

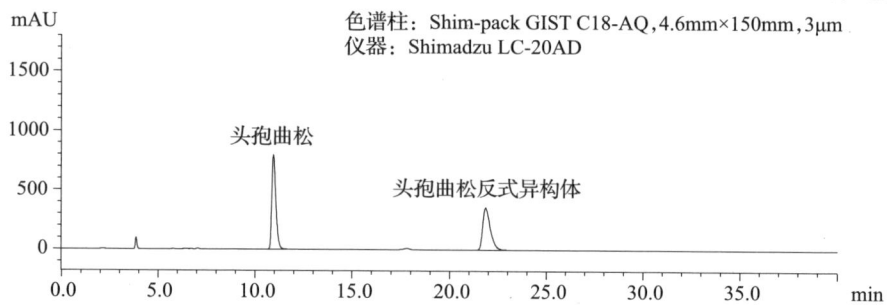

色谱柱: Shim-pack GIST C18-AQ, 4.6mm×150mm, 3μm
仪器: Shimadzu LC-20AD

头孢曲松

头孢曲松反式异构体

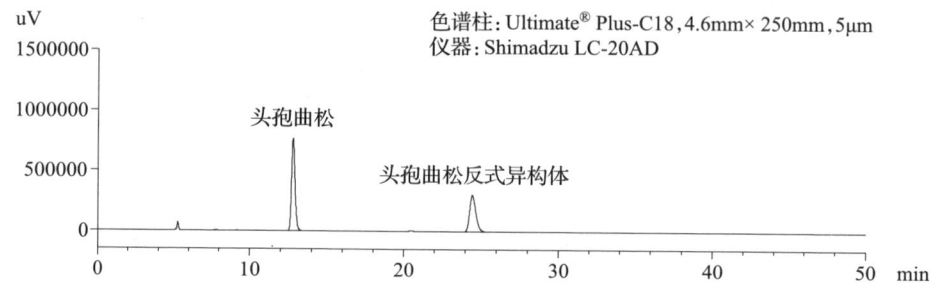

色谱柱: Ultimate® Plus-C18, 4.6mm×250mm, 5μm
仪器: Shimadzu LC-20AD

头孢曲松

头孢曲松反式异构体

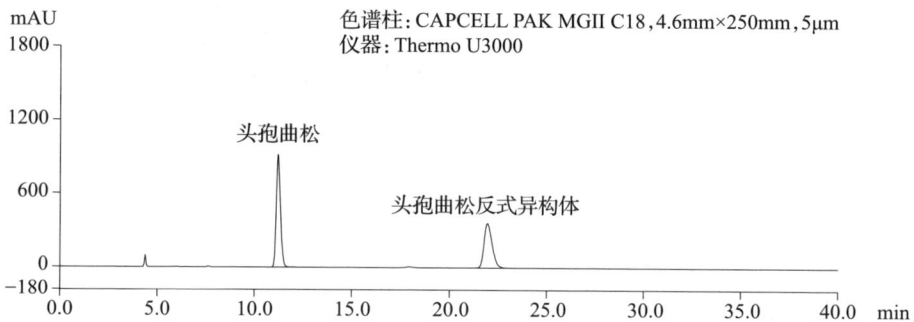

色谱柱: CAPCELL PAK MGII C18, 4.6mm×250mm, 5μm
仪器: Thermo U3000

头孢曲松

头孢曲松反式异构体

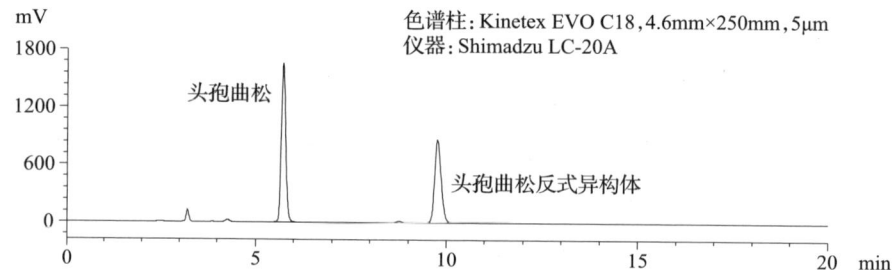

色谱柱: Kinetex EVO C18, 4.6mm×250mm, 5μm
仪器: Shimadzu LC-20A

头孢曲松

头孢曲松反式异构体

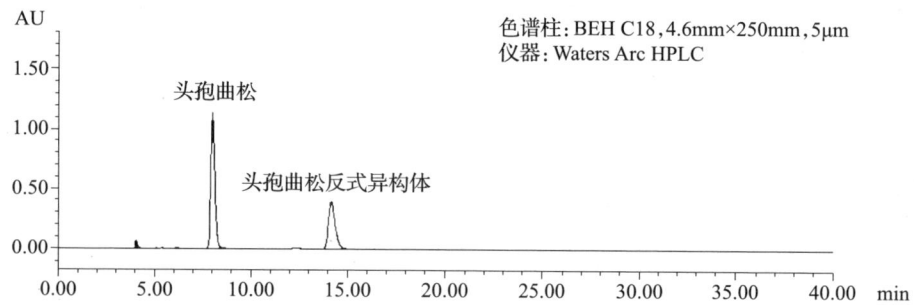

色谱柱: BEH C18, 4.6mm×250mm, 5μm
仪器: Waters Arc HPLC

头孢曲松

头孢曲松反式异构体

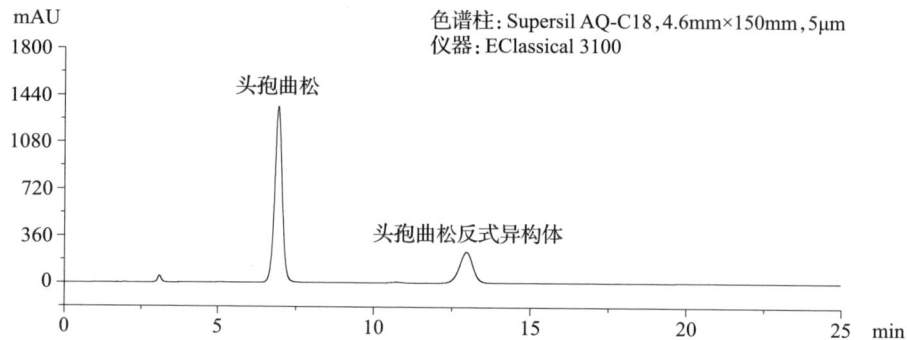

色谱柱: Supersil AQ-C18, 4.6mm×150mm, 5μm
仪器: EClassical 3100

头孢曲松

头孢曲松反式异构体

各型号色谱柱系统适用性数据汇总表

色谱柱名称	色谱柱规格	组分	保留时间（min）	理论板数	拖尾因子	分离度	备注
ChromCore 120 C18	4.6mm×250mm，5μm	头孢曲松	11.890	14638	1.31	/	柱温：25℃ 流速：1ml/min
		头孢曲松反式异构体	21.843	15723	1.30	18.26	
Diamonsil Plus C18-A	4.6mm×250mm，5μm	头孢曲松	9.364	14577	1.15	/	柱温：30℃ 流速：1ml/min
		头孢曲松反式异构体	15.827	16864	1.16	16.2	
Discovery C18	4.6mm×250mm，5μm	头孢曲松	10.635	10717	1.24	/	柱温：30℃ 流速：1ml/min
		头孢曲松反式异构体	18.662	12320	1.34	14.59	
Kromasil C18	4.6mm×250mm，5μm	头孢曲松	12.383	8893	1.61	/	柱温：25℃ 流速：1ml/min
		头孢曲松反式异构体	23.965	10599	1.59	15.91	
Shim-pack GIST C18-AQ	4.6mm×150mm，3μm	头孢曲松	10.935	12095	1.50	/	柱温：30℃ 流速：1ml/min
		头孢曲松反式异构体	21.840	14219	1.57	19.30	
CAPCELL PAK MGII C18	4.6mm×250mm，5μm	头孢曲松	11.200	13054	1.61	/	柱温：25℃ 流速：1.2ml/min
		头孢曲松反式异构体	21.937	13131	1.61	18.55	
BEH C18	4.6mm×250mm，5μm	头孢曲松	8.026	7197	1.38	/	柱温：30℃ 流速：1ml/min
		头孢曲松反式异构体	14.140	7652	1.37	11.93	
Hypersil GOLD	4.6mm×250mm，5μm	头孢曲松	10.157	13779	1.13	/	柱温：25℃ 流速：1ml/min
		头孢曲松反式异构体	17.703	14163	1.08	16.04	
Ultimate®Plus-C18	4.6mm×250mm，5μm	头孢曲松	12.777	14417	1.28	/	柱温：30℃ 流速：1ml/min
		头孢曲松反式异构体	24.433	16750	1.28	19.74	
Kinetex EVO C18	4.6mm×250mm，5μm	头孢曲松	5.711	10588	1.15	/	柱温：25℃ 流速：1ml/min
		头孢曲松反式异构体	9.757	14491	1.19	14.81	
Supersil AQ-C18	4.6mm×150mm，5μm	头孢曲松	6.922	4100	1.02	/	柱温：35℃ 流速：1ml/min
		头孢曲松反式异构体	12.975	4600	0.96	10.11	

五、超高效液相色谱法

1. UHPLC 方法一

（1）色谱条件　仪器：Thermo Fisher Scientific Ultimate 3000；色谱柱：ChromCore 120 C18，2.1mm×100mm，1.8μm；柱温：25℃；流动相：0.02mol/L 正辛胺溶液 - 乙腈（73 : 27）并用磷酸调节 pH 值至6.5；流速：0.25ml/min；检测波长：254nm；进样体积：5μl，记录色谱图至主成分峰保留时间的 3.5 倍。

（2）色谱图

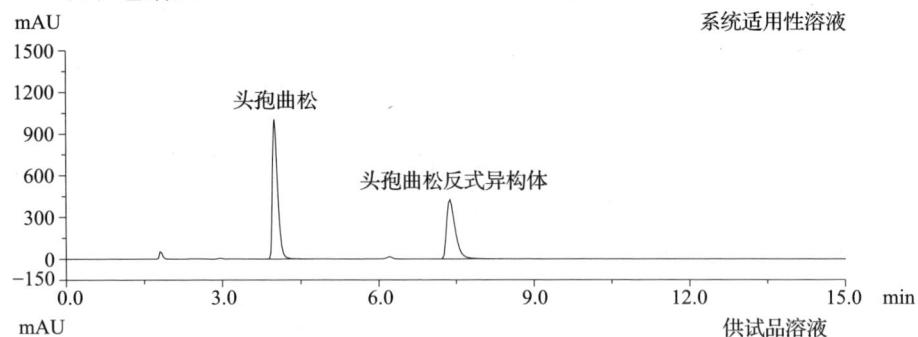

系统适用性溶液

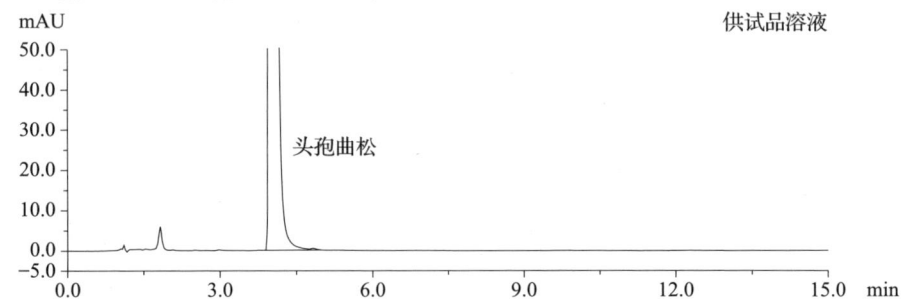

供试品溶液

2. UHPLC 方法二

（1）色谱条件　仪器：Thermo Vanquish Flex；色谱柱：CAPCELL CORE C18，2.1mm×100mm，2.7μm；柱温：40℃；流动相：0.02mol/L 正辛胺溶液 - 乙腈（73：27）并用磷酸调节 pH 值至 6.5；流速：0.4ml/min；检测波长：254nm；进样体积：2μl，记录色谱图至主成分峰保留时间的 3.5 倍。

（2）色谱图

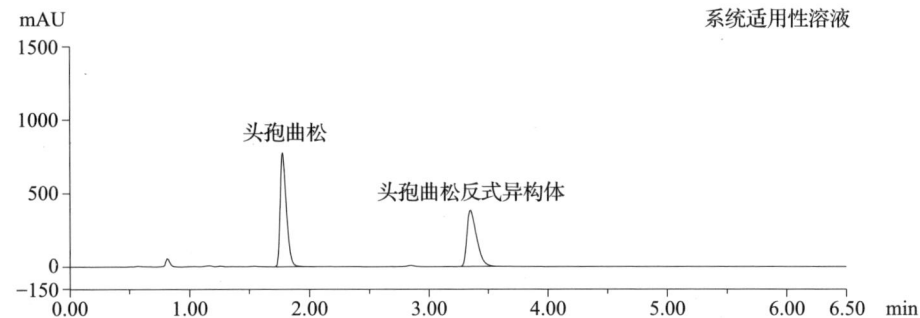

系统适用性溶液

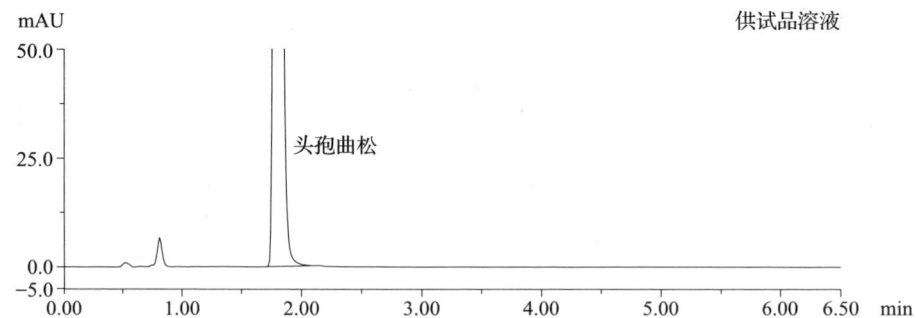

供试品溶液

3. UHPLC 方法三

（1）色谱条件　仪器：Thermo Fisher Vanquish Flex；色谱柱：Hypersil GOLD VANQUISH，2.1mm×100mm，1.9μm；柱温：25℃；流动相：0.02mol/L 正辛胺溶液 - 乙腈（73：27）并用磷酸调节 pH 值至 6.5；流速：0.5ml/min；检测波长：254nm；进样体积：2μl，记录色谱图至主成分峰保留时间的 3.5 倍。

（2）色谱图

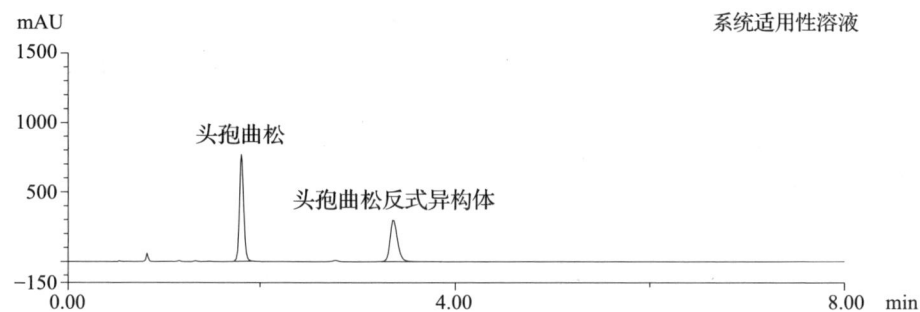

系统适用性溶液

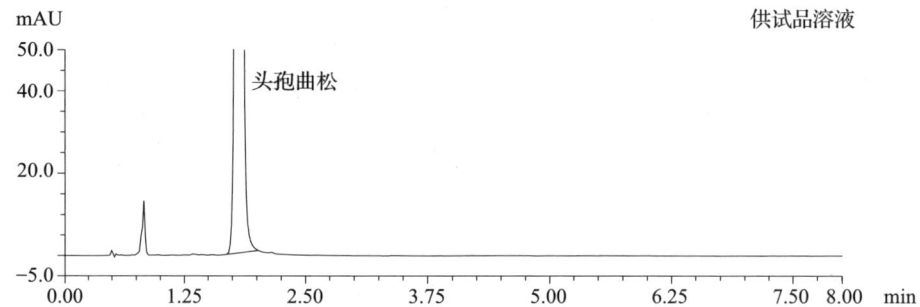

供试品溶液

4. UHPLC 方法四

（1）色谱条件　仪器：Waters ACQUITY UHPLC H-Class；色谱柱：ACQUITY UHPLC BEH C18，2.1mm×100mm，1.7μm；柱温：30℃；流动相：0.02mol/L 正辛胺溶液 - 乙腈（73∶27）并用磷酸调节 pH 值至 6.5；流速：0.5ml/min；检测波长：254nm；进样体积：2μl，记录色谱图至主成分峰保留时间的 3.5 倍。

（2）色谱图

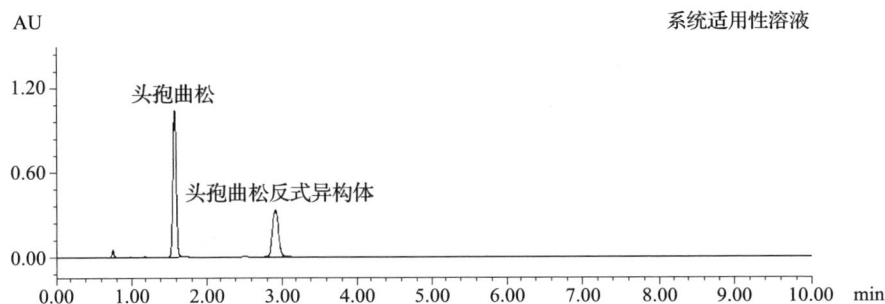

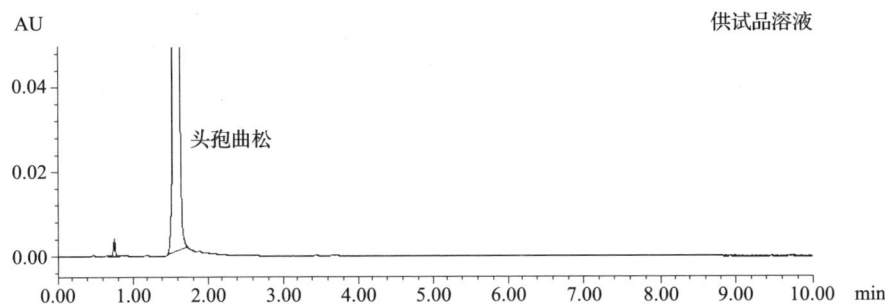

5. UHPLC 方法五

（1）色谱条件　仪器：Agilent 1260 Infinity Ⅱ；色谱柱：Poroshell 120 EC-C18，4.6mm×100mm，2.7μm；柱温：20℃；流动相：以 0.02mol/L 正辛胺溶液 - 乙腈（73∶27）并用磷酸调节 pH 值至 6.5；流速：1.0ml/min；检测波长：254nm；进样体积：8μl，记录色谱图至主成分峰保留时间的 3.5 倍。

（2）色谱图

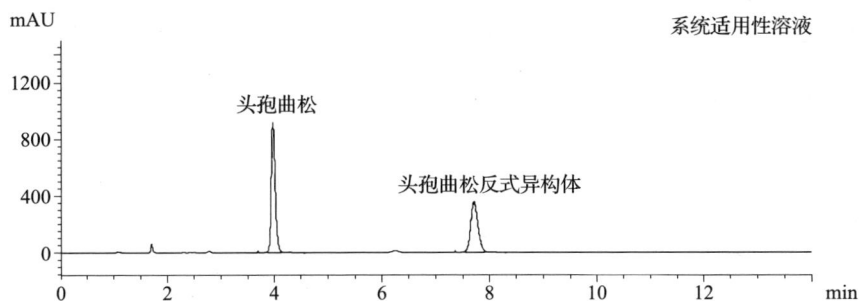

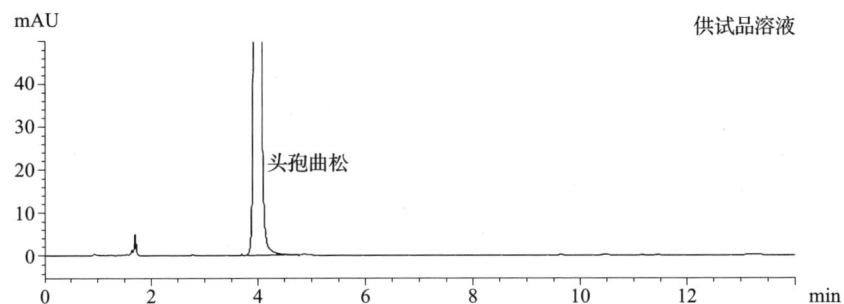

各型号色谱柱系统适用性数据汇总表

色谱柱名称	色谱柱规格	组分	保留时间（min）	理论板数	拖尾因子	分离度
ChromCore 120 C18	2.1mm×100mm，1.8μm	头孢曲松	4.000	8068	1.68	/
		头孢曲松反式异构体	7.373	9966	1.71	14.25
CAPCELL CORE C18	2.1mm×100mm，2.7μm	头孢曲松	1.777	5838	1.97	/
		头孢曲松反式异构体	3.348	7989	2.18	12.94
Hypersil GOLD VANQUISH	2.1mm×100mm，1.9μm	头孢曲松	1.808	8947	1.17	/
		头孢曲松反式异构体	3.368	10121	1.24	14.83

续表

色谱柱名称	色谱柱规格	组分	保留时间（min）	理论板数	拖尾因子	分离度
ACQUITY UHPLC BEH C18	2.1mm×100mm, 1.7μm	头孢曲松	1.572	5971	1.06	/
		头孢曲松反式异构体	2.906	6180	1.05	11.63
Poroshell 120 EC-C18	4.6mm×100mm, 2.7μm	头孢曲松	3.977	13907	1.31	/
		头孢曲松反式异构体	7.710	15504	1.18	19.57

六、质谱图

1. 质谱条件

Agilent 6546 四极杆飞行时间质谱仪；离子源：AJS 源；正 / 负离子检测模式；一级质谱扫描范围 m/z：50~1200；二级质谱扫描范围 m/z：25~1000；碰撞能量：10、20、40V。

2. 质谱图

（1）头孢曲松钠质谱图

①正离子模式一级质谱图

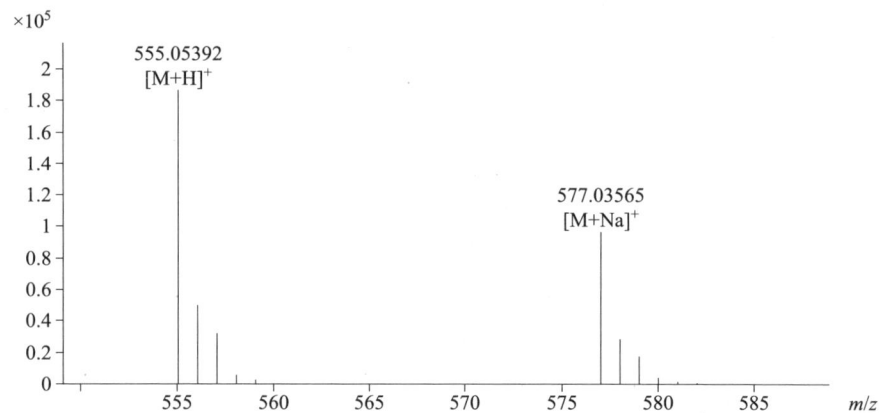

头孢曲松钠正离子模式下，准分子离子以头孢曲松的［M+H］$^+$ 为主，另外可以观察到头孢曲松的［M+Na］$^+$ 峰。

②正离子模式二级质谱图

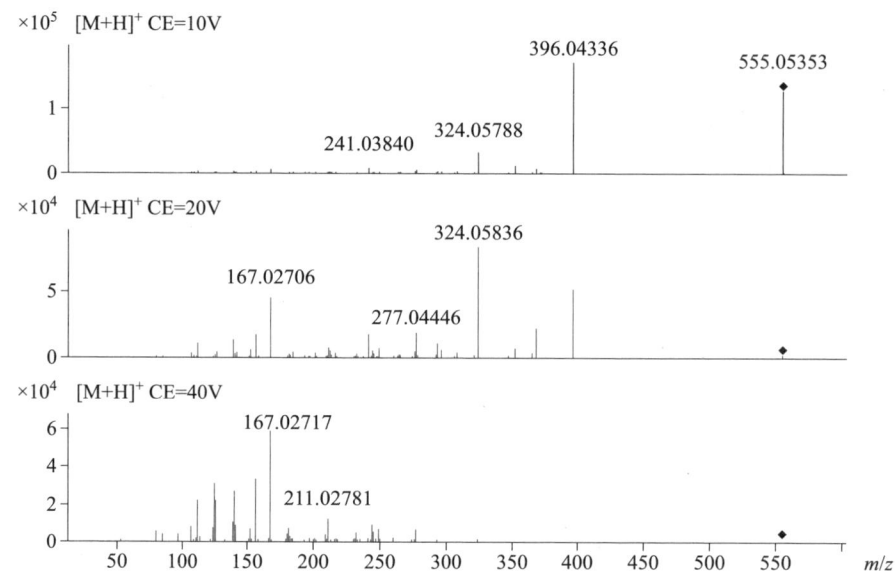

③负离子模式一级质谱图

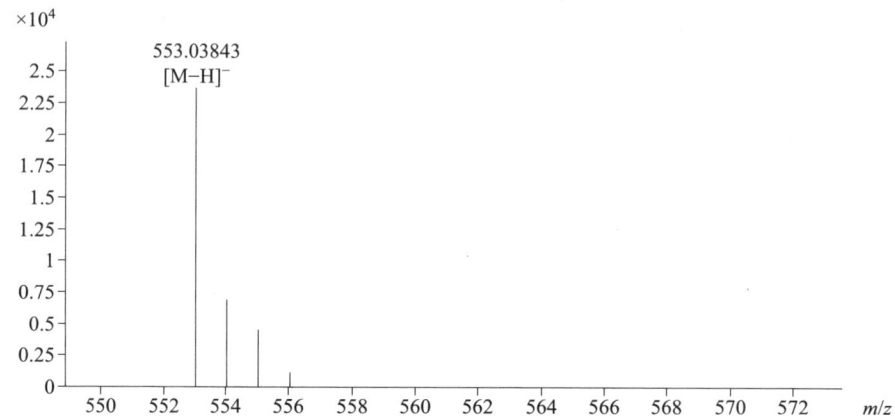

头孢曲松钠负离子模式下，准分子离子以头孢曲松的［M−H］$^-$ 为主。

④负离子模式二级质谱图

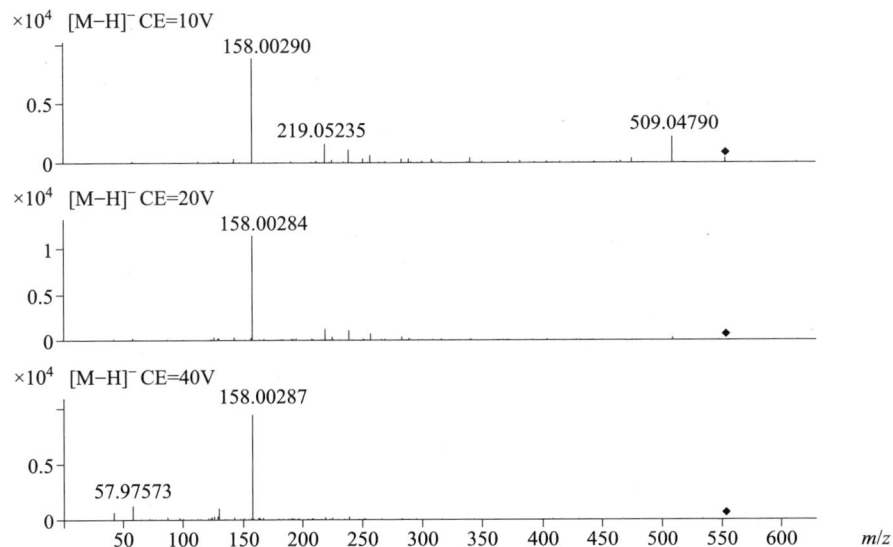

②正离子模式二级质谱图

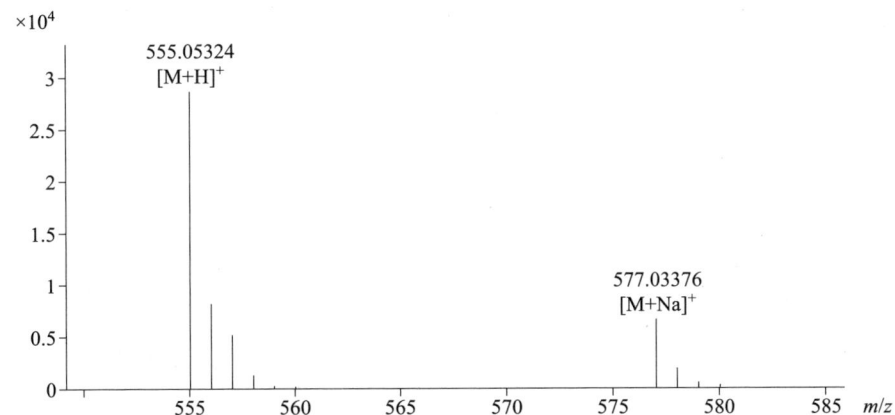

（2）头孢曲松反式异构体质谱图

①正离子模式一级质谱图

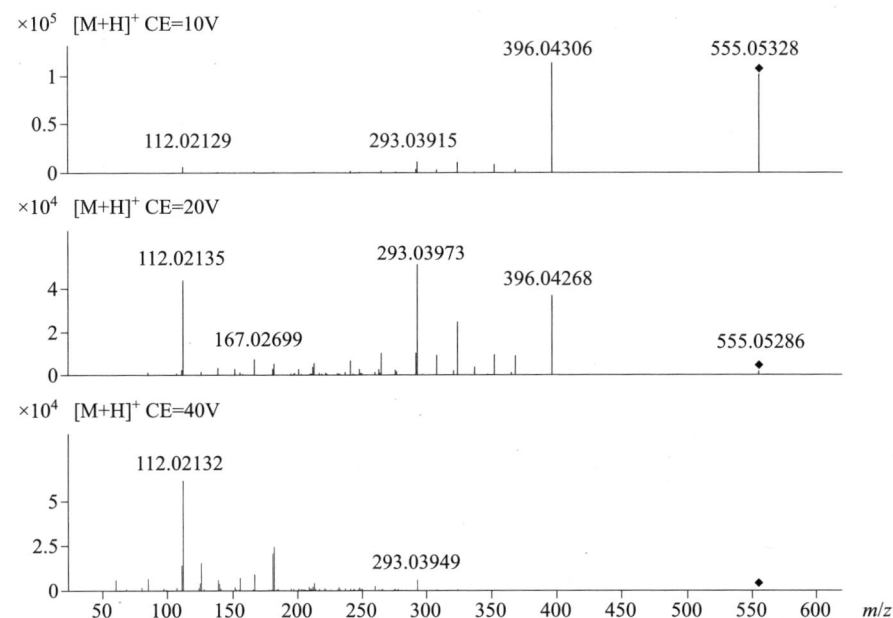

③负离子模式一级质谱图

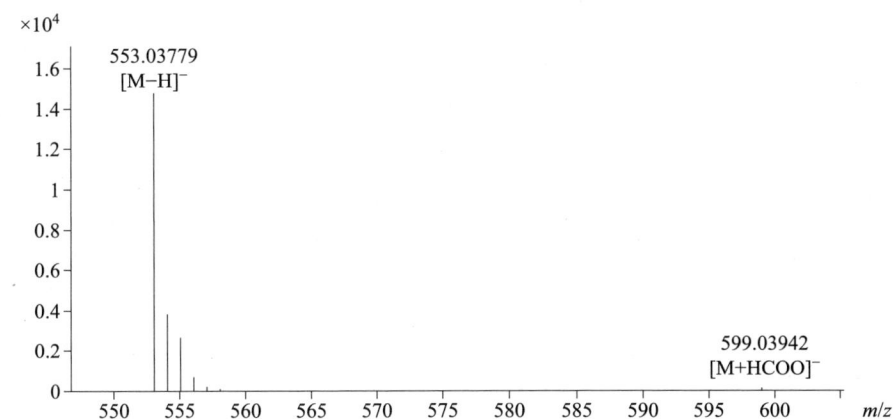

头孢曲松反式异构体正离子模式下,准分子离子以［M+H］$^+$为主,另外可以观察到［M+Na］$^+$峰。

头孢曲松反式异构体负离子模式下,准分子离子以［M-H］⁻为主,另外可以观察到极少量的［M+HCOO］⁻峰。

④负离子模式二级质谱图

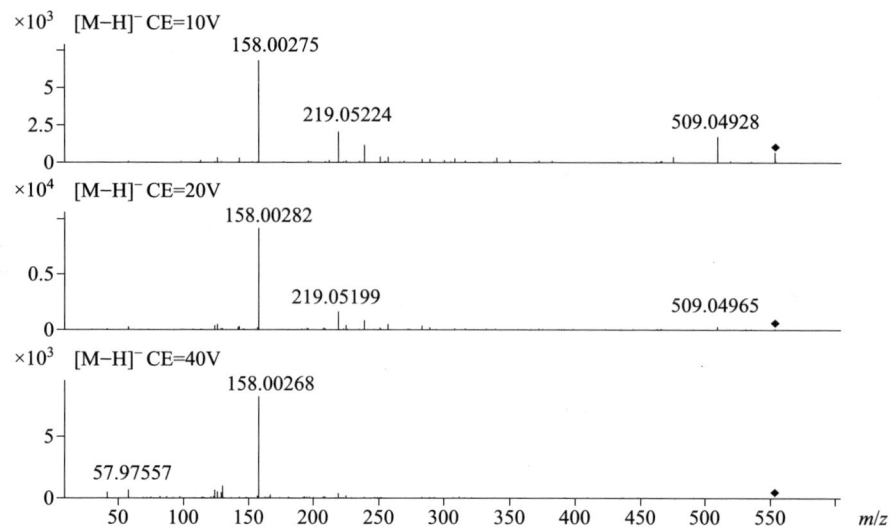

10　头孢唑林钠

Cefazolin Sodium

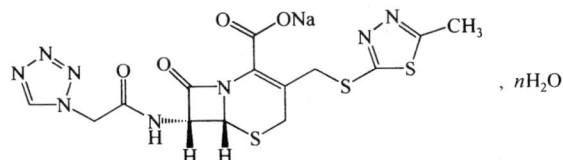

n=0，$C_{14}H_{13}N_8NaO_4S_3$　476.48　CAS 号：27164-46-1

n=5，$C_{14}H_{13}N_8NaO_4S_3 \cdot 5H_2O$　566.60

本品为（6R，7R）-3-[[（5-甲基 -1，3，4-噻二唑 -2-基）硫基］甲基]-7-[（1H-四氮唑 -1-基）乙酰氨基]-8-氧代 -5-硫杂 -1-氮杂双环［4.2.0］辛 -2-烯 -2-甲酸钠盐五水合物或无水物。

一、基本信息

本品为白色或类白色粉末或结晶性粉末；无臭；易引湿。在水中易溶，在甲醇中微溶，在乙醇、丙酮中几乎不溶。

1. 执行标准

《中国药典》2020 年版二部，第 344 页　头孢唑林钠。

2. 试验用样品

头孢唑林钠，批号 0317HK81B，齐鲁安替制药有限公司。

杂质 A，批号 WST-0244GK81A，齐鲁安替制药有限公司。

杂质 E，批号 WST-190102003，齐鲁安替制药有限公司。

3. 杂质对照品信息

杂质 A　（6R，7R）-7-氨基 -3-[[（5-甲基 -1，3，4-噻二唑 -2-基）硫基］甲基]-8-氧代 -5-硫杂 -1-氮杂双环［4.2.0］辛 -2-烯 -2-羧酸

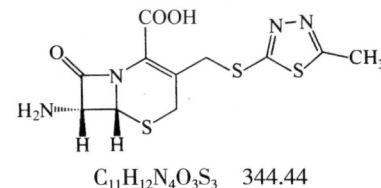

$C_{11}H_{12}N_4O_3S_3$　344.44

杂质 E　5-甲基 -1，3，4-噻二唑 -2-硫醇

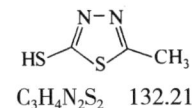

$C_3H_4N_2S_2$　132.21

二、溶液配制（临用新制）

1. 系统适用性溶液

取头孢唑林钠约 10mg，加 0.2% 氢氧化钠溶液 10ml 使溶解，静置 15~30 分钟，精密量取 1ml，置 10ml 量瓶中，用流动相 A 稀释至刻度，摇匀，取杂质 E 对照品和杂质 A 对照品适量，加上述溶液溶解并稀释制成每 1ml 中各含 0.1mg 的溶液。

2. 供试品溶液

取本品适量，加流动相 A 溶解并稀释制成每 1ml 中含 2.5mg 的溶液。

三、系统适用性要求

系统适用性溶液色谱图中，按杂质 E、杂质 A 和头孢唑林的顺序洗脱。杂质 A 峰与头孢唑林峰之间的分离度应不小于 2.0，头孢唑林峰与相对保留时间约为 0.97（杂质 1）和 1.05（杂质 2）处的杂质峰之间的分离度均应符合要求。

四、高效液相色谱法

1. HPLC 色谱条件

色谱柱：用十八烷基硅烷键合硅胶为填充剂；柱温：45℃；流动相：流动相 A 为磷酸盐缓冲液（取十二水合磷酸氢二钠 2.91g 与磷酸二氢钾 0.71g,加水溶解并稀释至 1000ml）,流动相 B 为乙腈,按下表进行线性梯度洗脱；流速：1.2ml/min；检测波长：254nm；进样体积：10μl。

时间（min）	流动相 A（%）	流动相 B（%）
0	98	2
2	98	2
4	85	15
10	60	40
11.5	35	65
12	35	65
15	98	2
21	98	2

2. 系统适用性溶液色谱图

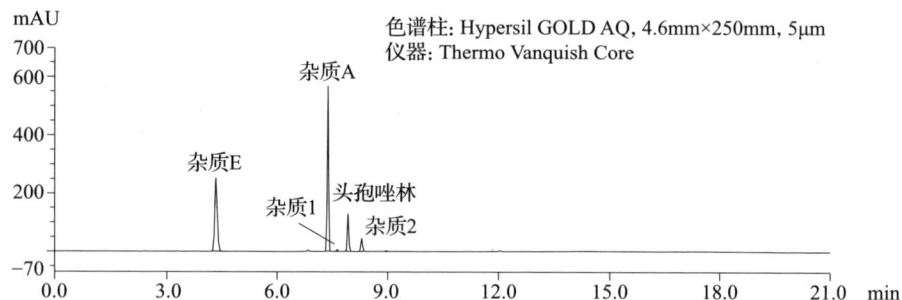

色谱柱: Hypersil GOLD AQ, 4.6mm×250mm, 5μm
仪器: Thermo Vanquish Core

3. 紫外光谱图

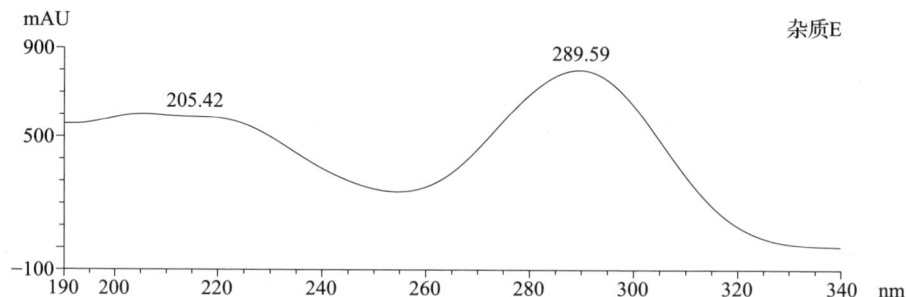

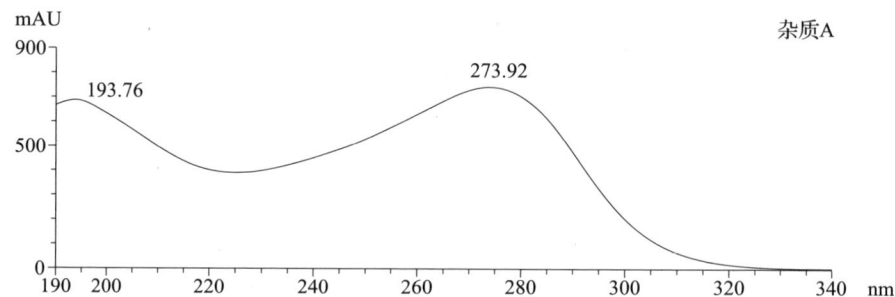

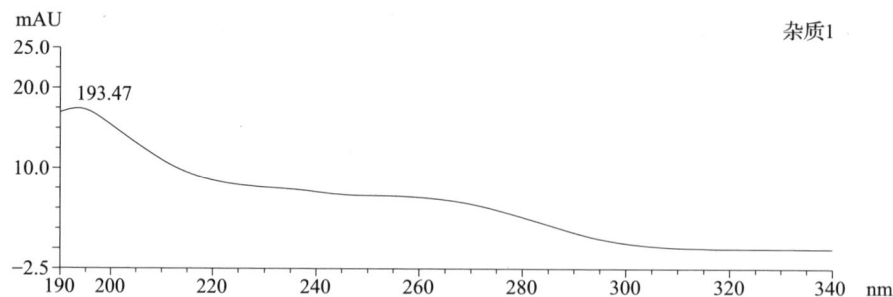

5. 其他型号色谱柱系统适用性色谱图及数据汇总表

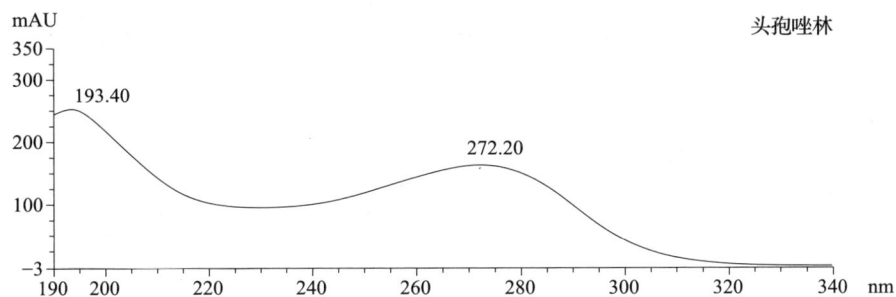

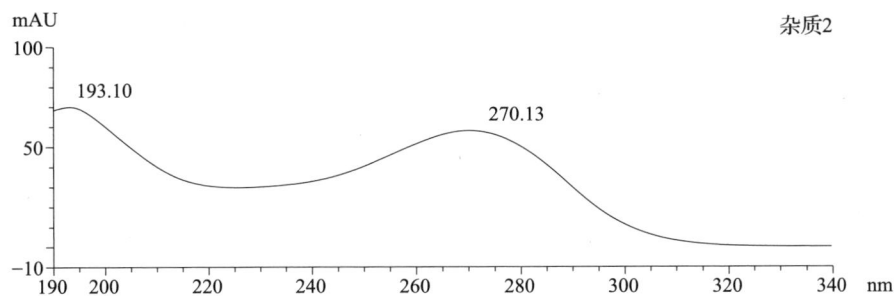

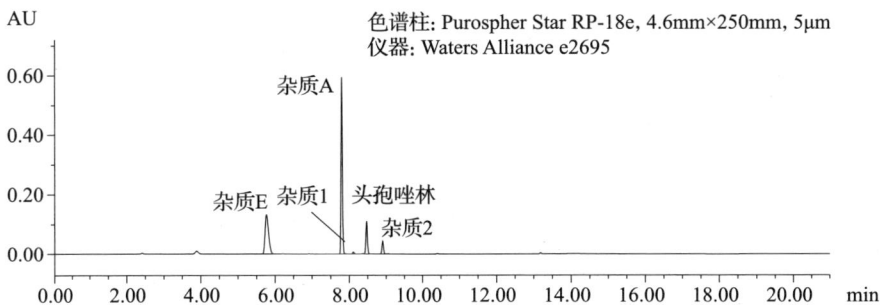

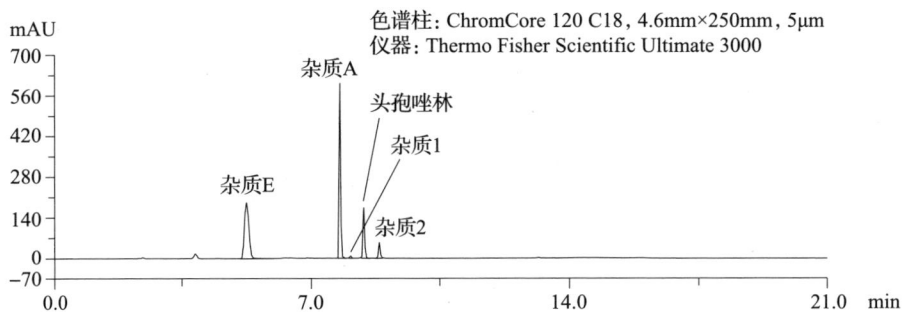

色谱柱: Puropsher Star RP-18e, 4.6mm×250mm, 5μm
仪器: Waters Alliance e2695

色谱柱: ChromCore 120 C18, 4.6mm×250mm, 5μm
仪器: Thermo Fisher Scientific Ultimate 3000

4. 供试品溶液有关物质色谱图

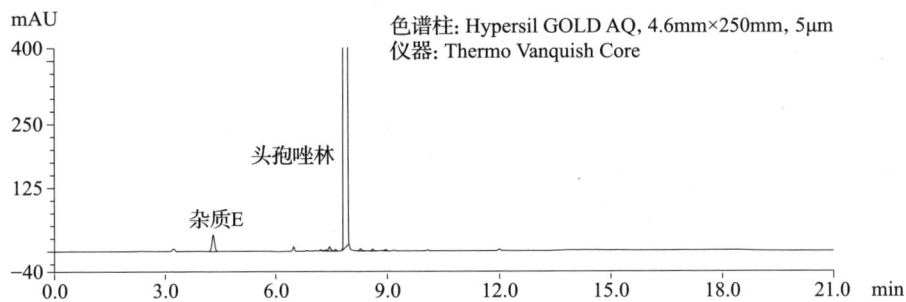

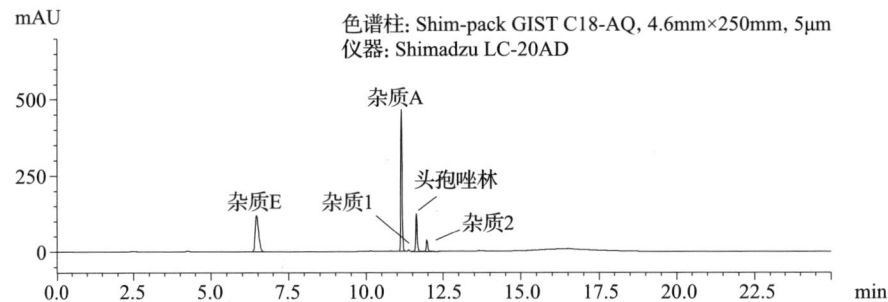

色谱柱: Hypersil GOLD AQ, 4.6mm×250mm, 5μm
仪器: Thermo Vanquish Core

色谱柱: Shim-pack GIST C18-AQ, 4.6mm×250mm, 5μm
仪器: Shimadzu LC-20AD

色谱柱: CAPCELL PAK MGII C18, 4.6mm×250mm, 5μm
仪器: Thermo U3000

色谱柱: YMC-Triart C18; 4.6mm×250mm, 5μm
仪器: Shimadzu LC-20AT

色谱柱: Blossmate®Aqs-C18, 4.6mm×250mm, 5μm
仪器: Waters 2695

色谱柱: Gemini NX-C18, 4.6mm×250mm, 5μm
仪器: Shimadzu LC-20A

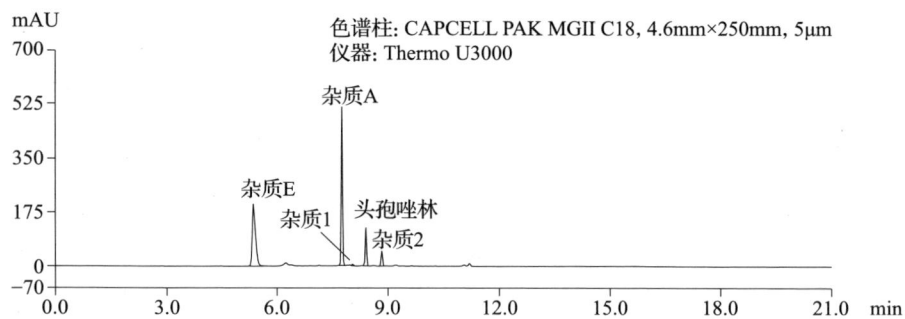

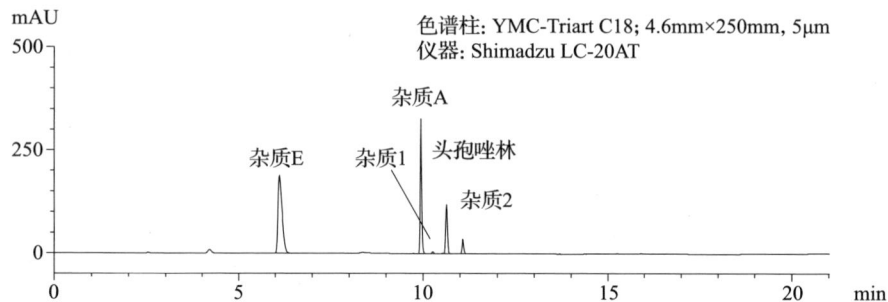

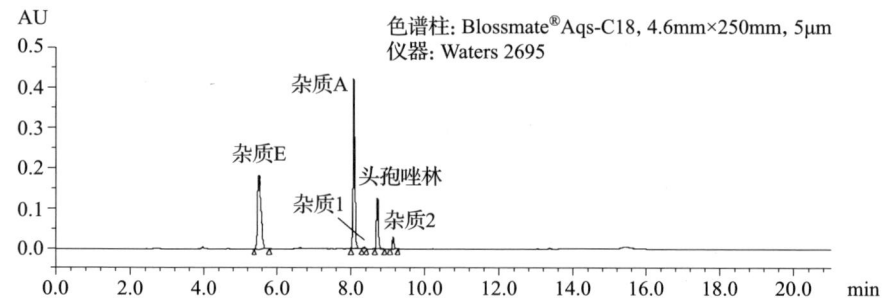

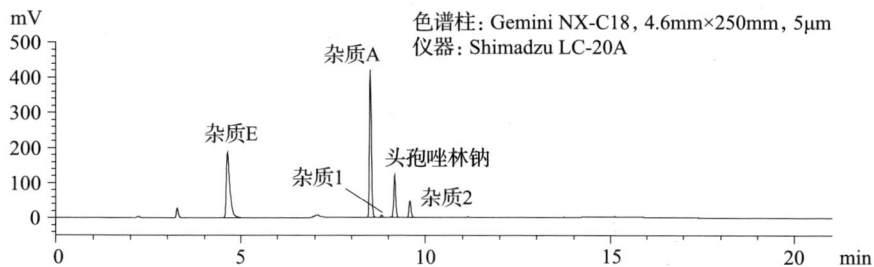

各型号色谱柱系统适用性数据汇总表

色谱柱名称	色谱柱规格	组分	保留时间（min）	理论板数	拖尾因子	分离度
Hypersil GOLD AQ	4.6mm × 250mm, 5μm	杂质 E	4.330	18792	1.16	/
		杂质 A	7.387	216487	1.00	32.20
		杂质 1	7.637	182398	0.75	3.70
		头孢唑林	7.930	190799	1.01	4.07
		杂质 2	8.300	192853	0.96	4.99
Purospher Star RP-18e	4.6mm × 250mm, 5μm	杂质 E	5.764	16600	1.38	/
		杂质 A	7.805	211449	1.15	16.18
		杂质 1	8.113	186303	1.03	4.34
		头孢唑林	8.467	194807	1.06	4.64
		杂质 2	8.902	203155	1.07	5.52
ChromCore 120 C18	4.6mm × 250mm, 5μm	杂质 E	5.240	10062	1.21	/
		杂质 A	7.773	189131	1.07	18.07
		杂质 1	8.060	142570	0.95	3.65
		头孢唑林	8.420	157604	1.02	4.23
		杂质 2	8.847	159542	1.00	4.92
Shim-pack GIST C18-AQ	4.6mm × 250mm, 5μm	杂质 E	6.457	13587	1.39	/
		杂质 A	11.136	220643	1.27	29.58
		杂质 1	11.376	216980	1.19	2.48
		头孢唑林	11.628	203199	1.20	2.52
		杂质 2	11.971	202904	1.19	3.27
CAPCELL PAK MGII C18	4.6mm × 250mm, 5μm	杂质 E	5.367	17736	2.04	/
		杂质 A	7.757	254734	1.09	21.47
		杂质 1	8.050	246584	0.99	4.64
		头孢唑林	8.407	247279	0.96	5.38
		杂质 2	8.833	262462	0.97	6.25

续表

色谱柱名称	色谱柱规格	组分	保留时间（min）	理论板数	拖尾因子	分离度
YMC-Triart C18	4.6mm×250mm，5μm	杂质 E	6.109	12262	1.70	/
		杂质 A	9.944	171305	1.19	24.21
		杂质 1	10.262	165770	1.14	3.23
		头孢唑林	10.634	172097	1.14	3.66
		杂质 2	11.075	189299	1.15	4.32
Blossmate®Aqs-C18	4.6mm×250mm，5μm	杂质 E	5.513	16744	1.32	/
		杂质 A	8.065	125872	1.14	19.2
		杂质 1	8.346	138837	0.98	3.13
		头孢唑林	8.707	129346	1.18	3.72
		杂质 2	9.137	153339	1.08	4.41
Gemini NX-C18	4.6mm×250mm，5μm	杂质 E	4.634	9558	1.84	/
		杂质 A	8.510	101784	1.23	26.16
		杂质 1	8.813	104043	1.32	2.80
		头孢唑林	9.165	105932	1.17	3.17
		杂质 2	9.581	112681	1.18	3.67

五、超高效液相色谱法

1. UHPLC 方法一

（1）色谱条件　仪器：Thermo Vanquish；色谱柱：CAPCELL PAK IF2 C18，2.1mm×100mm，2μm；柱温：45℃；流动相：流动相 A 为磷酸盐缓冲液（取十二水合磷酸氢二钠 2.91g 与磷酸二氢钾 0.71g，加水溶解并稀释至 1000ml），流动相 B 为乙腈，按下表进行线性梯度洗脱；流速：0.5ml/min；检测波长：254nm；进样体积：1μl。

时间（min）	流动相 A（%）	流动相 B（%）
0.00	98	2
0.48	98	2
0.96	85	15
2.4	60	40
2.76	35	65
2.88	35	65
3.6	98	2
8	98	2

（2）色谱图

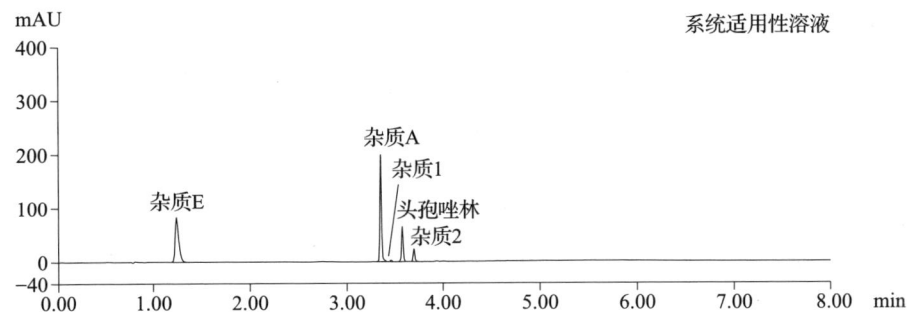

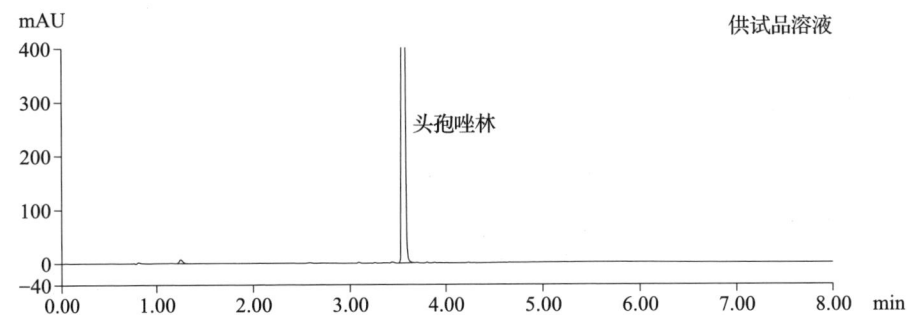

2. UHPLC 方法二

（1）色谱条件　仪器：Thermo Fisher Vanquish Flex；色谱柱：Hypersil GOLD AQ，2.1mm×100mm，1.9μm；柱温：45℃；流动相：流动相 A 为磷酸盐缓冲液（取十二水合磷酸氢二钠 2.91g 与磷酸二氢钾 0.71g，加水溶解并稀释至 1000ml），流动相 B 为乙腈，按下表进行线性梯度洗脱；流速：0.55ml/min；检测波长：254nm；进样体积：1μl。

时间（min）	流动相 A（%）	流动相 B（%）
0.00	98	2
0.35	98	2
0.70	85	15
1.76	60	40
2.02	35	65
2.11	35	65
2.64	98	2
8.00	98	2

（2）色谱图

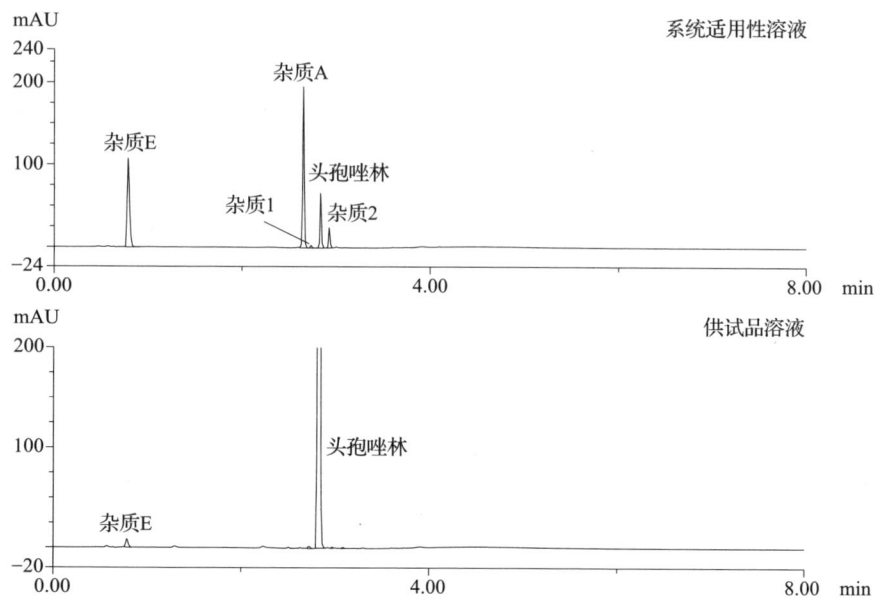

3. UHPLC 方法三

（1）色谱条件　仪器：Agilent 1260 Infinity Ⅱ；色谱柱：Poroshell 120 EC-C18，3.0mm×100mm，2.7μm；柱温：45℃；流动相：流动相 A 为磷酸盐缓冲液（取十二水合磷酸氢二钠 2.91g 与磷酸二氢钾 0.71g，加水溶解并稀释至 1000ml），流动相 B 为乙腈，按下表进行线性梯度洗脱；流速：1.0ml/min；检测波长：254nm；进样体积：2μl。

时间（min）	流动相 A（%）	流动相 B（%）
0	98	2
0.4	98	2
0.8	85	15
2	60	40
2.3	35	65
2.4	35	65
3	98	2
4.2	98	2

（2）色谱图

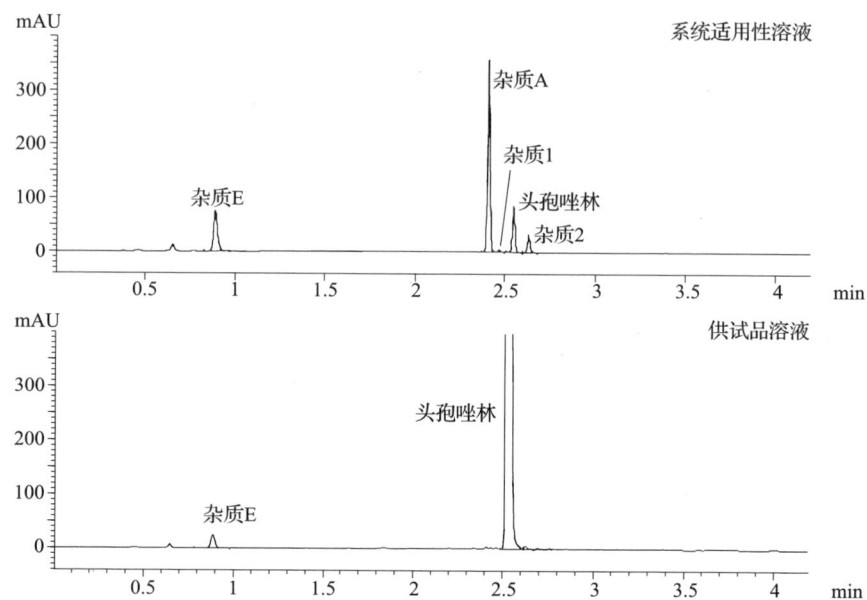

各型号色谱柱系统适用性数据汇总表

色谱柱名称	色谱柱规格	组分	保留时间（min）	理论板数	拖尾因子	分离度
CAPCELL PAK IF2 C18	2.1mm×100mm，2μm	杂质 E	1.237	5581	2.06	/
		杂质 A	3.350	202070	1.14	44.02
		杂质 1	3.458	215644	1.11	3.64
		头孢唑林	3.575	223621	1.22	3.89
		杂质 2	3.697	239835	1.11	4.03
Hypersil GOLD AQ	2.1mm×100mm，1.9μm	杂质 E	0.780	4350	1.35	/
		杂质 A	2.650	144563	1.16	49.74
		杂质 1	2.733	160249	1.21	3.02
		头孢唑林	2.833	167592	1.22	3.64
		杂质 2	2.925	179058	1.33	3.31
Poroshell 120 EC-C18	3.0mm×100mm，2.7μm	杂质 E	0.897	8739	1.16	/
		杂质 A	2.412	137962	1.02	47.24
		杂质 1	2.468	129993	0.98	2.12
		头孢唑林	2.547	146173	1.09	2.94
		杂质 2	2.630	152805	1.14	3.12

六、质谱图

1. 质谱条件

Agilent 6546 四极杆飞行时间质谱仪；离子源：AJS 源；正 / 负离子检测模式；一级质谱扫描范围 m/z：50~1200；二级质谱扫描范围 m/z：25~1000；碰撞能量：10、20、40V（易碎化合物采用 2、5、10V）。

2. 质谱图

（1）头孢唑林钠质谱图

①正离子模式一级质谱图

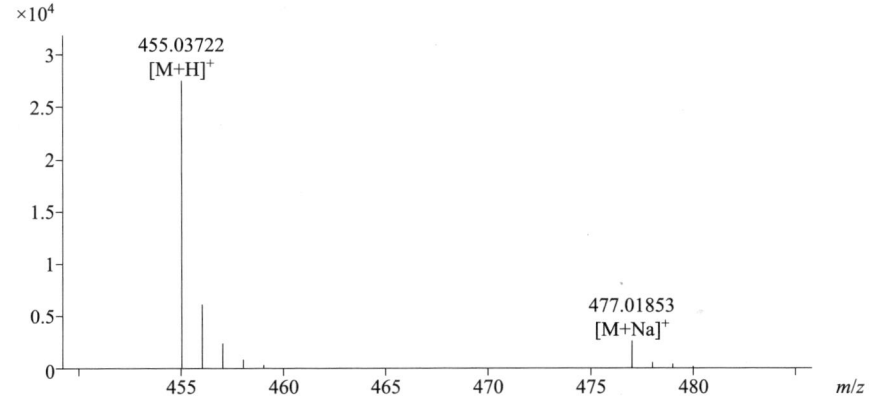

头孢唑林钠正离子模式下，准分子离子以头孢唑林的［M+H］$^+$为主，另外可以观察到头孢唑林的［M+Na］$^+$峰。

②正离子模式二级质谱图

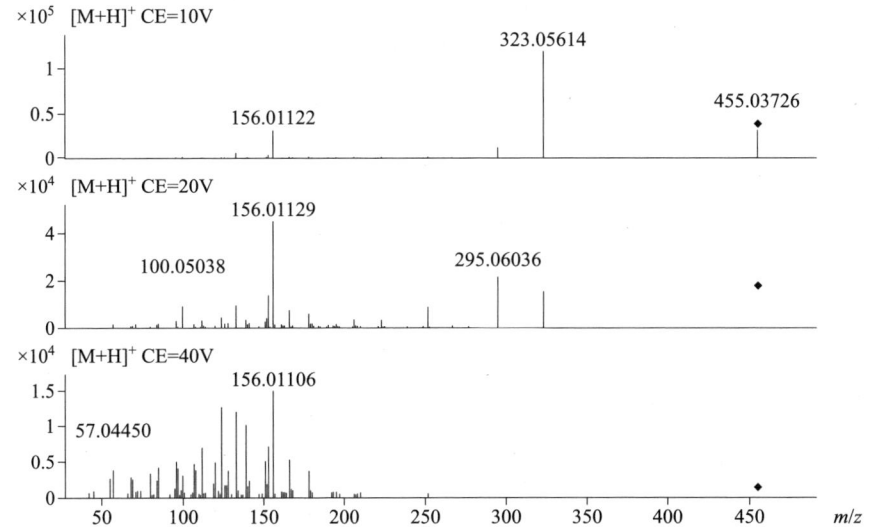

（2）杂质 A（（6*R*，7*R*）-7- 氨基 -3-［［（5- 甲基 -1，3，4- 噻二唑 -2- 基）硫基］甲基］-8- 氧代 -5- 硫杂 -1- 氮杂双环［4.2.0］辛 -2- 烯 -2- 羧酸）质谱图

①正离子模式一级质谱图

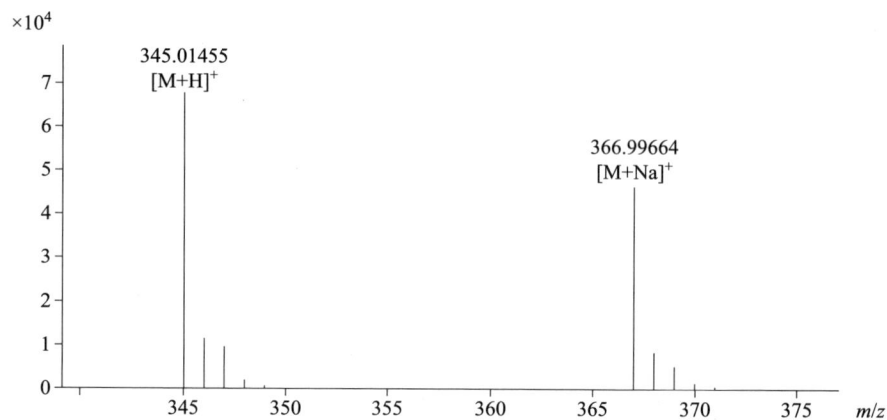

杂质 A 正离子模式下，准分子离子以［M+H］⁺为主，另外可以观察到［M+Na］⁺峰。

②正离子模式二级质谱图

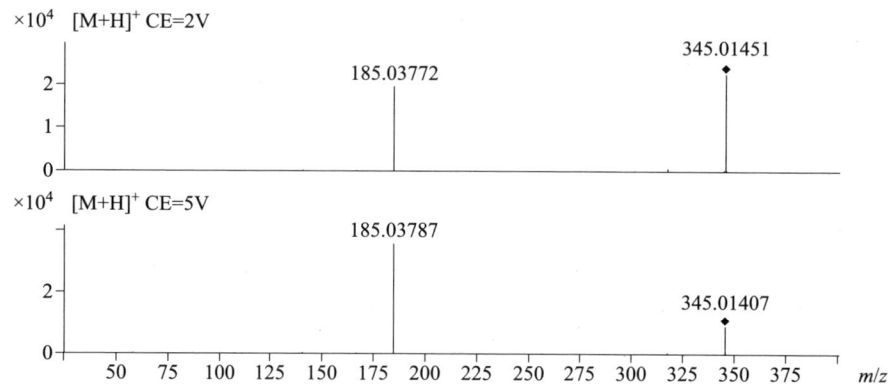

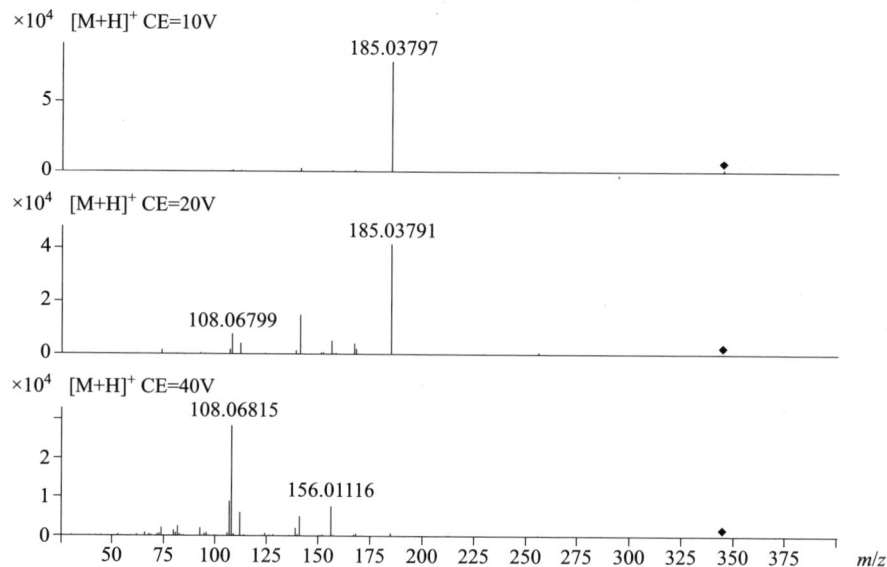

③负离子模式一级质谱图

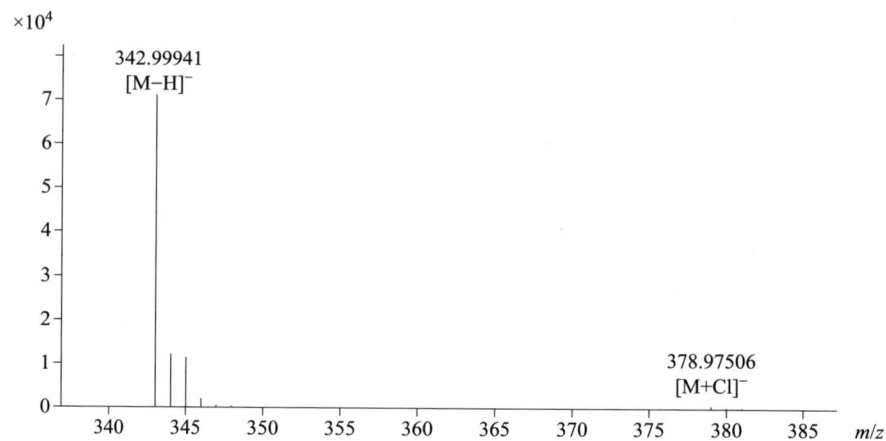

杂质 A 负离子模式下，准分子离子以［M–H］⁻为主，另外可以观察到极少量［M+Cl］⁻峰。

④负离子模式二级质谱图

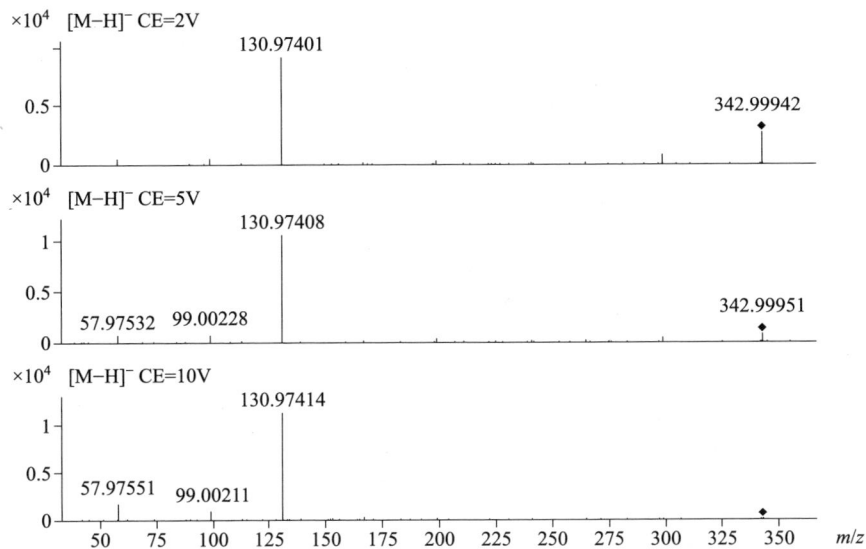

②正离子模式二级质谱图

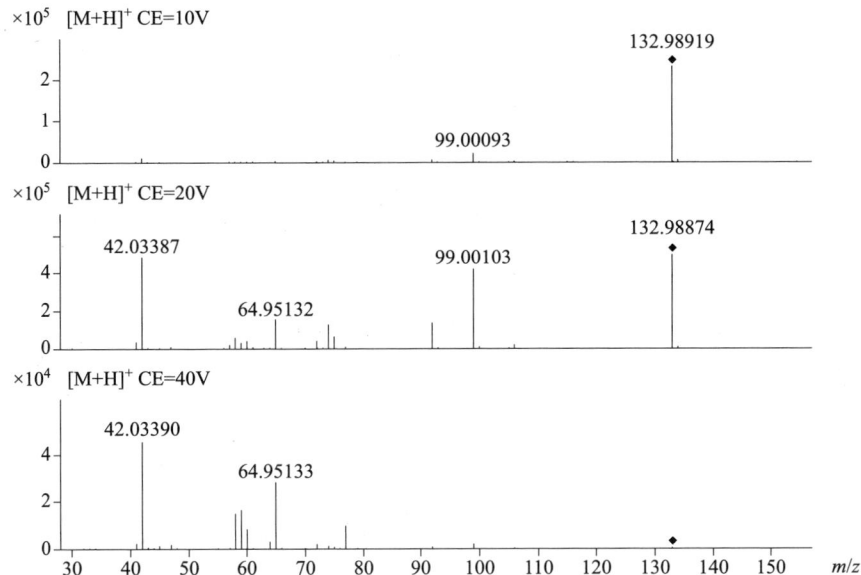

（3）杂质 E（5- 甲基 -1，3，4- 噻二唑 -2- 硫醇）质谱图

①正离子模式一级质谱图

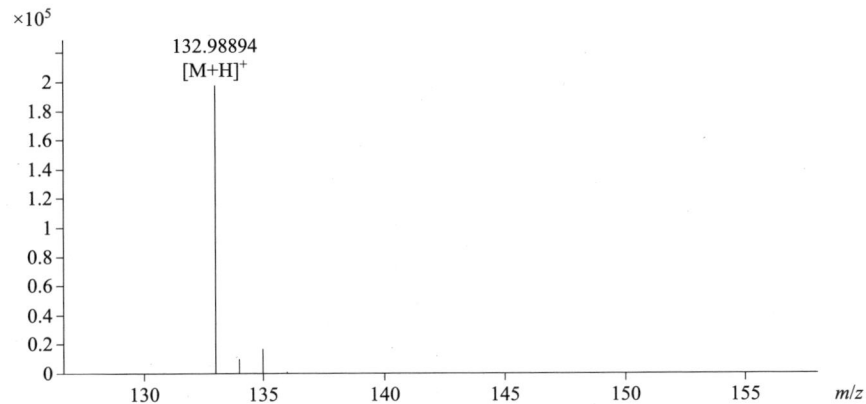

杂质 E 正离子模式下，准分子离子以［M+H］+ 为主。

③负离子模式一级质谱图

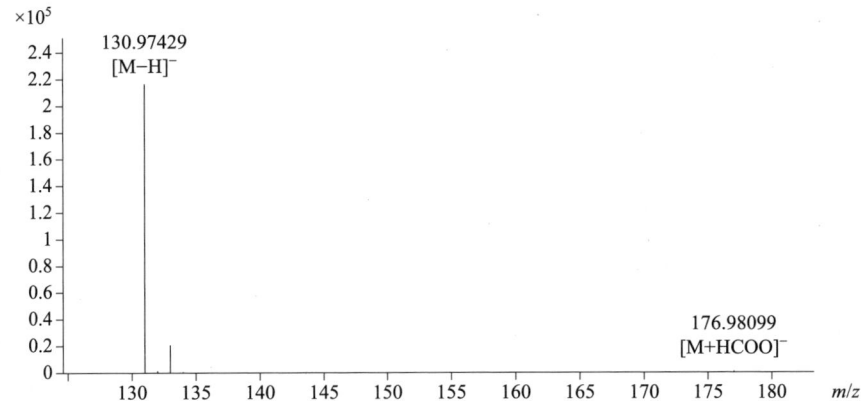

杂质 E 负离子模式下，准分子离子以［M–H］- 为主，另外可以观察到极少量［M+HCOO］- 峰。

④负离子模式二级质谱图

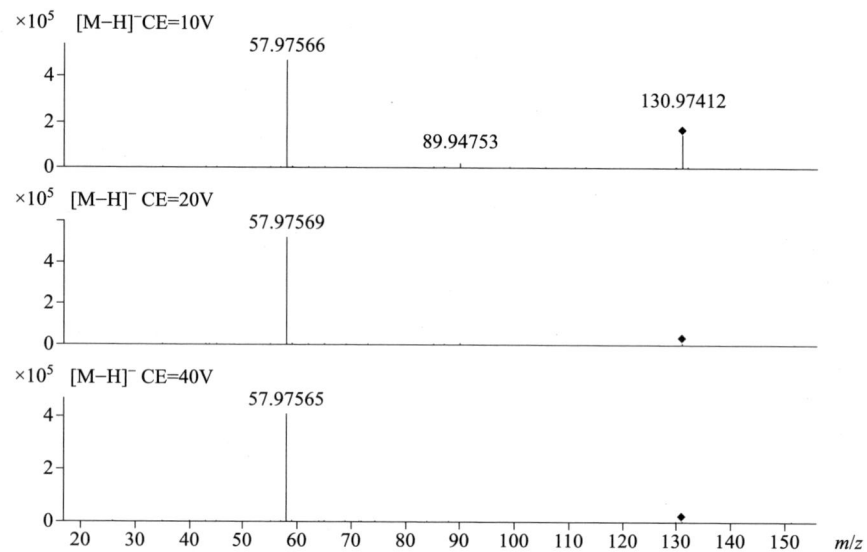

11 丝裂霉素

Mitomycin

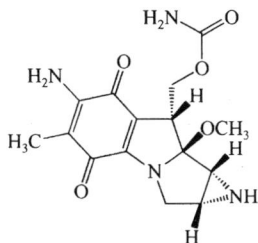

$C_{15}H_{18}N_4O_5$ 334.33 CAS 号：50-07-7

本品为 6- 氨基 -1,1a,2,8,8a,8b- 六氢 -8-（羟甲基）-8a- 甲氧基 -5- 甲基氮丙啶并［2′,3′：3,4］吡咯并［1,2-a］吲哚 -4,7- 二酮氨基甲酸酯。

一、基本信息

本品为深紫色结晶性粉末；无臭；遇酸、碱及日光照射均不稳定。在水、甲醇或乙醇中微溶，在乙醚中几乎不溶。

1. 执行标准

《中国药典》2020 年版二部，第 397 页 丝裂霉素。

2. 试验用样品

丝裂霉素，批号 1127-200301，浙江海正药业股份有限公司。

肉桂酰胺，批号 P1802，浙江海正药业股份有限公司。

3. 杂质对照品信息

肉桂酰胺 （E）-3- 苯丙基 -2- 烯基酰胺

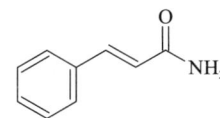

C_9H_9NO 147.17

二、溶液配制

1. 系统适用性溶液

取肉桂酰胺对照品与丝裂霉素各适量，加甲醇溶解并稀释制成每 1ml 中分别约含 0.08mg 与 0.2mg 的混合溶液。

2. 供试品溶液

取本品适量，加甲醇溶解并稀释制成每 1ml 中含 2mg 的溶液。

三、系统适用性要求

系统适用性溶液色谱图中，丝裂霉素峰的保留时间约为 21 分钟，肉桂酰胺峰的相对保留时间约为 1.3，丝裂霉素峰与肉桂酰胺峰间的分离度应大于 15.0。

四、高效液相色谱法

1. HPLC 色谱条件

色谱柱：用十八烷基硅烷键合硅胶为填充剂；柱温：30℃；流动相：以 0.077% 醋酸铵溶液 - 甲醇（80：20）为流动相 A；0.077% 醋酸铵溶液 - 甲醇（50：50）为流动相 B，按下表进行线性梯度洗脱；检测波长：254nm；进样体积：5μl。

时间（min）	流动相 A（%）	流动相 B（%）
0	100	0
10	100	0
30	0	100
45	0	100
50	100	0

2. 系统适用性溶液色谱图

色谱柱：ChromCore 120 C18，4.6 mm×250 mm，5μm
仪器：Thermo Fisher Scientific Ultimate 3000

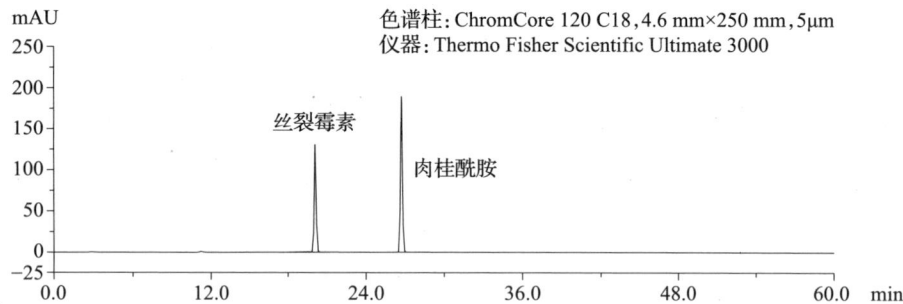

3. 紫外光谱图

丝裂霉素

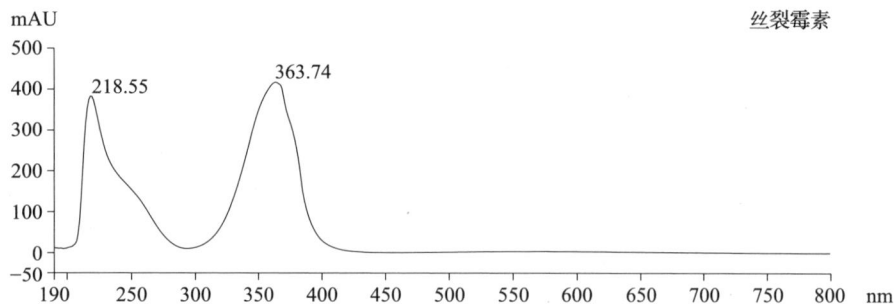

肉桂酰胺

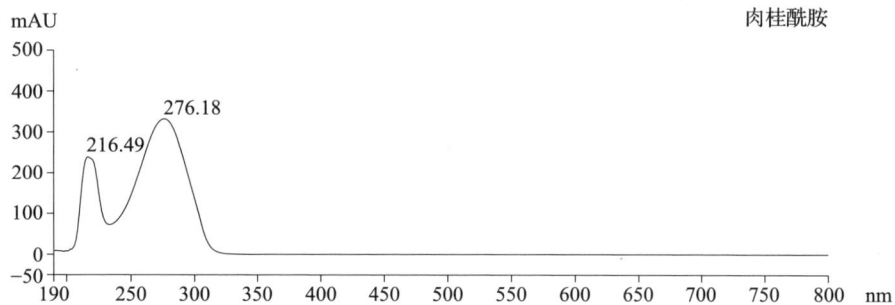

4. 供试品溶液有关物质色谱图

色谱柱：ChromCore 120 C18，4.6mm×250mm，5μm
仪器：Thermo Fisher Scientific Ultimate 3000

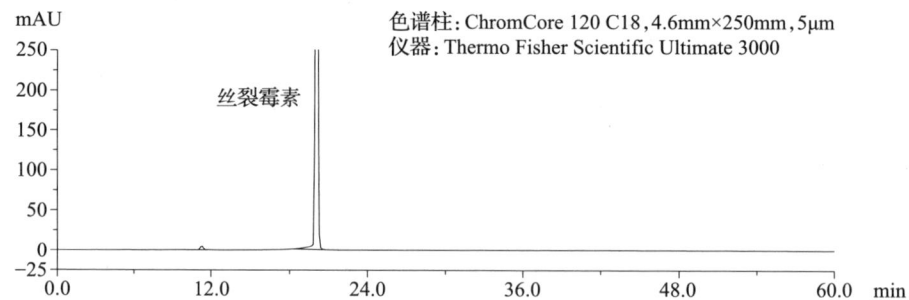

5. 其他型号色谱柱系统适用性色谱图及数据汇总表

色谱柱：Diamonsil C18（2），4.6mm×250mm，5μm
仪器：Shimadzu LC-20A

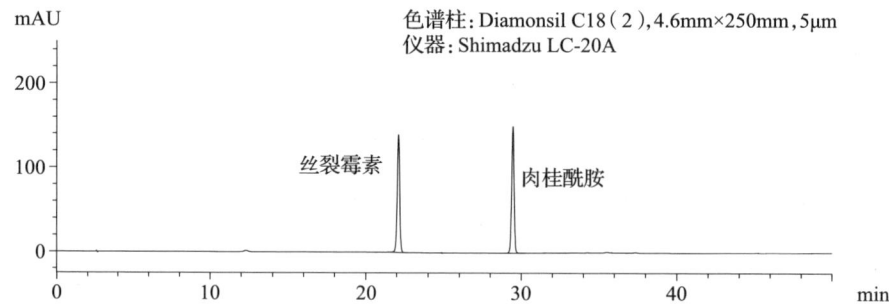

色谱柱：Discovery C18，4.6mm×250mm，5μm
仪器：Waters Alliance e2695

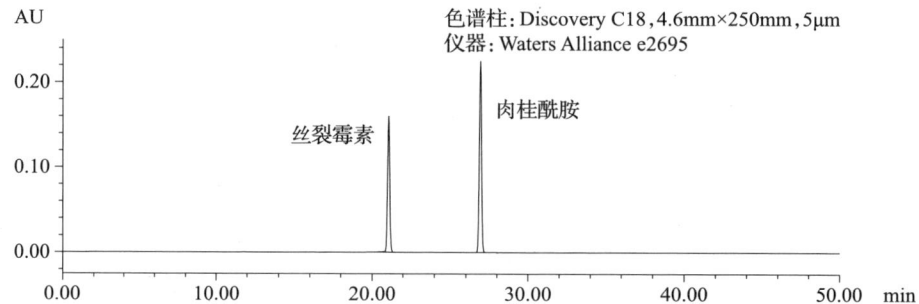

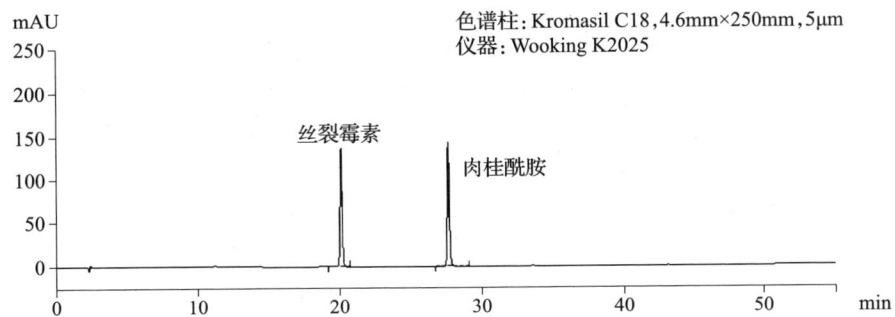

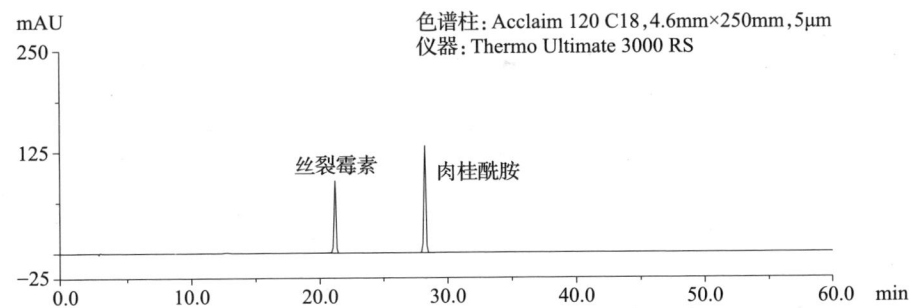

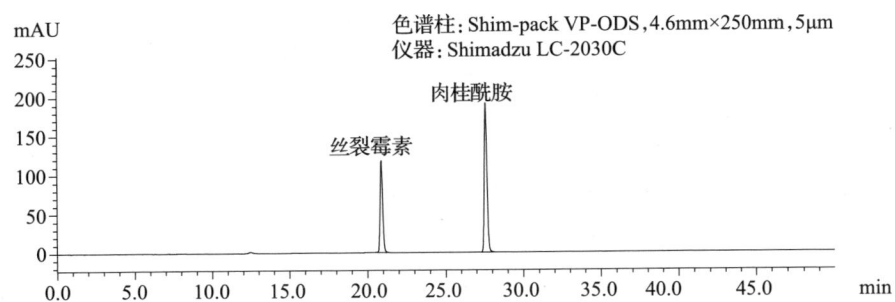

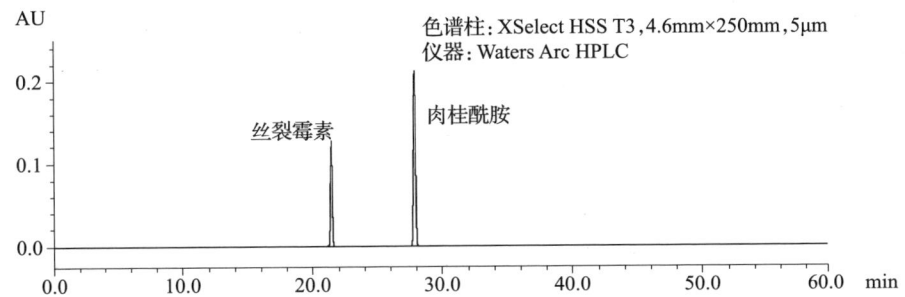

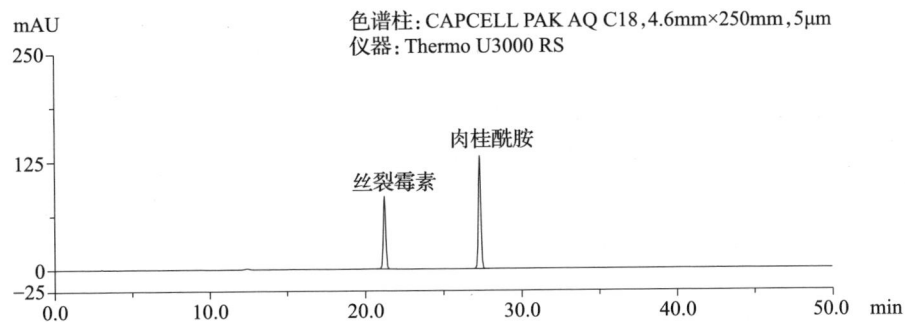

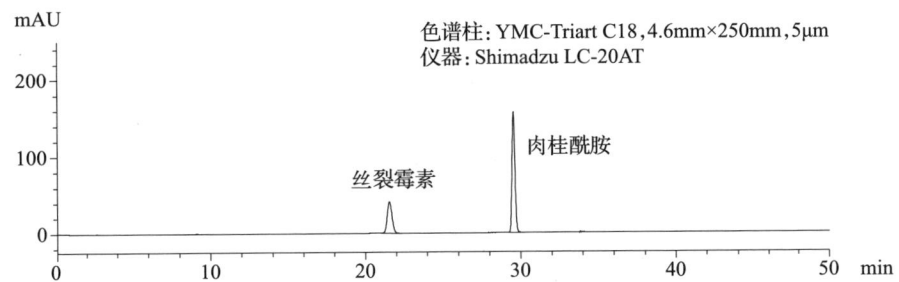

色谱柱：中谱红RD-C18，4.6mm×250mm，5μm
仪器：Agilent 1260

丝裂霉素　肉桂酰胺

色谱柱：Synergi Hydro-RP，4.6mm×250mm，4μm
仪器：Shimadzu LC-20A

丝裂霉素　肉桂酰胺

色谱柱：Supersil ODS2，4.6mm×250mm，5μm
仪器：EClassical 3100

丝裂霉素　肉桂酰胺

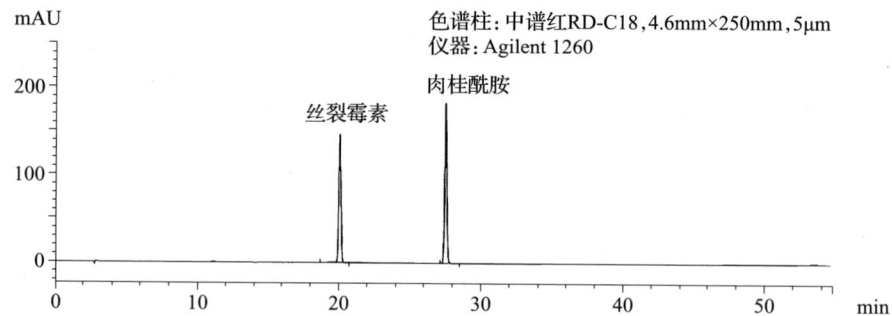

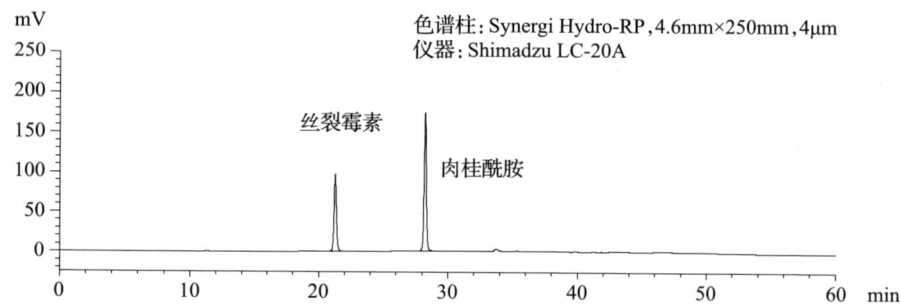

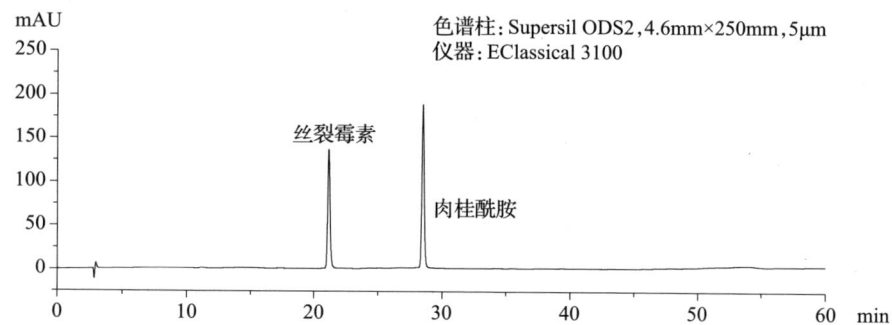

各型号色谱柱系统适用性数据汇总表

色谱柱名称	色谱柱规格	组分	保留时间（min）	理论板数	拖尾因子	分离度	备注
ChromCore 120 C18	4.6mm×250mm，5μm	丝裂霉素	20.077	91913	1.02	/	流速：1ml/min
		肉桂酰胺	26.710	159353	1.04	24.91	
Diamonsil C18（2）	4.6mm×250mm，5μm	丝裂霉素	22.098	86198	1.02	/	流速：1ml/min
		肉桂酰胺	29.451	156392	1.04	24.55	
Discovery C18	4.6mm×250mm，5μm	丝裂霉素	21.055	104643	1.05	/	流速：0.8ml/min
		肉桂酰胺	26.924	163225	1.04	21.94	
Kromasil C18	4.6mm×250mm，5μm	丝裂霉素	20.268	89733	1.07	/	流速：1ml/min
		肉桂酰胺	27.777	150787	1.10	26.98	
Shim-pack VP-ODS	4.6mm×250mm，5μm	丝裂霉素	20.907	78417	1.10	/	流速：1ml/min
		肉桂酰胺	27.612	122212	1.08	21.82	
CAPCELL PAK AQ C18	4.6mm×250mm，5μm	丝裂霉素	21.227	95906	0.99	/	流速：1ml/min
		肉桂酰胺	27.337	150514	0.98	21.98	
Acclaim 120 C18	4.6mm×250mm，5μm	丝裂霉素	21.187	107484	0.90	/	流速：1ml/min
		肉桂酰胺	28.223	172661	0.91	26.54	
XSelect HSS T3	4.6mm×250mm，5μm	丝裂霉素	21.625	118087	1.03	/	流速：1ml/min
		肉桂酰胺	28.060	171461	1.03	24.23	
YMC-Triart C18	4.6mm×250mm，5μm	丝裂霉素	21.579	22799	1.11	/	柱温：35℃ 流速：1ml/min
		肉桂酰胺	29.579	109337	1.07	17.21	
中谱红 RD-C18	4.6mm×250mm，5μm	丝裂霉素	20.177	86550	1.02	/	流速：1ml/min
		肉桂酰胺	27.642	146026	1.08	26.45	
Synergi Hydro-RP	4.6mm×250mm，4μm	丝裂霉素	21.265	61678	1.11	/	流速：1ml/min
		肉桂酰胺	28.229	127310	1.08	21.13	
Supersil ODS2	4.6mm×250mm，5μm	丝裂霉素	21.140	64010	1.18	/	流速：1ml/min
		肉桂酰胺	28.508	114460	1.10	22.01	

五、超高效液相色谱法

1. UHPLC 方法一

（1）色谱条件　仪器：Waters ACQUITY UPLC H-Class；色谱柱：ACQUITY UPLC HSS C18，2.1mm×100mm，1.8μm；柱温：30℃；流动相：以 0.077% 醋酸铵溶液 - 甲醇（80∶20）为流动相 A；0.077% 醋酸铵溶液 - 甲醇（50∶50）为流动相 B，按下表进行线性梯度洗脱；流速：0.3ml/min；检测波长：254nm；进样体积：0.5μl。

时间（min）	流动相 A（%）	流动相 B（%）
0	100	0
2.78	100	0
8.34	0	100
12.50	0	100
13.89	100	0
16.67	100	0

（2）色谱图

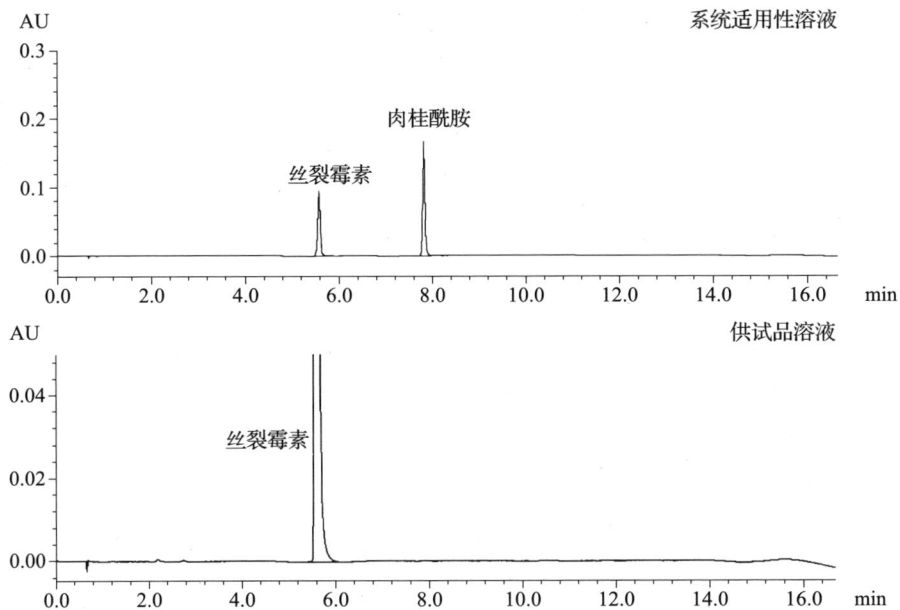

2. UHPLC 方法二

（1）色谱条件　仪器：Agilent 1260 Infinity Bin；色谱柱：Poroshell 120 EC-C18，3.0mm×100mm，2.7μm；柱温：30℃；流动相：以 0.077% 醋酸铵溶液为流动相 A；甲醇为流动相 B，按下表进行线性梯度洗脱；流速：0.8ml/min；检测波长：254nm；进样体积：1μl。

时间（min）	流动相 A（%）	流动相 B（%）
0	80	20
2.16	80	20
6.48	50	50
9.72	50	50
10.80	80	20

（2）色谱图

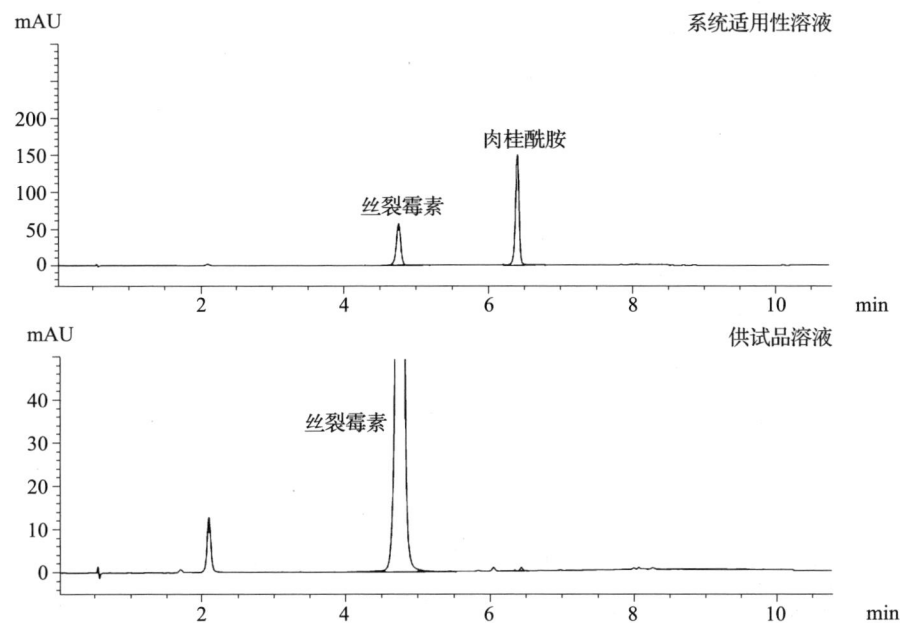

各型号色谱柱系统适用性数据汇总表

色谱柱名称	色谱柱规格	组分	保留时间（min）	理论板数	拖尾因子	分离度
ACQUITY UPLC HSS C18	2.1mm × 100mm, 1.8μm	丝裂霉素	5.625	44623	1.08	/
		肉桂酰胺	7.855	97051	1.03	21.13
Poroshell 120 EC-C18	3.0mm × 100mm, 2.7μm	丝裂霉素	4.786	29193	0.92	/
		肉桂酰胺	6.431	85978	0.94	16.52

六、质谱图

1. 质谱条件

Agilent 6546 四极杆飞行时间质谱仪；离子源：AJS 源；正/负离子检测模式；一级质谱扫描范围 m/z：50~1200；二级质谱扫描范围 m/z：25~1000；碰撞能量：5、10、20、40V。

2. 质谱图

（1）丝裂霉素质谱图

①正离子模式一级质谱图

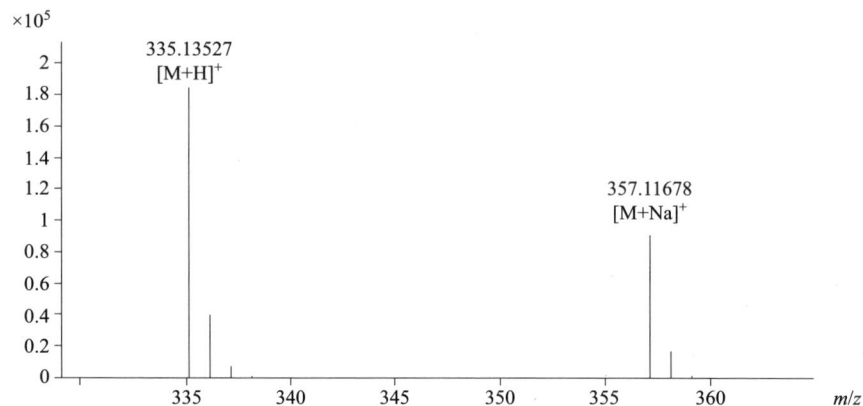

丝裂霉素正离子模式下，准分子离子以［M+H］$^+$ 为主，另外可以观察到［M+Na］$^+$ 峰。

②正离子模式二级质谱图

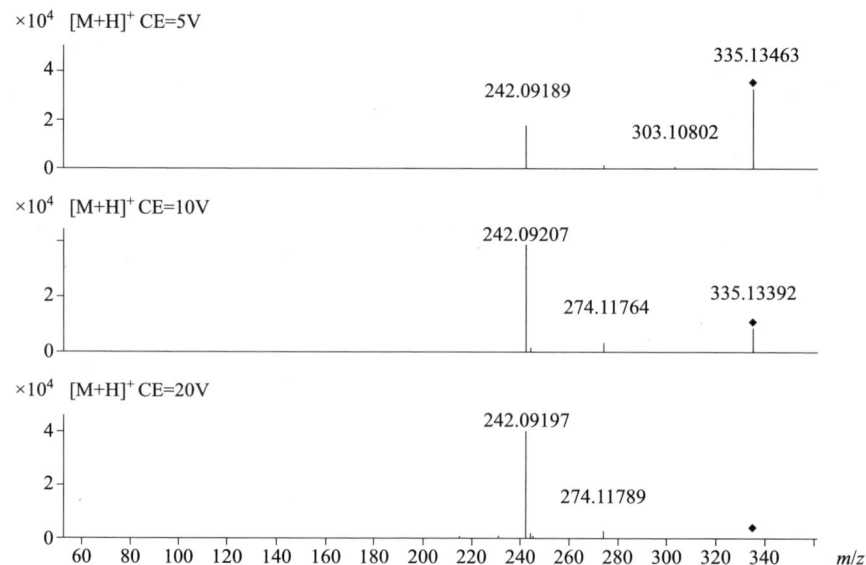

③负离子模式一级质谱图

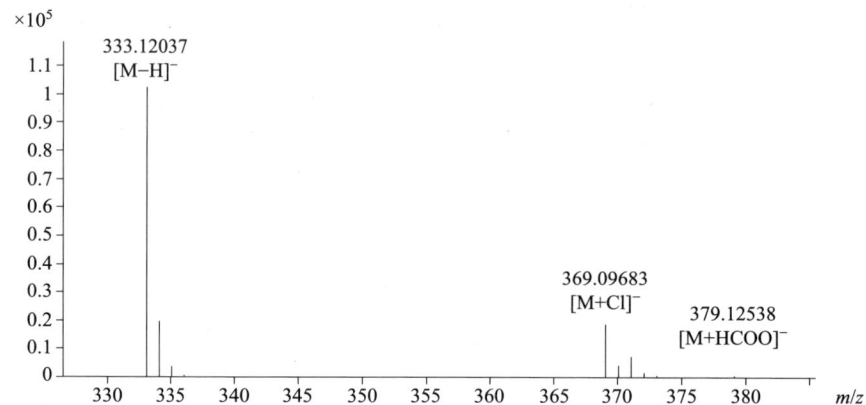

丝裂霉素负离子模式下，准分子离子以［M–H］$^-$ 峰为主，另外可以观察到［M+Cl］$^-$ 和极微量的［M+HCOO］$^-$ 峰。

④负离子模式二级质谱图

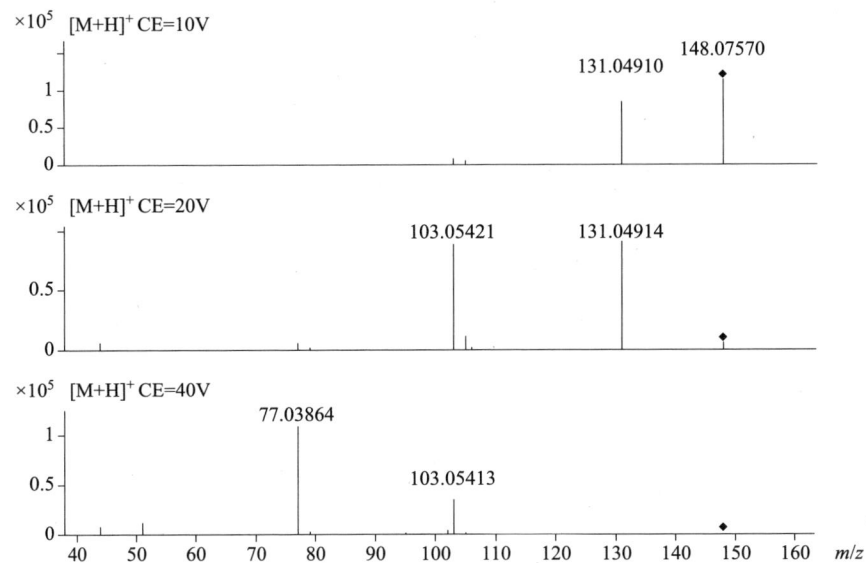

②正离子模式二级质谱图

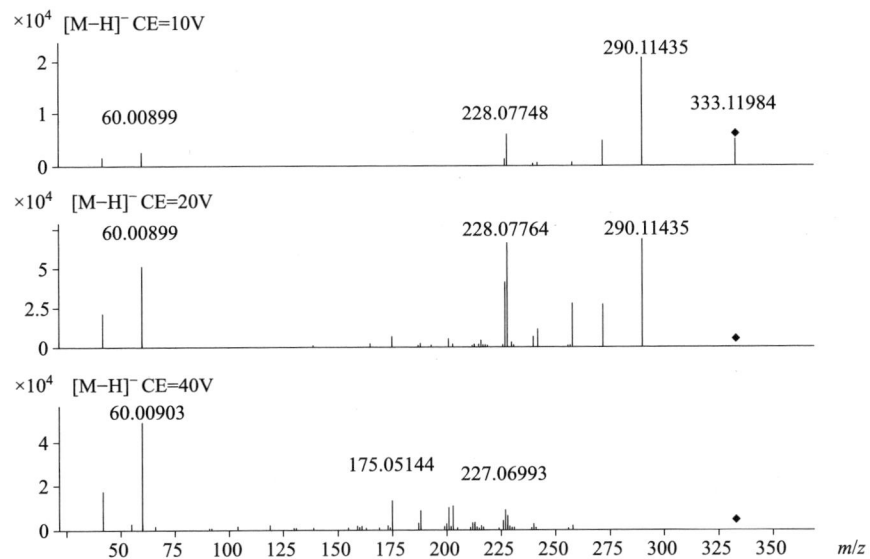

（2）肉桂酰胺（（*E*）-3- 苯丙基 -2- 烯基酰胺）质谱图

①正离子模式一级质谱图

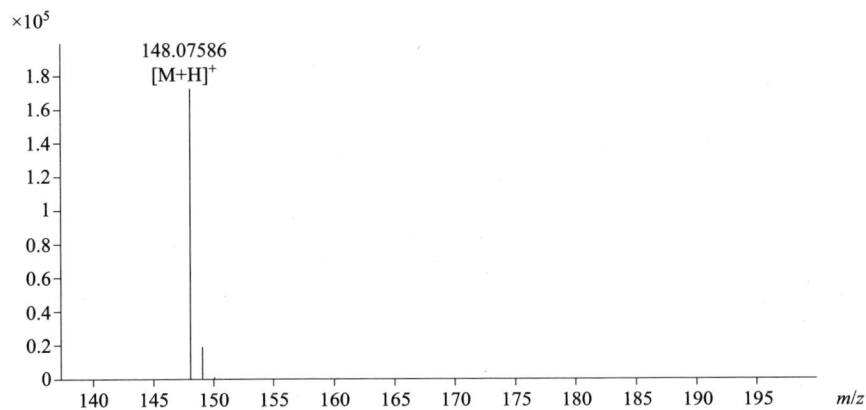

肉桂酰胺正离子模式下，准分子离子以［M+H］⁺为主。

12 西洛他唑

Cilostazol

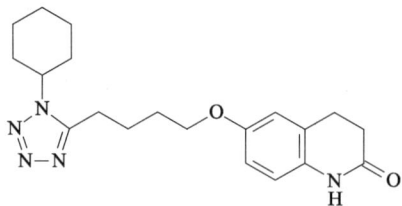

$C_{20}H_{27}N_5O_2$ 369.47 CAS 号：73963-72-1

本品为 6-[4-（1- 环己基 -1H- 四氮唑 -5- 基）丁氧基]-3,4- 二氢 -2-（1H）- 喹诺酮。

一、基本信息

本品为白色或类白色结晶性粉末；无臭。在冰醋酸或三氯甲烷中易溶，在 N,N- 二甲基甲酰胺中溶解，在甲醇或无水乙醇中微溶，在水、0.1mol/L 盐酸溶液或 0.1mol/L 氢氧化钠溶液中几乎不溶。

1. 执行标准

《中国药典》2020 年版二部，第 428 页 西洛他唑。

2. 试验用样品

西洛他唑，批号 0102220190602，浙江金立源药业有限公司。
杂质Ⅰ，批号 20170101，浙江金立源药业有限公司。

3. 杂质对照品信息

杂质Ⅰ 6-[4-（1- 环己基 -1H- 四氮唑 -5- 基）丁氧基]-2（1H）- 喹诺酮

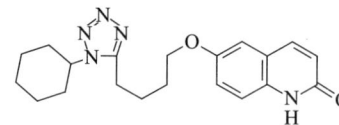

$C_{20}H_{25}N_5O_2$ 367.45

二、溶液配制

1. 溶剂

乙腈 - 水（25∶75）。

2. 系统适用性溶液

取西洛他唑和杂质Ⅰ对照品各约 10mg，置 200ml 量瓶中，加乙腈 50ml 超声溶解后，用水稀释至刻度，摇匀。

3. 供试品溶液

取本品约 25mg，置 100ml 量瓶中，加乙腈 25ml，超声使溶解，用水稀释至刻度，摇匀。

三、系统适用性要求

系统适用性溶液色谱图中，调节色谱条件，使主成分色谱峰的保留时间约为 15 分钟；出峰顺序依次为杂质Ⅰ与西洛他唑，两峰之间的分离度应大于 3.0。灵敏度溶液色谱图中，主成分峰高的信噪比应大于 10。

四、高效液相色谱法

1. HPLC 色谱条件

色谱柱：用辛基硅烷键合硅胶为填充剂（Kromasil 100-5 C8 柱，4.6mm×150mm，5μm 或效能相当的色谱柱）；柱温：40℃；流动相：以水为流动相 A，乙腈为流动相 B，按下表进行梯度洗脱；流速：1.0ml/min；检测波长：254nm；进样体积：20μl。

时间（min）	流动相 A（%）	流动相 B（%）
0	80	20
6.5	70	30
17	40	60
27	40	60
28	80	20
35	80	20

2. 系统适用性溶液色谱图

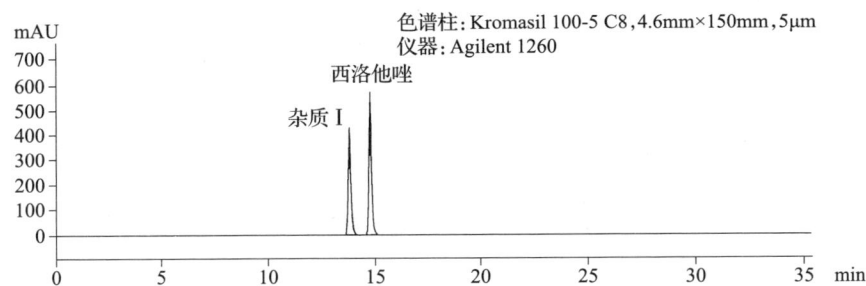

色谱柱：Kromasil 100-5 C8，4.6mm×150mm，5μm
仪器：Agilent 1260

3. 紫外光谱图

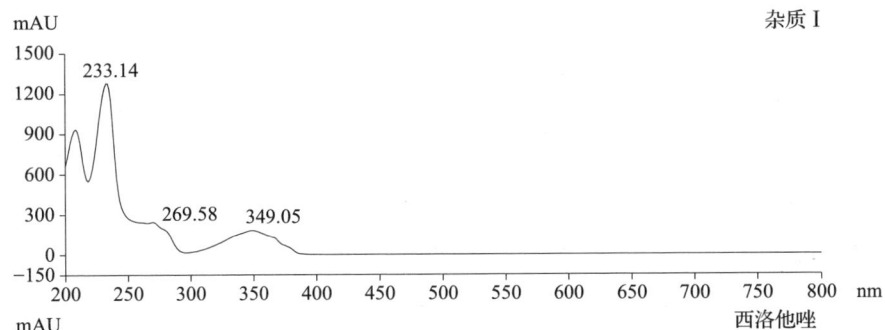

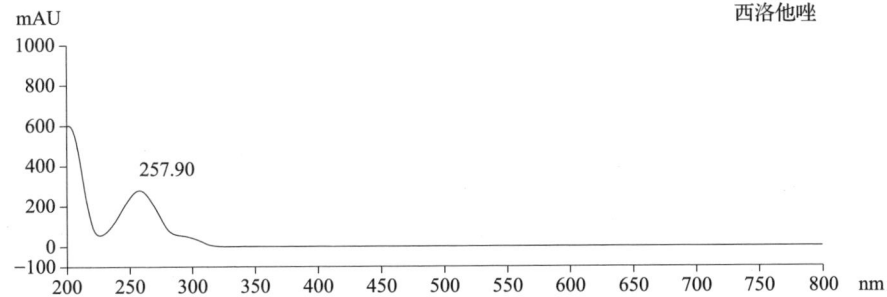

4. 供试品溶液有关物质色谱图

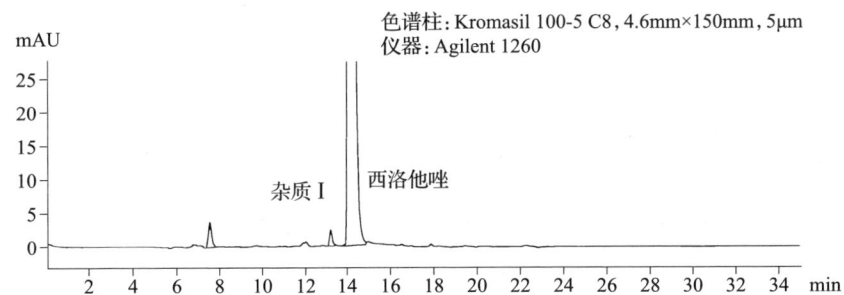

色谱柱：Kromasil 100-5 C8，4.6mm×150mm，5μm
仪器：Agilent 1260

5. 其他型号色谱柱系统适用性色谱图及数据汇总表

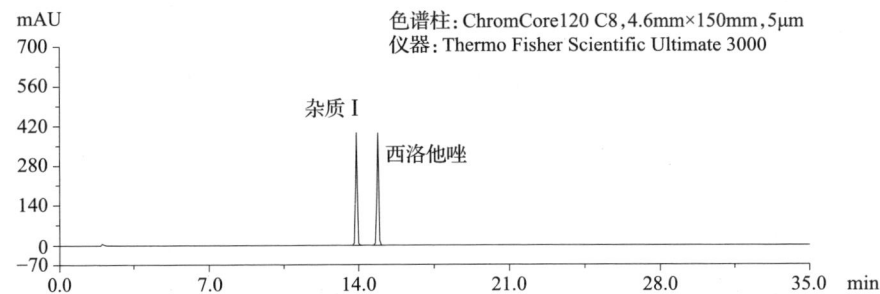

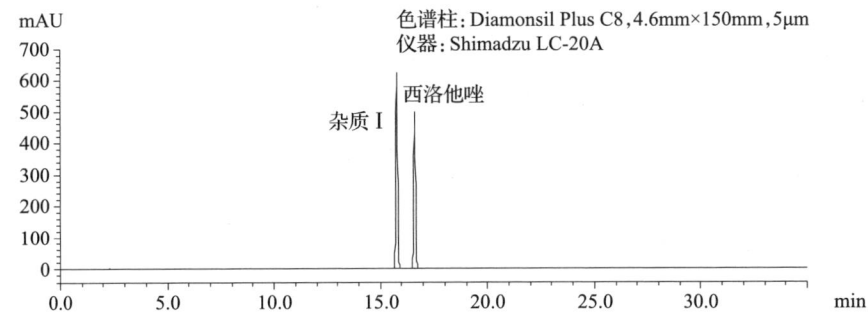

色谱柱：ChromCore120 C8，4.6mm×150mm，5μm
仪器：Thermo Fisher Scientific Ultimate 3000

色谱柱：Diamonsil Plus C8，4.6mm×150mm，5μm
仪器：Shimadzu LC-20A

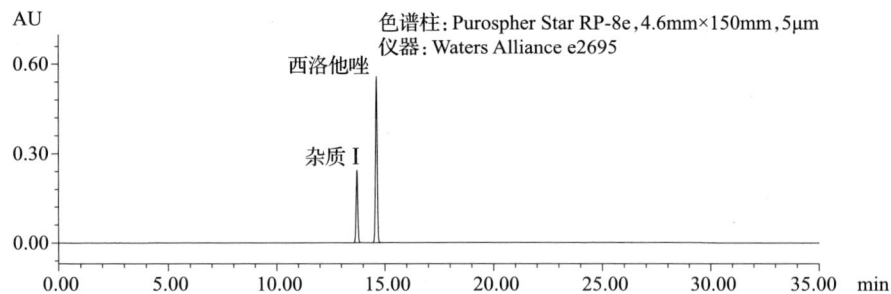

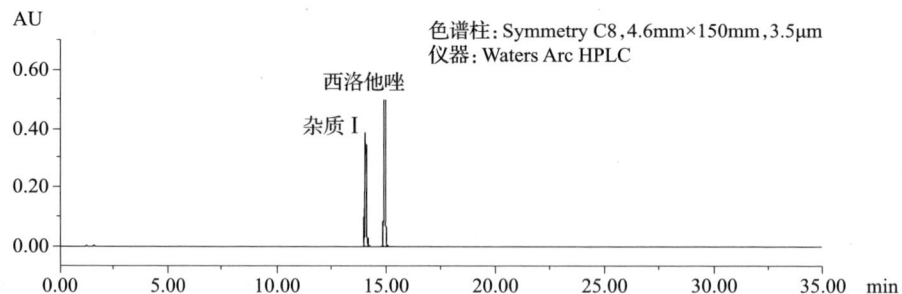

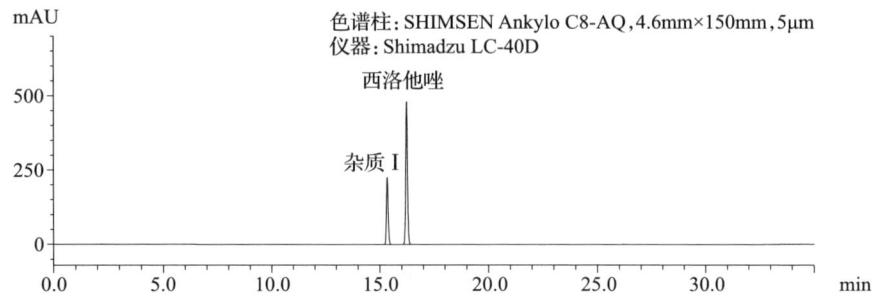

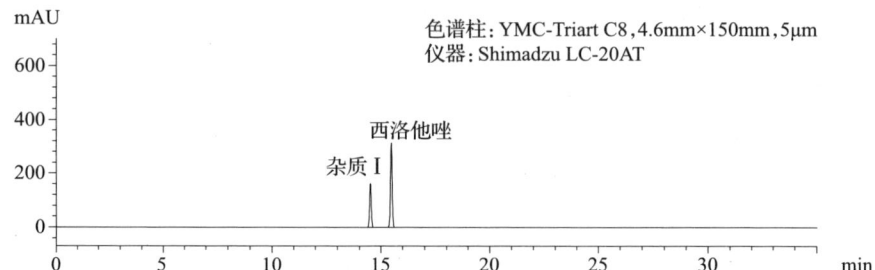

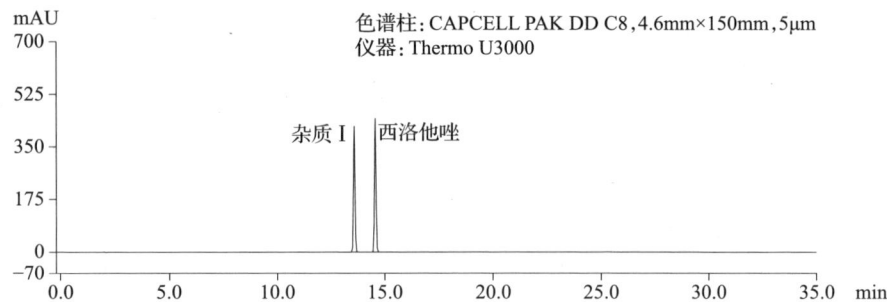

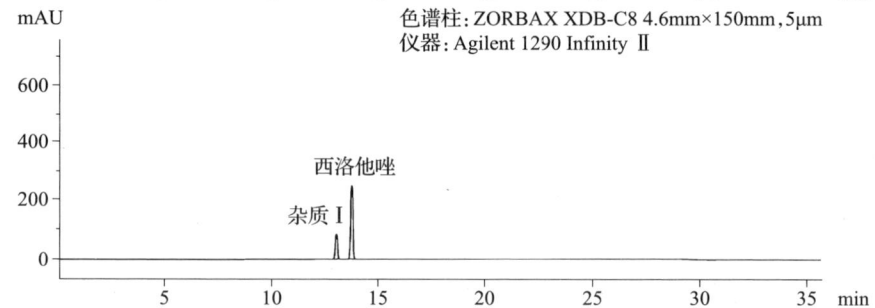

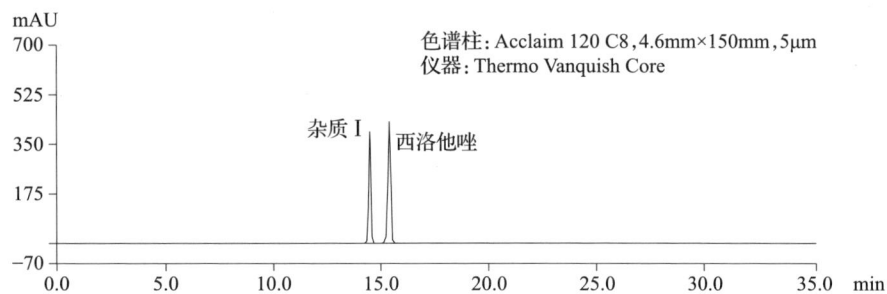

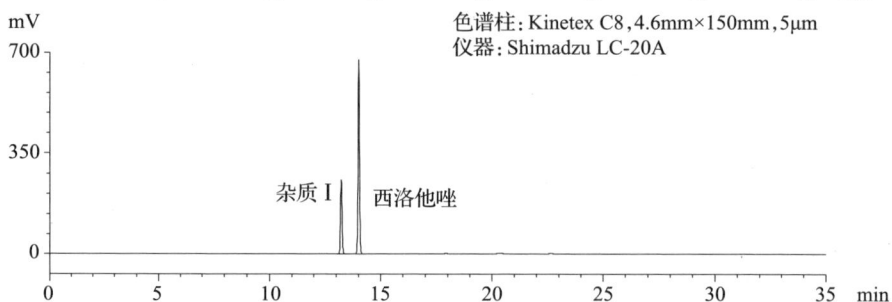

各型号色谱柱系统适用性数据汇总表

色谱柱名称	色谱柱规格	组分	保留时间（min）	理论板数	拖尾因子	分离度	备注
Kromasil 100-5 C8	4.6mm×150mm，5μm	杂质Ⅰ	13.644	60857	1.21	/	
		西洛他唑	14.606	70479	1.18	4.36	
ChromCore 120 C8	4.6mm×150mm，5μm	杂质Ⅰ	13.900	167936	0.97	/	
		西洛他唑	14.897	169986	0.90	7.11	
Diamonsil Plus C8	150mm×4.6mm，5μm	杂质Ⅰ	15.765	132989	1.04	/	
		西洛他唑	16.602	147386	1.04	4.84	
Purospher Star RP-8e	4.6mm×150mm，5μm	杂质Ⅰ	13.726	155352	0.96	/	
		西洛他唑	14.619	167929	0.96	6.22	
SHIMSEN Ankylo C8-AQ	4.6mm×150mm，5μm	杂质Ⅰ	15.341	133467	1.12	/	
		西洛他唑	16.231	149280	1.08	5.30	
CAPCELL PAK DD C8	4.6mm×150mm，5μm	杂质Ⅰ	13.580	177282	1.13	/	
		西洛他唑	14.553	194810	1.09	7.46	
Acclaim 120 C8	4.6mm×150mm，5μm	杂质Ⅰ	14.363	186390	0.96	/	
		西洛他唑	15.303	193167	0.90	6.90	
Symmetry C8	4.6mm×150mm，3.5μm	杂质Ⅰ	14.102	263309	1.10	/	
		西洛他唑	14.973	278312	1.07	7.87	
YMC-Triart C8	4.6mm×150mm，5μm	杂质Ⅰ	14.516	119709	1.02	/	流速：1.3ml/min
		西洛他唑	15.486	132223	1.02	5.738	
ZORBAX XDB-C8	4.6mm×150mm，5μm	杂质Ⅰ	12.816	97059	1.02	/	
		西洛他唑	13.513	106648	1.05	4.20	
Kinetex C8	4.6mm×150mm，5μm	杂质Ⅰ	13.215	134558	1.09	/	
		西洛他唑	14.000	154935	1.08	5.48	

五、超高效液相色谱法

1. UHPLC 方法一

（1）色谱条件　色谱柱：ChromCore 120 C8，2.1mm×100mm，1.8μm；仪器：Thermo Fisher Scientific Ultimate 3000；柱温：40℃；流动相：以水为流动相A，乙腈为流动相B，按下表进行梯度洗脱；流速：0.25ml/min；检测波长：254nm；进样体积：5μl。

时间（min）	流动相A（%）	流动相B（%）
0	70	30
2	60	40
5	30	70
10	30	70
11	70	30
20	70	30

（2）色谱图

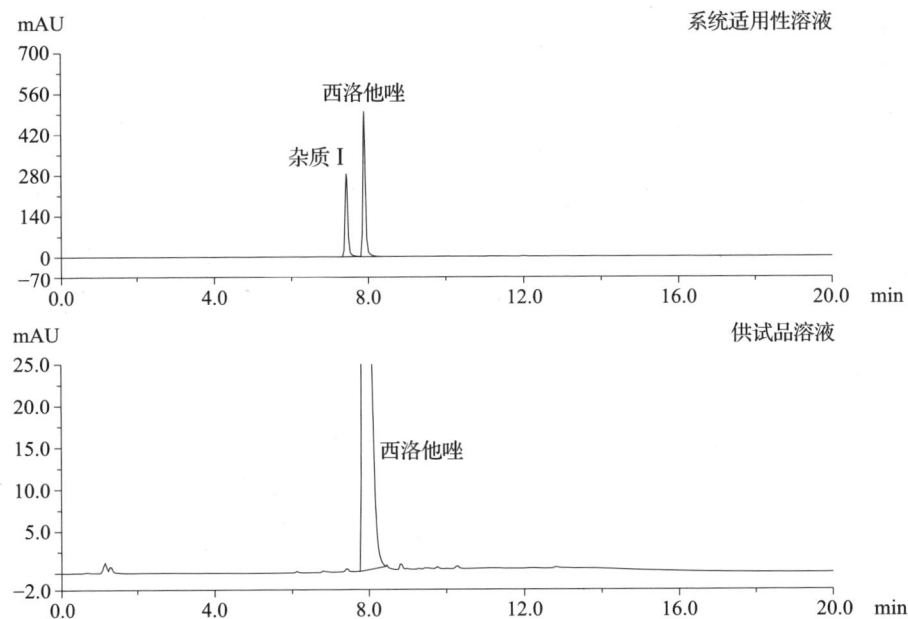

2. UHPLC 方法二

（1）色谱条件　仪器：Shimadzu LC-40B X3；色谱柱：SHIMSEN Ankylo C8-AQ，2.1mm×100mm，3μm；柱温：40℃；流动相：以水为流动相 A，乙腈为流动相 B，按下表进行梯度洗脱；流速：0.3ml/min；检测波长：254nm；进样体积：4μl。

时间（min）	流动相 A（%）	流动相 B（%）
0	80	20
2.6	70	30
6.8	40	60
10.8	40	60
11.2	80	20
14	80	20

（2）色谱图

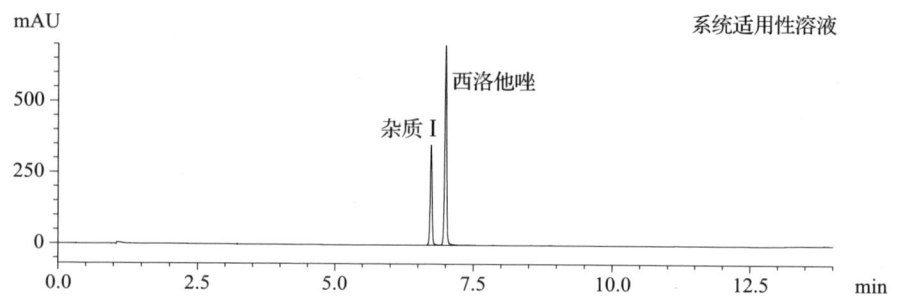

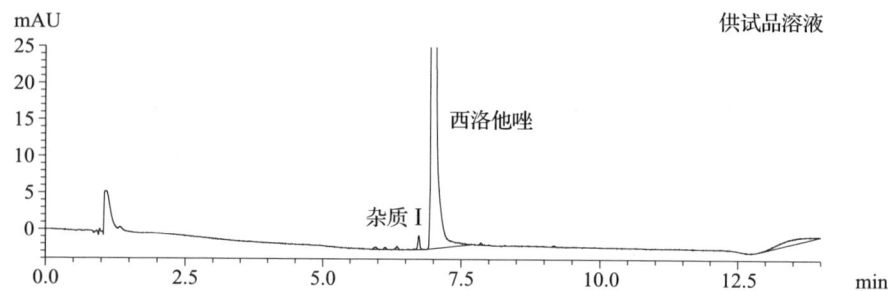

3. UHPLC 方法三

（1）色谱条件　仪器：Thermo Fisher Vanquish Flex；色谱柱：Acclaim RSLC 120 C8，2.1mm×50mm，2.2μm；柱温：35℃；流动相：以水为流动相 A，乙腈为流动相 B，按下表进行梯度洗脱；流速：0.5ml/min；检测波长：254nm；进样体积：2μl。

时间（min）	流动相 A（%）	流动相 B（%）
0.0	90	10
1.0	80	20
4.5	40	60
6.0	40	60
8.0	90	10
10.0	90	10

（2）色谱图

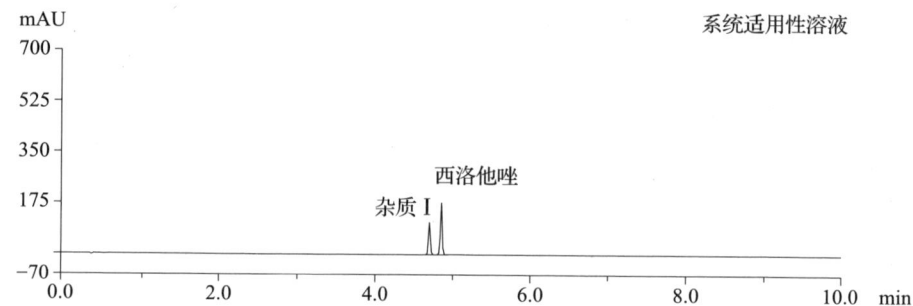

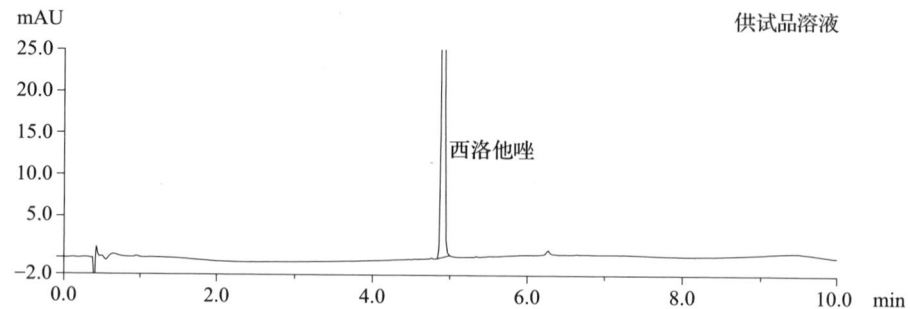

4. UHPLC 方法四

（1）色谱条件　仪器：Waters ACQUITY UPLC H-Class；色谱柱：ACQUITY UPLC BEH C8，2.1mm×50mm，1.7μm；柱温：40℃；流动相：以水为流动相 A，乙腈为流动相 B，按下表进行梯度洗脱；流速：0.4ml/min；检测波长：254nm；进样体积：2μl。

时间（min）	流动相 A（%）	流动相 B（%）
0	80	20
1.2	70	30
3.0	40	60
4.7	40	60
4.9	80	20
7.0	80	20

（2）色谱图

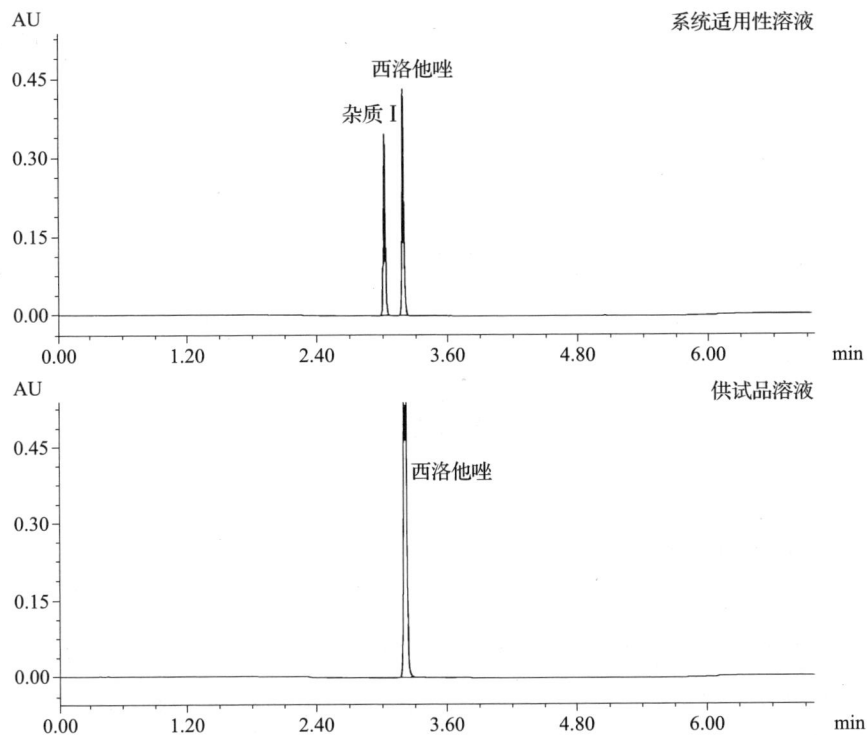

5. UHPLC 方法五

（1）色谱条件　仪器：Agilent 1290 Infinity Ⅱ Binary；色谱柱：ZORBAX XDB-C8 RRHT 2.1mm×50mm，1.8μm；柱温：40℃；流动相：以水为流动相 A，乙腈为流动相 B，按下表进行梯度洗脱；流速：0.3ml/min；检测波长：254nm；进样体积：2μl。

时间（min）	流动相 A（%）	流动相 B（%）
0	80	20
1.6	70	30
4.1	40	60
6.5	40	60
6.7	80	20
8.4	80	20

（2）色谱图

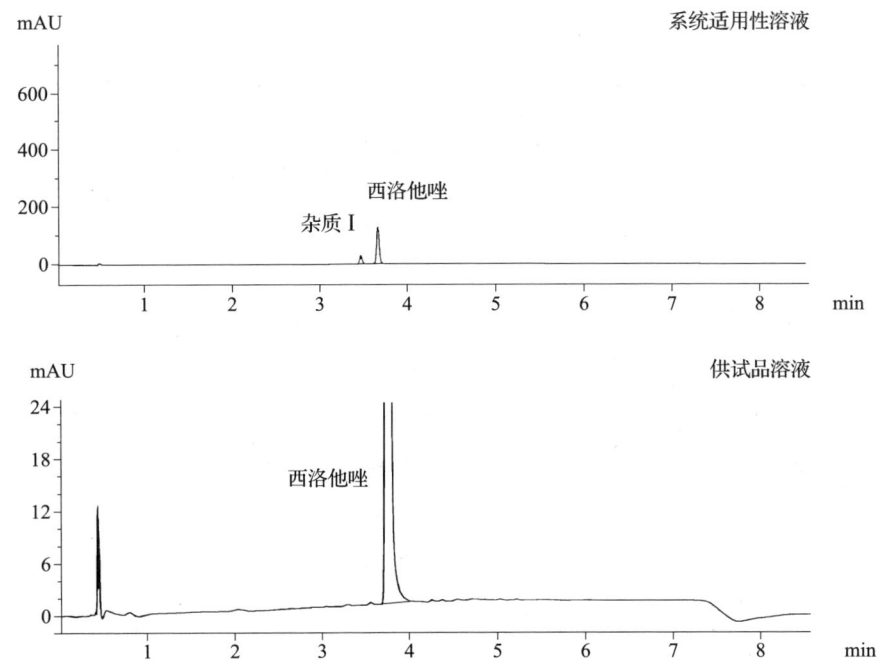

各型号色谱柱系统适用性数据汇总表

色谱柱名称	色谱柱规格	组分	保留时间（min）	理论板数	拖尾因子	分离度
ChromCore 120 C8	2.1mm×100mm，1.8μm	杂质Ⅰ	7.427	60540	1.24	/
		西洛他唑	7.893	73247	1.21	3.93
SHIMSEN Ankylo C8-AQ	2.1mm×100mm，3μm	杂质Ⅰ	6.735	191668	1.00	/
		西洛他唑	6.996	200708	0.99	4.22
Acclaim RSLC 120 C8	2.1mm×50mm，2.2μm	杂质Ⅰ	4.758	197447	1.14	/
		西洛他唑	4.912	212534	0.96	3.59
ACQUITY UPLC BEH C8	2.1mm×50mm，1.7μm	杂质Ⅰ	3.036	143118	1.16	/
		西洛他唑	3.209	159527	1.14	5.46
ZORBAX XDB-C8 RRHT	2.1mm×50mm，1.8μm	杂质Ⅰ	3.485	62131	1.32	/
		西洛他唑	3.682	76743	1.22	3.61

六、质谱图

1. 质谱条件

Agilent 6546 四极杆飞行时间质谱仪；离子源：AJS 源；正/负离子检测模式；一级质谱扫描范围 m/z：50~1200；二级质谱扫描范围 m/z：25~1000；碰撞能量：10、20、40V。

2. 质谱图

（1）西洛他唑质谱图

①正离子模式一级质谱图

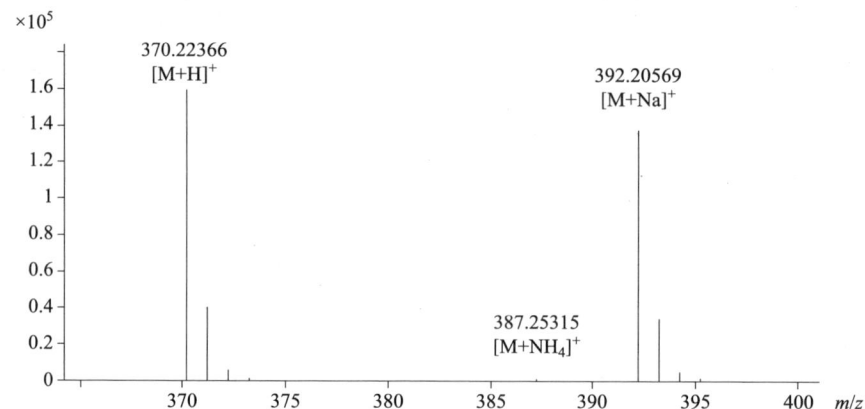

西洛他唑正离子模式下，准分子离子以［M+H］$^+$和［M+Na］$^+$为主，另外可以观察到微量的［M+NH$_4$］$^+$峰。

②正离子模式二级质谱图

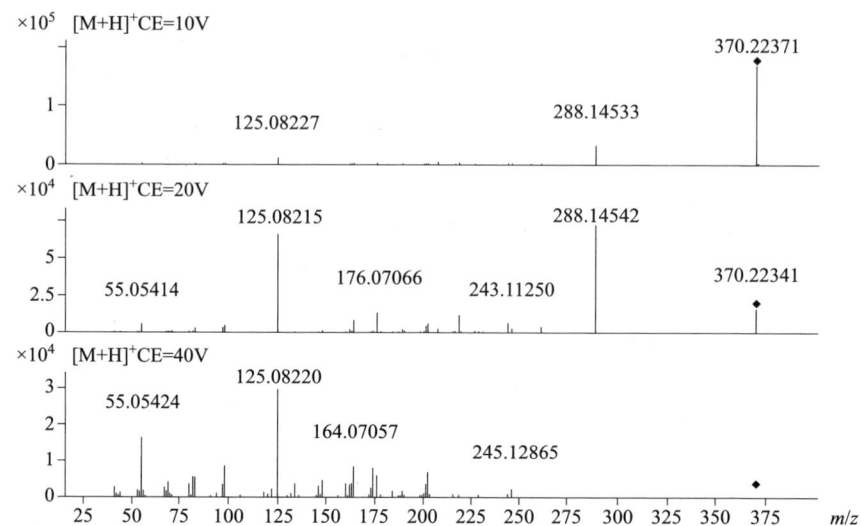

③负离子模式一级质谱图

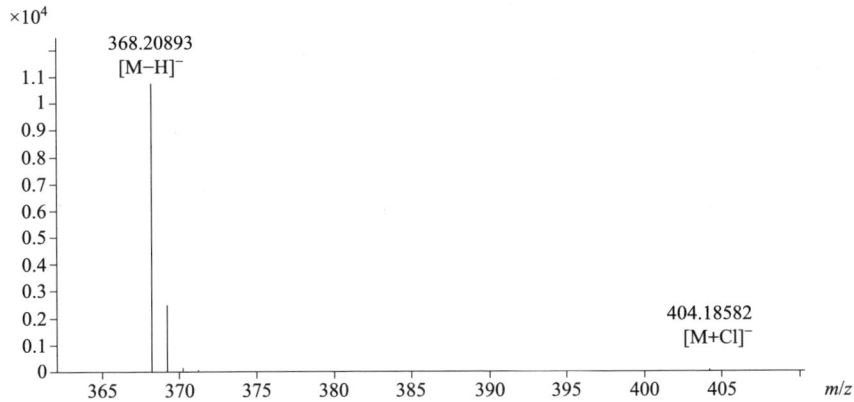

西洛他唑负离子模式下,准分子离子以[M−H]⁻为主,另外可以观察到极少量的[M+Cl]⁻峰。

④负离子模式二级质谱图

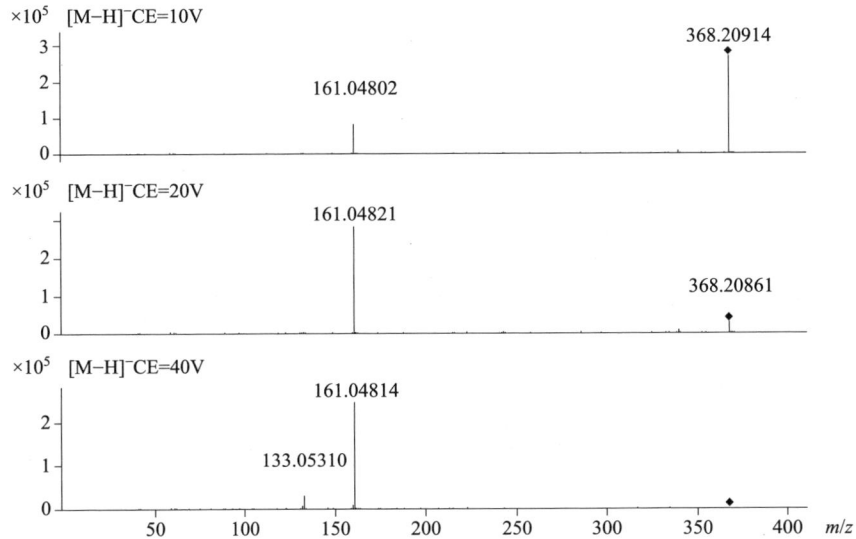

（2）杂质Ⅰ（6-[4-（1-环己基-1H-四氮唑-5-基）丁氧基]-2（1H）-喹诺酮）质谱图

①正离子模式一级质谱图

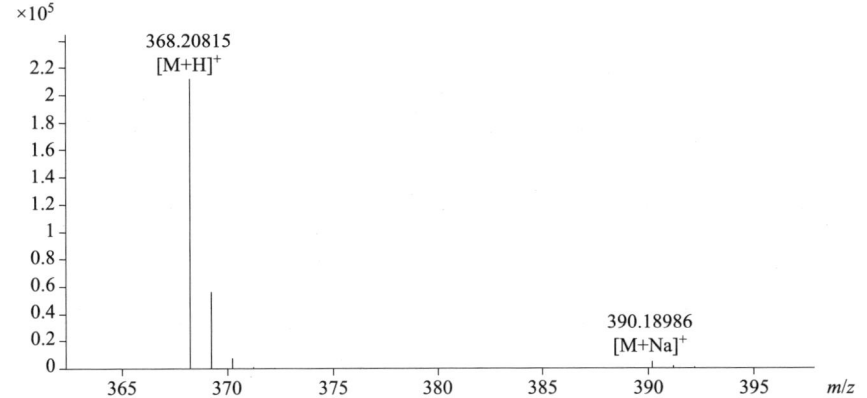

杂质Ⅰ正离子模式下,准分子离子以[M+H]⁺为主,另外可以观察到极少量的[M+Na]⁺峰。

②正离子模式二级质谱图

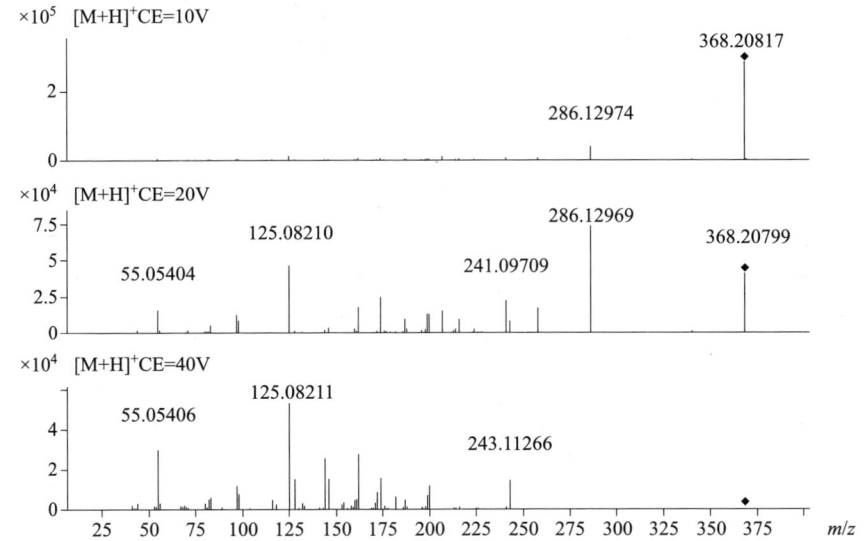

③负离子模式一级质谱图

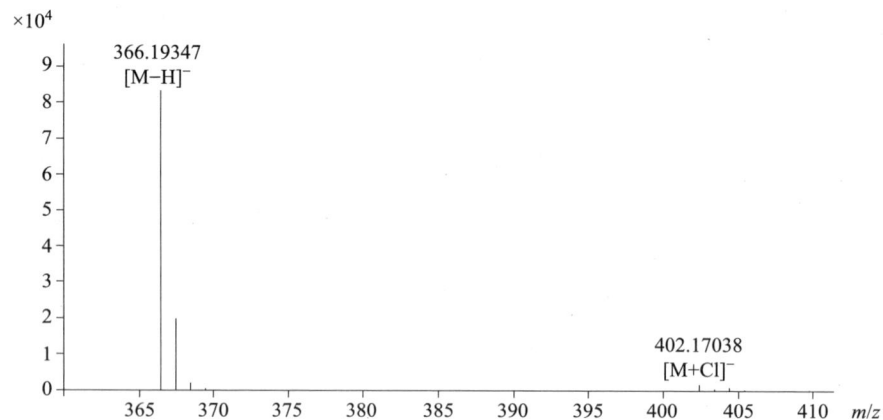

杂质 I 负离子模式下,准分子离子以［M−H］⁻为主,另外可以观察到少量的［M+Cl］⁻峰。

④负离子模式二级质谱图

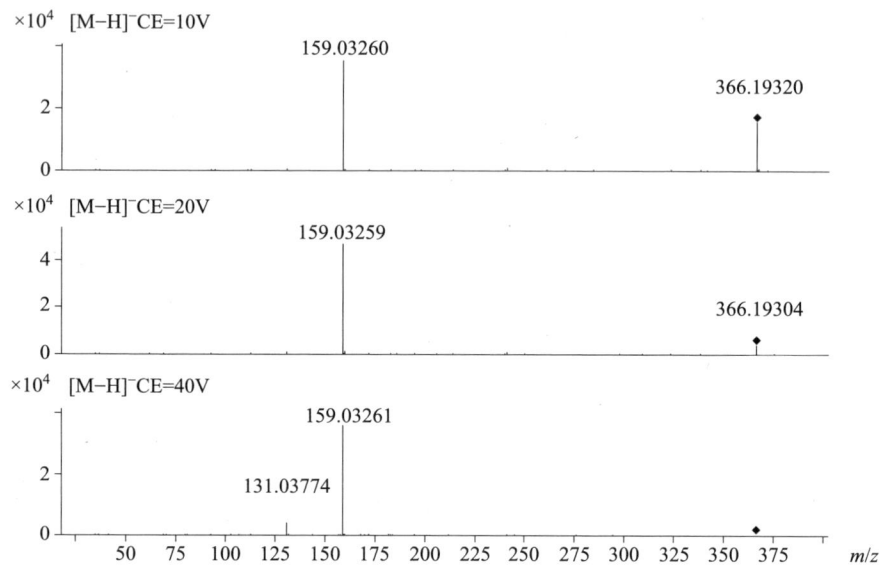

13　多潘立酮

Domperidone

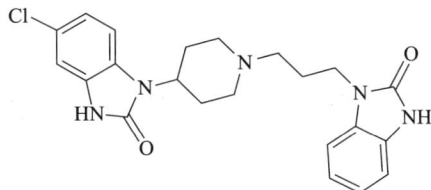

$C_{22}H_{24}ClN_5O_2$　425.92　CAS 号：57808-66-9

本品为 5- 氯 -1-［1-［3-（2,3- 二氢 -2- 氧代 -1H- 苯并咪唑 -1- 基）丙基］-4- 哌啶基］-1,3- 二氢 -2H- 苯并咪唑 -2- 酮。

一、基本信息

本品为白色或类白色结晶性粉末，无臭。在甲醇中极微溶解，在水中几乎不溶；在冰醋酸中易溶。

1. 执行标准

《中国药典》2020 年版二部，第 477 页　多潘立酮。

2. 试验用样品

多潘立酮，批号 20200510，山西宝泰药业有限责任公司。

氟哌利多，批号 100085-202003，中国食品药品检定研究院。

3. 对照品信息

氟哌利多

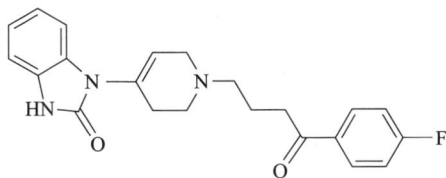

$C_{22}H_{22}FN_3O_2$　379.43

二、溶液配制

1. 系统适用性溶液

取多潘立酮与氟哌利多各约 15mg，置同一 100ml 量瓶中，加 N, N- 二甲基甲酰胺溶解并稀释至刻度，摇匀。

2. 供试品溶液

取本品约 0.1g，置 10ml 量瓶中，加 N, N- 二甲基甲酰胺溶解并稀释至刻度，摇匀。

三、系统适用性要求

系统适用性溶液色谱图中，多潘立酮与氟哌利多以及其他相邻杂质峰之间的分离度均应符合要求。

四、高效液相色谱法

1. HPLC 色谱条件

色谱柱：用十八烷基硅烷键合硅胶为填充剂；流动相：以甲醇为流动相 A；0.5% 醋酸铵溶液为流动相 B，按下表进行梯度洗脱；流速：1.2ml/min；检测波长：285nm；进样体积：10μl。

时间（min）	流动相 A（%）	流动相 B（%）
0	60	40
13	100	0
16	100	0
17	60	40
19	60	40

2. 系统适用性溶液色谱图

色谱柱：ChromCore AQ C18，4.6mm×250mm，5μm
仪器：Thermo Fisher Scientific Ultimate 3000

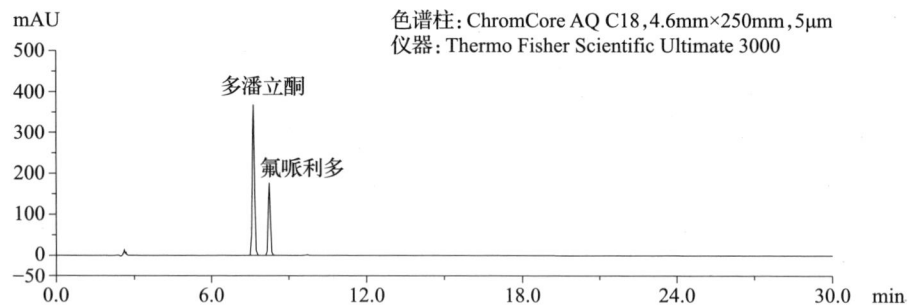

3. 紫外光谱图

多潘立酮

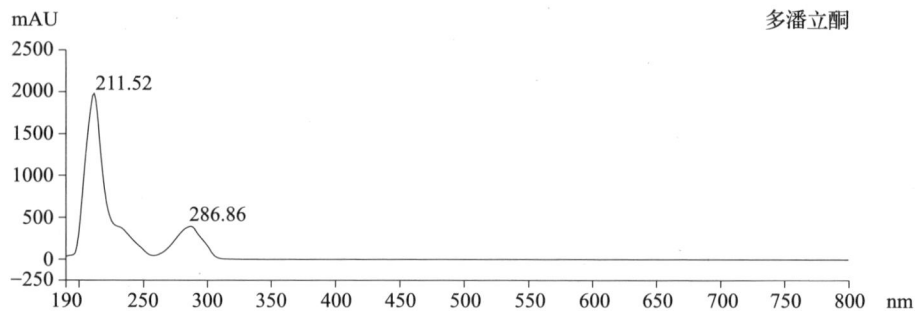

氟哌利多

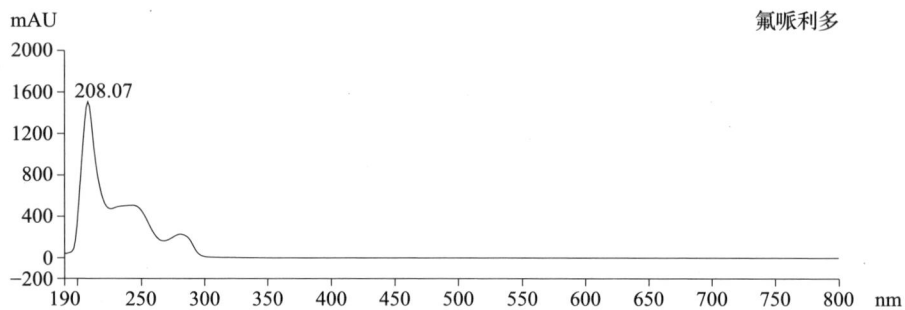

4. 供试品溶液有关物质色谱图

色谱柱：ChromCore AQ C18，4.6mm×250mm，5μm
仪器：Thermo Fisher Scientific Ultimate 3000

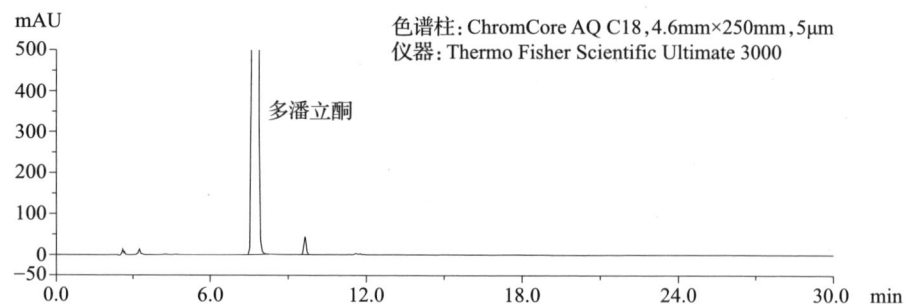

5. 其他型号色谱柱系统适用性色谱图及数据汇总表

色谱柱：Diamonsil C18 Plus，4.6mm×250mm，5μm
仪器：Shimadzu LC-20A

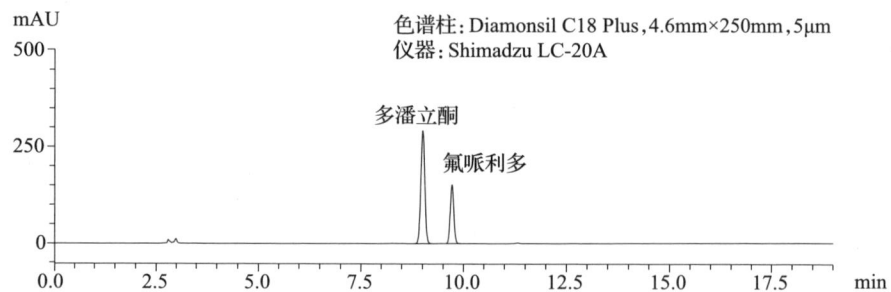

色谱柱：Supersil AQ-C18，4.6mm×250mm，5μm
仪器：EClassical 3100

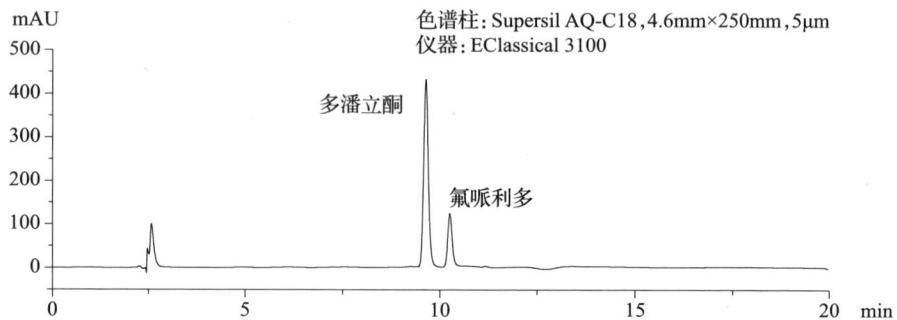

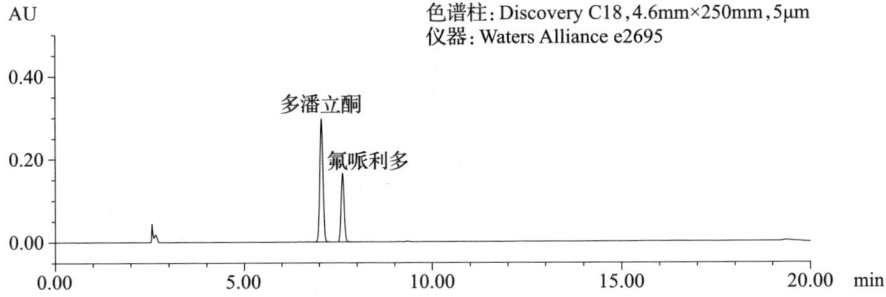

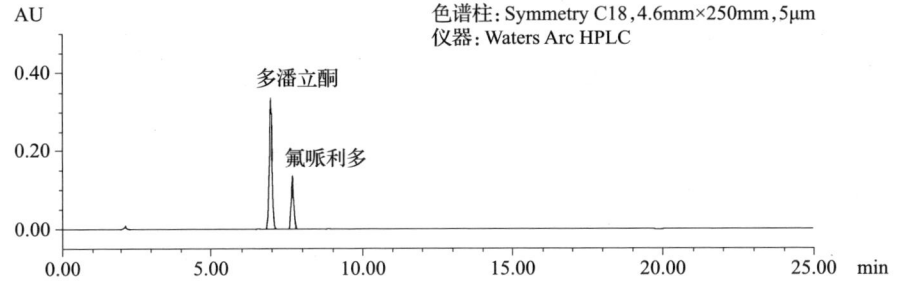

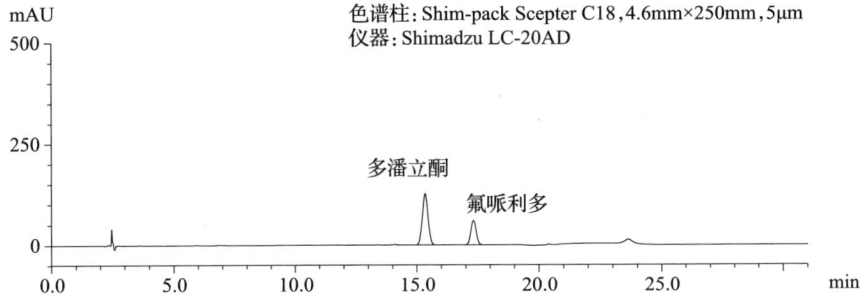

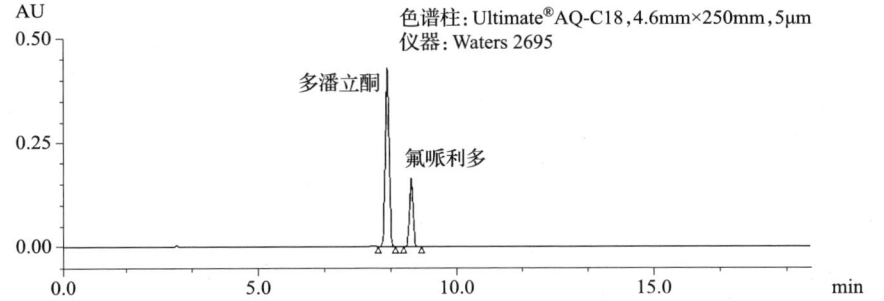

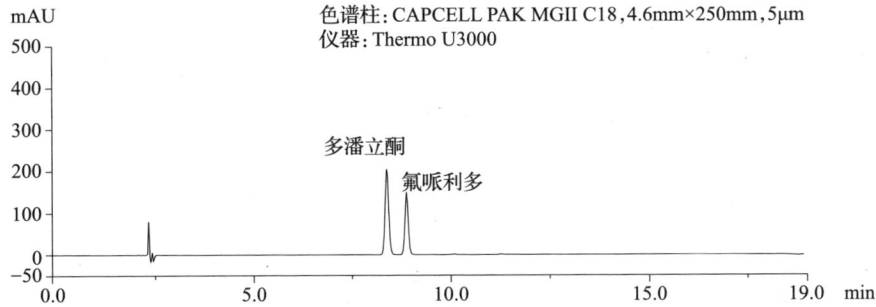

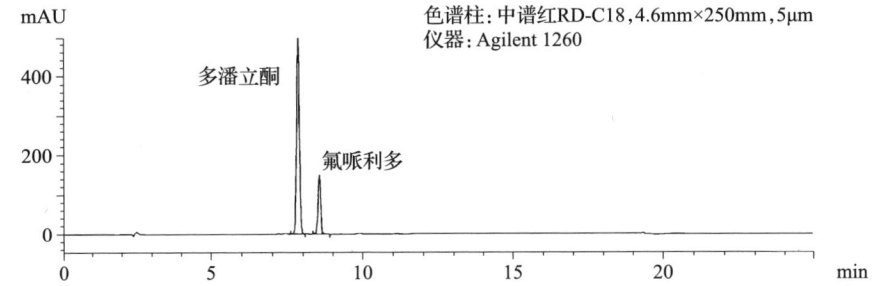

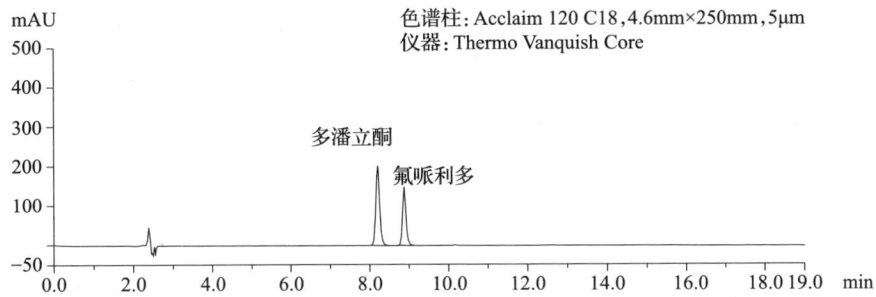

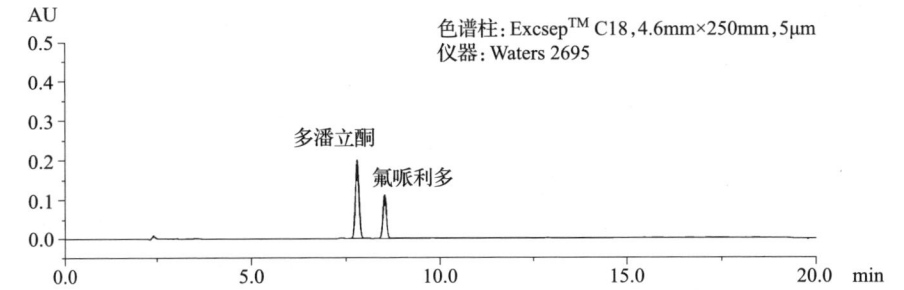

各型号色谱柱系统适用性数据汇总表

色谱柱名称	色谱柱规格	组分	保留时间（min）	理论板数	拖尾因子	分离度	备注
ChromCore AQ C18	4.6mm× 250mm,5μm	多潘立酮	7.637	38967	1.02	/	柱温：25℃
		氟哌利多	8.250	54372	1.02	4.14	
Diamonsil C18 Plus	4.6mm× 250mm,5μm	多潘立酮	8.998	33676	1.08	/	柱温：25℃
		氟哌利多	9.711	48338	1.11	3.82	
Supersil AQ-C18	4.6mm× 250mm,5μm	多潘立酮	9.640	31300	1.14	/	柱温：35℃
		氟哌利多	10.258	38300	1.23	2.90	
Discovery C18	4.6mm× 250mm,5μm	多潘立酮	7.062	32318	1.01	/	柱温：25℃
		氟哌利多	7.621	42831	1.02	3.61	
Shim-pack Scepter C18	4.6mm× 250mm,5μm	多潘立酮	15.342	19485	1.03	/	柱温：25℃ 调整流动相梯度条件
		氟哌利多	17.317	27432	1.04	4.61	
CAPCELL PAK MGII C18	4.6mm× 250mm,5μm	多潘立酮	8.470	39001	1.12	/	柱温：25℃
		氟哌利多	8.973	52741	1.07	3.07	
Acclaim 120 C18	4.6mm× 250mm,5μm	多潘立酮	8.207	36082	1.11	/	柱温：25℃
		氟哌利多	8.880	52869	1.16	4.11	
Symmetry C18	4.6mm× 250mm,5μm	多潘立酮	7.011	26298	1.04	/	柱温：30℃
		氟哌利多	7.728	37892	1.04	4.25	
Ultimate®AQ-C18	4.6mm× 250mm,5μm	多潘立酮	8.257	34781	0.99	/	柱温：25℃
		氟哌利多	8.863	45844	1.00	3.51	
中谱红 RD-C18	4.6mm× 250mm,5μm	多潘立酮	7.874	33678	0.66	/	柱温：30℃
		氟哌利多	8.571	45034	1.07	4.18	
Excsep™ C18	4.6mm× 250mm,5μm	多潘立酮	7.813	29968	1.00	/	柱温：30℃
		氟哌利多	8.541	42854	1.01	4.15	

五、超高效液相色谱法

1. UHPLC 方法一

（1）色谱条件　仪器：Agilent 1290 Infinity Ⅱ 四元泵系统；色谱柱：Poroshell 120 EC-C18，3.0mm×100mm，1.9μm；柱温：40℃；流动相：以甲醇为流动相 A，0.5% 醋酸铵溶液为流动相 B，按下表进行梯度洗脱；流速：0.8ml/min；检测波长：285nm；进样体积：2μl。

时间（min）	流动相 A（%）	流动相 B（%）
0	60	40
3.2	100	0
3.9	100	0
4.2	60	40
6.0	60	40

（2）色谱图

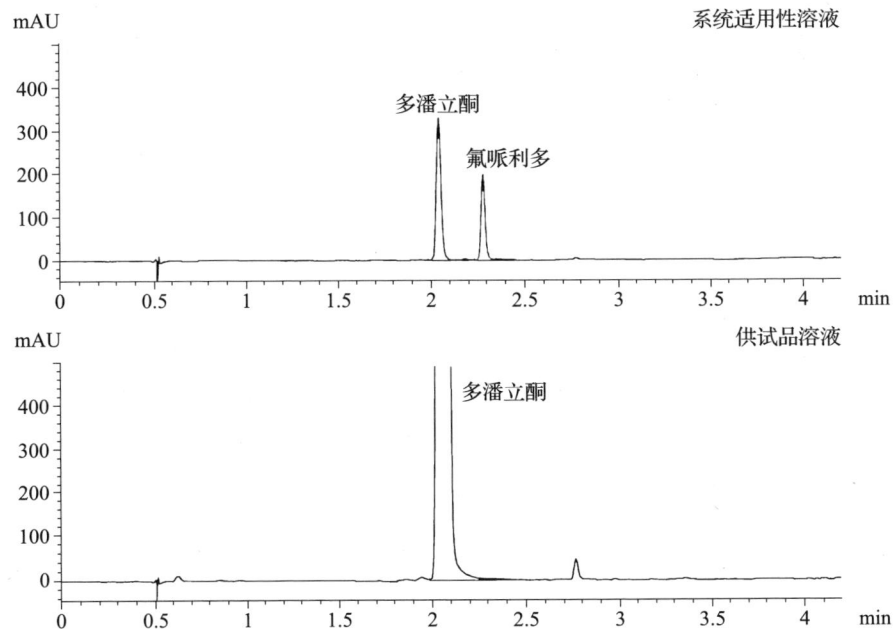

2. UHPLC 方法二

（1）色谱条件　仪器：Waters ACQUITY UPLC H-Class；色谱柱：Endeavorsil C18，2.1mm×100mm，1.8μm；柱温：25℃；流动相：以甲醇为流动相 A，0.5% 醋酸铵溶液为流动相 B，按下表进行梯度洗脱；流速：0.15ml/min；检测波长：285nm；进样体积：2μl。

时间（min）	流动相 A（%）	流动相 B（%）
0	60	40
13	100	0
16	100	0
17	60	40
30	60	40

（2）色谱图

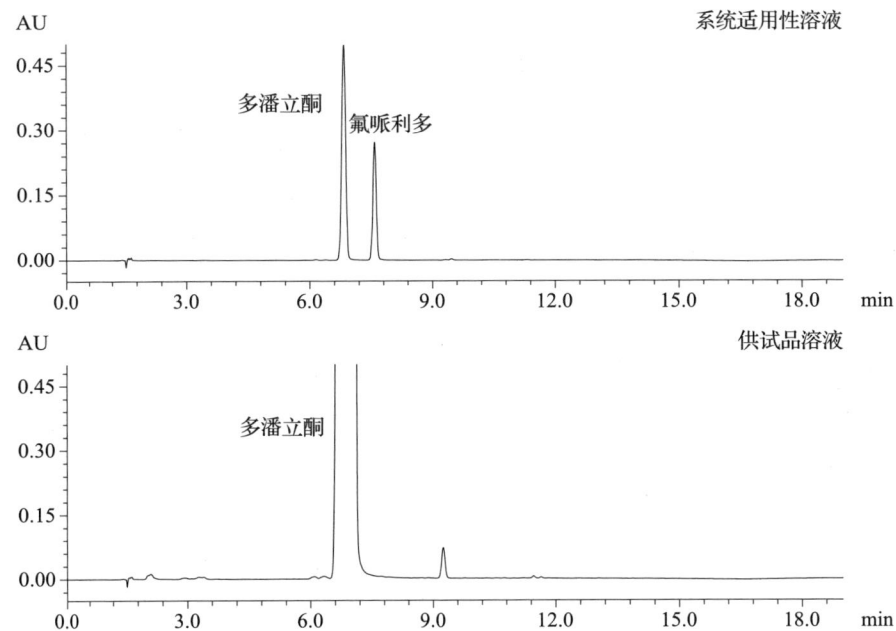

3. UHPLC 方法三

（1）色谱条件　仪器：Shimadzu LC-40B X3；色谱柱：Shim-pack Scepter C18，2.1mm×100mm，1.9μm；柱温：40℃；流动相：以甲醇为流动相 A，0.5% 醋酸铵溶液为流动相 B，按下表进行梯度洗脱；流速：0.3ml/min；检测波长：285nm；进样体积：1μl。

时间（min）	流动相 A（%）	流动相 B（%）
0	60	40
6	72	28
7	100	0
8	100	0
8.1	60	40
11	60	40

（2）色谱图

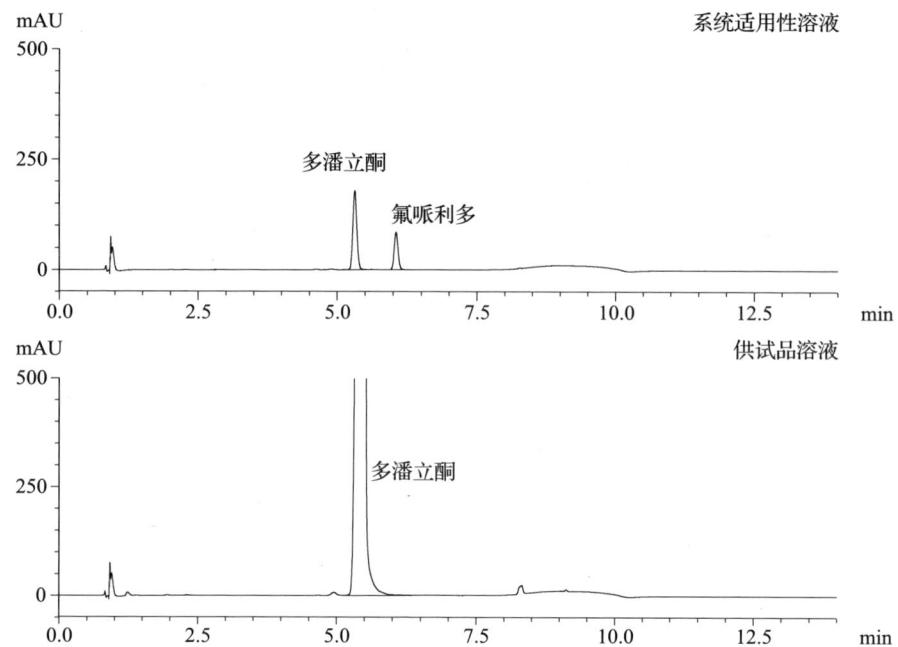

（2）色谱图

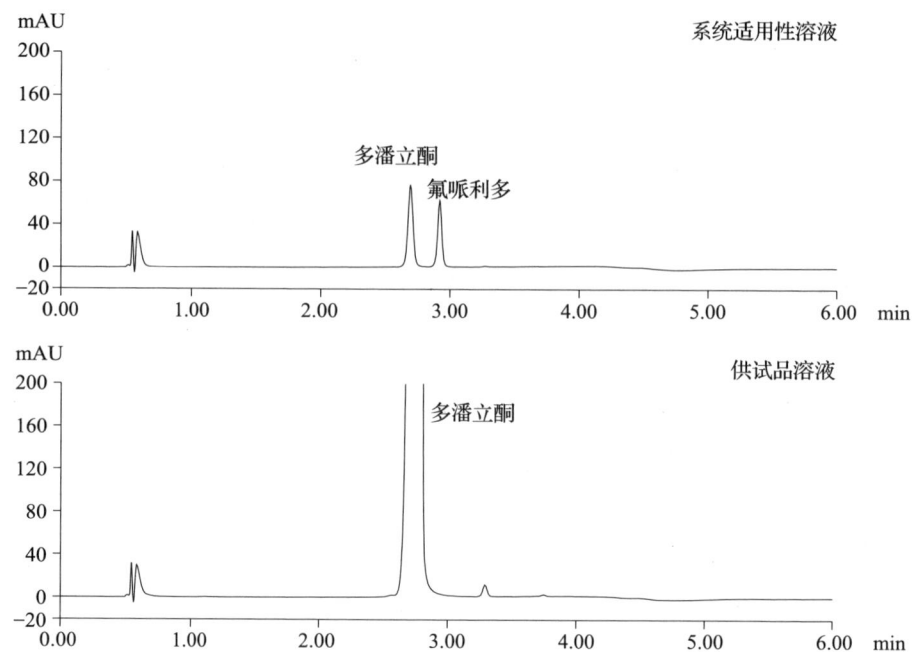

4. UHPLC 方法四

（1）色谱条件　仪器：Thermo Vanquish；色谱柱：CAPCELL PAK IF2 C18，2.1mm×100mm，2μm；柱温：25℃；流动相：以甲醇为流动相 A，0.5% 醋酸铵溶液为流动相 B，按下表进行梯度洗脱；流速：0.5ml/min；检测波长：285nm；进样体积：1μl。

时间（min）	流动相 A（%）	流动相 B（%）
0	60	40
2.3	100	0
2.8	100	0
3.0	60	40
3.5	60	40
6	60	40

5. UHPLC 方法五

（1）色谱条件　仪器：Thermo Fisher Vanquish Flex；色谱柱：Acclaim RSLC 120 C18，2.1mm×100mm，2.2μm；柱温：25℃；流动相：以甲醇为流动相 A，0.5% 醋酸铵溶液为流动相 B，按下表进行梯度洗脱；流速：0.6ml/min；检测波长：285nm；进样体积：1μl。

时间（min）	流动相 A（%）	流动相 B（%）
0.0	60	40
2.3	100	0
2.8	100	0
3.0	60	40
5.0	60	40

（2）色谱图

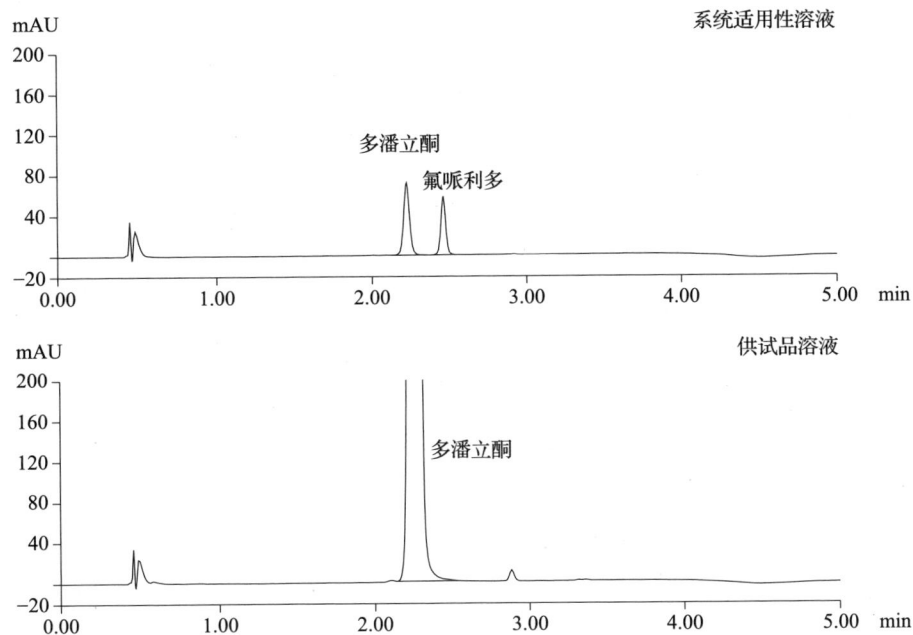

系统适用性溶液

多潘立酮
氟哌利多

供试品溶液

多潘立酮

（2）色谱图

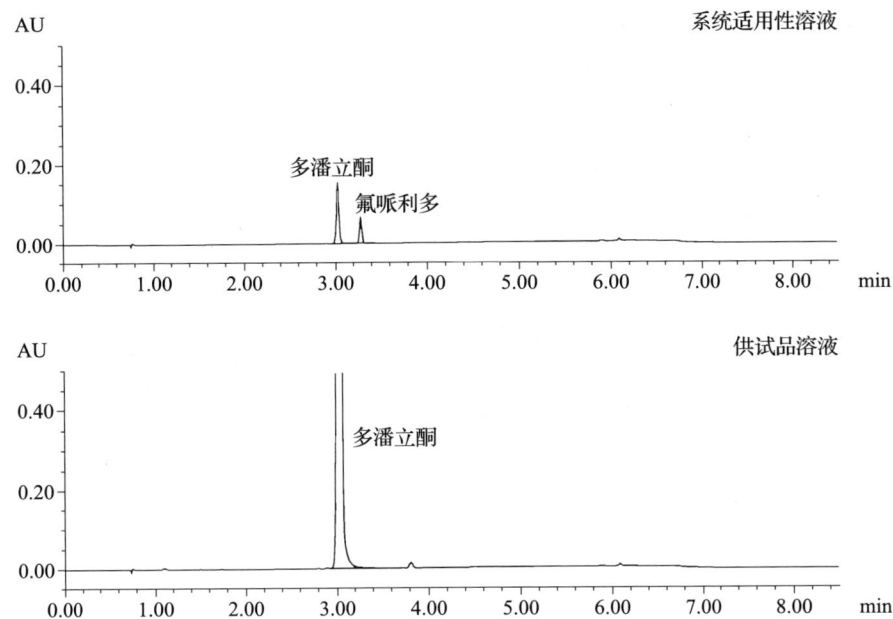

系统适用性溶液

多潘立酮
氟哌利多

供试品溶液

多潘立酮

6. UHPLC 方法六

（1）色谱条件　仪器：Waters ACQUITY UPLC H-Class；色谱柱：ACQUITY UPLC HSS T3，2.1mm×100mm，1.8μm；柱温：30℃；流动相：以甲醇为流动相 A，0.5% 醋酸铵溶液为流动相 B，按下表进行梯度洗脱；流速：0.3ml/min；检测波长：285nm；进样体积：1μl。

时间（min）	流动相 A（%）	流动相 B（%）
0	60	40
4.33	100	0
5.34	100	0
5.67	60	40
8.5	60	40

各型号色谱柱系统适用性数据汇总表

色谱柱名称	色谱柱规格	组分	保留时间（min）	理论板数	拖尾因子	分离度
Poroshell 120 EC-C18	3.0mm×100mm，1.9μm	多潘立酮	2.039	29850	1.12	/
		氟哌利多	2.278	51109	1.13	5.48
Endeavorsil C18	2.1mm×100mm，1.8μm	多潘立酮	6.836	23567	0.91	/
		氟哌利多	7.584	40104	0.95	4.51
Shim-pack Scepter C18	2.1mm×100mm，1.9μm	多潘立酮	5.316	26093	1.07	/
		氟哌利多	6.053	36325	1.08	5.70
CAPCELL PAK IF2 C18	2.1mm×100mm，2μm	多潘立酮	2.695	22622	1.02	/
		氟哌利多	2.920	39242	0.97	3.44

续表

色谱柱名称	色谱柱规格	组分	保留时间（min）	理论板数	拖尾因子	分离度
Acclaim RSLC 120 C18	2.1mm × 100mm, 2.2μm	多潘立酮	2.225	16506	1.05	/
		氟哌利多	2.463	30022	1.01	3.78
ACQUITY UPLC HSS T3	2.1mm × 100mm, 1.8μm	多潘立酮	3.024	58248	1.07	/
		氟哌利多	3.274	84124	1.05	5.15

六、质谱图

1. 质谱条件

Agilent 6546 四极杆飞行时间质谱仪；离子源：AJS 源；正 / 负离子检测模式；一级质谱扫描范围 m/z：50~1200；二级质谱扫描范围 m/z：25~1000；碰撞能量：10、20、40V。

2. 质谱图

（1）多潘立酮

①正离子模式一级质谱图

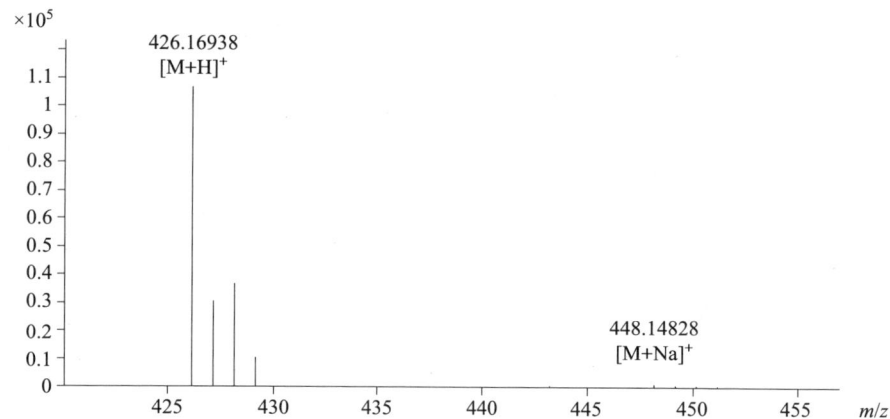

多潘立酮正离子模式下，准分子离子以［M+H］$^+$ 为主，另外可以观察到极少量的［M+Na］$^+$ 峰。

②正离子模式二级质谱图

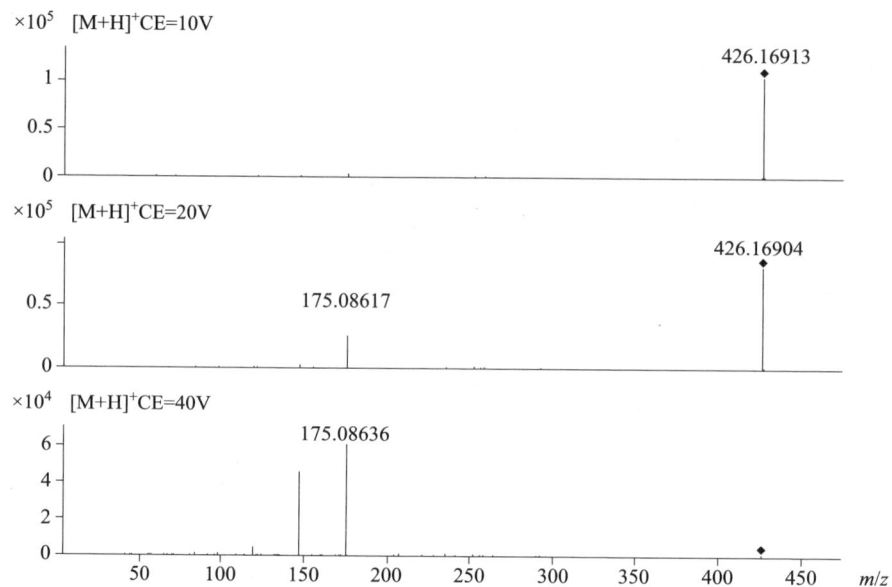

③负离子模式一级质谱图

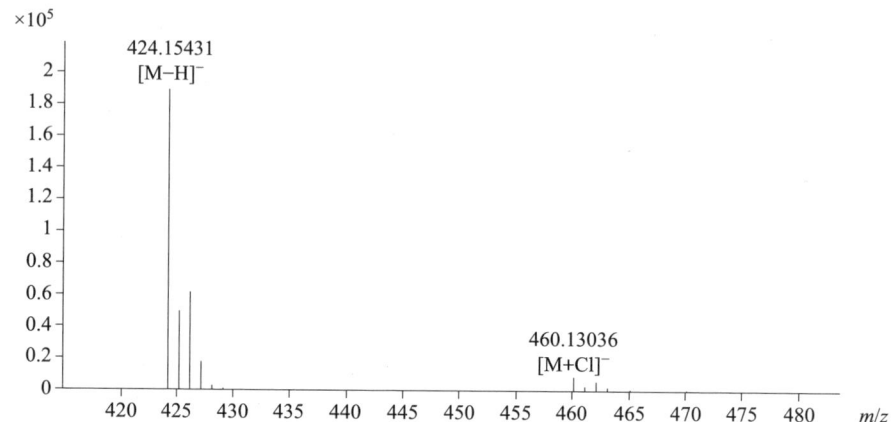

多潘立酮负离子模式下，准分子离子以［M−H］$^-$ 为主，另外可以观察到少量的［M+Cl］$^-$ 峰。

④负离子模式二级质谱图

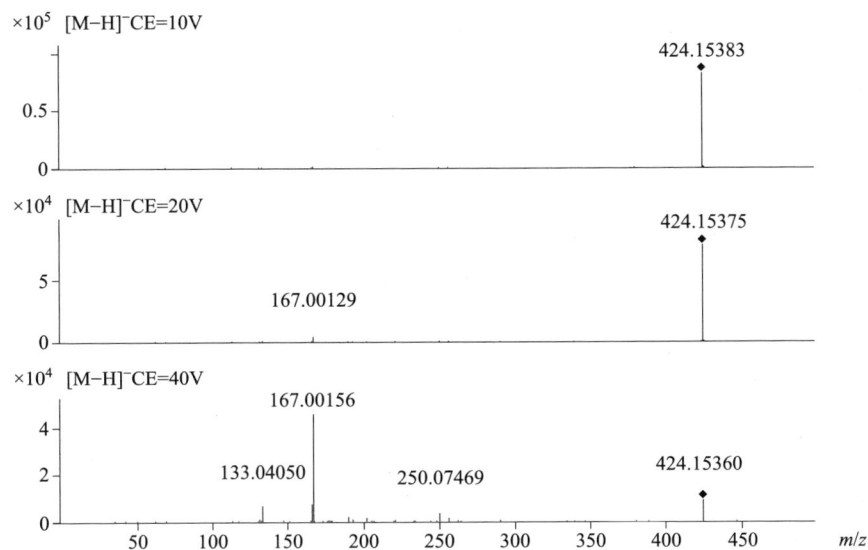

×10^5 [M–H]$^-$ CE=10V

424.15383

×10^4 [M–H]$^-$ CE=20V

424.15375

167.00129

×10^4 [M–H]$^-$ CE=40V

167.00156

133.04050

250.07469

424.15360

m/z

②正离子模式二级质谱图

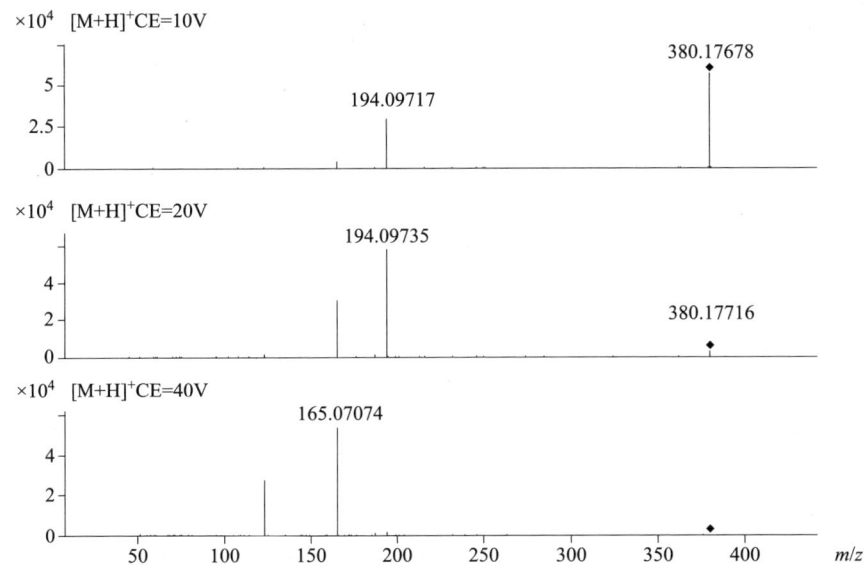

×10^4 [M+H]$^+$ CE=10V

194.09717

380.17678

×10^4 [M+H]$^+$ CE=20V

194.09735

380.17716

×10^4 [M+H]$^+$ CE=40V

165.07074

m/z

（2）氟哌利多

①正离子模式一级质谱图

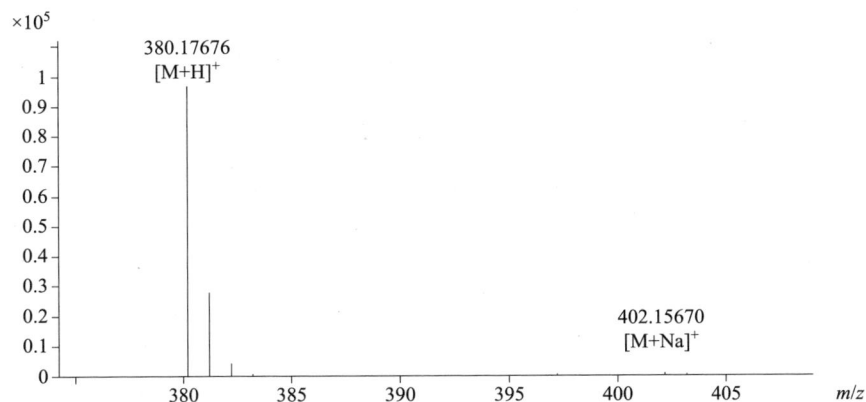

×10^5

380.17676
[M+H]$^+$

402.15670
[M+Na]$^+$

m/z

③负离子模式一级质谱图

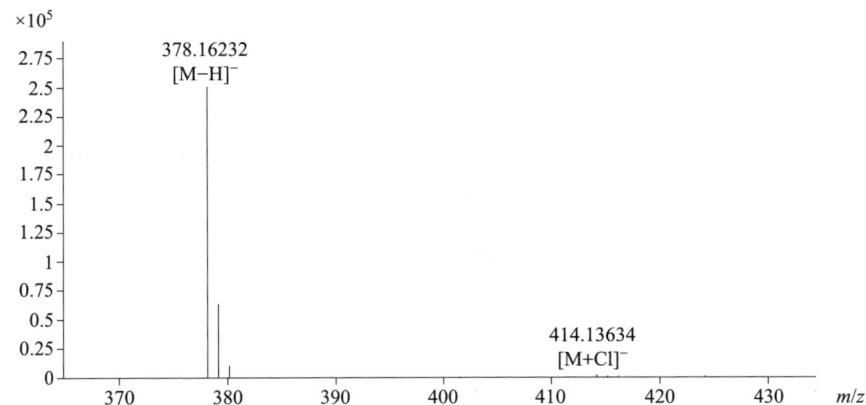

×10^5

378.16232
[M–H]$^-$

414.13634
[M+Cl]$^-$

m/z

氟哌利多正离子模式下，准分子离子以[M+H]$^+$为主，另外可以观察到极少量的[M+Na]$^+$峰。

氟哌利多负离子模式下，准分子离子以[M–H]$^-$为主，另外可以观察到极少量的[M+Cl]$^-$峰。

④负离子模式二级质谱图

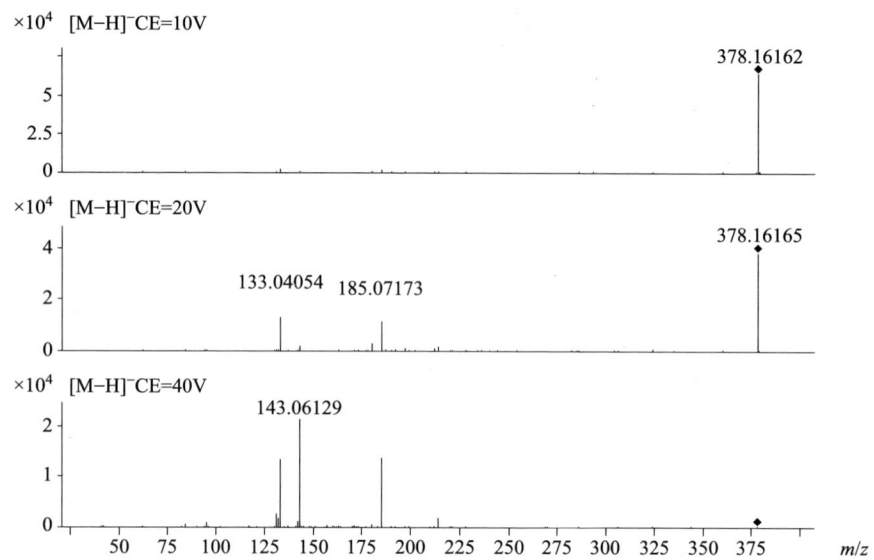

14　异环磷酰胺

Ifosfamide

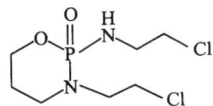

$C_7H_{15}Cl_2N_2O_2P$　261.09　CAS 号：3778-73-2

本品为 3-（2- 氯乙基）-2-[（2- 氯乙基）氨基] 四氢 -2*H*-1，3，2- 氧氮杂磷杂环己烷 -2- 氧化物。

一、基本信息

本品为白色结晶性粉末；无臭；有较强的引湿性。在水或乙醇中易溶，在三氯甲烷中溶解，在丙酮中略溶。

1. 执行标准

《中国药典》2020 年版二部，第 506 页　异环磷酰胺。

2. 试验用样品

异环磷酰胺，批号 641191206，江苏恒瑞医药股份有限公司。

杂质Ⅰ，批号 TRI28181201A，江苏恒瑞医药股份有限公司。

杂质Ⅱ，批号 TRI280118112301RS，江苏恒瑞医药股份有限公司。

3. 杂质对照品信息

杂质Ⅰ　3-（2- 氯乙基）-2-[（2- 氯丙基）氨基] 四氢 -2*H*-1，3，2- 氧氮杂磷杂环己烷 -2- 氧化物

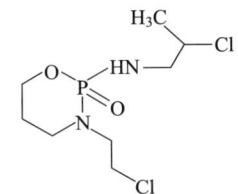

$C_8H_{17}Cl_2N_2O_2P$　275.11

杂质Ⅱ　3-（2- 氯乙酰基）-2-[（2- 氯乙基）氨基] 四氢 -2*H*-1，3，2- 氧氮杂磷杂环己烷 -2- 氧化物

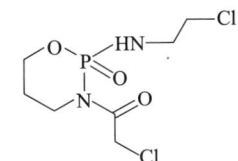

$C_7H_{13}Cl_2N_2O_3P$　275.07

二、溶液配制

1. 对照品溶液

取杂质Ⅰ对照品约 15mg，精密称定，置 50ml 量瓶中，加乙腈溶解并稀释至刻度，摇匀，精密量取 1ml，置 10ml 量瓶中，用乙腈稀释至刻度，摇匀，作为贮备液（1）；取杂质Ⅱ对照品约 15mg，精密称定，置 50ml 量瓶中，加乙腈溶解并稀释至刻度，摇匀，精密量取 1ml，置 10ml 量瓶中，用乙腈稀释至刻度，摇匀，作为贮备液（2）；取异环磷酰胺对照品约 30mg，精密称定，置 10ml 量瓶中，分别精密加贮备液（1）与贮备液（2）各 1ml，用流动相稀释至刻度，摇匀。

2. 供试品溶液

取本品约 30mg，精密称定，置 10ml 量瓶中，加流动相溶解并稀释至刻度，摇匀。

三、系统适用性要求

对照品溶液色谱图中，出峰顺序依次为杂质Ⅱ、异环磷酰胺和杂质Ⅰ；杂质

Ⅱ峰、异环磷酰胺峰与杂质Ⅰ峰间的分离度均应符合要求,理论板数按异环磷酰胺峰计算不低于800。

四、高效液相色谱法

1. HPLC 色谱条件

色谱柱:用十八烷基硅烷键合硅胶为填充剂;流动相:乙腈-水(30:70);流速:1.0ml/min;检测波长:195nm;进样体积:20μl,记录色谱图至主成分峰保留时间的2.5倍。

2. 对照品溶液色谱图

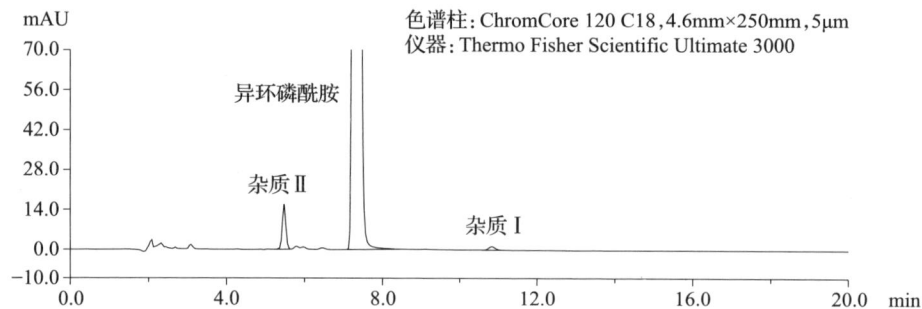

色谱柱:ChromCore 120 C18,4.6mm×250mm,5μm
仪器:Thermo Fisher Scientific Ultimate 3000

3. 紫外光谱图

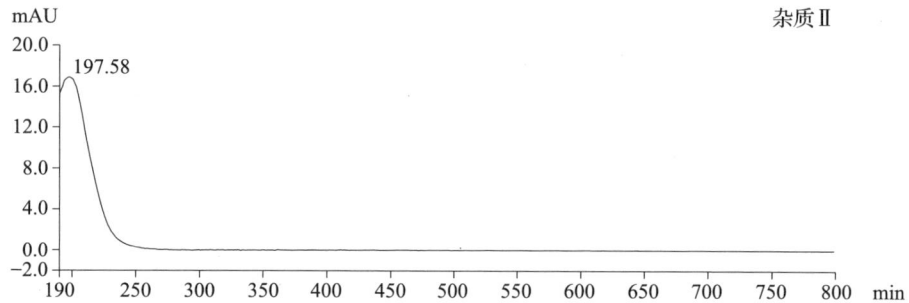

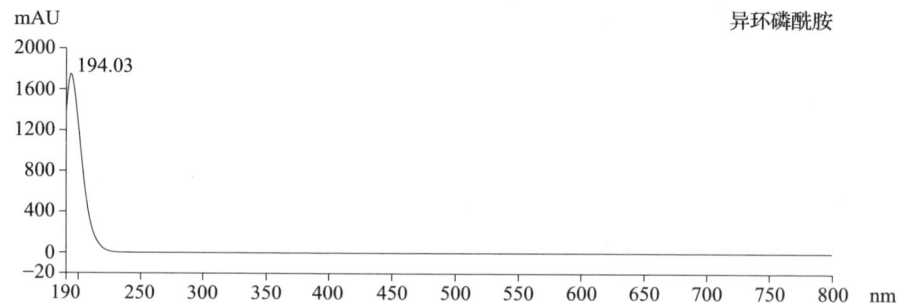

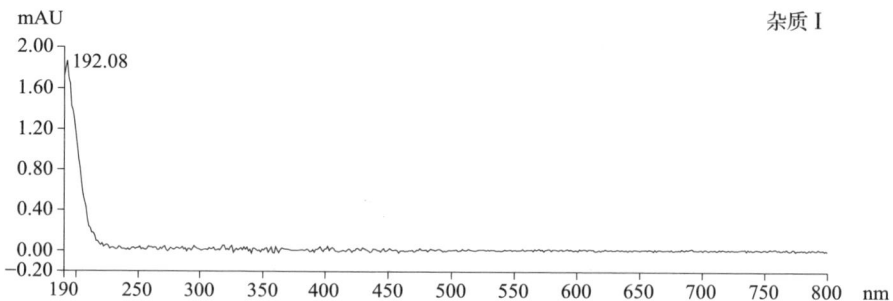

4. 供试品溶液有关物质色谱图

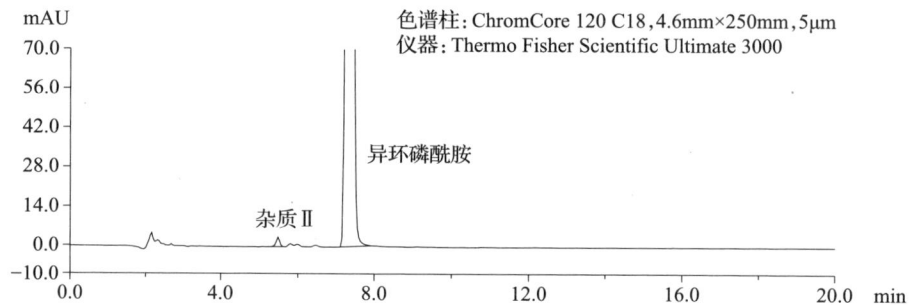

色谱柱:ChromCore 120 C18,4.6mm×250mm,5μm
仪器:Thermo Fisher Scientific Ultimate 3000

5. 其他型号色谱柱对照品溶液色谱图及数据汇总表

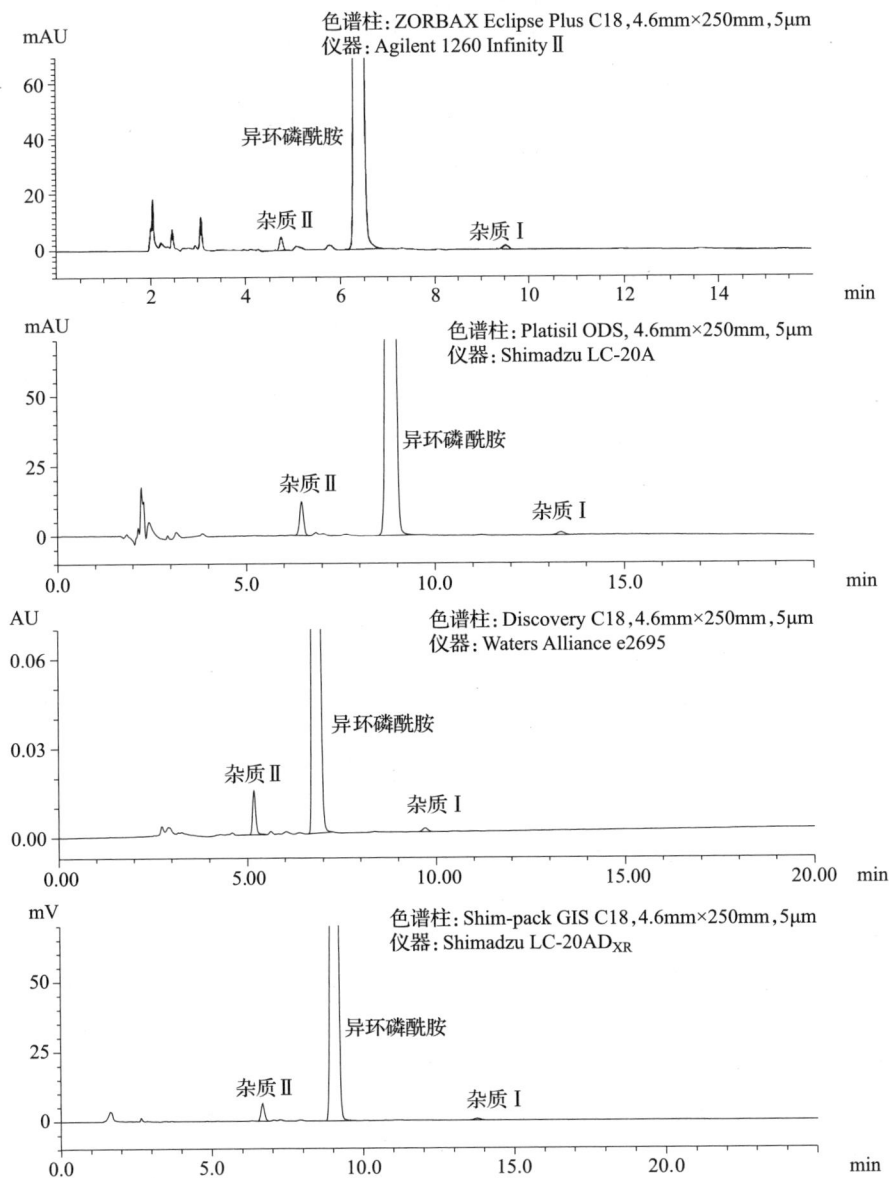

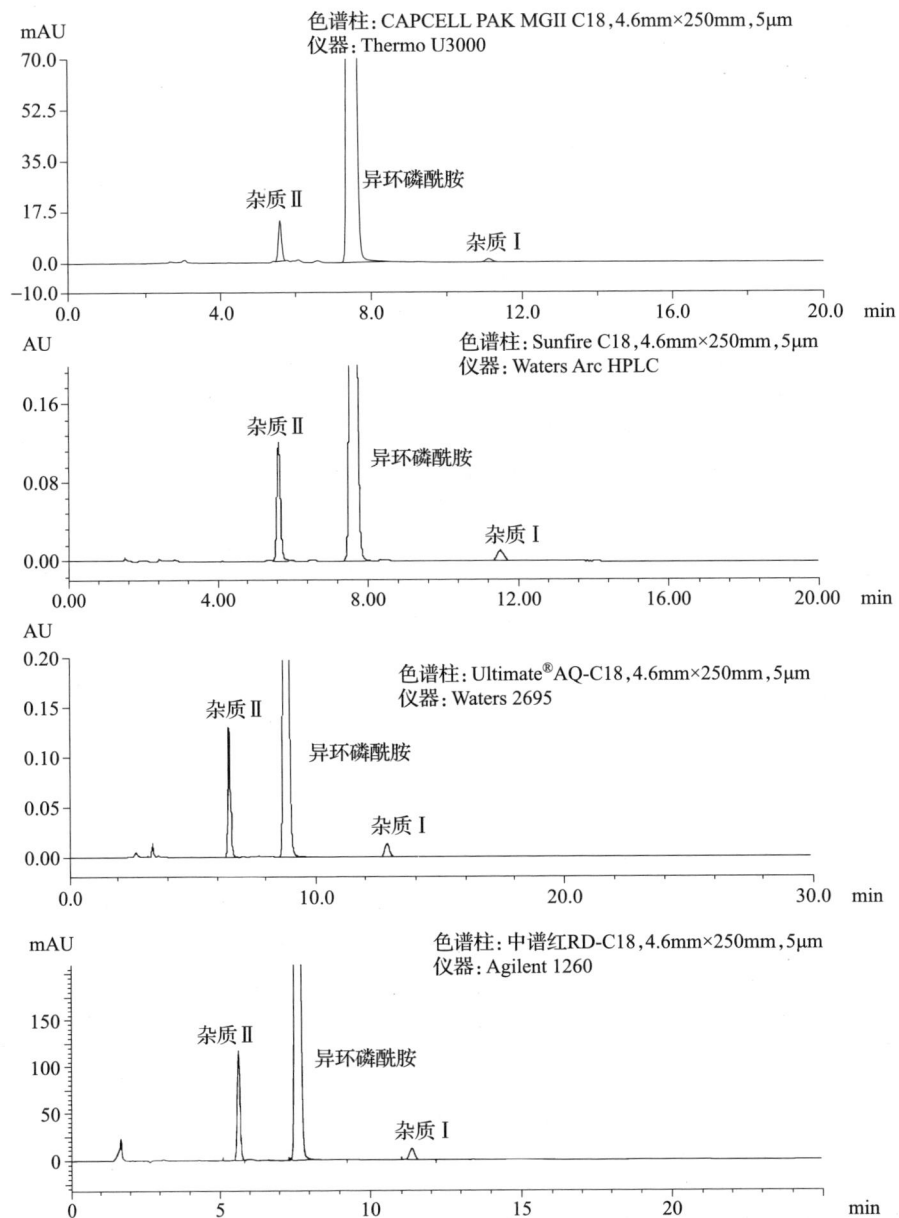

色谱柱：ZORBAX Eclipse Plus C18，4.6mm×250mm，5μm
仪器：Agilent 1260 Infinity Ⅱ

异环磷酰胺
杂质Ⅱ
杂质Ⅰ

色谱柱：Platisil ODS，4.6mm×250mm，5μm
仪器：Shimadzu LC-20A

异环磷酰胺
杂质Ⅱ
杂质Ⅰ

色谱柱：Discovery C18，4.6mm×250mm，5μm
仪器：Waters Alliance e2695

异环磷酰胺
杂质Ⅱ
杂质Ⅰ

色谱柱：Shim-pack GIS C18，4.6mm×250mm，5μm
仪器：Shimadzu LC-20AD$_{XR}$

异环磷酰胺
杂质Ⅱ
杂质Ⅰ

色谱柱：CAPCELL PAK MGII C18，4.6mm×250mm，5μm
仪器：Thermo U3000

异环磷酰胺
杂质Ⅱ
杂质Ⅰ

色谱柱：Sunfire C18，4.6mm×250mm，5μm
仪器：Waters Arc HPLC

杂质Ⅱ
异环磷酰胺
杂质Ⅰ

色谱柱：Ultimate®AQ-C18，4.6mm×250mm，5μm
仪器：Waters 2695

杂质Ⅱ
异环磷酰胺
杂质Ⅰ

色谱柱：中谱红RD-C18，4.6mm×250mm，5μm
仪器：Agilent 1260

杂质Ⅱ
异环磷酰胺
杂质Ⅰ

色谱柱：Supersil ODS2，4.6mm×250mm，5μm
仪器：EClassical 3100

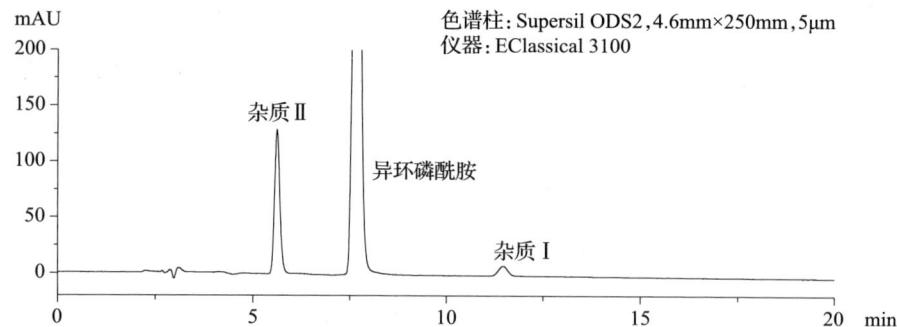

各型号色谱柱系统适用性数据汇总表

色谱柱名称	色谱柱规格	组分	保留时间（min）	理论板数	拖尾因子	分离度	备注
ChromCore 120 C18	4.6mm × 250mm，5μm	杂质Ⅱ	5.477	18028	1.05	/	柱温：25℃
		异环磷酰胺	7.307	16955	1.26	9.44	
		杂质Ⅰ	10.827	19573	1.11	13.18	
ZORBAX Eclipse Plus C18	4.6mm × 250mm，5μm	杂质Ⅱ	4.799	20359	1.12	/	柱温：30℃
		异环磷酰胺	6.414	16560	1.27	9.7	
		杂质Ⅰ	9.528	21862	1.04	13.6	
Platisil ODS	4.6mm × 250mm，5μm	杂质Ⅱ	6.462	15595	1.06	/	柱温：25℃
		异环磷酰胺	8.817	12936	1.19	9.11	
		杂质Ⅰ	13.329	20714	1.01	13.25	
Discovery C18	4.6mm × 250mm，5μm	杂质Ⅱ	5.171	19465	1.16	/	柱温：25℃
		异环磷酰胺	6.794	17577	1.40	9.01	
		杂质Ⅰ	9.705	22026	1.05	12.32	
Shim-pack GIS C18	4.6mm × 250mm，5μm	杂质Ⅱ	6.665	13892	1.14	/	柱温：25℃
		异环磷酰胺	9.036	15861	1.13	9.24	
		杂质Ⅰ	13.774	19159	1.05	13.83	

续表

色谱柱名称	色谱柱规格	组分	保留时间（min）	理论板数	拖尾因子	分离度	备注
CAPCELL PAK MGII C18	4.6mm × 250mm，5μm	杂质Ⅱ	5.590	19400	1.25	/	柱温：25℃
		异环磷酰胺	7.453	16482	1.59	9.49	
		杂质Ⅰ	11.107	19395	1.29	13.26	
Sunfire C18	4.6mm × 250mm，5μm	杂质Ⅱ	5.674	16650	1.10	/	柱温：25℃
		异环磷酰胺	7.632	15926	1.23	9.39	
		杂质Ⅰ	11.523	19894	1.09	13.68	
Ultimate®AQ-C18	4.6mm × 250mm，5μm	杂质Ⅱ	6.571	16548	1.14	/	柱温：30℃
		异环磷酰胺	8.852	17106	1.26	9.34	
		杂质Ⅰ	12.900	21262	1.05	12.70	
中谱红 RD-C18	4.6mm × 250mm，5μm	杂质Ⅱ	5.680	17894	1.08	/	柱温：25℃
		异环磷酰胺	7.611	16534	1.17	9.48	
		杂质Ⅰ	11.358	20582	1.05	13.52	
Supersil ODS2	4.6mm × 250mm，5μm	杂质Ⅱ	5.617	7900	1.14	/	柱温：35℃
		异环磷酰胺	7.663	6900	1.15	6.62	
		杂质Ⅰ	11.482	10100	1.00	9.29	

五、超高效液相色谱法

1. UHPLC 方法一

（1）色谱条件　仪器：Thermo Fisher Vanquish Flex；色谱柱：Hypersil Gold Vanquish C18，2.1mm×100mm，1.9μm；柱温：25℃；流动相：乙腈-水（30：70）；流速：0.5ml/min；检测波长：195nm；进样体积：2μl，记录色谱图至主成分峰保留时间的 2.5 倍。

（2）色谱图

mAU

对照品溶液

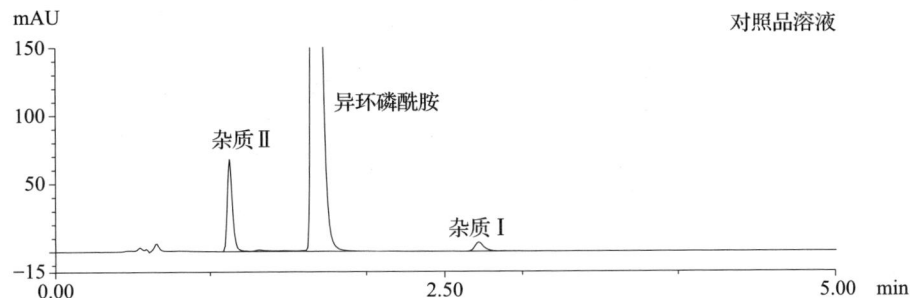

供试品溶液

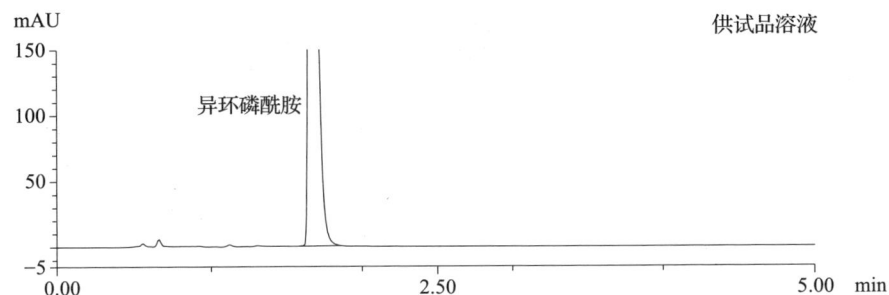

2. UHPLC 方法二

（1）色谱条件　仪器：Waters ACQUITY UPLC H-Class Bio；色谱柱：ACQUITY UPLC HSS T3，2.1mm×100mm，1.8μm；柱温：25℃；流动相：乙腈 - 水（30∶70）；流速：0.4ml/min；检测波长：195nm；进样体积：2μl，记录色谱图至主成分峰保留时间的 2.5 倍。

（2）色谱图

对照品溶液

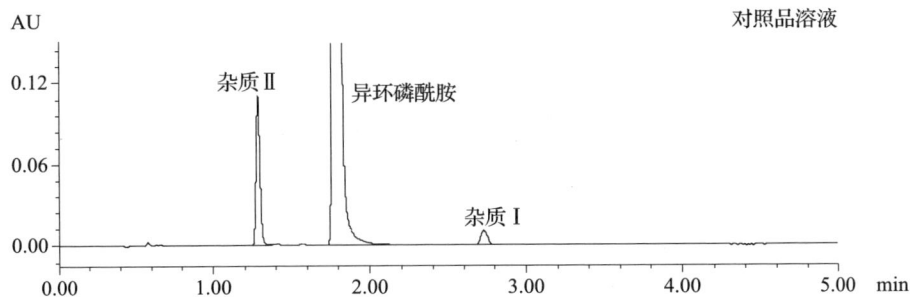

供试品溶液

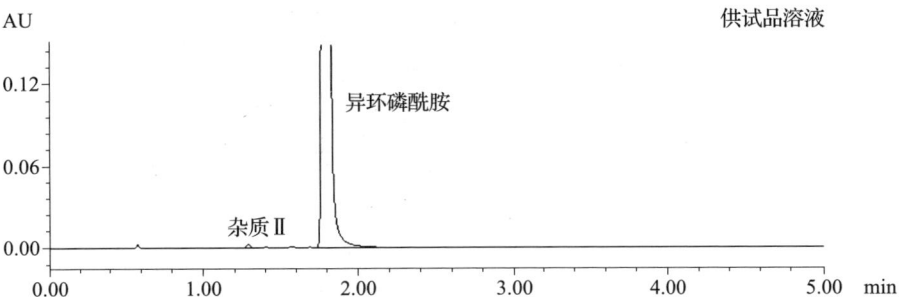

3. UHPLC 方法三

（1）色谱条件　仪器：Shimadzu LC-2040C 3D；色谱柱：Shim-pack GIST C18-AQ HP，2.1mm×100mm，1.9μm；柱温：25℃；流动相：乙腈 - 水（30∶70）；流速：0.25ml/min；检测波长：195nm；进样体积：2μl，记录色谱图至主成分峰保留时间的 2.5 倍。

（2）色谱图

对照品溶液

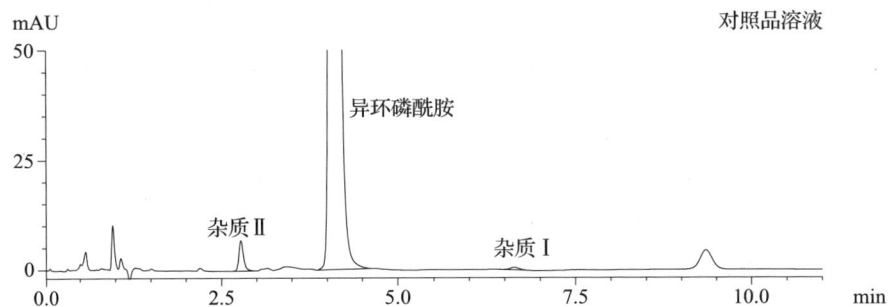

供试品溶液

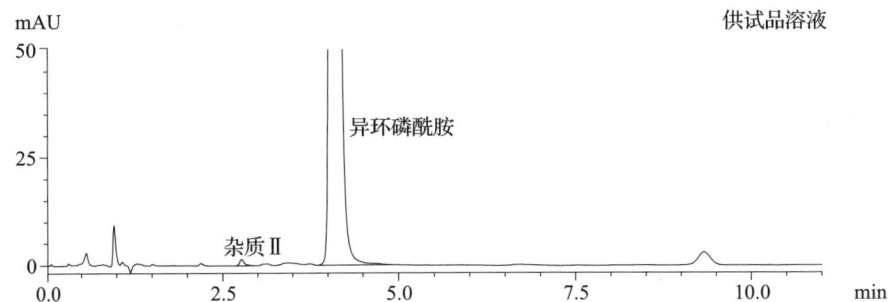

4. UHPLC 方法四

（1）色谱条件　仪器：Thermo Vanquish；色谱柱：CAPCELL PAK IF2 C18，2.1mm×100mm，2μm；柱温：25℃；流动相：乙腈 - 水（30：70）；流速：0.4ml/min；检测波长：195nm；进样体积：4μl，记录色谱图至主成分峰保留时间的 2.5 倍。

（2）色谱图

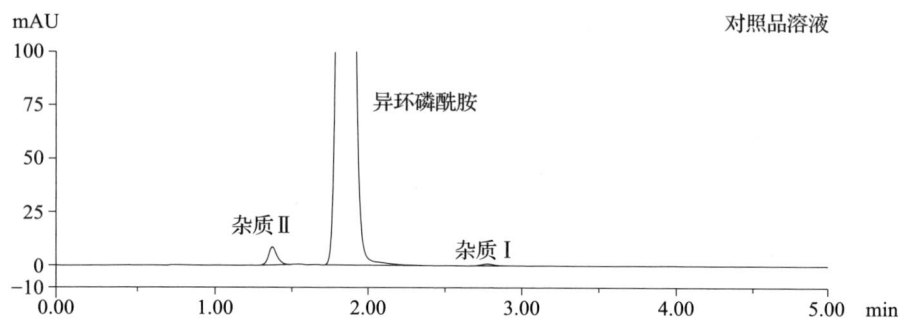

对照品溶液

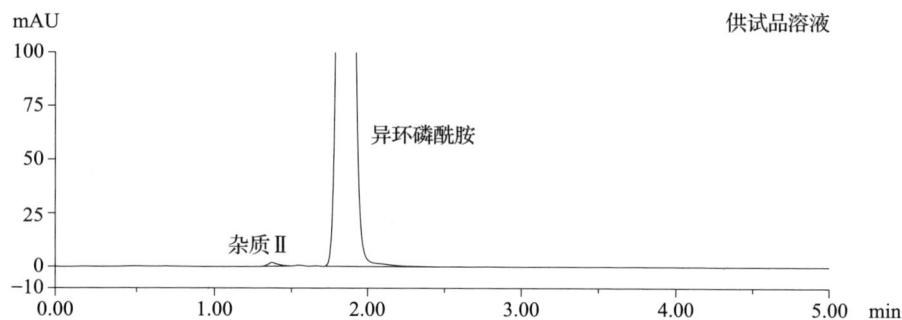

供试品溶液

各型号色谱柱系统适用性数据汇总表

色谱柱名称	色谱柱规格	组分	保留时间（min）	理论板数	拖尾因子	分离度
Hypersil Gold Vanquish C18	2.1mm×100mm，1.9μm	杂质Ⅱ	1.120	5853	1.33	/
		异环磷酰胺	1.668	6577	1.57	7.79
		杂质Ⅰ	2.713	11921	1.18	11.50
ACQUITY UPLC HSS T3	2.1mm×100mm，1.8μm	杂质Ⅱ	1.293	11914	1.17	/
		异环磷酰胺	1.790	12298	1.37	8.94
		杂质Ⅰ	2.733	17297	1.10	12.83
Shim-pack GIST C18-AQ HP	2.1mm×100mm，1.9μm	杂质Ⅱ	2.774	8678	1.30	/
		异环磷酰胺	4.079	8263	1.49	8.75
		杂质Ⅰ	6.631	12567	1.26	12.26
CAPCELL PAK IF2 C18	2.1mm×100mm，2μm	杂质Ⅱ	1.372	3063	1.38	/
		异环磷酰胺	1.842	3910	1.36	4.33
		杂质Ⅰ	2.777	6280	1.12	7.25

六、质谱图

1. 质谱条件

Agilent 6546 四极杆飞行时间质谱仪；离子源：AJS 源；正 / 负离子检测模式；一级质谱扫描范围 m/z：50~1200；二级质谱扫描范围 m/z：25~1000；碰撞能量：5、10、20、40V。

2. 质谱图

（1）异环磷酰胺质谱图

①正离子模式一级质谱图

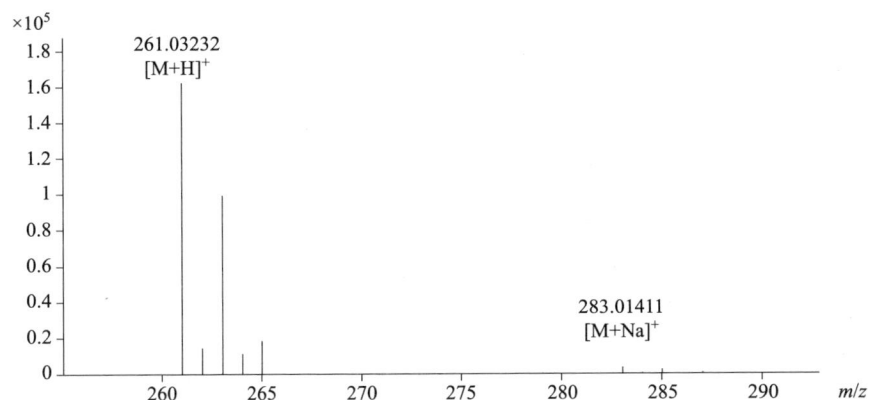

异环磷酰胺正离子模式下,准分子离子以［M+H］⁺为主,另外可以观察到［M+Na］⁺峰。

②正离子模式二级质谱图

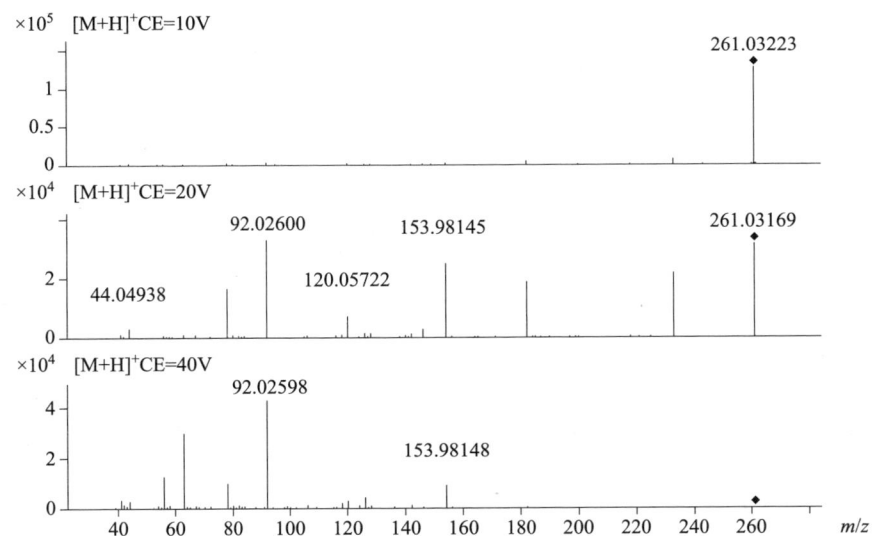

③负离子模式一级质谱图

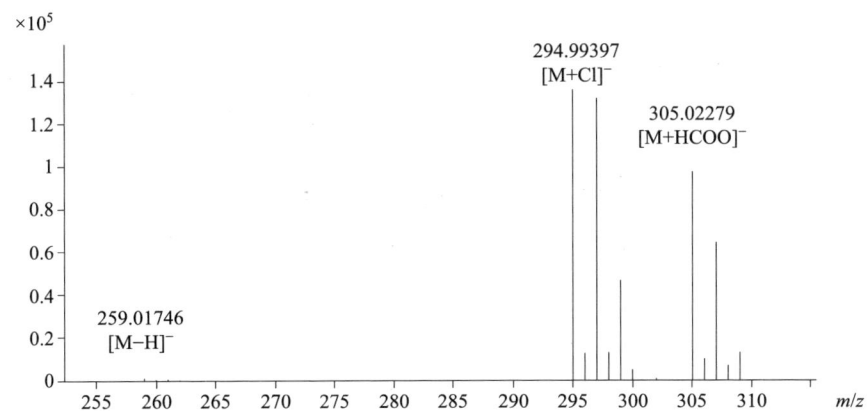

异环磷酰胺负离子模式下,准分子离子以［M+Cl］⁻和［M+HCOO］⁻为主,另外可以观察到极少量的［M-H］⁻峰。

④负离子模式二级质谱图

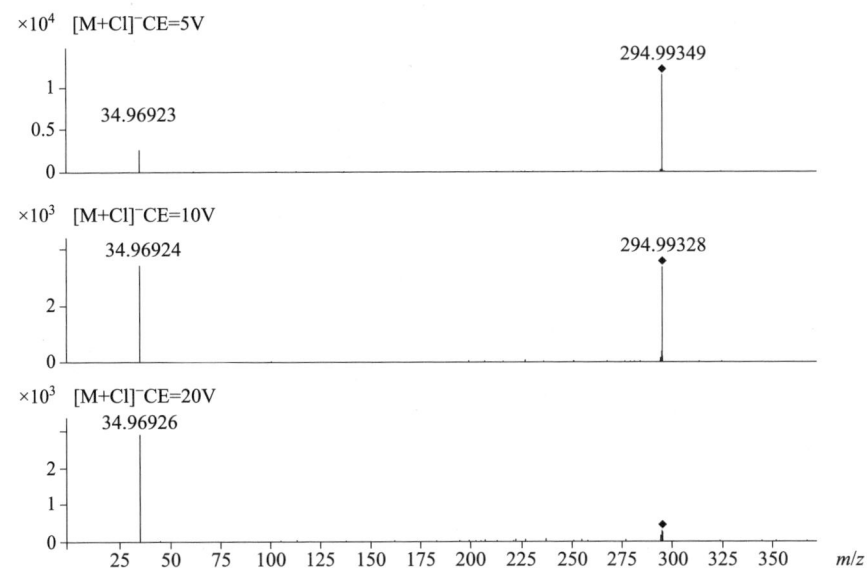

（2）杂质Ⅰ（3-（2-氯乙基）-2-［（2-氯丙基）氨基］四氢 -2*H*-1，3，2- 氧氮杂磷杂环己烷 -2- 氧化物）质谱图

①正离子模式一级质谱图

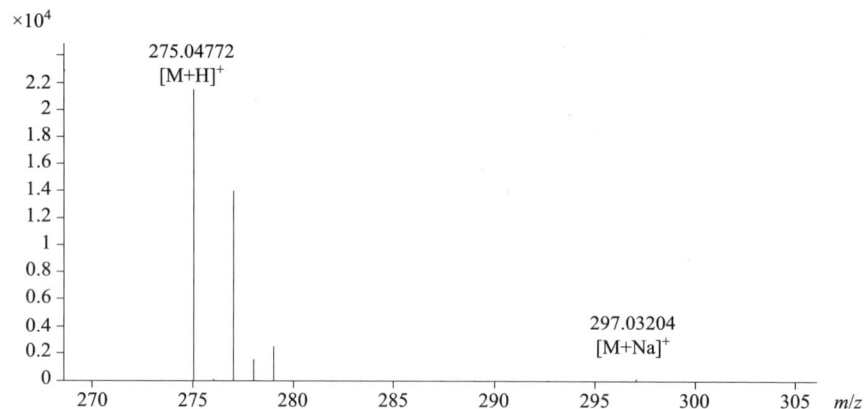

杂质Ⅰ正离子模式下，准分子离子以［M+H］⁺为主，另外可以观察到［M+Na］⁺峰。

②正离子模式二级质谱图

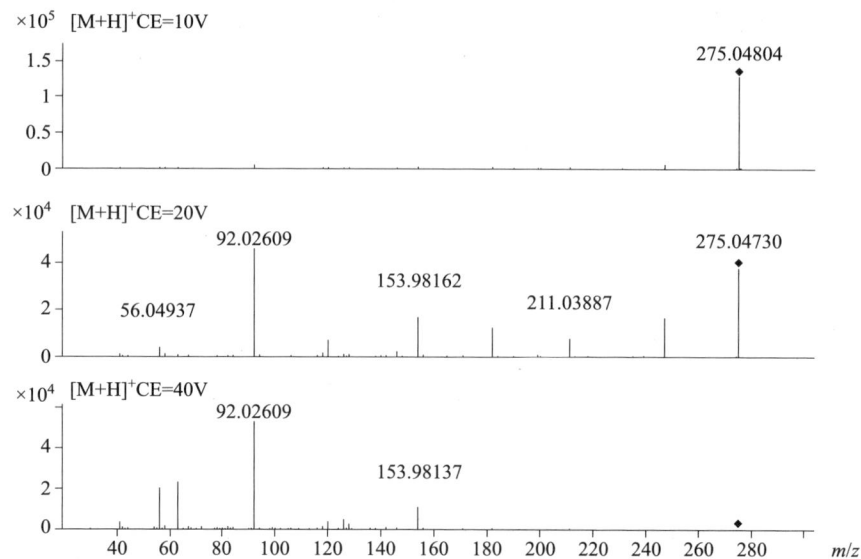

③负离子模式一级质谱图

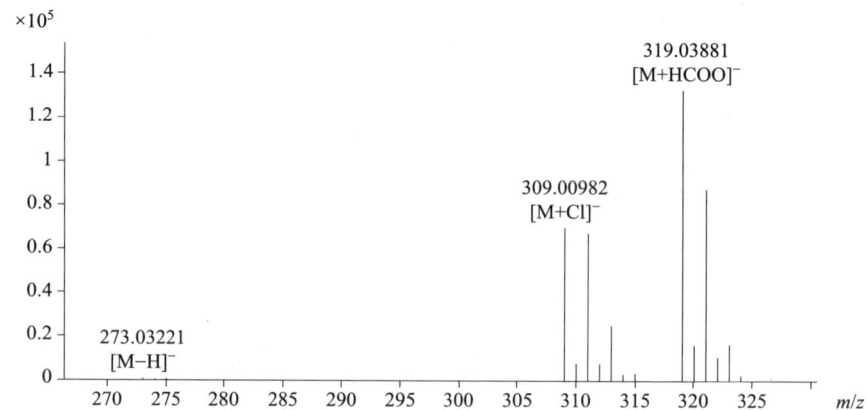

杂质Ⅰ负离子模式下，准分子离子以［M+Cl］⁻和［M+HCOO］⁻为主，另外可以观察到极少量的［M–H］⁻峰。

④负离子模式二级质谱图

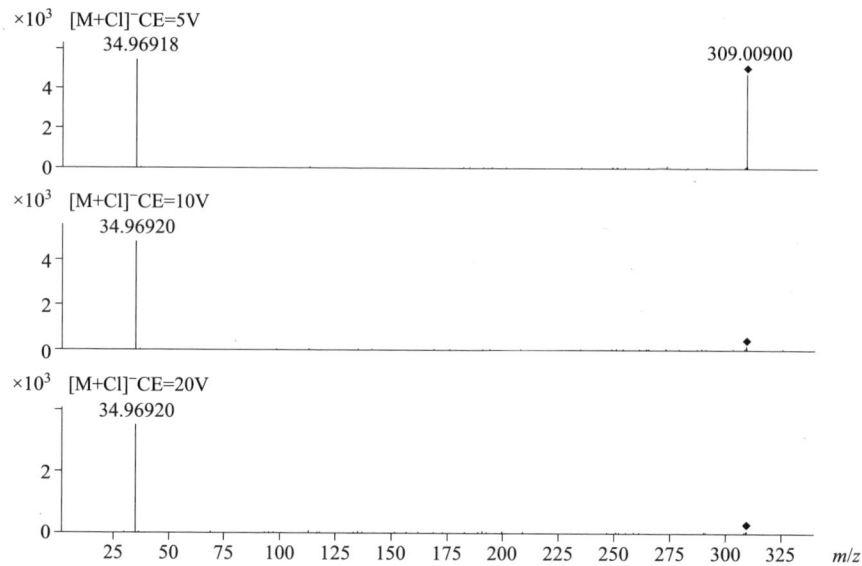

（3）杂质Ⅱ（3-（2-氯乙酰基）-2-[（2-氯乙基）氨基]四氢-2H-1，3，2-氧氮杂磷杂环己烷-2-氧化物）质谱图

①正离子模式一级质谱图

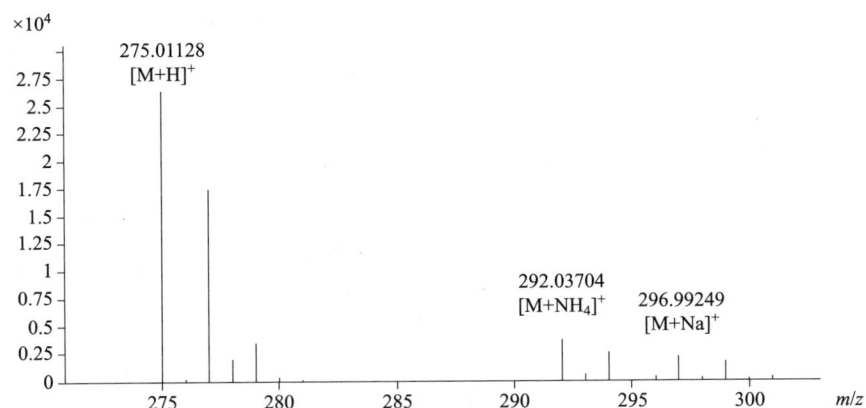

杂质Ⅱ正离子模式下，准分子离子以[M+H]⁺为主，另外可以观察到[M+NH₄]⁺和[M+Na]⁺峰。

②正离子模式二级质谱图

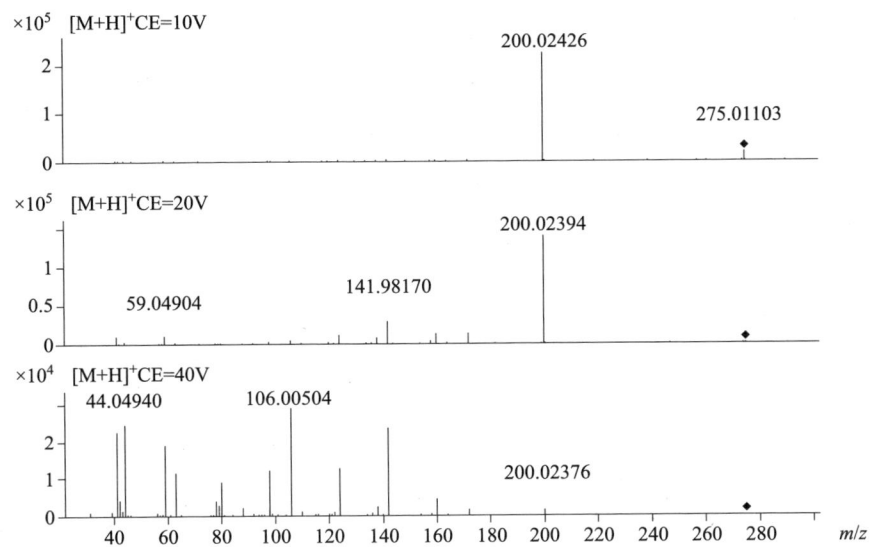

③负离子模式一级质谱图

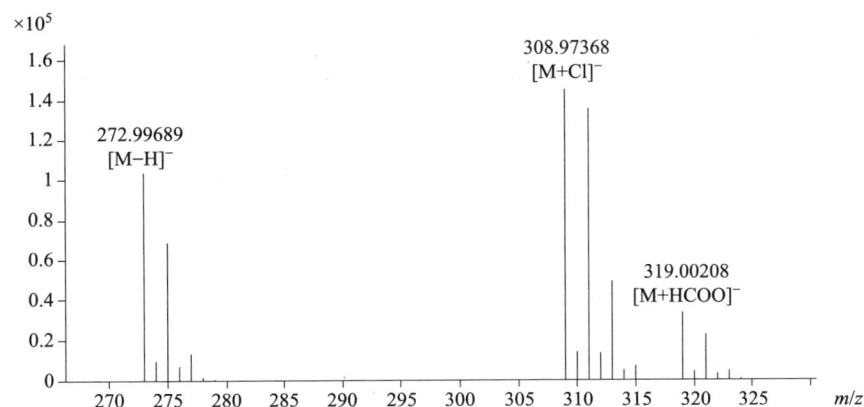

杂质Ⅱ负离子模式下，准分子离子以[M+Cl]⁻和[M−H]⁻为主，另外可以观察到少量的[M+HCOO]⁻峰。

④负离子模式二级质谱图

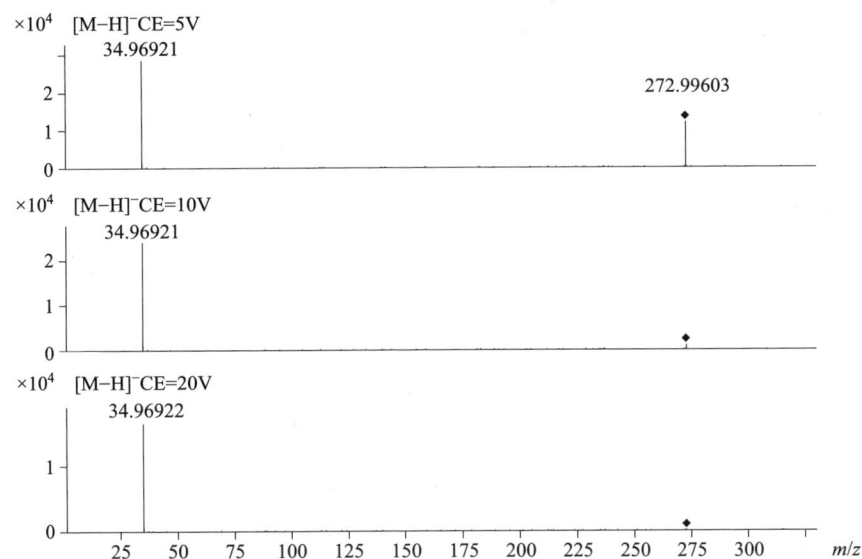

15　苄达赖氨酸

Bendazac Lysine

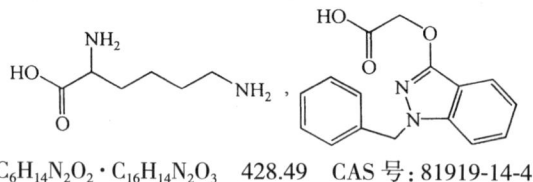

C$_6$H$_{14}$N$_2$O$_2$ · C$_{16}$H$_{14}$N$_2$O$_3$　428.49　CAS 号：81919-14-4

本品为 L- 赖氨酸（1- 苄基 -1H- 吲哒唑 -3- 氧基）乙酸盐。

一、基本信息

本品为白色或类白色的结晶性粉末。在水中溶解，在乙醇中几乎不溶。

1. 执行标准

《中国药典》2020 年版二部，第 531 页　苄达赖氨酸。

2. 试验用样品

苄达赖氨酸，批号 200902W，浙江莎普爱思药业股份有限公司。

杂质Ⅰ，批号 100701-200401，中国食品药品检定研究院。

3. 杂质对照品信息

杂质Ⅰ　3- 羟基 -1- 苄基吲唑

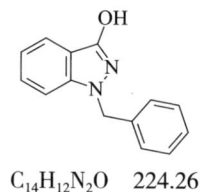

C$_{14}$H$_{12}$N$_2$O　224.26

二、溶液配制

1. 系统适用性溶液

取苄达赖氨酸对照品与杂质Ⅰ贮备液（取苄达赖氨酸杂质Ⅰ对照品约 10mg，精密称定，置 100ml 量瓶中，加甲醇溶解并稀释至刻度，摇匀）各适量，加水制成每 1ml 中约含苄达赖氨酸 1mg 与杂质Ⅰ 2μg 的混合溶液。

2. 供试品溶液

取本品，加水溶解并定量稀释制成每 1ml 中约含 1mg 的溶液。

三、系统适用性要求

系统适用性溶液色谱图中，理论板数按苄达赖氨酸峰计算不低于 3000，苄达赖氨酸峰与杂质Ⅰ峰的分离度应符合要求。

四、高效液相色谱法

1. HPLC 色谱条件

色谱柱：用十八烷基硅烷键合硅胶为填充剂；流动相：0.1mol/L 醋酸溶液 - 乙腈（53∶47）；检测波长：227nm；进样体积：10μl，记录色谱图至主成分峰保留时间的 5 倍。

2. 系统适用性溶液色谱图

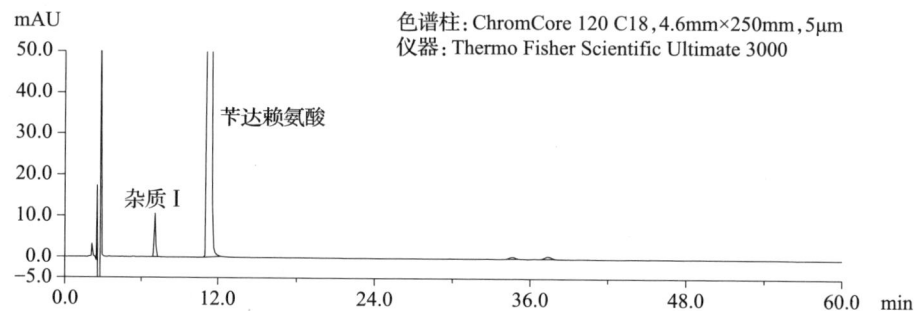

色谱柱：ChromCore 120 C18，4.6mm×250mm，5μm
仪器：Thermo Fisher Scientific Ultimate 3000

3. 紫外光谱图

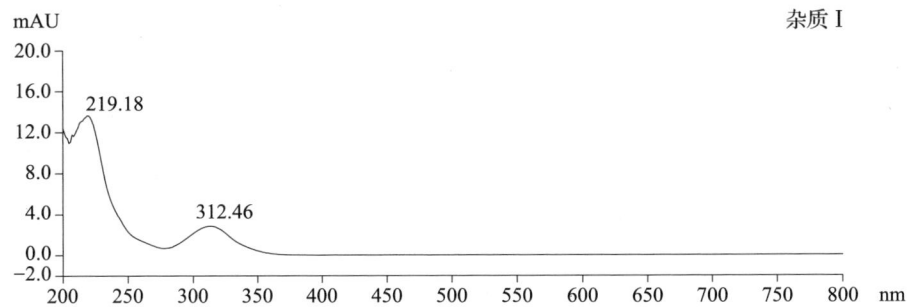

杂质 I

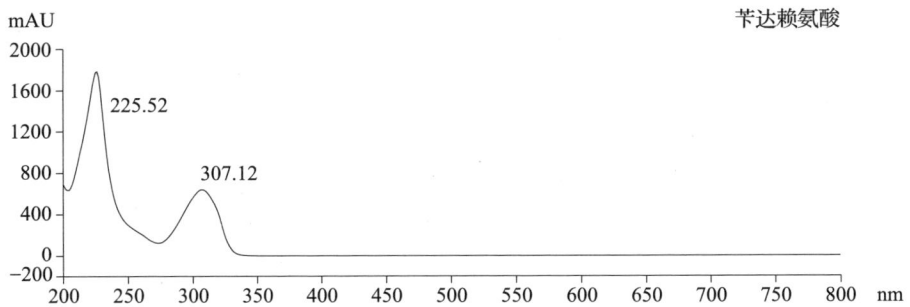

苄达赖氨酸

4. 供试品溶液有关物质色谱图

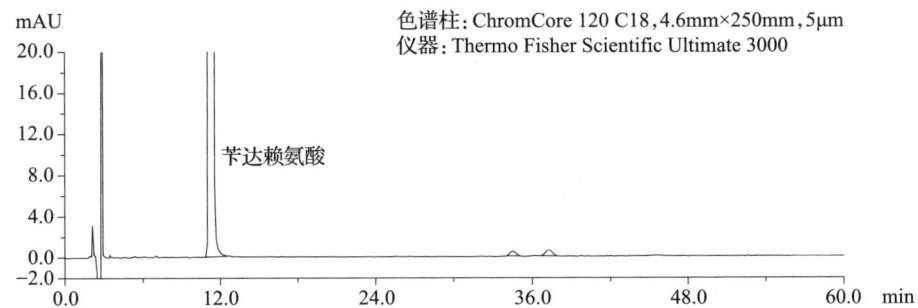

色谱柱：ChromCore 120 C18，4.6mm×250mm，5μm
仪器：Thermo Fisher Scientific Ultimate 3000

苄达赖氨酸

5. 其他型号色谱柱系统适用性色谱图及数据汇总表

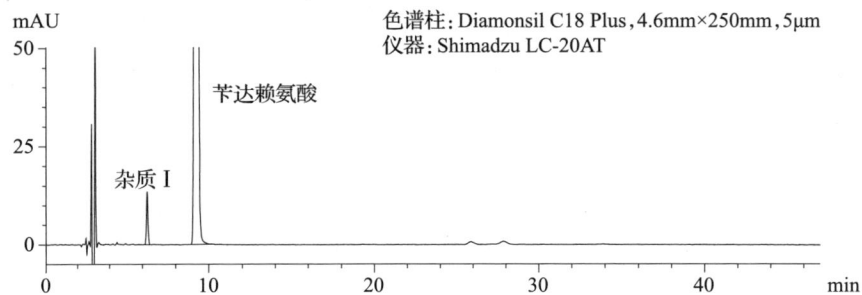

色谱柱：Diamonsil C18 Plus，4.6mm×250mm，5μm
仪器：Shimadzu LC-20AT

苄达赖氨酸

杂质 I

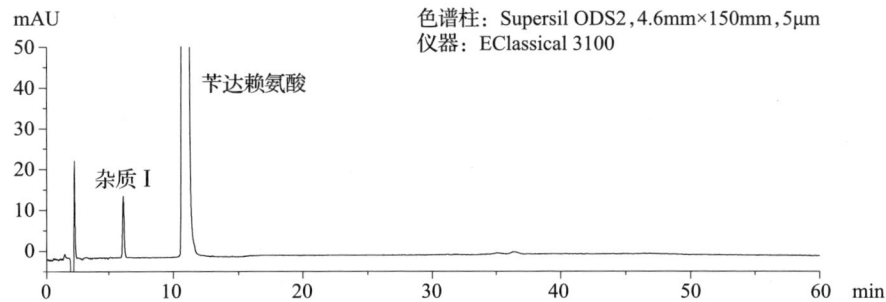

色谱柱：Supersil ODS2，4.6mm×150mm，5μm
仪器：EClassical 3100

苄达赖氨酸

杂质 I

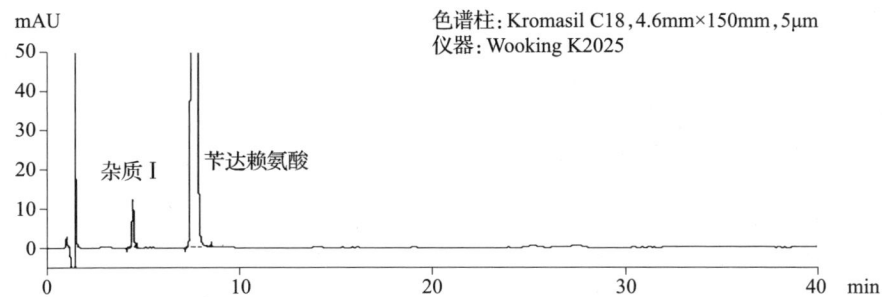

色谱柱：Kromasil C18，4.6mm×150mm，5μm
仪器：Wooking K2025

杂质 I

苄达赖氨酸

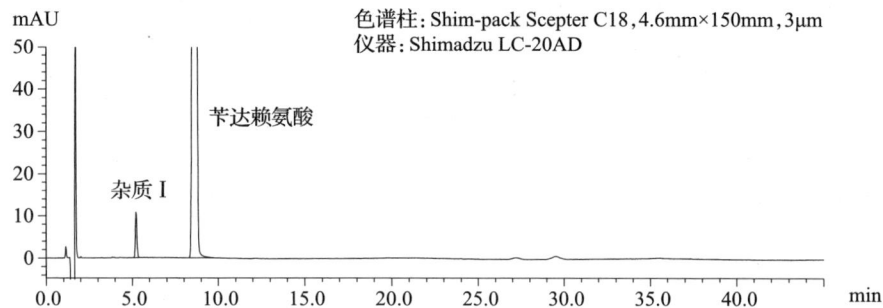

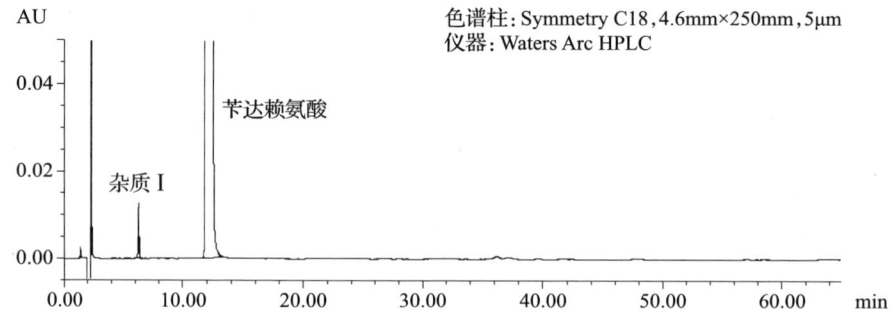

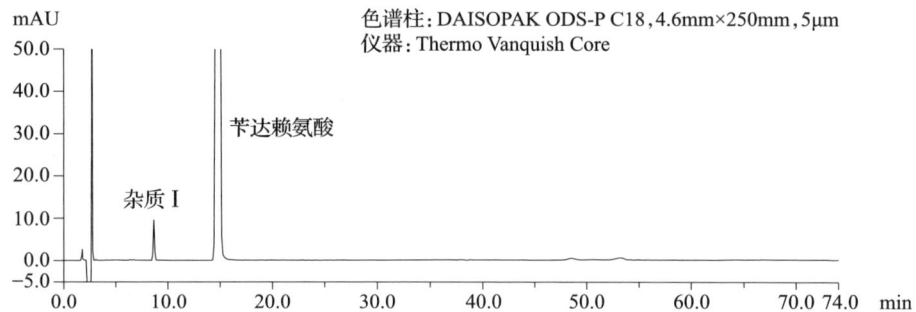

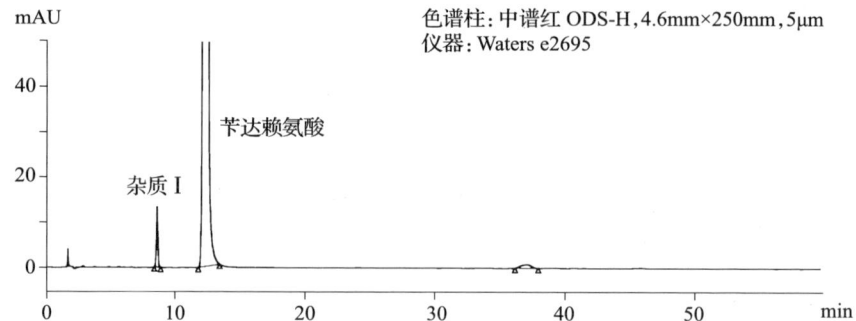

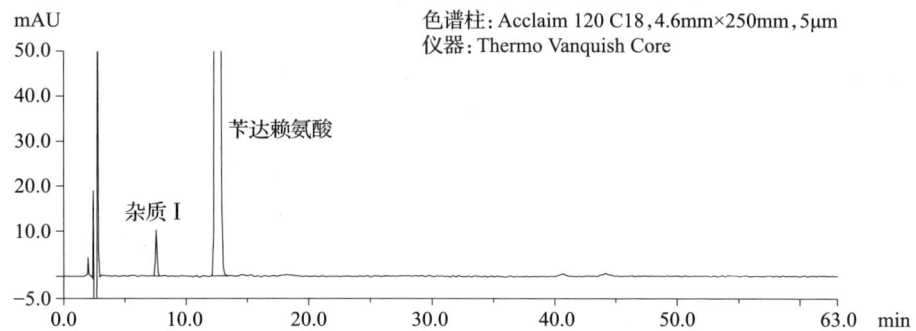

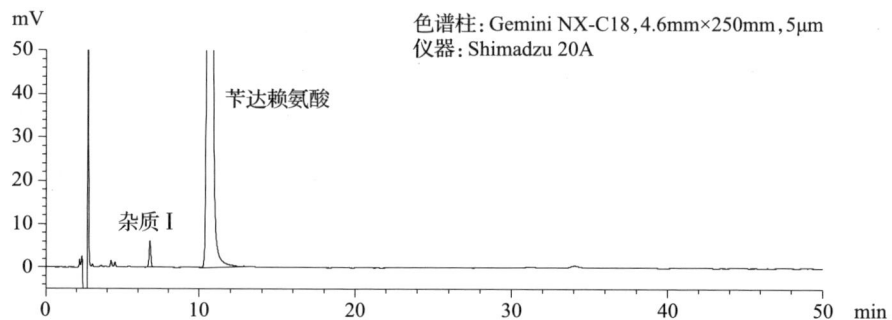

各型号色谱柱系统适用性数据汇总表

色谱柱名称	色谱柱规格	组分	保留时间（min）	理论板数	拖尾因子	分离度	备注
ChromCore 120 C18	4.6mm×250mm，5μm	杂质Ⅰ	7.040	23870	1.08	/	柱温：25℃ 流速：1ml/min
		苄达赖氨酸	11.273	19855	1.09	16.86	
Diamonsil C18 Plus	4.6mm×250mm，5μm	杂质Ⅰ	6.281	18543	1.10	/	柱温：25℃ 流速：1ml/min
		苄达赖氨酸	9.265	13934	0.96	11.97	
Supersil ODS2	4.6mm×150mm，5μm	杂质Ⅰ	6.148	11500	1.16	/	柱温：35℃ 流速：1ml/min
		苄达赖氨酸	10.777	6800	1.89	12.37	
Kromasil C18	4.6mm×150mm，5μm	杂质Ⅰ	4.555	11339	1.19	/	柱温：25℃ 流速：1ml/min
		苄达赖氨酸	7.710	9947	1.12	13.14	
Shim-pack Scepter C18	4.6mm×150mm，3μm	杂质Ⅰ	5.217	13183	1.17	/	柱温：25℃ 流速：1ml/min
		苄达赖氨酸	8.610	11877	1.06	13.63	
DAISOPAK ODS-P C18	4.6mm×250mm，5μm	杂质Ⅰ	8.650	23576	1.00	/	柱温：25℃ 流速：1ml/min
		苄达赖氨酸	14.773	21015	1.08	19.35	
Acclaim 120 C18	4.6mm×250mm，5μm	杂质Ⅰ	7.553	22038	1.21	/	柱温：25℃ 流速：1ml/min
		苄达赖氨酸	12.540	19801	1.13	17.81	
Symmetry C18	4.6mm×250mm，5μm	杂质Ⅰ	6.376	22104	1.04	/	柱温：30℃ 流速：1ml/min
		苄达赖氨酸	12.104	6579	2.88	14.81	
中谱红 ODS-H	4.6mm×250mm，5μm	杂质Ⅰ	8.770	24327	1.02	/	柱温：25℃ 流速：1ml/min
		苄达赖氨酸	12.443	20601	1.24	12.62	
Gemini NX-C18	4.6mm×250mm，5μm	杂质Ⅰ	6.778	15454	1.07	/	柱温：25℃ 流速：1ml/min
		苄达赖氨酸	10.657	13658	1.05	13.31	

五、超高效液相色谱法

1. UHPLC 方法一

（1）色谱条件　仪器：Thermo Fisher Scientific Ultimate 3000；色谱柱：ChromCore 120 C18，2.1mm×100mm，1.8μm；柱温：25℃；流动相：0.1mol/L 醋酸溶液 - 乙腈（53∶47）；流速：0.2ml/min；检测波长：227nm；进样体积：2μl，记录色谱图至主成分峰保留时间的 5 倍。

（2）色谱图

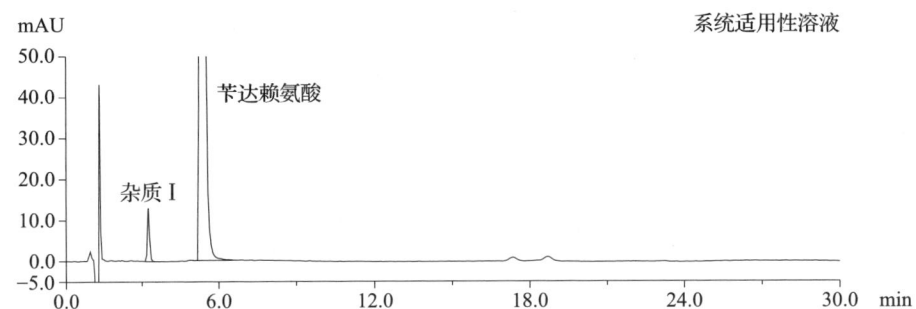

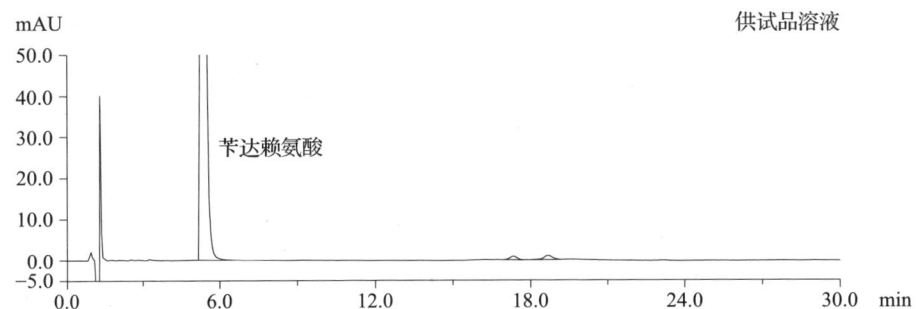

2. UHPLC 方法二

（1）色谱条件　仪器：Waters ACQUITY UPLC H-Class；色谱柱：Endeavorsil C18，2.1mm×100mm，1.8μm；柱温：25℃；流动相：0.1mol/L 醋酸溶液 - 乙腈

（53∶47）；流速：0.15ml/min；检测波长：227nm；进样体积：2μl，记录色谱图至主成分峰保留时间的 5 倍。

（2）色谱图

系统适用性溶液

供试品溶液

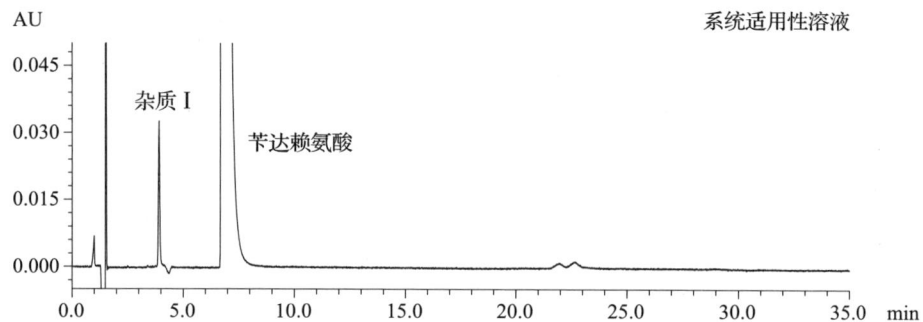

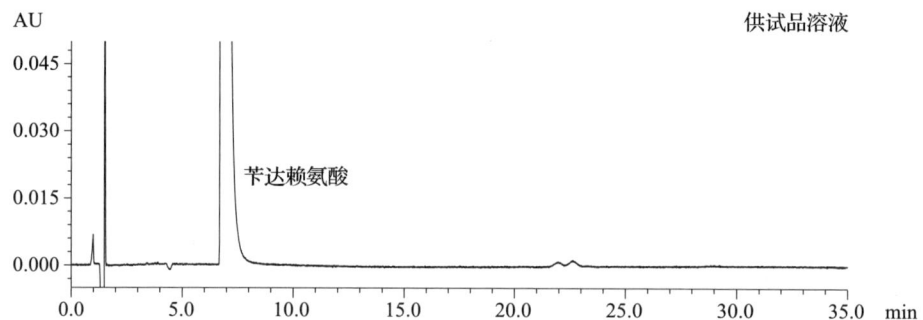

3. UHPLC 方法三

（1）色谱条件　仪器：Thermo Vanquish；色谱柱：CAPCELL CORE C18，2.1mm×100mm，2.7μm；柱温：25℃；流动相：0.1mol/L 醋酸溶液 - 乙腈（53∶47）；

流速：0.4ml/min；检测波长：227nm；进样体积：1μl，记录色谱图至主成分峰保留时间的 5 倍。

（2）色谱图

系统适用性溶液

供试品溶液

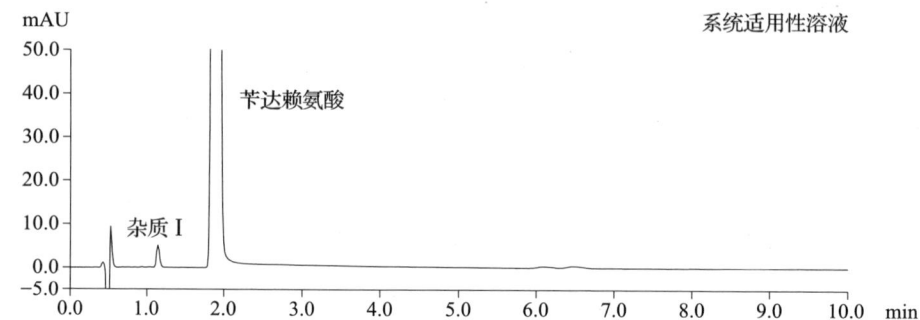

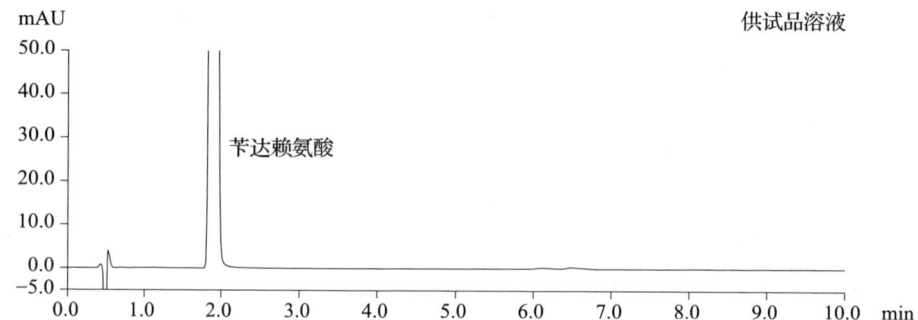

4. UHPLC 方法四

（1）色谱条件　仪器：Thermo Fisher Vanquish Flex；色谱柱：Hypersil GOLD Aq，2.1mm×100mm，1.9μm；柱温：25℃；流动相：0.1mol/L 醋酸溶液 - 乙腈（53∶47）；流速：0.5ml/min；检测波长：227nm；进样体积：1μl，记录色谱图至主成分峰保留时间的 5 倍。

（2）色谱图

系统适用性溶液

供试品溶液

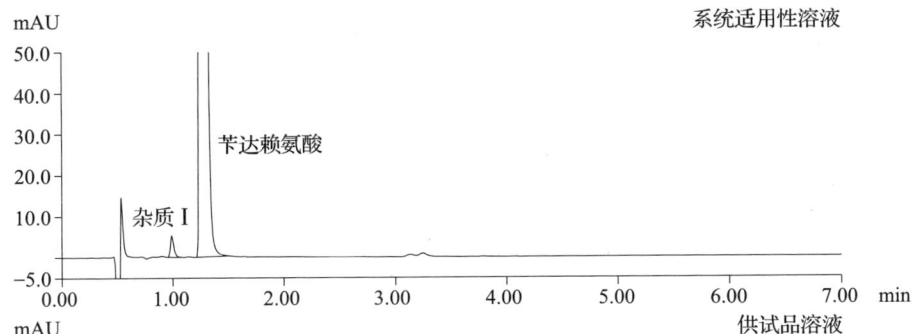

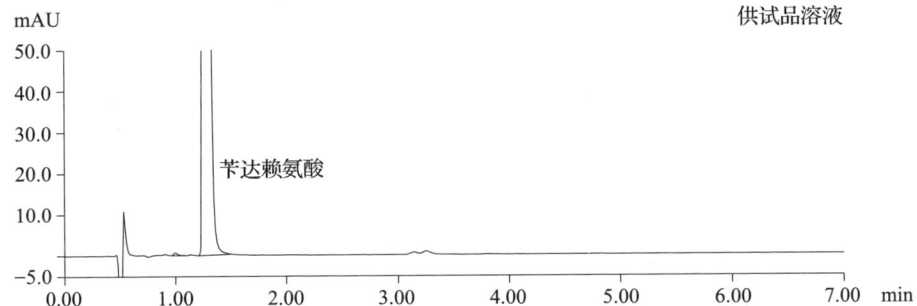

5. UHPLC 方法五

（1）色谱条件　仪器：Waters ACQUITY UPLC H-Class；色谱柱：ACQUITY UPLC BEH C18，2.1mm×100mm，1.7μm；柱温：30℃；流动相：0.1mol/L 醋酸溶液 - 乙腈（53∶47）；流速：0.4ml/min；检测波长：227nm；进样体积：1μl，记录色谱图至主成分峰保留时间的 5 倍。

（2）色谱图

系统适用性溶液

供试品溶液

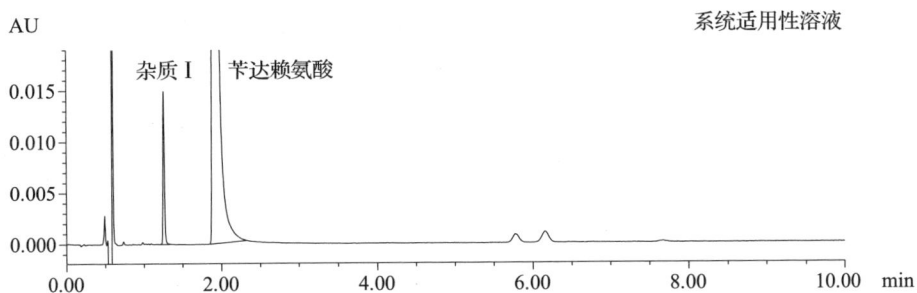

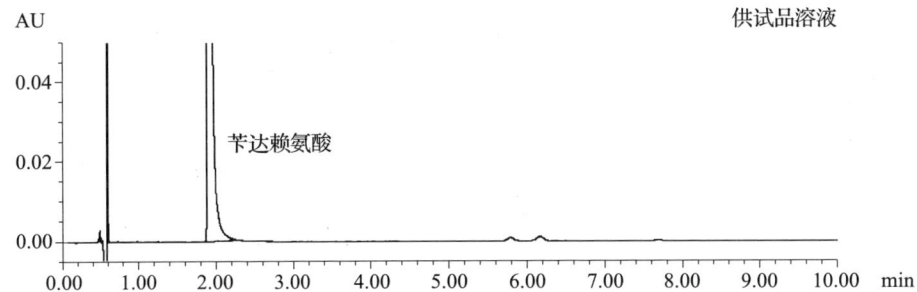

各型号色谱柱系统适用性数据汇总表

色谱柱名称	色谱柱规格	组分	保留时间（min）	理论板数	拖尾因子	分离度
ChromCore 120 C18	2.1mm×100mm，1.8μm	杂质Ⅰ	3.247	7758	1.21	/
		苄达赖氨酸	5.333	9589	1.28	11.42
Endeavorsil C18	2.1mm×100mm，1.8μm	杂质Ⅰ	3.909	21218	1.15	/
		苄达赖氨酸	6.744	5244	3.58	11.60
CAPCELL CORE C18	2.1mm×100mm，2.7μm	杂质Ⅰ	1.143	4223	1.27	/
		苄达赖氨酸	1.875	4335	1.49	7.94
Hypersil GOLD Aq	2.1mm×100mm，1.9μm	杂质Ⅰ	0.992	5275	1.45	/
		苄达赖氨酸	1.272	6069	1.33	4.67
ACQUITY UPLC BEH C18	2.1mm×100mm，1.7μm	杂质Ⅰ	1.256	21851	1.15	/
		苄达赖氨酸	1.913	19259	1.21	14.56

六、质谱图

1. 质谱条件

Agilent 6546 四极杆飞行时间质谱仪；离子源：AJS 源；正 / 负离子检测模

式；一级质谱扫描范围 *m/z*：50~1200；二级质谱扫描范围 *m/z*：25~1000；碰撞能量：5、10、20、40V。

2. 质谱图

（1）苄达赖氨酸质谱图

①正离子模式一级质谱图

（1- 苄基 -1*H*- 吲哒唑 -3- 氧基）乙酸

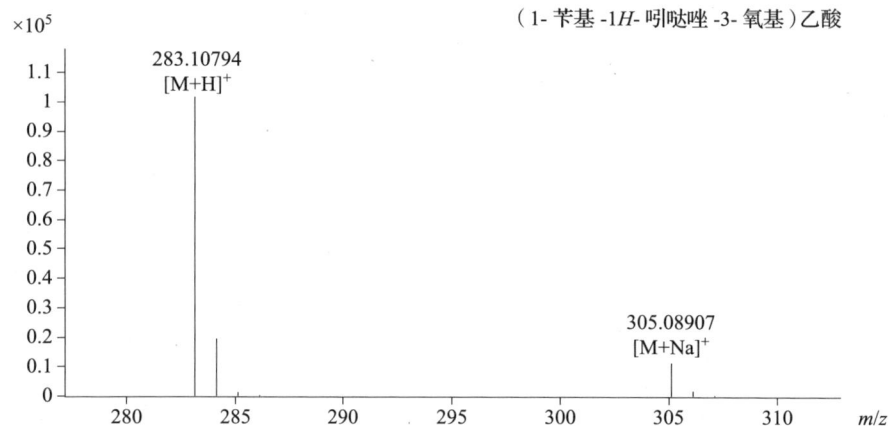

赖氨酸

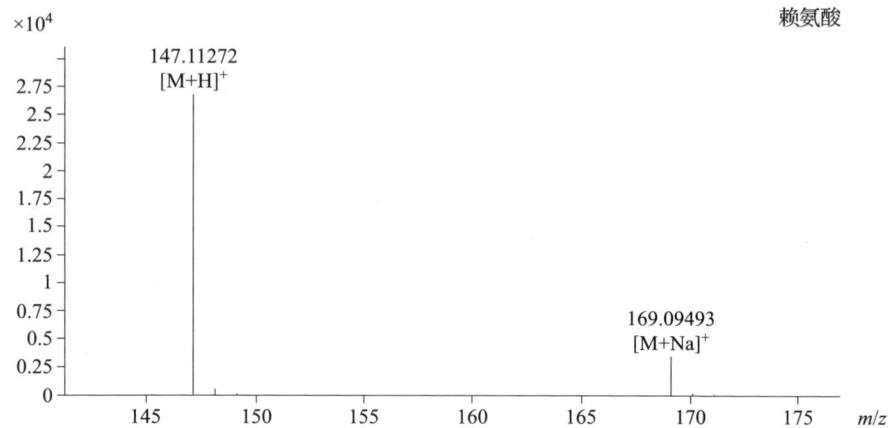

苄达赖氨酸正离子模式下，可以分别观察到（1- 苄基 -1*H*- 吲哒唑 -3- 氧基）乙酸和赖氨酸的准分子离子，均以［M+H］⁺为主，另外可以观察到［M+Na］⁺峰。

②正离子模式二级质谱图

（1- 苄基 -1*H*- 吲哒唑 -3- 氧基）乙酸

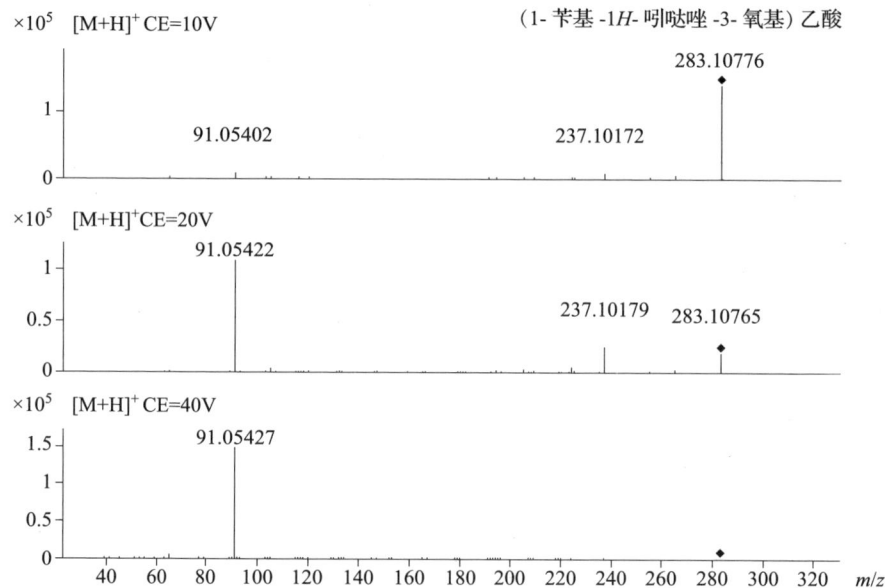

赖氨酸

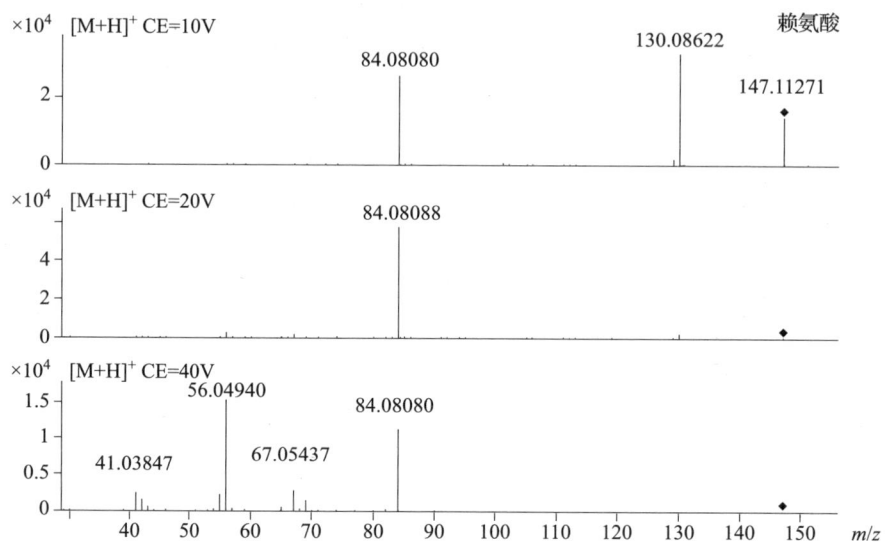

③负离子模式一级质谱图

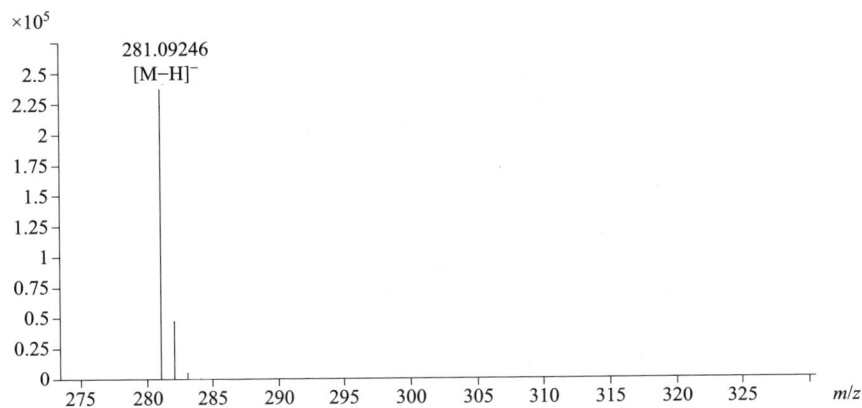

苄达赖氨酸负离子模式下,准分子离子以(1-苄基-1*H*-吲哒唑-3-氧基)乙酸的 [M–H]⁻ 为主。

④负离子模式二级质谱图

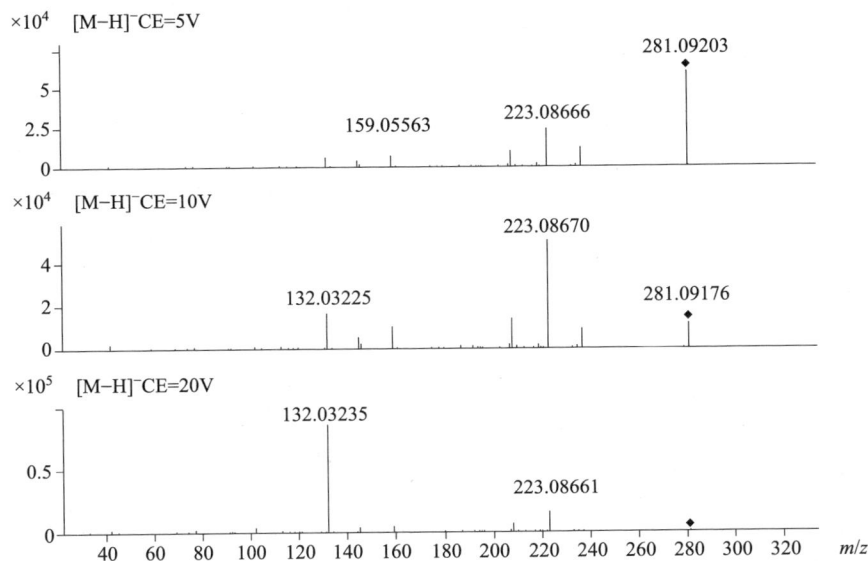

（2）杂质 I（3-羟基-1-苄基吲唑）质谱图

①正离子模式一级质谱图

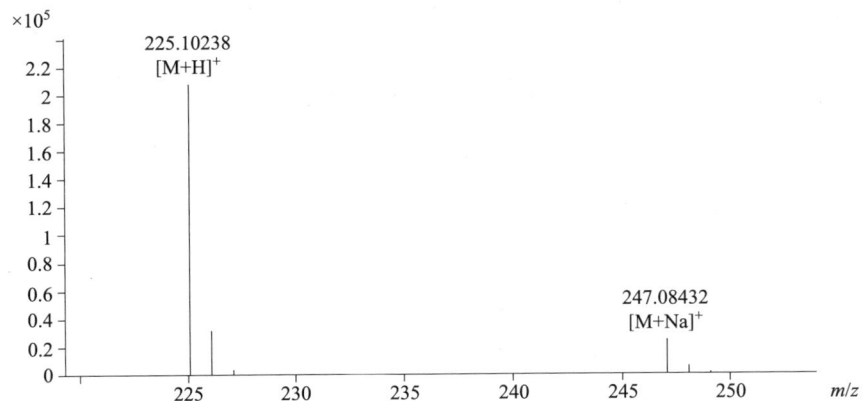

杂质 I 正离子模式下,准分子离子以［M+H］⁺为主,另外可以观察到［M+Na］⁺峰。

②正离子模式二级质谱图

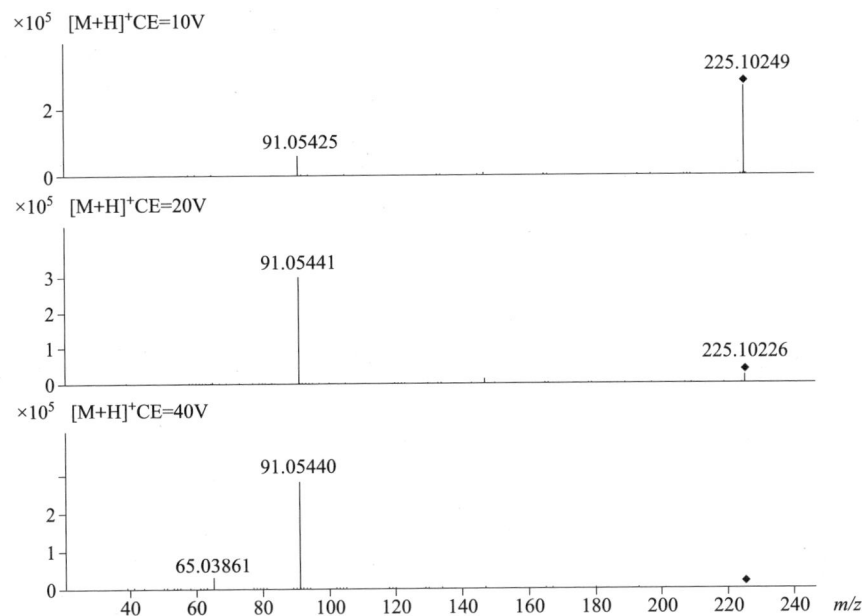

③负离子模式一级质谱图

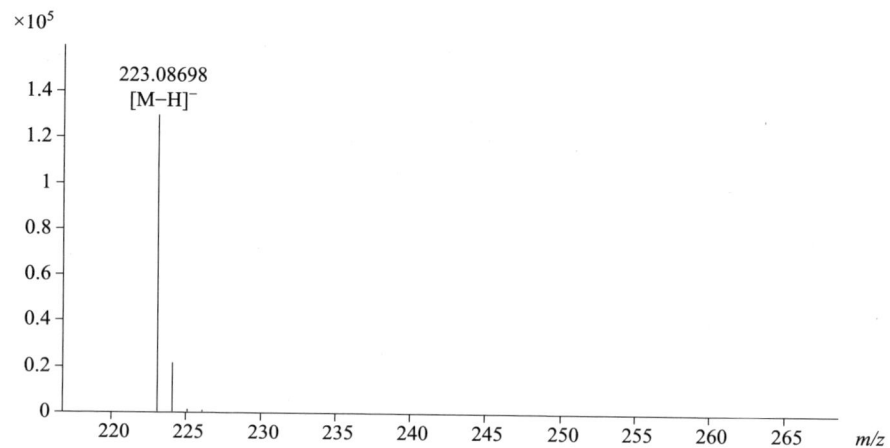

杂质 Ⅰ 负离子模式下,准分子离子以 $[M-H]^-$ 为主。

④负离子模式二级质谱图

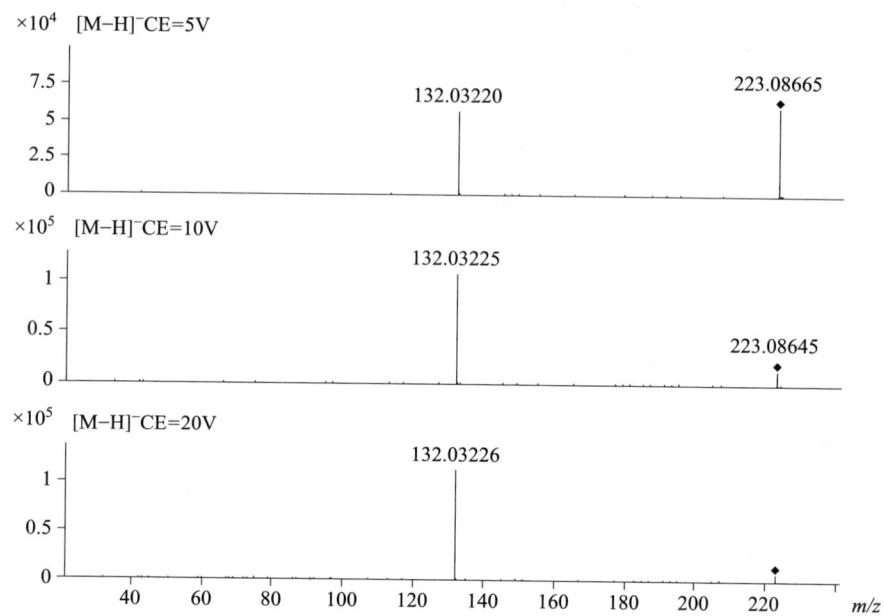

16　克霉唑

Clotrimazole

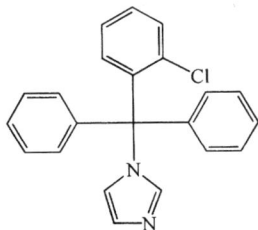

C₂₂H₁₇ClN₂　344.84　CAS 号：23593-75-1

本品为 1-[（2- 氯苯基）二苯甲基]-1*H*- 咪唑。

一、基本信息

本品为白色至微黄色的结晶性粉末；无臭。在甲醇中易溶，在乙醇或丙酮中溶解，在水中几乎不溶。

1. 执行标准

《中国药典》2020 年版二部，第 550 页　克霉唑。

2. 试验用样品

克霉唑，批号 201102，江苏云阳集团药业有限公司。

杂质Ⅰ，批号 100019-201304，中国食品药品检定研究院。

咪唑，批号 KYFI421，北京伊诺凯科技有限公司。

3. 杂质对照品信息

杂质Ⅰ　二苯基 -（2- 氯苯基）甲醇

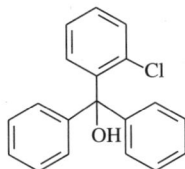

C₁₉H₁₅ClO　294.77

咪唑

C₃H₄N₂　68.08

二、溶液配制

1. 溶剂

70% 甲醇溶液。

2. 系统适用性溶液

取克霉唑对照品、杂质Ⅰ对照品与咪唑对照品各适量，加溶剂溶解并稀释制成每 1ml 中分别含 0.04mg、0.03mg 与 0.05mg 的溶液。

3. 供试品溶液

取本品，精密称定，加溶剂溶解并定量稀释制成每 1ml 中约含 0.2mg 的溶液。

三、系统适用性要求

系统适用性溶液色谱图中，理论板数按克霉唑峰计算不低于 4000，克霉唑峰与杂质Ⅰ峰之间的分离度应大于 2.0。

四、高效液相色谱法

1. HPLC 色谱条件

色谱柱：用十八烷基硅烷键合硅胶为填充剂；流动相：甲醇 -0.05mol/L 的磷酸二氢钾溶液（7∶3）（用 10% 磷酸调节 pH 值至 5.7~5.8）；检测波长：215nm；进样体积：系统适用性溶液进样体积 10μl，其他溶液进样体积 20μl，记录色谱图至主成分峰保留时间的 2.5 倍。

2. 系统适用性溶液色谱图

色谱柱: ChromCore 120 C18, 4.6mm×250mm, 5μm
仪器: Thermo Fisher Scientific Ultimate 3000

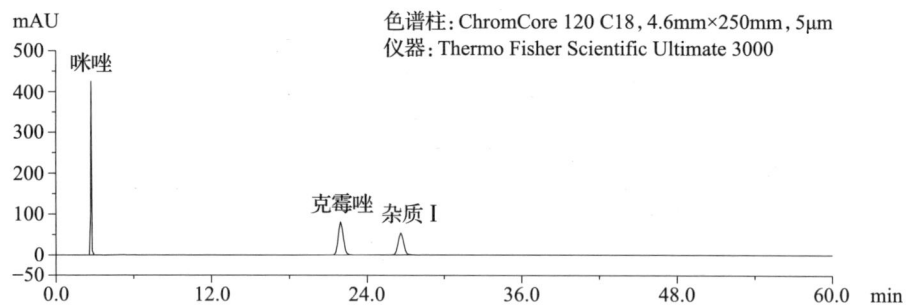

3. 紫外光谱图

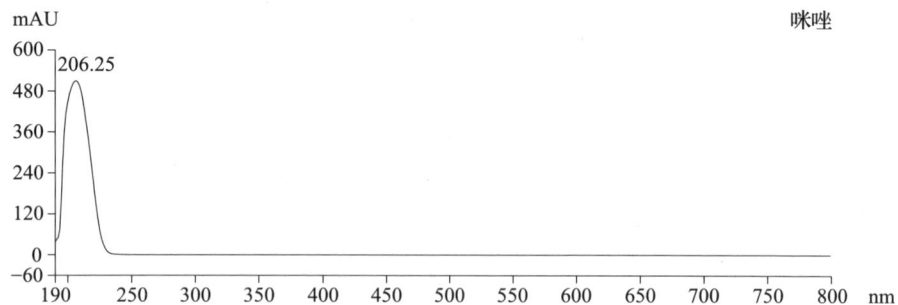

咪唑

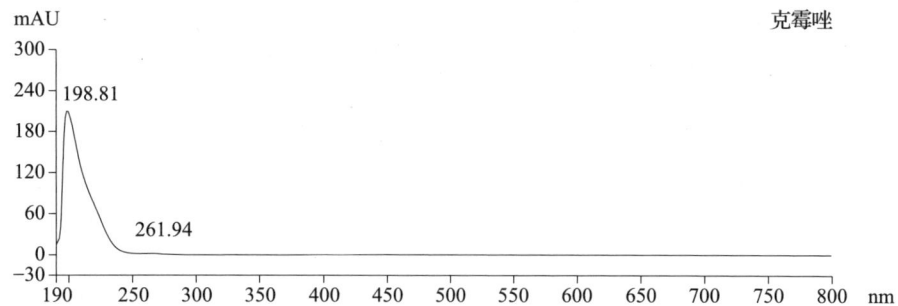

克霉唑

杂质 I

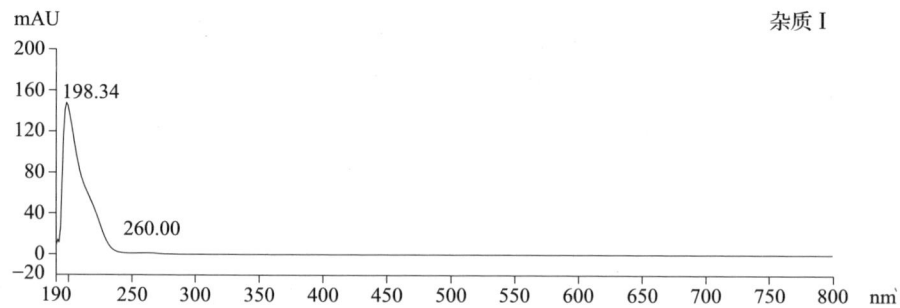

4. 供试品溶液有关物质色谱图

色谱柱: ChromCore 120 C18, 4.6mm×250mm, 5μm
仪器: Thermo Fisher Scientific Ultimate 3000

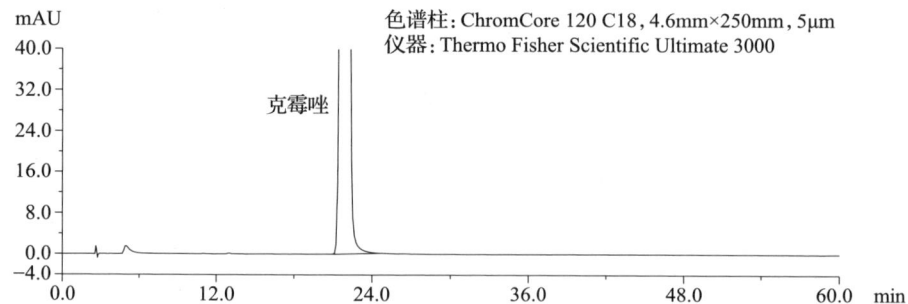

5. 其他型号色谱柱系统适用性色谱图及数据汇总表

色谱柱: Diamonsil C18 Plus, 4.6mm×250mm, 5μm
仪器: Shimadzu LC-20A

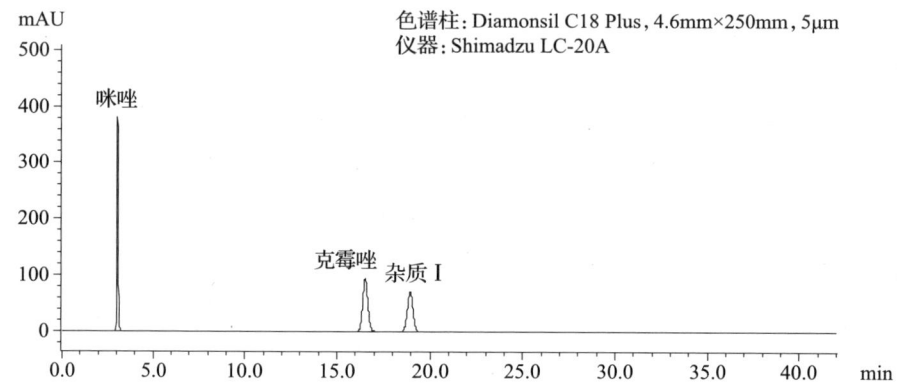

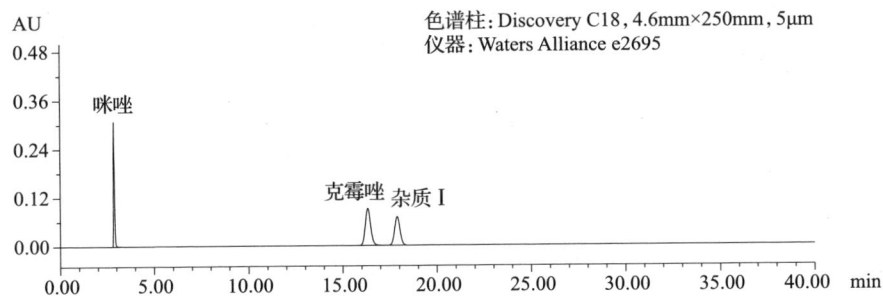

色谱柱: Discovery C18, 4.6mm×250mm, 5μm
仪器: Waters Alliance e2695

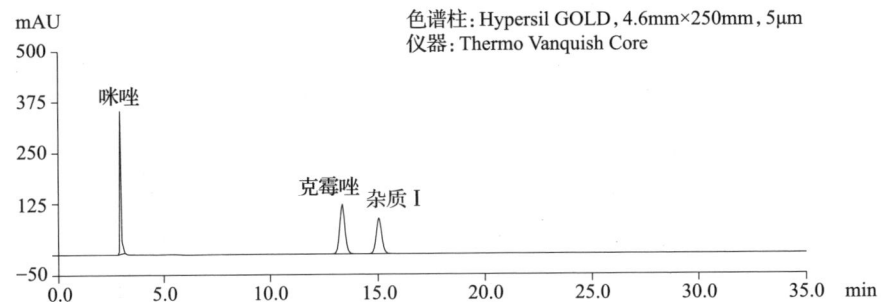

色谱柱: Hypersil GOLD, 4.6mm×250mm, 5μm
仪器: Thermo Vanquish Core

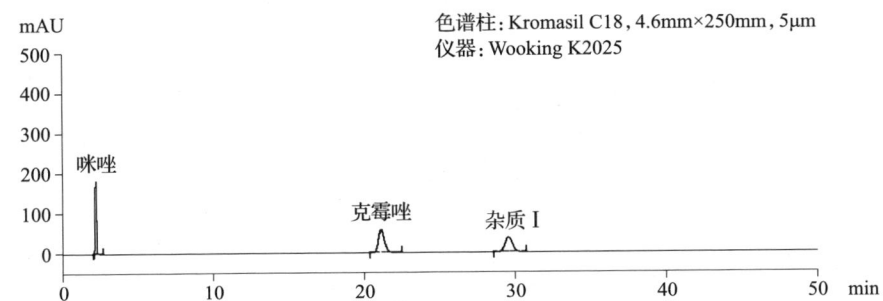

色谱柱: Kromasil C18, 4.6mm×250mm, 5μm
仪器: Wooking K2025

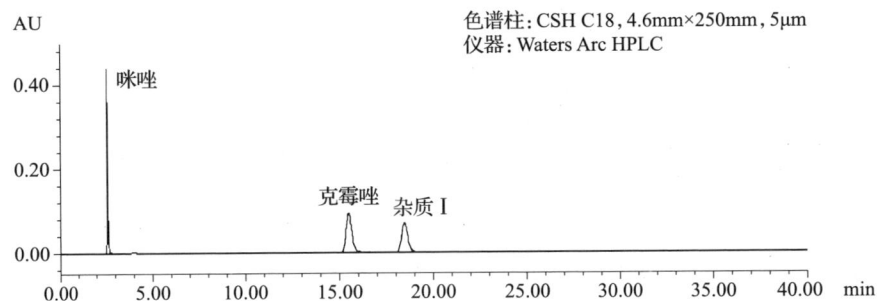

色谱柱: CSH C18, 4.6mm×250mm, 5μm
仪器: Waters Arc HPLC

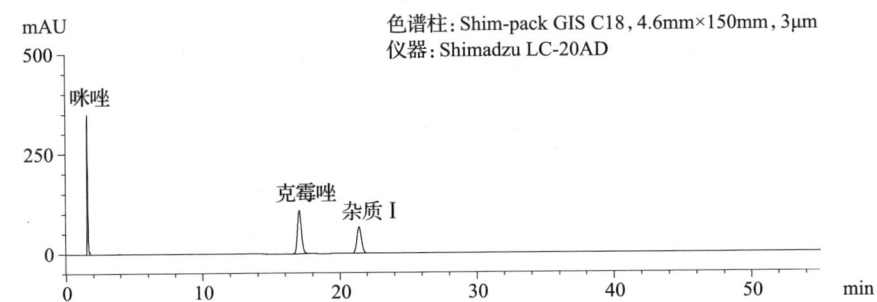

色谱柱: Shim-pack GIS C18, 4.6mm×150mm, 3μm
仪器: Shimadzu LC-20AD

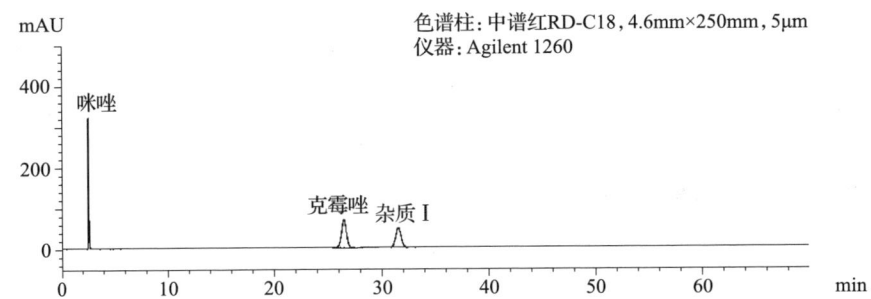

色谱柱: 中谱红RD-C18, 4.6mm×250mm, 5μm
仪器: Agilent 1260

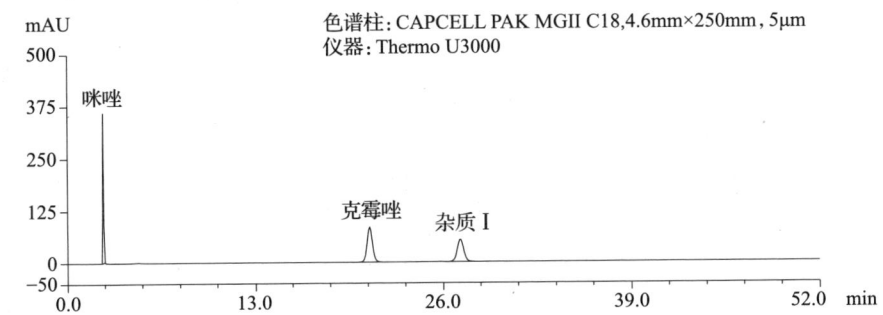

色谱柱: CAPCELL PAK MGII C18, 4.6mm×250mm, 5μm
仪器: Thermo U3000

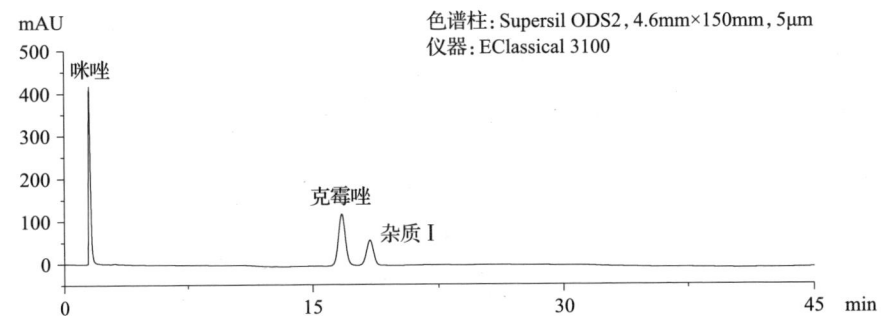

色谱柱: Supersil ODS2, 4.6mm×150mm, 5μm
仪器: EClassical 3100

色谱柱：Ultimate®Plus-C18，4.6mm×250mm，5μm
仪器：Shimadzu LC-20 AD

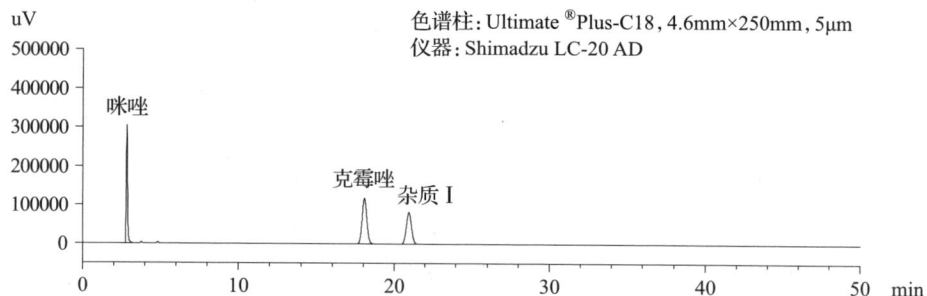

各型号色谱柱系统适用性数据汇总表

色谱柱 名称	色谱柱 规格	组分	保留时间 （min）	理论 板数	拖尾 因子	分离度	备注
ChromCore 120 C18	4.6mm× 250mm，5μm	咪唑	2.713	15129	1.38	/	柱温：25℃ 流速：1ml/min
		克霉唑	21.947	15007	1.12	47.75	
		杂质Ⅰ	26.603	17909	1.05	6.16	
Diamonsil C18 Plus	4.6mm× 250mm，5μm	咪唑	3.025	6806	1.66	/	柱温：25℃ 流速：1ml/min
		克霉唑	16.521	16141	1.09	40.47	
		杂质Ⅰ	18.941	18305	1.02	4.48	
Discovery C18	4.6mm× 250mm，5μm	咪唑	2.863	13128	1.56	/	柱温：25℃ 流速：1ml/min
		克霉唑	16.328	15921	1.11	42.70	
		杂质Ⅰ	17.892	18453	1.04	2.95	
Kromasil C18	4.6mm× 250mm，5μm	咪唑	2.173	3945	1.53	/	柱温：25℃ 流速：1ml/min
		克霉唑	21.068	13713	1.26	44.06	
		杂质Ⅰ	29.512	16183	1.07	10.25	
Shim-pack GIS C18	4.6mm× 150mm，3μm	咪唑	1.545	2787	1.82	/	柱温：35℃ 流速：1ml/min
		克霉唑	17.051	15960	1.13	47.21	
		杂质Ⅰ	21.405	18630	1.08	7.46	

续表

色谱柱 名称	色谱柱 规格	组分	保留时间 （min）	理论 板数	拖尾 因子	分离度	备注
CAPCELL PAK MGII C18	4.6mm× 250mm，5μm	咪唑	2.483	9349	1.45	/	柱温：25℃ 流速：1ml/min
		克霉唑	20.923	15131	1.07	47.09	
		杂质Ⅰ	27.187	17799	1.06	8.38	
Hypersil GOLD	4.6mm× 250mm，5μm	咪唑	2.970	18085	1.87	/	柱温：25℃ 流速：1ml/min
		克霉唑	13.353	14827	1.04	39.41	
		杂质Ⅰ	15.043	16777	1.07	3.74	
CSH C18	4.6mm× 250mm，5μm	咪唑	2.639	12874	1.46	/	柱温：30℃ 流速：1ml/min
		克霉唑	15.531	12698	1.15	40.02	
		杂质Ⅰ	18.490	14650	1.11	5.09	
中谱红 RD- C18	4.6mm× 250mm，5μm	咪唑	2.634	6189	1.30	/	柱温：25℃ 流速：1ml/min
		克霉唑	26.785	16361	1.01	49.65	
		杂质Ⅰ	31.869	17944	1.00	5.67	
Supersil ODS2	4.6mm× 150mm，5μm	咪唑	1.558	800	2.10	/	柱温：35℃ 流速：1ml/min
		克霉唑	16.722	7700	1.04	30.85	
		杂质Ⅰ	18.397	8700	0.97	2.17	
Ultimate® Plus-C18	4.6mm× 250mm，5μm	咪唑	2.843	4700	1.42	/	柱温：30℃ 流速：1ml/min
		克霉唑	18.067	16077	1.05	41.38	
		杂质Ⅰ	20.952	18211	1.03	4.84	

五、超高效液相色谱法

1. UHPLC 方法一

（1）色谱条件　仪器：Waters ACQUITY UPLC H-Class；色谱柱：Endeavorsil C18，2.1mm×100mm，1.8μm；柱温：25℃；流动相：甲醇 -0.05mol/L 的磷酸二氢

钾溶液（7：3）（用 10% 磷酸调节 pH 值至 5.7~5.8）；流速：0.15ml/min；检测波长：215nm；进样体积：2μl，记录色谱图至主成分峰保留时间的 2.5 倍。

（2）色谱图

（2）色谱图

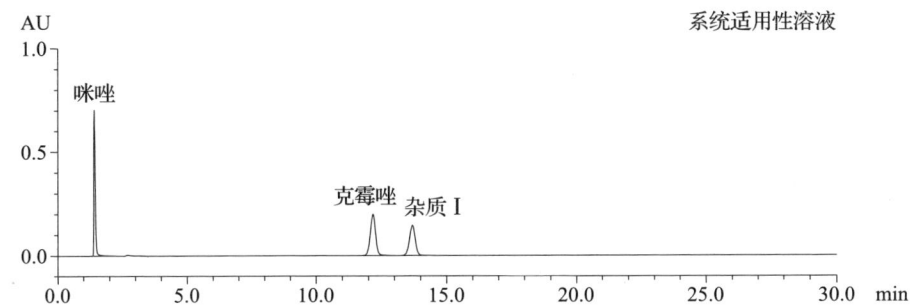

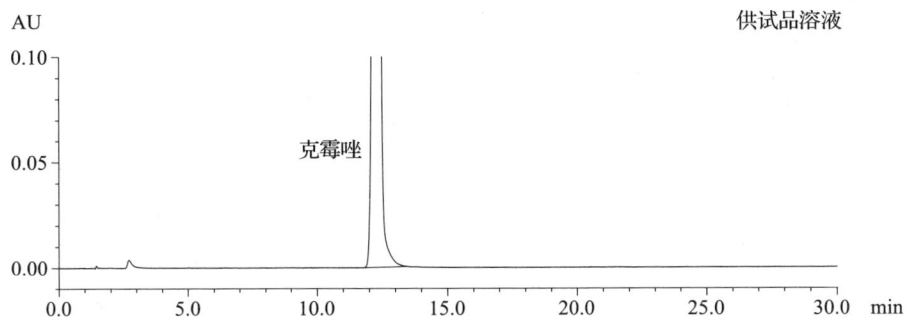

2. UHPLC 方法二

（1）色谱条件　仪器：Thermo Vanquish；色谱柱：CAPCELL PAK IF2 C18，2.1mm×100mm，2μm；柱温：30℃；流动相：甲醇 -0.05mol/L 的磷酸二氢钾溶液（7：3）（用 10% 磷酸调节 pH 值至 5.7~5.8）；流速：0.5ml/min；检测波长：215nm；进样体积：系统适用性溶液进样体积 1μl，其他溶液进样体积 2μl，记录色谱图至主成分峰保留时间的 2.5 倍。

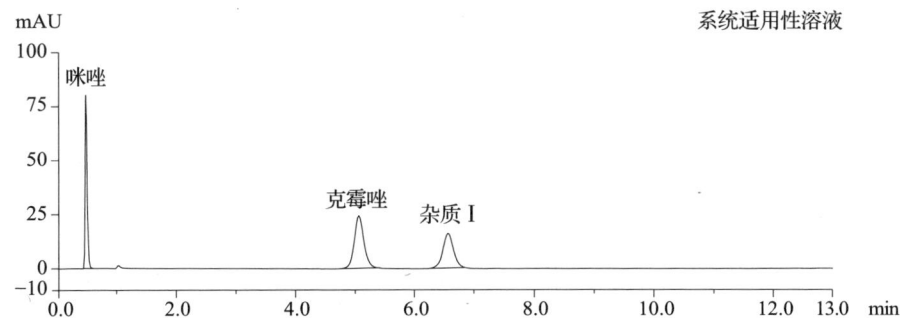

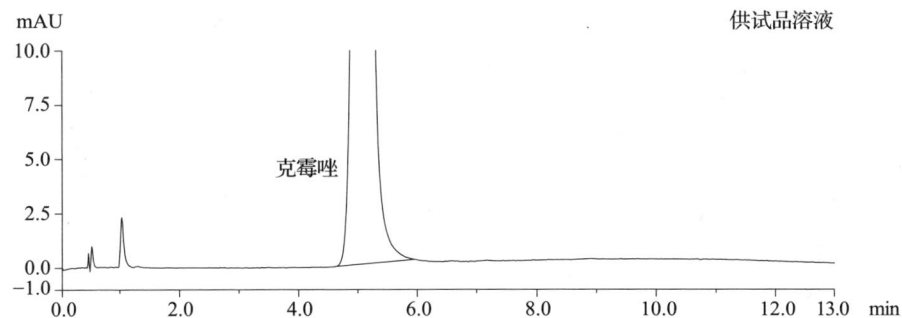

3. UHPLC 方法三

（1）色谱条件　仪器：Thermo Fisher Vanquish Flex；色谱柱：Hypersil GOLD VANQUISH，2.1mm×100mm，1.9μm；柱温：30℃；流动相：甲醇 -0.05mol/L 的磷酸二氢钾溶液（7：3）（用 10% 磷酸调节 pH 值至 5.762）；流速：0.4ml/min；检测波长：215nm；进样体积：系统适用性溶液进样体积 1μl，其他溶液进样体积 2μl，记录色谱图至主成分峰保留时间的 2.5 倍。

（2）色谱图

（2）色谱图

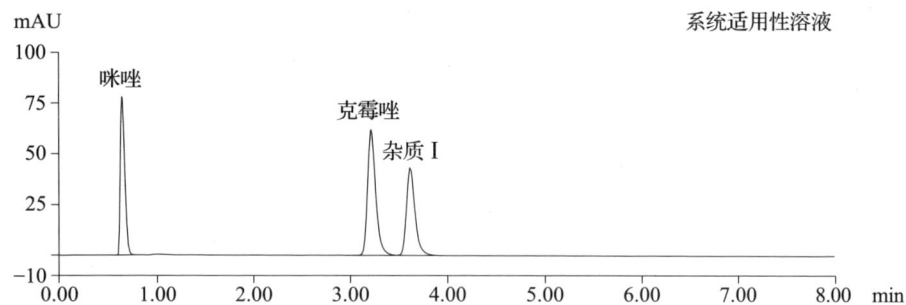

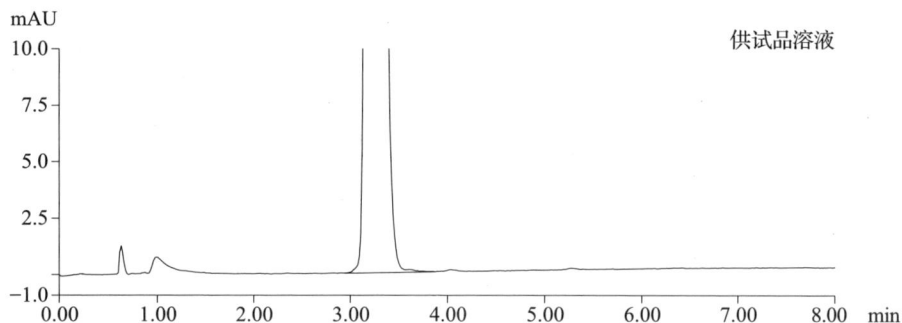

4. UHPLC 方法四

（1）色谱条件　仪器：Agilent 1260 Infinity Ⅱ Quat；色谱柱：Poroshell 120 EC-C18，3.0mm×100mm，2.7μm；柱温：25℃；流动相：甲醇 -0.05mol/L 的磷酸二氢钾溶液（7：3）（用 10% 磷酸调节 pH 值至 5.7~5.8）；流速：0.6ml/min；检测波长：215nm；进样体积：系统适用性溶液进样体积 2μl，其他溶液进样体积 4μl，记录色谱图至主成分峰保留时间的 2.5 倍；

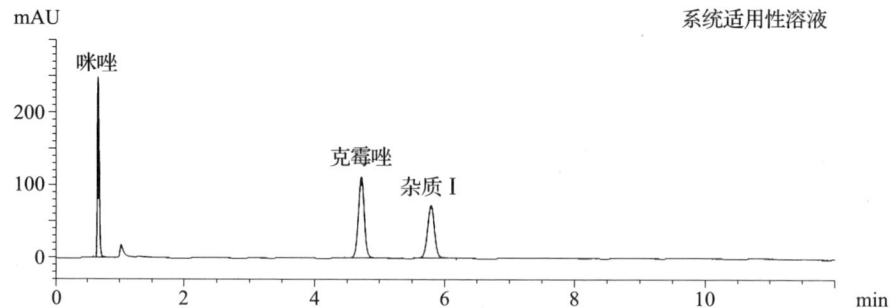

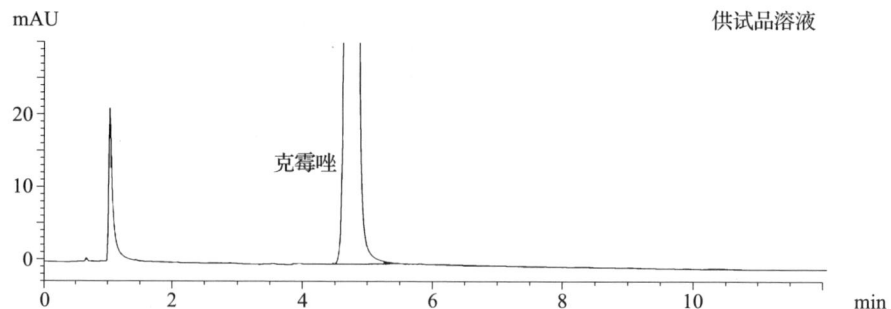

5. UHPLC 方法五

（1）色谱条件　仪器：Waters ACQUITY UPLC H-Class；色谱柱：ACQUITY UPLC CSH C18，2.1mm×100mm，1.7μm；柱温：40℃；流动相：甲醇 -0.05mol/L 的磷酸二氢钾溶液（7：3）（用 10% 磷酸调节 pH 值至 5.7~5.8）；流速：0.35ml/min；检测波长：215nm；进样体积：系统适用性溶液进样体积 1μl，其他溶液进样体积 2μl，记录色谱图至主成分峰保留时间的 2.5 倍。

（2）色谱图

系统适用性溶液

供试品溶液

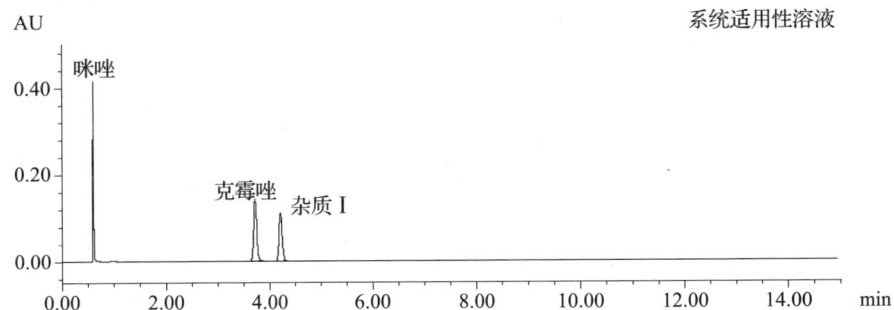

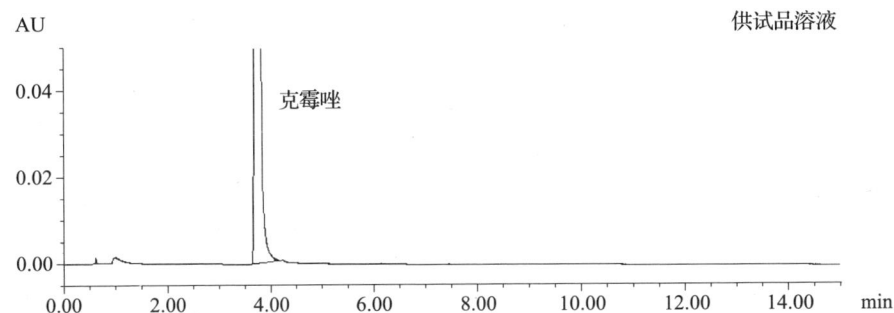

各型号色谱柱系统适用性数据汇总表

色谱柱名称	色谱柱规格	组分	保留时间（min）	理论板数	拖尾因子	分离度
Endeavorsil C18	2.1mm×100mm，1.8μm	咪唑	1.411	3469	1.68	/
		克霉唑	12.180	17784	0.97	45.89
		杂质Ⅰ	13.693	18482	0.97	3.86
CAPCELL PAK IF2 C18	2.1mm×100mm，2μm	咪唑	0.462	802	2.33	/
		克霉唑	5.062	4828	1.17	25.80
		杂质Ⅰ	6.567	6759	1.06	4.93
Hypersil GOLD VANQUISH	2.1mm×100mm，1.9μm	咪唑	0.643	945	1.51	/
		克霉唑	3.217	7562	1.33	22.22
		杂质Ⅰ	3.620	8741	1.34	2.66

续表

色谱柱名称	色谱柱规格	组分	保留时间（min）	理论板数	拖尾因子	分离度
Poroshell 120 EC-C18	3.0mm×100mm，2.7μm	咪唑	0.682	2888	1.46	/
		克霉唑	4.716	12826	1.01	37.23
		杂质Ⅰ	5.791	14439	1.00	6.00
ACQUITY UPLC CSH C18	2.1mm×100mm，1.7μm	咪唑	0.640	7182	1.38	/
		克霉唑	3.755	19533	1.12	45.25
		杂质Ⅰ	4.249	21669	1.08	4.43

六、质谱图

1. 质谱条件

Agilent 6546 四极杆飞行时间质谱仪；离子源：AJS 源；正/负离子检测模式；一级质谱扫描范围 m/z：50~1200；二级质谱扫描范围 m/z：25~1000；碰撞能量：2、5、10、20、40V。

2. 质谱图

（1）克霉唑质谱图

①正离子模式一级质谱图

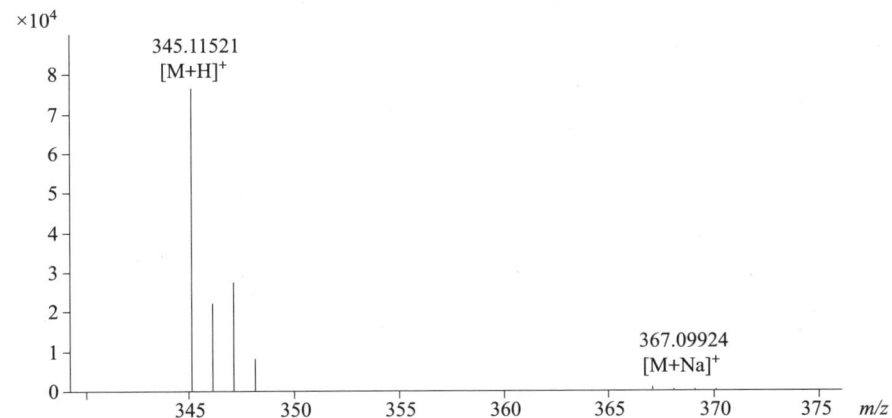

克霉唑正离子模式下，准分子离子以［M+H］⁺为主，另外可以观察到极少量的［M+Na］⁺峰。

②正离子模式二级质谱图

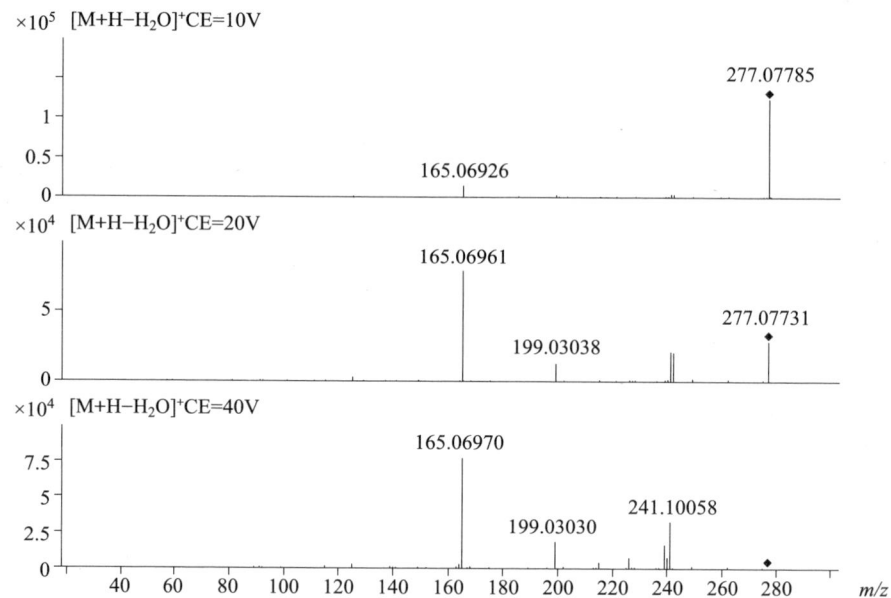

②正离子模式二级质谱图

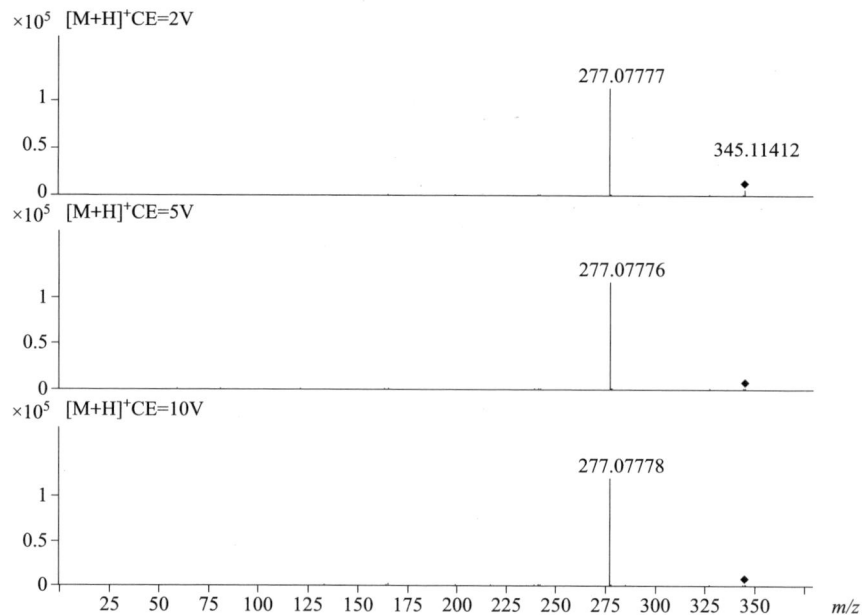

（2）杂质Ⅰ（二苯基-(2-氯苯基)甲醇）质谱图

①正离子模式一级质谱图

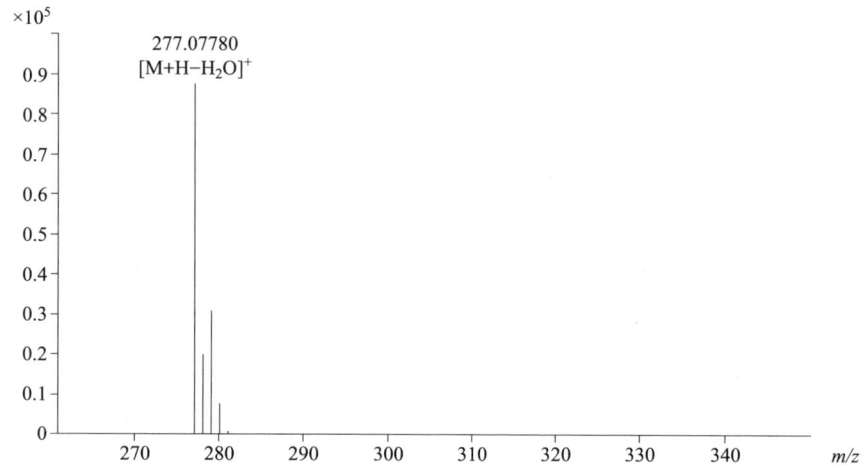

杂质Ⅰ正离子模式下，准分子离子以［M+H−H₂O］⁺为主。

（3）咪唑质谱图

①正离子模式一级质谱图

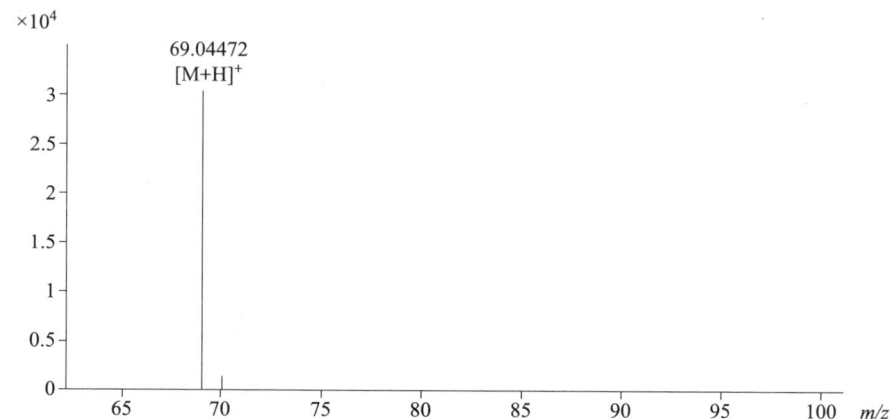

咪唑正离子模式下，准分子离子以［M+H］⁺为主。

②正离子模式二级质谱图

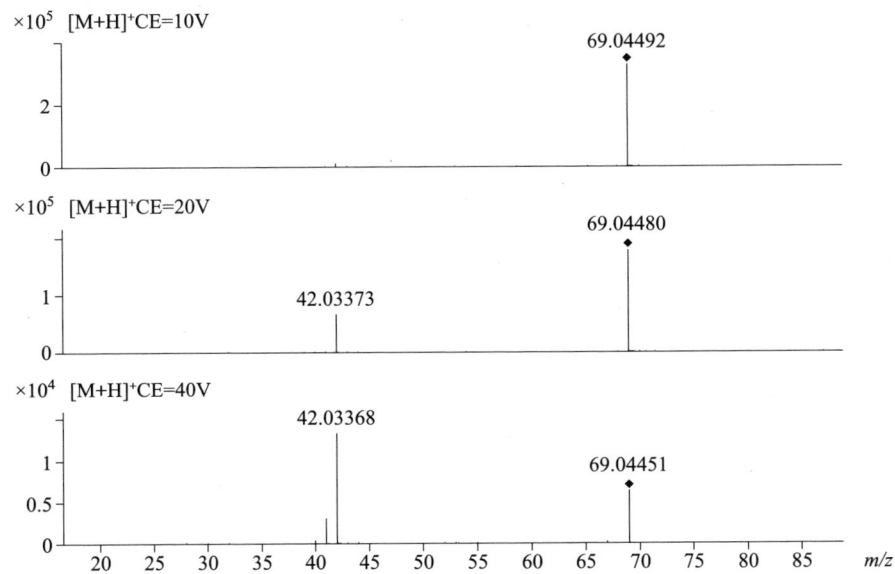

③负离子模式一级质谱图

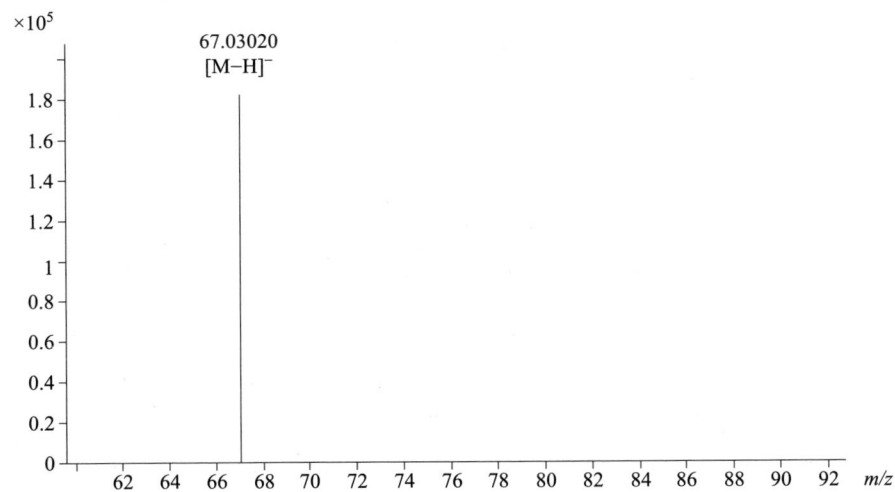

咪唑负离子模式下,准分子离子以［M-H］⁻为主。

④负离子模式二级质谱图

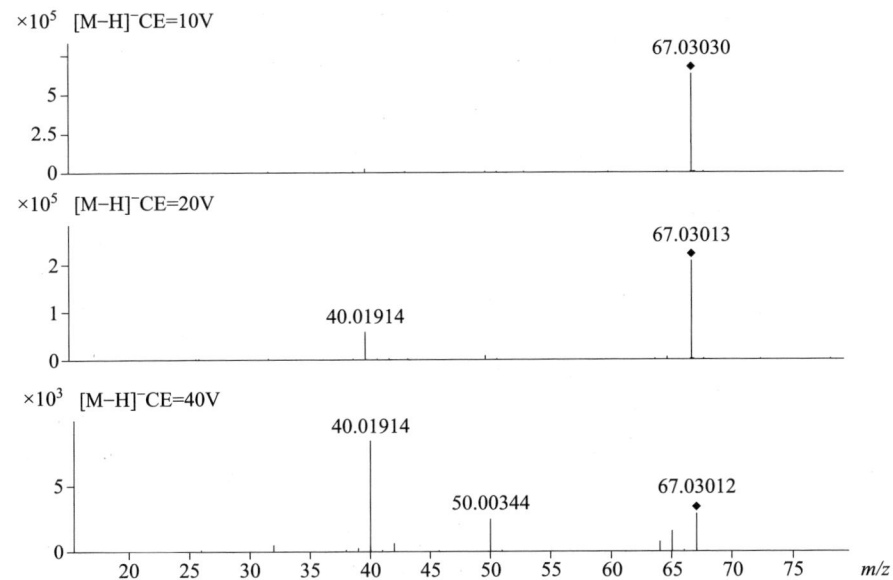

17 来曲唑

Letrozole

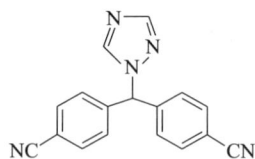

C₁₇H₁₁N₅ 285.31 CAS 号：112809-51-5

本品为 4,4′-（1*H*-1,2,4-三氮唑-1-基-亚甲基）-二苯腈。

一、基本信息

本品为白色或类白色结晶或结晶性粉末；无臭。在丙酮中溶解，在甲醇中微溶，在水和 0.1mol/L 盐酸溶液中几乎不溶。

1. 执行标准

《中国药典》2020 年版二部，第 568 页 来曲唑。

2. 试验用样品

来曲唑原料药，批号 618200503，江苏恒瑞医药股份有限公司。

来曲唑系统适用性对照品（含杂质 I），批号 420058-201801，江苏恒瑞医药股份有限公司。

3. 杂质对照品信息

杂质 I 4,4′-（4*H*-1,2,4-三氮唑-4-基-亚甲基）-二苯腈

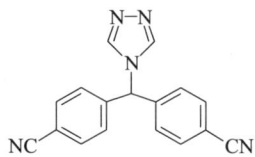

C₁₇H₁₁N₅ 285.31

二、溶液配制

1. 溶剂

乙腈-水（30∶70）。

2. 系统适用性溶液

取来曲唑系统适用性对照品（含杂质 I）适量，加乙腈溶解后，用溶剂稀释制成每 1ml 约含来曲唑 0.1mg 的溶液。

3. 供试品溶液

取本品约 20mg，精密称定，置 200ml 量瓶中，加溶剂溶解并稀释至刻度，摇匀。

三、系统适用性要求

系统适用性溶液色谱图中，来曲唑峰的保留时间为 8~10 分钟，杂质 I 峰（相对保留时间约为 0.67）与来曲唑峰的分离度应不小于 5.0。

四、高效液相色谱法

1. HPLC 色谱条件

色谱柱：用十八烷基硅烷键合硅胶为填充剂（ZORBAX SB-C18，4.6mm×150mm，5μm 或效能相当的色谱柱）；流动相：以水为流动相 A，乙腈为流动相 B，按下表进行线性梯度洗脱；检测波长：230nm；进样体积：20μl。

时间（min）	流动相 A（%）	流动相 B（%）
0	70	30
25	30	70
25.1	70	30
30	70	30

2. 系统适用性溶液色谱图

色谱柱：ZORBAX StableBond C18，4.6mm × 150mm，5μm
仪器：Agilent 1260 Infinity Ⅱ

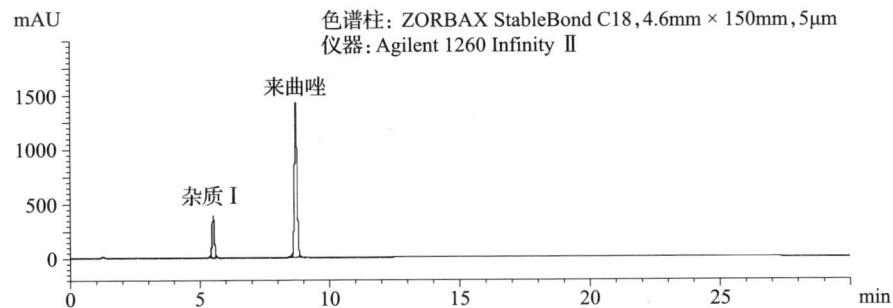

3. 紫外光谱图

杂质Ⅰ

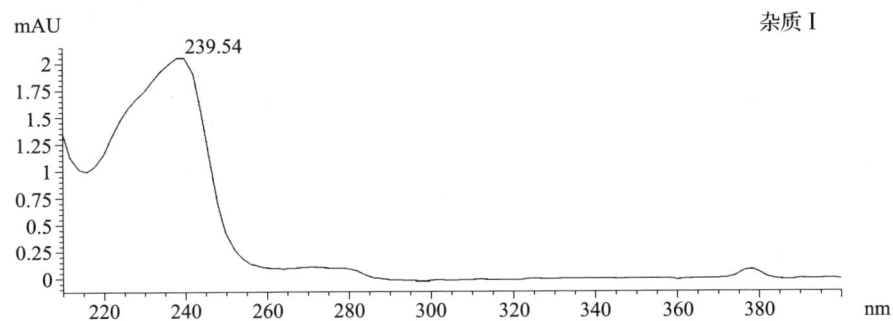

来曲唑

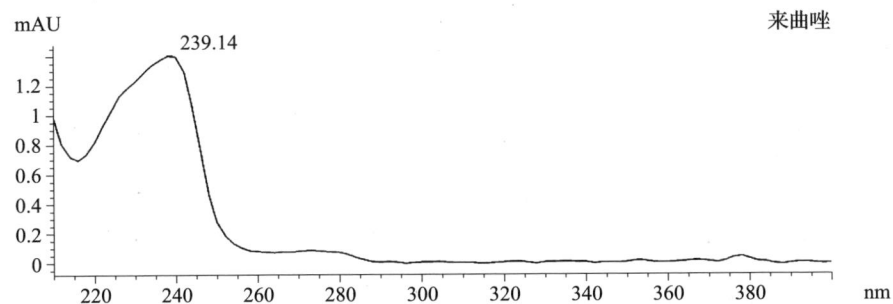

4. 供试品溶液有关物质色谱图

色谱柱：ZORBAX StableBond C18，4.6mm × 150mm，5μm
仪器：Agilent 1260 Infinity Ⅱ

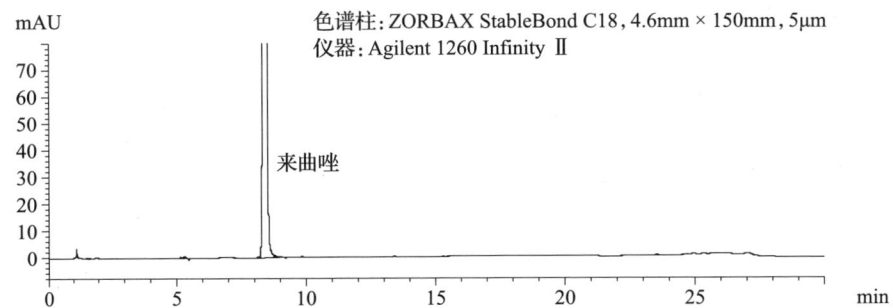

5. 其他型号色谱柱系统适用性色谱图及数据汇总表

色谱柱：Diamonsil C18 Plus，4.6mm × 150mm，5μm
仪器：Shimadzu LC-20A

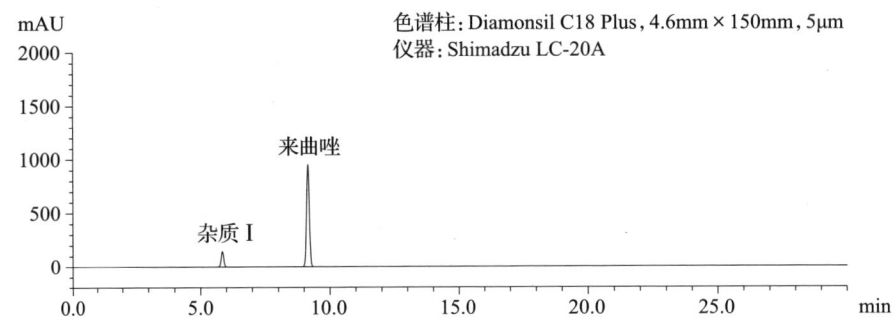

色谱柱：Purospher Star RP-18e，4.6mm×150mm，5μm
仪器：Waters Alliance e2695

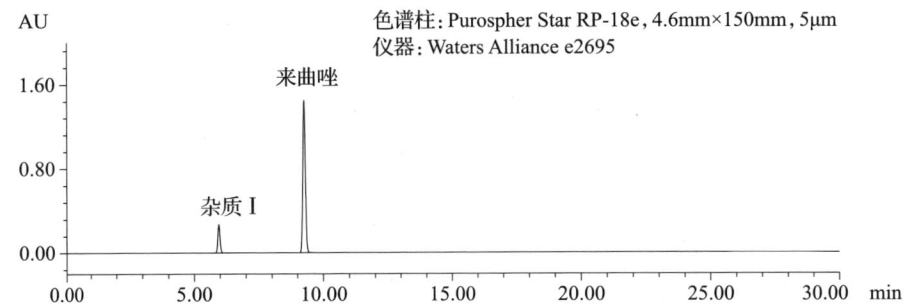

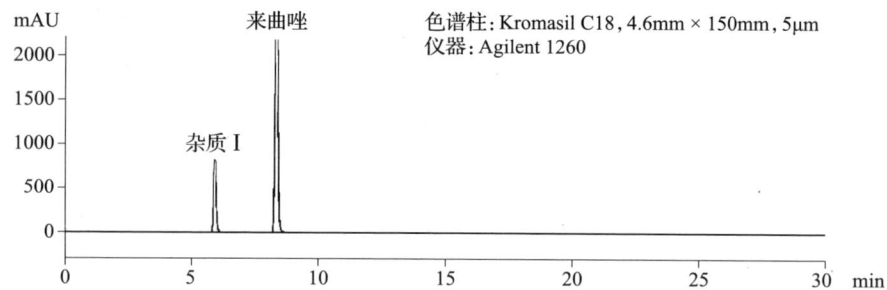

色谱柱：Kromasil C18, 4.6mm × 150mm, 5μm
仪器：Agilent 1260

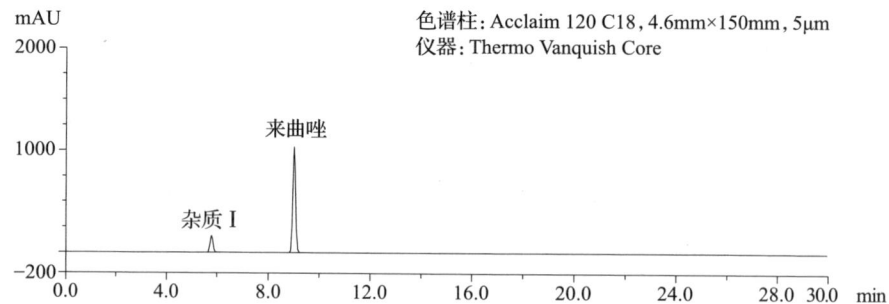

色谱柱：Acclaim 120 C18, 4.6mm×150mm, 5μm
仪器：Thermo Vanquish Core

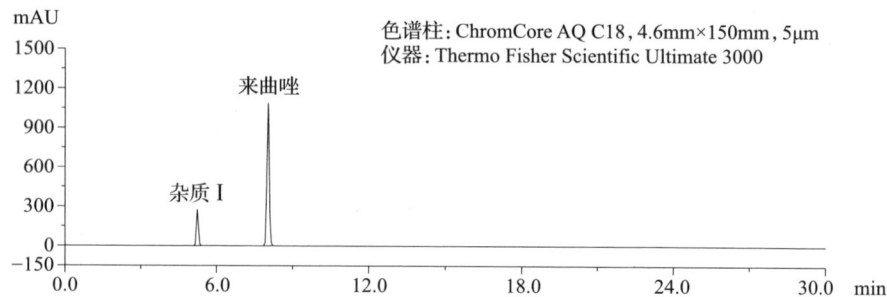

色谱柱：ChromCore AQ C18, 4.6mm×150mm, 5μm
仪器：Thermo Fisher Scientific Ultimate 3000

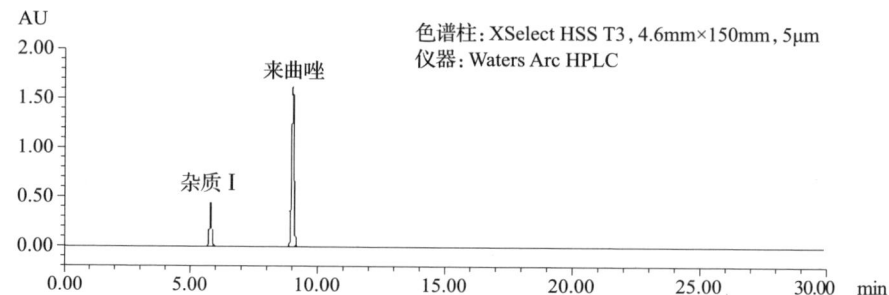

色谱柱：XSelect HSS T3, 4.6mm×150mm, 5μm
仪器：Waters Arc HPLC

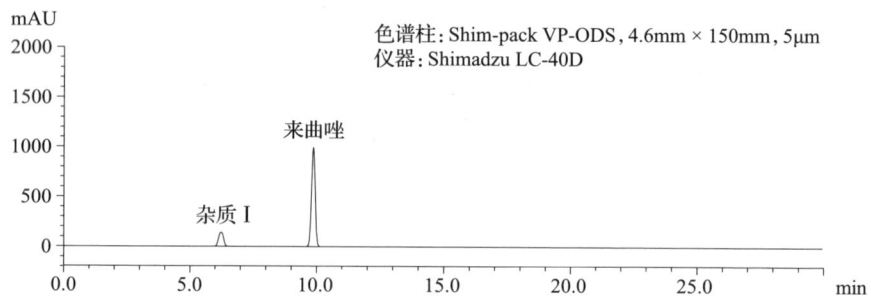

色谱柱：Shim-pack VP-ODS, 4.6mm × 150mm, 5μm
仪器：Shimadzu LC-40D

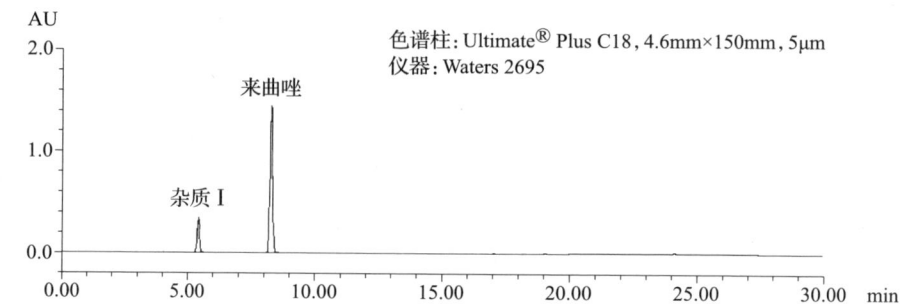

色谱柱：Ultimate® Plus C18, 4.6mm×150mm, 5μm
仪器：Waters 2695

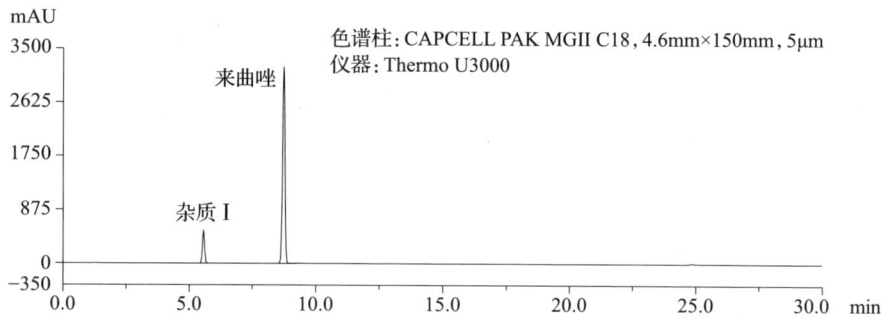

色谱柱：CAPCELL PAK MGII C18, 4.6mm×150mm, 5μm
仪器：Thermo U3000

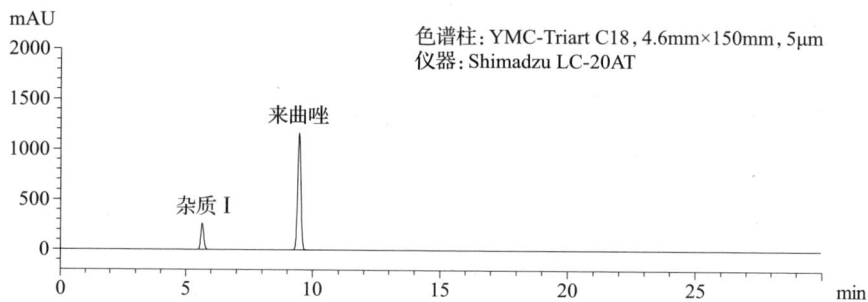

色谱柱：YMC-Triart C18, 4.6mm×150mm, 5μm
仪器：Shimadzu LC-20AT

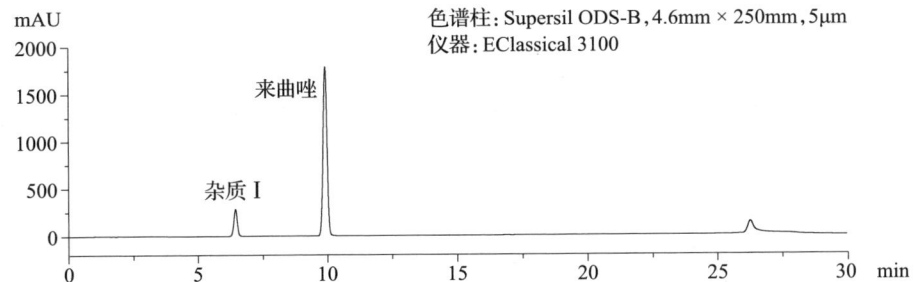

色谱柱：Supersil ODS-B，4.6mm×250mm，5μm
仪器：EClassical 3100

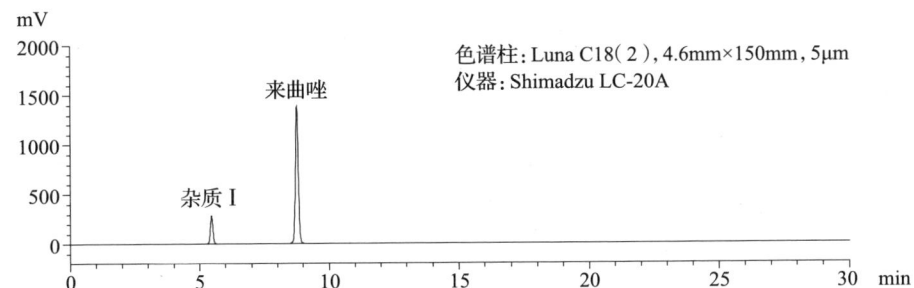

色谱柱：Luna C18（2），4.6mm×150mm，5μm
仪器：Shimadzu LC-20A

各型号色谱柱系统适用性数据汇总表

色谱柱名称	色谱柱规格	组分	保留时间（min）	理论板数	拖尾因子	分离度	备注
ZORBAX StableBond C18	4.6mm×150mm，5μm	杂质 I	5.846	21411	1.08	/	柱温：25℃ 流速：1ml/min
		来曲唑	8.671	36106	1.03	19.21	
Diamonsil C18 Plus	4.6mm×150mm，5μm	杂质 I	5.843	13088	1.06	/	柱温：25℃ 流速：1ml/min
		来曲唑	9.157	27706	1.04	15.61	
Purospher Star RP-18e	4.6mm×150mm，5μm	杂质 I	5.955	23066	1.08	/	柱温：30℃ 流速：1ml/min
		来曲唑	9.262	41460	1.04	19.21	
Kromasil C18	4.6mm×150mm，5μm	杂质 I	5.971	19923	1.14	/	柱温：25℃ 流速：0.65ml/min
		来曲唑	8.394	30214	1.06	13.37	

续表

色谱柱名称	色谱柱规格	组分	保留时间（min）	理论板数	拖尾因子	分离度	备注
ChromCore AQ C18	4.6mm×150mm，5μm	杂质 I	5.240	22079	1.10	/	柱温：25℃ 流速：1ml/mlin
		来曲唑	8.030	36020	1.06	17.98	
Shim-pack VP-ODS	4.6mm×150mm，5μm	杂质 I	6.245	4789	0.97	/	柱温：40℃ 流速：1ml/min
		来曲唑	9.877	19671	1.00	11.30	
CAPCELL PAK MGII C18	4.6mm×150mm，5μm	杂质 I	5.573	20816	1.09	/	柱温：25℃ 流速：1ml/min
		来曲唑	8.740	40330	1.06	19.27	
Acclaim 120 C18	4.6mm×150mm，5μm	杂质 I	5.803	11948	1.00	/	柱温：30℃ 流速：1ml/min
		来曲唑	9.037	32635	1.07	15.68	
XSelect HSS T3	4.6mm×150mm，5μm	杂质 I	5.848	24656	0.99	/	柱温：30℃ 流速：1ml/min
		来曲唑	9.062	37439	0.99	19.12	
Ultimate® Plus C18	4.6mm×150mm，5μm	杂质 I	5.470	15769	1.10	/	柱温：25℃ 流速：1ml/min
		来曲唑	8.308	27754	1.05	14.78	
YMC-Triart C18	4.6mm×150mm，5μm	杂质 I	5.676	9541	1.083	/	柱温：30℃ 流动相起始比例：水-乙腈=65：35 流速：1ml/min
		来曲唑	9.488	21931	1.048	15.60	
Supersil ODS-B	4.6mm×250mm，5μm	杂质 I	6.492	75800	0.99	/	柱温：25℃ 流速1ml/min
		来曲唑	9.996	128100	0.96	13.11	
Luna C18（2）	4.6mm×150mm，5μm	杂质 I	5.466	12886	1.06	/	柱温：35℃ 流速：1.2ml/min
		来曲唑	8.766	25734	1.03	16.05	

五、超高效液相色谱法

1. UHPLC 方法一

（1）色谱条件　仪器：Agilent 1260 Infinity Ⅱ；色谱柱：Poroshell 120 SB-C18，4.6mm×50mm，2.7μm；柱温：25℃；流动相：以水为流动相 A，乙腈为流动相 B，按下表进行线性梯度洗脱；流速：1.85ml/min；检测波长：230nm；进样体积：6.7μl。

时间（min）	流动相 A（%）	流动相 B（%）
0	70	30
4.5	30	70
4.54	70	30
5.40	70	30

（2）色谱图

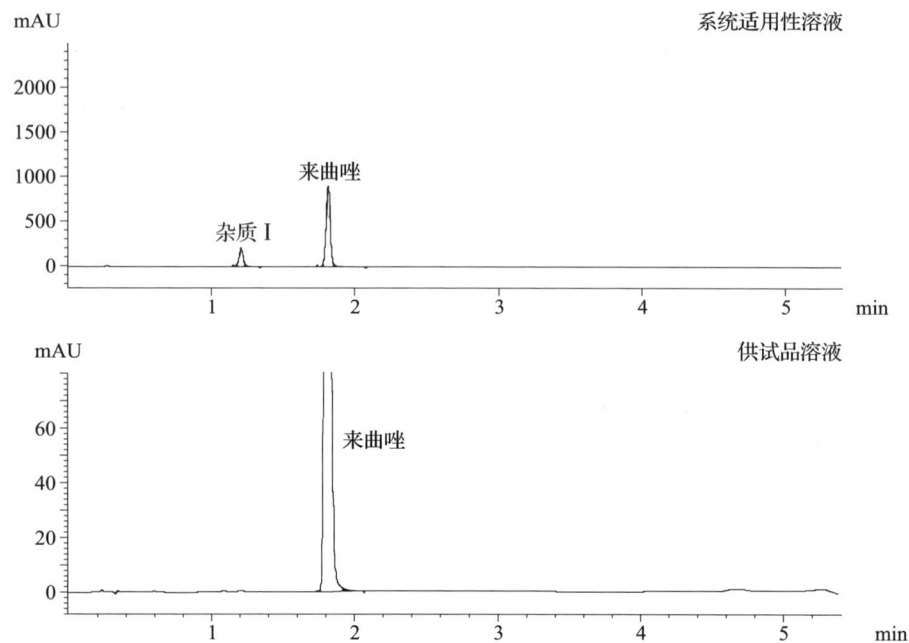

2. UHPLC 方法二

（1）色谱条件　仪器：Waters ACQUITY UPLC H-Class；色谱柱：Endeavorsil C18，2.1mm×100mm，1.8μm；柱温：25℃；流动相：水为流动相 A，乙腈为流动相 B，按下表进行线性梯度洗脱；流速：0.15ml/min；检测波长：230nm；进样体积：2μl。

时间（min）	流动相 A（%）	流动相 B（%）
0	70	30
25	30	70
25.1	70	30
30	70	30

（2）色谱图

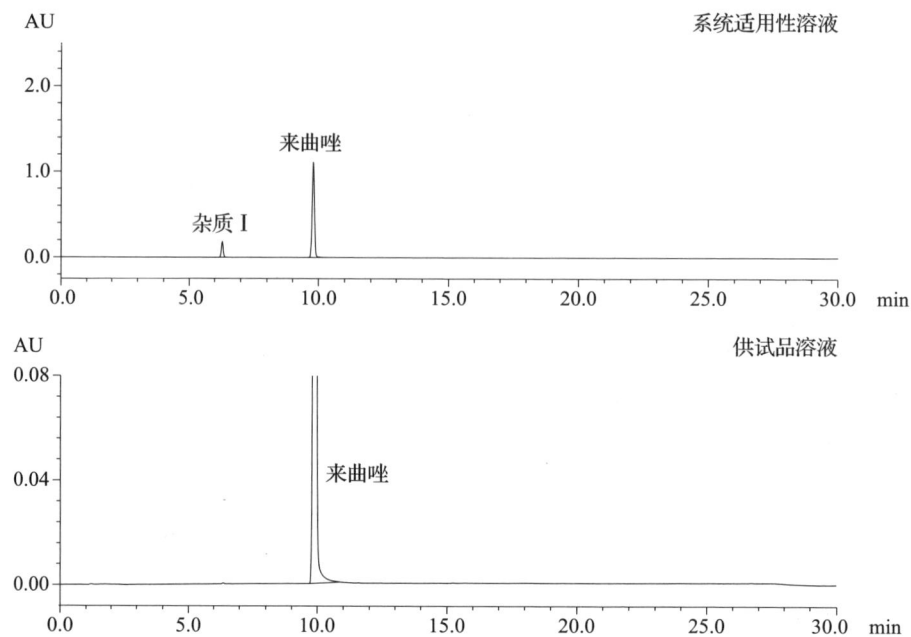

3. UHPLC 方法三

（1）色谱条件　仪器：Thermo Fisher Scientific Ultimate 3000；色谱柱：ChromCore AQ C18, 2.1mm×100mm, 1.8μm；柱温：25℃；流动相：以水为流动相 A，乙腈为流动相 B，按下表进行线性梯度洗脱；流速：0.25ml/min；检测波长：230nm；进样体积：5μl。

时间（min）	流动相 A（%）	流动相 B（%）
0	60	40
5	20	80
5.1	60	40
15	60	40

（2）色谱图

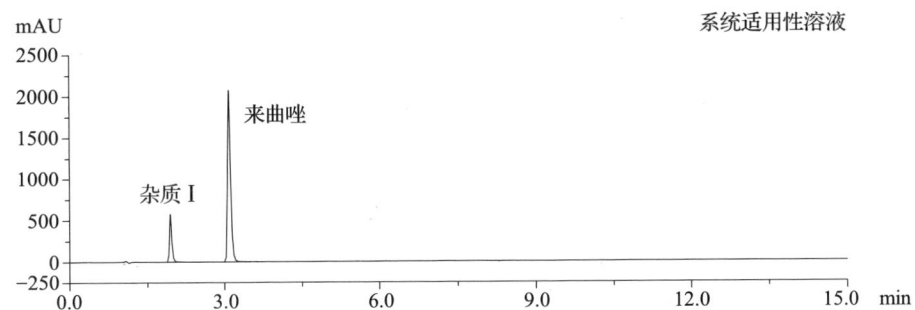

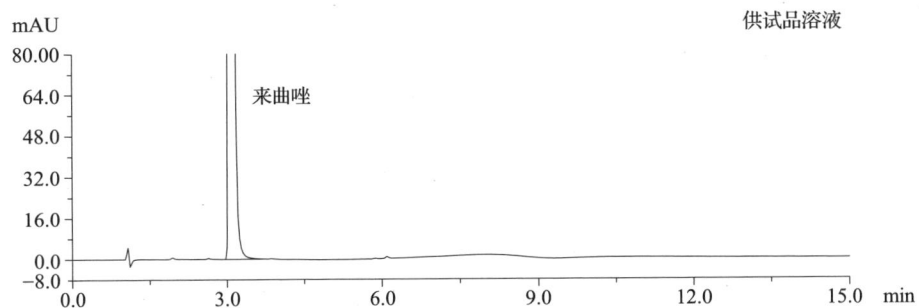

4. UHPLC 方法四

（1）色谱条件　仪器：Shimadzu LC-40B X3；色谱柱：Shim-pack Scepter C18-120, 2.1mm×100mm, 1.9μm；柱温：30℃；流动相：以水为流动相 A，乙腈为流动相 B，按下表进行线性梯度洗脱；流速：0.3ml/min；检测波长：230nm；进样体积：2μl。

时间（min）	流动相 A（%）	流动相 B（%）
0	65	35
5	40	60
5.1	65	35
9	65	35

（2）色谱图

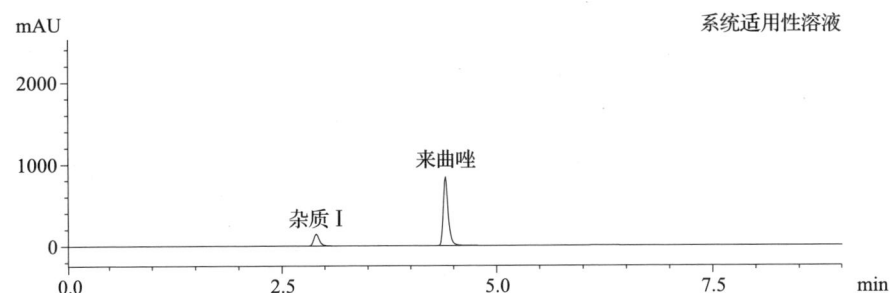

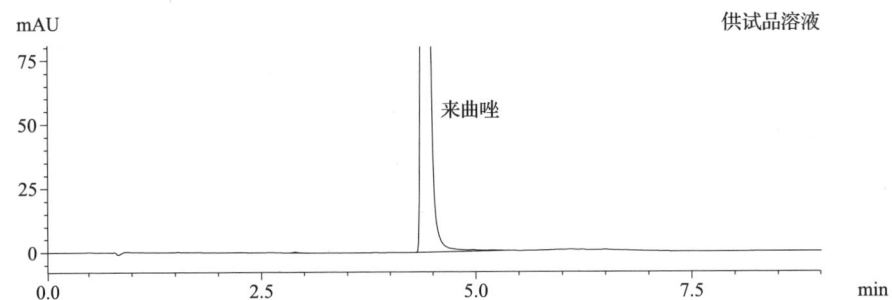

5. UHPLC 方法五

（1）色谱条件　仪器：Thermo Fisher Vanquish Flex；色谱柱：Hypersil GOLD VANQUISH，2.1mm×50mm，1.9μm；柱温：30℃；流动相：以水为流动相 A，乙腈为流动相 B，按下表进行线性梯度洗脱；流速：0.4ml/min；检测波长：230nm；进样体积：2μl。

时间（min）	流动相 A（%）	流动相 B（%）
0	70	30
3.5	30	70
3.6	70	30
5	70	30

（2）色谱图

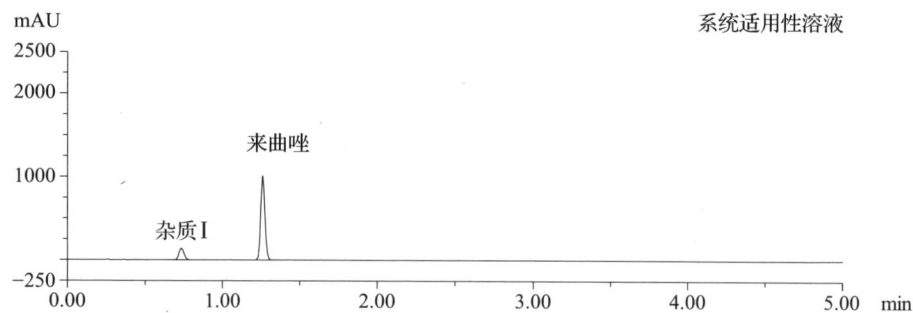

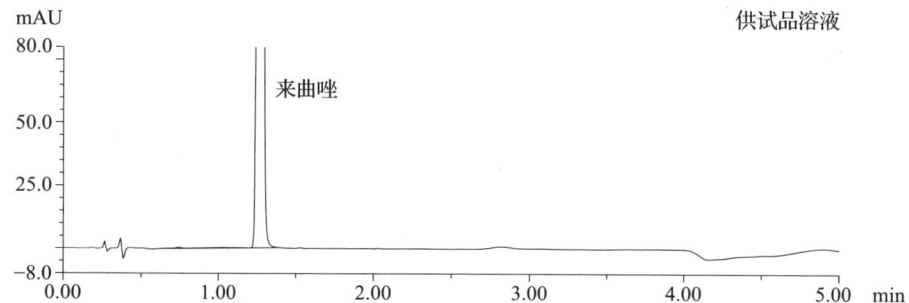

6. UHPLC 方法六

（1）色谱条件　仪器：Waters ACQUITY UPLC H-Class；色谱柱：ACQUITY UPLC HSS T3，2.1mm×50mm，1.8μm；柱温：30℃；流动相：以水为流动相 A，乙腈为流动相 B，按下表进行线性梯度洗脱；流速：0.3ml/min；检测波长：230nm；进样体积：2μl。

时间（min）	流动相 A（%）	流动相 B（%）
0	70	30
5.8	30	70
5.81	70	30
8	70	30

（2）色谱图

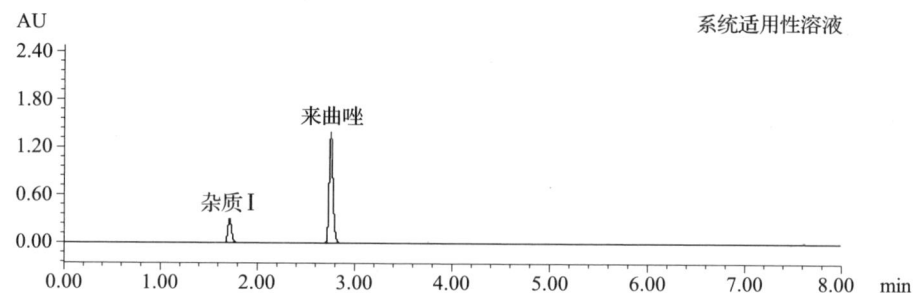

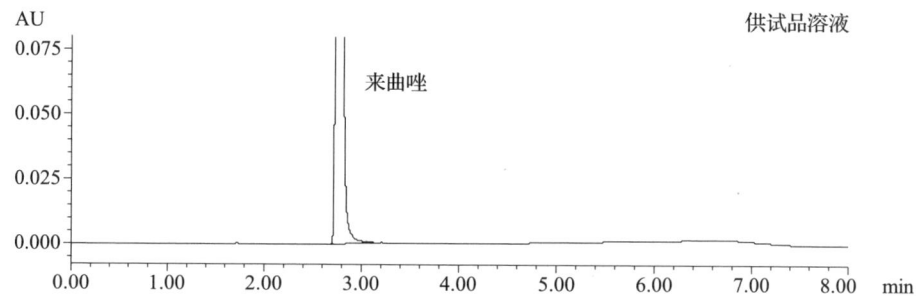

7. UHPLC 方法七

（1）色谱条件　仪器：Waters ACQUITY UPLC H-Class；色谱柱：YMC-Triart C18，2.1mm×100mm，1.9μm；柱温：30℃；流动相：以水为流动相 A，乙腈为流动相 B，按下表进行线性梯度洗脱；流速：0.2ml/min；检测波长：230nm；进样体积：3μl。

时间（min）	流动相 A（%）	流动相 B（%）
0	70	30
17.37	30	70
17.44	70	30
21	70	30

（2）色谱图

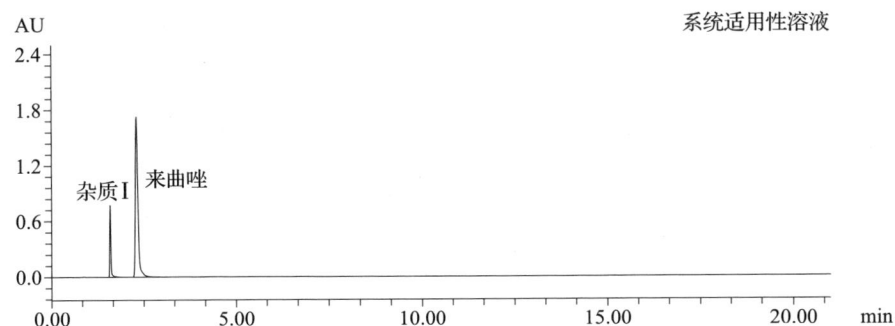

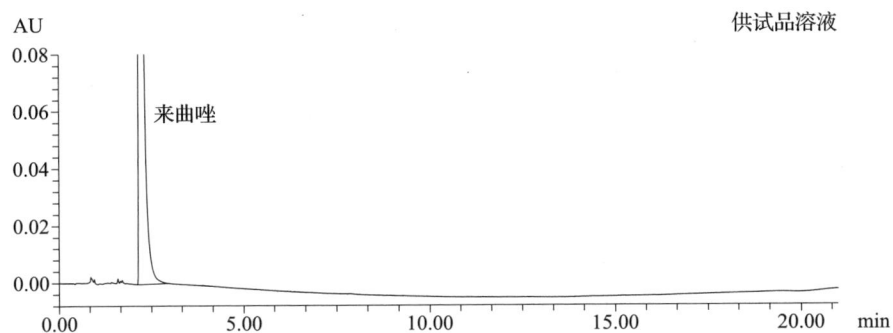

各型号色谱柱系统适用性数据汇总表

色谱柱名称	色谱柱规格	组分	保留时间（min）	理论板数	拖尾因子	分离度
Poroshell 120 SB-C18	4.6mm×50mm，2.7μm	杂质 I	1.210	9084	1.07	/
		来曲唑	1.817	18872	0.98	11.74
Endeavorsil C18	2.1mm×100mm，1.8μm	杂质 I	6.297	35366	1.01	/
		来曲唑	9.798	56987	1.01	23.62
ChromCore AQ C18	2.1mm×100mm，1.8μm	杂质 I	1.950	9906	1.36	/
		来曲唑	3.087	14119	1.35	12.47
Shim-pack Scepter C18-120	2.1mm×100mm，1.9μm	杂质 I	2.900	7339	1.31	/
		来曲唑	4.404	21997	1.35	11.84
Hypersil GOLD VANQUISH	2.1mm×50mm，1.9μm	杂质 I	0.733	2432	1.15	/
		来曲唑	1.262	10307	1.10	9.68
ACQUITY UPLC HSS T3	2.1mm×50mm，1.8μm	杂质 I	1.728	10008	1.20	/
		来曲唑	2.765	23696	1.16	14.72
YMC Triart C18	2.1mm×100mm，1.9μm	杂质 I	1.590	15185	1.31	/
		来曲唑	2.302	5907	1.40	8.29

六、质谱图

1. 质谱条件

Agilent 6546 四极杆飞行时间质谱仪；离子源：AJS 源；正 / 负离子检测模式；一级质谱扫描范围 m/z：50~1200；二级质谱扫描范围 m/z：25~1000；碰撞能量：10、20、40V。

2. 质谱图

（1）来曲唑质谱图

①正离子模式一级质谱图

来曲唑正离子模式下，准分子离子以 $[M+H]^+$ 为主，另外可以观察到 $[M+NH_4]^+$ 峰。

③负离子模式一级质谱图

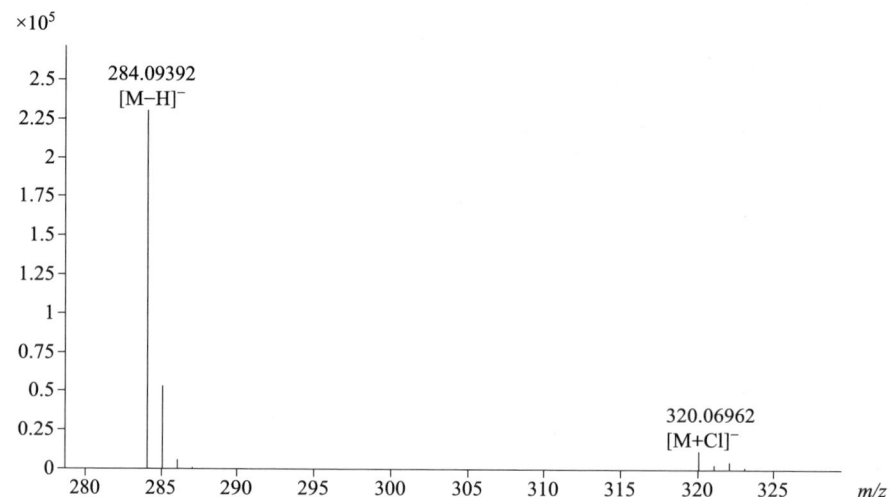

来曲唑负离子模式下,准分子离子以[M−H]⁻为主,另外可以观察到[M+Cl]⁻峰。

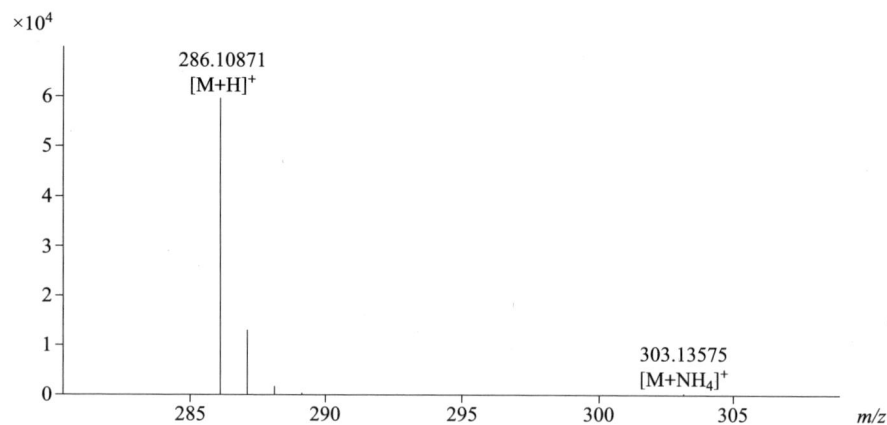

②正离子模式二级质谱图

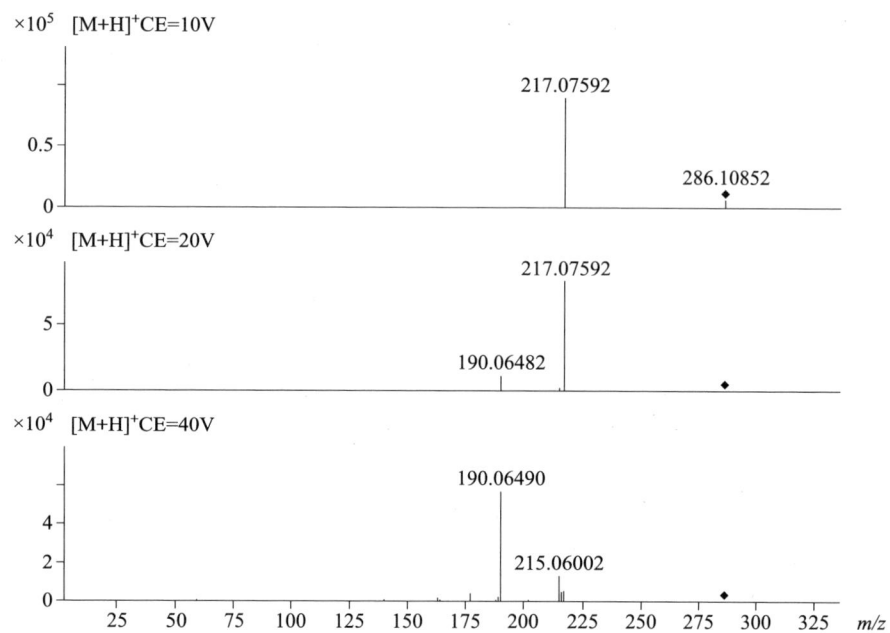

④负离子模式二级质谱图

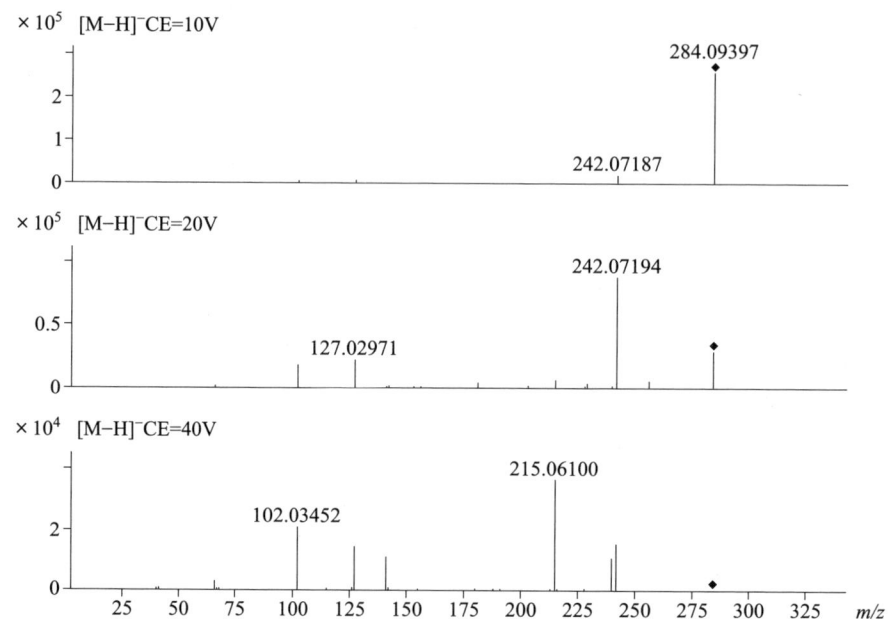

（2）杂质 I（4,4'-（4*H*-1,2,4-三氮唑-4-基-亚甲基)-二苯腈）质谱图

①正离子模式一级质谱图

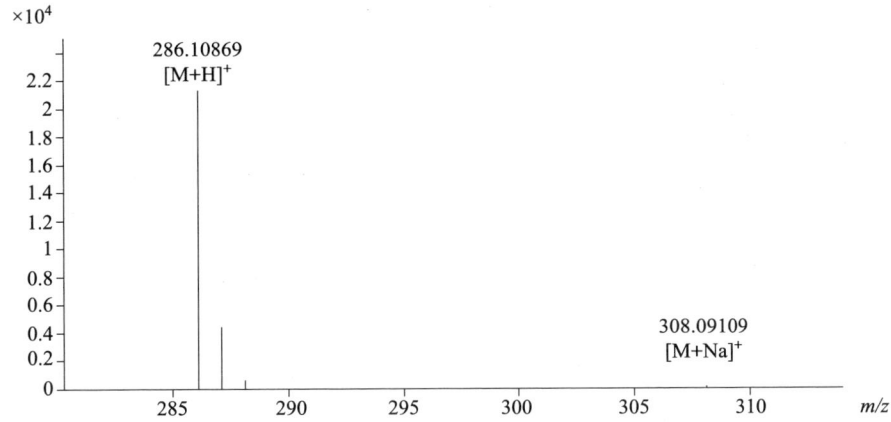

杂质 I 正离子模式下,准分子离子以［M+H］⁺为主,另外可以观察到［M+Na］⁺峰。

②正离子模式二级质谱图

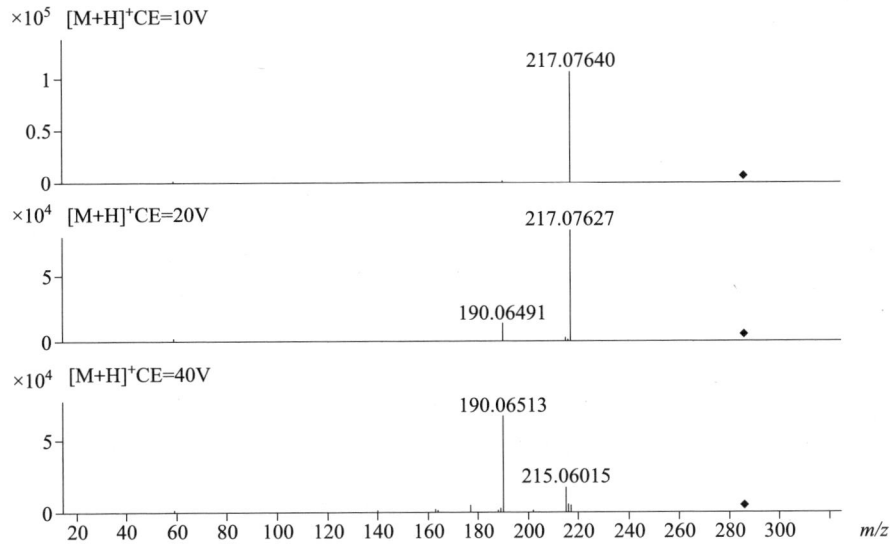

③负离子模式一级质谱图

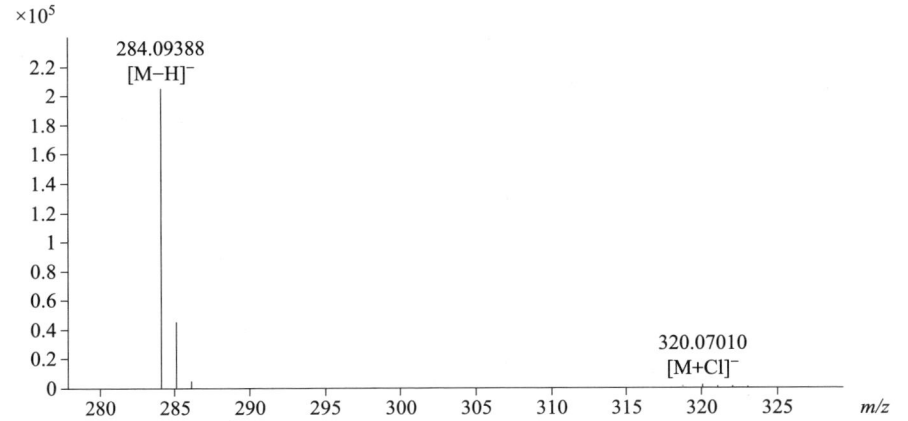

杂质 I 负离子模式下,准分子离子以［M–H］⁻为主,另外可以观察到［M+Cl］⁻峰。

④负离子模式二级质谱图

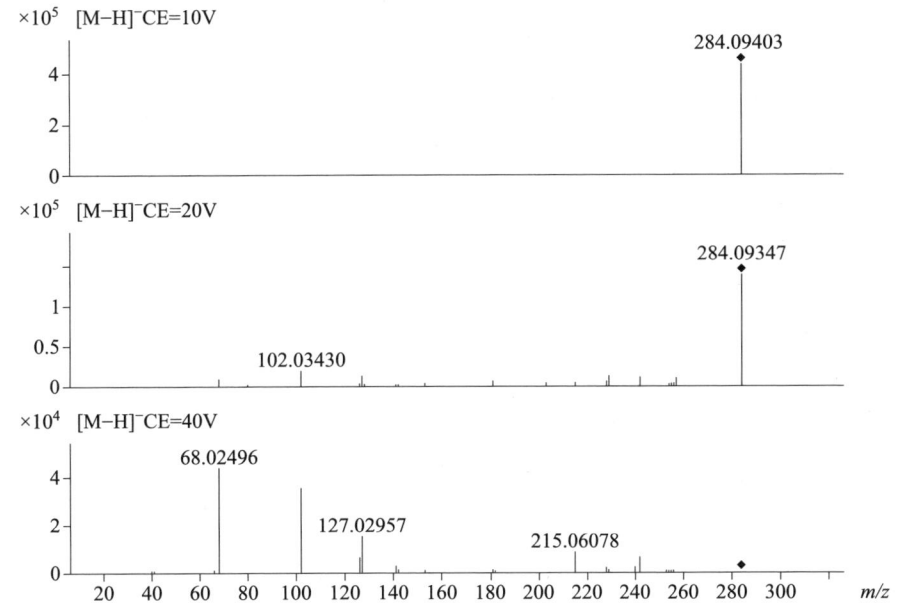

18　间苯二酚

Resorcinol

C$_6$H$_6$O$_2$　110.11　CAS 号：108-46-3

本品化学名间苯二酚。

一、基本信息

本品为白色或类白色的针状结晶或粉末或薄片；微有特臭；在日光或空气中即缓缓变成粉红色。在水或乙醇中极易溶解，在乙醚或甘油中易溶。

1. 执行标准

《中国药典》2020 年版二部，第 642 页　间苯二酚。

2. 试验用样品

间苯二酚，批号 001120200710，湖南湘易康制药有限公司。

邻苯二酚，批号 C805197，上海麦克林生化科技股份有限公司。

苯酚，批号 P815403，上海麦克林生化科技股份有限公司。

3. 杂质对照品信息

邻苯二酚

C$_6$H$_6$O$_2$　110.11

苯酚

C$_6$H$_6$O　94.11

二、溶液配制

1. 系统适用性溶液

取间苯二酚、邻苯二酚与苯酚各适量，加水溶解并稀释制成每 1ml 中各约含 0.1mg 的混合溶液。

2. 供试品溶液

取本品适量，精密称定，加水溶解并定量稀释制成每 1ml 中约含 1mg 的溶液。

三、系统适用性要求

系统适用性溶液色谱图中，间苯二酚峰、邻苯二酚峰与苯酚峰之间的分离度均应符合要求，理论板数按间苯二酚峰计算不低于 5000。

四、高效液相色谱法

1. HPLC 色谱条件

色谱柱：用十八烷基硅烷键合硅胶为填充剂；柱温：25℃；流动相：磷酸盐缓冲液（取磷酸氢二钠 1.8g、磷酸二氢钾 2.8g 与庚烷磺酸钠 1.0g，加水溶解并稀释至 1000ml，用磷酸溶液调节 pH 值至 6.0）- 甲醇（70∶30）；流速：1.0ml/min。

检测波长：276nm；进样体积：20μl，记录色谱图至主成分峰保留时间的 6 倍。

2. 系统适用性溶液色谱图

色谱柱：ChromCore 120 C18，4.6mm×250mm，5μm
仪器：Thermo Scientific Vanquish

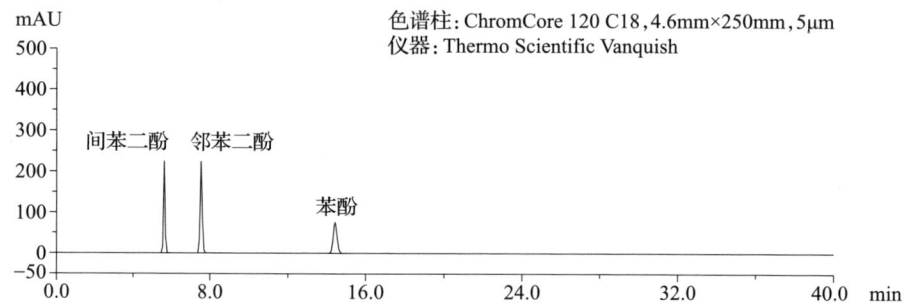

3. 紫外光谱图

间苯二酚

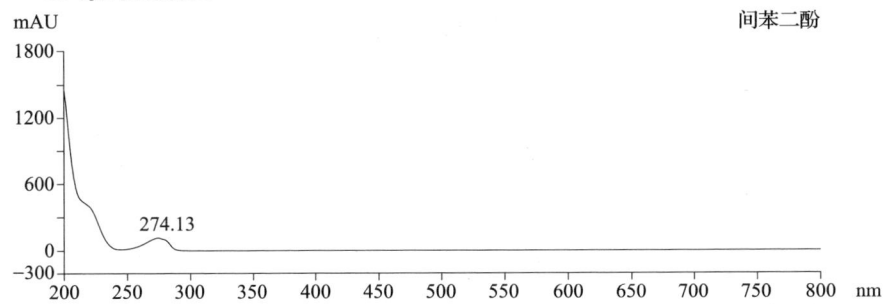

邻苯二酚

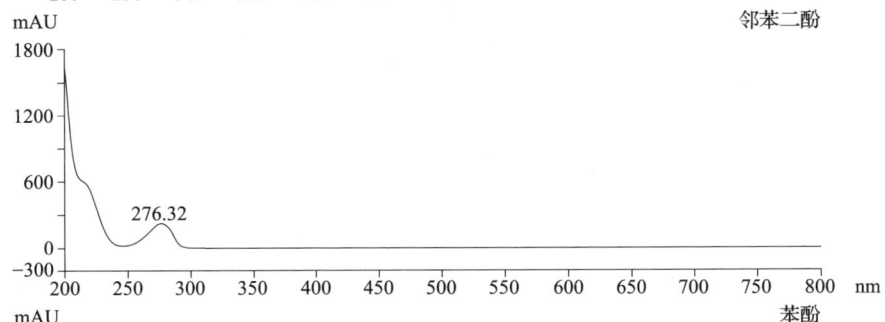

苯酚

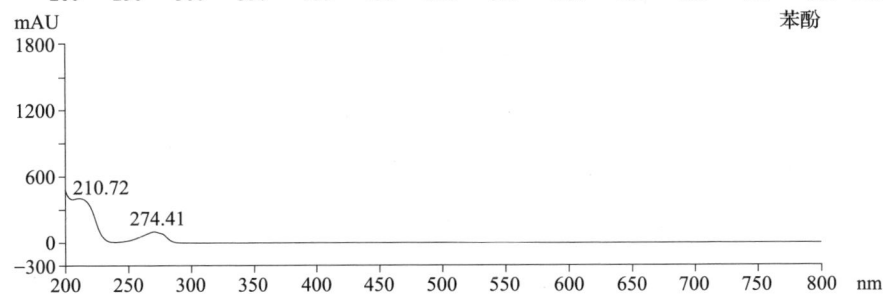

4. 供试品溶液有关物质色谱图

色谱柱：ChromCore 120 C18，4.6mm×250mm，5μm
仪器：Thermo Scientific Vanquish

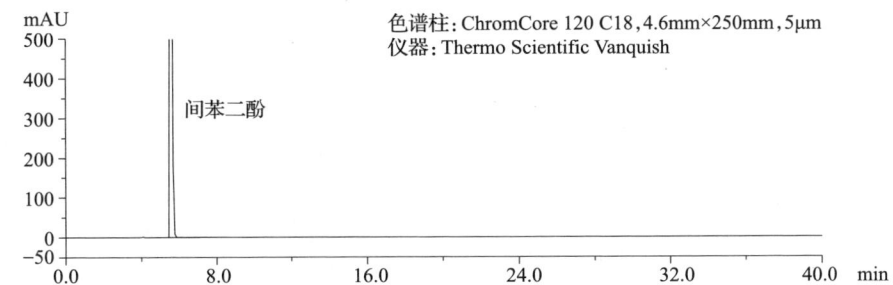

间苯二酚

5. 其他型号色谱柱系统适用性色谱图及数据汇总表

色谱柱：ZORBAX Eclipse Plus C18，4.6mm×250mm，5μm
仪器：Agilent 1260 Infinity II

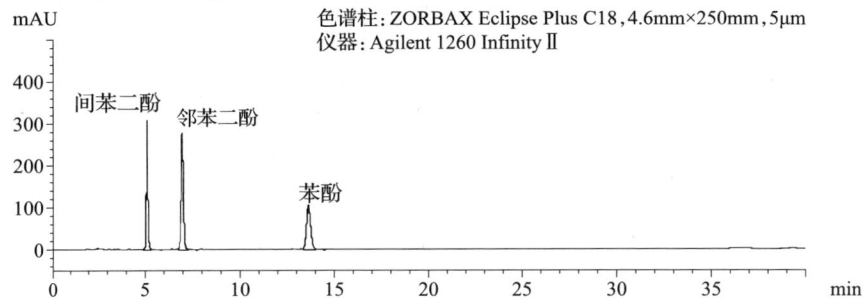

色谱柱：Diamonsil C18 Plus，4.6mm×250mm，5μm
仪器：Shimadzu LC-20A

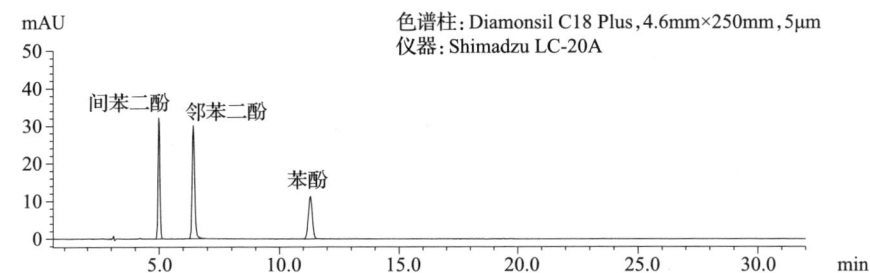

色谱柱：Discovery C18，4.6mm×250mm，5μm
仪器：Waters Alliance e2695

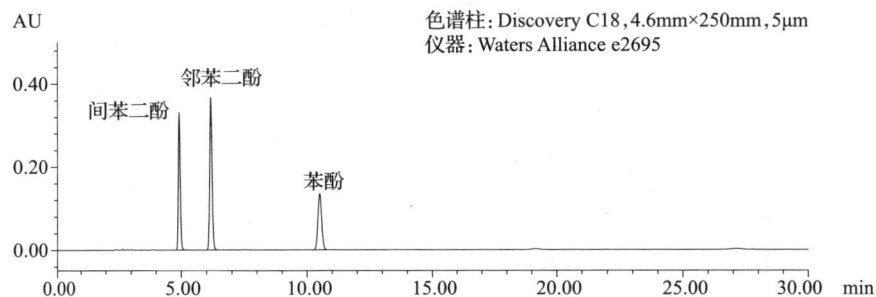

色谱柱：Kromasil C18，4.6mm×250mm，5μm
仪器：Wooking K2025

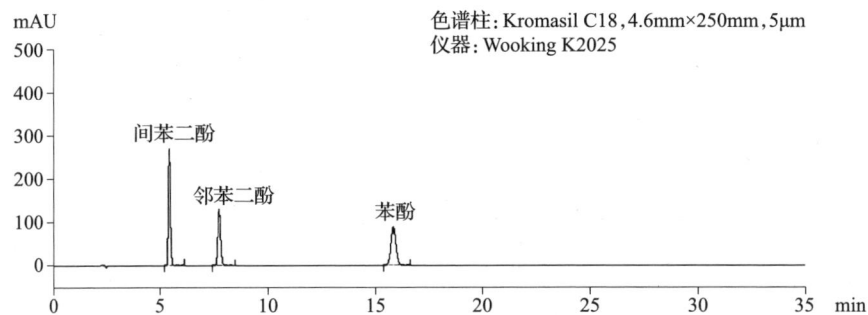

色谱柱：Gemini C18，4.6mm×250mm，5μm
仪器：Shimadzu LC-20A

间苯二酚　邻苯二酚　苯酚

色谱柱：Shim-pack Scepter C18-120，4.6mm × 150mm，3μm
仪器：Shimadzu LC-20AD

间苯二酚　邻苯二酚　苯酚

色谱柱：Acclaim 120 C18，4.6mm×250mm，5μm
仪器：Thermo Vanquish Core

间苯二酚　邻苯二酚　苯酚

色谱柱：XBridge C18，4.6mm×250mm，5μm
仪器：Waters Arc HPLC

间苯二酚　邻苯二酚　苯酚

色谱柱：YMC-Triart C18，4.6mm×250mm，5μm
仪器：Waters Arc HPLC

间苯二酚　邻苯二酚　苯酚

色谱柱：Blossmate® C18，4.6mm×250mm，5μm
仪器：Waters 2695

间苯二酚　邻苯二酚　苯酚

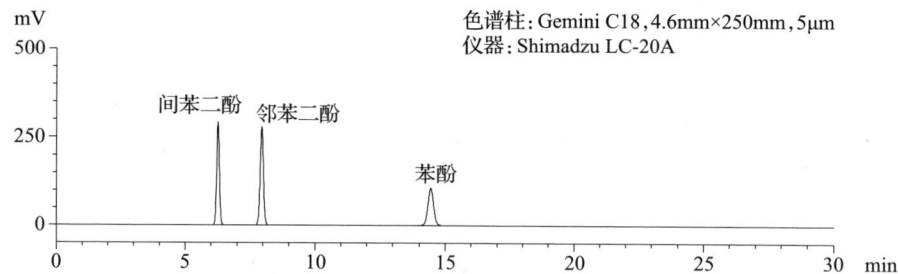

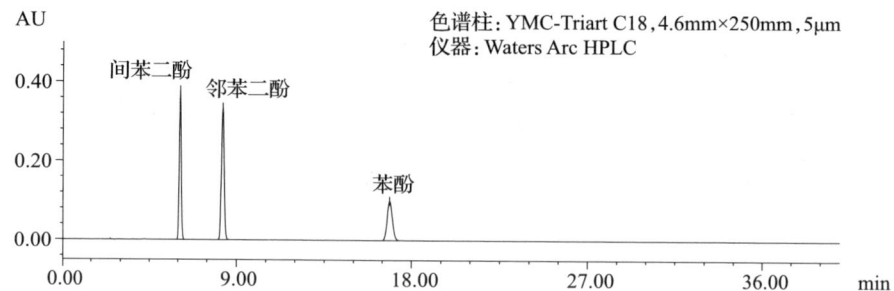

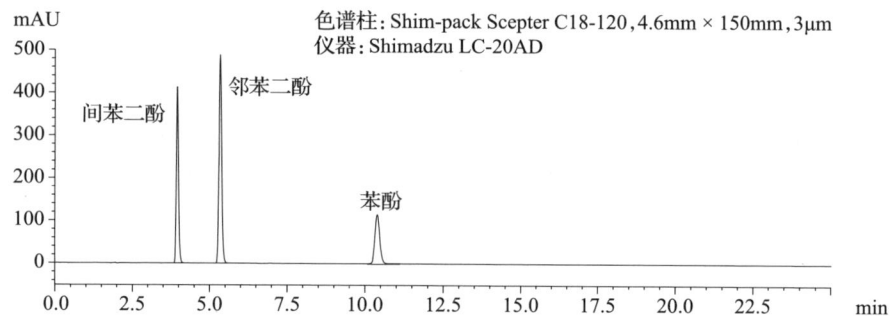

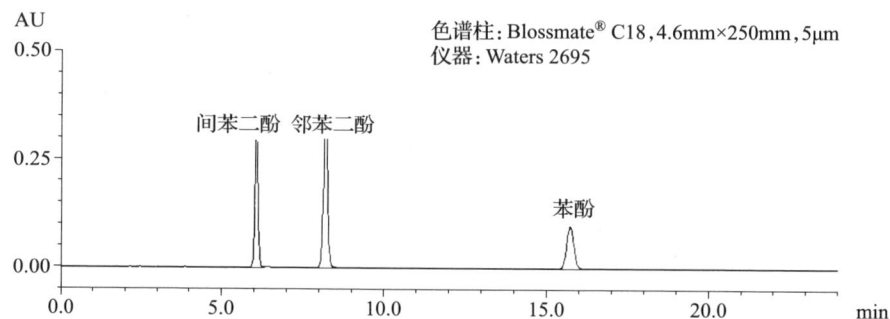

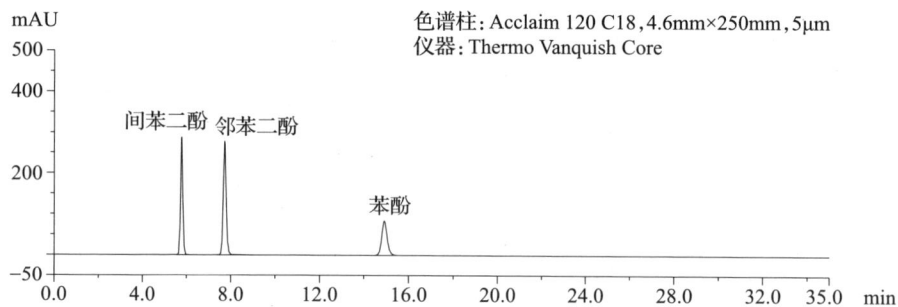

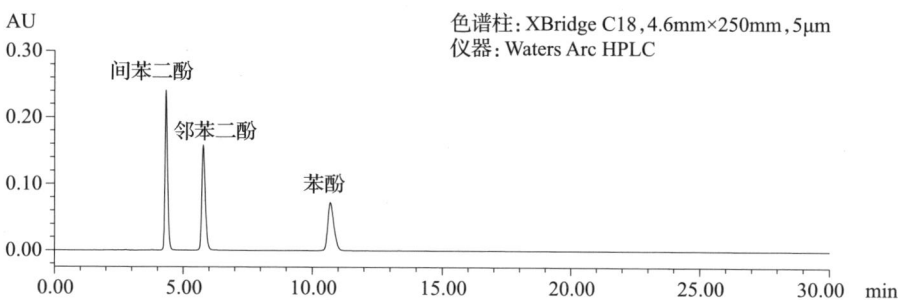

各型号色谱柱系统适用性数据汇总表

色谱柱名称	色谱柱规格	组分	保留时间（min）	理论板数	拖尾因子	分离度
ChromCore 120 C18	4.6mm × 250mm，5μm	间苯二酚	5.604	21522	1.15	/
		邻苯二酚	7.534	22803	1.12	10.95
		苯酚	14.444	25176	1.11	24.52
ZORBAX Eclipse Plus C18	4.6mm × 250mm，5μm	间苯二酚	5.116	15761	1.11	/
		邻苯二酚	6.962	16522	1.09	9.71
		苯酚	13.657	18861	1.09	21.76
Diamonsil C18 Plus	4.6mm × 250mm，5μm	间苯二酚	4.987	14189	1.10	/
		邻苯二酚	6.417	15548	1.19	7.66
		苯酚	11.288	20437	1.02	18.67

续表

色谱柱名称	色谱柱规格	组分	保留时间（min）	理论板数	拖尾因子	分离度
Discovery C18	4.6mm×250mm，5μm	间苯二酚	4.928	20209	1.12	/
		邻苯二酚	6.173	21036	1.10	7.91
		苯酚	10.506	23288	1.06	19.13
Kromasil C18	4.6mm×250mm，5μm	间苯二酚	5.435	16295	1.12	/
		邻苯二酚	7.722	18084	1.08	11.44
		苯酚	15.833	21909	1.06	24.68
Gemini C18	4.6mm×250mm，5μm	间苯二酚	6.265	14749	1.05	/
		邻苯二酚	7.961	16890	1.03	7.51
		苯酚	14.446	20327	1.02	19.95
Shim-pack Scepter C18-120	4.6mm×150mm，3μm	间苯二酚	3.952	10860	1.26	/
		邻苯二酚	5.333	13679	1.21	8.27
		苯酚	10.389	19775	1.12	21.16
Acclaim 120 C18	4.6mm×250mm，5μm	间苯二酚	5.772	17506	1.14	/
		邻苯二酚	7.713	18003	1.16	9.60
		苯酚	14.913	19114	1.14	21.77
XBridge C18	4.6mm×250mm，5μm	间苯二酚	4.326	8780	1.37	/
		邻苯二酚	5.769	8721	1.37	6.47
		苯酚	10.687	9345	1.32	13.87
YMC-Triart C18	4.6mm×250mm，5μm	间苯二酚	6.110	15625	1.10	/
		邻苯二酚	8.293	16898	1.09	9.54
		苯酚	16.883	18938	1.10	22.70
Blossmate® C18	4.6mm×250mm，5μm	间苯二酚	6.074	17379	1.08	/
		邻苯二酚	8.197	19642	1.07	9.97
		苯酚	15.733	23205	1.02	22.83

五、超高效液相色谱法

1. UHPLC 方法一

（1）色谱条件　仪器：Thermo Scientific Ultimate 3000；色谱柱：ChromCore 120 C18，2.1mm×100mm，1.8μm；柱温：25℃；流动相：磷酸盐缓冲液（取磷酸氢二钠 1.8g、磷酸二氢钾 2.8g 与庚烷磺酸钠 1.0g，加水溶解并稀释至 1000ml，用磷酸溶液调节 pH 值至 6.0）- 甲醇（70∶30）；流速：0.208ml/min；检测波长：276nm；进样体积：5μl，记录色谱图至主成分峰保留时间的 6 倍。

（2）色谱图

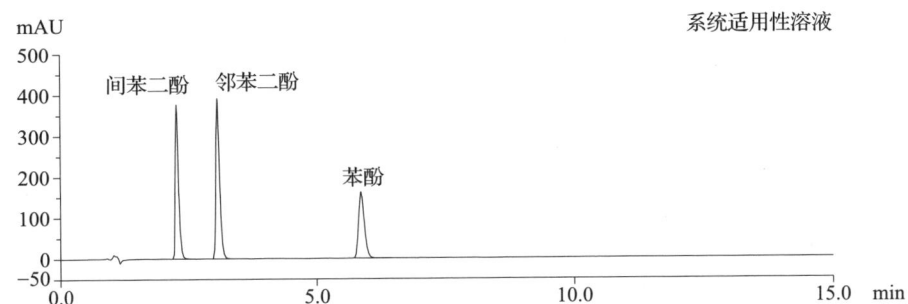

系统适用性溶液

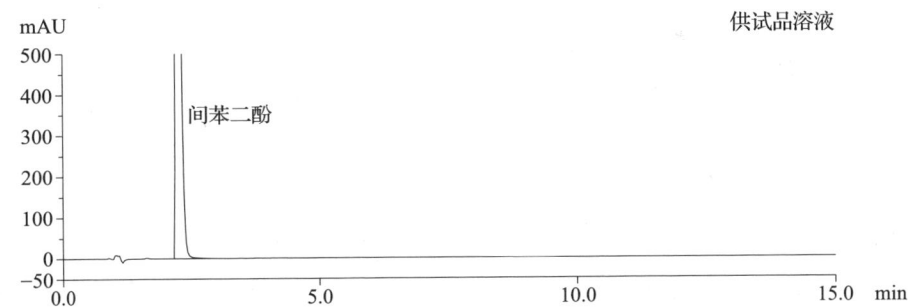

供试品溶液

2. UHPLC 方法二

（1）色谱条件　仪器：Waters ACQUITY UPLC H-Class；色谱柱：Endeavorsil C18，2.1mm×100mm，1.8μm；柱温：25℃；流动相：磷酸盐缓冲液（取磷酸氢二

钠 1.8g、磷酸二氢钾 2.8g 与庚烷磺酸钠 1.0g,加水溶解并稀释至 1000ml,用磷酸溶液调节 pH 值至 6.0)- 甲醇(70:30);流速:0.15ml/min;检测波长:276nm;进样体积:2μl,记录色谱图至主成分峰保留时间的 6 倍。

（2）色谱图

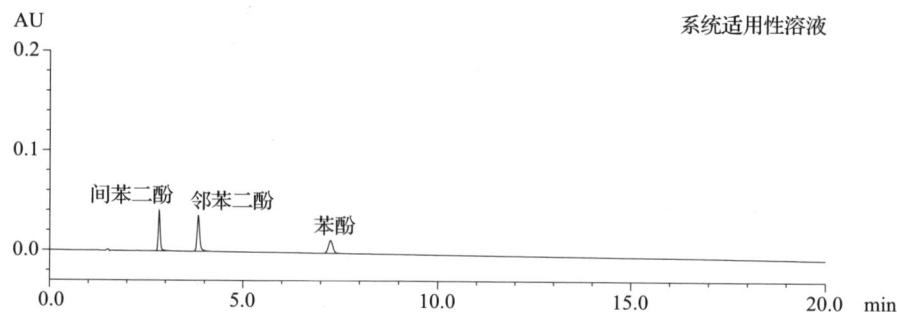

系统适用性溶液

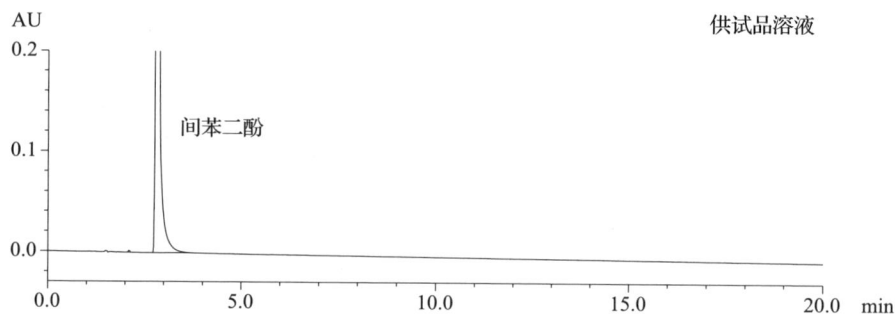

供试品溶液

3. UHPLC 方法三

（1）色谱条件　仪器:Shimadzu LC-40B X3;色谱柱:Shim-pack Scepter C18-120,2.1mm×100mm,1.9μm;柱温:40℃;流动相:磷酸盐缓冲液(取磷酸氢二钠 1.8g、磷酸二氢钾 2.8g 与庚烷磺酸钠 1.0g,加水溶解并稀释至 1000ml,用磷酸

溶液调节 pH 值至 6.0)- 甲醇(70:30);流速:0.3ml/min;检测波长:276nm;进样体积:2μl,记录色谱图至主成分峰保留时间的 6 倍。

（2）色谱图

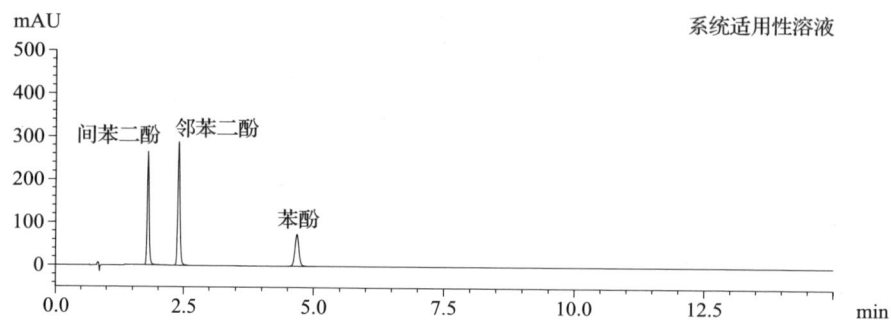

系统适用性溶液

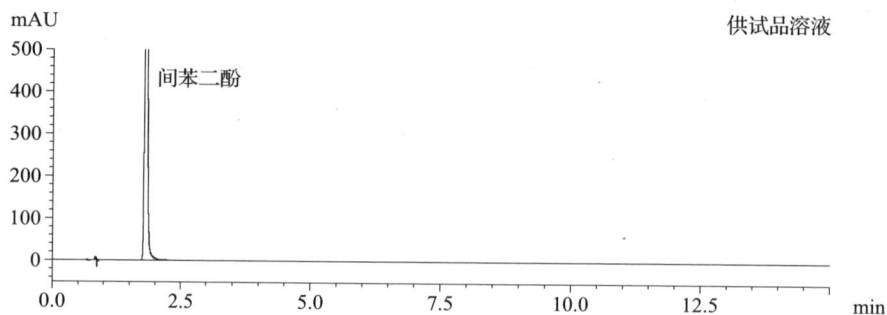

供试品溶液

4. UHPLC 方法四

（1）色谱条件　仪器:Thermo Vanquish;色谱柱:CAPCELL CORE C18,2.1mm×100mm,2.7μm;柱温:20℃;流动相:磷酸盐缓冲液(取磷酸氢二钠 1.8g、磷酸二氢钾 2.8g 与庚烷磺酸钠 1.0g,加水溶解并稀释至 1000ml,用磷酸溶液调节 pH 值至 6.0)- 甲醇(95:5);流速:0.3ml/min;检测波长:276nm;进样体积:1μl,记录色谱图至主成分峰保留时间的 6 倍。

（2）色谱图

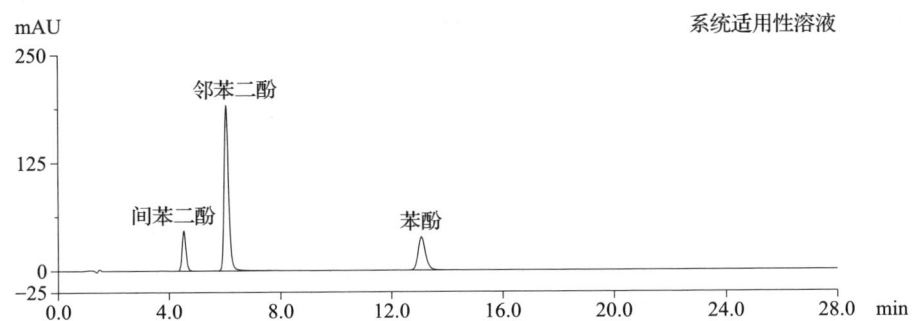

系统适用性溶液

邻苯二酚

间苯二酚

苯酚

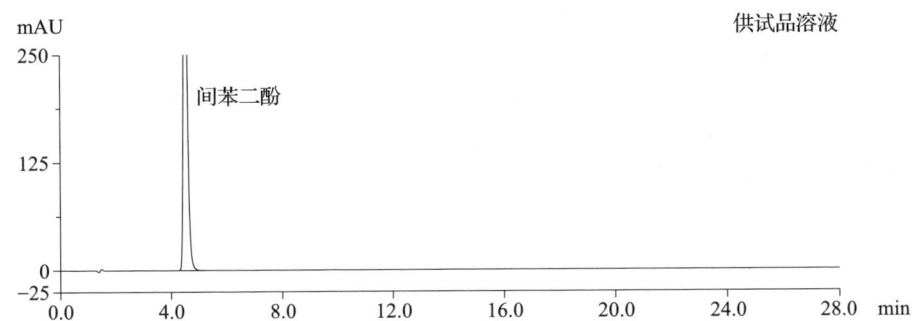

供试品溶液

间苯二酚

（2）色谱图

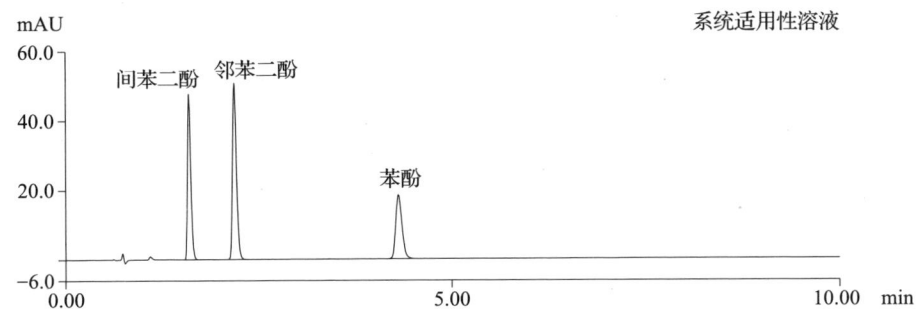

系统适用性溶液

间苯二酚　邻苯二酚

苯酚

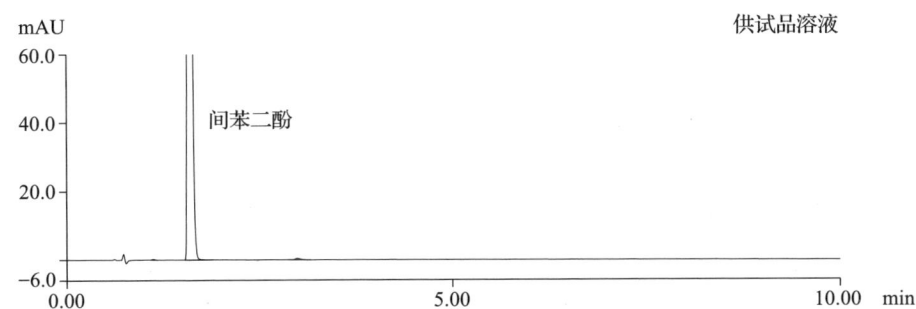

供试品溶液

间苯二酚

5. UHPLC 方法五

（1）色谱条件　仪器: Thermo Fisher Vanquish Flex；色谱柱: Acclaim Vanuqish C18, 2.1mm×150mm, 2.2μm；柱温: 25℃；流动相: 磷酸盐缓冲液（取磷酸氢二钠 1.8g、磷酸二氢钾 2.8g 与庚烷磺酸钠 1.0g, 加水溶解并稀释至 1000ml, 用磷酸溶液调节 pH 值至 6.0）- 甲醇（70∶30）；流速: 0.47ml/min；检测波长: 276nm；进样体积: 1μl, 记录色谱图至主成分峰保留时间的 6 倍。

6. UHPLC 方法六

（1）色谱条件　仪器: Waters ACQUITY UPLC H-Class；色谱柱: ACQUITY UPLC BEH C18, 2.1mm×100mm, 1.7μm；柱温: 30℃；流动相: 磷酸盐缓冲液（取磷酸氢二钠 1.8g、磷酸二氢钾 2.8g 与庚烷磺酸钠 1.0g, 加水溶解并稀释至 1000ml, 用磷酸溶液调节 pH 值至 6.0）- 甲醇（70∶30）；流速: 0.3ml/min；检测波长: 276nm；进样体积: 1μl, 记录色谱图至主成分峰保留时间的 6 倍。

（2）色谱图

（2）色谱图

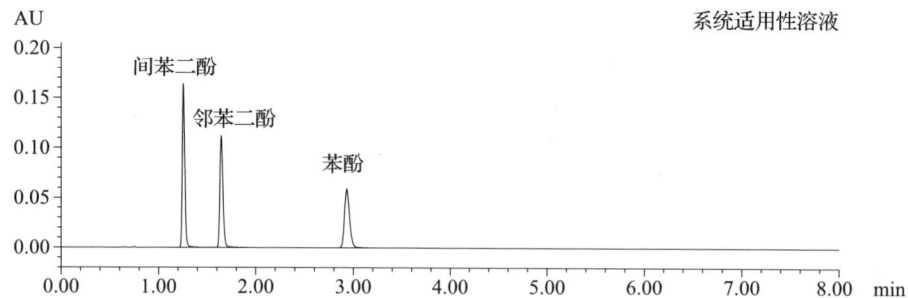

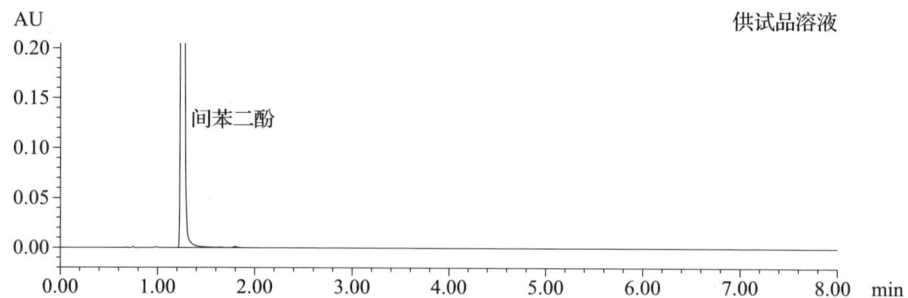

7. UHPLC 方法七

（1）色谱条件　仪器：Waters Acquity；色谱柱：Xtimate® UHPLC C18，2.1mm×100mm，1.8μm；柱温：30℃；流动相：磷酸盐缓冲液（取磷酸氢二钠1.8g、磷酸二氢钾2.8g与庚烷磺酸钠1.0g，加水溶解并稀释至1000ml，用磷酸溶液调节pH值至6.0）-甲醇（70：30）；流速：0.2ml/min；检测波长：276nm；进样体积：2μl，记录色谱图至主成分峰保留时间6倍。

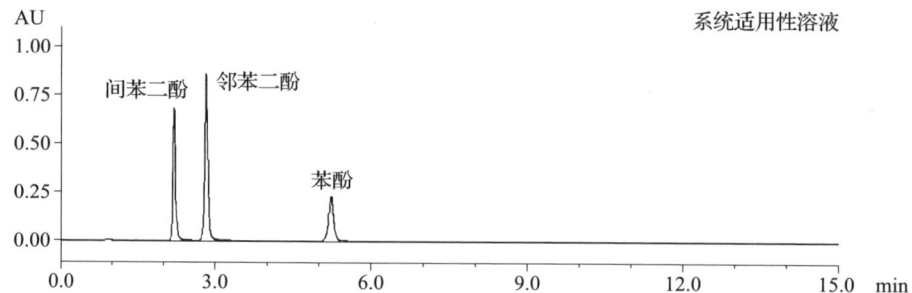

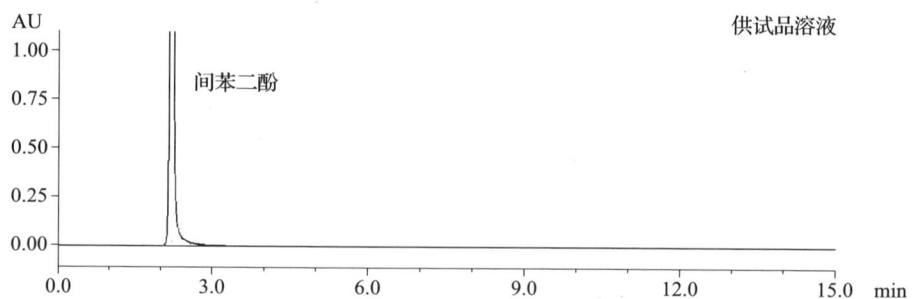

8. UHPLC 方法八

（1）色谱条件　仪器：Agilent 1260 Infinity Ⅱ；色谱柱：Poroshell 120 EC-C18，4.6mm×100mm，2.7μm；柱温：25℃；流动相：磷酸盐缓冲液（取磷酸氢二钠1.8g、磷酸二氢钾2.8g与庚烷磺酸钠1.0g，加水溶解并稀释至1000ml，用磷酸溶液调节pH值至6.0）-甲醇（70：30）；流速：1ml/min；检测波长：276nm；进样体积：8μl，记录色谱图至主成分峰保留时间的6倍。

（2）色谱图

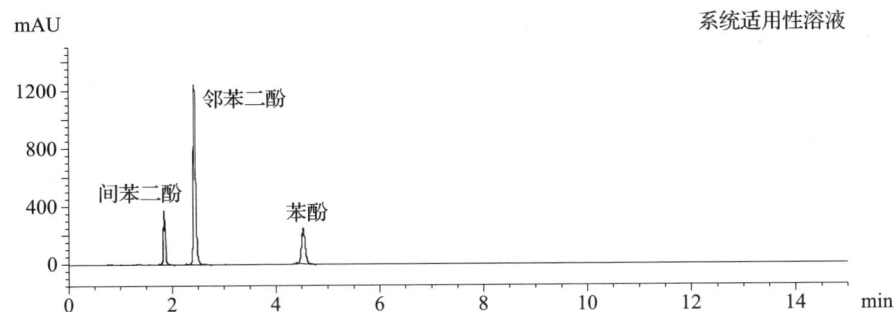

系统适用性溶液

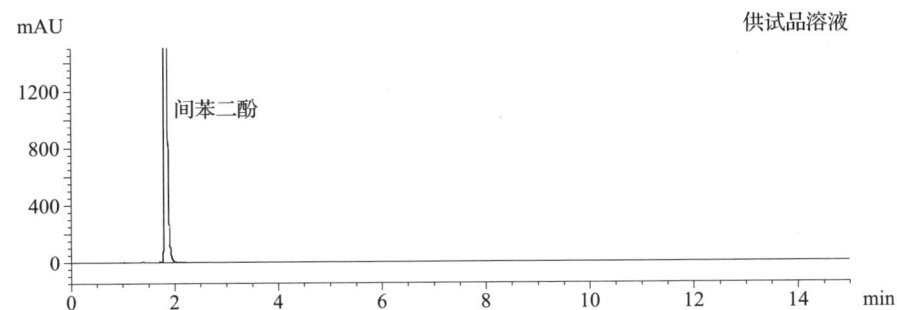

供试品溶液

各型号色谱柱系统适用性数据汇总表

色谱柱名称	色谱柱规格	组分	保留时间（min）	理论板数	拖尾因子	分离度
ChromCore 120 C18	2.1mm×100mm，1.8μm	间苯二酚	2.300	6749	1.51	/
		邻苯二酚	3.087	8907	1.40	6.48
		苯酚	5.857	13313	1.28	16.59
Endeavorsil C18	2.1mm×100mm，1.8μm	间苯二酚	2.834	16469	1.13	/
		邻苯二酚	3.838	16792	1.23	9.47
		苯酚	7.254	18193	1.07	2.00

续表

色谱柱名称	色谱柱规格	组分	保留时间（min）	理论板数	拖尾因子	分离度
Shim-pack Scepter C18-120	2.1mm×100mm，1.9μm	间苯二酚	1.795	11652	1.19	/
		邻苯二酚	2.401	14590	1.15	8.29
		苯酚	4.681	17748	1.05	20.72
CAPCELL CORE C18	2.1mm×100mm，2.7μm	间苯二酚	4.133	6889	1.13	/
		邻苯二酚	5.817	9831	1.21	7.76
		苯酚	12.200	16907	1.19	20.93
Acclaim VANQUISH C18	2.1mm×150mm，2.2μm	间苯二酚	1.612	6659	1.43	/
		邻苯二酚	2.202	9042	1.32	6.88
		苯酚	4.310	14043	1.24	17.71
ACQUITY UPLC BEH C18	2.1mm×100mm，1.7μm	间苯二酚	1.255	11332	1.29	/
		邻苯二酚	1.643	12984	1.26	7.25
		苯酚	2.932	14976	1.22	16.47
Xtimate® UHPLC C18	2.1mm×100mm，1.8μm	间苯二酚	2.206	9298	1.22	/
		邻苯二酚	2.831	11700	1.11	6.14
		苯酚	5.235	14896	0.99	16.77
Poroshell 120 EC-C18	4.6mm×100mm，2.7μm	间苯二酚	1.848	17601	1.35	/
		邻苯二酚	2.435	17171	1.33	9.06
		苯酚	4.539	19873	1.13	20.77

六、质谱图

1. 质谱条件

Agilent 6546 四极杆飞行时间质谱仪；离子源：AJS 源；负离子检测模式；一级质谱扫描范围 m/z：50~1200；二级质谱扫描范围 m/z：25~1000；碰撞能量：10、20、40V。

2. 质谱图

（1）间苯二酚质谱图

①负离子模式一级质谱图

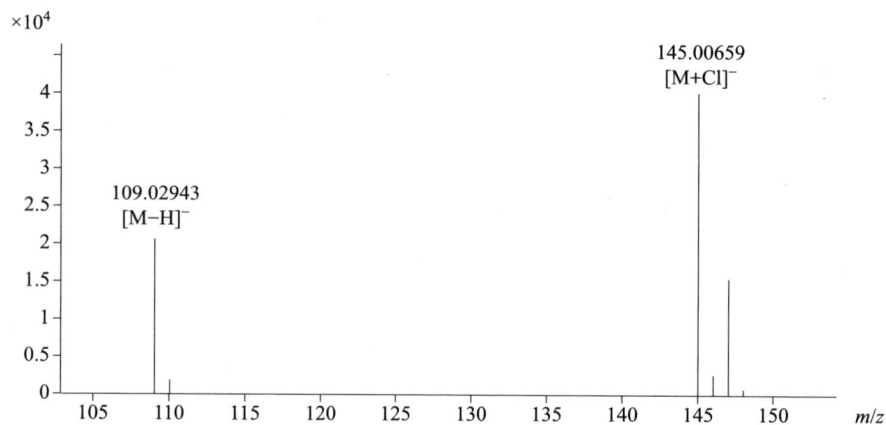

间苯二酚负离子模式下,准分子离子以［M−H］⁻和［M+Cl］⁻为主。

②负离子模式二级质谱图

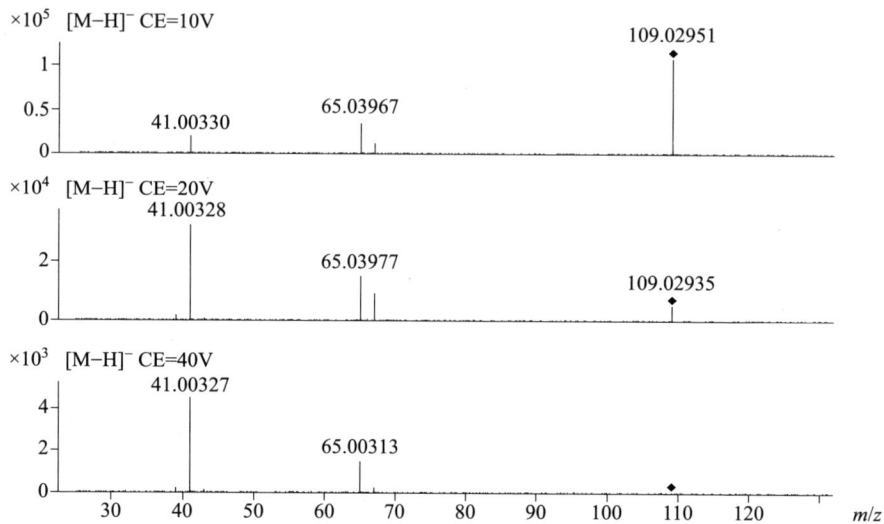

（2）邻苯二酚质谱图

①负离子模式一级质谱图

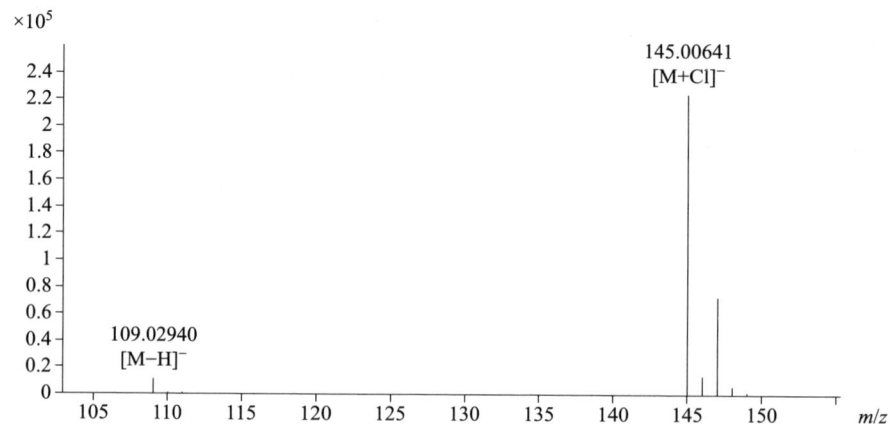

邻苯二酚负离子模式下,准分子离子以［M+Cl］⁻为主,另外可以观察到［M−H］⁻峰。

②负离子模式二级质谱图

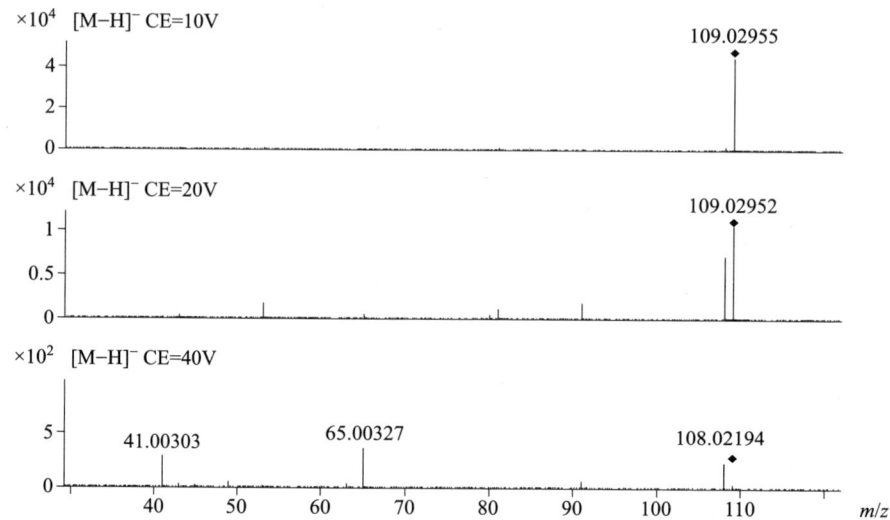

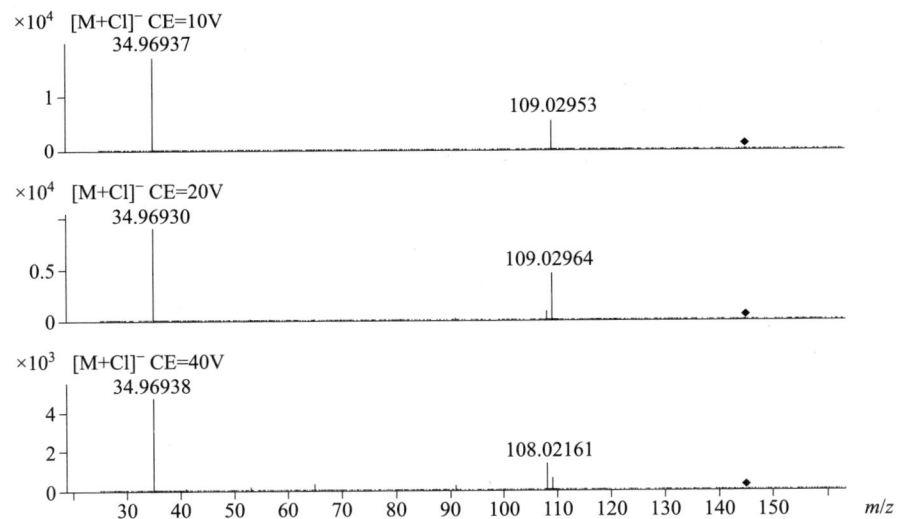

×10⁴ [M+Cl]⁻ CE=10V
34.96937

1

109.02953

×10⁴ [M+Cl]⁻ CE=20V
34.96930

0.5

109.02964

×10³ [M+Cl]⁻ CE=40V
34.96938

4

2

108.02161

0

30 40 50 60 70 80 90 100 110 120 130 140 150 *m/z*

②负离子模式二级质谱图

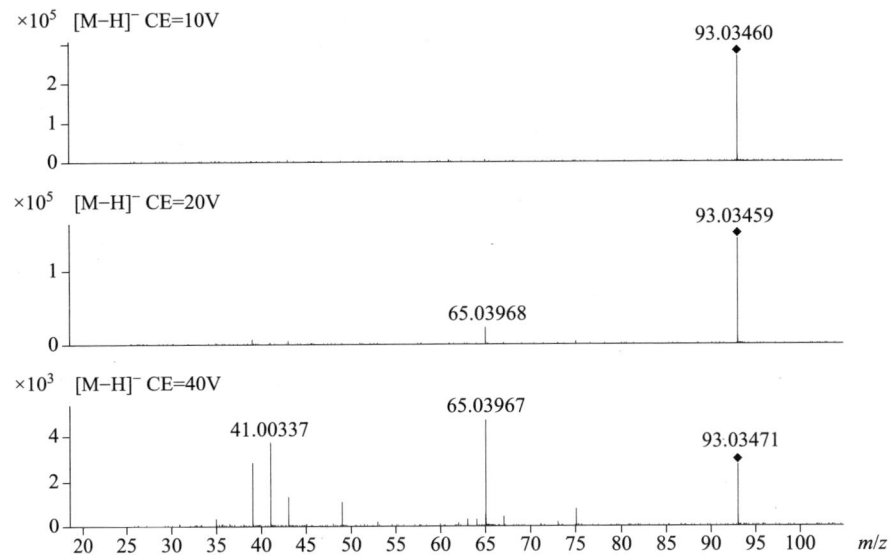

×10⁵ [M−H]⁻ CE=10V

93.03460

2

1

0

×10⁵ [M−H]⁻ CE=20V

93.03459

1

65.03968

0

×10³ [M−H]⁻ CE=40V

93.03471

4

41.00337

65.03967

2

0

20 25 30 35 40 45 50 55 60 65 70 75 80 85 90 95 100 *m/z*

（3）苯酚质谱图

①负离子模式一级质谱图

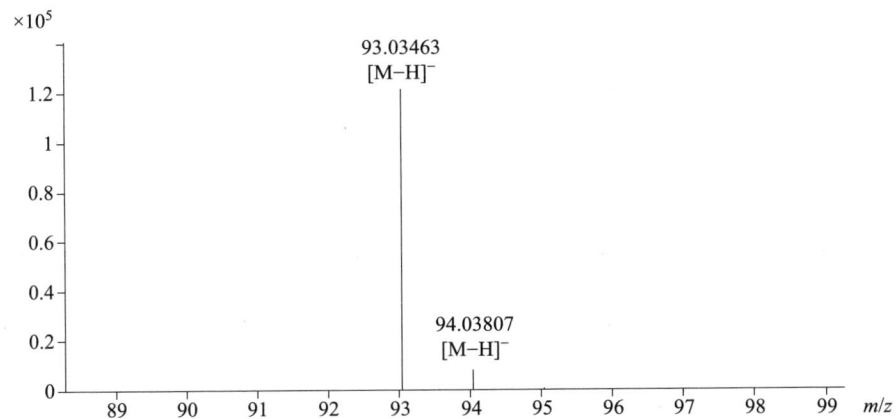

×10⁵

1.2

93.03463
[M−H]⁻

1

0.8

0.6

0.4

0.2

94.03807
[M−H]⁻

0

89 90 91 92 93 94 95 96 97 98 99 *m/z*

苯酚液质响应不好,高浓度（10μg/ml）负离子模式下,生成［M−H］⁻准分子离子。

19　阿昔莫司

Acipimox

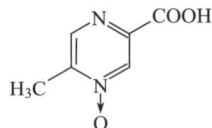

$C_6H_6N_2O_3$　154.13　CAS 号：51037-30-0

本品为 5- 甲基吡嗪 -2- 甲酸 4- 氧化物。

一、基本信息

本品为白色至微黄色粉末或结晶性粉末；无臭或有微臭。在水中略溶，在乙醇、甲醇、丙酮或三氯甲烷中微溶；在 0.1mol/L 盐酸溶液中略溶。

1. 执行标准

《中国药典》2020 年版二部，第 684 页　阿昔莫司

2. 试验用样品

阿昔莫司，批号 20190202，江苏神华药业有限公司。

杂质Ⅰ，批号 101360-201501，中国食品药品检定研究院。

3. 杂质对照品信息

杂质Ⅰ　5- 甲基吡嗪 -2- 甲酸

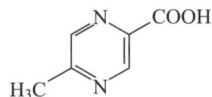

$C_6H_6N_2O_2$　138.12

二、溶液配制

1. 系统适用性溶液

取阿昔莫司与杂质Ⅰ对照品各适量，加流动相溶解并稀释制成每 1ml 中分别约含 200μg 与 2μg 的混合溶液。

2. 供试品溶液

取本品，精密称定，加流动相溶解并定量稀释制成每 1ml 中约含 0.2mg 的溶液。

三、系统适用性要求

系统适用性溶液色谱图中，理论板数按阿昔莫司峰计算不低于 6000，阿昔莫司峰与杂质Ⅰ峰之间的分离度应符合要求。

四、高效液相色谱法

1. HPLC 色谱条件

色谱柱：用十八烷基硅烷键合硅胶为填充剂；流动相：甲醇 -0.01mol/L 四丁基氢氧化铵溶液（15：85）（用磷酸调节 pH 值至 6.0）；检测波长：264nm；进样体积：20μl，记录色谱图至主成分峰保留时间的 2 倍。

2. 系统适用性溶液色谱图

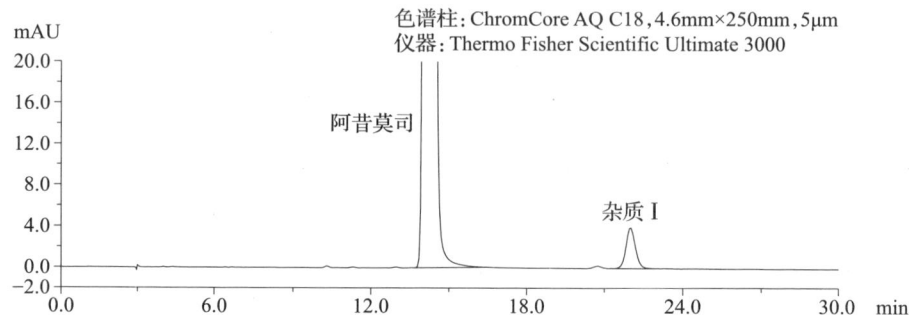

色谱柱：ChromCore AQ C18，4.6mm×250mm，5μm
仪器：Thermo Fisher Scientific Ultimate 3000

3. 紫外光谱图

mAU

阿昔莫司

226.17

265.47

190 250 300 350 400 450 500 550 600 650 700 750 800　nm

mAU

杂质Ⅰ

212.43

275.95

331.40

190 250 300 350 400 450 500 550 600 650 700 750 800　nm

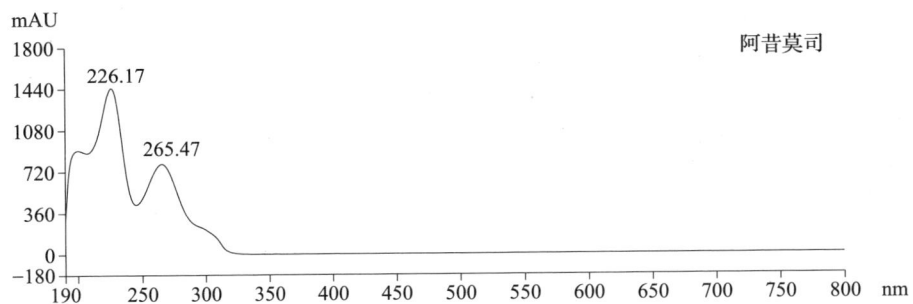

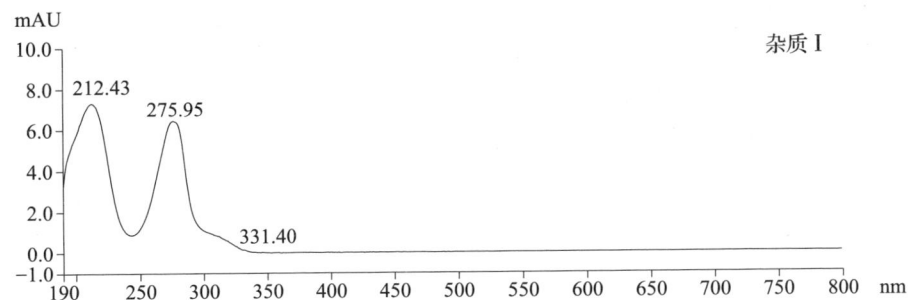

4. 供试品溶液有关物质色谱图

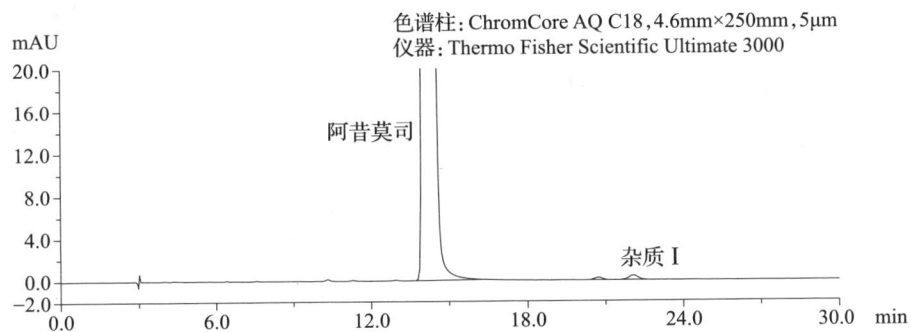

色谱柱：ChromCore AQ C18，4.6mm×250mm，5μm
仪器：Thermo Fisher Scientific Ultimate 3000

mAU

阿昔莫司

杂质Ⅰ

0.0 6.0 12.0 18.0 24.0 30.0　min

5. 其他型号色谱柱系统适用性色谱图及数据汇总表

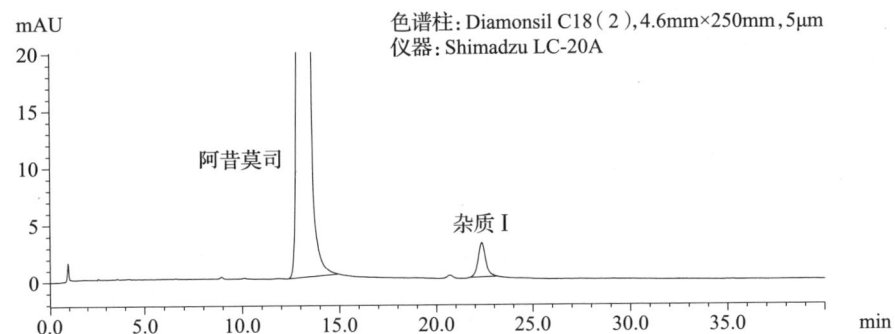

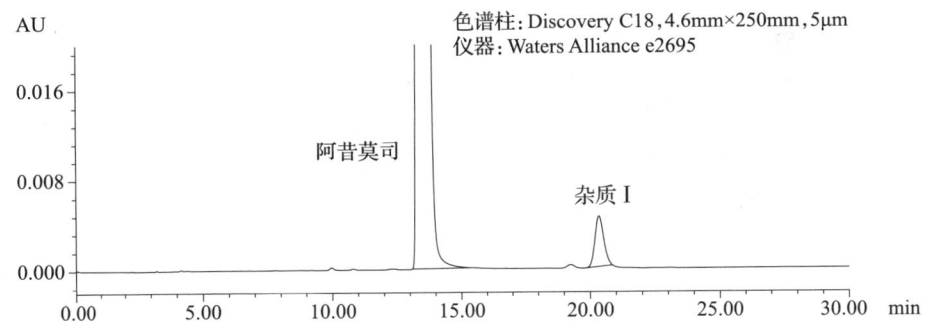

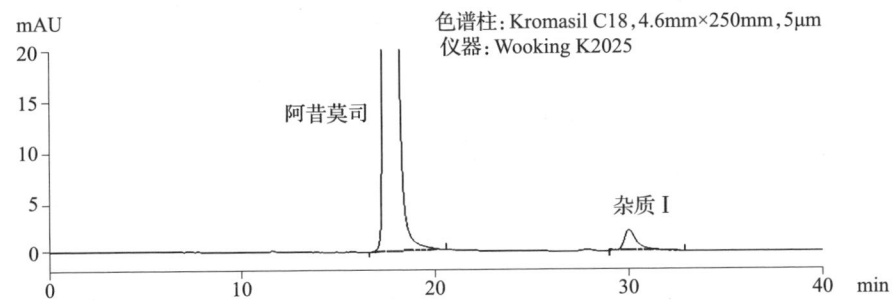

色谱柱：Diamonsil C18（2），4.6mm×250mm，5μm
仪器：Shimadzu LC-20A

mAU

阿昔莫司

杂质Ⅰ

0.0 5.0 10.0 15.0 20.0 25.0 30.0 35.0　min

色谱柱：Discovery C18，4.6mm×250mm，5μm
仪器：Waters Alliance e2695

AU

阿昔莫司

杂质Ⅰ

0.00 5.00 10.00 15.00 20.00 25.00 30.00　min

色谱柱：Kromasil C18，4.6mm×250mm，5μm
仪器：Wooking K2025

mAU

阿昔莫司

杂质Ⅰ

0 10 20 30 40　min

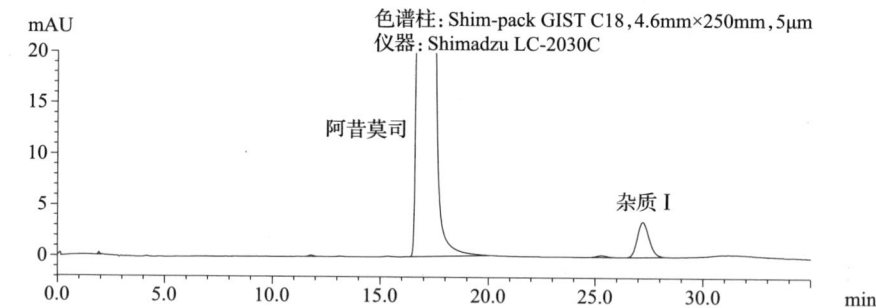

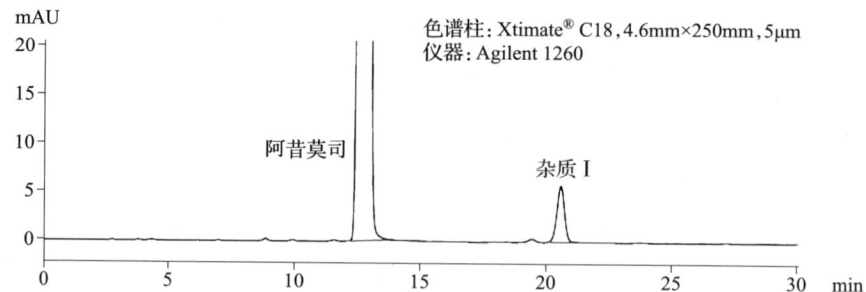

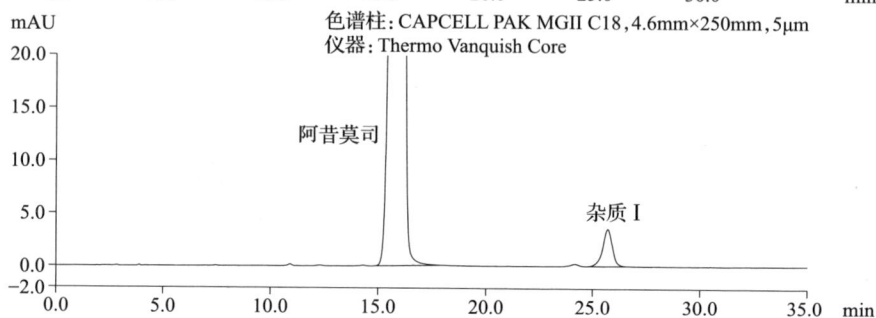

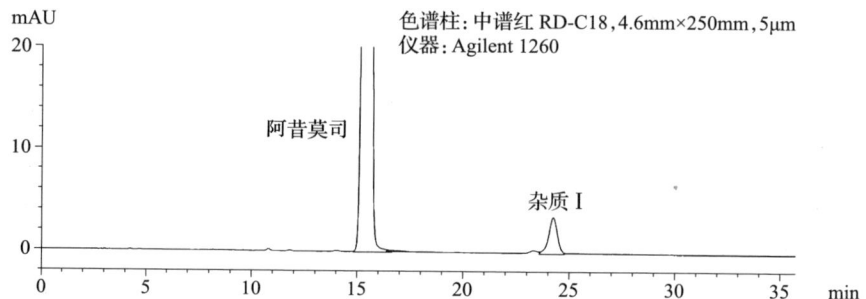

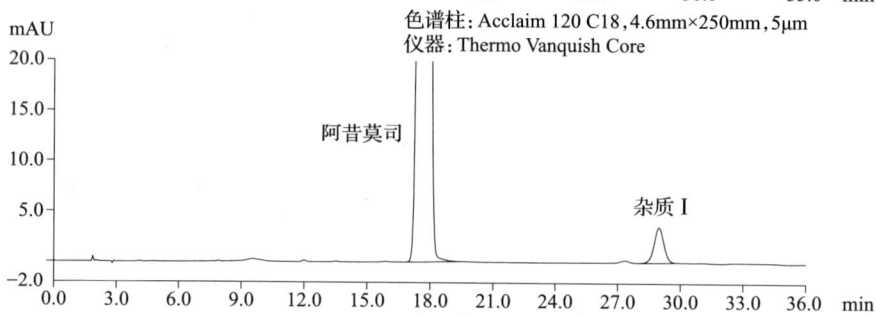

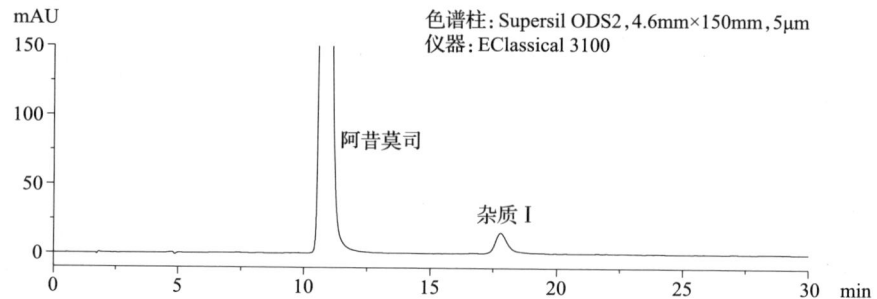

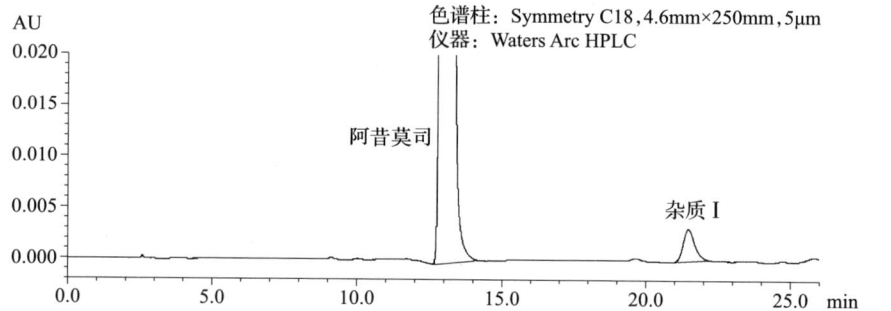

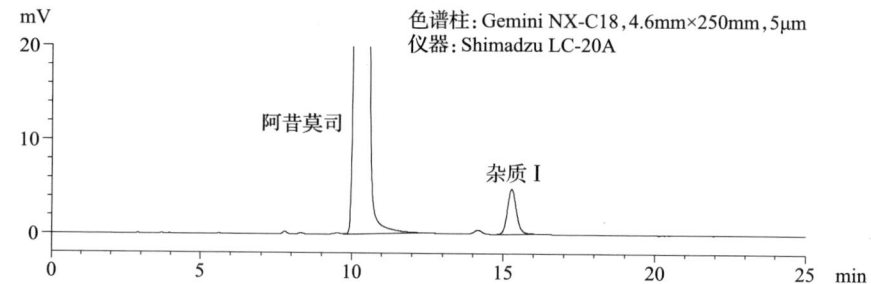

各型号色谱柱系统适用性数据汇总表

色谱柱名称	色谱柱规格	组分	保留时间（min）	理论板数	拖尾因子	分离度	备注
ChromCore AQ C18	4.6mm × 250mm, 5μm	阿昔莫司	14.130	17008	1.70	/	柱温：25℃ 流速：1ml/min
		杂质 I	22.000	18868	1.10	14.66	
Diamonsil C18（2）	4.6mm × 250mm, 5μm	阿昔莫司	13.086	9965	1.69	/	柱温：30℃ 流速：1ml/min
		杂质 I	22.351	16163	1.07	15.10	
Discovery C18	4.6mm × 250mm, 5μm	阿昔莫司	13.387	13910	1.94	/	柱温：25℃ 流速：1ml/min
		杂质 I	20.345	16930	1.12	12.59	
Kromasil C18	4.6mm × 250mm, 5μm	阿昔莫司	17.512	11876	1.93	/	柱温：25℃ 流速：1ml/min
		杂质 I	30.013	14835	1.61	15.36	
Shim-pack GIST C18	4.6mm × 250mm, 5μm	阿西莫司	16.927	9254	1.46	/	柱温：25℃ 流速：1ml/min
		杂质 I	27.211	11860	1.16	12.08	
CAPCELL PAK MGII C18	4.6mm × 250mm, 5μm	阿昔莫司	15.757	13959	1.82	/	柱温：25℃ 流速：1ml/min
		杂质 I	25.717	17735	0.84	15.25	
Acclaim 120 C18	4.6mm × 250mm, 5μm	阿昔莫司	17.510	15146	1.72	/	柱温：25℃ 流速：1ml/min
		杂质 I	28.970	19542	1.01	16.39	
Symmetry C18	4.6mm × 250mm, 5μm	阿昔莫司	12.970	13433	1.73	/	柱温：30℃ 流速：1ml/min
		杂质 I	21.488	14083	1.25	14.19	
Xtimate® C18	4.6mm × 250mm, 5μm	阿昔莫司	12.583	10792	2.31	/	柱温：30℃ 流速：1ml/min
		杂质 I	20.619	22078	0.96	15.46	
中谱红 RD-C18	4.6mm × 250mm, 5μm	阿昔莫司	15.355	21273	1.25	/	柱温：25℃ 流速：1ml/min
		杂质 I	24.234	18426	0.88	15.68	
Supersil ODS2	4.6mm × 150mm, 5μm	阿昔莫司	10.772	6029	1.64	/	柱温：35℃ 流速：1ml/min
		杂质 I	17.798	7260	1.55	10.22	
Gemini NX-C18	4.6mm × 250mm, 5μm	阿西莫司	10.188	9790	1.66	/	柱温：30℃ 流速：1ml/min
		杂质 I	15.282	13265	1.13	10.81	

五、超高效液相色谱法

1. UHPLC 方法一

（1）色谱条件　仪器：Waters ACQUITY UPLC H-Class；色谱柱：Endeavorsil C18，2.1mm × 100mm，1.8μm；柱温：30℃；流动相：甲醇 -0.01mol/L 四丁基氢氧化铵溶液（15∶85）（用磷酸调节 pH 值至 6.0）；流速：0.15ml/min；检测波长：264nm；进样体积：2μl，记录色谱图至主成分峰保留时间的 2 倍。

（2）色谱图

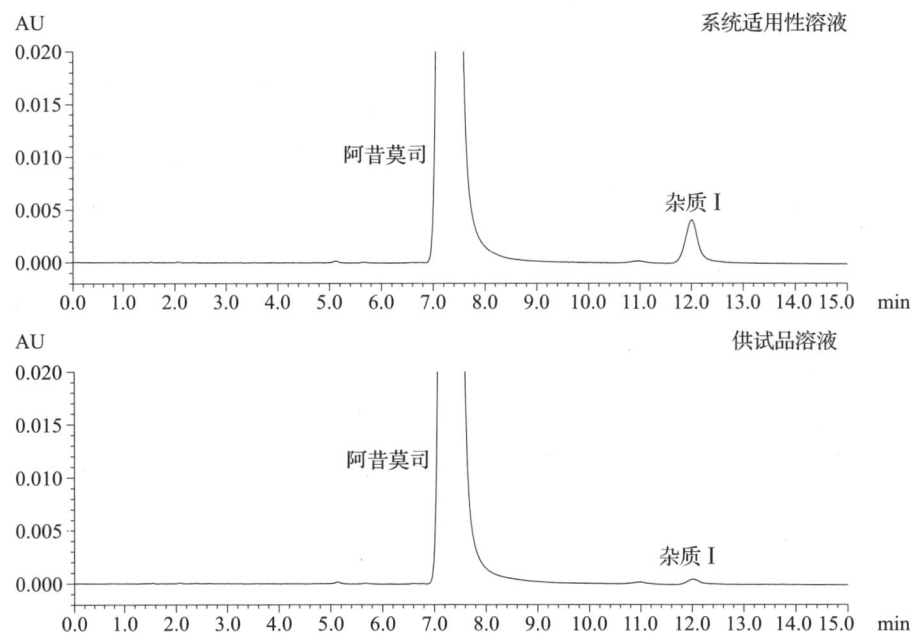

2. UHPLC 方法二

（1）色谱条件　仪器：Shimadzu NexeraLC-40DXS；色谱柱：Shim-pack GIS C18，2.1mm × 150mm，2μm；柱温：25℃；流动相：甲醇 -0.01mol/L 四丁基氢氧化铵溶液（15∶85）（用磷酸调节 pH 值至 6.0）；流速：0.4ml/min；检测波长：264nm；进样体积：2μl，记录色谱图至主成分峰保留时间的 2 倍。

（2）色谱图

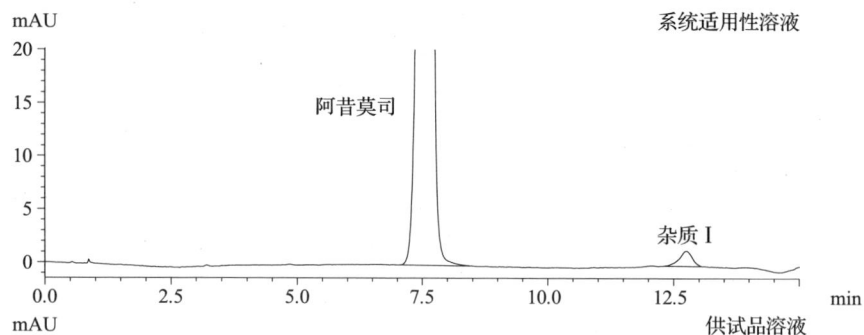

系统适用性溶液

阿昔莫司

杂质 I

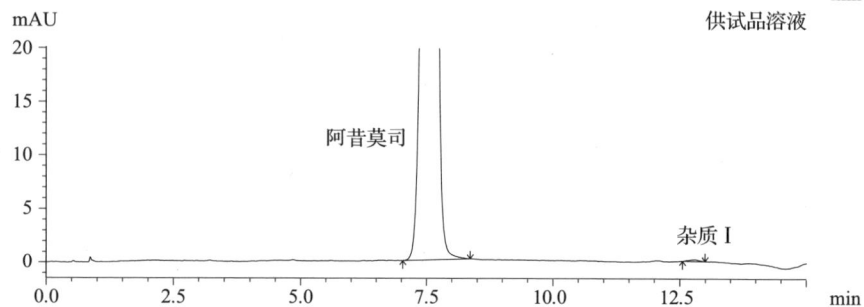

供试品溶液

阿昔莫司

杂质 I

3. UHPLC 方法三

（1）色谱条件　仪器：Thermo Vanquish Flex；色谱柱：CAPCELL PAK MGII C18，2.1mm×100mm，2.0μm；柱温：25℃；流动相：甲醇 -0.01mol/L 四丁基氢氧化铵溶液（15：85）（用磷酸调节 pH 值至 6.0）；流速：0.5ml/min；检测波长：264nm；进样体积：2μl，记录色谱图至主成分峰保留时间的 2 倍。

（2）色谱图

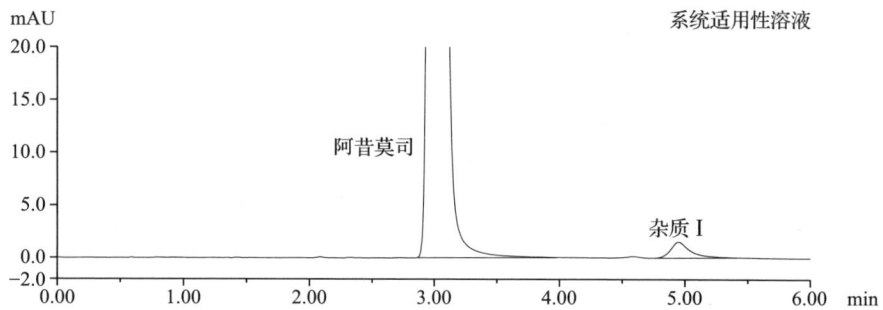

系统适用性溶液

阿昔莫司

杂质 I

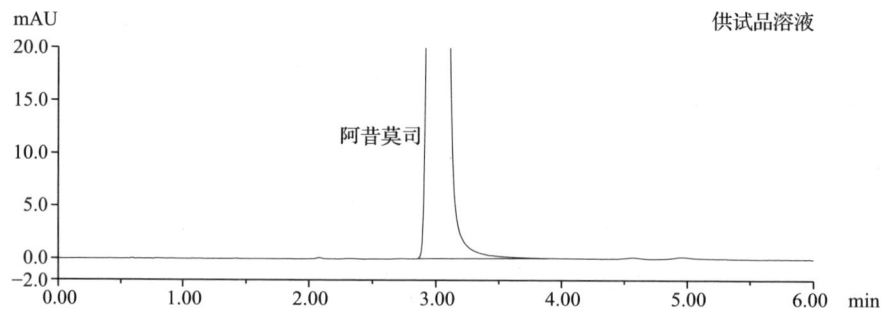

供试品溶液

阿昔莫司

4. UHPLC 方法四

（1）色谱条件　仪器：Thermo Vanquish Flex；色谱柱：Acclaim VANQUISH C18，2.1mm×150mm，2.2μm；柱温：25℃；流动相：甲醇 -0.01mol/L 四丁基氢氧化铵溶液（15：85）（用磷酸调节 pH 值至 6.0）；流速：0.5ml/min；检测波长：264nm；进样体积：2μl，记录色谱图至主成分峰保留时间的 2 倍。

（2）色谱图

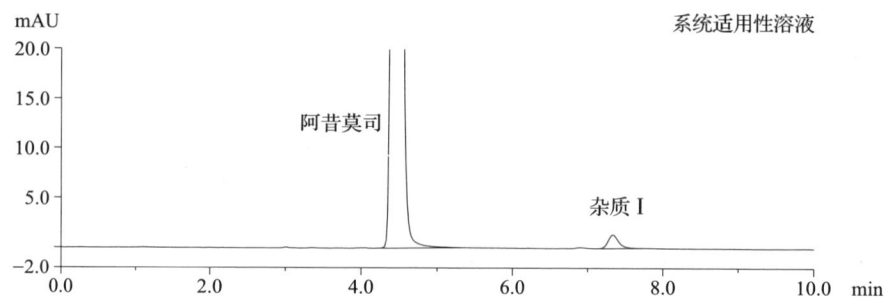

系统适用性溶液

阿昔莫司

杂质 I

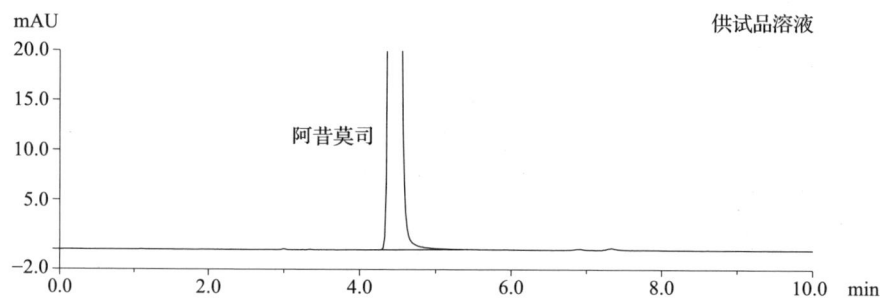

供试品溶液

阿昔莫司

5. UHPLC 方法五

（1）色谱条件　仪器：Waters ACQUITY UPLC H-Class；色谱柱：ACQUITY UPLC HSS C18，2.1mm×100mm，1.8μm；柱温：30℃；流动相：甲醇 -0.01mol/L 四丁基氢氧化铵溶液（15∶85）（用磷酸调节 pH 值至 6.0）；流速：0.3ml/min；检测波长：264nm；进样体积：2μl，记录色谱图至主成分峰保留时间的 2 倍。

（2）色谱图

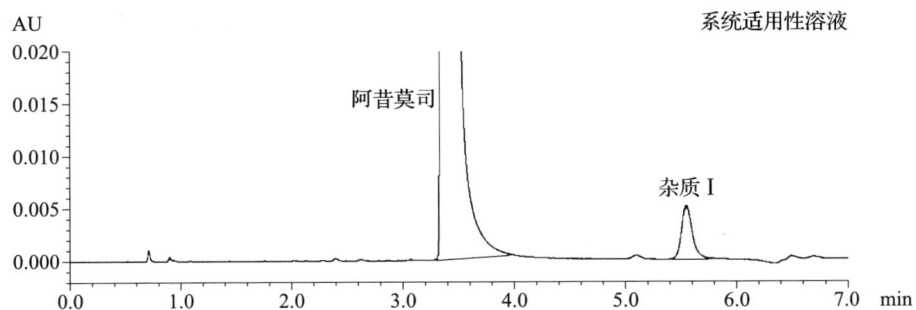

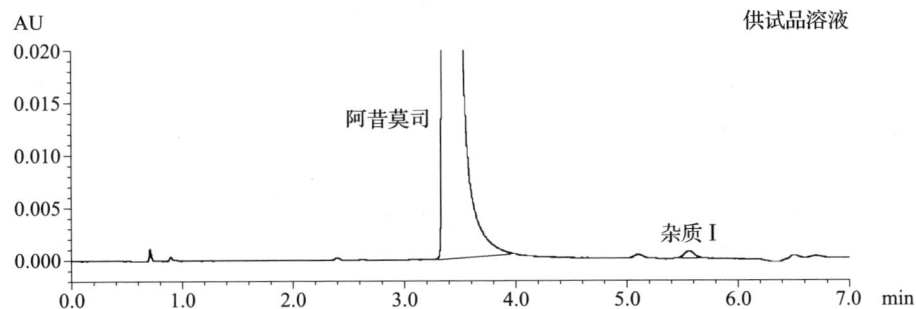

6. UHPLC 方法六

（1）色谱条件　仪器：Waters Acquity；色谱柱：Xtimate® UHPLC C18，2.1mm×100mm，1.8μm；柱温：30℃；流动相：甲醇 -0.01mol/L 四丁基氢氧化铵溶液（15∶85）（用磷酸调节 pH 值至 6.0）；流速：0.2ml/min；检测波长：264nm；进样体积：1μl，记录色谱图至主成分峰保留时间的 2 倍。

（2）色谱图

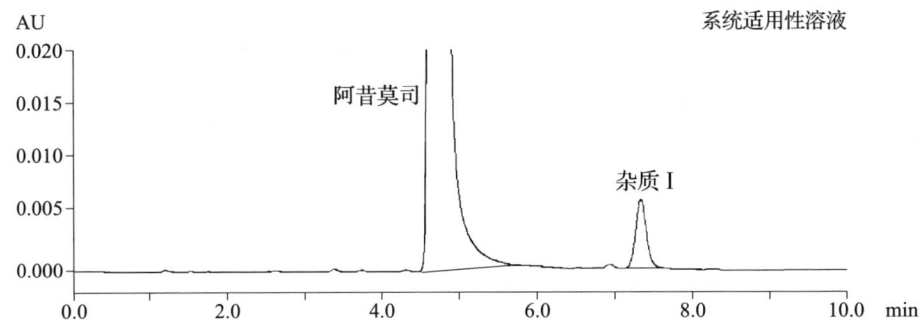

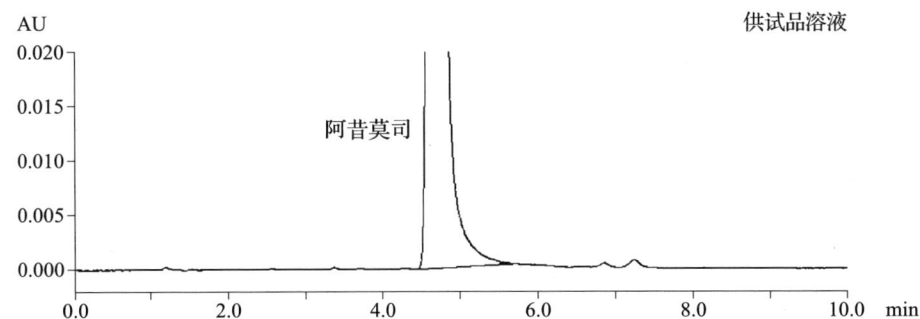

7. UHPLC 方法七

（1）色谱条件　仪器：Agilent 1260 Infinity Bin；色谱柱：Poroshell 120 EC-C18，4.6mm×100mm，2.7μm；柱温：25℃；流动相：甲醇 -0.01mol/L 四丁基氢氧化铵溶液（15∶85）（用磷酸调节 pH 值至 6.0）；流速：1ml/min；检测波长：264nm；进样体积：8μl，记录色谱图至主成分峰保留时间的 2 倍。

（2）色谱图

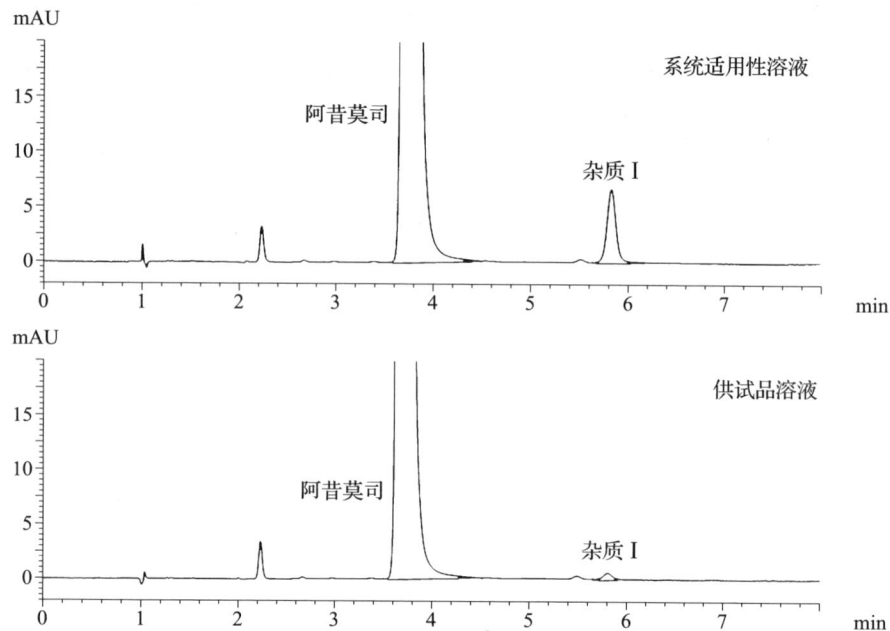

各型号色谱柱系统适用性数据汇总表

色谱柱名称	色谱柱规格	组分	保留时间（min）	理论板数	拖尾因子	分离度
Endeavorsil C18	2.1mm × 100mm，1.8μm	阿昔莫司	7.238	8352	1.35	/
		杂质 I	11.998	12195	1.08	12.28
Shim-pack GIS C18	2.1mm × 150mm，2μm	阿昔莫司	7.539	10260	1.03	/
		杂质 I	12.744	12100	0.89	13.68
CAPCELL PAK MGII C18	2.1mm × 100mm，2.0μm	阿昔莫司	2.995	7640	1.91	/
		杂质 I	4.950	6274	1.98	10.10
Acclaim VANQUISH C18	2.1mm × 150mm，2.2μm	阿昔莫司	4.423	13232	1.68	/
		杂质 I	7.337	13694	1.33	14.40
ACQUITY UPLC HSS C18	2.1mm × 100mm，1.8μm	阿昔莫司	3.382	11957	1.91	/
		杂质 I	5.556	16523	1.21	14.36

续表

色谱柱名称	色谱柱规格	组分	保留时间（min）	理论板数	拖尾因子	分离度
Xtimate® UHPLC C18	2.1mm × 100mm，1.8μm	阿昔莫司	4.684	9003	1.48	/
		杂质 I	7.333	14855	1.06	12.14
Poroshell 120 EC-C18	4.6mm × 100mm，2.7μm	阿昔莫司	3.698	6895	2.50	/
		杂质 I	5.833	20885	1.05	12.61

六、质谱图

1. 质谱条件

Agilent 6546 四极杆飞行时间质谱仪；离子源：AJS 源；正 / 负离子检测模式；一级质谱扫描范围 m/z：50~1200；二级质谱扫描范围 m/z：25~1000；碰撞能量：2、5、10、20、40V。

2. 质谱图

（1）阿昔莫司质谱图

①正离子模式一级质谱图

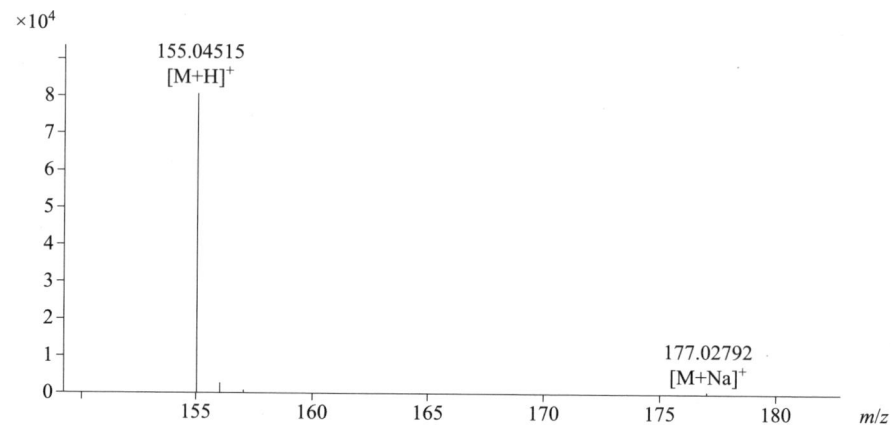

阿昔莫司正离子模式下，准分子离子以 [M+H]⁺ 为主，另外可以观察到极微量的 [M+Na]⁺ 峰。

② 正离子模式二级质谱图

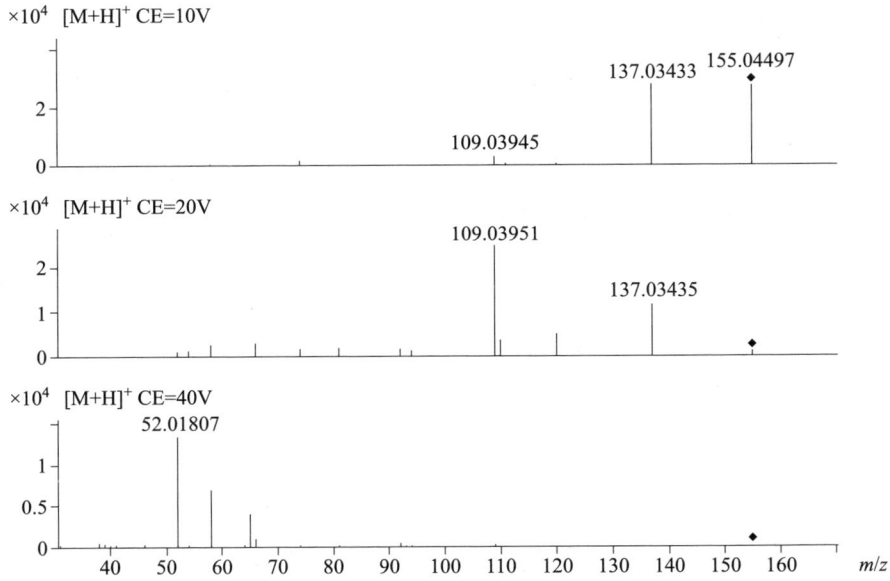

③ 负离子模式一级质谱图

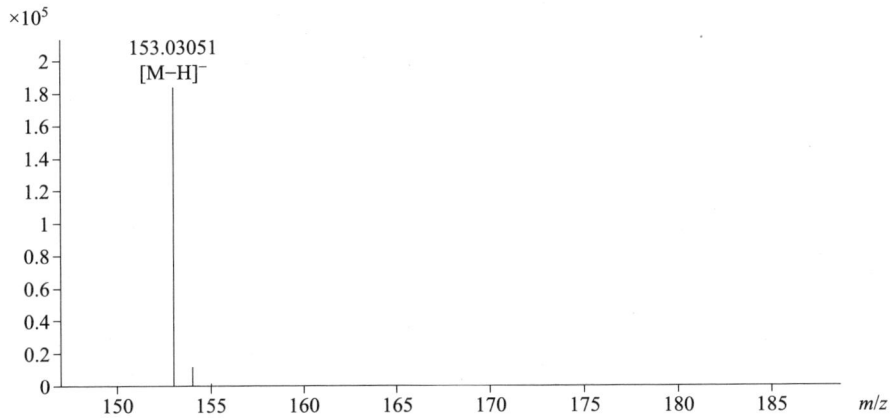

阿昔莫司负离子模式下，准分子离子以［M-H］⁻峰为主。

④ 负离子模式二级质谱图

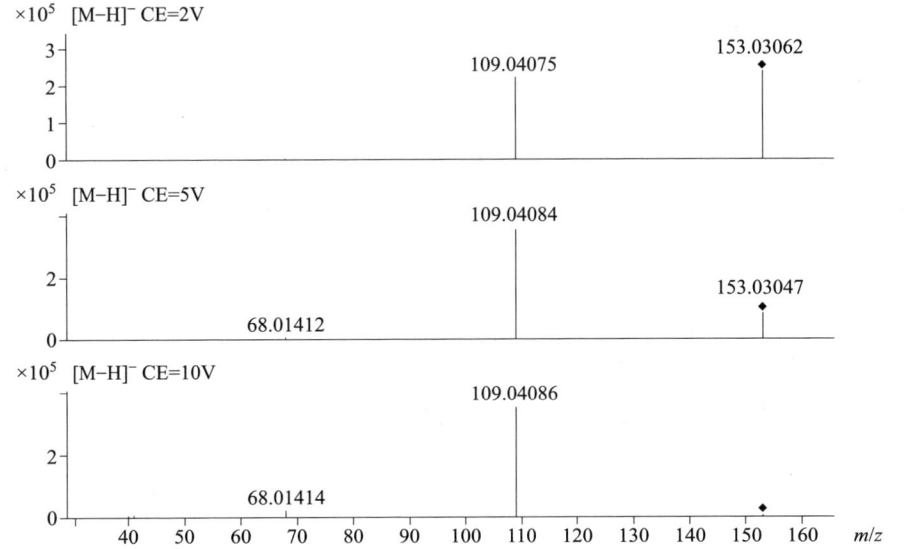

（2）杂质Ⅰ（5-甲基吡嗪-2-甲酸）质谱图

① 正离子模式一级质谱图

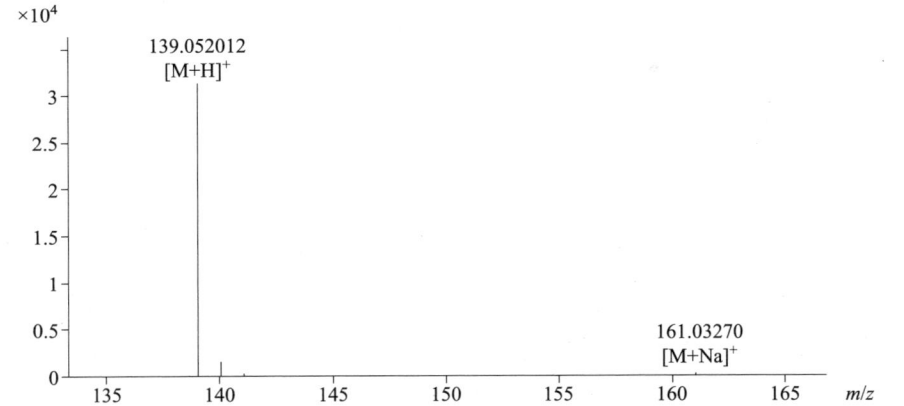

杂质Ⅰ正离子模式下，准分子离子以［M+H］⁺为主，另外可以观察到极微量的［M+Na］⁺峰。

②正离子模式二级质谱图

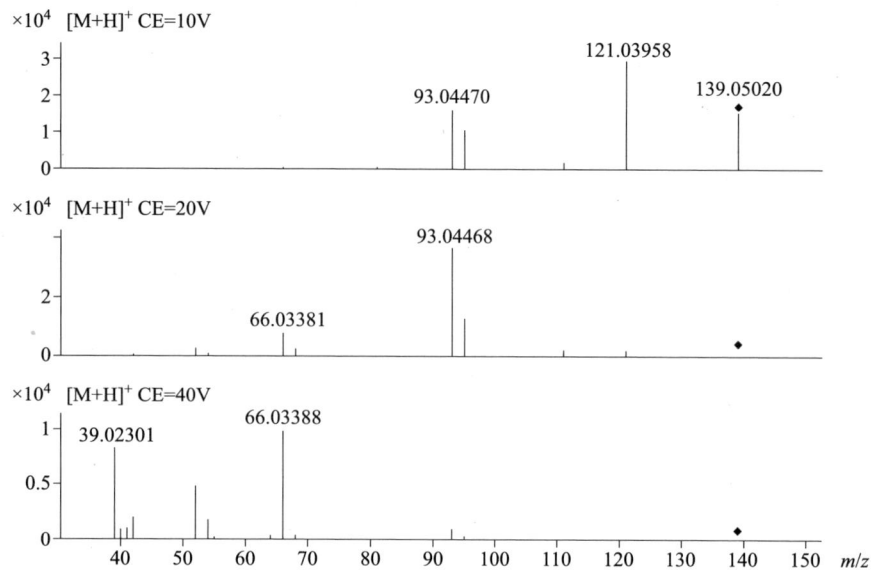

④负离子模式二级质谱图

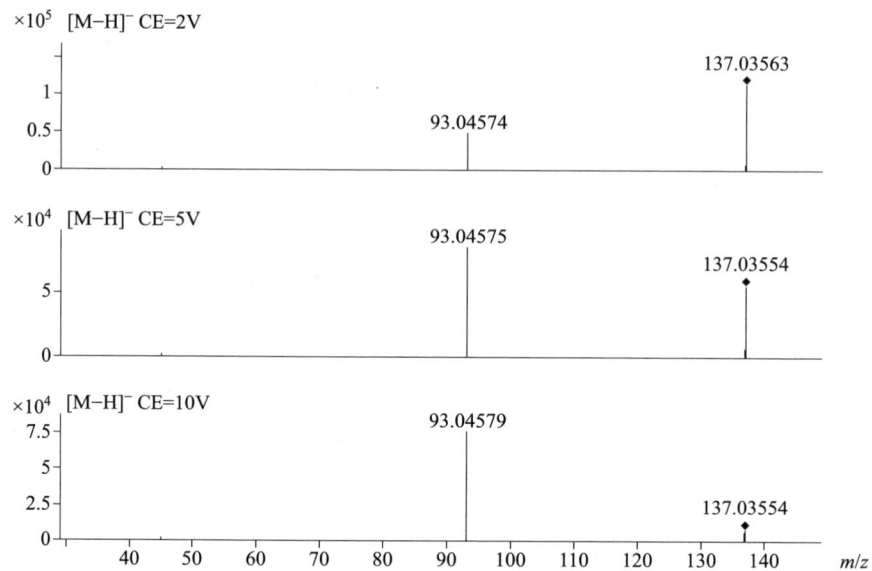

③负离子模式一级质谱图

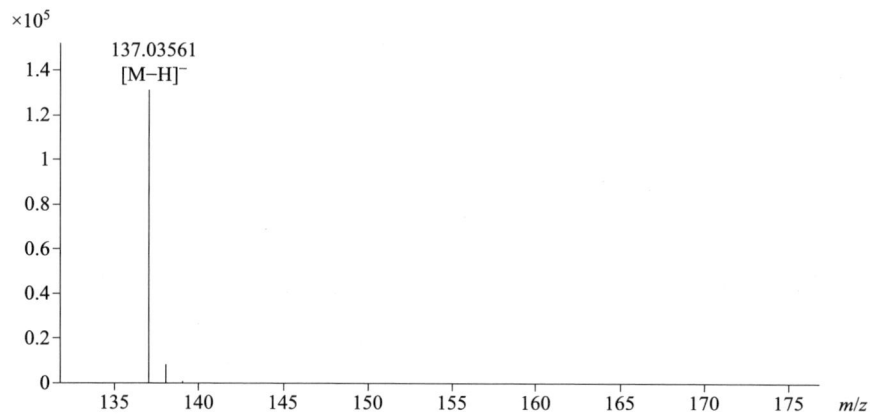

杂质 I 负离子模式下,准分子离子以［M-H］⁻峰为主。

20 阿那曲唑

Anastrozole

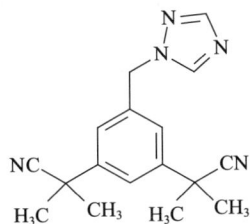

$C_{17}H_{19}N_5$ 293.37 CAS 号：120511-73-1

本品为 $\alpha,\alpha,\alpha',\alpha'$ - 四甲基 -5-（1H-1,2,4- 三氮唑 -1- 基甲基）-1,3- 苯二乙腈。

一、基本信息

本品为白色或类白色结晶性粉末；无臭。在乙腈或乙酸乙酯中易溶，在乙醇中溶解，在水中几乎不溶。

1. 执行标准

《中国药典》2020 年版二部，第 685 页　阿那曲唑。

2. 试验用样品

阿那曲唑，批号 1002-200303，浙江海正药业股份有限公司。

杂质 I，批号 420051-201801，中国食品药品检定研究院。

杂质 IV，批号 420052-201801，中国食品药品检定研究院。

3. 杂质对照品信息

杂质 I　3,5- 二（1- 氰基 -1- 甲基乙基）甲苯

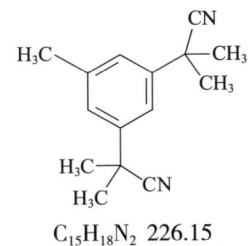

$C_{15}H_{18}N_2$ 226.15

杂质 IV　5- 溴甲基 -$\alpha,\alpha,\alpha',\alpha'$ - 四甲基 -1,3- 苯二乙腈

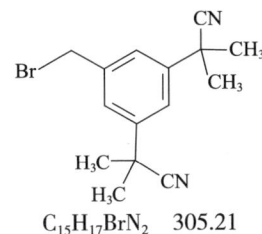

$C_{15}H_{17}BrN_2$ 305.21

二、溶液配制

1. 系统适用性溶液

取阿那曲唑、杂质 I 对照品和杂质 IV 对照品各适量，加流动相 A 溶解并稀释制成每 1ml 中约含阿那曲唑 1mg、杂质 I 10μg 和杂质 IV 10μg 的溶液。

2. 供试品溶液

取本品适量，加流动相 A 溶解并稀释制成每 1ml 中约含 2mg 的溶液。

三、系统适用性要求

系统适用性溶液色谱图中，阿那曲唑峰的保留时间约为 10 分钟，杂质 I 峰与杂质 IV 峰的分离度应不小于 3.0。

四、高效液相色谱法

1. HPLC 色谱条件

色谱柱：用十八烷基硅烷键合硅胶为填充剂（Ultimate XB-C18 柱，4.6mm×250mm，5μm 或效能相当色谱柱）；柱温：35℃；流动相：流动相 A 为乙腈 - 水（40∶60），流动相 B 为乙腈 - 水（60∶40）；按下表进行线性梯度洗脱；流速：1ml/min；检测波长：215nm；进样体积：10μl。

时间（min）	流动相 A（%）	流动相 B（%）
0	100	0
10	100	0
55	0	100
60	0	100
61	100	0
70	100	0

2. 系统适用性溶液色谱图

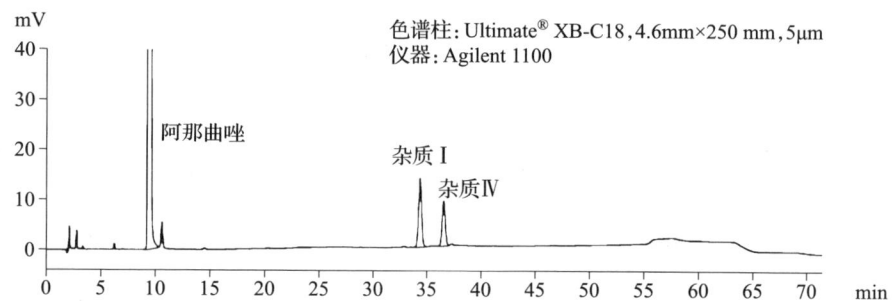

色谱柱：Ultimate® XB-C18，4.6mm×250 mm，5μm
仪器：Agilent 1100

3. 紫外光谱图

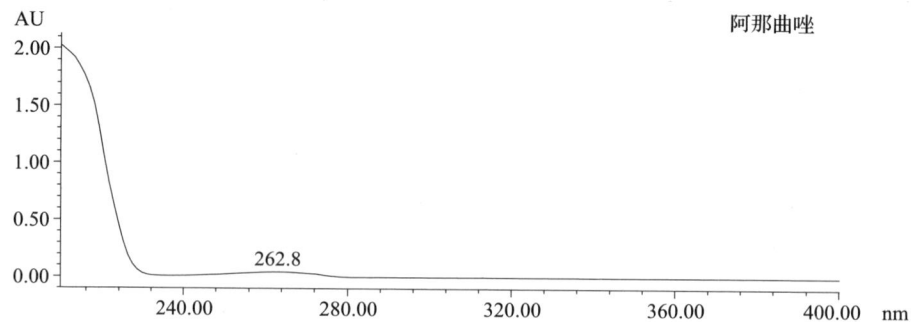

阿那曲唑

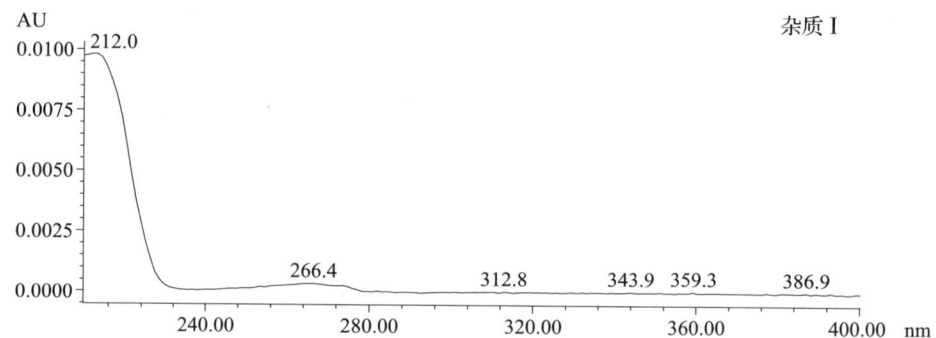

杂质 I

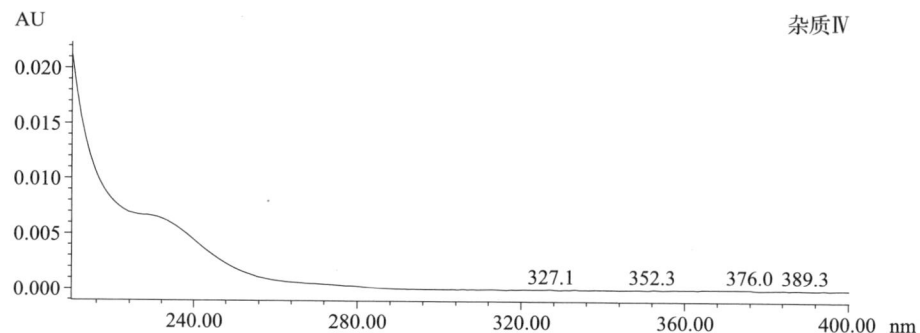

杂质Ⅳ

4. 供试品溶液有关物质色谱图

色谱柱：Ultimate® XB-C18，4.6mm×250mm，5μm
仪器：Agilent 1100

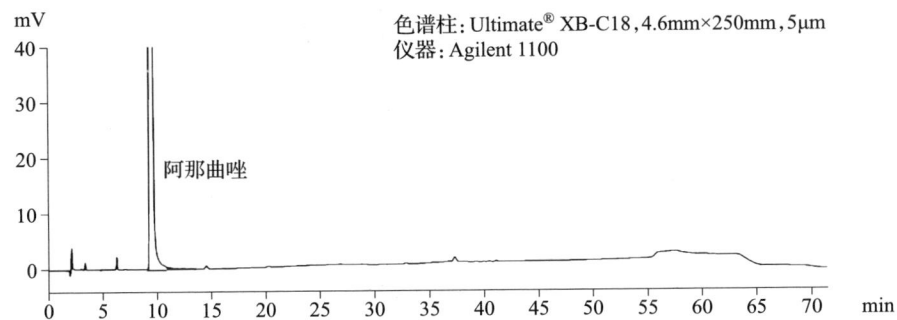

5. 其他型号色谱柱系统适用性色谱图及数据汇总表

色谱柱：ZORBAX Eclipse Plus C18，4.6mm×250mm，5μm
仪器：Agilent 1260 Infinity Ⅱ

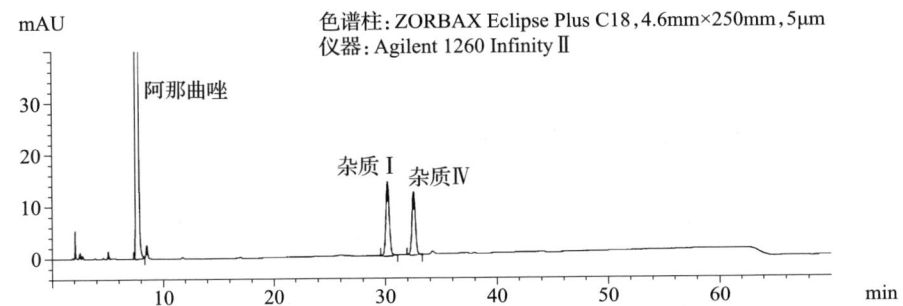

色谱柱：Purospher Star RP18-e，4.6mm×250mm，5μm
仪器：Waters Alliance e2695

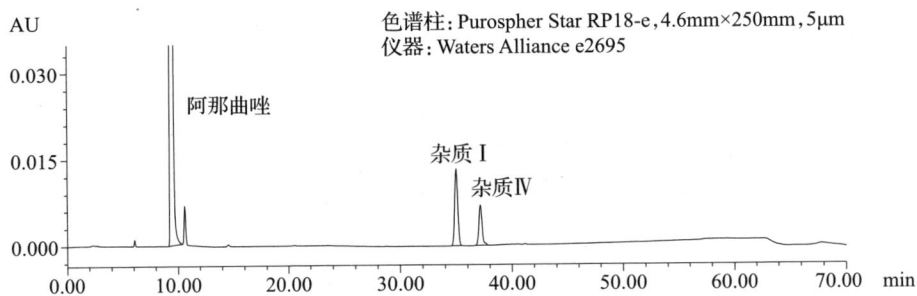

色谱柱：Kromasil C18，4.6mm×250mm，5μm
仪器：Wooking K2025

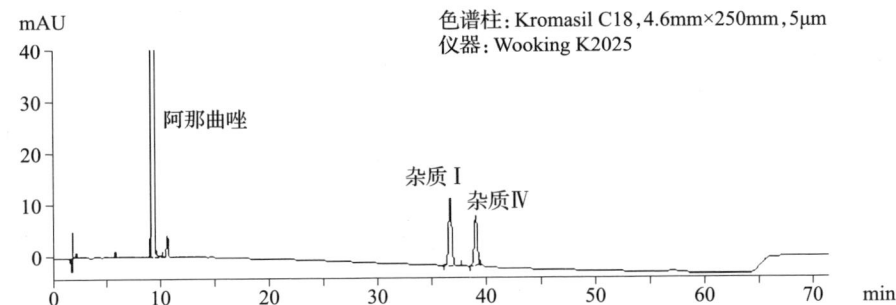

色谱柱：ChromCore 120 C18-T，4.6mm×250mm，5μm
仪器：Thermo Fisher Scientific Ultimate 3000

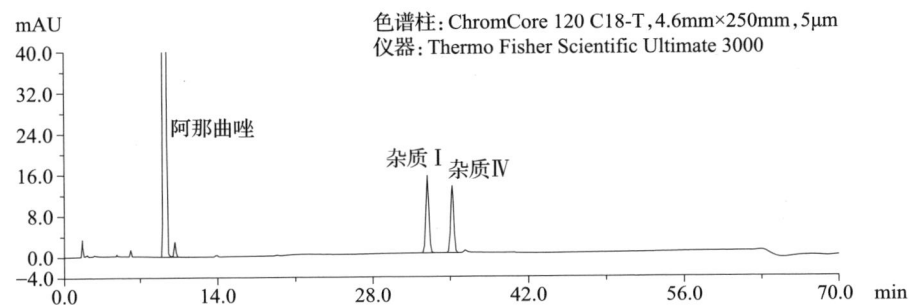

色谱柱：Luna C18（2），4.6mm×250mm，5μm
仪器：Shimadzu LC-20A

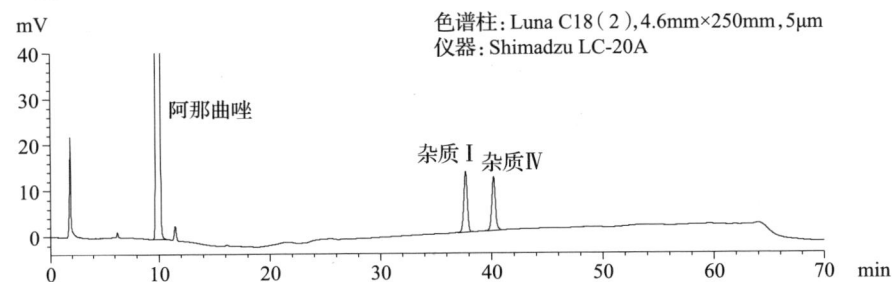

色谱柱：Shim-pack VP-ODS，4.6mm×250mm，5μm
仪器：Shimadzu LC-20AD

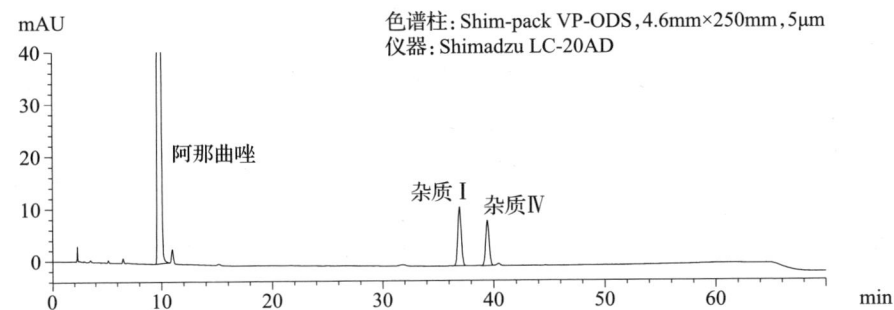

色谱柱：CAPCELL PAK AQ C18，4.6mm×250mm，5μm
仪器：Thermo Vanquish Core

色谱柱：Acclaim 120 C18，4.6mm×250mm，5μm
仪器：Thermo Vanquish Core

色谱柱：Symmetry C18，4.6mm×250mm，5μm
仪器：Waters Arc HPLC

色谱柱：中谱红 RD-C18，4.6mm×250mm，5μm
仪器：Agilent 1260

色谱柱：Platisil ODS，4.6mm×250mm，5μm
仪器：Shimadzu LC-20A

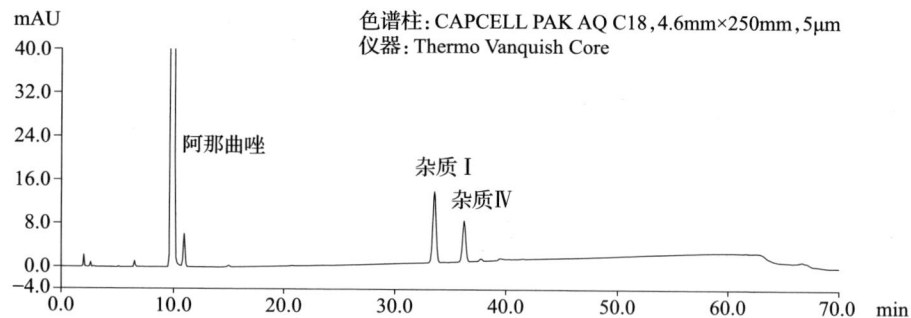

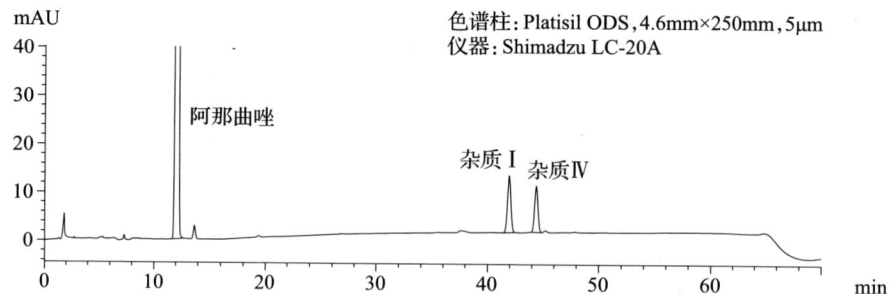

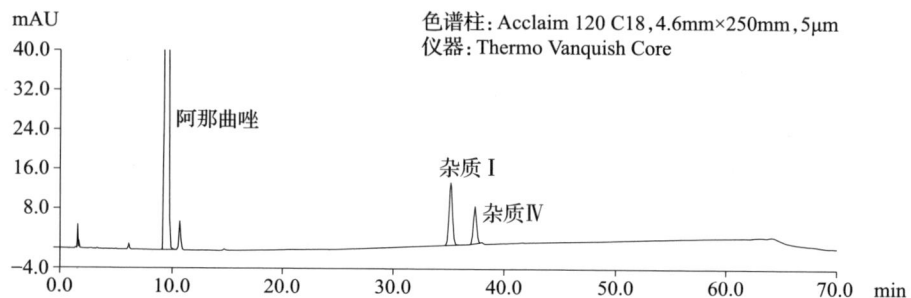

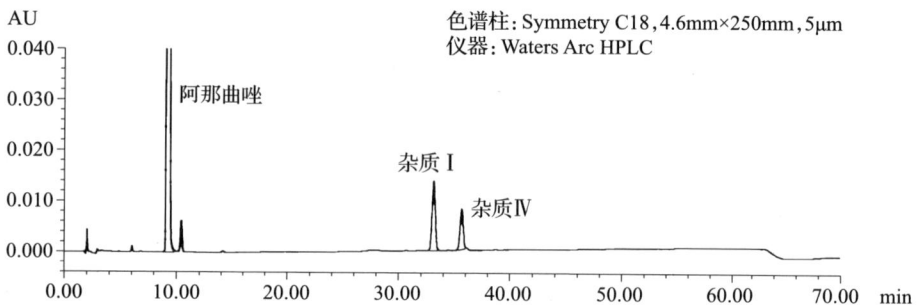

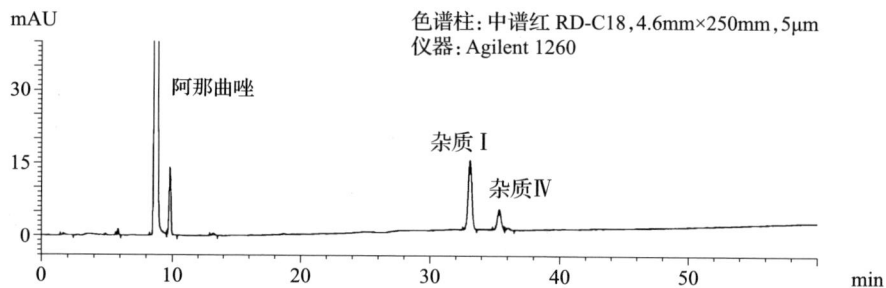

各型号色谱柱系统适用性数据汇总表

色谱柱名称	色谱柱规格	组分	保留时间（min）	理论板数	拖尾因子	分离度	备注
Ultimate® XB-C18	4.6mm × 250mm，5μm	阿那曲唑	9.427	18939	1.19	/	
		杂质Ⅰ	34.335	65535	1.04	/	
		杂质Ⅳ	35.536	75121	1.05	4.11	
ZORBAX Eclipse Plus C18	4.6mm × 250mm，5μm	阿那曲唑	7.636	15289	1.11	/	
		杂质Ⅰ	30.216	47404	1.02	/	
		杂质Ⅳ	32.506	54850	1.04	4.14	
Purospher Star RP18-e	4.6mm × 250mm，5μm	阿那曲唑	9.421	20536	1.12	/	
		杂质Ⅰ	35.007	75199	1.01	/	
		杂质Ⅳ	37.164	85757	1.24	4.17	
Kromasil C18	4.6mm × 250mm，5μm	阿那曲唑	9.030	18836	1.10	/	
		杂质Ⅰ	35.888	74001	1.01	/	
		杂质Ⅳ	38.198	87680	0.99	4.43	
ChromCore 120 C18-T	4.6mm × 250mm，5μm	阿那曲唑	9.203	21469	1.19	/	
		杂质Ⅰ	32.940	66556	1.04	/	
		杂质Ⅳ	35.190	76377	1.03	4.41	

续表

色谱柱名称	色谱柱规格	组分	保留时间（min）	理论板数	拖尾因子	分离度	备注
Luna C18（2）	4.6mm×250mm，5μm	阿那曲唑	9.904	14901	1.02	/	
		杂质 I	37.719	69158	0.95	/	
		杂质 IV	40.203	80044	1.05	4.35	
Shim-pack VP-ODS	4.6mm×250mm，5μm	阿那曲唑	9.798	13864	1.18	/	柱温：30℃
		杂质 I	36.972	63984	1.04	/	
		杂质 IV	39.447	74367	1.04	4.25	
CAPCELL PAK AQ C18	4.6mm×250mm，5μm	阿那曲唑	9.880	19872	1.09	/	
		杂质 I	33.560	61073	0.96	/	
		杂质 IV	36.227	72542	0.94	4.93	
Acclaim 120 C18	4.6mm×250mm，5μm	阿那曲唑	9.500	20082	1.20	/	
		杂质 I	35.347	65261	1.05	/	
		杂质 IV	37.550	79203	0.99	4.05	
Symmetry C18	4.6mm×250mm，5μm	阿那曲唑	9.235	19392	1.11	/	
		杂质 I	33.280	59647	1.03	/	
		杂质 IV	35.774	68567	1.31	4.49	
中谱红 RD-C18	4.6mm×250mm，5μm	阿那曲唑	8.705	17981	1.09	/	
		杂质 I	33.053	59094	1.02	/	
		杂质 IV	35.337	67555	0.99	4.19	
Platisil ODS	4.6mm×250mm，5μm	阿那曲唑	12.057	17211	1.08	/	
		杂质 I	41.936	84921	1.00	/	
		杂质 IV	44.391	99592	1.00	4.31	

6. 注意事项

系统适用性溶液中，与主峰相邻的杂质是阿那曲唑杂质 IV 在放置过程中产生的杂质。如下图所示，通过 14 小时的连续进样发现阿那曲唑杂质 IV 产生的杂质由 0.4% 增加到 4%（面积归一化法）。

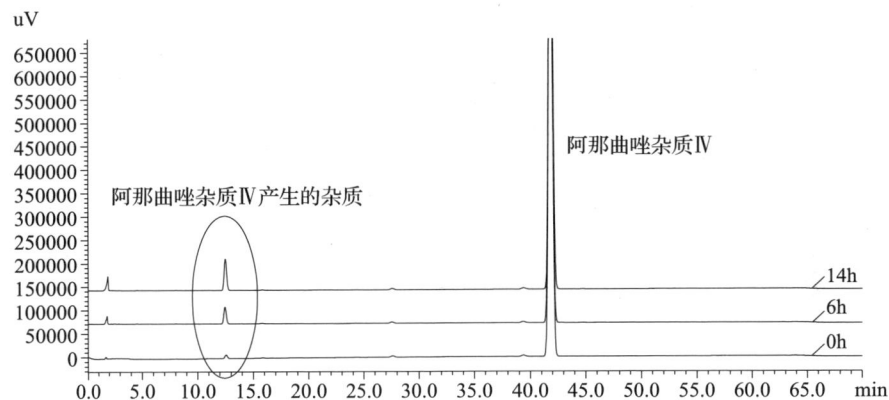

杂质 IV 产生的杂质与阿那曲唑峰可以分离，见下图。

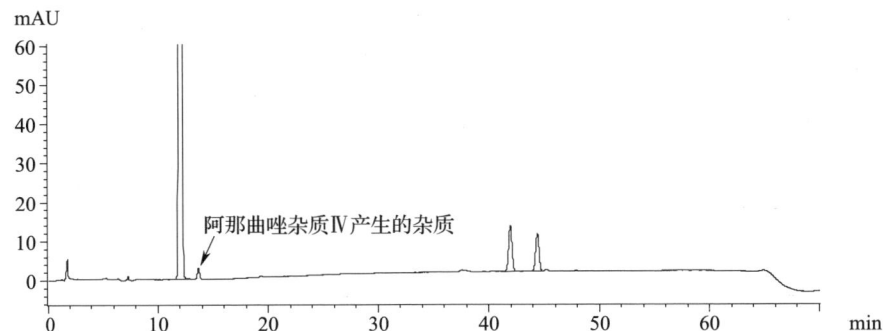

建议阿那曲唑系统适用性溶液配制后尽快使用。

五、超高效液相色谱法

1. UHPLC 方法一

（1）色谱条件　仪器：Thermo Vanquish；色谱柱：CAPCELL PAK IF2 C18，

2.1mm × 100mm，2μm；柱温：35℃；流动相：流动相 A 为乙腈 - 水（40：60），流动相 B 为乙腈 - 水（60：40）；按下表进行线性梯度洗脱；流速：0.5ml/min；检测波长：215nm；进样体积：1μl。

时间（min）	流动相 A（%）	流动相 B（%）
0	100	0
1.6	100	0
8.8	0	100
9.6	0	100
9.76	100	0
11.2	100	0
12.0	100	0

（2）色谱图

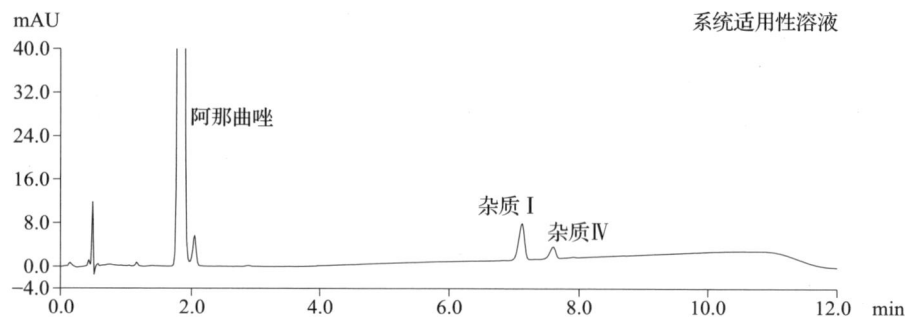

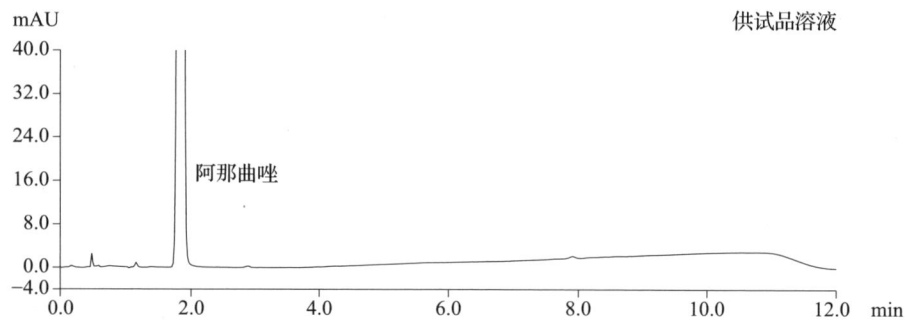

2. UHPLC 方法二

（1）色谱条件　仪器：Thermo Fisher Vanquish Flex；色谱柱：Hypersil GOLD VANQUISH，2.1mm × 100mm，1.9μm；柱温：35℃；流动相：流动相 A 为乙腈 - 水（40：60），流动相 B 为乙腈 - 水（60：40）；按下表进行线性梯度洗脱；流速：0.5ml/min；检测波长：215nm；进样体积：1μl。

时间（min）	流动相 A（%）	流动相 B（%）
0.00	100	0.0
1.50	100	0.0
8.40	0.0	100
9.10	0.0	100
9.30	100	0.0
11.00	100	0.0

（2）色谱图

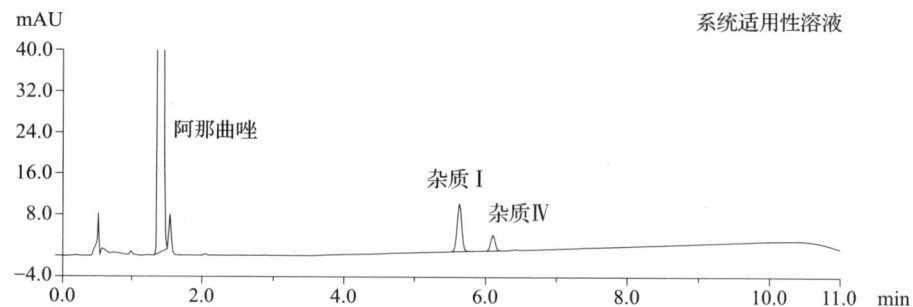

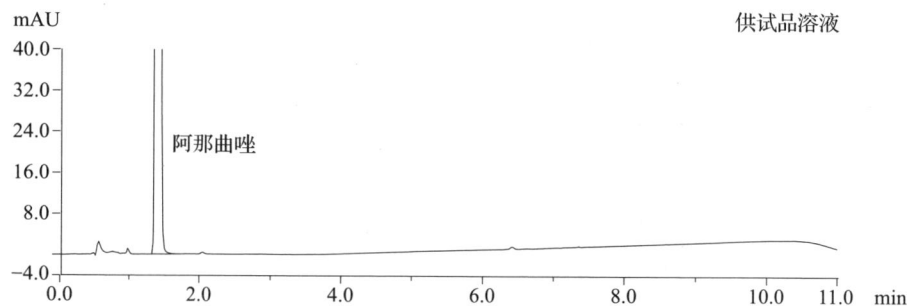

3. UHPLC 方法三

（1）色谱条件　仪器：Waters ACQUITY UPLC H-Class；色谱柱：ACQUITY UPLC HSS T3，2.1mm×100mm，1.8μm；柱温：30℃；流动相：流动相 A 为乙腈 - 水（40：60），流动相 B 为乙腈 - 水（60：40）；按下表进行线性梯度洗脱；流速：0.4ml/min；检测波长：215nm；进样体积：1μl。

时间	流动相 A（%）	流动相 B（%）
0	100	0
2	100	0
11.5	0	100
12.5	0	100
12.7	100	0
15	100	0

（2）色谱图

系统适用性溶液

供试品溶液

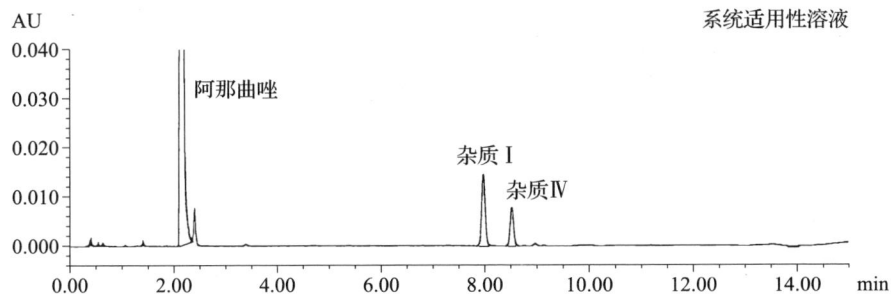

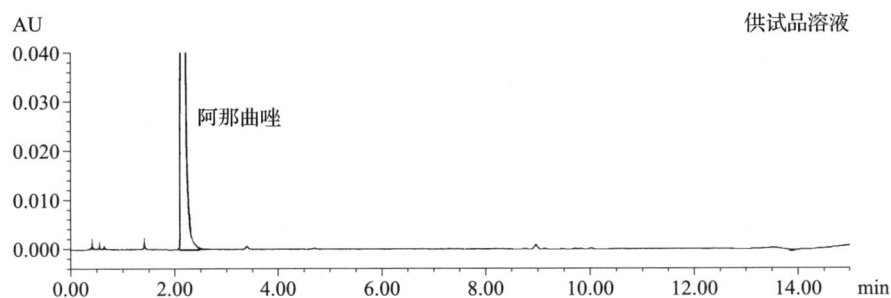

各型号色谱柱系统适用性数据汇总表

色谱柱名称	色谱柱规格	组分	保留时间（min）	理论板数	拖尾因子	分离度
CAPCELL PAK IF2 C18	2.1mm×100mm，2μm	阿那曲唑	1.842	6956	0.90	/
		杂质 I	7.127	29583	0.66	/
		杂质Ⅳ	7.605	34173	0.62	2.90
Hypersil GOLD VANQUISH	2.1mm×100mm，1.9μm	阿那曲唑	1.395	7624	1.27	/
		杂质 I	5.627	35680	1.01	/
		杂质Ⅳ	6.105	45182	0.98	4.09
ACQUITY UPLC HSS T3	2.1mm×100mm，1.8μm	阿那曲唑	2.152	18073	1.22	/
		杂质 I	7.982	68814	1.04	/
		杂质Ⅳ	8.528	80509	1.05	4.47

六、质谱图

1. 质谱条件

Agilent 6546 四极杆飞行时间质谱仪；离子源：AJS 源；正 / 负离子检测模式；一级质谱扫描范围 m/z：50~1200；二级质谱扫描范围 m/z：25~1000；碰撞能量：10、20、40V。

2. 质谱图

（1）阿那曲唑质谱图

①正离子模式一级质谱图

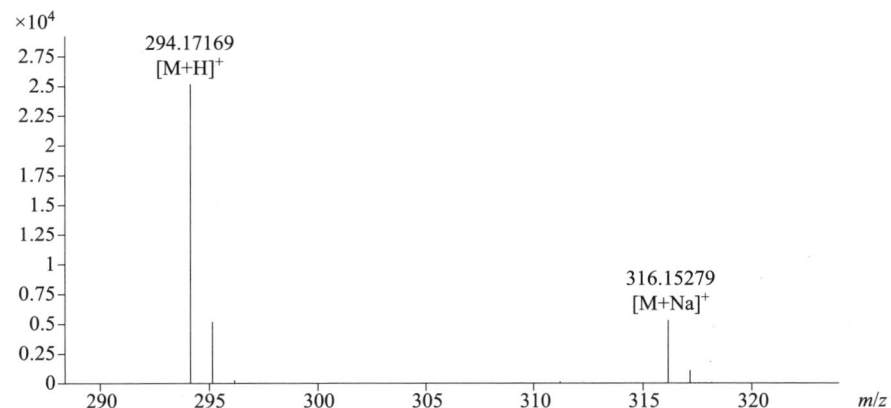

阿那曲唑正离子模式下，准分子离子以［M+H］⁺为主，另外可以观察到［M+Na］⁺峰。

②正离子模式二级质谱图

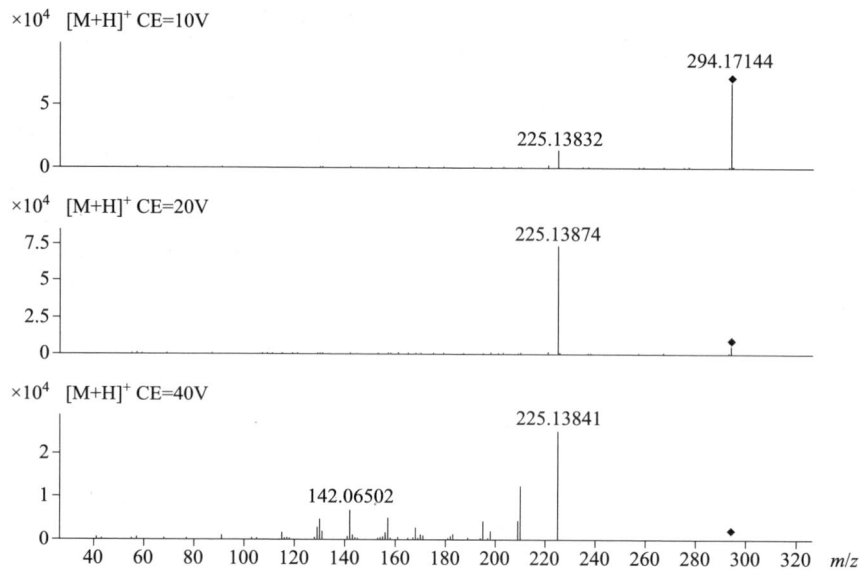

×10⁴　[M+H]⁺ CE=10V

294.17144

225.13832

×10⁴　[M+H]⁺ CE=20V

7.5

5

2.5

0

225.13874

×10⁴　[M+H]⁺ CE=40V

2

1

0

142.06502

225.13841

40 60 80 100 120 140 160 180 200 220 240 260 280 300 320　*m/z*

③负离子模式一级质谱图

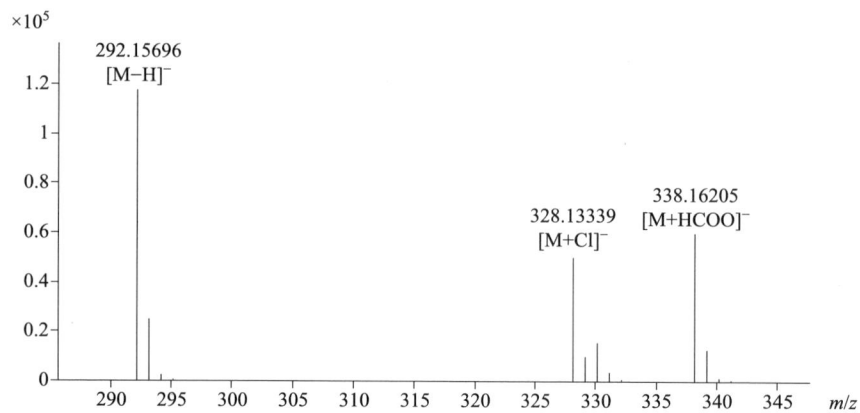

×10⁵

1.2

1

0.8

0.6

0.4

0.2

292.15696
[M–H]⁻

328.13339
[M+Cl]⁻

338.16205
[M+HCOO]⁻

290 295 300 305 310 315 320 325 330 335 340 345　*m/z*

阿那曲唑负离子模式下,准分子离子以[M–H]⁻为主,另外可以观察到[M+Cl]⁻和[M+HCOO]⁻峰。

④负离子模式二级质谱图

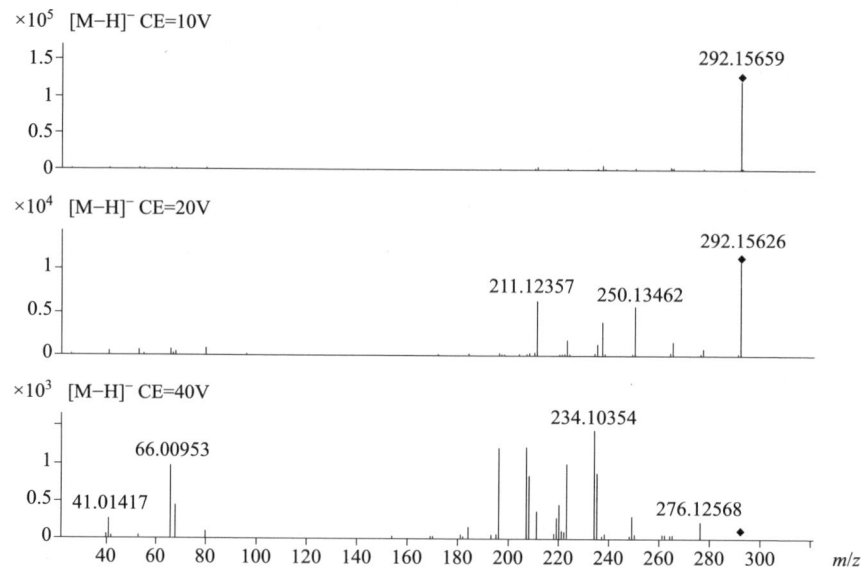

×10⁵　[M–H]⁻ CE=10V

1.5

1

0.5

0

292.15659

×10⁴　[M–H]⁻ CE=20V

1

0.5

0

211.12357　250.13462

292.15626

×10³　[M–H]⁻ CE=40V

1

0.5

0

41.01417

66.00953

234.10354

276.12568

40 60 80 100 120 140 160 180 200 220 240 260 280 300　*m/z*

（2）杂质 I（3,5-二（1-氰基-1-甲基乙基）甲苯）质谱图

①正离子模式一级质谱图

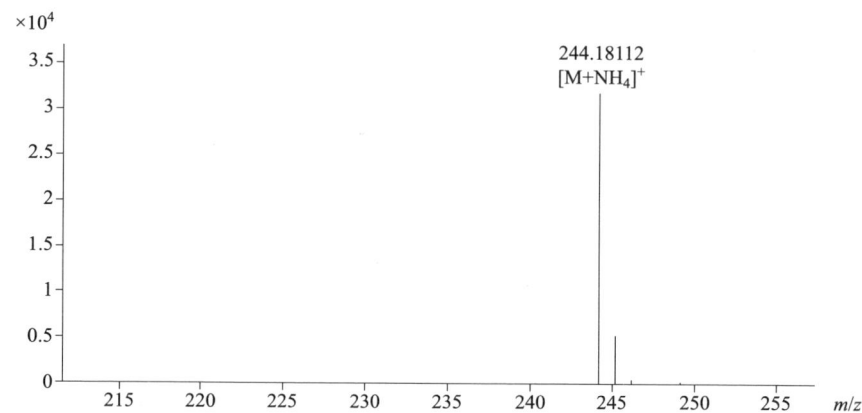

×10⁴

3.5

3

2.5

2

1.5

1

0.5

0

244.18112
[M+NH₄]⁺

215 220 225 230 235 240 245 250 255　*m/z*

杂质 I 正离子模式下,准分子离子以[M+NH₄]⁺为主。

②正离子模式二级质谱图

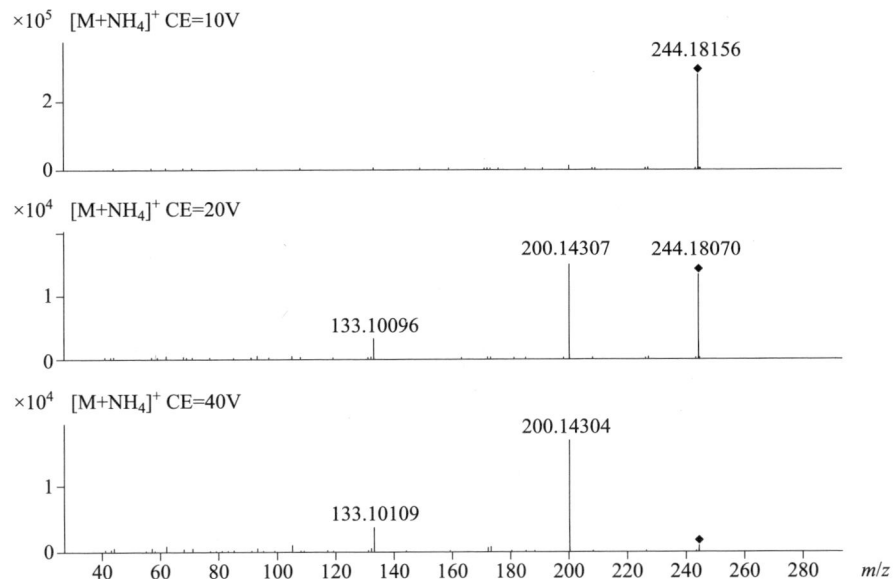

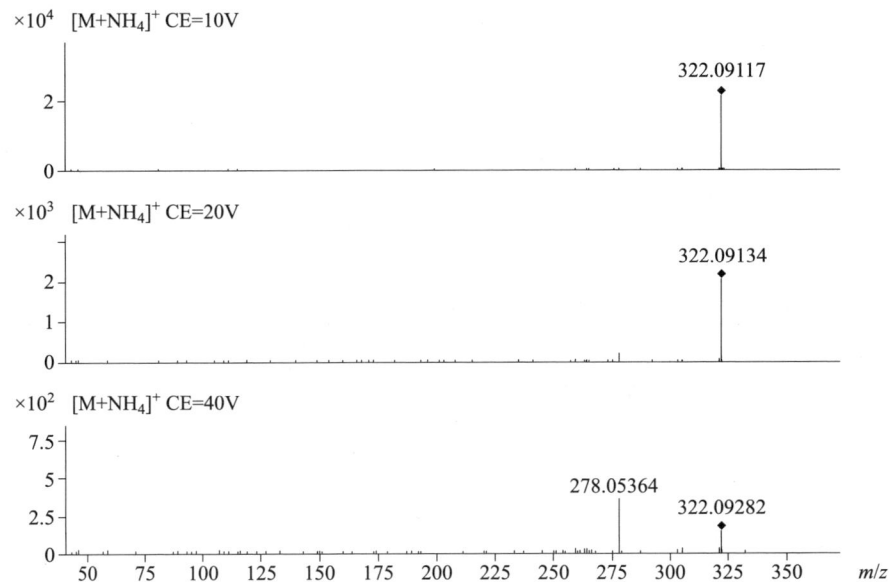

（3）杂质Ⅳ（5-溴甲基-α,α,α',α'-四甲基-1,3-苯二乙腈）质谱图

①正离子模式一级质谱图

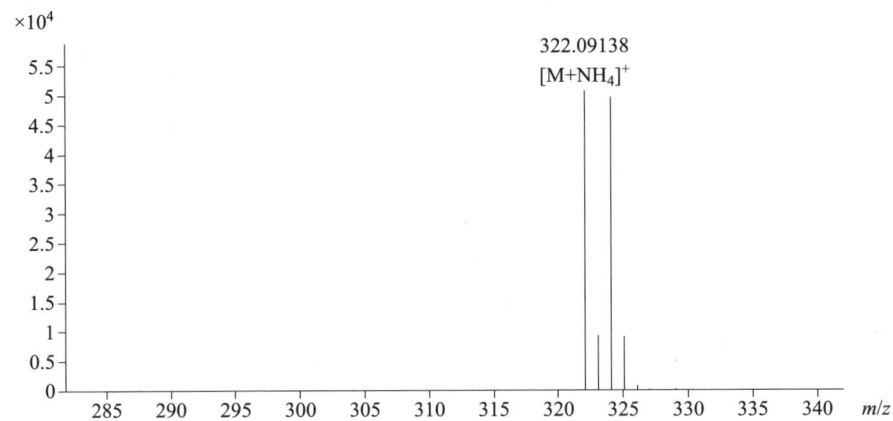

杂质Ⅳ正离子模式下，准分子离子以［M+NH$_4$］$^+$为主。

21　苯扎贝特

Bezafibrate

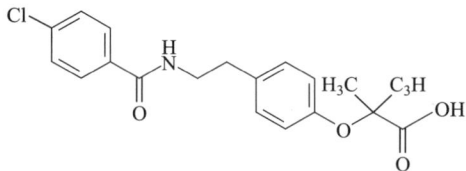

C$_{19}$H$_{20}$ClNO$_4$　361.82　CAS 号：41859-67-0

本品为 2-［4-［2-（4- 氯苯甲酰氨基）乙基］苯氧基］-2- 甲基丙酸。

一、基本信息

本品为白色或类白色结晶或结晶性粉末；无臭。在甲醇中溶解，在乙醇中略溶，在水中几乎不溶。

1. 执行标准

《中国药典》2020 年版二部，第 740 页 苯扎贝特。

2. 试验用样品

苯扎贝特，批号 100732-201903，中国食品药品检定研究院。

杂质Ⅰ，批号 101169-201902，中国食品药品检定研究院。

3. 杂质对照品信息

杂质Ⅰ　*N-*（4- 氯苯甲酰基）- 酪胺

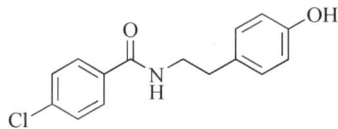

C$_{15}$H$_{14}$ClNO$_2$　275.73

二、溶液配制

1. 系统适用性溶液

取苯扎贝特与杂质Ⅰ对照品各适量，加流动相溶解并稀释制成每 1ml 中分别约含 0.1mg 的溶液。

2. 供试品溶液

取本品，加流动相溶解并稀释制成每 1ml 中约含 0.5mg 的溶液。

三、系统适用性要求

系统适用性溶液色谱图中，苯扎贝特峰与杂质Ⅰ峰之间的分离度应大于5.0，理论板数按苯扎贝特峰计算不低于 3000。

四、高效液相色谱法

1. HPLC 色谱条件

色谱柱：用十八烷基硅烷键合硅胶为填充剂；流动相：0.01mol/L 磷酸二氢钾溶液（用磷酸调节 pH 值至 3.8）- 甲醇（40：60）（流动相比例可适当调节以使苯扎贝特峰的保留时间为 6~10 分钟）；检测波长：228nm；进样体积：20μl，记录色谱图至主成分峰保留时间的 4 倍。

2. 系统适用性溶液色谱图

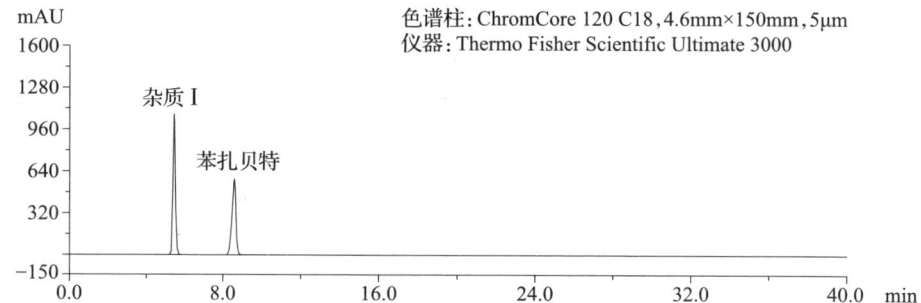

色谱柱：ChromCore 120 C18，4.6mm×150mm，5μm
仪器：Thermo Fisher Scientific Ultimate 3000

3. 紫外光谱图

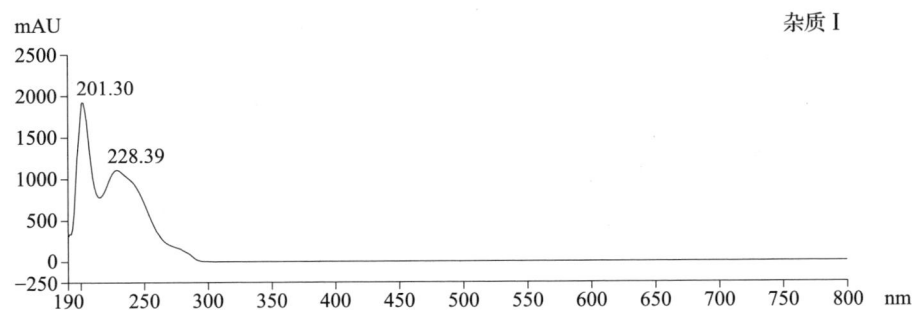

杂质 I

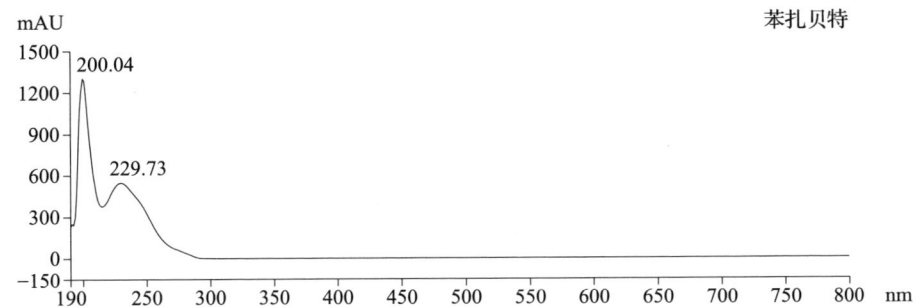

苯扎贝特

4. 供试品溶液有关物质色谱图

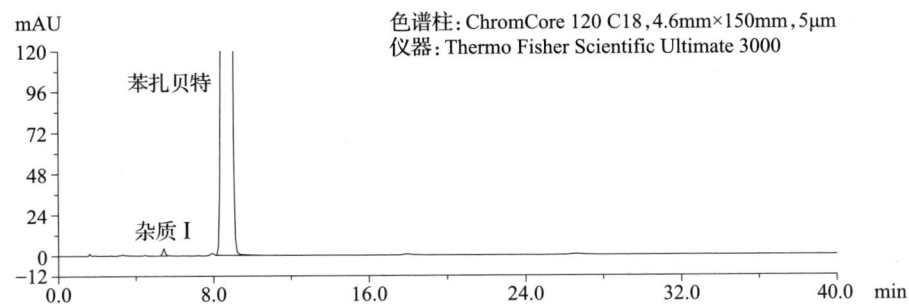

色谱柱：ChromCore 120 C18，4.6mm×150mm，5μm
仪器：Thermo Fisher Scientific Ultimate 3000

5. 其他型号色谱柱系统适用性色谱图及数据汇总表

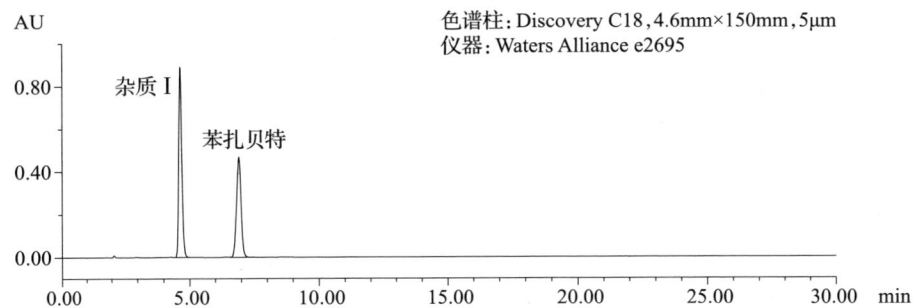

色谱柱：Diamonsil C18，4.6mm×250mm，5μm
仪器：Shimadzu LC-20A

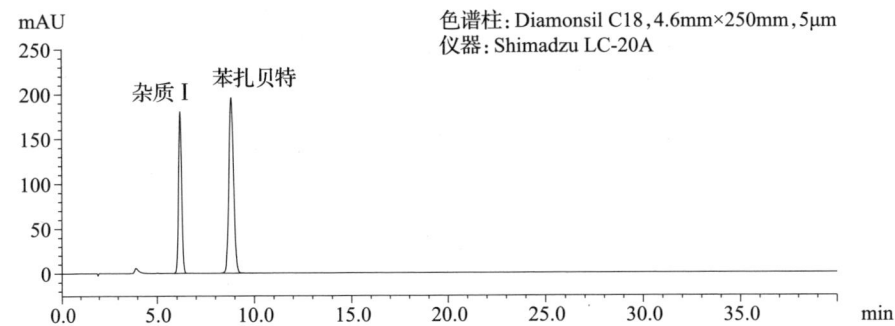

色谱柱：Discovery C18，4.6mm×150mm，5μm
仪器：Waters Alliance e2695

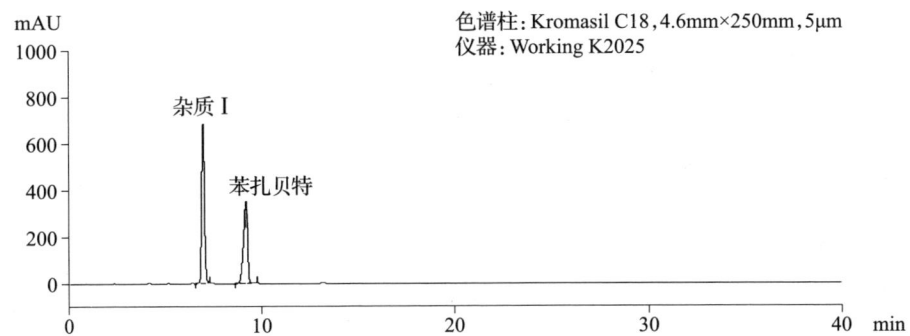

色谱柱：Kromasil C18，4.6mm×250mm，5μm
仪器：Working K2025

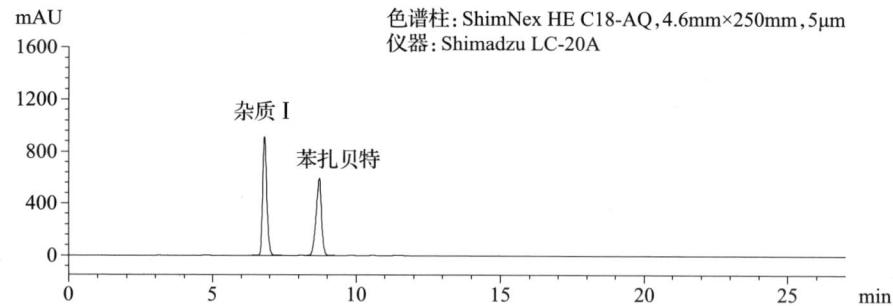

色谱柱：ShimNex HE C18-AQ，4.6mm×250mm，5μm
仪器：Shimadzu LC-20A

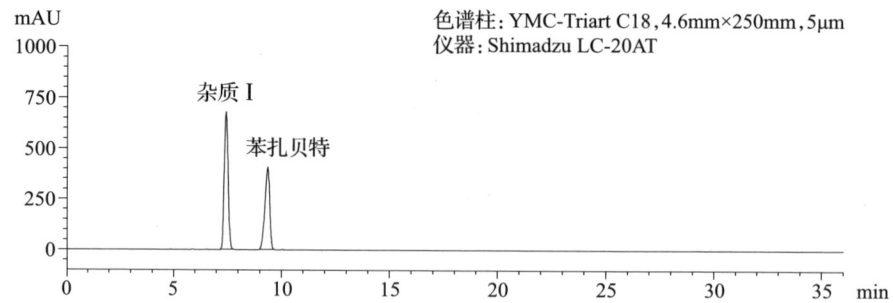

色谱柱：YMC-Triart C18，4.6mm×250mm，5μm
仪器：Shimadzu LC-20AT

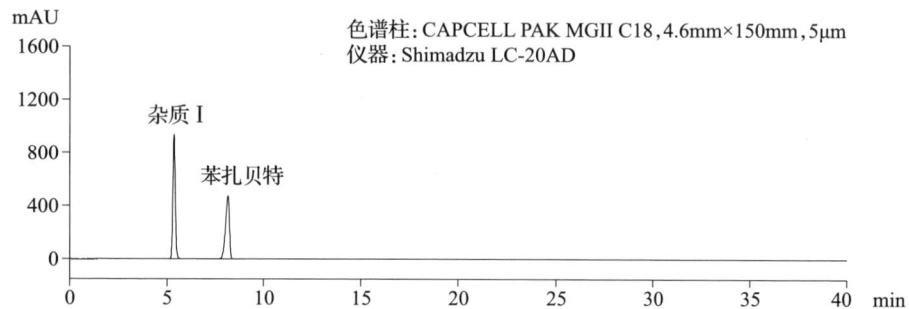

色谱柱：CAPCELL PAK MGII C18，4.6mm×150mm，5μm
仪器：Shimadzu LC-20AD

色谱柱：Hypersil GOLD C18，4.6mm×250mm，5μm
仪器：Thermo Fisher Vanquish Core

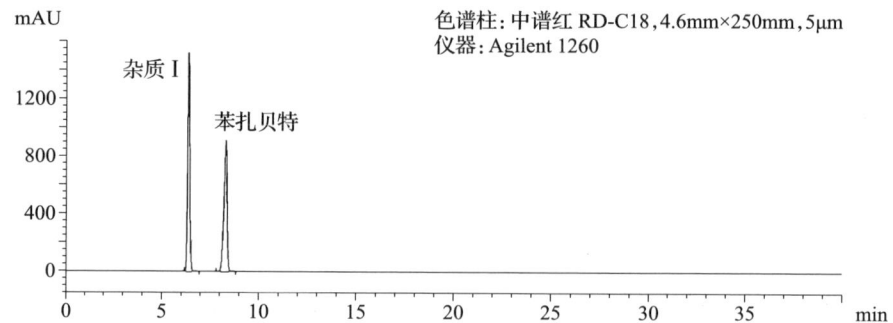

色谱柱：中谱红 RD-C18，4.6mm×250mm，5μm
仪器：Agilent 1260

色谱柱：Ultimate® Plus-C18，4.6mm×250mm，5μm
仪器：Shimadzu LC-20AD

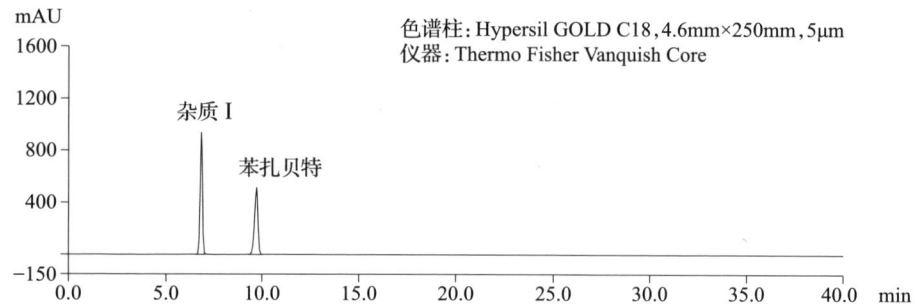

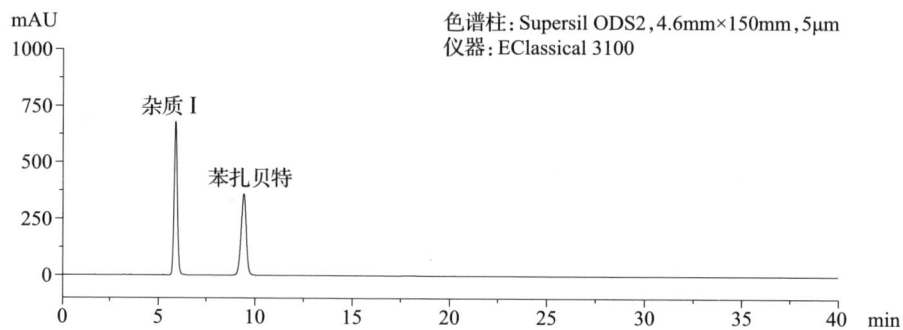

色谱柱：Supersil ODS2，4.6mm×150mm，5μm
仪器：EClassical 3100

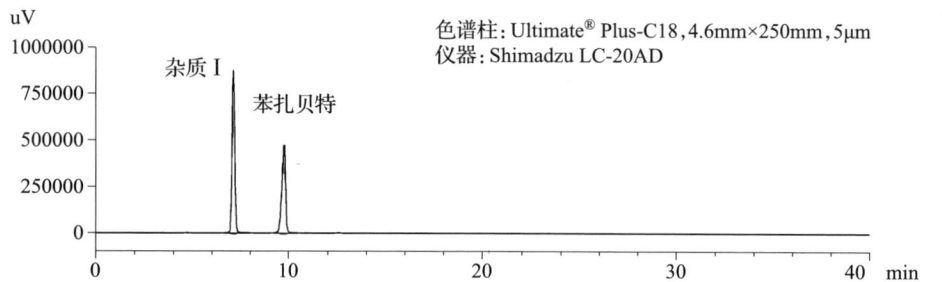

各型号色谱柱系统适用性数据汇总表

色谱柱名称	色谱柱规格	组分	保留时间（min）	理论板数	拖尾因子	分离度	备注
ChromCore 120 C18	4.6mm×150mm，5μm	杂质Ⅰ	5.430	8912	1.16	/	柱温：25℃ 流速：1ml/min
		苯扎贝特	8.593	8453	0.84	10.48	
Diamonsil C18	4.6mm×250mm，5μm	杂质Ⅰ	6.176	6561	1.05	/	柱温：25℃ 流速：1.5ml/min
		苯扎贝特	8.819	6000	1.09	6.95	
Discovery C18	4.6mm×150mm，5μm	杂质Ⅰ	4.639	7332	1.16	/	柱温：25℃ 流速：1ml/min
		苯扎贝特	6.918	7515	0.96	8.33	
Kromasil C18	4.6mm×250mm，5μm	杂质Ⅰ	7.033	11917	1.13	/	柱温：25℃ 流速：1ml/min
		苯扎贝特	9.250	10172	0.80	7.10	
ShimNex HE C18-AQ	4.6mm×250mm，5μm	杂质Ⅰ	6.817	9916	1.26	/	柱温：25℃ 流速：1ml/min
		苯扎贝特	8.723	9682	0.88	6.07	
CAPCELL PAK MGII C18	4.6mm×150mm，5μm	杂质Ⅰ	5.343	7687	1.09	/	柱温：25℃ 流速：1ml/min
		苯扎贝特	8.149	6863	0.77	8.81	
Hypersil GOLD C18	4.6mm×250mm，5μm	杂质Ⅰ	6.833	16365	1.00	/	柱温：25℃ 流速：1ml/min
		苯扎贝特	9.717	14095	0.85	10.66	
Ultimate® Plus-C18	4.6mm×250mm，5μm	杂质Ⅰ	7.134	11849	1.09	/	柱温：30℃ 流速：1ml/min
		苯扎贝特	9.787	11032	0.80	8.36	
YMC-Triart C18	4.6mm×250mm，5μm	杂质Ⅰ	7.447	7751	1.14	/	柱温：40℃ 流速：1ml/min
		苯扎贝特	9.365	7632	0.84	5.00	
中谱红 RD-C18	4.6mm×250mm，5μm	杂质Ⅰ	6.384	15833	1.12	/	柱温：25℃ 流速：1ml/min
		苯扎贝特	8.326	13298	0.79	7.89	
Supersil ODS2	4.6mm×150mm，5μm	杂质Ⅰ	5.822	5920	1.10	/	柱温：35℃ 流速：1ml/min
		苯扎贝特	9.427	6060	0.96	9.00	

五、超高效液相色谱法

1. UHPLC 方法一

（1）色谱条件　仪器：Agilent 1290；色谱柱：ChromCore 120 C18，2.1mm×100mm，1.8μm；柱温：40℃；流动相：0.01mol/L 磷酸二氢钾溶液（用磷酸调节 pH 值至 3.8）- 甲醇（40：60）；流速：0.3ml/min；检测波长：228nm；进样体积：5μl，记录色谱图至主成分峰保留时间的 4 倍。

（2）色谱图

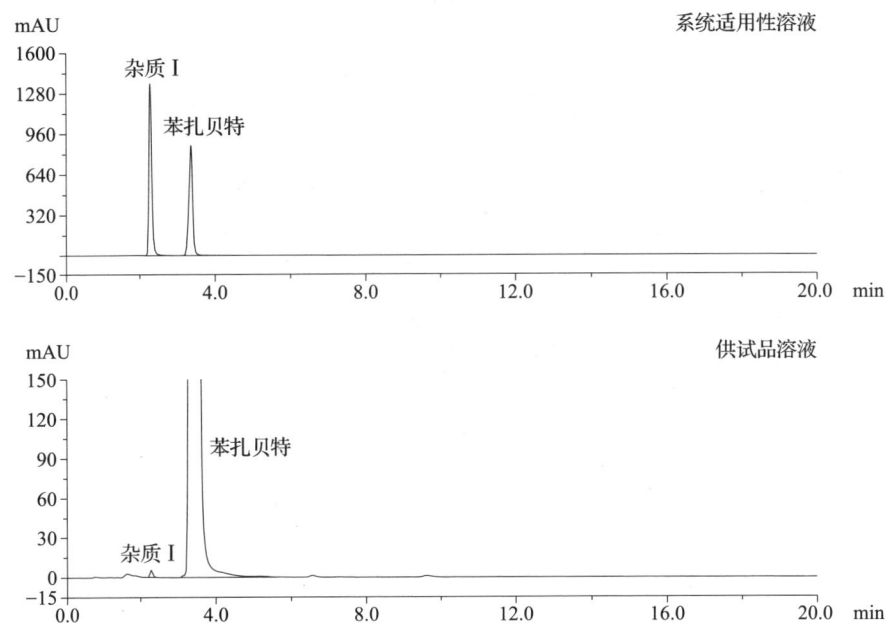

2. UHPLC 方法二

（1）色谱条件　仪器：Agilent 1260 Infinity Bin；色谱柱：Poroshell 120 EC-C18，4.6mm×100mm，2.7μm；柱温：25℃；流动相：0.01mol/L 磷酸二氢钾溶液（用磷酸调节 pH 值至 3.8）- 甲醇（40：60）；流速：1.0ml/min；检测波长：228nm；进样体积：8μl，记录色谱图至主成分峰保留时间的 4 倍。

（2）色谱图

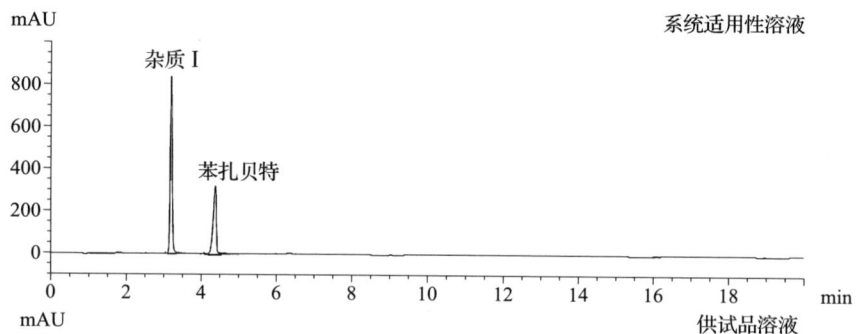

系统适用性溶液

供试品溶液

3. UHPLC 方法三

（1）色谱条件　仪器：Shimadzu LC 2040C；色谱柱：Endeavorsil C18，2.1mm×100mm，1.8μm；柱温：25℃；流动相：0.01mol/L 磷酸二氢钾溶液（用磷酸调节 pH 值至 3.8）- 甲醇（40∶60）；流速：0.2ml/min；检测波长：228nm；进样体积：2μl，记录色谱图至主成分峰保留时间的 4 倍。

（2）色谱图

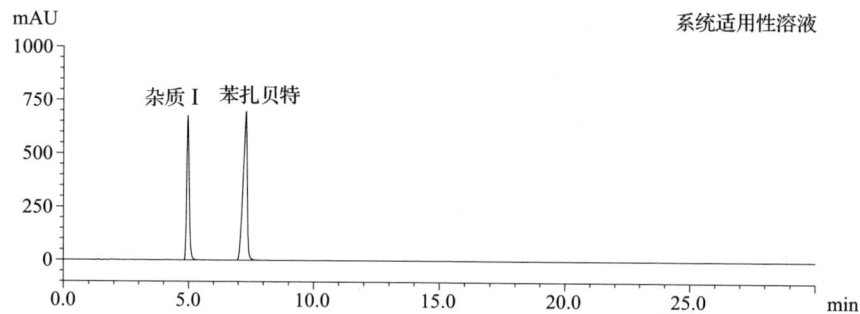

系统适用性溶液

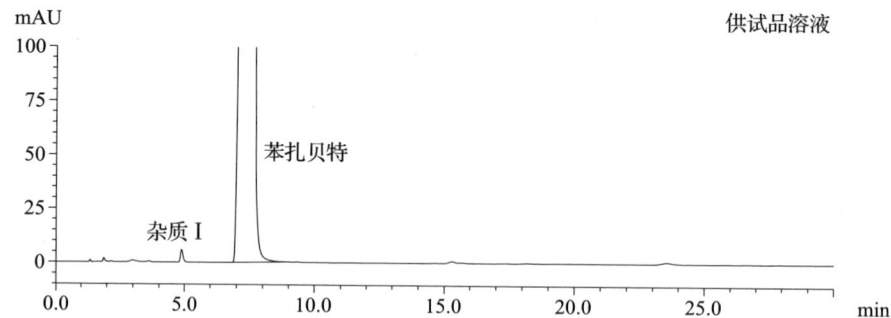

供试品溶液

4. UHPLC 方法四

（1）色谱条件　仪器：Shimadzu 30AD；色谱柱：CAPCELL PAK MGII C18，2.0mm×100mm，2μm；柱温：25℃；流动相：0.01mol/L 磷酸二氢钾溶液（用磷酸调节 pH 值至 3.8）- 甲醇（40∶60）；流速：0.4ml/min；检测波长：228nm；进样体积：2μl，记录色谱图至主成分峰保留时间的 4 倍。

（2）色谱图

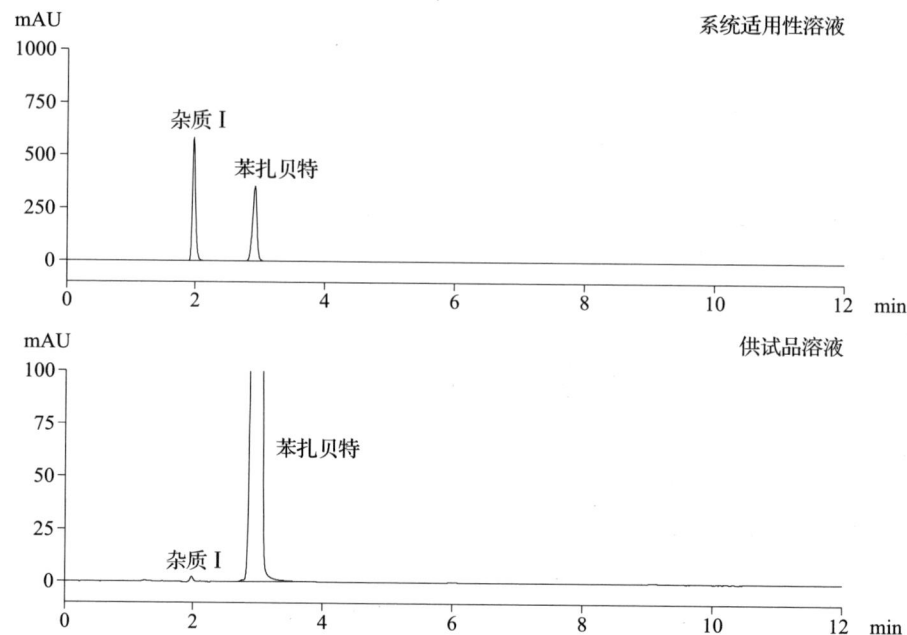

系统适用性溶液

供试品溶液

5. UHPLC 方法五

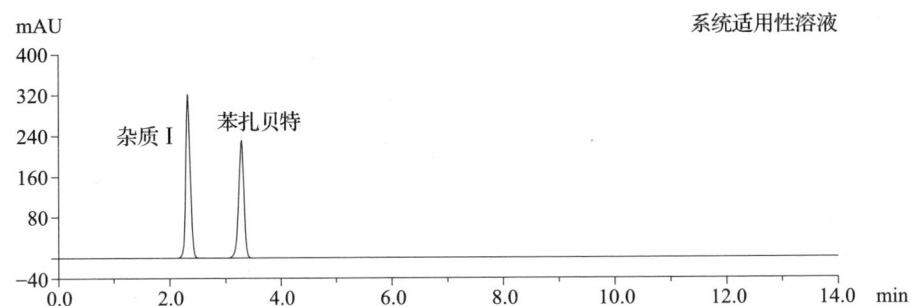

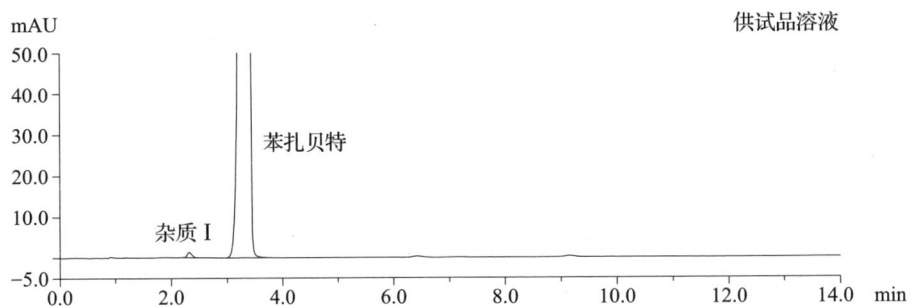

（1）色谱条件　仪器：Thermo Fisher Vanquish Flex；色谱柱：Hypersil GOLD VANQUISH C18，2.1mm×100mm，1.9μm；柱温：25℃；流动相：0.01mol/L 磷酸二氢钾溶液（用磷酸调节 pH 值至 3.8）- 甲醇（40∶60）；流速：0.3ml/min；检测波长：228nm；进样体积：2μl，记录色谱图至主成分峰保留时间的 4 倍。

（2）色谱图

6. UHPLC 方法六

（1）色谱条件　仪器：Waters ACQUITY UPLC H-Class Plus；色谱柱：ACQUITY UPLC BEH C18，2.1mm×100mm，1.7μm；柱温：30℃；流动相：0.01mol/L 磷酸二氢钾溶液（用磷酸调节 pH 值至 3.8）- 甲醇（40∶60）；流速：0.3ml/min；检测波长：228nm；进样体积：2μl，记录色谱图至主成分峰保留时间的 4 倍。

（2）色谱图

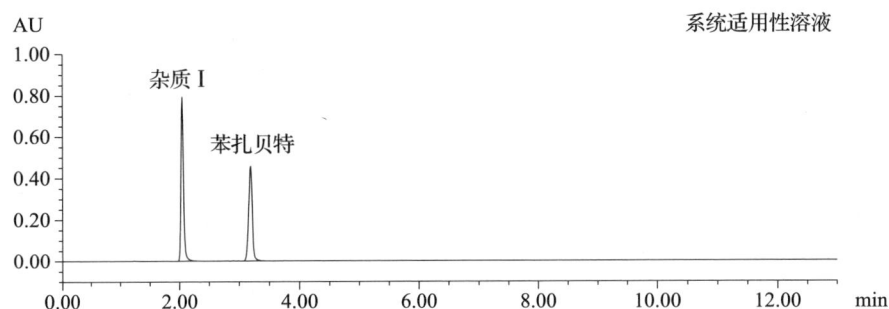

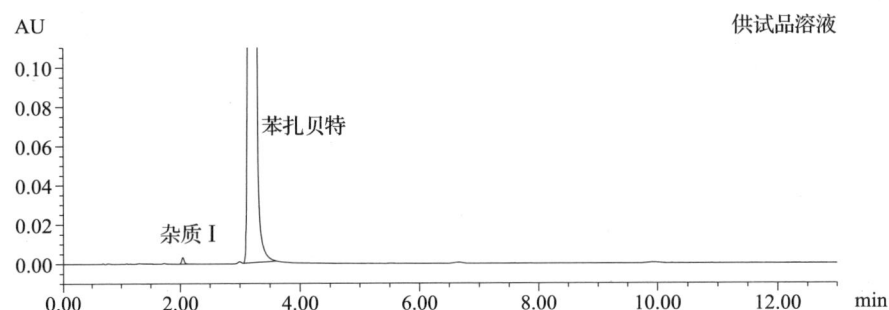

7. UHPLC 方法七

（1）色谱条件　仪器：Shimadzu Nexera LC-40DXS；色谱柱：Shim-pack Scepter C18-120，2.1mm×100mm，1.9μm；柱温：25℃；流动相：0.01mol/L 磷酸二氢钾溶液（用磷酸调节 pH 值至 3.8）- 甲醇（40∶60）；流速：0.4ml/min；检测波长：228nm；进样体积：2μl，记录色谱图至主成分峰保留时间的 3 倍。

（2）色谱图

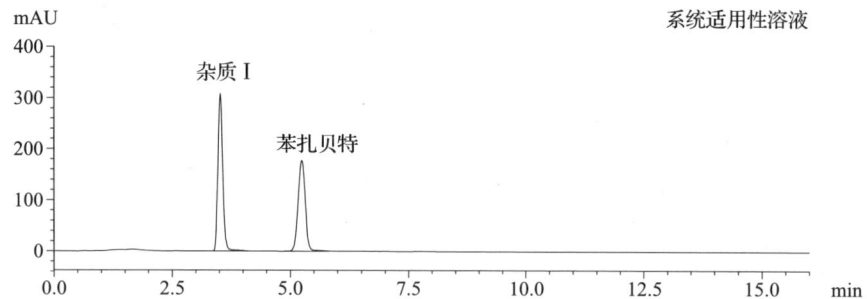

系统适用性溶液

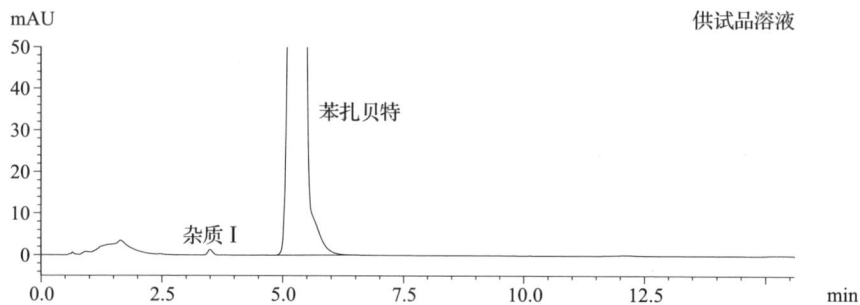

供试品溶液

各型号色谱柱系统适用性数据汇总表

色谱柱名称	色谱柱规格	组分	保留时间（min）	理论板数	拖尾因子	分离度
ChromCore 120 C18	2.1mm×100mm, 1.8μm	杂质I	2.286	4574	1.27	/
		苯扎贝特	3.367	5359	0.92	6.77
Poroshell 120 EC-C18	4.6mm×100mm, 2.7μm	杂质I	3.187	18079	1.06	/
		苯扎贝特	4.372	12933	0.70	9.56
Endeavorsil C18	2.1mm×100mm, 1.8μm	杂质I	4.951	11346	1.30	/
		苯扎贝特	7.296	7707	0.74	9.05
CAPCELL PAK MGII C18	2.0mm×100mm, 2.0μm	杂质I	1.976	7087	1.27	/
		苯扎贝特	2.922	8382	0.89	8.54

续表

色谱柱名称	色谱柱规格	组分	保留时间（min）	理论板数	拖尾因子	分离度
Hypersil GOLD VANQUISH C18	2.1mm×100mm, 1.9μm	杂质I	2.322	4076	1.19	/
		苯扎贝特	3.287	6060	0.89	6.14
ACQUITY UPLC BEH C18	2.1mm×100mm, 1.7μm	杂质I	2.046	11585	1.22	/
		苯扎贝特	3.192	13202	0.93	12.02
Shim-pack Scepter C18-120	2.1mm×100mm, 1.9μm	杂质I	3.518	4706	1.14	/
		苯扎贝特	5.243	5364	0.95	7.02

六、质谱图

1. 质谱条件

Agilent 6546 四极杆飞行时间质谱仪；离子源：AJS 源；正 / 负离子检测模式；一级质谱扫描范围 m/z：50~1100；二级质谱扫描范围 m/z：25~1000；碰撞能量：10、20、40V。

2. 质谱图

（1）苯扎贝特质谱图

①正离子模式一级质谱图

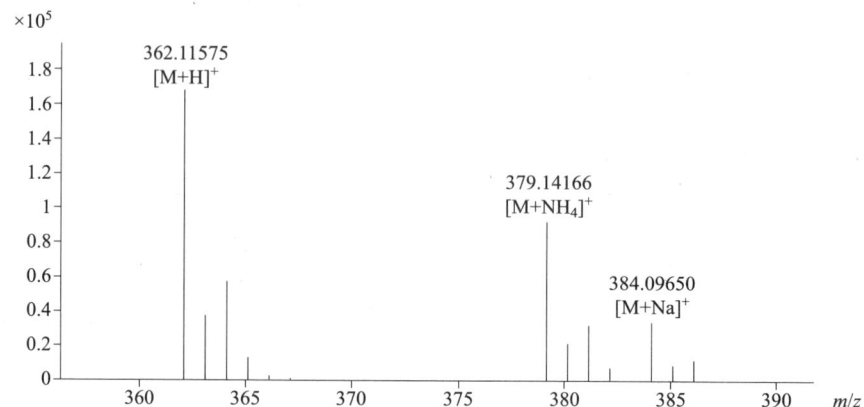

苯扎贝特正离子模式下，准分子离子以 [M+H]$^+$ 为主，另外可以观察到 [M+NH$_4$]$^+$ 和 [M+Na]$^+$ 峰。

②正离子模式二级质谱图

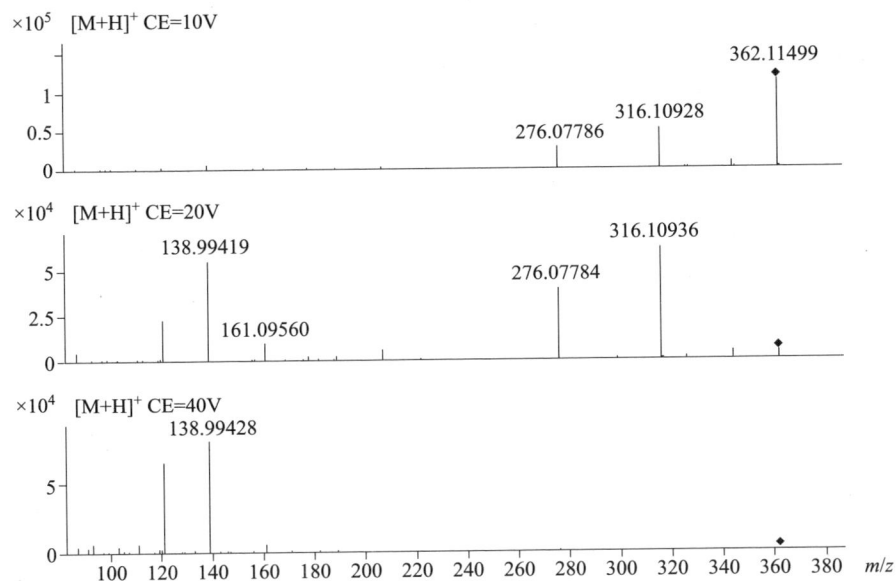

③负离子模式一级质谱图

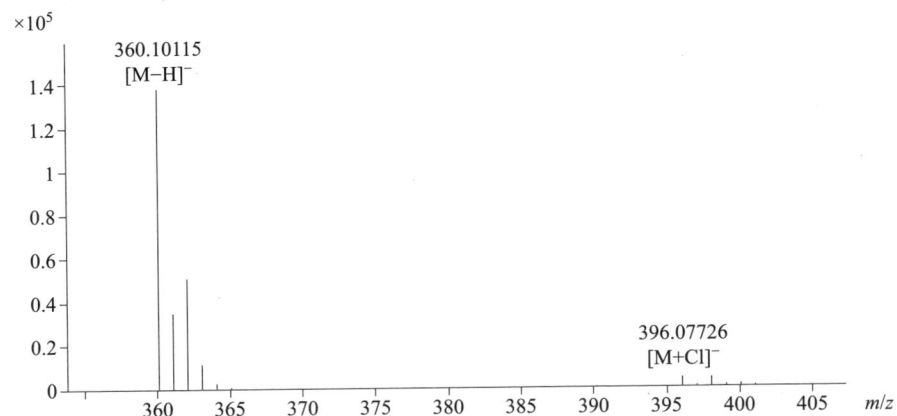

苯扎贝特负离子模式下,准分子离子以[M-H]⁻为主,另外可以观察到微量的[M+Cl]⁻峰。

④负离子模式二级质谱图

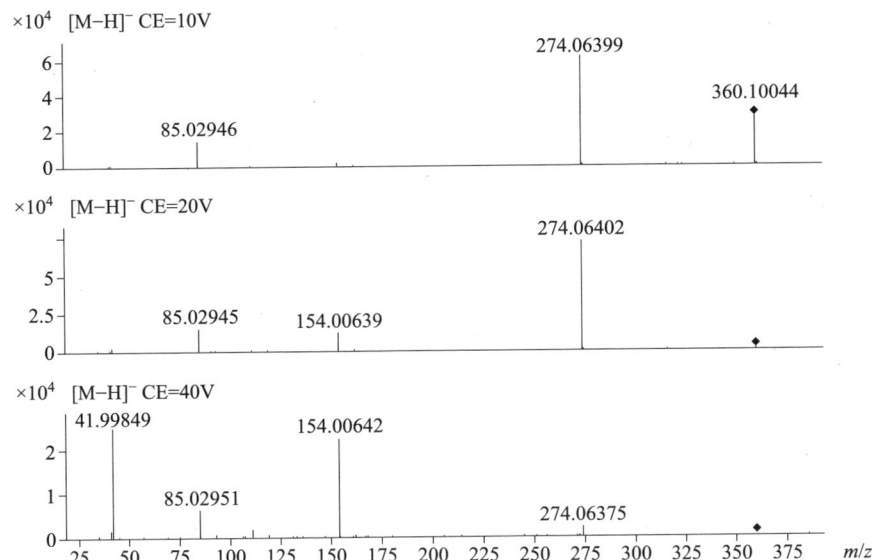

(2)杂质Ⅰ(N-(4-氯苯甲酰基)-酪胺)质谱图

①正离子模式一级质谱图

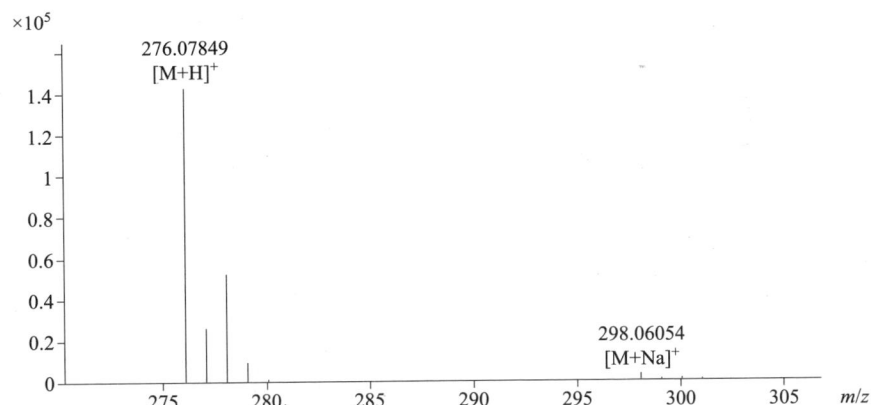

杂质Ⅰ正离子模式下,准分子离子以[M+H]⁺为主,另外可以观察到少量的[M+Na]⁺峰。

②正离子模式二级质谱图

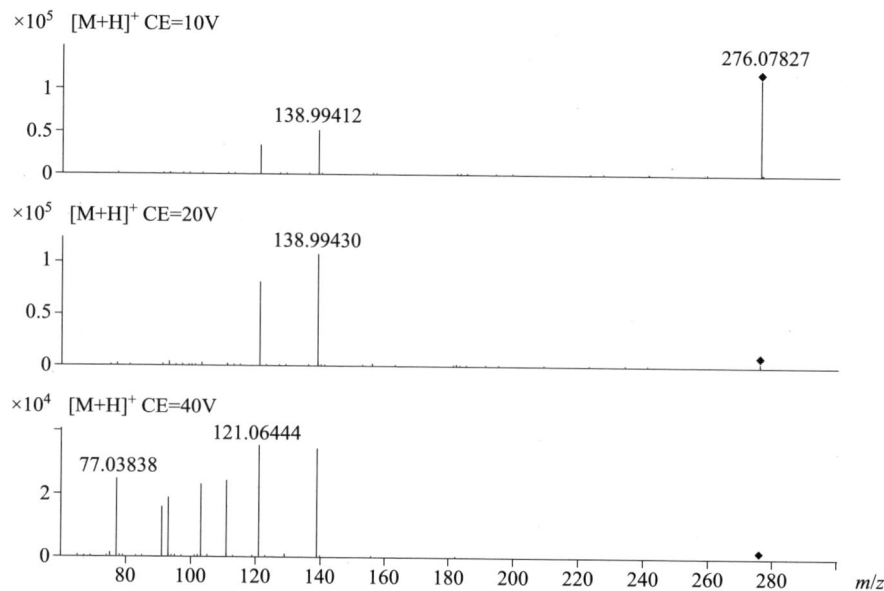

×10⁵　[M+H]⁺ CE=10V

276.07827

138.99412

×10⁵　[M+H]⁺ CE=20V

138.99430

×10⁴　[M+H]⁺ CE=40V

77.03838　121.06444

④负离子模式二级质谱图

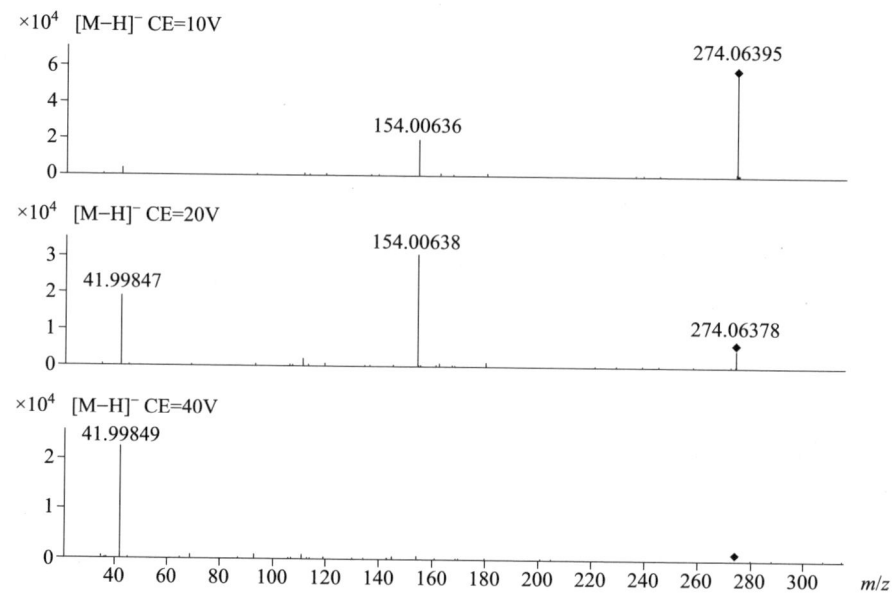

×10⁴　[M−H]⁻ CE=10V

274.06395

154.00636

×10⁴　[M−H]⁻ CE=20V

154.00638

41.99847

274.06378

×10⁴　[M−H]⁻ CE=40V

41.99849

③负离子模式一级质谱图

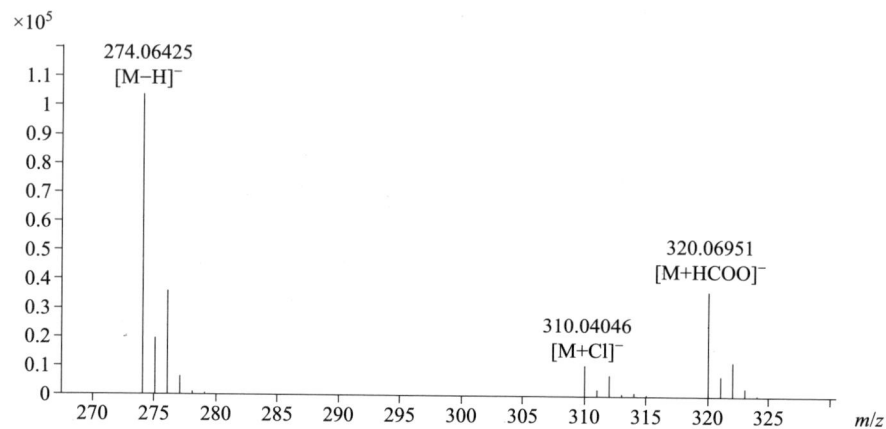

×10⁵

274.06425
[M−H]⁻

310.04046
[M+Cl]⁻

320.06951
[M+HCOO]⁻

　　杂质 I 负离子模式下,准分子离子以［M−H］⁻为主,另外可以观察到少量的［M+Cl］⁻和［M+HCOO］⁻峰。

22　苯丙酸诺龙

Nandrolone Phenylpropionate

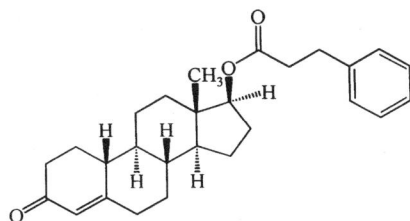

$C_{27}H_{34}O_3$　406.57　CAS 号：62-90-8

本品为 17β- 羟基雌甾 -4- 烯 -3- 酮 -3- 苯丙酸酯。

一、基本信息

本品为白色或类白色结晶性粉末；有特殊臭。在甲醇或乙醇中溶解，在植物油中略溶，在水中几乎不溶。

1. 执行标准

《中国药典》2020 年版二部，第 747 页　苯丙酸诺龙。

2. 试验用样品

苯丙酸诺龙，批号 100004-201804，中国食品药品检定研究院。

丙酸睾酮，批号 X031-190402，浙江仙琚制药股份有限公司。

3. 杂质对照品信息

丙酸睾酮

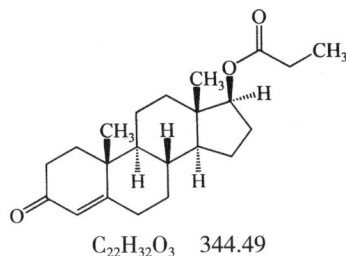

$C_{22}H_{32}O_3$　344.49

二、溶液配制

1. 系统适用性溶液

取苯丙酸诺龙与丙酸睾酮适量，加甲醇溶解并稀释制成每 1ml 中各约含 0.4mg 的溶液。

2. 供试品溶液

取本品适量，加甲醇溶解并稀释制成每 1ml 中约含 2mg 的溶液。

三、系统适用性要求

系统适用性溶液色谱图中，出峰顺序依次为丙酸睾酮峰与苯丙酸诺龙峰，丙酸睾酮峰与苯丙酸诺龙峰之间的分离度应大于 10.0。

四、高效液相色谱法

1. HPLC 色谱条件

色谱柱：用十八烷基硅烷键合硅胶为填充剂；流动相：甲醇 - 水（82：18）；检测波长：254nm；进样体积：10μl，记录色谱图至主成分峰保留时间的 2 倍。

2. 系统适用性溶液色谱图

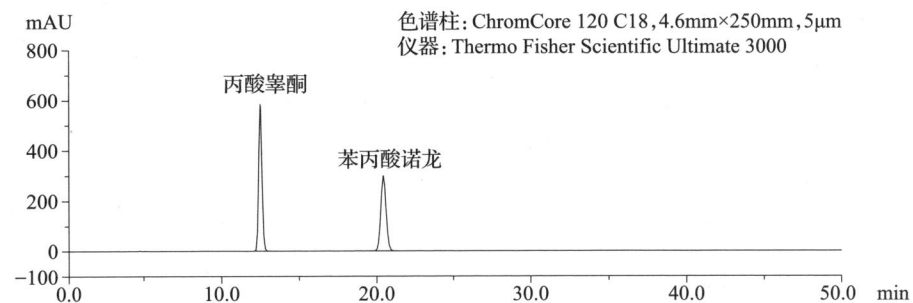

3. 紫外光谱图

丙酸睾酮

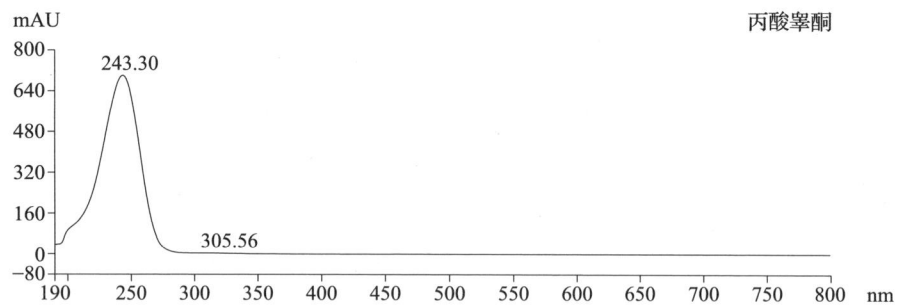

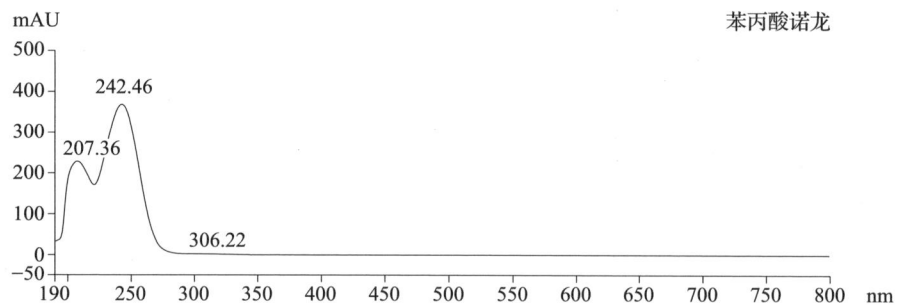

4. 供试品溶液有关物质色谱图

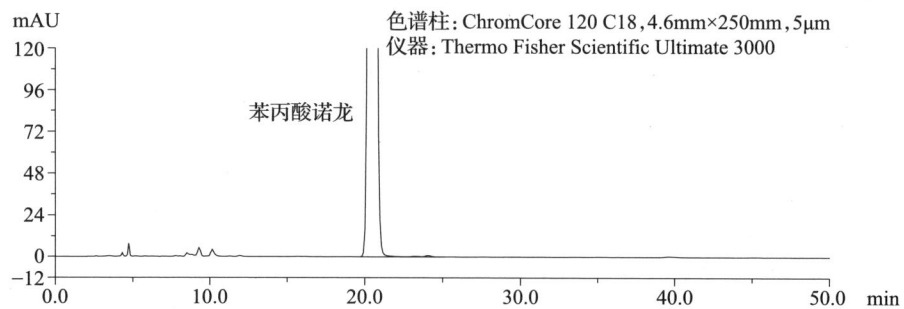

色谱柱：ChromCore 120 C18，4.6mm×250mm，5μm
仪器：Thermo Fisher Scientific Ultimate 3000

5. 其他型号色谱柱系统适用性色谱图及数据汇总表

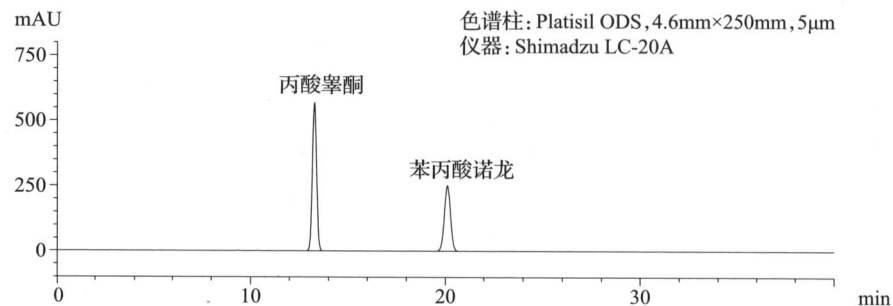

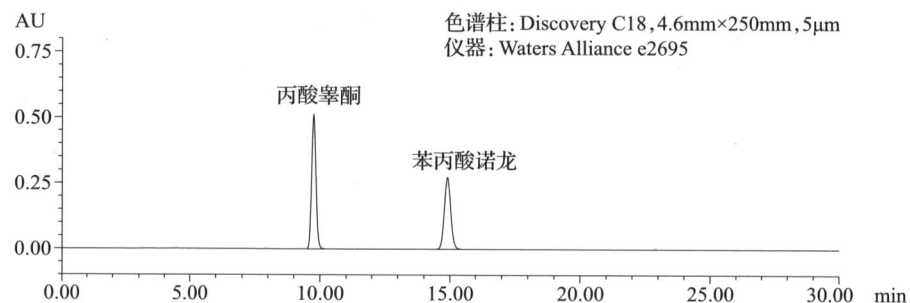

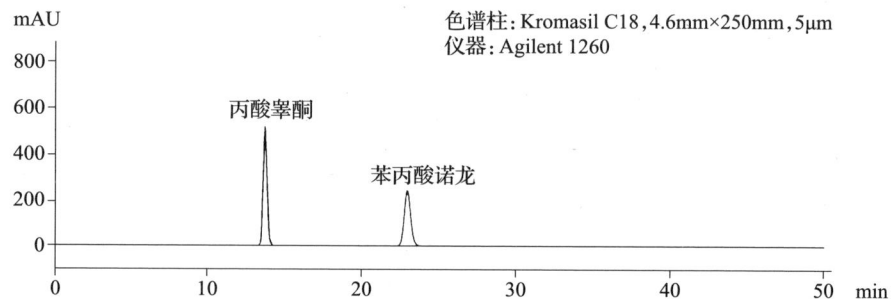

色谱柱：Platisil ODS，4.6mm×250mm，5μm
仪器：Shimadzu LC-20A

色谱柱：Discovery C18，4.6mm×250mm，5μm
仪器：Waters Alliance e2695

色谱柱：Kromasil C18，4.6mm×250mm，5μm
仪器：Agilent 1260

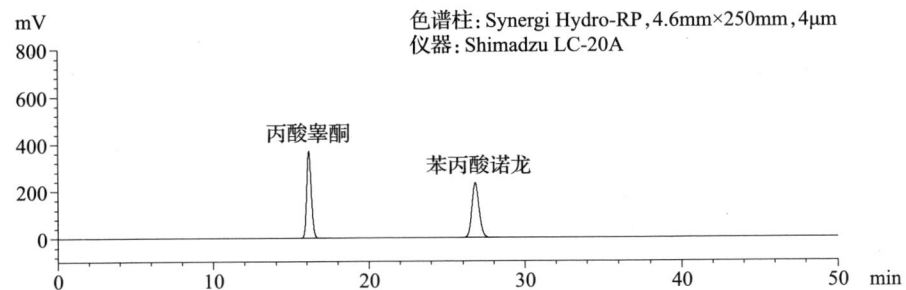

色谱柱：Synergi Hydro-RP，4.6mm×250mm，4μm
仪器：Shimadzu LC-20A

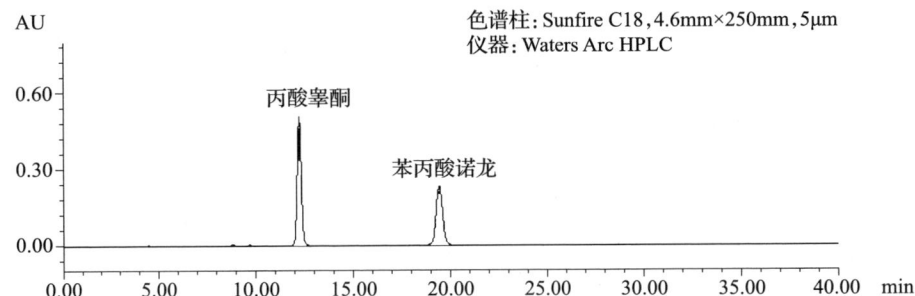

色谱柱：Sunfire C18，4.6mm×250mm，5μm
仪器：Waters Arc HPLC

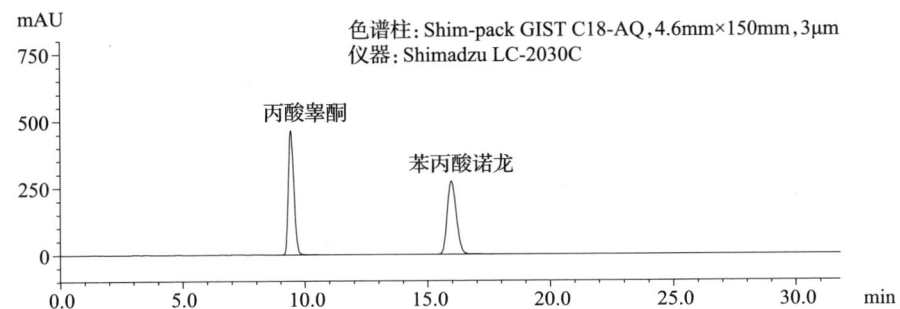

色谱柱：Shim-pack GIST C18-AQ，4.6mm×150mm，3μm
仪器：Shimadzu LC-2030C

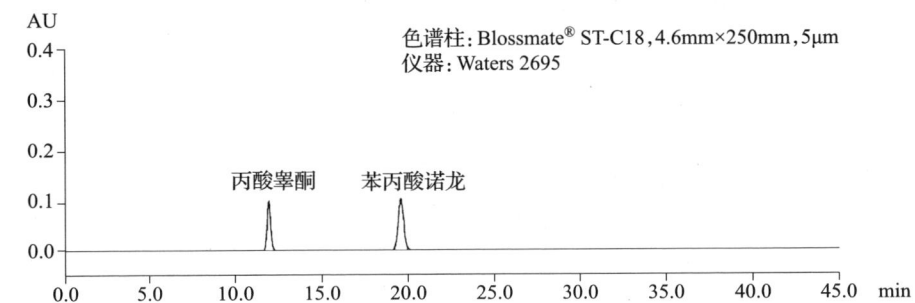

色谱柱：Blossmate® ST-C18，4.6mm×250mm，5μm
仪器：Waters 2695

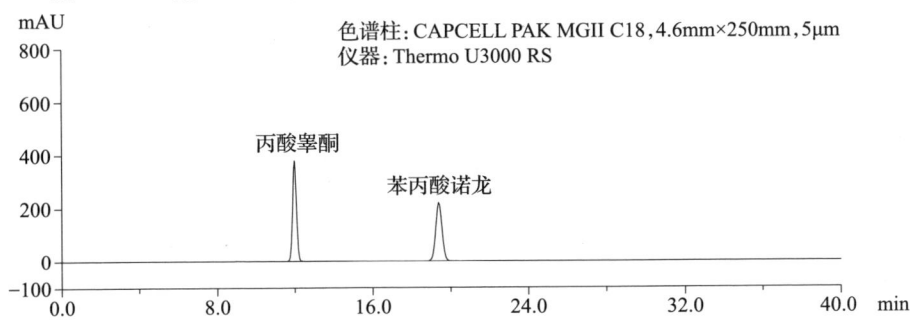

色谱柱：CAPCELL PAK MGII C18，4.6mm×250mm，5μm
仪器：Thermo U3000 RS

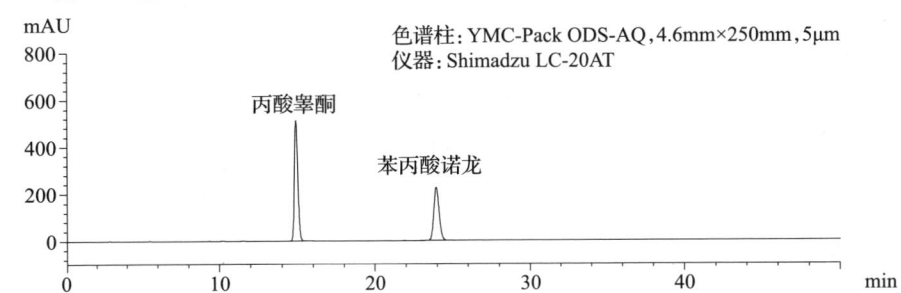

色谱柱：YMC-Pack ODS-AQ，4.6mm×250mm，5μm
仪器：Shimadzu LC-20AT

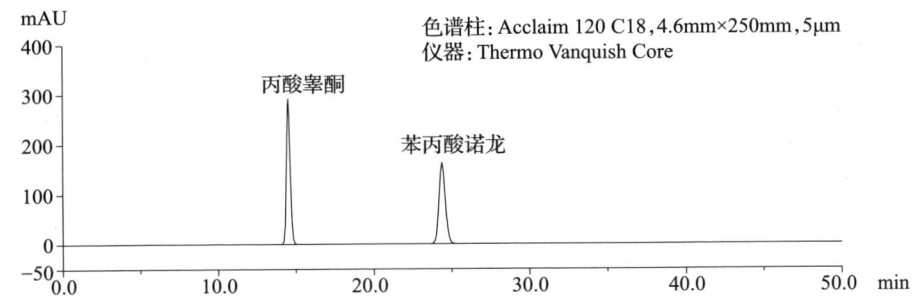

色谱柱：Acclaim 120 C18，4.6mm×250mm，5μm
仪器：Thermo Vanquish Core

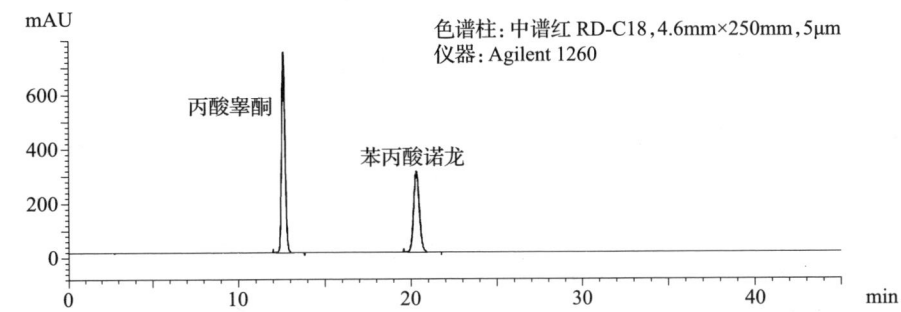

色谱柱：中谱红 RD-C18，4.6mm×250mm，5μm
仪器：Agilent 1260

各型号色谱柱系统适用性数据汇总表

色谱柱名称	色谱柱规格	组分	保留时间（min）	理论板数	拖尾因子	分离度	备注
ChromCore 120 C18	4.6mm × 250mm，5μm	丙酸睾酮	12.483	16565	1.10	/	柱温：25℃ 流速：1ml/min
		苯丙酸诺龙	20.417	16997	1.06	15.64	
Platisil ODS	4.6mm × 250mm，5μm	丙酸睾酮	13.273	16997	1.06	/	柱温：30℃ 流速：1ml/min
		苯丙酸诺龙	20.102	17656	1.02	13.49	
Discovery C18	4.6mm × 250mm，5μm	丙酸睾酮	9.754	16745	1.13	/	柱温：25℃ 流速：1ml/min
		苯丙酸诺龙	14.895	16933	1.09	13.29	
Kromasil C18	4.6mm × 250mm，5μm	丙酸睾酮	13.724	14260	1.15	/	柱温：25℃ 流速：1ml/min
		苯丙酸诺龙	22.952	14932	1.11	15.24	
Synergi Hydro-RP	4.6mm × 250mm，4μm	丙酸睾酮	16.152	14445	1.13	/	柱温：25℃ 流速：1ml/min
		苯丙酸诺龙	26.810	15811	1.11	15.33	
Shim-pack GIST C18-AQ	4.6mm × 150mm，3μm	丙酸睾酮	9.423	7695	1.20	/	柱温：25℃ 流速：1ml/min
		苯丙酸诺龙	15.967	8740	1.16	11.76	
CAPCELL PAK MGII C18	4.6mm × 250mm，5μm	丙酸睾酮	11.983	16784	1.10	/	柱温：25℃ 流速：1ml/min
		苯丙酸诺龙	19.397	17096	1.03	15.39	
Acclaim 120 C18	4.6mm × 250mm，5μm	丙酸睾酮	14.520	16916	1.10	/	柱温：25℃ 流速：1ml/min
		苯丙酸诺龙	24.390	17185	1.07	16.58	
Sunfire C18	4.6mm × 250mm，5μm	丙酸睾酮	12.259	15708	1.07	/	柱温：30℃ 流速：1ml/min
		苯丙酸诺龙	19.449	16254	1.04	14.59	
Blossmate® ST-C18	4.6mm × 250mm，5μm	丙酸睾酮	11.954	16473	1.10	/	柱温：30℃ 流速：1ml/min
		苯丙酸诺龙	19.596	17443	1.04	15.55	

续表

色谱柱名称	色谱柱规格	组分	保留时间（min）	理论板数	拖尾因子	分离度	备注
YMC-Pack ODS-AQ	4.6mm × 250mm，5μm	丙酸睾酮	14.917	20230	1.19	/	柱温：35℃ 流速：1ml/min
		苯丙酸诺龙	23.938	22658	1.14	17.09	
中谱红 RD-C18	4.6mm × 250mm，5μm	丙酸睾酮	12.619	18293	1.13	/	柱温：25℃ 流速：1ml/min
		苯丙酸诺龙	20.326	18722	1.08	15.91	

五、超高效液相色谱法

1. UHPLC 方法一

（1）色谱条件　仪器：Agilent 1260 Infinity Bin；色谱柱：Poroshell 120 SB-C18，3.0mm × 100mm，2.7μm；柱温：25℃；流动相：甲醇 - 水（82∶18）；流速：0.8ml/min；检测波长：254nm；进样体积：2μl，记录色谱图至主成分峰保留时间的 2 倍。

（2）色谱图

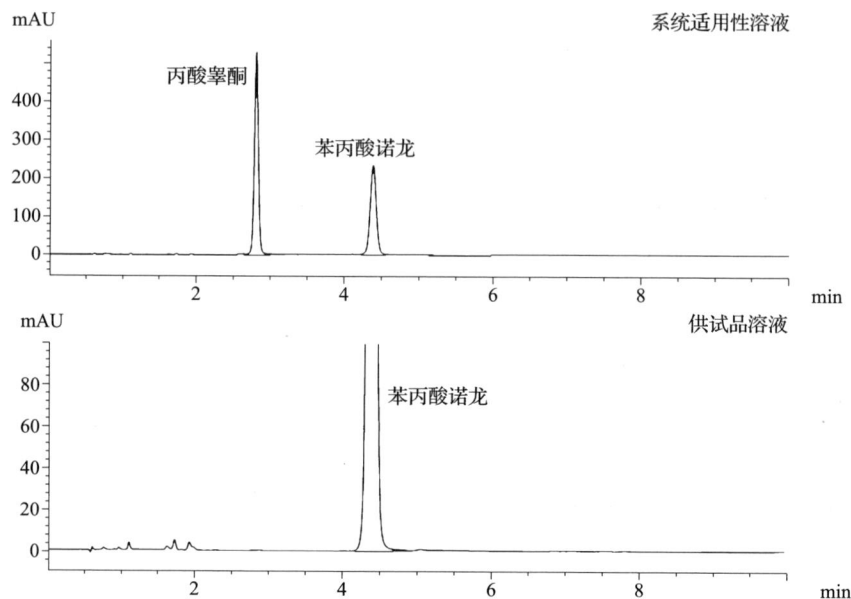

2. UHPLC 方法二

（1）色谱条件　仪器：Agilent 1290；色谱柱：ChromCore 120 C18，2.1mm×100mm，1.8μm；柱温：25℃；流动相：甲醇 - 水（82：18）；流速：0.3ml/min；检测波长：254nm；进样体积：2μl，记录色谱图至主成分峰保留时间的 2 倍。

（2）色谱图

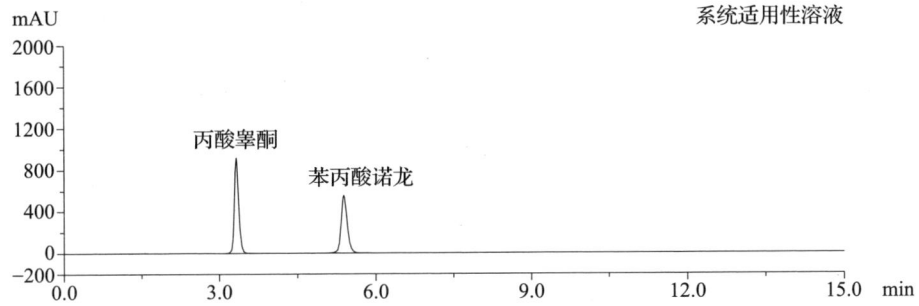

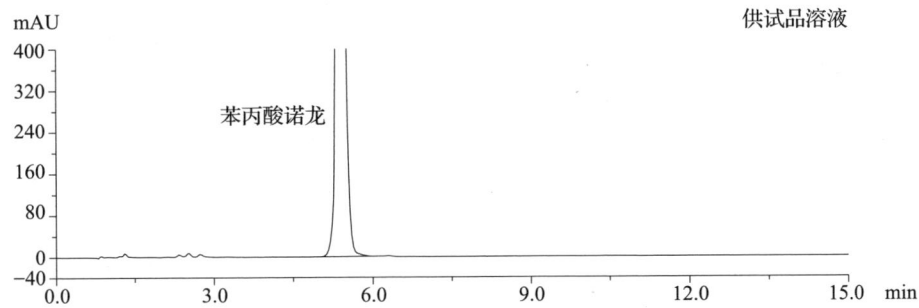

3. UHPLC 方法三

（1）色谱条件　仪器：Waters ACQUITY UPLC H-Class；色谱柱：Endeavorsil C18，2.1mm× 100mm，1.8μm；柱 温：30 ℃；流 动 相：甲 醇 - 水（82：18）；流 速：0.15ml/min；检测波长：254nm；进样体积：2μl，记录色谱图至主成分峰保留时间的 2 倍。

（2）色谱图

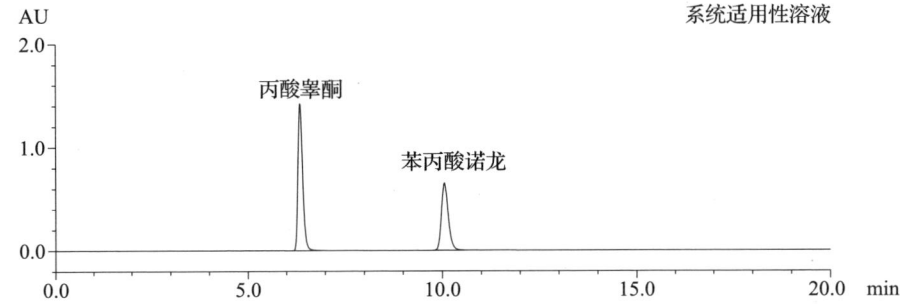

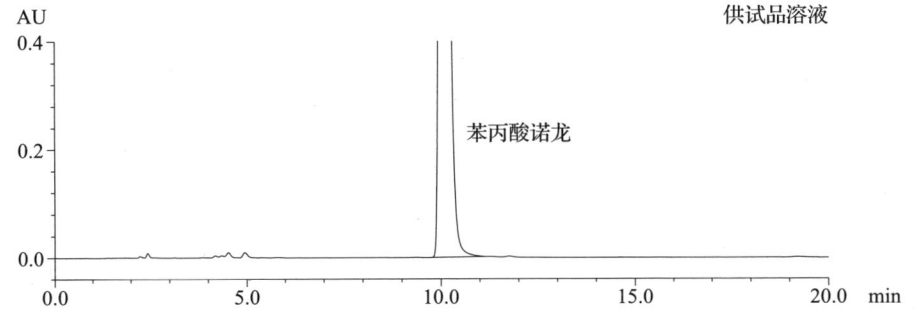

4. UHPLC 方法四

（1）色谱条件　仪器：Shimadzu Nexera LC-40D XS；色谱柱：Shim-pack GIST C18-AQ HP，2.1mm×100mm，1.9μm；柱温：22℃；流动相：甲醇 - 水（82∶18）；流速：0.2ml/min；检测波长：254nm；进样体积：1μl，记录色谱图至主成分峰保留时间的 2 倍。

（2）色谱图

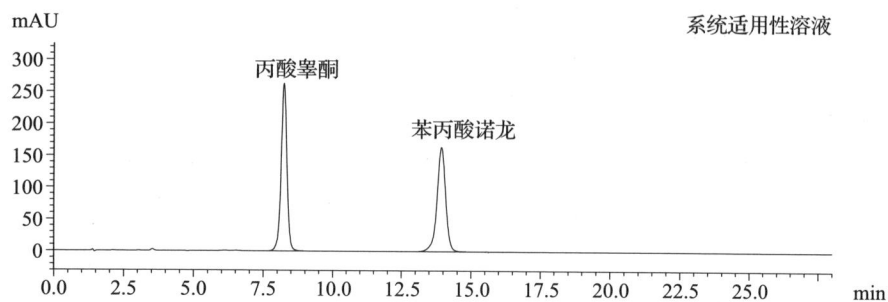

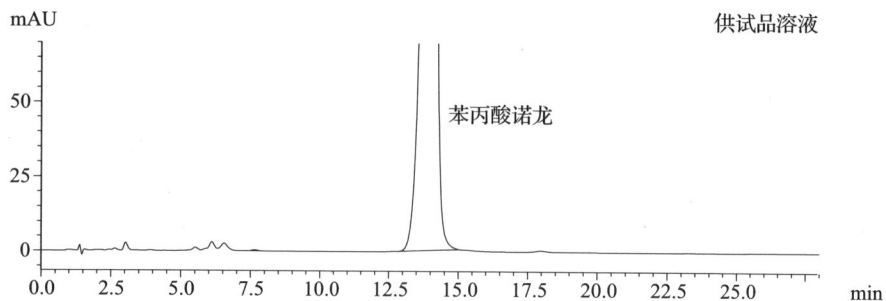

5. UHPLC 方法五

（1）色谱条件　仪器：Thermo Vanquish Flex；色谱柱：CAPCELL PAK MGII C18，2.1mm× 100mm，2μm；柱温：25℃；流动相：甲醇 - 水（82∶18）；流速：0.5ml/min；检测波长：254nm；进样体积：1μl，记录色谱图至主成分峰保留时间的 2 倍。

（2）色谱图

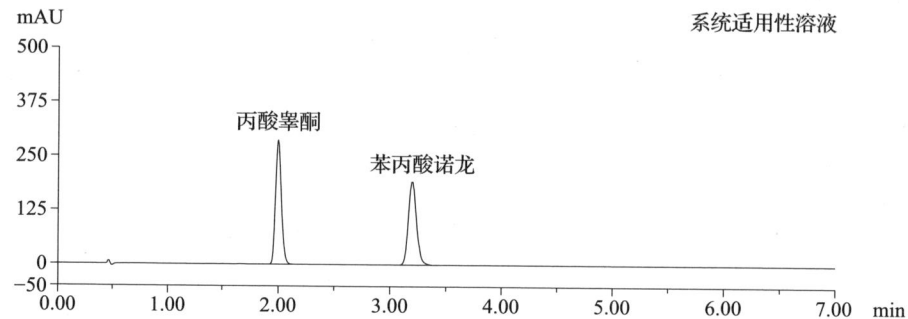

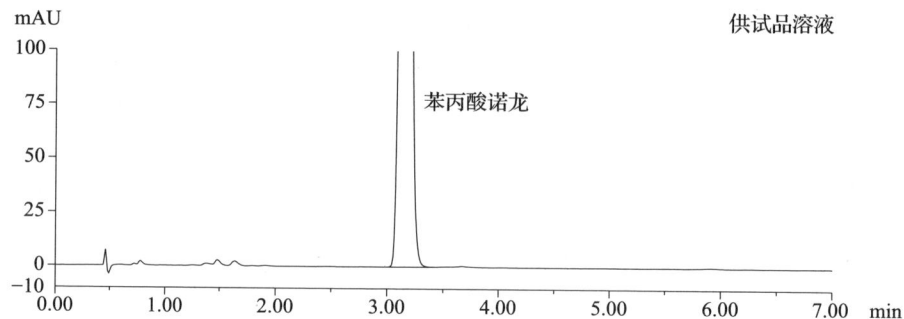

6. UHPLC 方法六

（1）色谱条件　仪器：Thermo Fisher Vanquish Flex；色谱柱：Acclaim VANQUISH C18，2.1mm×150mm，2.2μm；柱温：25 ℃；流动相：甲醇-水（82：18）；流速：0.5ml/min；检测波长：254nm；进样体积：1μl，记录色谱图至主成分峰保留时间的 2 倍。

（2）色谱图

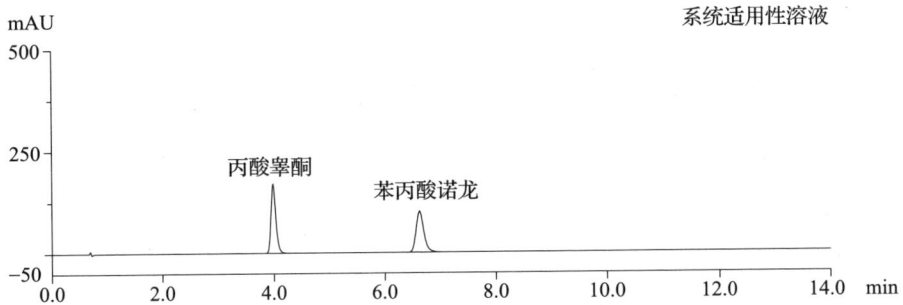

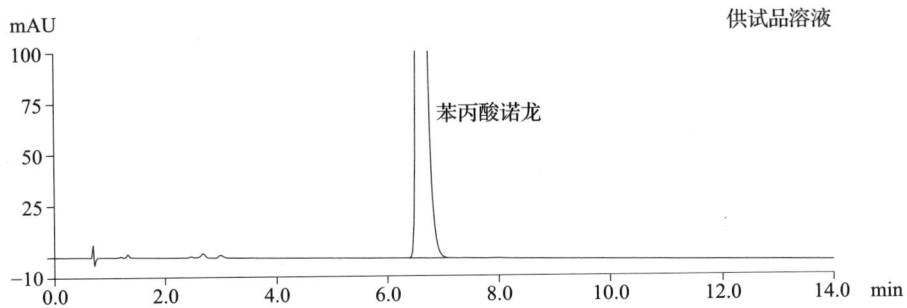

7. UHPLC 方法七

（1）色谱条件　仪器：Waters ACQUITY UPLC H-Class 色谱柱：ACQUITY UPLC HSS C18，2.1mm×100mm，1.8μm；柱温：30℃；流动相：甲醇-水（82：18）；流速：0.3ml/min；检测波长：254nm；进样体积：2μl，记录色谱图至主成分峰保留时间的 2 倍。

（2）色谱图

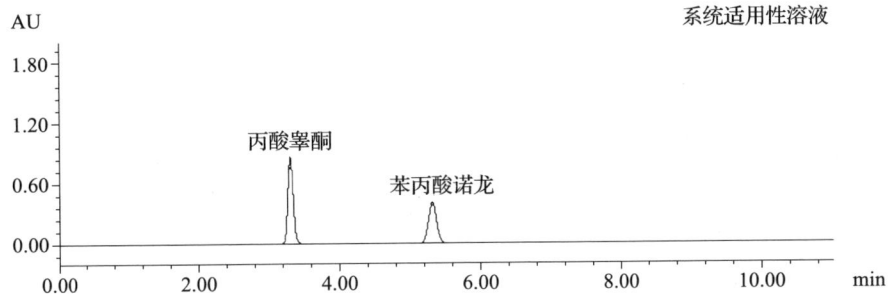

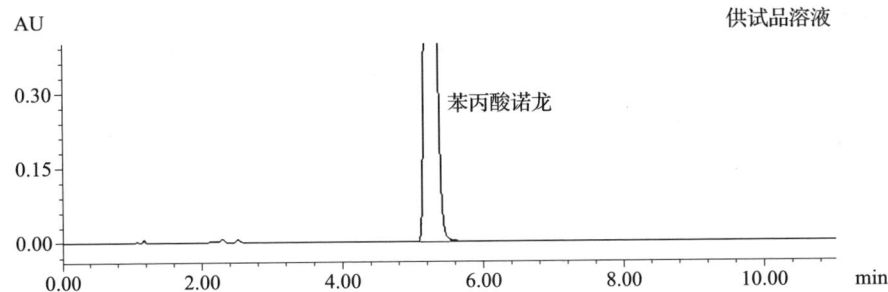

各型号色谱柱系统适用性数据汇总表

色谱柱名称	色谱柱规格	组分	保留时间（min）	理论板数	拖尾因子	分离度
Poroshell 120 SB-C18	3.0mm × 100mm, 2.7μm	丙酸睾酮	2.803	13257	1.09	/
		苯丙酸诺龙	4.386	14195	1.05	12.97
ChromCore 120 C18	2.1mm × 100mm, 1.8μm	丙酸睾酮	3.334	7632	1.19	/
		苯丙酸诺龙	5.395	11265	1.19	11.58
Endeavorsil C18	2.1mm × 100mm, 1.8μm	丙酸睾酮	6.351	13198	1.35	/
		苯丙酸诺龙	10.053	16105	1.24	13.49
Shim-pack GIST C18-AQ HP	2.1mm × 100mm, 1.9μm	丙酸睾酮	8.233	7637	1.01	/
		苯丙酸诺龙	13.926	10296	0.94	12.30
CAPCELL PAK MGII C18	2.1mm × 100mm, 2μm	丙酸睾酮	1.995	6895	1.42	/
		苯丙酸诺龙	3.197	9593	1.29	10.60
Acclaim VANQUISH C18	2.1mm × 150mm, 2.2μm	丙酸睾酮	3.987	10195	1.24	/
		苯丙酸诺龙	6.625	11409	1.23	13.00
ACQUITY UPLC HSS C18	2.1mm × 100mm, 1.8μm	丙酸睾酮	3.306	5896	1.08	/
		苯丙酸诺龙	5.310	8078	1.04	11.43

六、质谱图

1. 质谱条件

Agilent 6546 四极杆飞行时间质谱仪；离子源：AJS 源；正离子检测模式；一级质谱扫描范围 m/z：50~1200；二级质谱扫描范围 m/z：25~1000；碰撞能量：10、20、40V。

2. 质谱图

（1）苯丙酸诺龙质谱图

①正离子模式一级质谱图

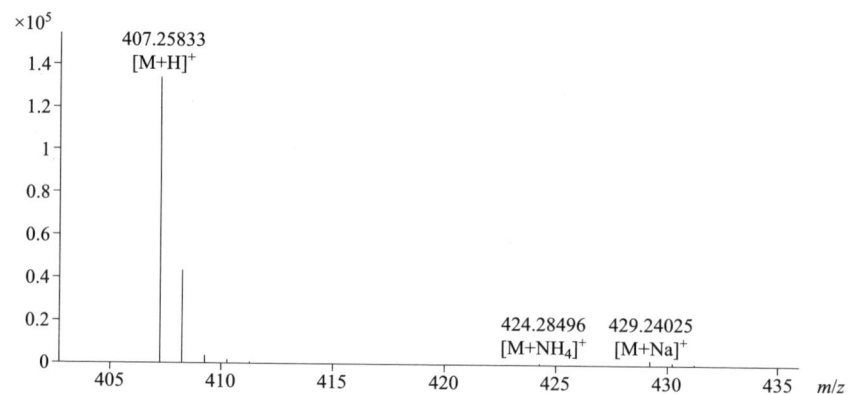

苯丙酸诺龙正离子模式下，准分子离子以 $[M+H]^+$ 为主，另外可以观察到少量的 $[M+Na]^+$ 峰和极微量的 $[M+NH_4]^+$ 峰。

②正离子模式二级质谱图

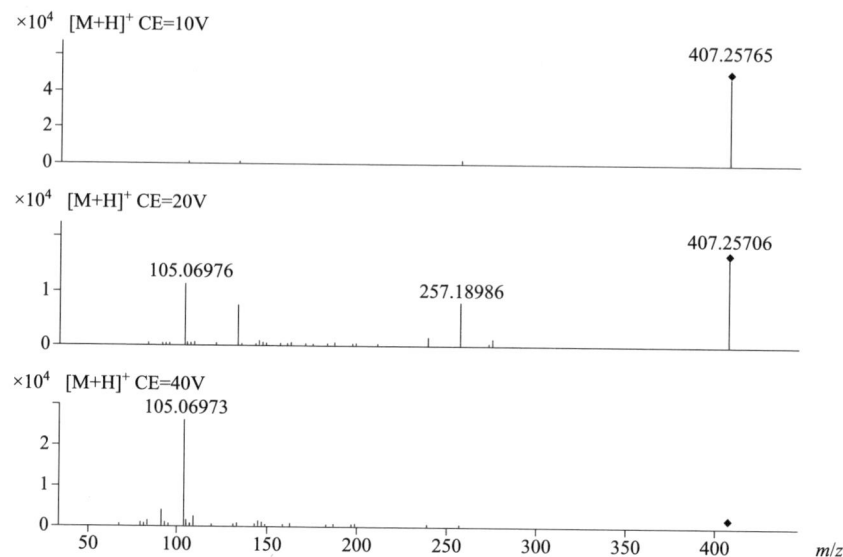

（2）丙酸睾酮质谱图

①正离子模式一级质谱图

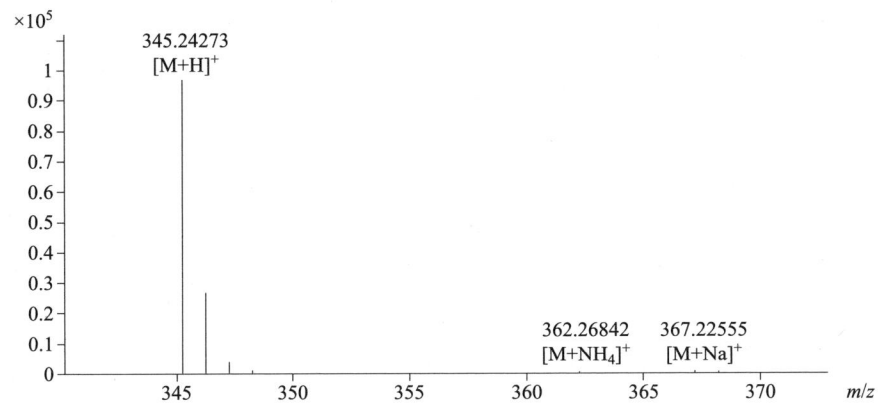

丙酸睾酮正离子模式下，准分子离子以［M+H］$^+$为主，另外可以观察到极微量的［M+Na］$^+$和［M+NH$_4$］$^+$峰。

②正离子模式二级质谱图

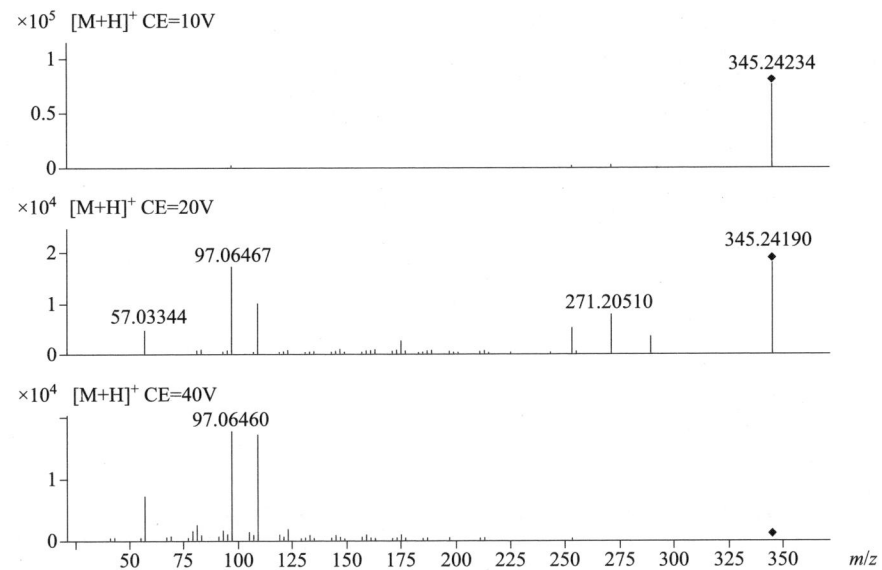

23　苯妥英钠

Phenytoin Sodium

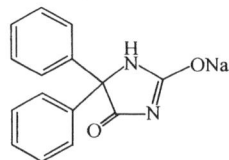

C$_{15}$H$_{11}$N$_2$NaO$_2$　274.25　CAS 号：630-93-3

本品为 5,5- 二苯基乙内酰脲钠盐。

一、基本信息

本品为白色粉末；无臭；微有引湿性；在空气中渐渐吸收二氧化碳，分解成苯妥英；水溶液显碱性反应，常因部分水解而发生浑浊。在水中易溶，在乙醇中溶解，在三氯甲烷或乙醚中几乎不溶。

1. 执行标准

《中国药典》2020 年版二部，第 753 页　苯妥英钠。

2. 试验用样品

苯妥英钠，批号 GF01-DEKO，东京化成工业株式会社。

杂质 I，批号 171294-201601，中国食品药品检定研究院。

3. 杂质对照品信息

杂质 I　2- 羟基 -1,2- 二苯基乙酮

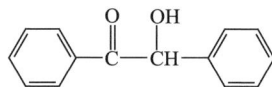

C$_{14}$H$_{12}$O$_2$　212.25

二、溶液配制

1. 系统适用性溶液

取杂质 I 与苯妥英钠对照品各适量，加少量甲醇溶解，用流动相稀释制成每 1ml 中约含杂质 I 0.15mg 与苯妥英钠 0.1mg 的混合溶液。

2. 供试品溶液

取本品，加流动相溶解并稀释制成每 1ml 中约含 1mg 的溶液。

三、系统适用性要求

系统适用性溶液色谱图中，出峰顺序为苯妥英钠与杂质 I，两峰之间的分离度应符合要求，理论板数按苯妥英钠峰计算不低于 5000。

四、高效液相色谱法

1. HPLC 色谱条件

色谱柱：用十八烷基硅烷键合硅胶为填充剂；流动相：0.05mol/L 磷酸二氢铵溶液（用磷酸调节 pH 值至 2.5）- 乙腈 - 甲醇（45：35：20）；流速：1.5ml/min；检测波长：220nm；进样体积：20μl，记录色谱图至主成分峰保留时间的 3 倍。

2. 系统适用性溶液色谱图

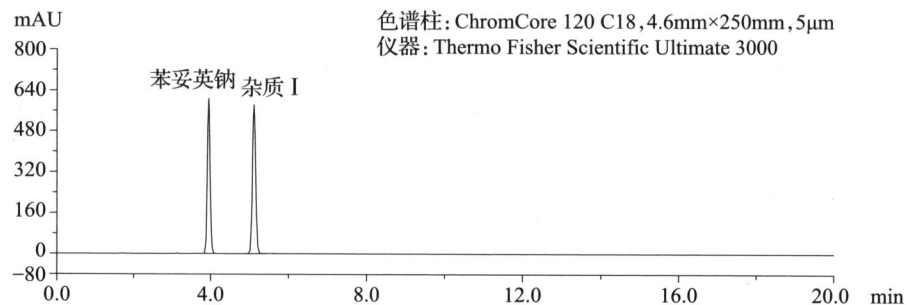

色谱柱：ChromCore 120 C18，4.6mm×250mm，5μm
仪器：Thermo Fisher Scientific Ultimate 3000

3. 紫外光谱图

苯妥英钠

mAU
199.95

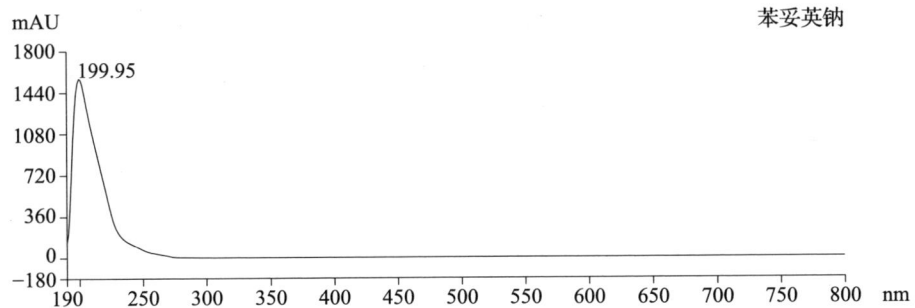

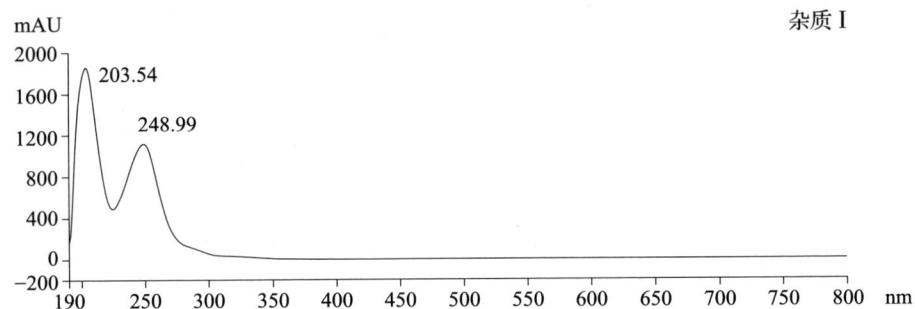

4. 供试品溶液有关物质色谱图

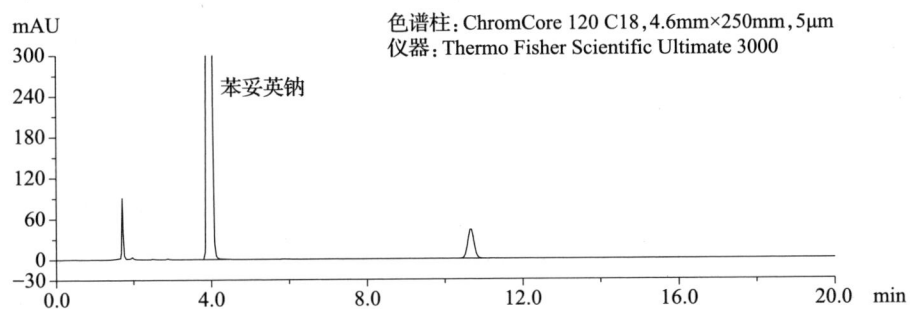

色谱柱：ChromCore 120 C18，4.6mm×250mm，5μm
仪器：Thermo Fisher Scientific Ultimate 3000

苯妥英钠

5. 其他型号色谱柱系统适用性色谱图及数据汇总表

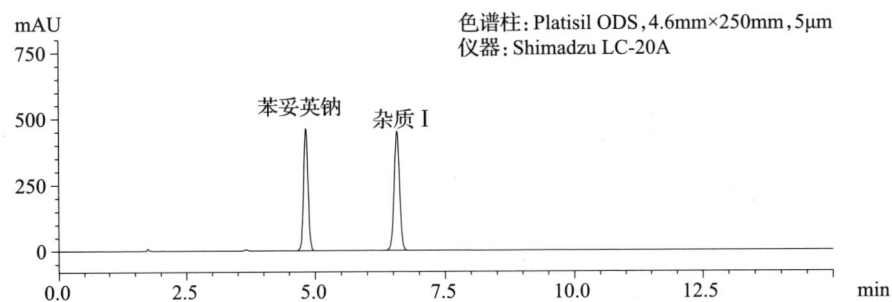

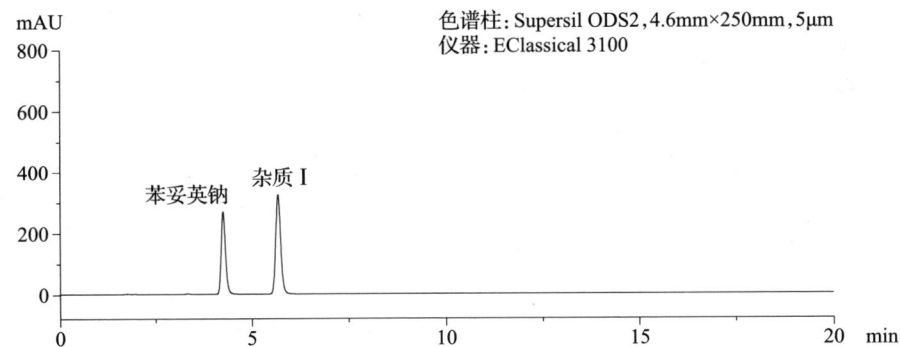

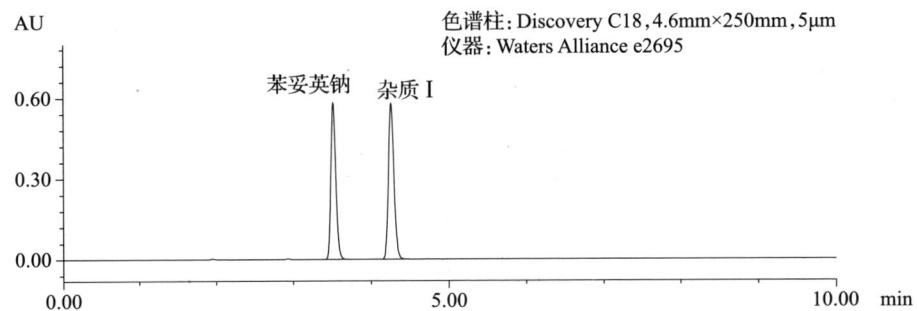

色谱柱：Platisil ODS，4.6mm×250mm，5μm
仪器：Shimadzu LC-20A

苯妥英钠　杂质 I

色谱柱：Supersil ODS2，4.6mm×250mm，5μm
仪器：EClassical 3100

苯妥英钠　杂质 I

色谱柱：Discovery C18，4.6mm×250mm，5μm
仪器：Waters Alliance e2695

苯妥英钠　杂质 I

杂质 I

mAU
203.54
248.99

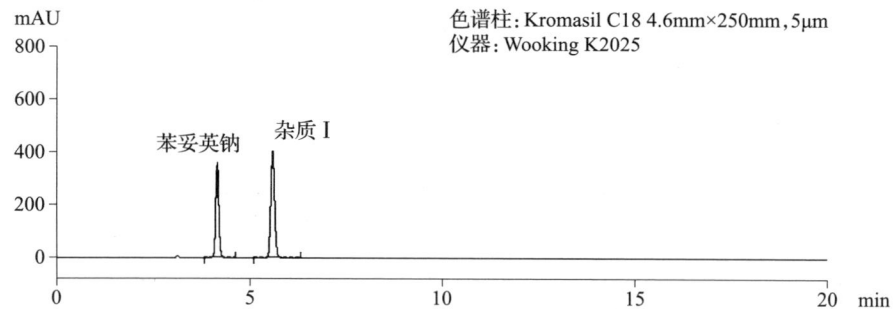

色谱柱：Kromasil C18 4.6mm×250mm，5μm
仪器：Wooking K2025

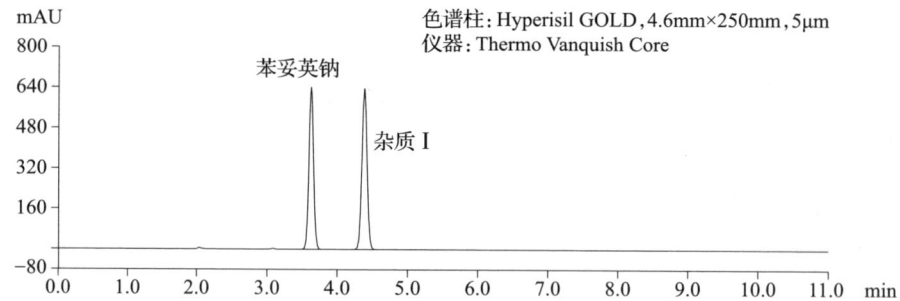

色谱柱：Hyperisil GOLD，4.6mm×250mm，5μm
仪器：Thermo Vanquish Core

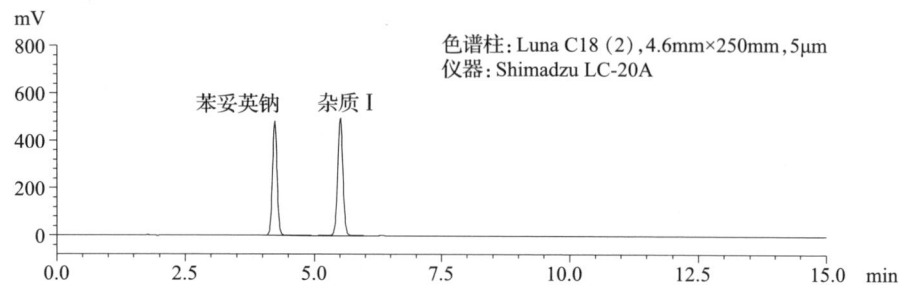

色谱柱：Luna C18（2），4.6mm×250mm，5μm
仪器：Shimadzu LC-20A

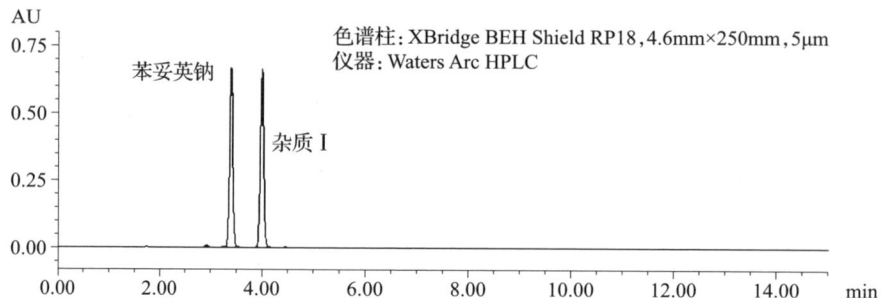

色谱柱：XBridge BEH Shield RP18，4.6mm×250mm，5μm
仪器：Waters Arc HPLC

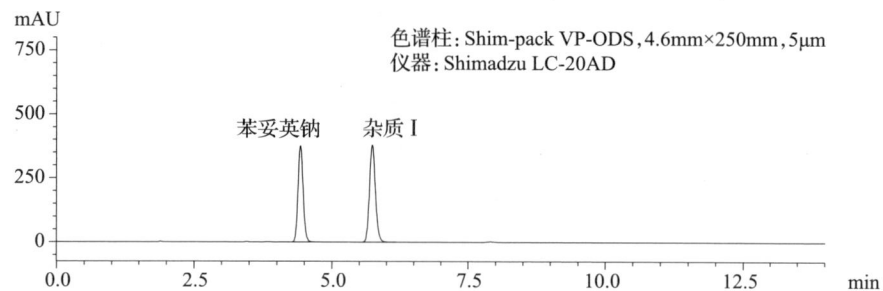

色谱柱：Shim-pack VP-ODS，4.6mm×250mm，5μm
仪器：Shimadzu LC-20AD

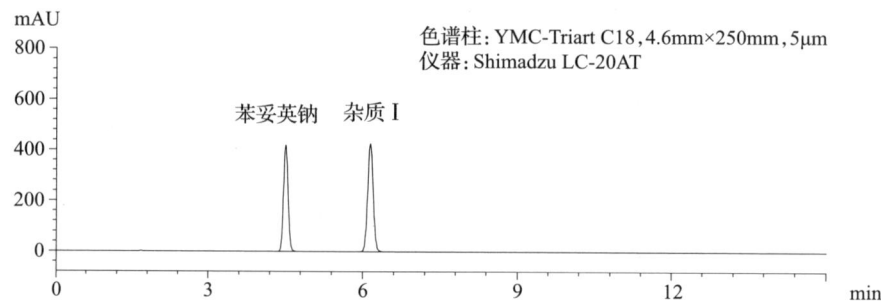

色谱柱：YMC-Triart C18，4.6mm×250mm，5μm
仪器：Shimadzu LC-20AT

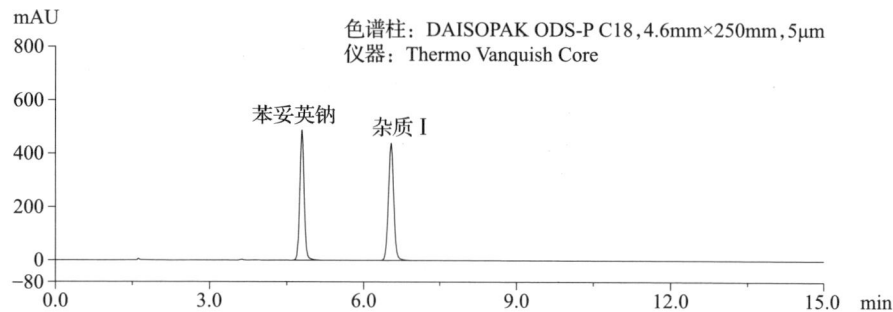

色谱柱：DAISOPAK ODS-P C18，4.6mm×250mm，5μm
仪器：Thermo Vanquish Core

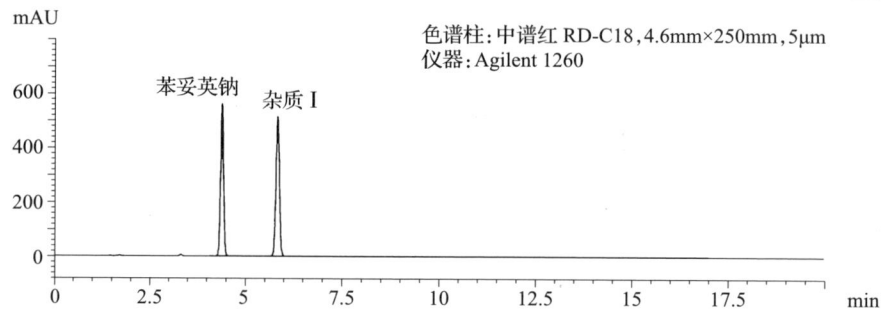

色谱柱：中谱红 RD-C18，4.6mm×250mm，5μm
仪器：Agilent 1260

各型号色谱柱系统适用性数据汇总表

色谱柱名称	色谱柱规格	组分	保留时间（min）	理论板数	拖尾因子	分离度	备注
ChromCore 120 C18	4.6mm×250mm, 5μm	苯妥英钠	3.947	14707	1.13	/	柱温：25℃
		杂质Ⅰ	5.100	17822	1.09	8.15	
Platisil ODS	4.6mm×250mm, 5μm	苯妥英钠	4.821	12097	1.07	/	柱温：25℃
		杂质Ⅰ	6.568	15697	1.04	9.08	
Supersil ODS2	4.6mm×250mm, 5μm	苯妥英钠	4.257	6970	1.20	/	柱温：35℃
		杂质Ⅰ	5.682	9120	1.10	6.47	
Discovery C18	4.6mm×250mm, 5μm	苯妥英钠	3.515	14839	1.16	/	柱温：25℃
		杂质Ⅰ	4.255	17467	1.14	5.94	
Kromasil C18	4.6mm×250mm, 5μm	苯妥英钠	4.152	12708	1.09	/	柱温：25℃
		杂质Ⅰ	5.582	15574	1.10	8.77	
Luna C18（2）	4.6mm×250mm, 5μm	苯妥英钠	4.234	9274	1.05	/	柱温：25℃
		杂质Ⅰ	5.506	12253	1.02	6.79	
Shim-pack VP-ODS	4.6mm×250mm, 5μm	苯妥英钠	4.422	8799	1.15	/	柱温：25℃
		杂质Ⅰ	5.733	11355	1.15	6.50	
DAISOPAK ODS-P C18	4.6mm×250mm, 5μm	苯妥英钠	4.790	15962	1.10	/	柱温：25℃
		杂质Ⅰ	6.533	19043	1.10	10.22	
Hyperisil GOLD	4.6mm×250mm, 5μm	苯妥英钠	3.633	14550	1.05	/	柱温：25℃
		杂质Ⅰ	4.380	16913	1.07	5.85	
XBridge BEH Shield RP18	4.6mm×250mm, 5μm	苯妥英钠	3.411	14145	1.05	/	柱温：30℃
		杂质Ⅰ	4.006	16830	1.05	4.99	
YMC-Triart C18	4.6mm×250mm, 5μm	苯妥英钠	4.506	9512	1.09	/	柱温：35℃
		杂质Ⅰ	6.141	13012	1.07	8.17	
中谱红 RD-C18	4.6mm×250mm, 5μm	苯妥英钠	4.399	15148	1.03	/	柱温：25℃
		杂质Ⅰ	5.840	18325	1.05	9.12	

五、超高效液相色谱法

1. UHPLC 方法一

（1）色谱条件　仪器：Waters ACQUITY UPLC H-Class；色谱柱：Endeavorsil C18，2.1mm× 100mm，1.8μm；柱温：25℃；流动相：0.05mol/L 磷酸二氢铵溶液（用磷酸调节 pH 值至 2.5）- 乙腈 - 甲醇（45：35：20）；流速：0.15ml/min；检测波长：220nm；进样体积：2μl，记录色谱图至主成分峰保留时间的 3 倍。

（2）色谱图

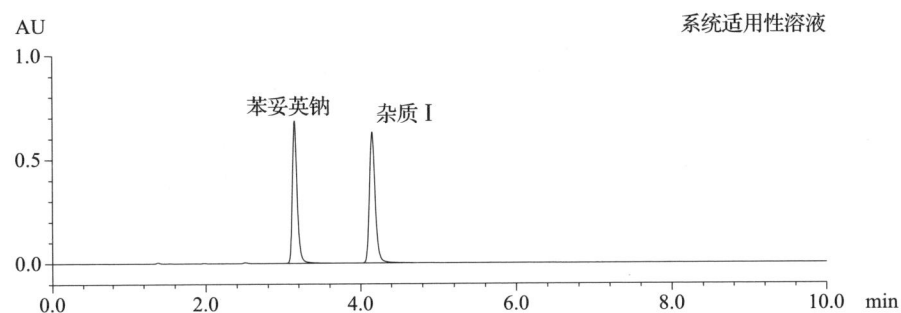

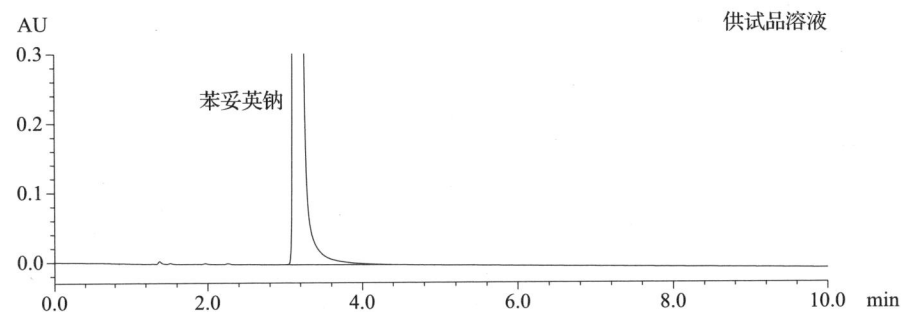

2. UHPLC 方法二

（1）色谱条件　仪器：Shimadzu Nexera LC-40D XS；色谱柱：Shim-pack GIST C18-AQ HP，2.1mm×100mm，1.9μm；柱温：25℃；流动相：0.05mol/L 磷酸二氢铵溶液（用磷酸调节 pH 值至 2.5）- 乙腈 - 甲醇（51∶35∶14）；流速：0.4ml/min；检测波长：220nm；进样体积：2μl，记录色谱图至主成分峰保留时间的 3 倍。

（2）色谱图

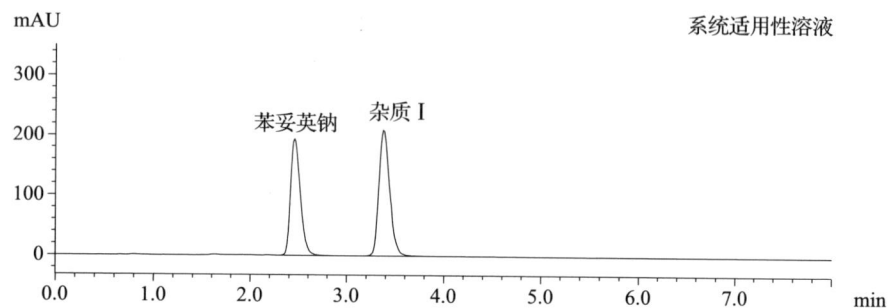

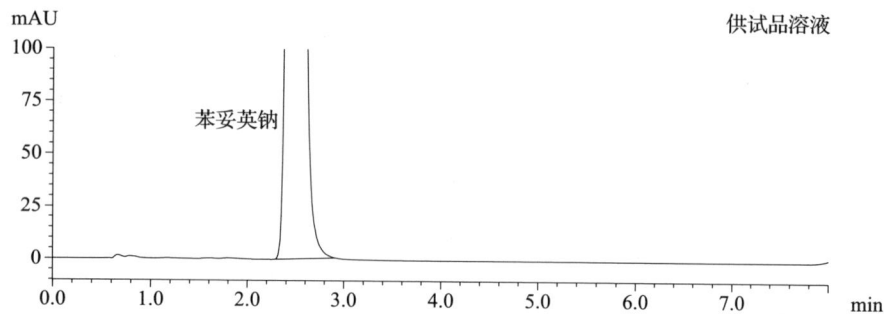

3. UHPLC 方法三

（1）色谱条件　仪器：Thermo Vanquish Flex；色谱柱：CAPCELL PAK MGII C18，2.1mm×100mm，2μm；柱温：25℃；流动相：0.05mol/L 磷酸二氢铵溶液（用磷酸调节 pH 值至 2.5）- 乙腈 - 甲醇（51∶35∶14）；流速：0.4ml/min；检测波长：220nm；进样体积：2μl，记录色谱图至主成分峰保留时间的 3 倍。

（2）色谱图

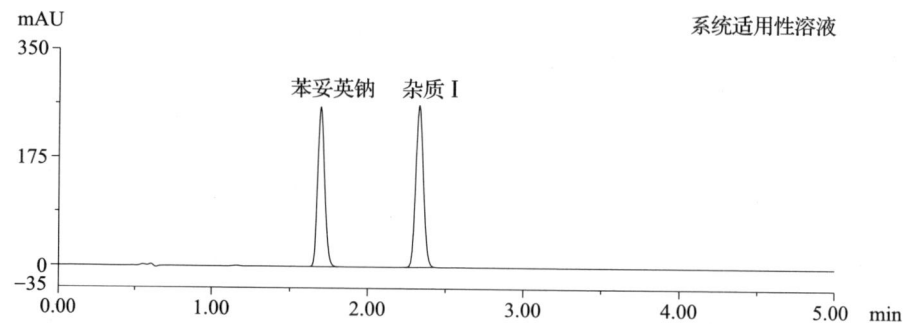

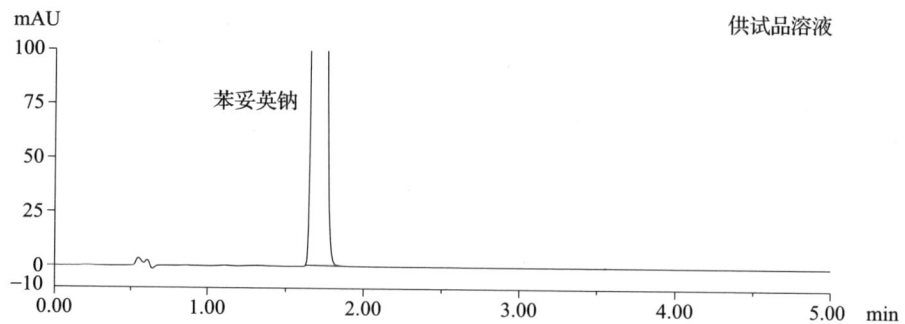

4. UHPLC 方法四

（1）色谱条件　仪器：Thermo Fisher Vanquish Flex；色谱柱：Acclaim Vanquish C18，2.1mm × 150mm，2.2μm；柱温：25℃；流动相：0.05mol/L 磷酸二氢铵溶液（用磷酸调节 pH 值至 2.5）- 乙腈 - 甲醇（45：35：20）；流速：0.4ml/min；检测波长：220nm；进样体积：2μl，记录色谱图至主成分峰保留时间的 3 倍。

（2）色谱图

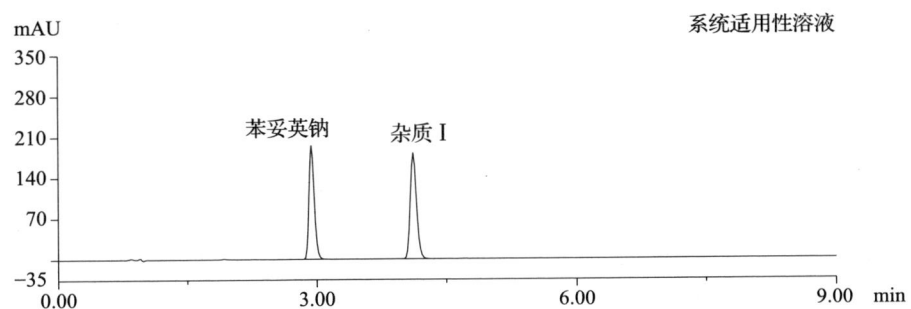

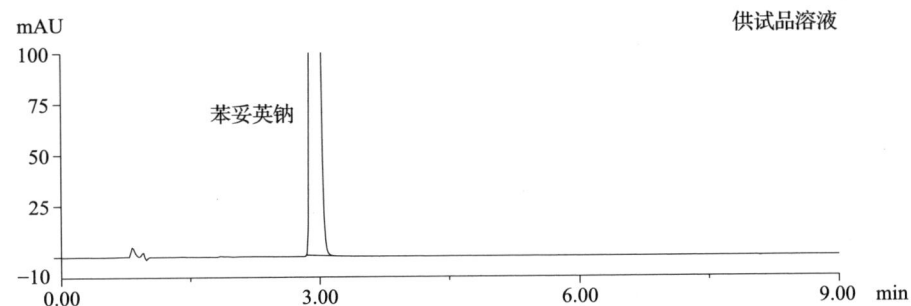

5. UHPLC 方法五

（1）色谱条件　仪器：Waters ACQUITY UPLC H-Class；色谱柱：ACQUITY UPLC BEH Shield RP18，2.1mm × 100mm，1.7μm；柱温：30℃；流动相：0.05mol/L 磷酸二氢铵溶液（用磷酸调节 pH 值至 2.5）- 乙腈 - 甲醇（45：35：20）；流速：0.4ml/min；检测波长：220nm；进样体积：2μl，记录色谱图至主成分峰保留时间的 3 倍。

（2）色谱图

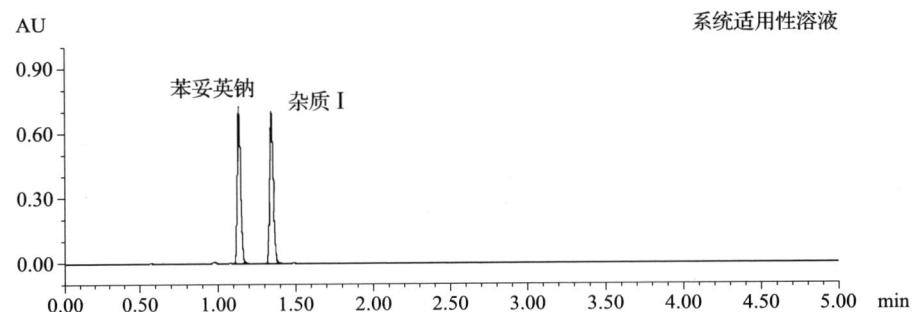

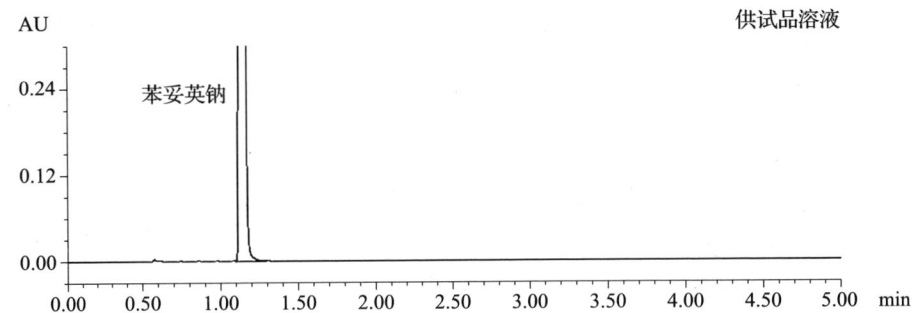

6. UHPLC 方法六

（1）色谱条件 仪器：Waters Acquity；色谱柱：Ultimate® UHPLC XB-C18，2.1mm×100mm，1.8μm；柱温：30℃；流动相：0.05mol/L 磷酸二氢铵溶液（用磷酸调节 pH 值至 2.5）- 乙腈 - 甲醇（45：35：20）；流速：0.3ml/min；检测波长：220nm；进样体积：1μl，记录色谱图至主成分峰保留时间的 3 倍。

（2）色谱图

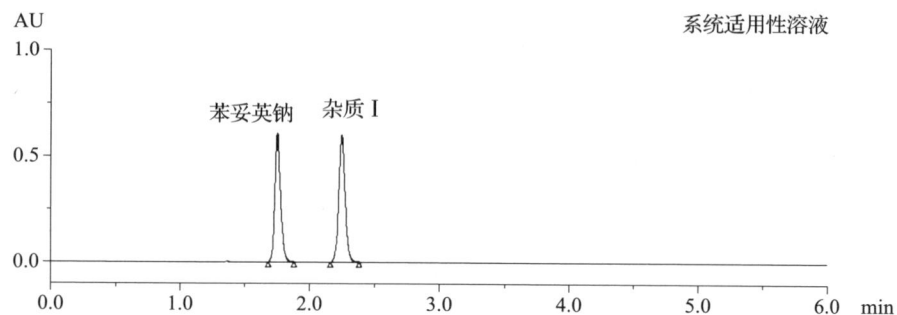

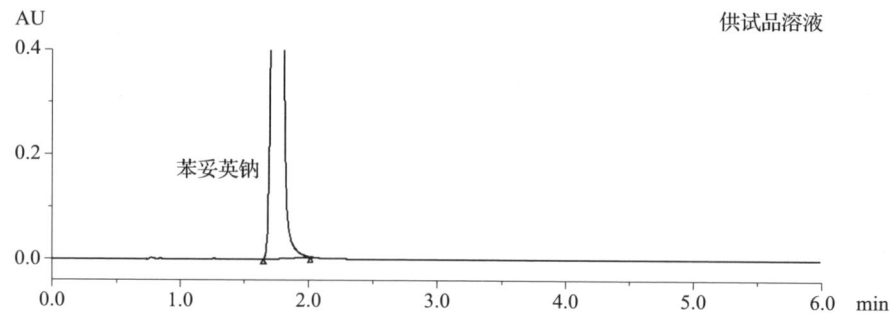

7. UHPLC 方法七

（1）色谱条件 仪器：Agilent 1260 Infinity Bin；色谱柱：Poroshell 120 EC-C18，4.6mm×100mm，2.7μm；柱温：25℃；流动相：0.05mol/L 磷酸二氢铵溶液（用磷酸调节 pH 值至 2.5）- 乙腈 - 甲醇（45：35：20）；流速：1.0ml/min；检测波长：220nm；进样体积：8μl，记录色谱图至主成分峰保留时间的 3 倍。

（2）色谱图

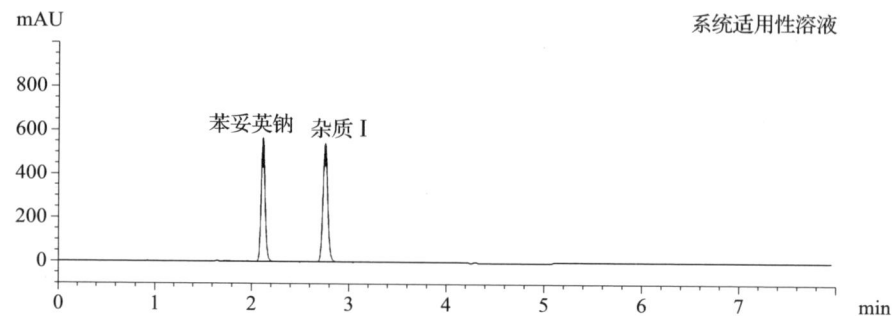

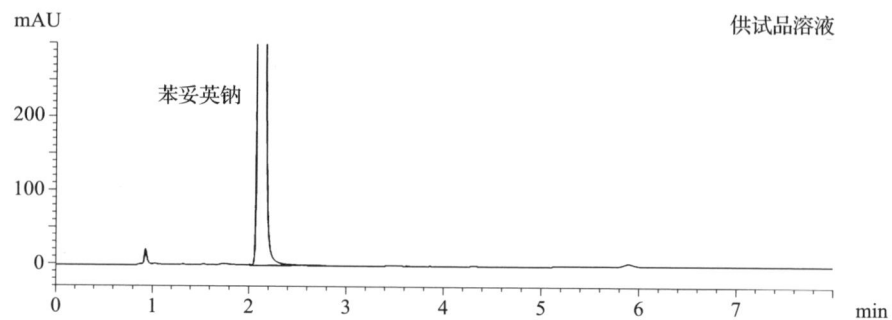

各型号色谱柱系统适用性数据汇总表

色谱柱名称	色谱柱规格	组分	保留时间（min）	理论板数	拖尾因子	分离度
Endeavorsil C18	2.1mm × 100mm, 1.8μm	苯妥英钠	3.148	13175	1.29	/
		杂质 I	4.149	15511	1.22	8.03
Shim-pack GIST C18-AQ HP	2.1mm × 100mm, 1.9μm	苯妥英钠	2.454	2369	1.40	/
		杂质 I	3.374	3808	1.30	4.38
CAPCELL PAK MGII C18	2.1mm × 100mm, 2μm	苯妥英钠	1.695	6791	1.46	/
		杂质 I	2.328	10730	1.27	7.36
Acclaim Vanquish C18	2.1mm × 150mm, 2.2μm	苯妥英钠	2.938	11107	1.21	/
		杂质 I	4.118	15659	1.16	9.71
ACQUITY UPLC BEH Shield RP18	2.1mm × 100mm, 1.7μm	苯妥英钠	1.140	13103	1.22	/
		杂质 I	1.348	15556	1.20	5.01
Ultimate® UHPLC XB-C18	2.1mm × 100mm, 1.8μm	苯妥英钠	1.749	8143	1.26	/
		杂质 I	2.246	10785	1.11	6.23
Poroshell 120 EC-C18	4.6mm × 100mm, 2.7μm	苯妥英钠	2.122	13675	1.16	/
		杂质 I	2.765	16158	1.12	8.08

六、质谱图

1. 质谱条件

Agilent 6546 四极杆飞行时间质谱仪；离子源：AJS 源；正 / 负离子检测模式；一级质谱扫描范围 m/z：50~1200；二级质谱扫描范围 m/z：25~1000；碰撞能量：5、10、20、40V。

2. 质谱图

（1）苯妥英钠质谱图

①正离子模式一级质谱图

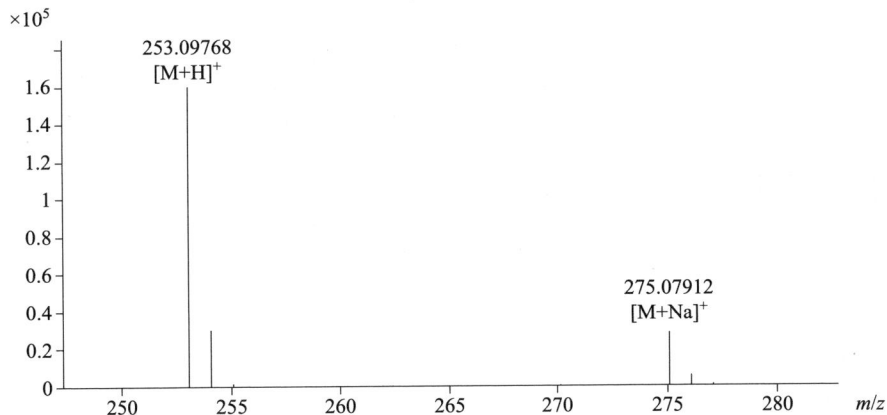

苯妥英钠正离子模式下，准分子离子以苯妥英的［M+H］⁺为主，另外可以观察到苯妥英［M+Na］⁺峰。

②正离子模式二级质谱图

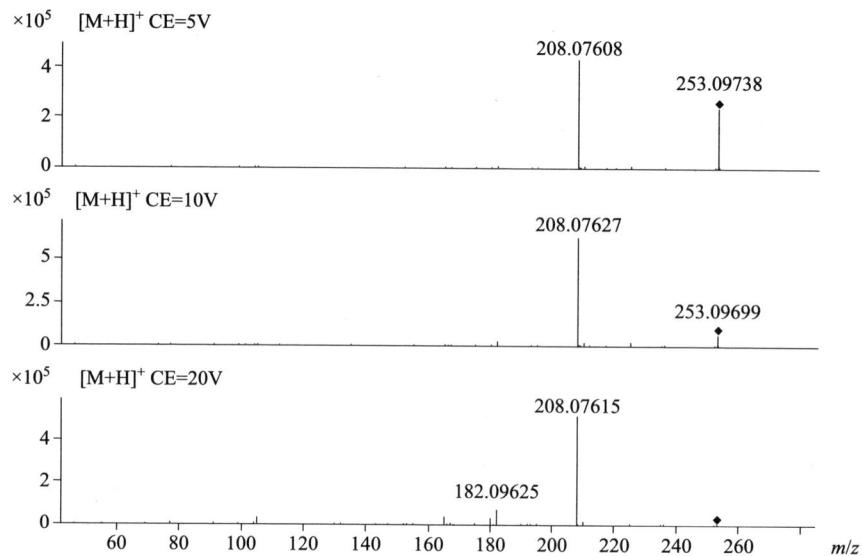

③负离子模式一级质谱图

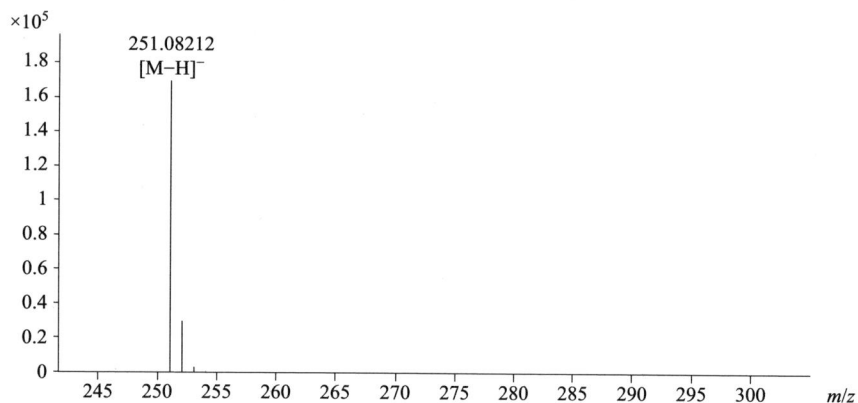

苯妥英钠负离子模式下,准分子离子以苯妥英的［M–H］⁻为主。

④负离子模式二级质谱图

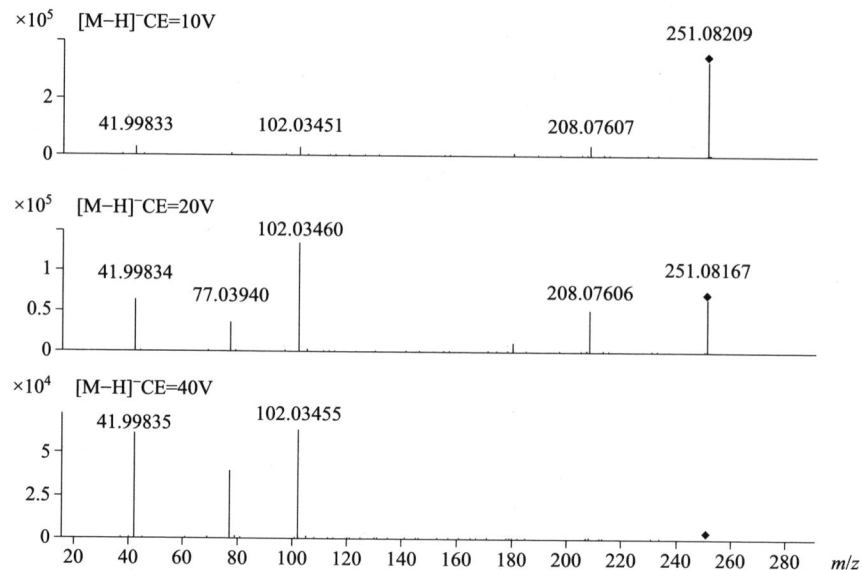

（2）杂质Ⅰ（2-羟基-1,2-二苯基乙酮）质谱图

①正离子模式一级质谱图

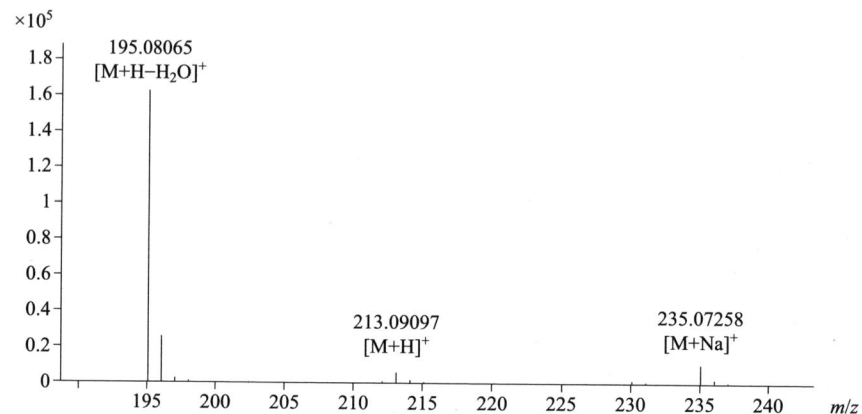

杂质Ⅰ正离子模式下,准分子离子以脱水峰［M+H–H₂O］⁺为主,另外可以观察到［M+H］⁺和［M+Na］⁺峰。

②正离子模式二级质谱图

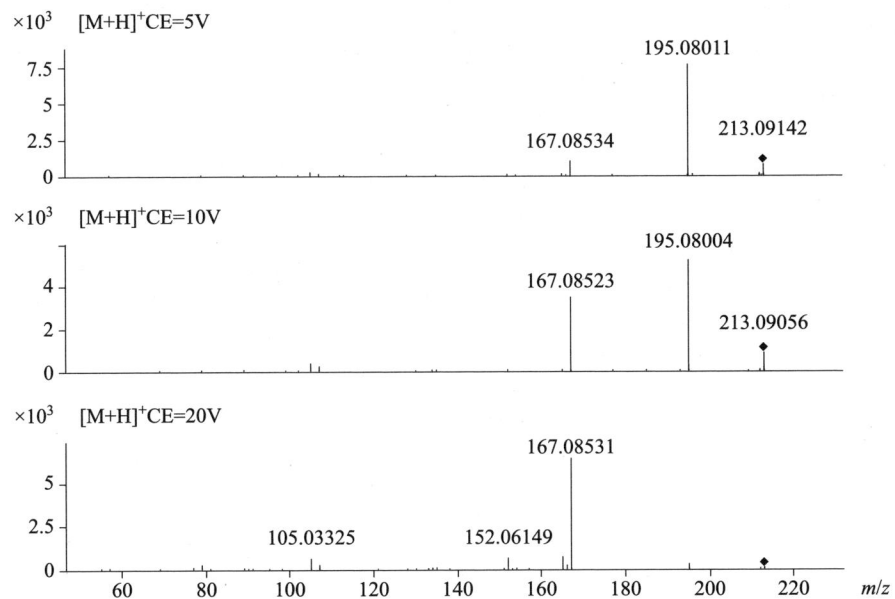

×10³　[M+H]⁺CE=5V

195.08011

167.08534　213.09142

×10³　[M+H]⁺CE=10V

195.08004

167.08523

213.09056

×10³　[M+H]⁺CE=20V

167.08531

105.03325　152.06149

④负离子模式二级质谱图

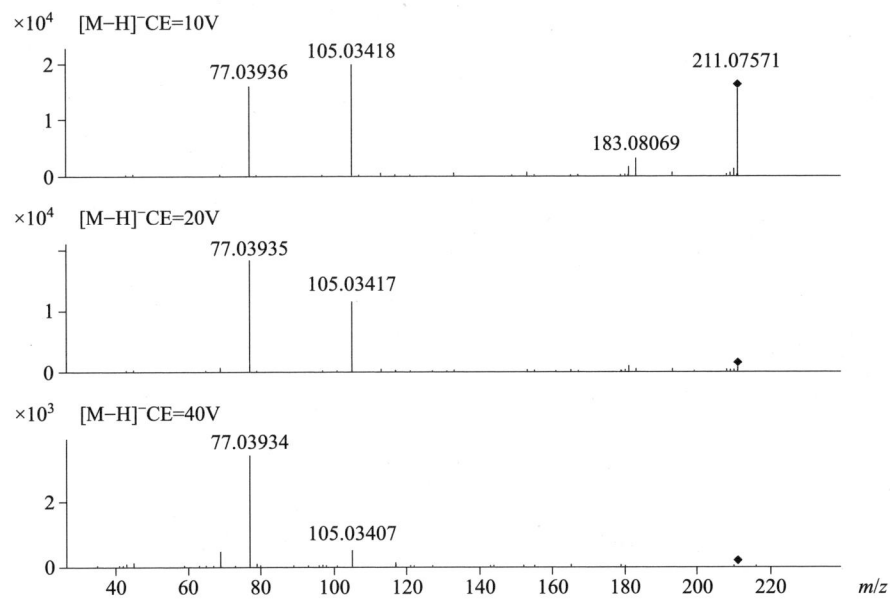

×10⁴　[M−H]⁻CE=10V

77.03936　105.03418　211.07571

183.08069

×10⁴　[M−H]⁻CE=20V

77.03935

105.03417

×10³　[M−H]⁻CE=40V

77.03934

105.03407

③负离子模式一级质谱图

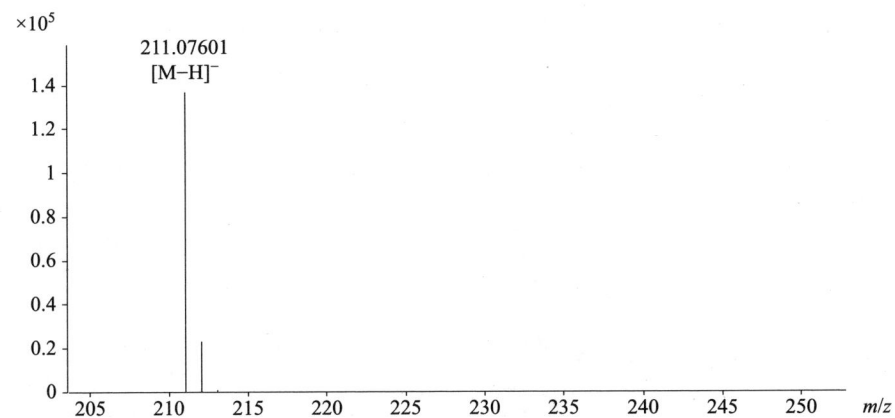

×10⁵

211.07601
[M−H]⁻

杂质 I 负离子模式下,准分子离子以［M−H］⁻为主。

24　奈韦拉平

Nevirapine

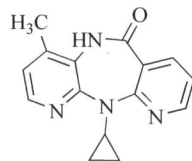

$C_{15}H_{14}N_4O$　266.30　CAS 号：129618-40-2

本品为 11- 环丙基 -5, 11- 二氢 -4- 甲基 -6H- 二吡啶并 [3, 2-b：2', 3'-e] [1, 4]二氮杂䓬 -6- 酮。

一、基本信息

本品为白色或类白色粉末。在乙醇或甲醇中微溶，在水中几乎不溶。

1. 执行标准

《中国药典》2020 年版二部，第 779 页　奈韦拉平。

2. 试验用样品

奈韦拉平，批号 C5021-19-047M，浙江华海药业股份有限公司。

杂质Ⅰ，批号 R046130，USP，浙江华海药业股份有限公司。

杂质Ⅱ，批号 R08110，USP，浙江华海药业股份有限公司。

杂质Ⅲ，批号 F0M426，USP，浙江华海药业股份有限公司。

3. 杂质对照品信息

杂质Ⅰ　4- 甲基 -5, 11- 二氢 -6H- 二吡啶并 [3, 2-b：2', 3'-e] [1, 4]二氮杂䓬 -6- 酮

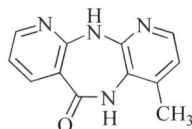

$C_{12}H_{10}N_4O$　226.23

杂质Ⅱ　11- 乙基 -4- 甲基 -5, 11- 二氢 -6H- 二吡啶并 [3, 2-b：2', 3'-e] [1, 4]二氮杂䓬 -6- 酮

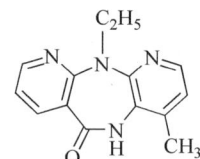

$C_{14}H_{14}N_4O$　254.29

杂质Ⅲ　4- 甲基 -11- 丙基 -5, 11- 二氢 -6H- 二吡啶并 [3, 2-b：2', 3'-e] [1, 4]二氮杂䓬 -6- 酮

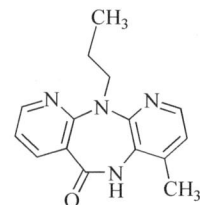

$C_{15}H_{16}N_4O$　268.31

二、溶液配制

1. 系统适用性溶液

取奈韦拉平对照品、杂质Ⅰ对照品、杂质Ⅱ对照品与杂质Ⅲ对照品各适量，加少量乙腈 - 流动相（1：2.2）混合溶液超声使溶解，放冷，用流动相稀释制成每 1ml 中各约含 2.4μg 的溶液。

2. 供试品溶液

取本品约 24mg，精密称定，置 100ml 量瓶中，加乙腈 4ml 和流动相 80ml，超声使溶解，放冷，用流动相稀释至 100ml，摇匀。

三、系统适用性要求

系统适用性溶液色谱图中，奈韦拉平峰与杂质Ⅰ峰、杂质Ⅱ峰的分离度均应大于 5.0。

四、高效液相色谱法

1. HPLC 色谱条件

色谱柱：用十六烷基酰胺基键合硅胶为填充剂（ZORBAX Bonus-RP 柱，4.6mm×150mm，5μm 或效能相当的色谱柱）；流动相：0.025mol/L 磷酸铵缓冲液（取磷酸二氢铵 2.88g，加水 800ml 使溶解，用 1mol/L 氢氧化钠溶液调节 pH 值至 5.0，再加水稀释至 1000ml，混匀）- 乙腈（80：20）；检测波长：220nm；进样体积：系统适用性溶液进样体积 25μl，其他溶液进样体积为 50μl，记录色谱图至主成分峰保留时间的 10 倍。

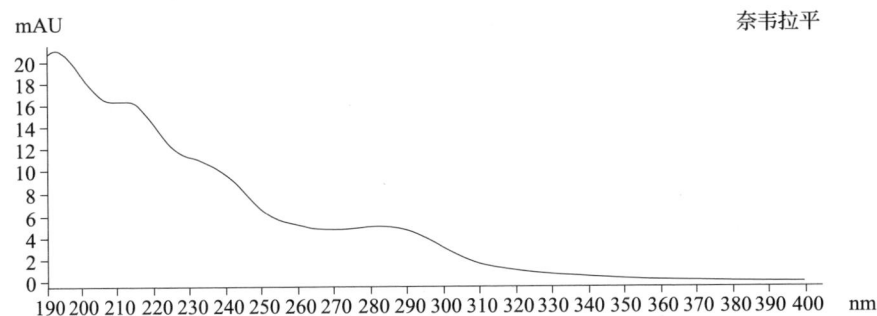

2. 系统适用性溶液色谱图

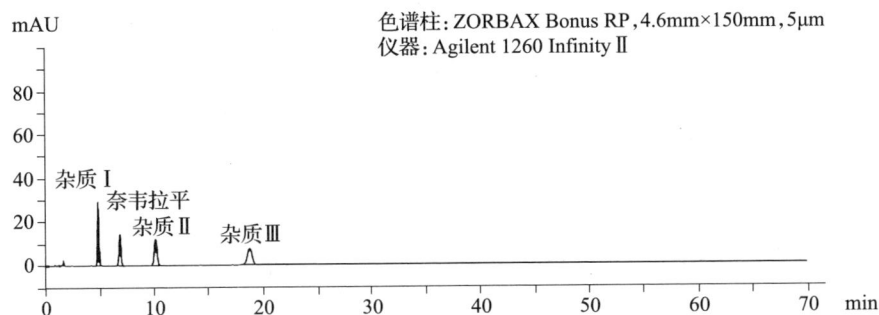

色谱柱：ZORBAX Bonus RP，4.6mm×150mm，5μm
仪器：Agilent 1260 Infinity II

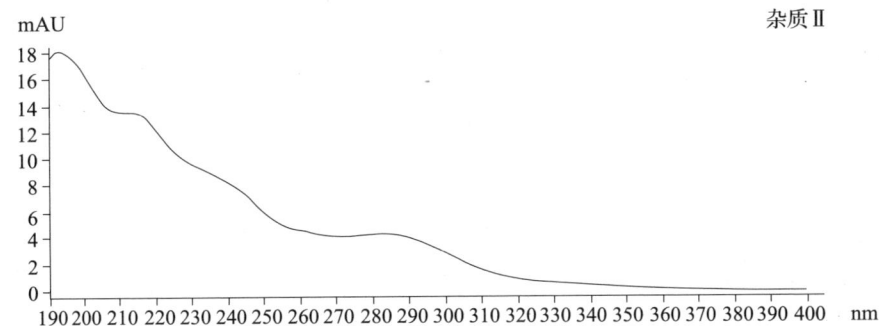

3. 紫外光谱图

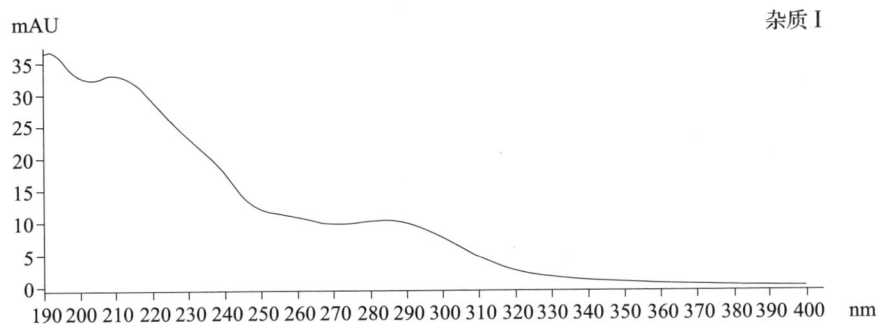

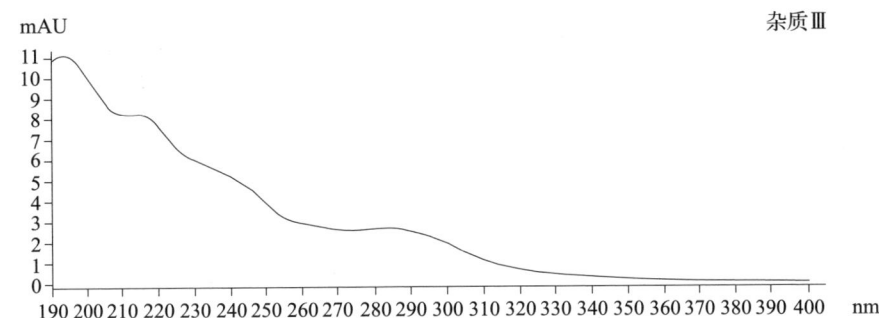

4. 供试品溶液有关物质色谱图

色谱柱：ZORBAX Bonus RP，4.6mm×150mm，5μm
仪器：Agilent 1260 Infinity Ⅱ

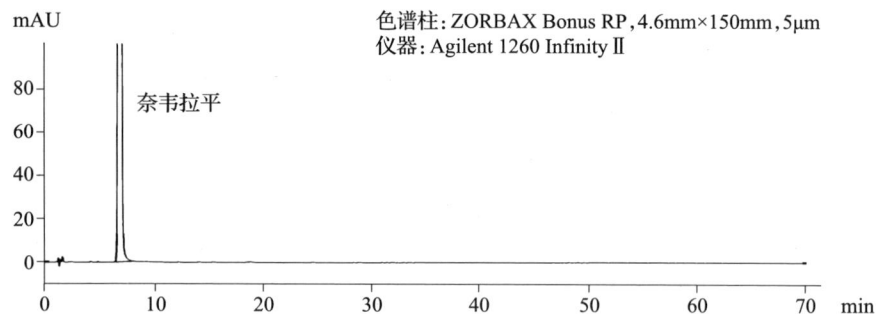

5. 其他型号色谱柱系统适用性色谱图及数据汇总表

色谱柱：Discovery RP-Amide C16，4.6mm×150mm，5μm
仪器：Waters Alliance e2695

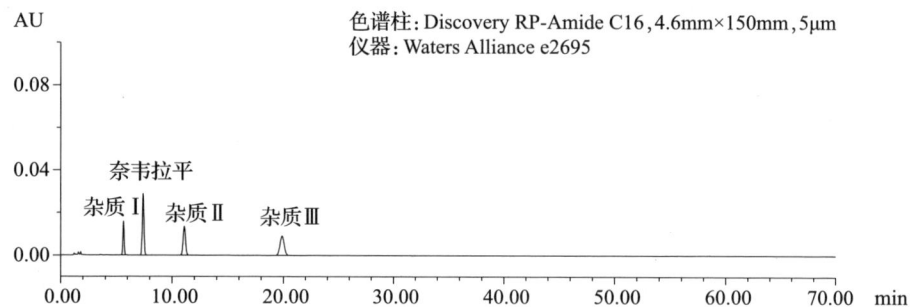

色谱柱：Ultimate® RP-Amide，4.6mm×150mm，5μm
仪器：Shimadzu LC-20 AD

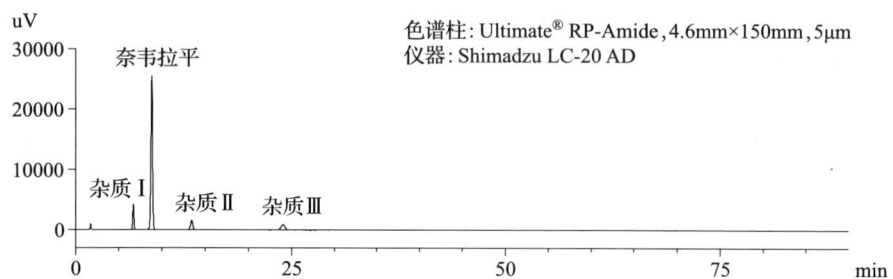

各型号色谱柱系统适用性数据汇总表

色谱柱名称	色谱柱规格	组分	保留时间（min）	理论板数	拖尾因子	分离度	备注
ZORBAX Bonus RP	4.6mm × 150mm，5μm	杂质Ⅰ	4.816	7416	1.00	/	柱温：30℃ 流速：1.5ml/min
		奈韦拉平	6.810	6947	1.00	8.40	
		杂质Ⅱ	10.124	7691	0.99	13.38	
		杂质Ⅲ	18.756	8203	0.98	7.24	
Discovery RP-Amide C16	4.6mm × 150mm，5μm	杂质Ⅰ	5.643	11551	1.07	/	柱温：30℃ 流速：1ml/min
		奈韦拉平	7.408	11363	1.04	7.11	
		杂质Ⅱ	11.099	12329	1.02	10.73	
		杂质Ⅲ	19.882	12764	1.01	15.70	
Ultimate® RP-Amide	4.6mm × 150mm，5μm	杂质Ⅰ	6.689	10060	0.98	/	柱温：30℃ 流速：1ml/min
		奈韦拉平	8.821	10401	0.97	6.96	
		杂质Ⅱ	13.445	11794	0.95	10.99	
		杂质Ⅲ	24.025	12636	0.94	15.67	

五、超高效液相色谱法

1. UHPLC 方法一

（1）色谱条件　仪器：Thermo Fisher Vanquish Flex；色谱柱：Acclaim RSLC Polar Advantage Ⅱ（PA2），2.1mm×50mm，2.2μm；柱温：25℃；流动相：0.025mol/L 磷酸铵缓冲液（取磷酸二氢铵 2.88g，加水 800ml 使溶解，用 1mol/L 氢氧化钠溶液调节 pH 值至 5.0，再加水稀释至 1000ml，混匀）- 乙腈（85∶15）；流速：0.6ml/min；检测波长：220nm；进样体积：系统适用性溶液进样体积 2μl，其他溶液进样体积 4μl，记录色谱图至主成分峰保留时间的 10 倍。

（2）色谱图

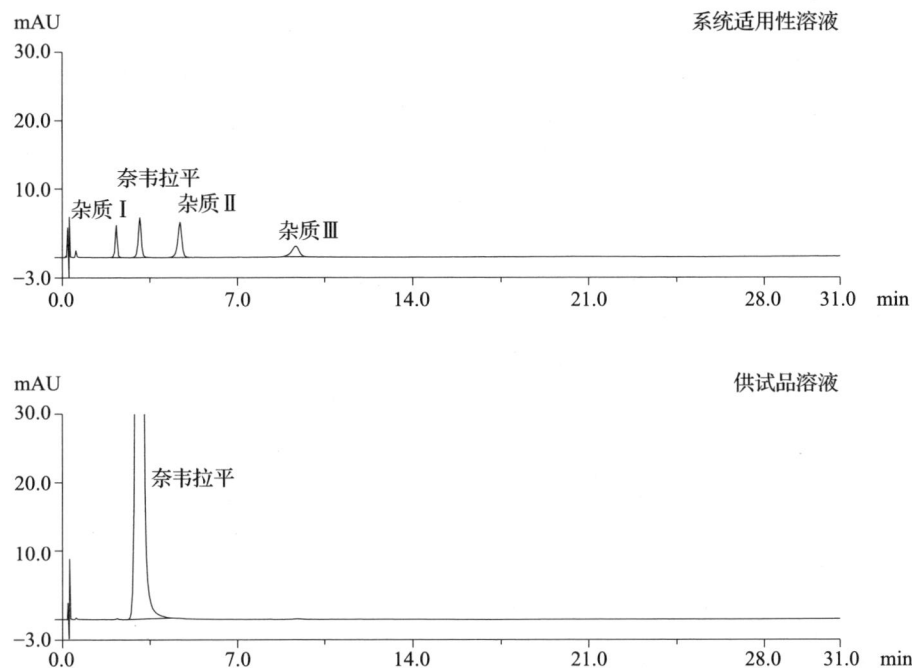

2. UHPLC 方法二

（1）色谱条件　仪器：Agilent 1290 Infinity Ⅱ；色谱柱：ZORBAX Bonus RP，3.0mm×50mm，1.8μm；柱温：30℃；流动相：0.025mol/L 磷酸铵缓冲液（取磷酸二氢铵 2.88g，加水 800ml 使溶解，用 1mol/L 氢氧化钠溶液调节 pH 值至 5.0，再加水稀释至 1000ml，混匀）- 乙腈（80∶20）；流速：1.0ml/min；检测波长：220nm；进样体积：系统适用性溶液进样体积 3.5μl，其他溶液进样体积 7μl，记录色谱图至主成分峰保留时间的 10 倍。

（2）色谱图

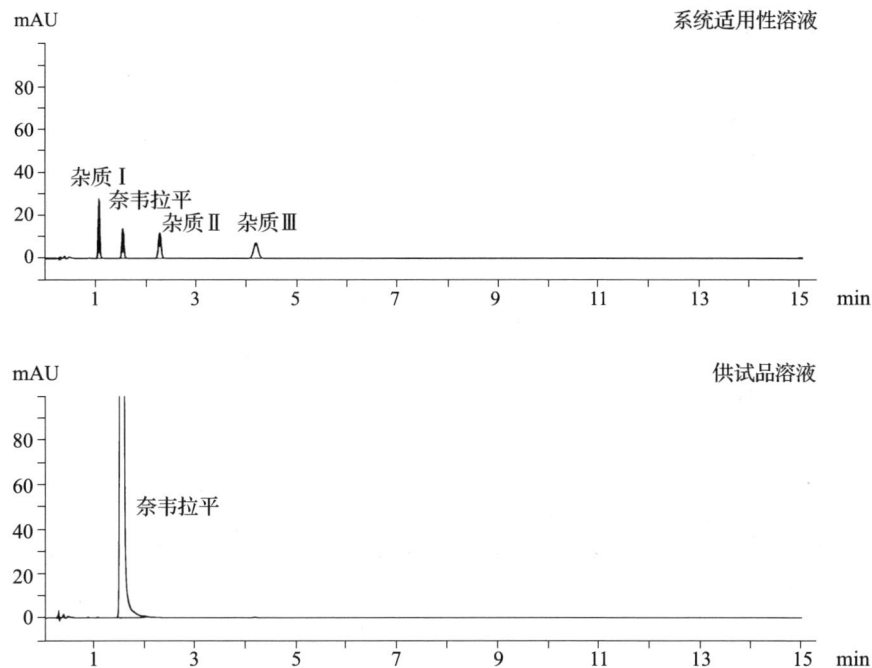

3. UHPLC 方法三

（1）色谱条件　仪器：Waters Acquity；色谱柱：Ultimate®UHPLC RP-Amide，2.1mm×75mm，1.8μm；柱温：25℃；流动相：0.025mol/L 磷酸铵缓冲液（取磷酸二氢铵 2.88g，加水 800ml 使溶解，用 1mol/L 氢氧化钠溶液调节 pH 值至 5.0，再加水稀释至 1000ml，混匀）- 乙腈（80：20）；流速：0.2ml/min；检测波长：220nm；进样体积：2μl，记录色谱图至主成分峰保留时间的 10 倍。

（2）色谱图

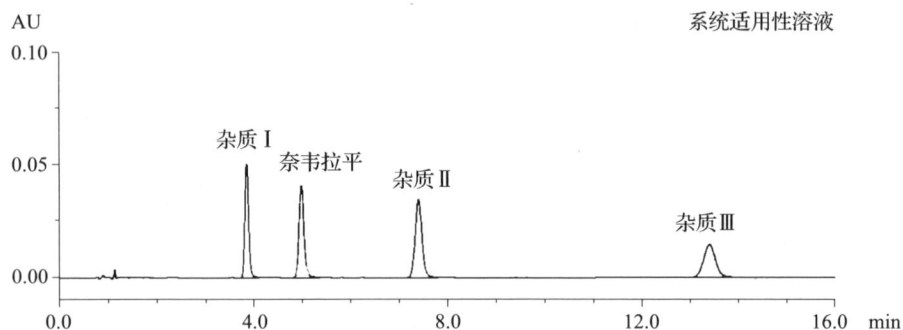

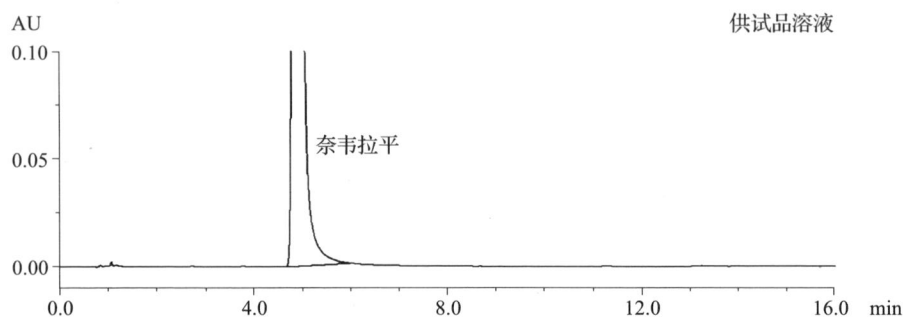

各型号色谱柱系统适用性数据汇总表

色谱柱名称	色谱柱规格	组分	保留时间（min）	理论板数	拖尾因子	分离度
Acclaim RSLC Polar Advantage II（PA2）	2.1mm×50mm，2.2μm	杂质 I	2.168	4072	0.90	/
		奈韦拉平	3.108	3717	0.92	5.53
		杂质 II	4.715	4402	0.87	6.58
		杂质 III	9.362	4176	0.83	10.76
ZORBAX Bonus RP	3.0mm×50mm，1.8μm	杂质 I	1.072	8365	1.14	
		奈韦拉平	1.545	8405	1.09	9.06
		杂质 II	2.274	9468	1.04	14.58
		杂质 III	4.179	9926	1.02	8.28
Ultimate®UHPLC RP-Amide	2.1mm×75mm，1.8μm	杂质 I	3.854	12465	1.11	/
		奈韦拉平	4.978	12274	1.13	7.16
		杂质 II	7.389	13757	1.06	11.30
		杂质 III	13.370	13827	1.03	17.10

六、质谱图

1. 质谱条件

Agilent 6546 四极杆飞行时间质谱仪；离子源：AJS 源；正 / 负离子检测模式；一级质谱扫描范围 m/z：50~1200；二级质谱扫描范围 m/z：25~1000；碰撞能量：10、20、40V。

2. 质谱图

（1）奈韦拉平质谱图

①正离子模式一级质谱图

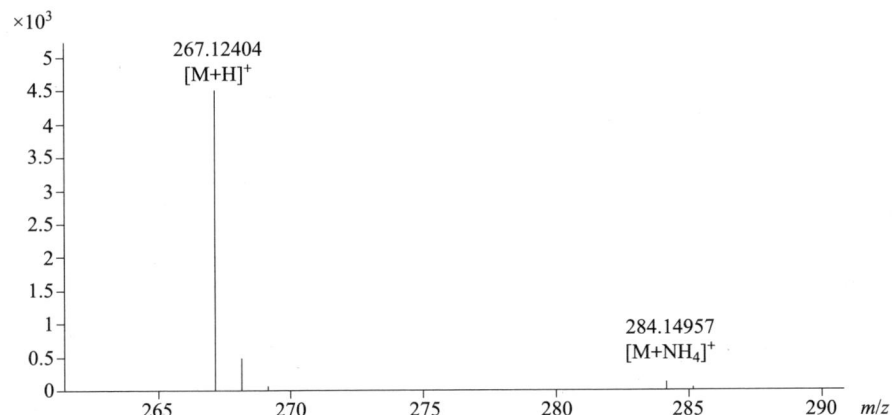

奈韦拉平正离子模式下,准分子离子以［M+H］⁺为主,另外可以观察到极少量［M+NH₄］⁺峰。

②正离子模式二级质谱图

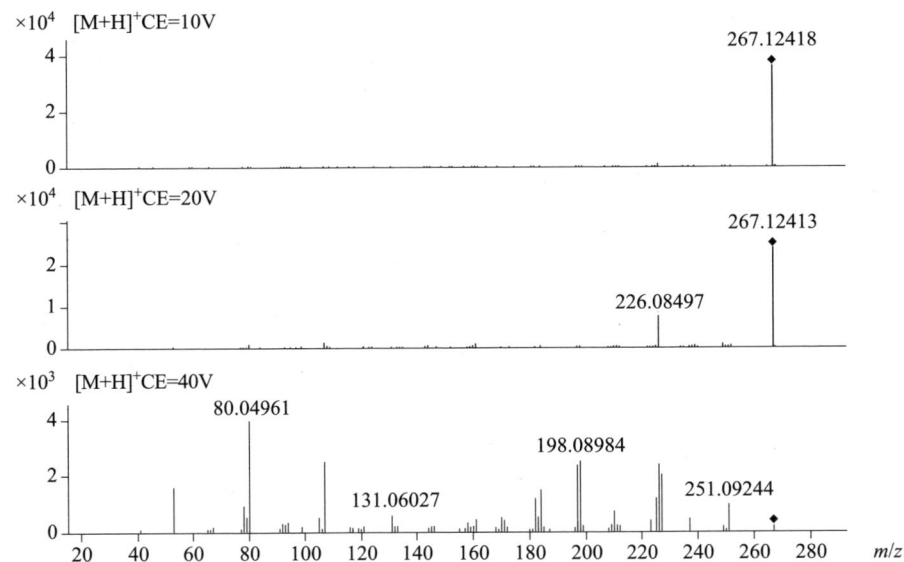

③负离子模式一级质谱图

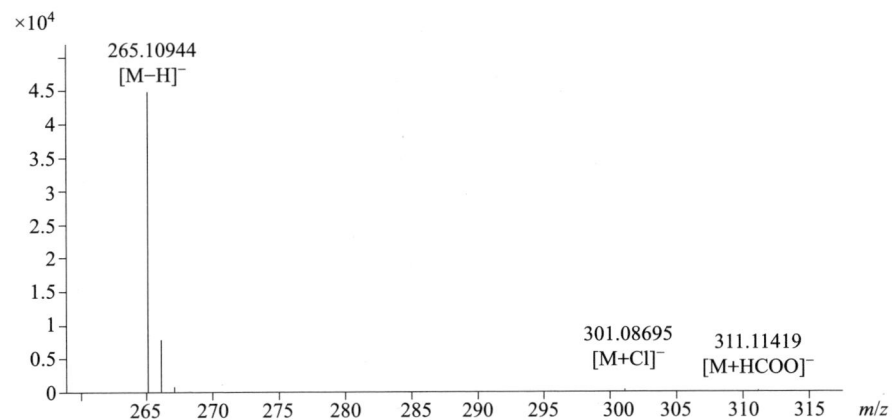

奈韦拉平负离子模式下,准分子离子以［M−H］⁻为主,另外可以观察到极少量［M+Cl］⁻和［M+HCOO］⁻峰。

④负离子模式二级质谱图

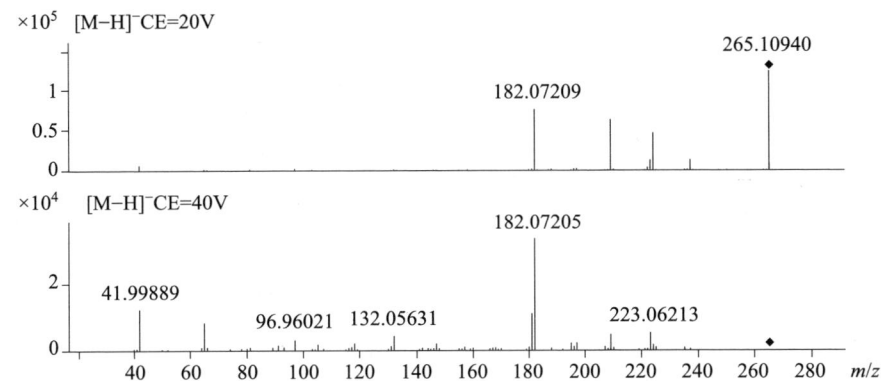

（2）杂质Ⅰ（4-甲基-5,11-二氢-6H-二吡啶并［3,2-b:2',3'-e］［1,4］二氮杂䓬-6-酮）质谱图

①正离子模式一级质谱图

杂质Ⅰ正离子模式下,准分子离子以［M+H］⁺为主。

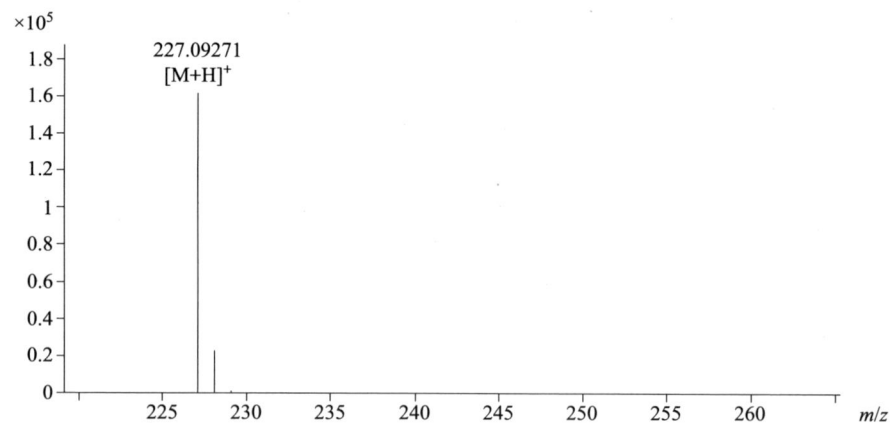

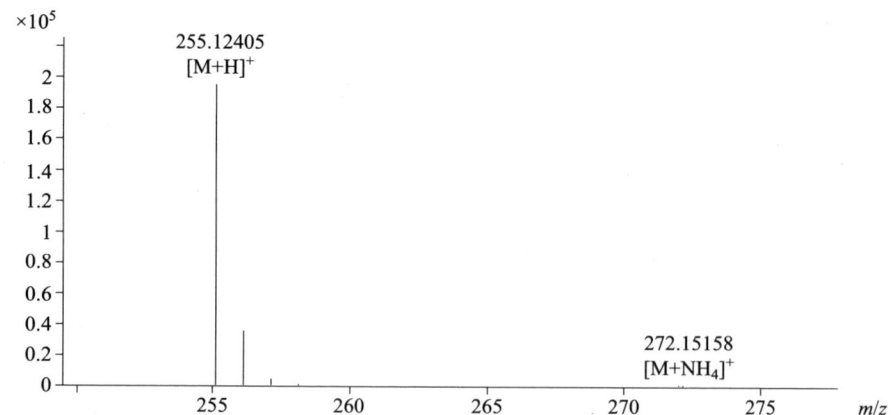

②正离子模式二级质谱图

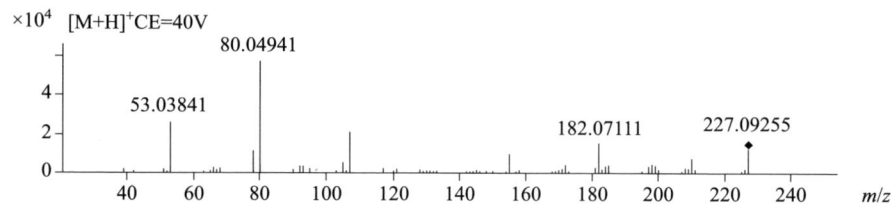

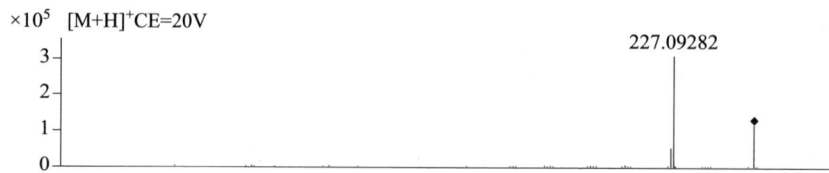

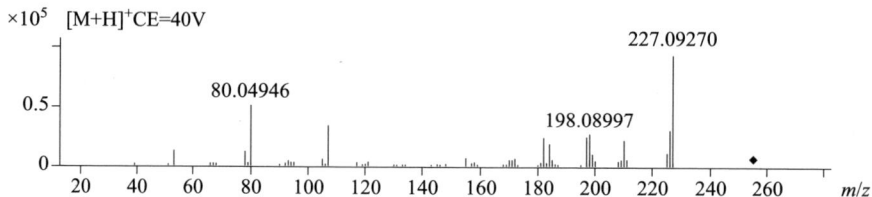

（3）杂质Ⅱ（11-乙基-4-甲基-5,11-二氢-6*H*-二吡啶并［3,2-*b*：2'，3'-*e*］［1,4］二氮杂䓬-6-酮）质谱图

①正离子模式一级质谱图

杂质Ⅱ正离子模式下,准分子离子以［M+H］⁺为主,另外可以观察到极少

量的［M+NH₄］⁺峰。

②正离子模式二级质谱图

③负离子模式一级质谱图

杂质Ⅱ负离子模式下,准分子离子以［M-H］⁻为主,另外可以观察到［M+Cl］⁻峰。

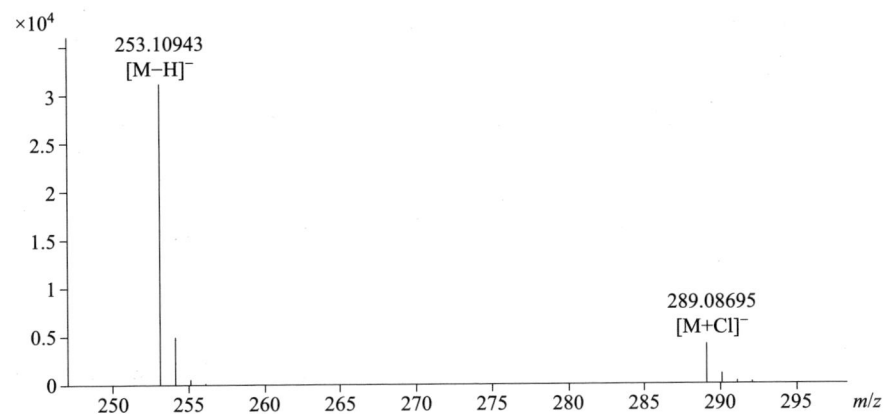

④负离子模式二级质谱图

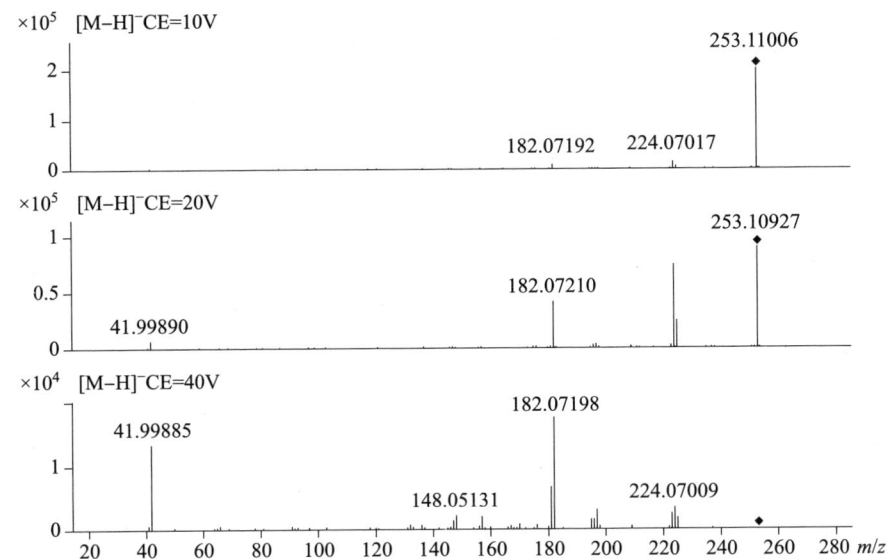

②正离子模式二级质谱图

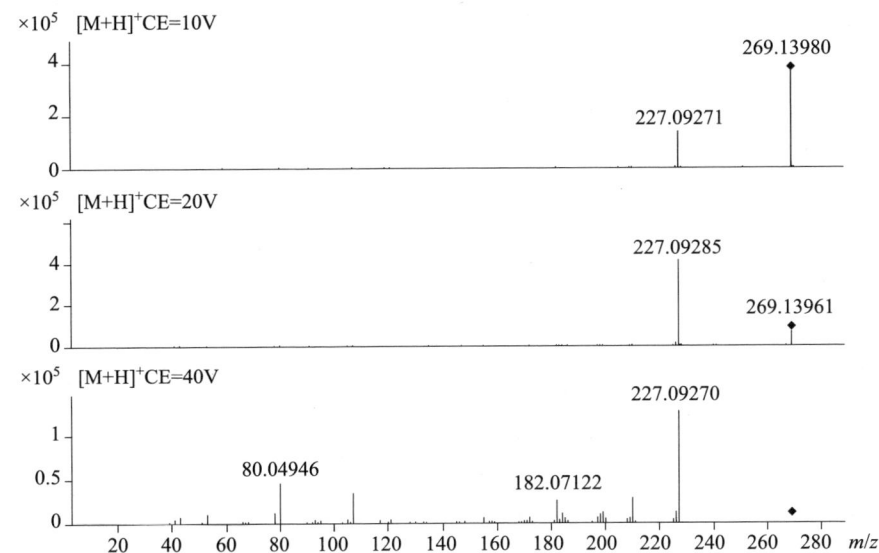

（4）杂质Ⅲ（4-甲基-11-丙基-5,11-二氢-6H-二吡啶并［3,2-b：2',3'-e］［1,4］二氮杂䓬-6-酮）质谱图

①正离子模式一级质谱图

杂质Ⅲ正离子模式下,准分子离子以［M+H］⁺为主。

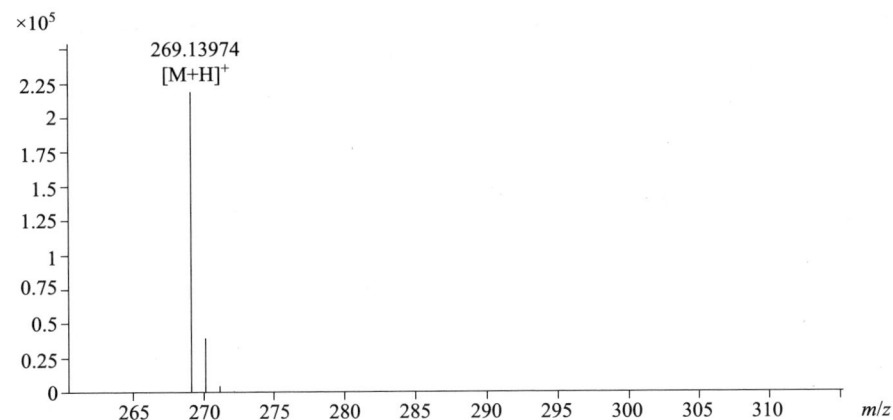

③负离子模式一级质谱图

杂质Ⅲ负离子模式下,准分子离子以［M-H］⁻为主,另外可以观察到极少量的［M+Cl］⁻和［M+HCOO］⁻峰。

$\times 10^4$

267.12496
[M−H]$^-$

303.10199
[M+Cl]$^-$

313.13074
[M+HCOO]$^-$

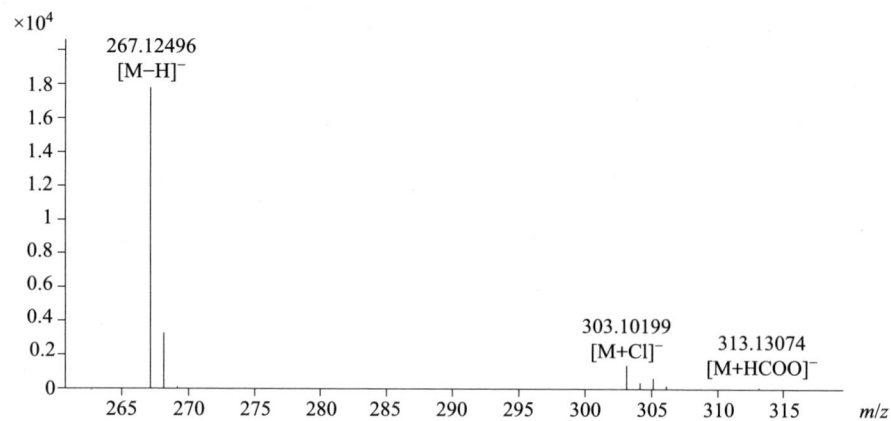

④负离子模式二级质谱图

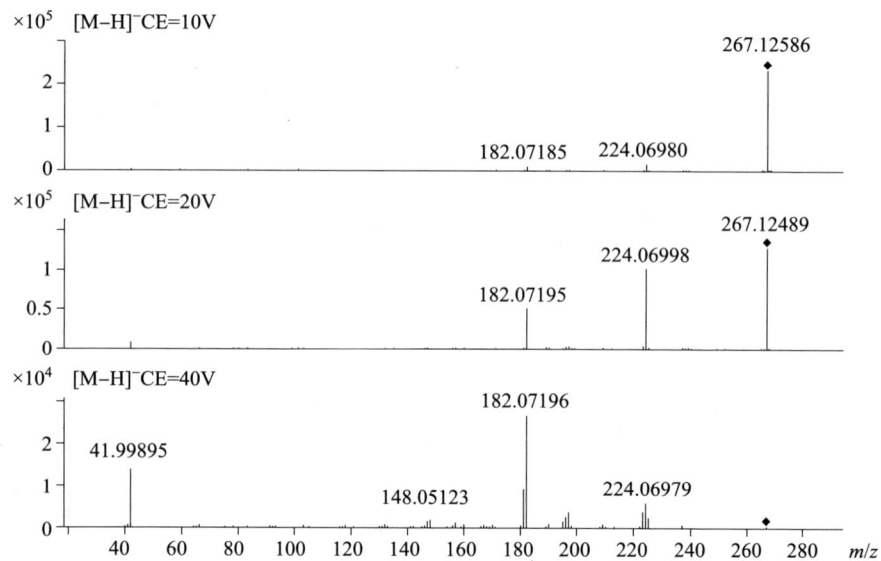

$\times 10^5$　[M−H]$^-$CE=10V

267.12586

182.07185　224.06980

$\times 10^5$　[M−H]$^-$CE=20V

267.12489

224.06998

182.07195

$\times 10^4$　[M−H]$^-$CE=40V

182.07196

41.99895

148.05123

224.06979

25 非那雄胺

Finasteride

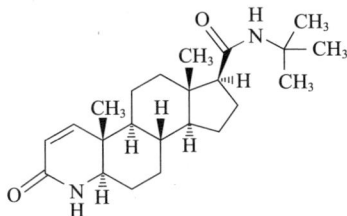

C₂₃H₃₆N₂O₂　372.55　CAS 号：98319-26-7

本品为 *N*- 叔丁基 -3- 氧代 -4- 氮杂 -5*α* - 雄甾 -1- 烯 -17*β* - 甲酰胺。

一、基本信息

本品为白色或类白色结晶性粉末；无臭。在甲醇、乙醇中易溶，在乙腈、乙酸乙酯中略溶，在水中几乎不溶；在冰醋酸中易溶。

1. 执行标准

《中国药典》2020 年版二部，第 784 页　非那雄胺。

2. 试验用样品

非那雄胺，批号 100611-201503，中国食品药品检定研究院。

杂质Ⅰ，批号 420023-201501，中国食品药品检定研究院。

3. 杂质对照品信息

杂质Ⅰ　*N*- 叔丁基 -3- 氧代 -4- 氮杂 -5*α* - 雄甾烷 -17*β* - 甲酰胺

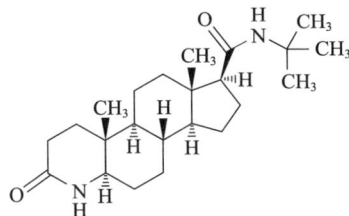

C₂₃H₃₈N₂O₂　374.57

二、溶液配制

1. 系统适用性溶液

取非那雄胺与杂质Ⅰ适量，加流动相溶解并稀释制成每 1ml 中约含非那雄胺 0.1mg 与杂质Ⅰ 0.01mg 的溶液。

2. 供试品溶液

取本品约 25mg，置 25ml 量瓶中，加流动相使溶解并稀释至刻度，摇匀。

三、系统适用性要求

系统适用性溶液色谱图中，理论板数按非那雄胺峰计算不低于 3000，非那雄胺峰与杂质Ⅰ峰之间的分离度应符合要求。

四、高效液相色谱法

1. HPLC 色谱条件

色谱柱：用十八烷基硅烷键合硅胶为填充剂；柱温：30℃；流动相：乙腈 - 水（50∶50）；检测波长：210nm；进样体积：20μl，记录色谱图至主成分峰保留时间的 2 倍。

2. 系统适用性溶液色谱图

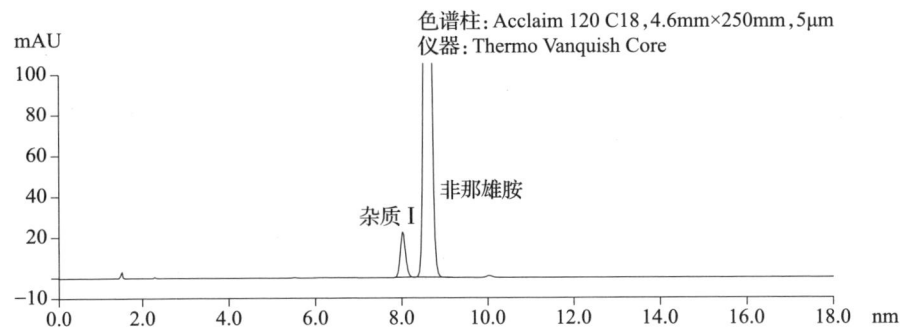

3. 紫外光谱图

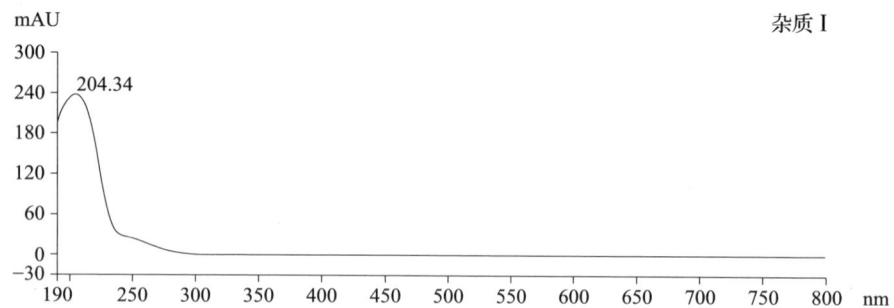

杂质 I

204.34

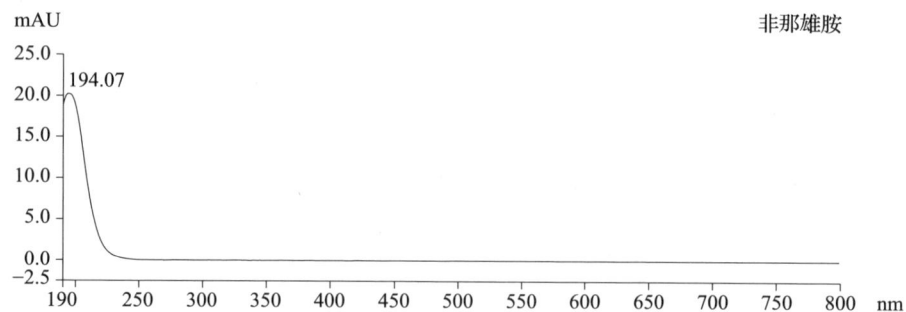

非那雄胺

194.07

4. 供试品溶液有关物质色谱图

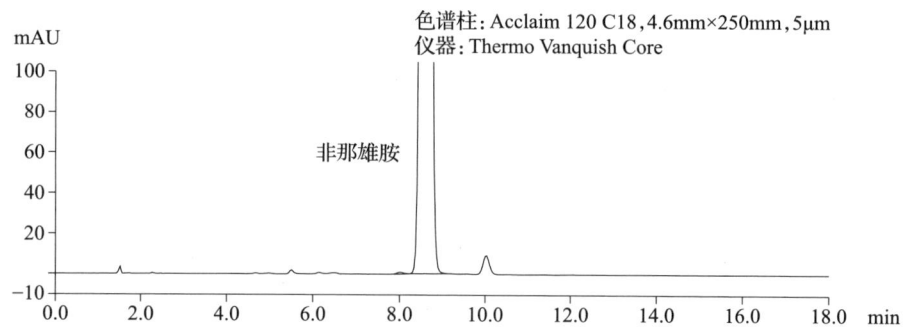

色谱柱：Acclaim 120 C18，4.6mm×250mm，5μm
仪器：Thermo Vanquish Core

非那雄胺

5. 其他型号色谱柱系统适用性色谱图及数据汇总表

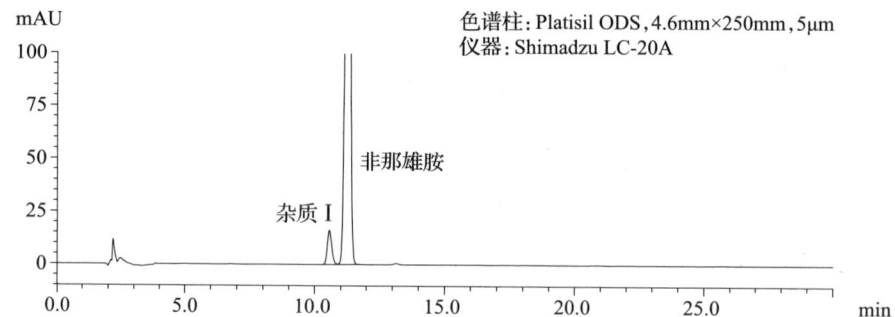

色谱柱：Platisil ODS，4.6mm×250mm，5μm
仪器：Shimadzu LC-20A

非那雄胺

杂质 I

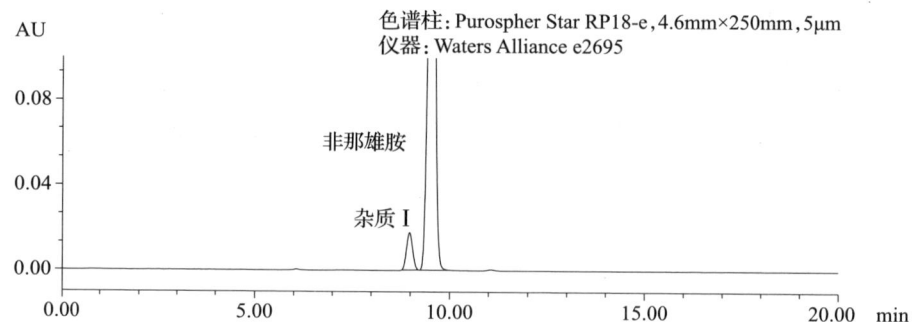

色谱柱：Purospher Star RP18-e，4.6mm×250mm，5μm
仪器：Waters Alliance e2695

非那雄胺

杂质 I

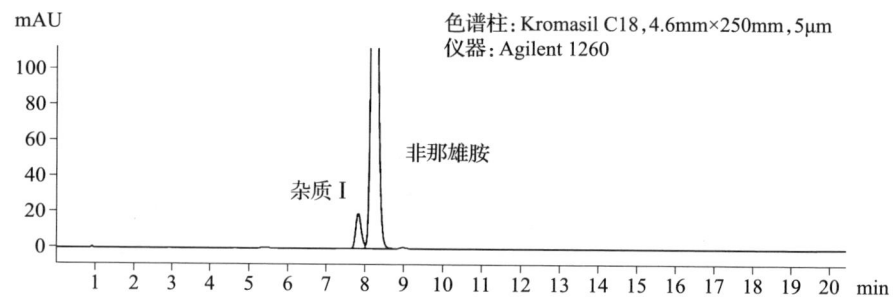

色谱柱：Kromasil C18，4.6mm×250mm，5μm
仪器：Agilent 1260

非那雄胺

杂质 I

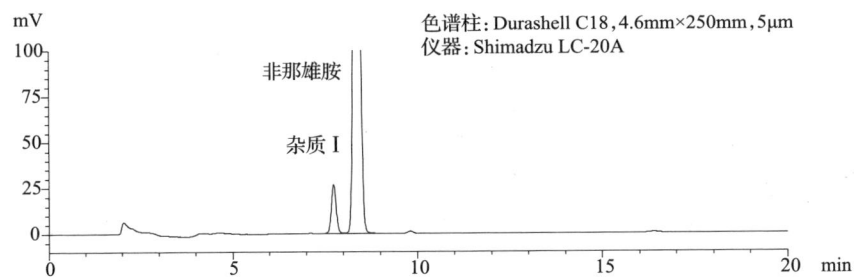

色谱柱: Durashell C18, 4.6mm×250mm, 5μm
仪器: Shimadzu LC-20A

非那雄胺
杂质 I

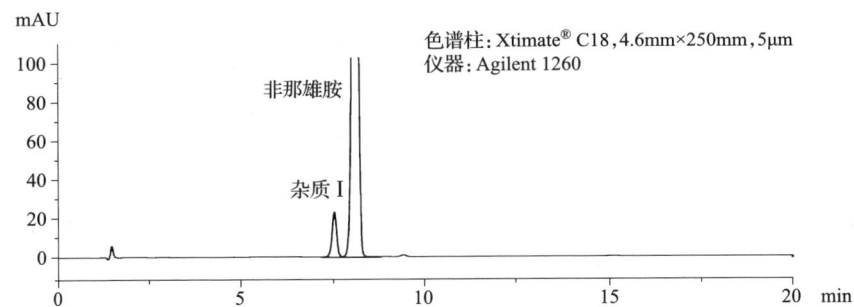

色谱柱: Xtimate® C18, 4.6mm×250mm, 5μm
仪器: Agilent 1260

非那雄胺
杂质 I

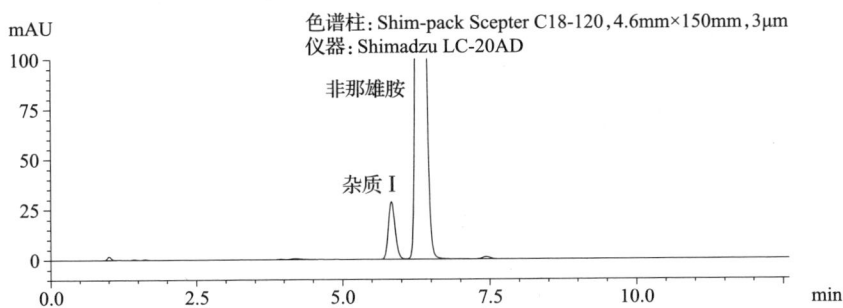

色谱柱: Shim-pack Scepter C18-120, 4.6mm×150mm, 3μm
仪器: Shimadzu LC-20AD

非那雄胺
杂质 I

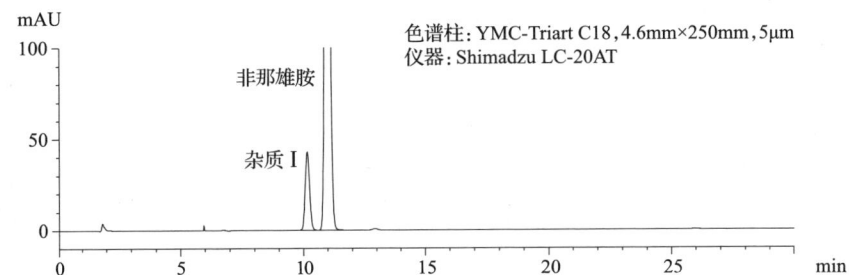

色谱柱: YMC-Triart C18, 4.6mm×250mm, 5μm
仪器: Shimadzu LC-20AT

非那雄胺
杂质 I

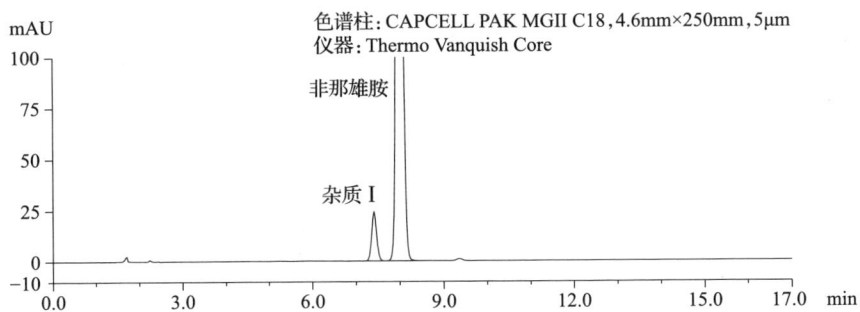

色谱柱: CAPCELL PAK MGII C18, 4.6mm×250mm, 5μm
仪器: Thermo Vanquish Core

非那雄胺
杂质 I

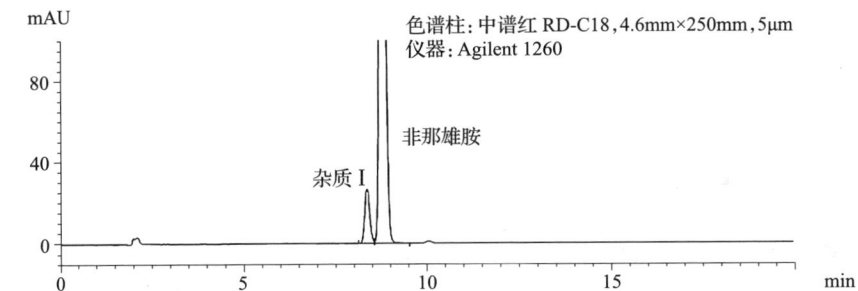

色谱柱: 中谱红 RD-C18, 4.6mm×250mm, 5μm
仪器: Agilent 1260

杂质 I
非那雄胺

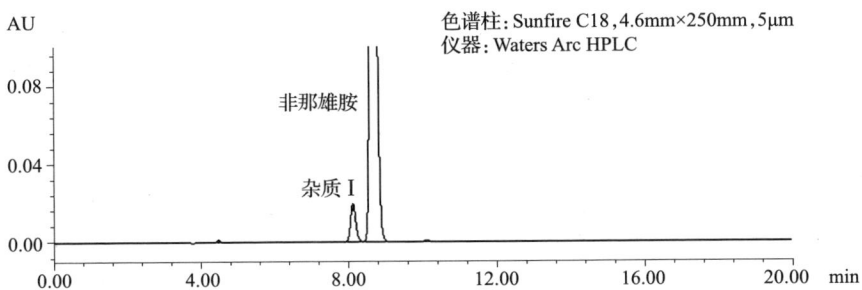

色谱柱: Sunfire C18, 4.6mm×250mm, 5μm
仪器: Waters Arc HPLC

非那雄胺
杂质 I

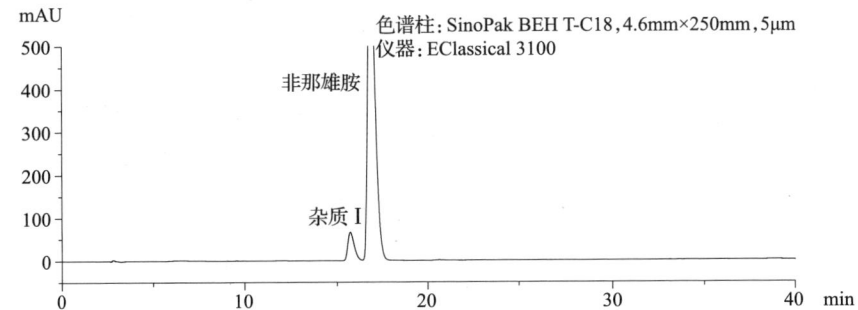

色谱柱: SinoPak BEH T-C18, 4.6mm×250mm, 5μm
仪器: EClassical 3100

非那雄胺
杂质 I

各型号色谱柱系统适用性数据汇总表

色谱柱名称	色谱柱规格	组分	保留时间（min）	理论板数	拖尾因子	分离度	备注
Acclaim 120 C18	4.6mm×250mm, 5μm	杂质Ⅰ	8.017	20710	1.11	/	流速：1ml/min
		非那雄胺	8.593	21267	1.10	2.52	
Platisil ODS	4.6mm×250mm, 5μm	杂质Ⅰ	10.552	17152	1.21	/	流速：1ml/min
		非那雄胺	11.228	18036	1.12	2.06	
Purospher Star RP18-e	4.6mm×250mm, 5μm	杂质Ⅰ	8.977	15737	1.08	/	流速：1ml/min
		非那雄胺	9.510	16022	1.09	1.79	
Kromasil C18	4.6mm×250mm, 5μm	杂质Ⅰ	7.738	14343	1.20	/	流速：1ml/min
		非那雄胺	8.133	15059	1.25	1.51	
Durashell C18	4.6mm×250mm, 5μm	杂质Ⅰ	7.746	15983	1.05	/	流速：1ml/min
		非那雄胺	8.380	16781	1.02	2.52	
Shim-pack Scepter C18-120	4.6mm×150mm, 3μm	杂质Ⅰ	5.832	11330	1.15	/	流速：1ml/min
		非那雄胺	6.327	12176	1.13	2.21	
CAPCELL PAK MGⅡ C18	4.6mm×250mm, 5μm	杂质Ⅰ	7.417	20727	1.06	/	流速：1ml/min
		非那雄胺	8.010	21340	1.05	2.79	
Sunfire C18	4.6mm×250mm, 5μm	杂质Ⅰ	8.151	15168	1.16	/	流速：1ml/min
		非那雄胺	8.710	17014	1.09	2.18	
Xtimate® C18	4.6mm×250mm, 5μm	杂质Ⅰ	7.575	17833	0.93	/	流速：1ml/min
		非那雄胺	8.150	18291	0.93	2.45	
YMC-Triart C18	4.6mm×250mm, 5μm	杂质Ⅰ	10.163	14750	1.07	/	流速：1ml/min
		非那雄胺	10.990	15274	1.06	2.40	
中谱红 RD-C18	4.6mm×250mm, 5μm	杂质Ⅰ	8.366	18675	1.13	/	流速：1ml/min
		非那雄胺	8.796	19622	1.14	1.73	
SinoPak BEH T-C18	4.6mm×250mm, 5μm	杂质Ⅰ	15.773	9550	1.40	/	流速：1ml/min
		非那雄胺	16.897	9110	1.45	1.66	

五、超高效液相色谱法

1. UHPLC 方法一

（1）色谱条件　仪器：Waters ACQUITY UPLC H-Class；色谱柱：Endeavorsil C18，2.1mm× 150mm，1.8μm；柱温：30℃；流动相：乙腈 - 水（50：50）；流速：0.15ml/min；检测波长：210nm；进样体积：2μl，记录色谱图至主成分峰保留时间的 2 倍。

（2）色谱图

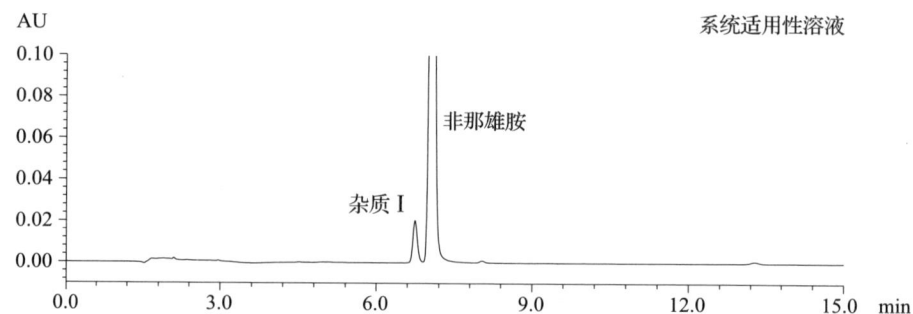

系统适用性溶液

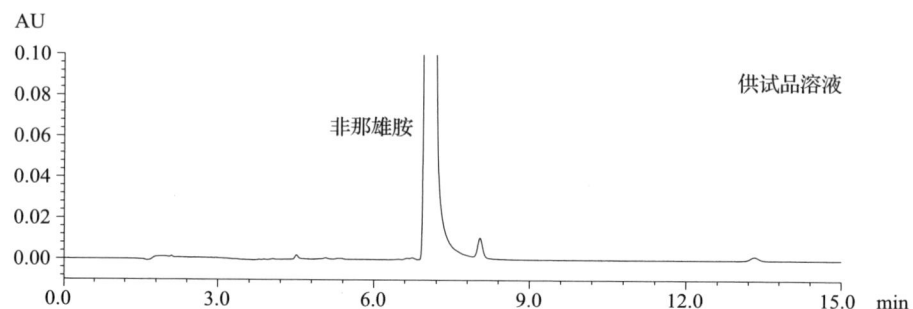

供试品溶液

2. UHPLC 方法二

（1）色谱条件　仪器：Thermo Vanquish Flex；色谱柱：CAPCELL PAK MGⅡ C18，2.1mm× 100mm，2μm；柱温：30℃；流动相：乙腈 - 水（50：50）；流速：0.3ml/min；检测波长：210nm；进样体积：2μl，记录色谱图至主成分峰保留时间的 2 倍。

（2）色谱图

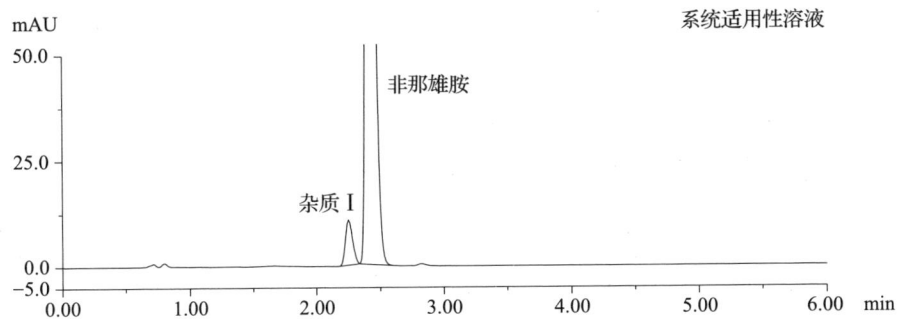

系统适用性溶液

非那雄胺

杂质 I

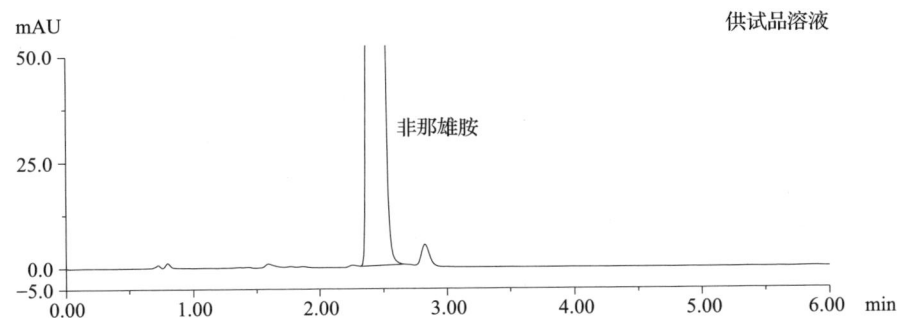

供试品溶液

非那雄胺

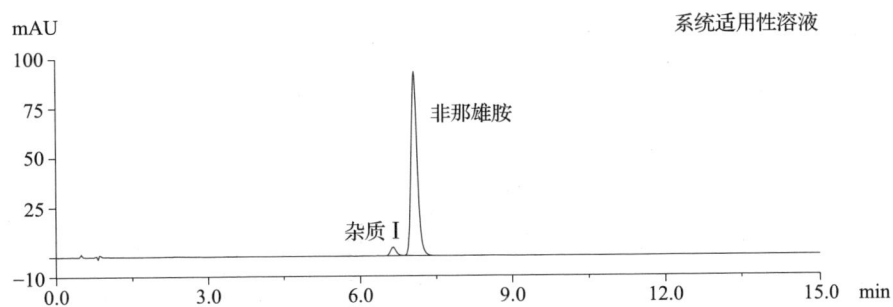

供试品溶液

非那雄胺

3. UHPLC 方法三

（1）色谱条件　仪器：Thermo Fisher Vanquish Flex；色谱柱：Acclaim VANQUISH C18，2.1mm× 150mm，2.2μm；柱温：30℃；流动相：乙腈 - 水（50∶50）；流速：0.4ml/min；检测波长：210nm；进样体积：2μl，记录色谱图至主成分峰保留时间的 2 倍。

（2）色谱图

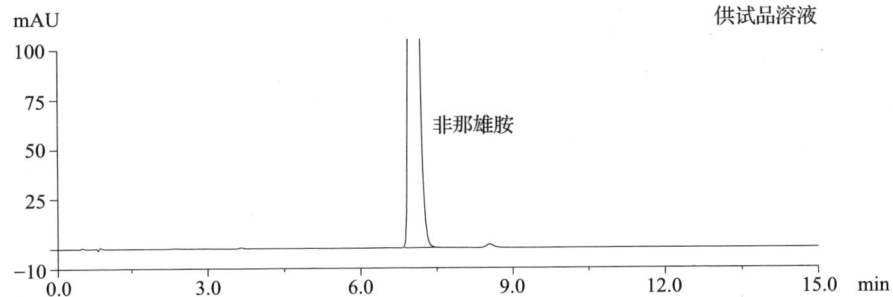

系统适用性溶液

非那雄胺

杂质 I

4. UHPLC 方法四

（1）色谱条件　仪器：Waters ACQUITY UPLC H-Class；色谱柱：ACQUITY UPLC HSS C18，2.1mm×100mm，1.8μm；柱温：30℃；流动相：乙腈 - 水（50∶50）；流速：0.4ml/min；检测波长：210nm；进样体积：2μl，记录色谱图至主成分峰保留时间的 2 倍。

（2）色谱图

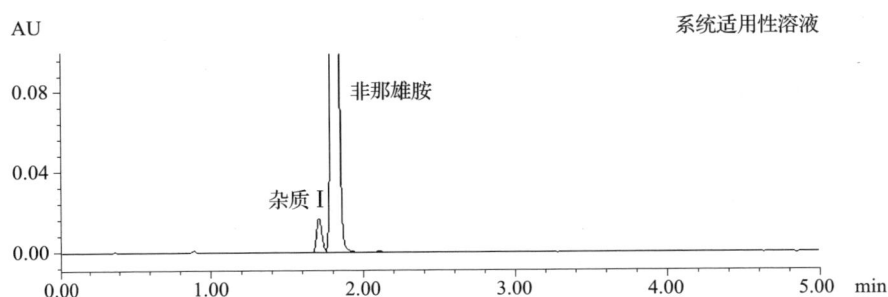

系统适用性溶液

非那雄胺

杂质 I

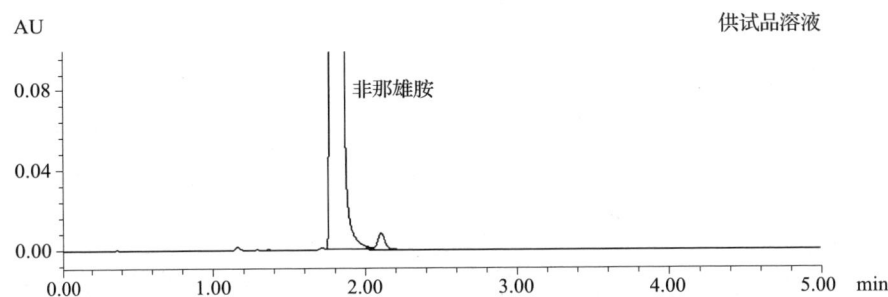

供试品溶液

非那雄胺

各型号色谱柱系统适用性数据汇总表

色谱柱名称	色谱柱规格	组分	保留时间（min）	理论板数	拖尾因子	分离度
Endeavorsil C18	2.1mm×150mm，1.8μm	杂质Ⅰ	6.741	30881	1.16	/
		非那雄胺	7.050	31637	1.15	1.94
CAPCELL PAK MGII C18	2.1mm×100mm，2μm	杂质Ⅰ	2.252	6940	1.49	/
		非那雄胺	2.423	7703	1.42	1.57
Acclaim VANQUISH C18	2.1mm×150mm，2.2μm	杂质Ⅰ	6.637	17338	1.22	/
		非那雄胺	7.055	17247	1.23	2.01
ACQUITY UPLC HSS C18	2.1mm×100mm，1.8μm	杂质Ⅰ	1.713	5955	1.03	/
		非那雄胺	1.817	8034	1.09	1.55

六、质谱图

1. 质谱条件

Agilent 6546 四极杆飞行时间质谱仪；离子源：AJS 源；正/负离子检测模式；一级质谱扫描范围 m/z：50~1200；二级质谱扫描范围 m/z：25~1000；碰撞能量：10、20、40V。

2. 质谱图

（1）非那雄胺质谱图

①正离子模式一级质谱图

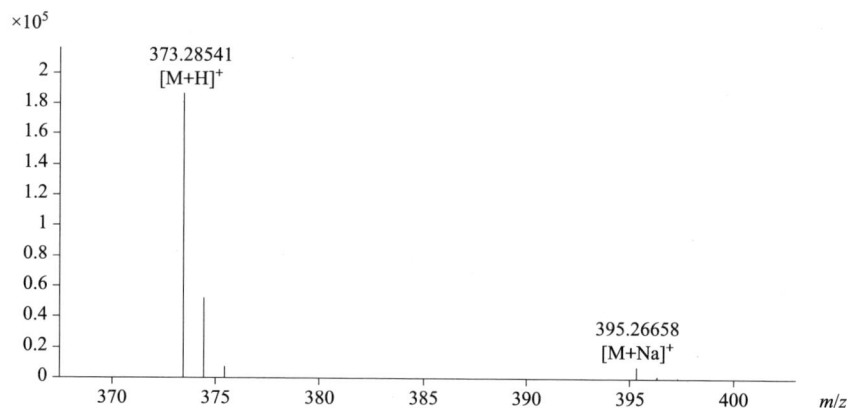

非那雄胺正离子模式下，准分子离子以 [M+H]⁺ 为主，另外可以观察到 [M+Na]⁺ 峰。

②正离子模式二级质谱图

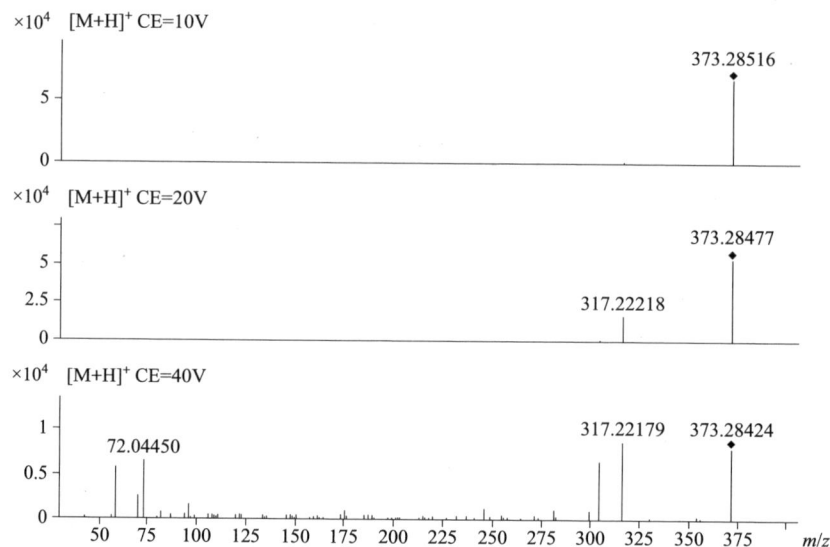

③负离子模式一级质谱图

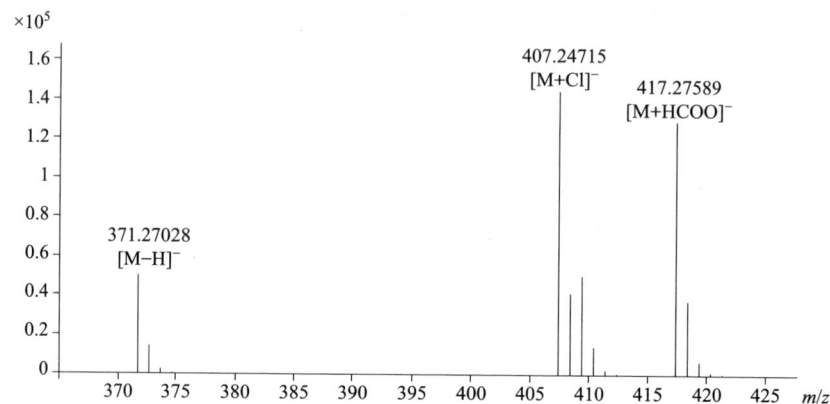

非那雄胺负离子模式下，准分子离子以 [M+Cl]⁻ 和 [M+HCOO]⁻ 为主，另外可以观察到 [M−H]⁻ 峰。

④负离子模式二级质谱图

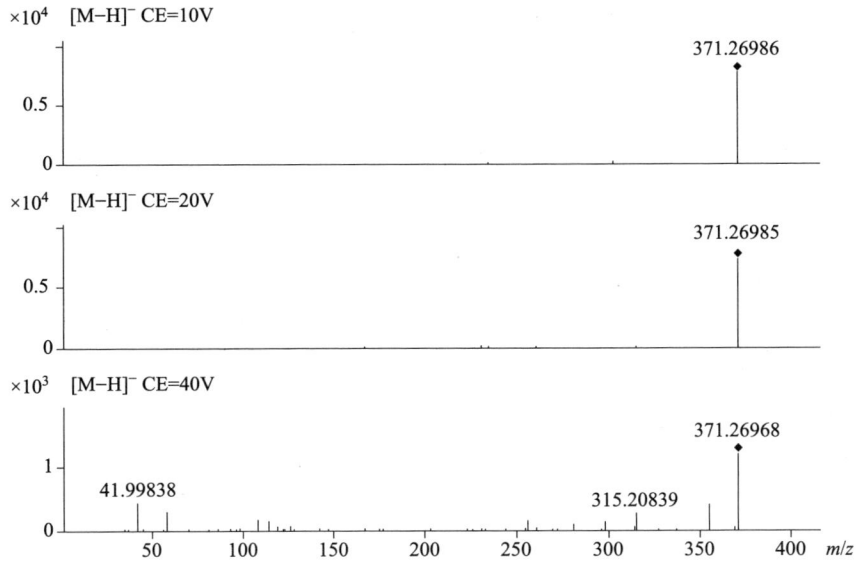

×10⁴ [M−H]⁻ CE=10V

371.26986

②正离子模式二级质谱图

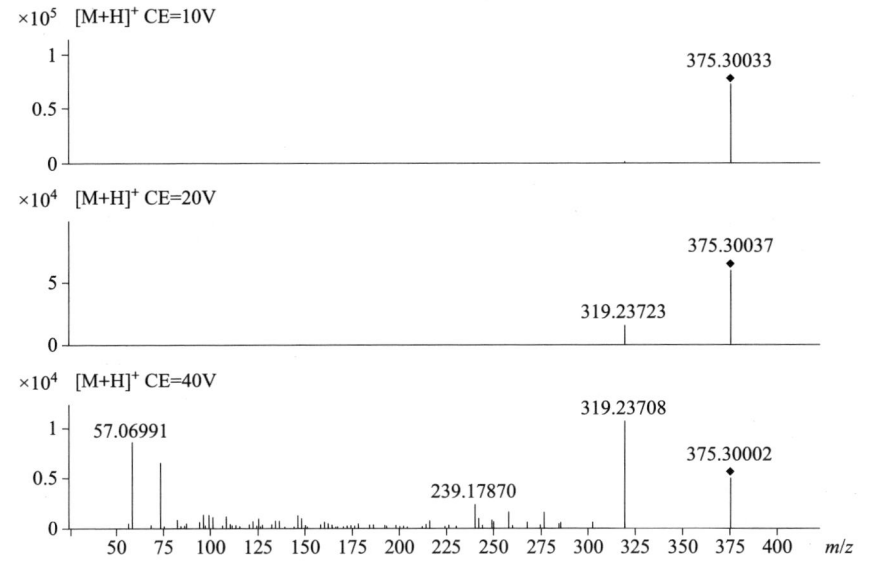

×10⁵ [M+H]⁺ CE=10V

375.30033

×10⁴ [M−H]⁻ CE=20V

371.26985

×10⁴ [M+H]⁺ CE=20V

375.30037

319.23723

×10³ [M−H]⁻ CE=40V

41.99838

315.20839

371.26968

×10⁴ [M+H]⁺ CE=40V

57.06991

239.17870

319.23708

375.30002

（2）杂质 I 质谱图

①正离子模式一级质谱图

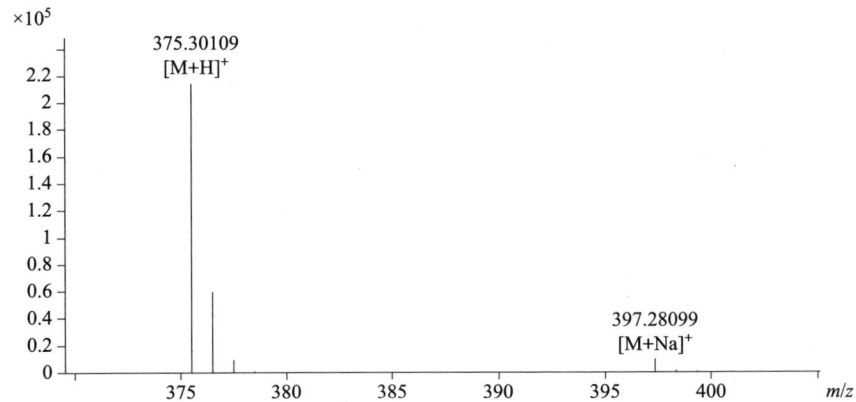

×10⁵

375.30109
[M+H]⁺

397.28099
[M+Na]⁺

③负离子模式一级质谱图

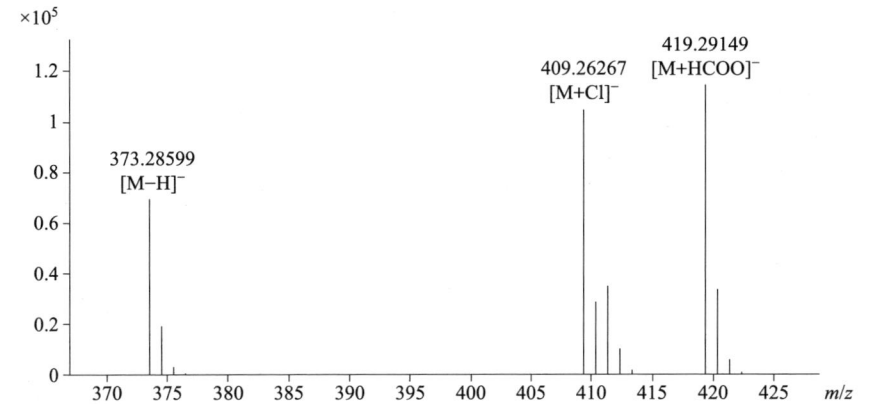

×10⁵

373.28599
[M−H]⁻

409.26267
[M+Cl]⁻

419.29149
[M+HCOO]⁻

杂质 I 正离子模式下,准分子离子以［M+H］⁺为主,另外可以观察到少量的［M+Na］⁺峰。

杂质 I 负离子模式下,准分子离子以［M+Cl］⁻和［M+HCOO］⁻为主,另外可以观察到［M−H］⁻峰。

④负离子模式二级质谱图

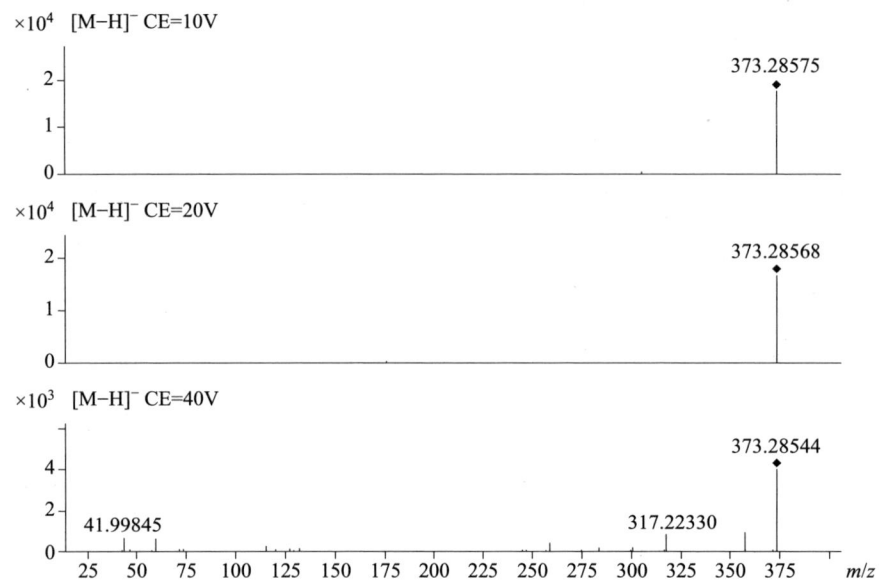

26 非洛地平

Felodipine

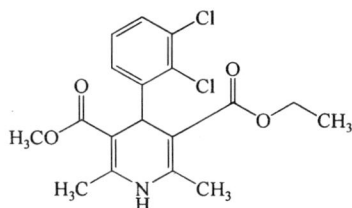

C₁₈H₁₉Cl₂NO₄ 384.25 CAS 号：72509-76-3

本品为（±）-2,6-二甲基-4-（2,3-二氯苯基）-1,4-二氢-3,5-吡啶二甲酸甲酯乙酯。

一、基本信息

本品为白色至淡黄色结晶或结晶性粉末；无臭；遇光不稳定。在丙酮、甲醇或乙醇中易溶，在水中几乎不溶。

1. 执行标准

《中国药典》2020 年版二部，第 786 页　非洛地平。

2. 试验用样品

非洛地平，批号 100717-201904，中国食品药品检定研究院。

杂质 I，批号 101173-201402，中国食品药品检定研究院。

3. 杂质对照品信息

杂质 I　2,6-二甲基-4-（2,3-二氯苯基）-3,5-吡啶二甲酸甲酯乙酯

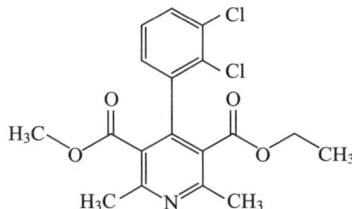

C₁₈H₁₇Cl₂NO₄　382.24

二、溶液配制（避光操作）

1. 系统适用性溶液

取非洛地平和杂质 I 对照品各适量，加甲醇溶解并稀释制成每 1ml 中分别约含 1mg 和 10μg 的混合溶液。

2. 供试品溶液

取本品适量，精密称定，加甲醇溶解并定量稀释制成每 1ml 中约含 1mg 的溶液。

三、系统适用性要求

系统适用性溶液色谱图中，杂质 I 峰与非洛地平峰之间的分离度应大于 3.0。

四、高效液相色谱法

1. HPLC 色谱条件

色谱柱：用十八烷基硅烷键合硅胶为填充剂；流动相：甲醇-乙腈-水（50∶15∶35）；检测波长：238nm；进样体积：10μl，记录色谱图至主成分峰保留时间的 3 倍。

2. 系统适用性溶液色谱图

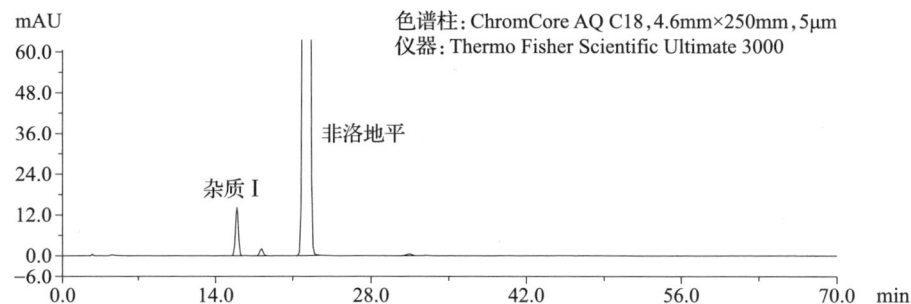

3. 紫外光谱图

杂质 I

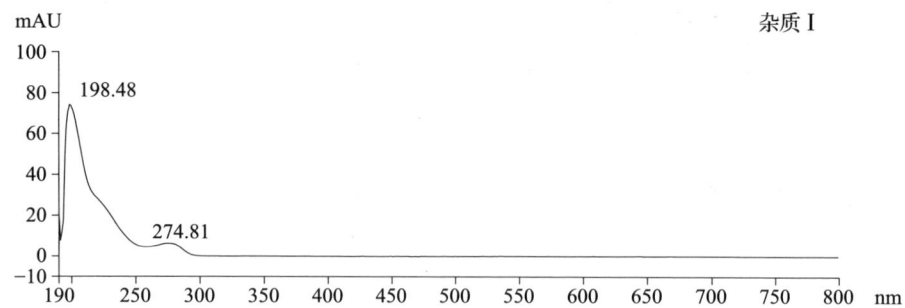

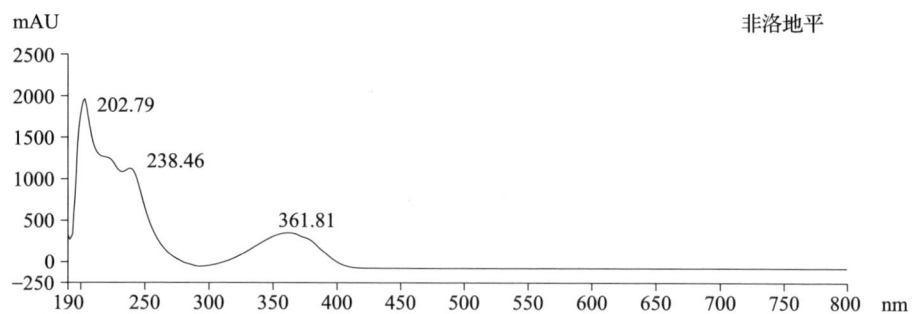

4. 供试品溶液有关物质色谱图

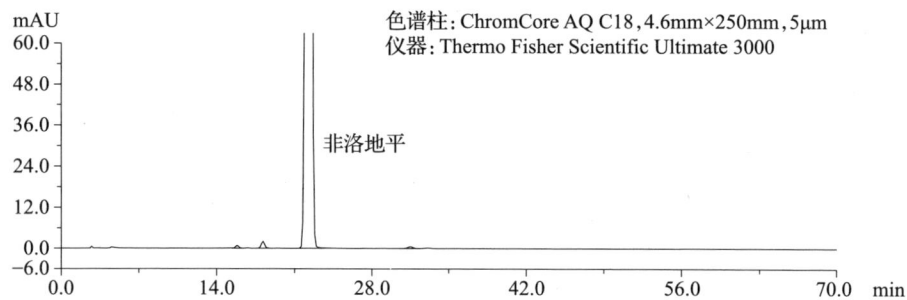

色谱柱：ChromCore AQ C18，4.6mm×250mm，5μm
仪器：Thermo Fisher Scientific Ultimate 3000

非洛地平

5. 其他型号色谱柱系统适用性色谱图及数据汇总表

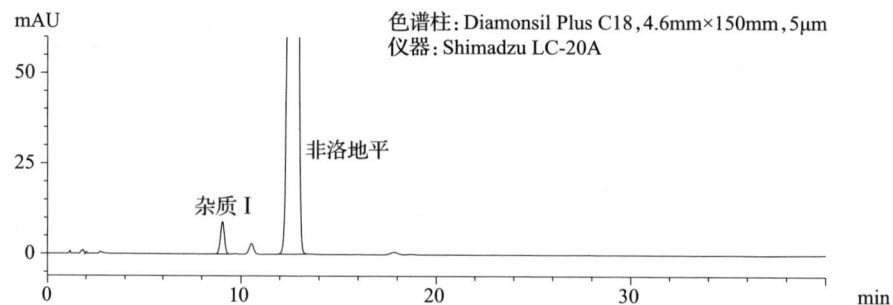

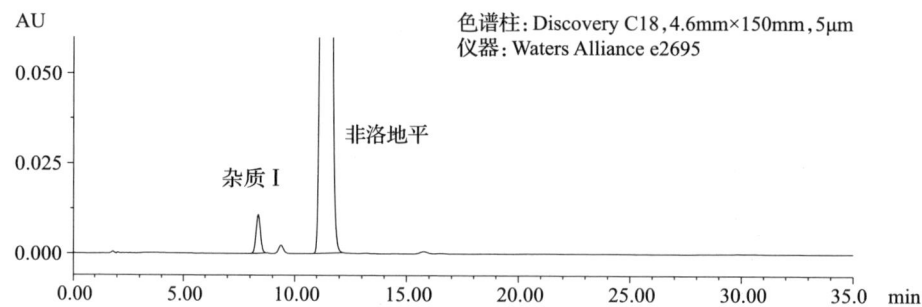

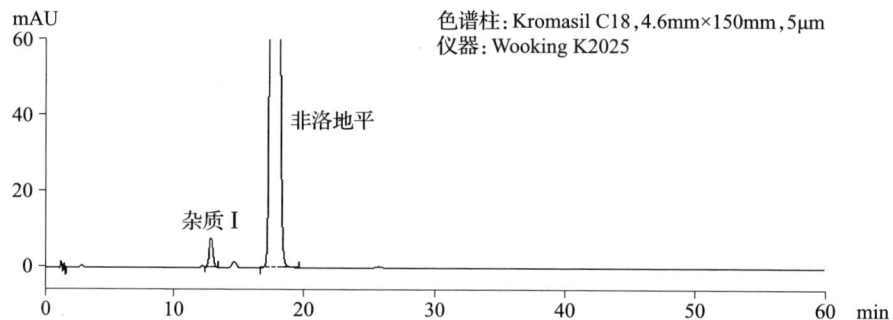

色谱柱：Diamonsil Plus C18，4.6mm×150mm，5μm
仪器：Shimadzu LC-20A

杂质 I
非洛地平

色谱柱：Discovery C18，4.6mm×150mm，5μm
仪器：Waters Alliance e2695

杂质 I
非洛地平

色谱柱：Kromasil C18，4.6mm×150mm，5μm
仪器：Wooking K2025

杂质 I
非洛地平

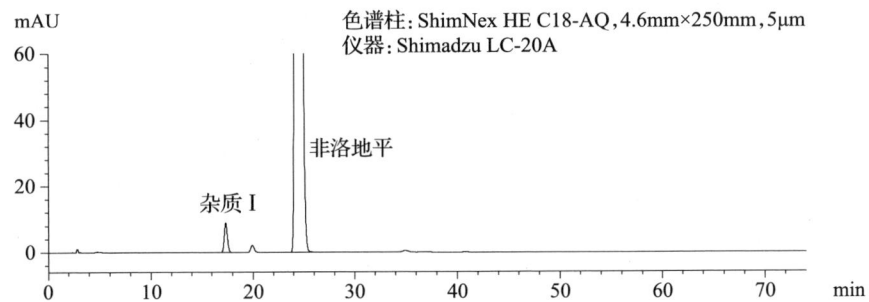

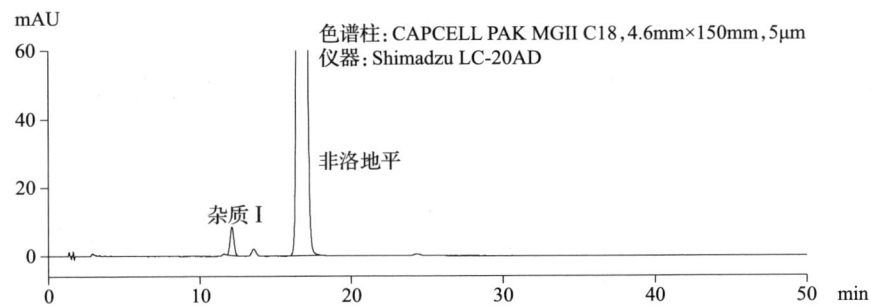

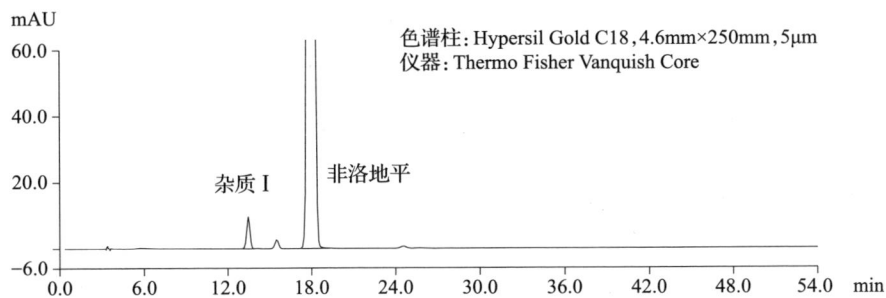

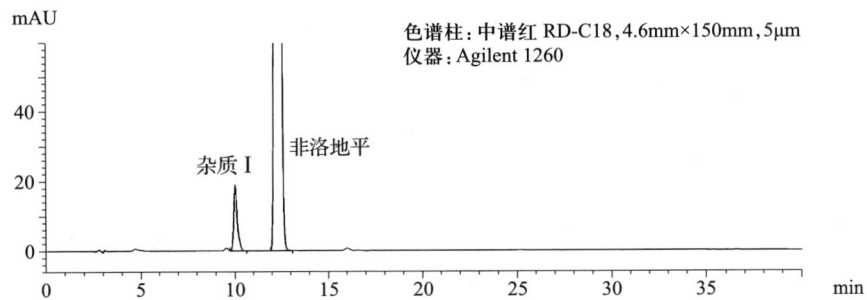

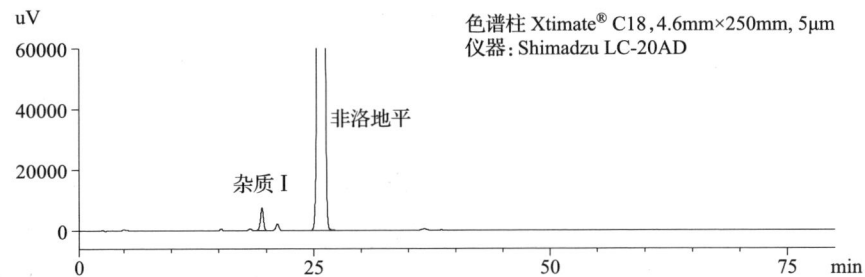

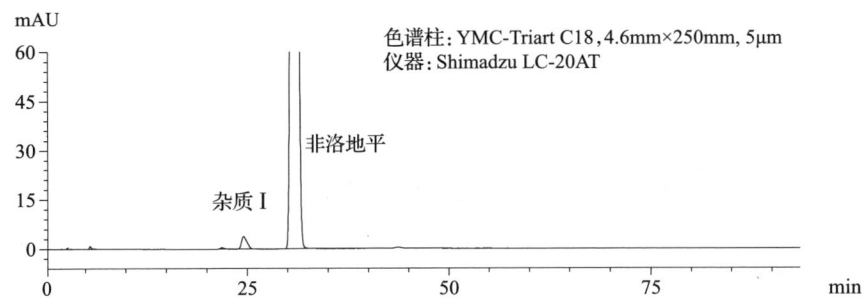

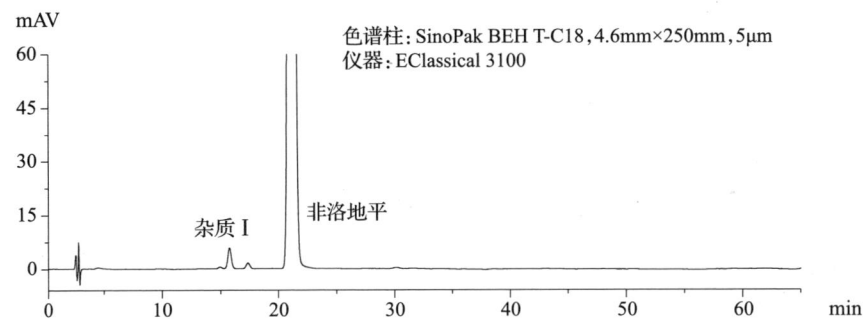

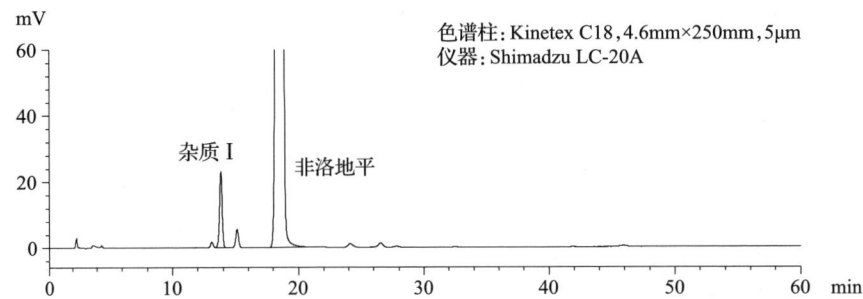

各型号色谱柱系统适用性数据汇总表

色谱柱名称	色谱柱规格	组分	保留时间（min）	理论板数	拖尾因子	分离度	备注
ChromCore AQ C18	4.6mm×250mm，5μm	杂质Ⅰ	15.933	17780	0.99	/	柱温：25℃ 流速：1ml/min
		非洛地平	22.183	19020	1.11	11.15	
Diamonsil Plus C18	4.6mm×150mm，5μm	杂质Ⅰ	9.041	8928	1.03	/	柱温：25℃ 流速：1ml/min
		非洛地平	12.639	9479	1.09	7.98	
Discovery C18	4.6mm×150mm，5μm	杂质Ⅰ	8.362	8888	1.04	/	柱温：25℃ 流速：1ml/min
		非洛地平	11.355	9385	1.15	7.14	
Kromasil C18	4.6mm×150mm，5μm	杂质Ⅰ	12.925	9777	1.06	/	柱温：30℃ 流速：1ml/min
		非洛地平	17.725	9649	1.11	7.71	
ShimNex HE C18-AQ	4.6mm×250mm，5μm	杂质Ⅰ	17.329	16033	1.14	/	柱温：25℃ 流速：1ml/min
		非洛地平	24.456	15913	1.25	10.77	
CAPCELL PAK MGII C18	4.6mm×150mm，5μm	杂质Ⅰ	12.118	10945	1.07	/	柱温：25℃ 流速：1ml/min
		非洛地平	16.753	11084	1.12	8.43	
Hypersil Gold C18	4.6mm×250mm，5μm	杂质Ⅰ	13.167	15004	0.94	/	柱温：25℃ 流速：1ml/min
		非洛地平	17.727	16515	1.05	9.29	
中谱红 RD-C18	4.6mm×250mm，5μm	杂质Ⅰ	10.010	15961	1.38	/	柱温：25℃ 流速：1ml/min
		非洛地平	12.269	17774	1.15	6.59	
Xtimate® C18	4.6mm×250mm，5μm	杂质Ⅰ	19.542	18441	0.94	/	柱温：30℃ 流速：1ml/min
		非洛地平	25.808	18667	1.02	9.41	
YMC-Triart C18	4.6mm×250mm，5μm	杂质Ⅰ	24.522	5111	1.38	/	柱温：35℃ 流速：1ml/min
		非洛地平	30.801	10886	1.12	4.92	
SinoPak BEH T-C18	4.6mm×250mm，5μm	杂质Ⅰ	15.762	13030	1.07	/	柱温：35℃ 流速：1ml/min
		非洛地平	21.132	12590	1.06	8.25	
Kinetex C18	4.6mm×250mm，5μm	杂质Ⅰ	13.827	20343	0.94	/	柱温：25℃ 流速：1ml/min
		非洛地平	18.507	20731	1.05	10.38	

五、超高效液相色谱法

1. UHPLC 方法一

（1）色谱条件　仪器：Agilent 1290；色谱柱：ChromCore AQ C18，2.1mm × 100mm，1.8μm；柱温：40℃；流动相：甲醇 - 乙腈 - 水（50：15：35）；流速：0.3ml/min；检测波长：238nm；进样体积：2μl，记录色谱图至主成分峰保留时间的 3 倍。

（2）色谱图

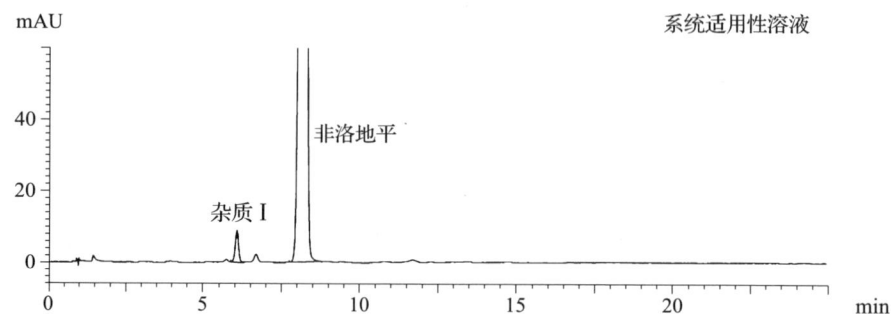

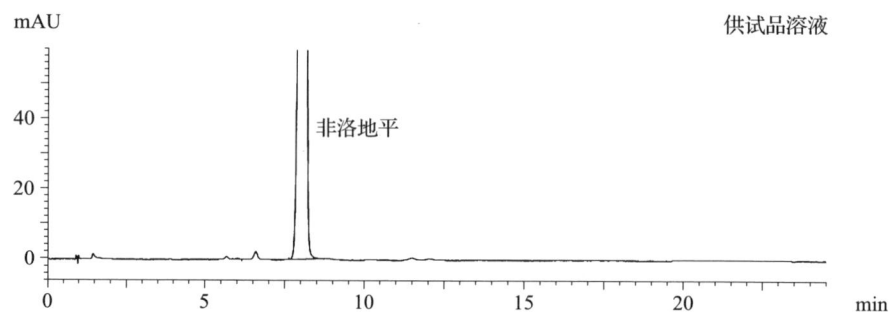

2. UHPLC 方法二

（1）色谱条件　仪器：Agilent 1260 Infinity Ⅱ Quat；色谱柱：Poroshell 120 EC-C18，3.0mm × 100mm，2.7μm；柱温：30℃；流动相：甲醇 - 乙腈 - 水（50：15：35）；流速：1ml/min；检测波长：238nm；进样体积：4μl，记录色谱图至主成分峰保留时间的 3 倍。

（2）色谱图

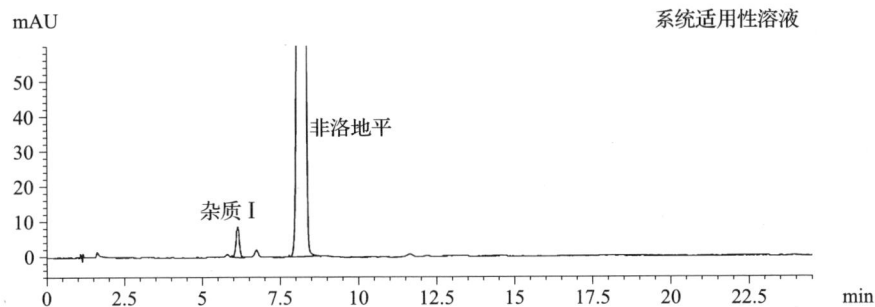

系统适用性溶液

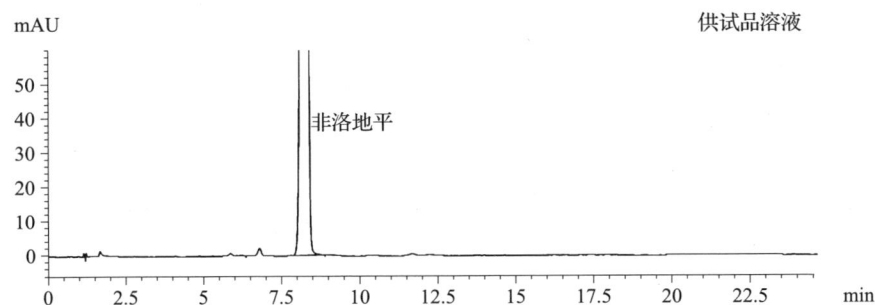

供试品溶液

3. UHPLC 方法三

（1）色谱条件　仪器：Shimadzu LC 2040C；色谱柱：Endeavorsil C18，2.1mm×50mm，1.8μm；柱温：25℃；流动相：甲醇-乙腈-水（50∶15∶35）；流速：0.2ml/min；检测波长：238nm；进样体积：1μl，记录色谱图至主成分峰保留时间的3倍。

（2）色谱图

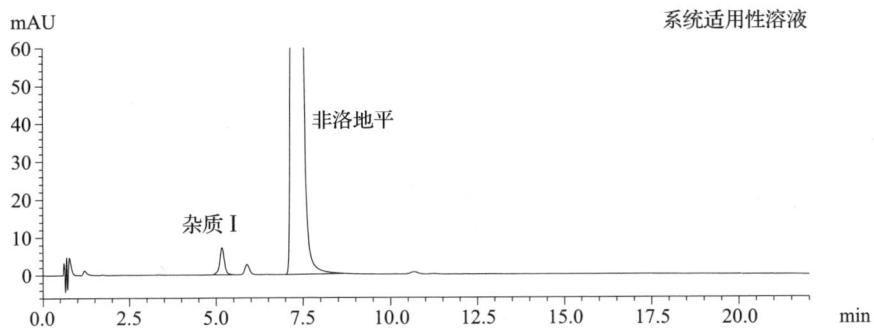

系统适用性溶液

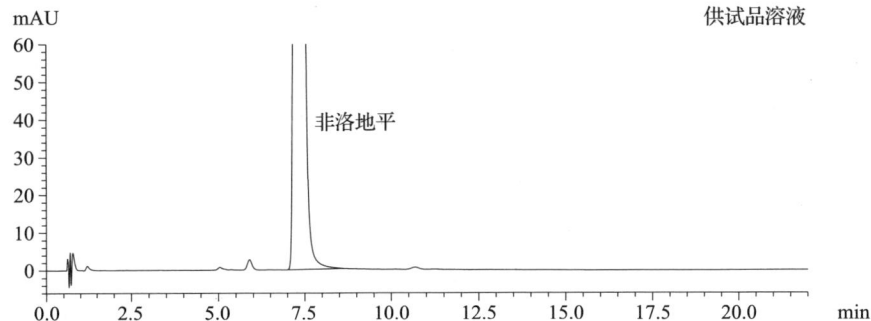

供试品溶液

4. UHPLC 方法四

（1）色谱条件　仪器：Shimadzu Nexera LC-40DXS；色谱柱：Shim-pack GISS C18，2.1mm× 100mm，1.9μm；柱温：25℃；流动相：甲醇-乙腈-水（50∶15∶35）；流速：0.3ml/min；检测波长：238nm；进样体积：1μl，记录色谱图至主成分峰保留时间的3倍。

（2）色谱图

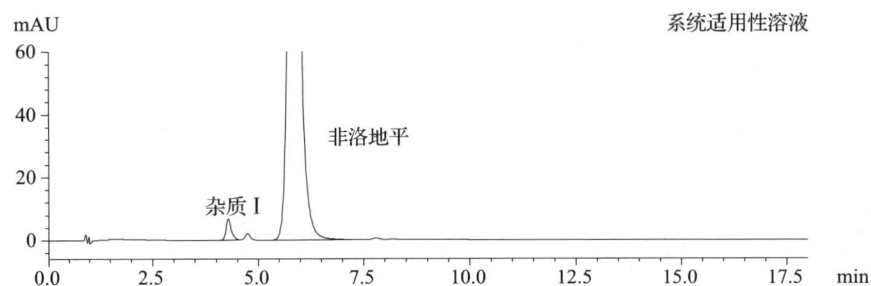

系统适用性溶液

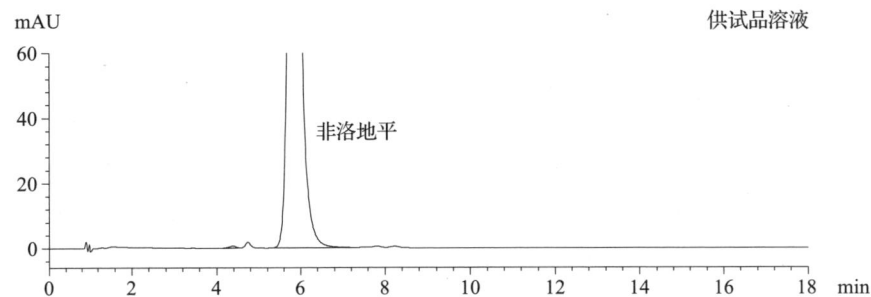

供试品溶液

5. UHPLC 方法五

（1）色谱条件　仪器：Shimadzu 30AD；色谱柱：CAPCELL PAK MGII C18，2.0mm×100mm，2.0μm；柱温：25℃；流动相：甲醇 - 乙腈 - 水（50：15：35）；流速：0.4ml/min；检测波长：238nm；进样体积：1μl，记录色谱图至主成分峰保留时间的3倍。

（2）色谱图

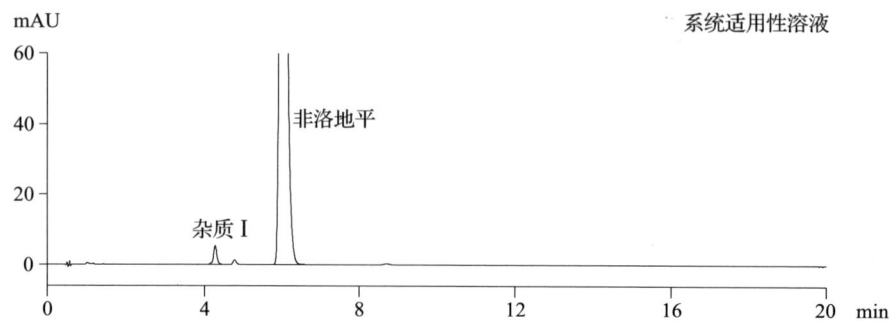

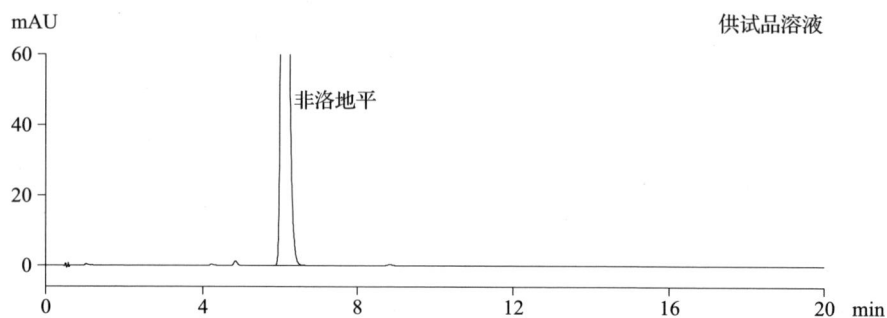

6. UHPLC 方法六

（1）色谱条件　仪器：Thermo Fisher Vanquish Flex；色谱柱：Hypersil GOLD VANQUISH C18，2.1mm×100mm，1.9μm；柱温：25℃；流动相：甲醇 - 乙腈 - 水（50：15：35）；流速：0.3ml/min；检测波长：238nm；进样体积：1μl，记录色谱图至主成分峰保留时间的3倍。

（2）色谱图

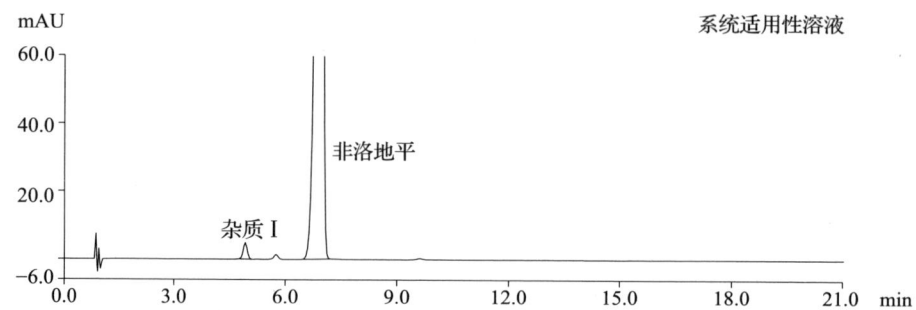

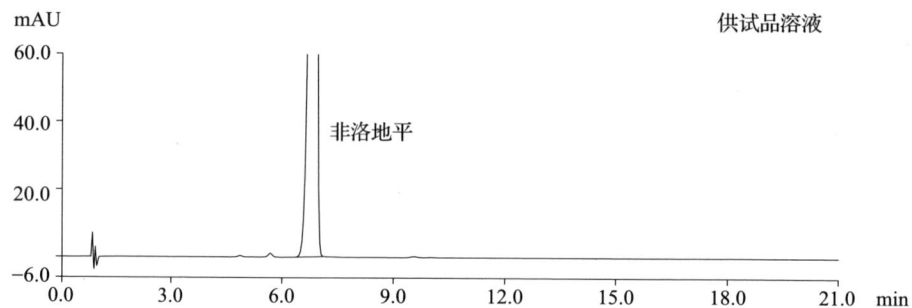

7. UHPLC 方法七

（1）色谱条件　仪器：Waters ACQUITY UPLC H-Class；色谱柱：ACQUITY UPLC BEH C18，2.1mm×100mm，1.7μm；柱温：30℃；流动相：甲醇 - 乙腈 - 水（50：15：35）；流速：0.3ml/min；检测波长：238nm；进样体积：1μl，记录色谱图至主成分峰保留时间的 3 倍。

（2）色谱图

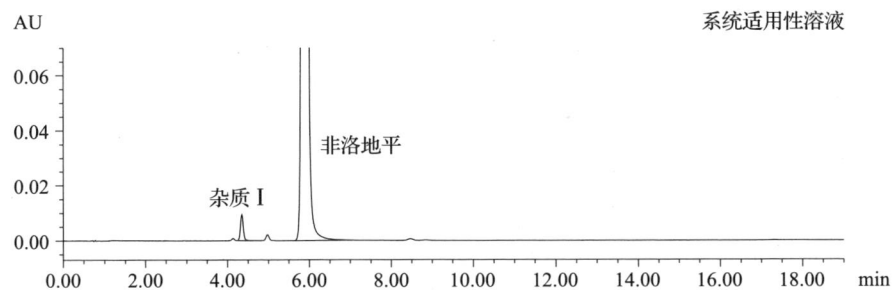

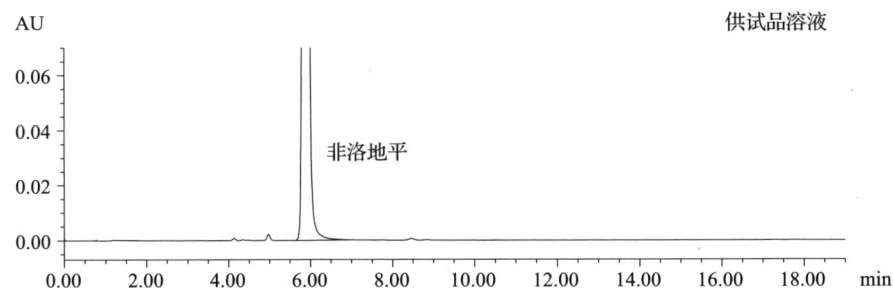

各型号色谱柱系统适用性数据汇总表

色谱柱名称	色谱柱规格	组分	保留时间（min）	理论板数	拖尾因子	分离度
ChromCore AQ C18	2.1mm×100mm，1.8μm	杂质 I	5.703	10562	1.17	/
		非洛地平	7.533	10633	1.35	7.05
Poroshell 120 EC-C18	3.0mm×100mm，2.7μm	杂质 I	6.130	16228	0.96	/
		非洛地平	8.202	16798	1.03	9.33
Endeavorsil C18	2.1mm×50mm，1.8μm	杂质 I	5.171	7907	0.95	/
		非洛地平	7.304	9341	1.25	7.97
Shim-pack GISS C18	2.1mm×100mm，1.9μm	杂质 I	4.284	5526	1.27	/
		非洛地平	5.831	7184	1.18	6.12
CAPCELL PAK MGII C18	2.0mm×100mm，2.0μm	杂质 I	4.280	12446	0.95	/
		非洛地平	6.010	13319	1.29	9.56
Hypersil GOLD VANQUISH C18	2.1mm×100mm，1.9μm	杂质 I	4.840	10154	0.98	/
		非洛地平	6.773	12634	0.96	8.93
ACQUITY UPLC BEH C18	2.1mm×100mm，1.7μm	杂质 I	4.347	19595	1.08	/
		非洛地平	5.880	20039	1.16	10.40

六、质谱图

1. 质谱条件

Agilent 6546 四极杆飞行时间质谱仪；离子源：AJS 源；正 / 负离子检测模式；一级质谱扫描范围 m/z：50~1100；二级质谱扫描范围 m/z：25~1000；碰撞能量：5、10、20、40V。

2. 质谱图

（1）非洛地平质谱图

①正离子模式一级质谱图

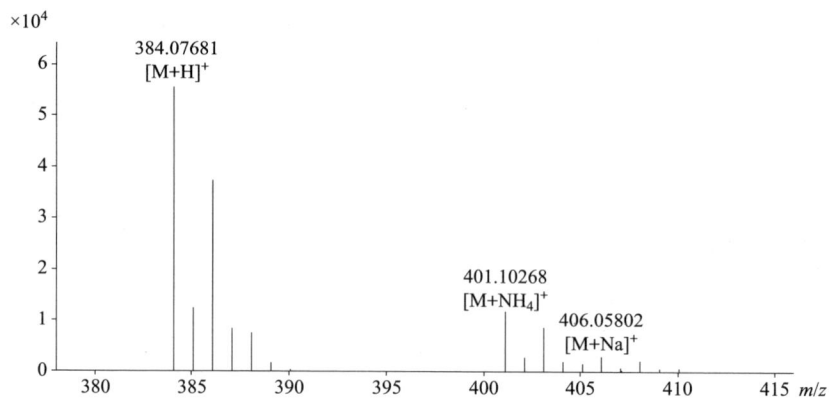

非洛地平正离子模式下,准分子离子以 $[M+H]^+$ 为主,另外可以观察到 $[M+NH_4]^+$ 和 $[M+Na]^+$ 峰。

②正离子模式二级质谱图

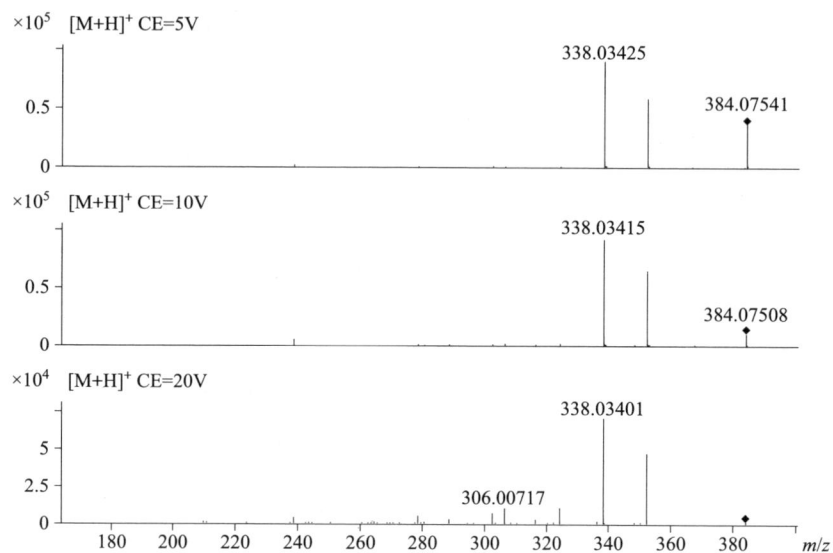

③负离子模式一级质谱图

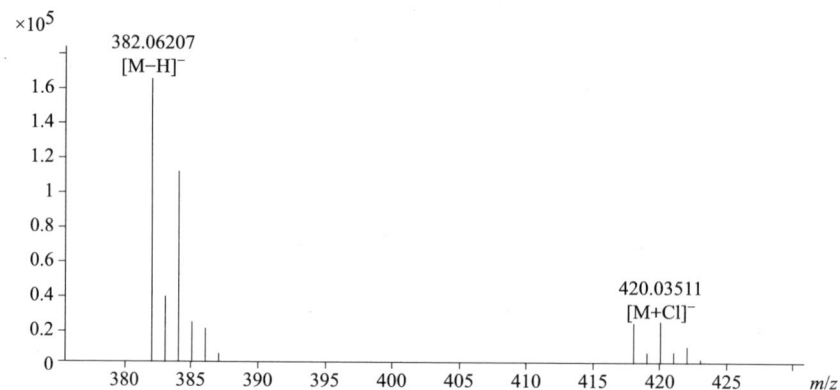

非洛地平负离子模式下,准分子离子以 $[M-H]^-$ 为主,另外可以观察到 $[M+Cl]^-$ 峰。

④负离子模式二级质谱图

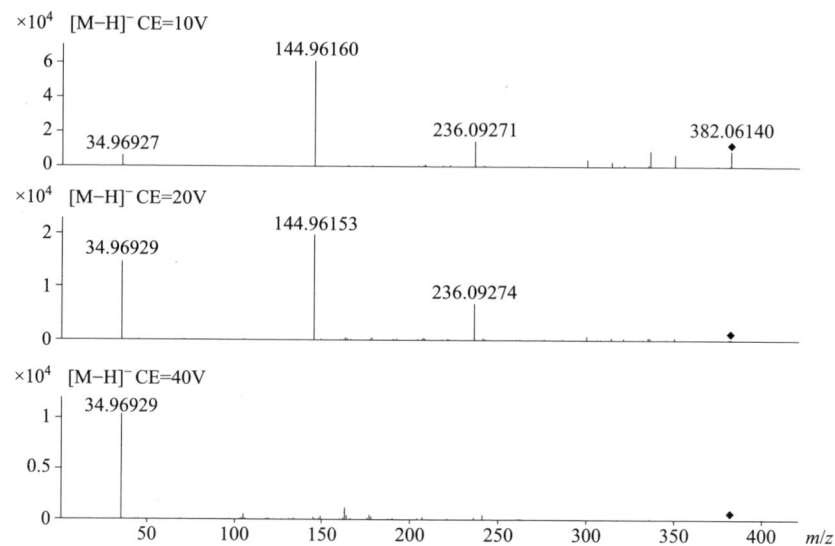

（2）杂质 I（2,6- 二甲基 -4-（2,3- 二氯苯基）- 3,5- 吡啶二甲酸甲酯乙酯）质谱图

①正离子模式一级质谱图

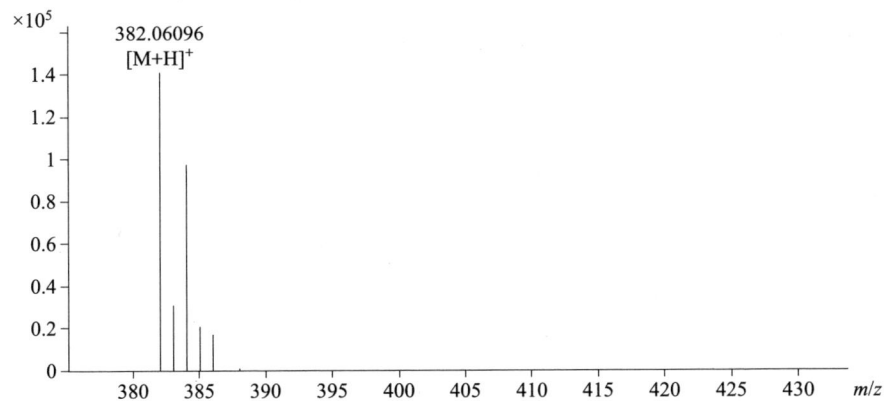

杂质 I 正离子模式下,准分子离子以 [M+H]$^+$ 为主。

②正离子模式二级质谱图

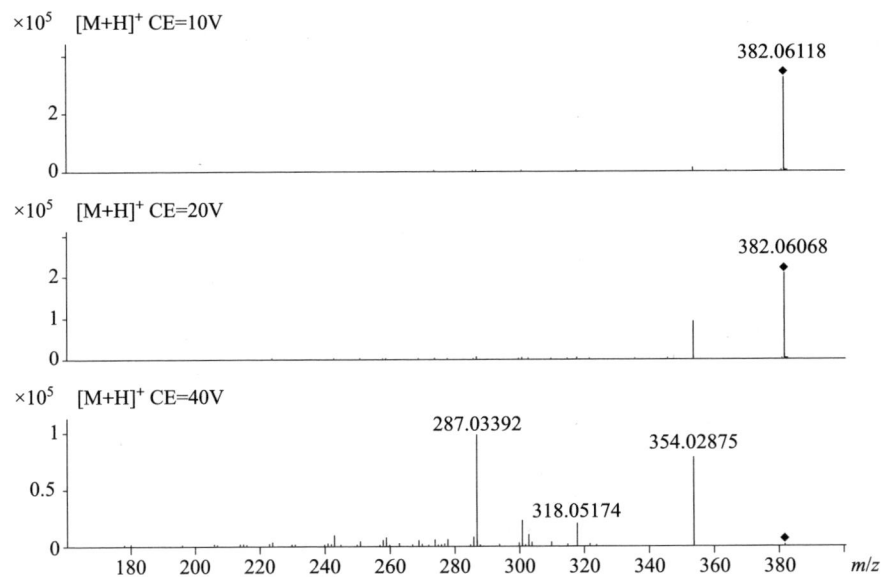

27 依托泊苷

Etoposide

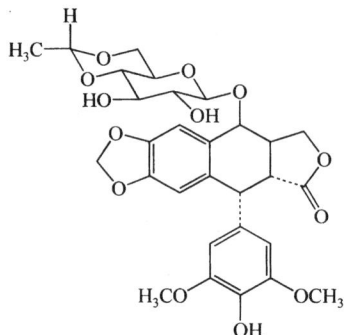

C$_{29}$H$_{32}$O$_{13}$ 588.56 CAS 号：33419-42-0

本品为 9-[4,6-O-(R)-亚乙基-β-D-吡喃葡萄糖苷]-4'-去甲基表鬼臼毒素。

一、基本信息

本品为白色或类白色结晶性粉末；无臭，有引湿性。在丙酮中略溶，在甲醇或三氯甲烷中微溶，在乙醇中极微溶，在水中几乎不溶。

1. 执行标准

《中国药典》2020 年版二部，第 814 页 依托泊苷。

2. 试验用样品

依托泊苷，批号 631191204，江苏恒瑞医药股份有限公司。
对羟基苯甲酸丙酯，批号 B2021043，江苏恒瑞医药股份有限公司。

3. 杂质对照品信息

对羟基苯甲酸丙酯

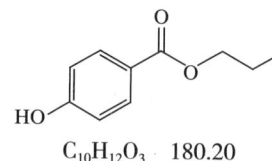

C$_{10}$H$_{12}$O$_{3}$ 180.20

二、溶液配制

1. 混合溶剂

乙腈 - 醋酸盐缓冲液（取醋酸钠 5.44g，加水溶解并稀释至 2000ml，用冰醋酸调节 pH 值至 4.0）（30∶70）。

2. 供试品溶液

取本品，加溶剂溶解并稀释制成每 1ml 中约含 2mg 的溶液。

3. 对照溶液

对羟基苯甲酸丙酯适量，加混合溶剂溶解并稀释制成每 1ml 中约含 0.2mg 的溶液，取 1ml，置 200ml 量瓶中，再精密加入供试品溶液 1ml，用混合溶剂稀释至刻度，摇匀。

三、系统适用性要求

对照溶液色谱图中，依托泊苷峰的保留时间约为 25 分钟，依托泊苷峰与对羟基苯甲酸丙酯峰的分离度应符合要求。

四、高效液相色谱法

1. HPLC 色谱条件

色谱柱：用苯基硅烷键合硅胶为填充剂；流动相：乙腈 - 醋酸盐缓冲液（取醋酸钠 5.44g，加水溶解并稀释至 2000ml，用冰醋酸调节 pH 值至 4.0）（20∶80）为流动相 A，乙腈 - 醋酸盐缓冲液（60∶40）为流动相 B，按下表进行梯度洗脱；检测波长：254nm；进样体积：20μl；记录色谱图至 40 分钟。

时间（min）	流动相 A（%）	流动相 B（%）
0	100	0
15	100	0
30	40	60
40	40	60
42	0	100
45	0	100
47	100	0
50	100	0

2. 对照溶液色谱图

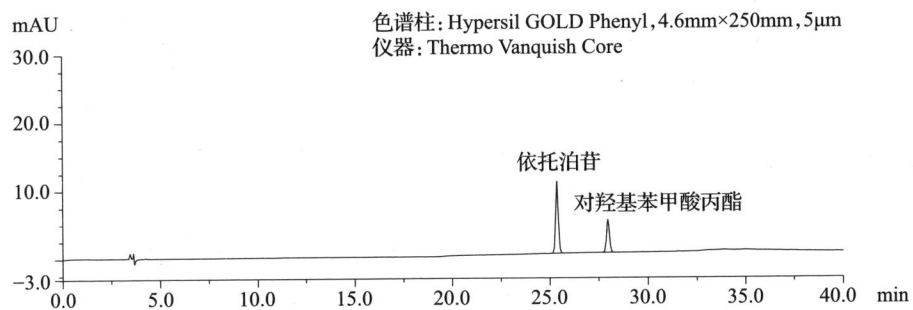

色谱柱：Hypersil GOLD Phenyl，4.6mm×250mm，5μm
仪器：Thermo Vanquish Core

3. 紫外光谱图

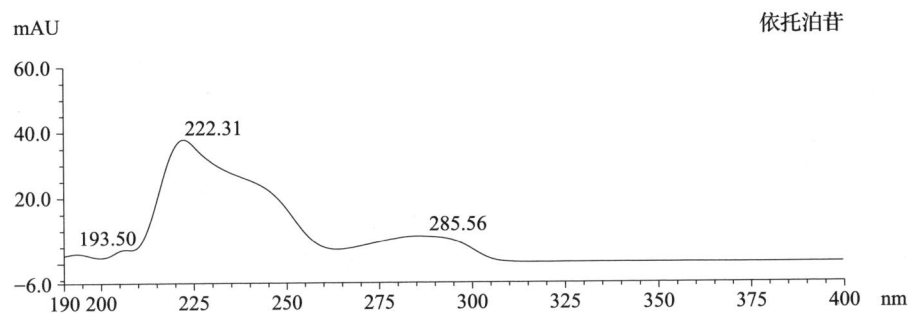

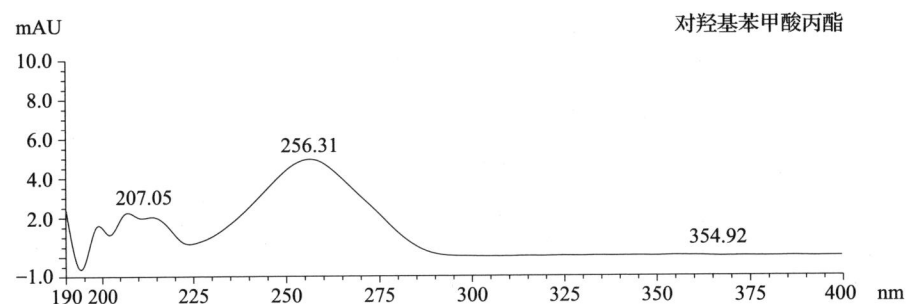

4. 供试品溶液有关物质色谱图

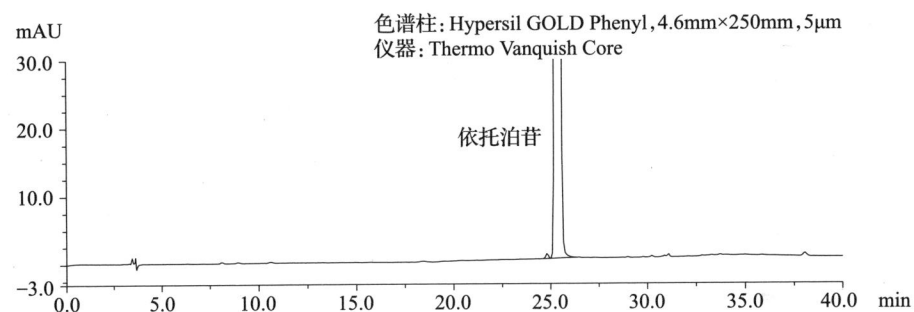

色谱柱：Hypersil GOLD Phenyl，4.6mm×250mm，5μm
仪器：Thermo Vanquish Core

5. 其他型号色谱柱系统适用性色谱图及数据汇总表

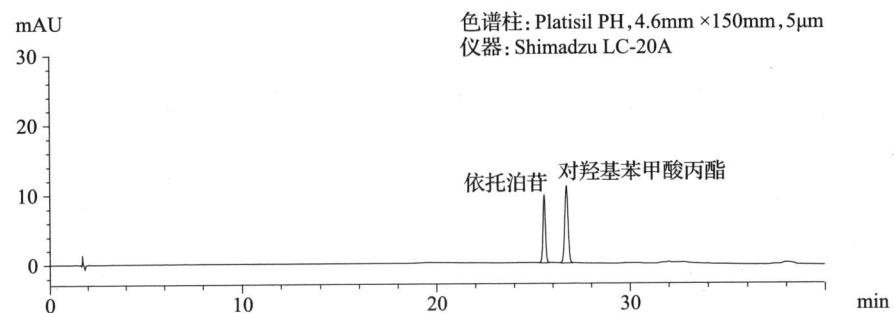

色谱柱：Platisil PH，4.6mm ×150mm，5μm
仪器：Shimadzu LC-20A

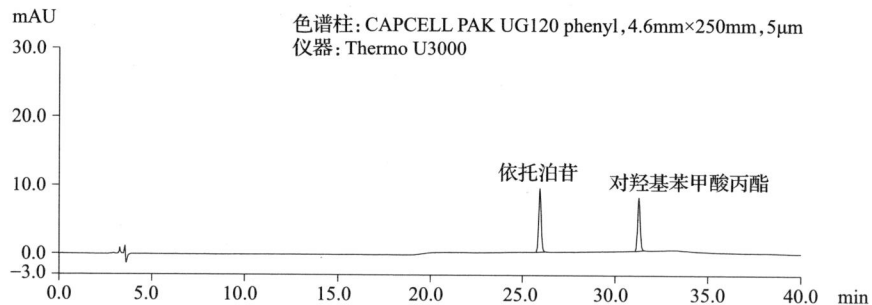

色谱柱：CAPCELL PAK UG120 phenyl，4.6mm×250mm，5μm
仪器：Thermo U3000

依托泊苷　对羟基苯甲酸丙酯

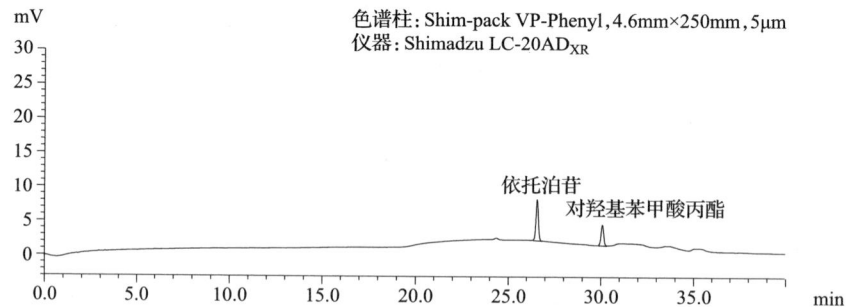

色谱柱：Shim-pack VP-Phenyl，4.6mm×250mm，5μm
仪器：Shimadzu LC-20AD$_{XR}$

依托泊苷　对羟基苯甲酸丙酯

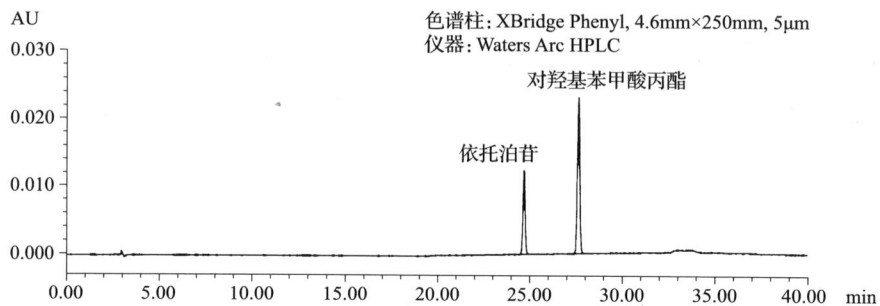

色谱柱：XBridge Phenyl，4.6mm×250mm，5μm
仪器：Waters Arc HPLC

对羟基苯甲酸丙酯
依托泊苷

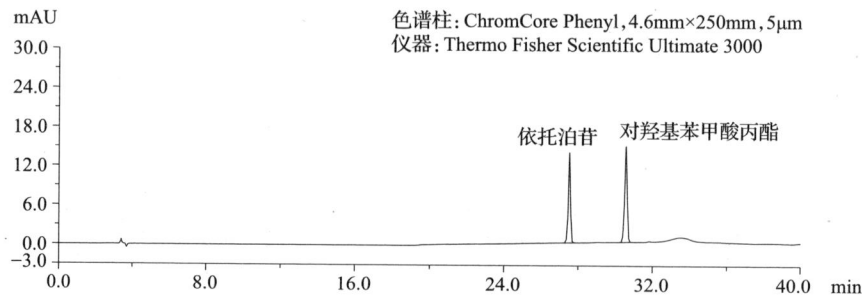

色谱柱：ChromCore Phenyl，4.6mm×250mm，5μm
仪器：Thermo Fisher Scientific Ultimate 3000

依托泊苷　对羟基苯甲酸丙酯

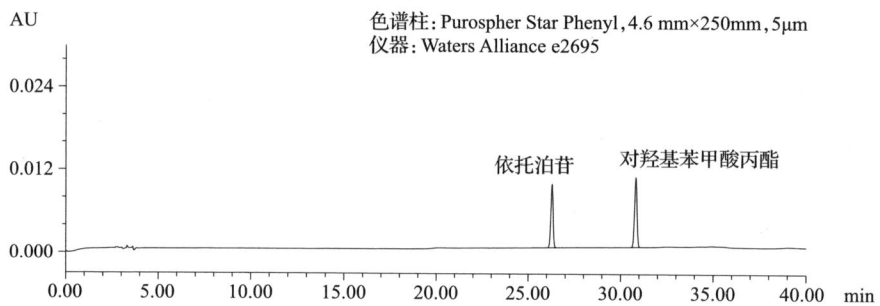

色谱柱：Purospher Star Phenyl，4.6 mm×250mm，5μm
仪器：Waters Alliance e2695

依托泊苷　对羟基苯甲酸丙酯

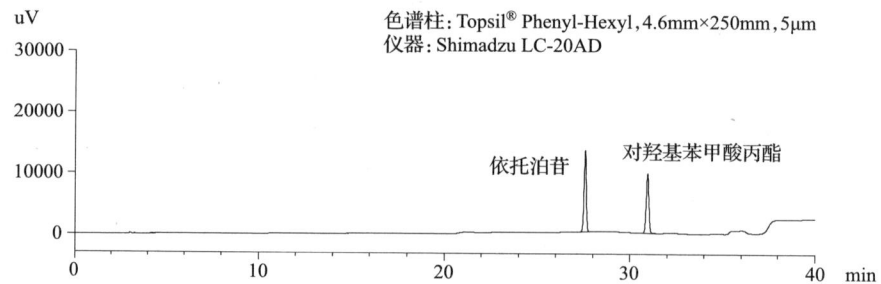

色谱柱：Topsil® Phenyl-Hexyl，4.6mm×250mm，5μm
仪器：Shimadzu LC-20AD

依托泊苷　对羟基苯甲酸丙酯

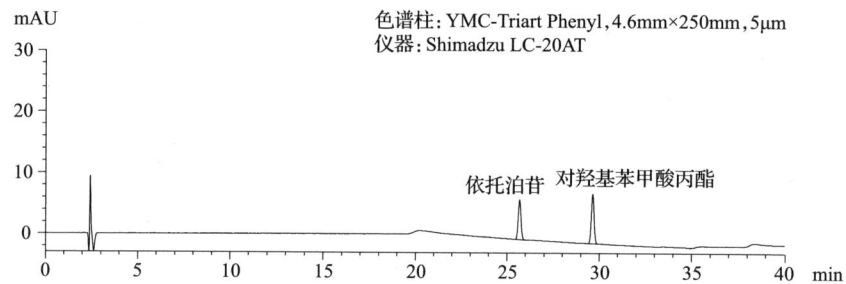

色谱柱：YMC-Triart Phenyl，4.6mm×250mm，5μm
仪器：Shimadzu LC-20AT

依托泊苷　对羟基苯甲酸丙酯

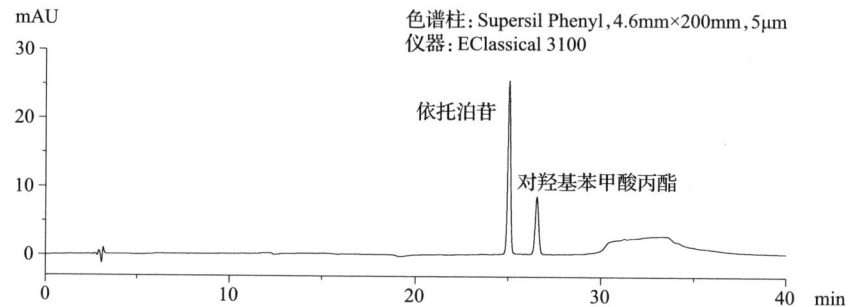

色谱柱：Supersil Phenyl，4.6mm×200mm，5μm
仪器：EClassical 3100

依托泊苷　对羟基苯甲酸丙酯

色谱柱：Luna Hexyl phenyl，4.6mm×150mm，5μm
仪器：Shimadzu LC-20A

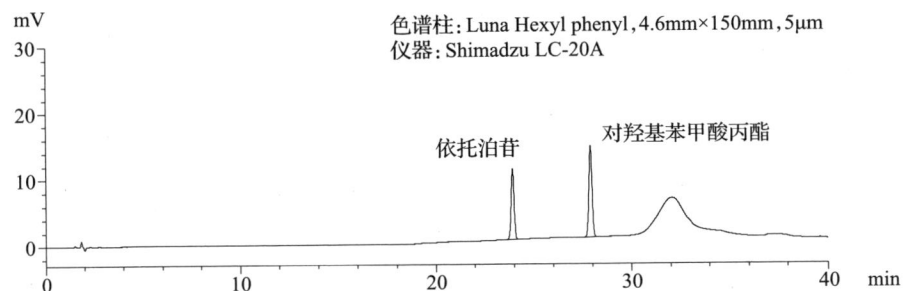

依托泊苷　　对羟基苯甲酸丙酯

各型号色谱柱系统适用性数据汇总表

色谱柱名称	色谱柱规格	组分	保留时间（min）	理论板数	拖尾因子	分离度	备注
Hypersil GOLD Phenyl	4.6mm × 250mm，5μm	依托泊苷	25.370	170560	1.02	/	流速：1ml/min 柱温：25℃
		对羟基苯甲酸丙酯	27.973	172067	1.00	10.10	
Platisil PH	4.6mm × 150mm，5μm	依托泊苷	25.572	171496	1.03	/	流速：1.3ml/min 柱温：30℃
		对羟基苯甲酸丙酯	26.723	105347	1.01	4.00	
CAPCELL PAK UG120 phenyl	4.6mm × 250mm，5μm	依托泊苷	25.937	189093	1.07	/	流速：1ml/min 柱温：25℃
		对羟基苯甲酸丙酯	31.283	255794	1.11	22.00	
XBridge Phenyl	4.6mm × 250mm，5μm	依托泊苷	24.669	225485	1.02	/	流速：1ml/min 柱温：40℃
		对羟基苯甲酸丙酯	27.582	226399	1.03	13.02	
Purospher Star Phenyl	4.6mm × 250mm，5μm	依托泊苷	26.277	214775	0.97	/	流速：1ml/min 柱温：30℃
		对羟基苯甲酸丙酯	30.812	249082	0.98	18.86	

续表

色谱柱名称	色谱柱规格	组分	保留时间（min）	理论板数	拖尾因子	分离度	备注
YMC-Triart Phenyl	4.6mm × 250mm，5μm	依托泊苷	25.676	129503	1.05	/	流速：1.4ml/min 柱温：30℃
		对羟基苯甲酸丙酯	29.647	171844	1.04	13.90	
Shim-pack VP-Phenyl	4.6mm × 250mm，5μm	依托泊苷	26.593	182539	0.96	/	流速：1.5ml/min 柱温：25℃
		对羟基苯甲酸丙酯	30.108	197302	0.97	13.52	
ChromCore Phenyl	4.6mm × 250mm，5μm	依托泊苷	27.530	289195	0.91	/	流速：1ml/min 柱温：25℃
		对羟基苯甲酸丙酯	30.573	253833	0.91	13.60	
Topsil® Phenyl-Hexyl	4.6mm × 250mm，5μm	依托泊苷	27.576	230966	0.98	/	流速：1ml/min 柱温：40℃
		对羟基苯甲酸丙酯	30.944	216899	0.99	13.60	
Supersil Phenyl	4.6mm × 200mm，5μm	依托泊苷	25.037	146200	0.98	/	流速：1ml/min 柱温：40℃
		对羟基苯甲酸丙酯	26.545	90000	0.93	4.9	
Luna Hexyl phenyl	4.6mm × 150mm，5μm	依托泊苷	23.925	111290	0.99	/	流速：1ml/min 柱温：25℃
		对羟基苯甲酸丙酯	27.902	126379	1.00	13.24	

五、超高效液相色谱法

1. UHPLC 方法一

（1）色谱条件　仪器：Waters ACQUITY UPLC H-Class；色谱柱：ACQUITY UPLC BEH Phenyl，2.1mm× 100mm，1.7μm；柱温：40℃；流动相：以乙腈 - 醋酸盐缓冲液（20：80）为流动相 A，乙腈 - 醋酸盐缓冲液（60：40）为流动相 B，按下表进行梯度洗脱；流速：0.4ml/min；检测波长：254nm；进样体积：2μl。

时间（min）	流动相 A（%）	流动相 B（%）
0	100	0
3.13	50	50
6.25	40	60
8.34	40	60
8.75	0	100
9.38	0	100
9.80	100	0
10.42	100	0

（2）色谱图

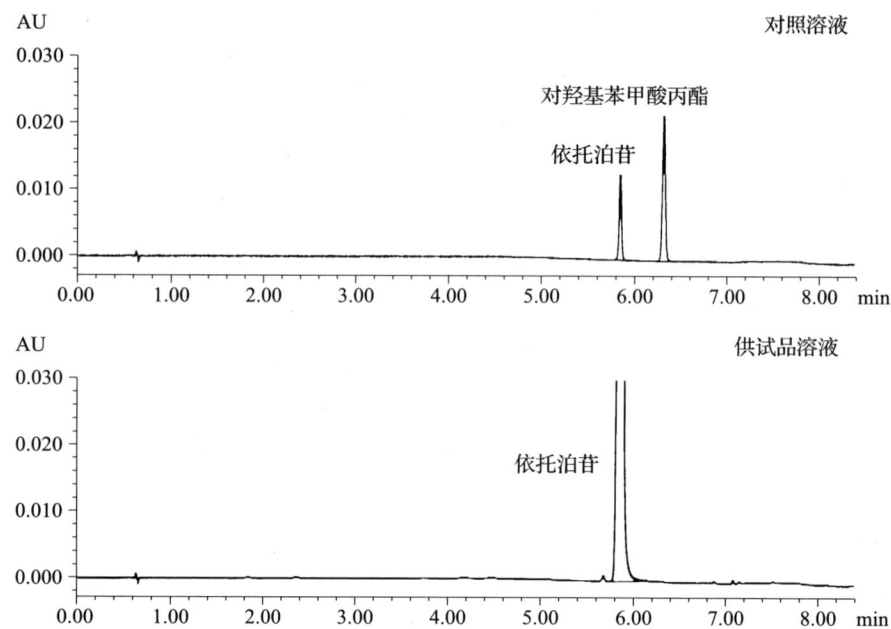

2. UHPLC 方法二

（1）色谱条件　仪器：Agilent 1290 Infinity Ⅱ 四元泵系统；色谱柱：Poroshell 120 Phenyl-Hexyl，3.0mm×100mm，1.9μm；柱温：25℃；流动相：以乙腈 - 醋酸盐缓冲液（20∶80）为流动相 A，乙腈 - 醋酸盐缓冲液（60∶40）为流动相 B，按下

表进行梯度洗脱；流速：1ml/min；检测波长：254nm；进样体积：3μl。

时间（min）	流动相 A（%）	流动相 B（%）
0	100	0
2.5	100	0
5.1	40	60
6.8	40	60
7.1	0	100
7.6	0	100
8.0	100	0
8.5	100	0

（2）色谱图

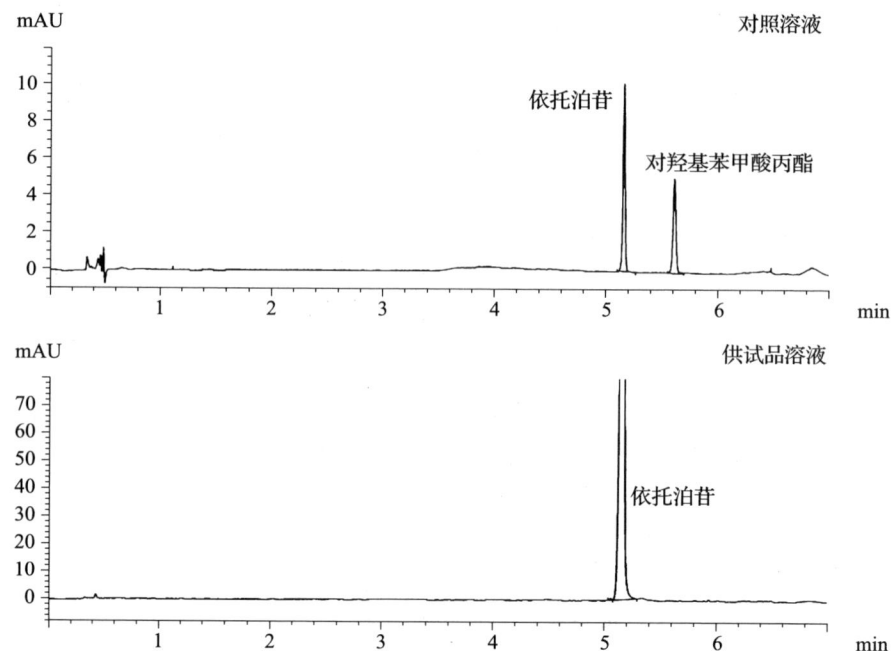

3. UHPLC 方法三

（1）色谱条件　仪器：Thermo Fisher Vanquish Flex；色谱柱：Hypersil GOLD Phenyl，2.1mm×100mm，1.9μm；柱温：25℃；流动相：以乙腈 - 醋酸盐缓冲液

（20∶80）为流动相 A,乙腈 - 醋酸盐缓冲液（60∶40）为流动相 B,按下表进行梯度洗脱；流速：0.5ml/min；检测波长：254nm；进样体积：2μl。

时间（min）	流动相 A（%）	流动相 B（%）
0	100	0
2.28	100	0
4.56	40	60
6.08	40	60
6.38	0	100
6.84	0	100
7.14	100	0
7.60	100	0

（2）色谱图

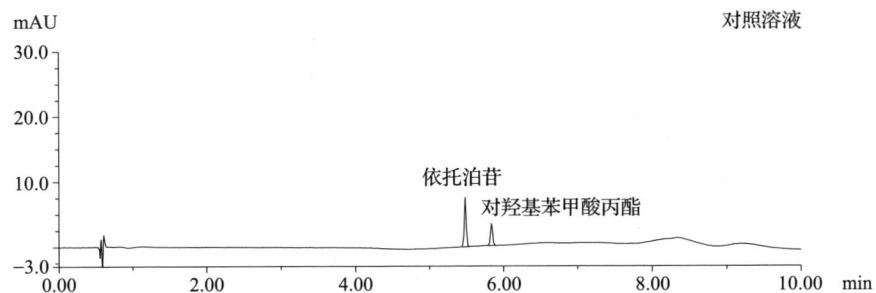

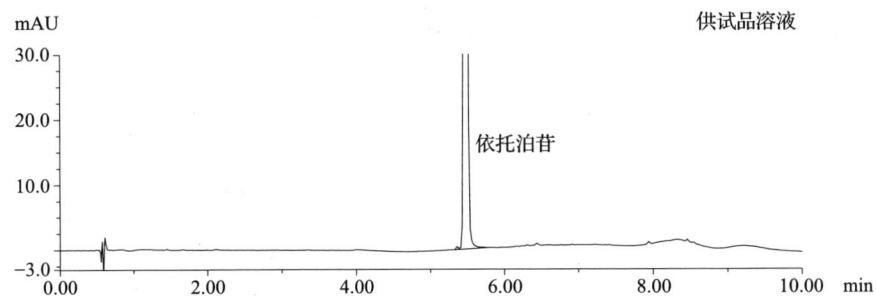

4. UHPLC 方法四

（1）色谱条件　仪器：Shimadzu LC-2040C 3D；色谱柱：Shim-pack Scepter Phenyl-120,2.1mm×100mm,1.9μm；柱温：25℃；流动相：以乙腈 - 醋酸盐缓冲液（20∶80）为流动相 A,乙腈 - 醋酸盐缓冲液（60∶40）为流动相 B,按下表进行梯度洗脱；流速：0.4ml/min；检测波长：254nm；进样体积：2μl。

时间（min）	流动相 A（%）	流动相 B（%）
0	100	0
3	100	0
6	40	60
8.1	40	60
8.6	0	100
9.2	0	100
9.6	100	0
12	100	0

（2）色谱图

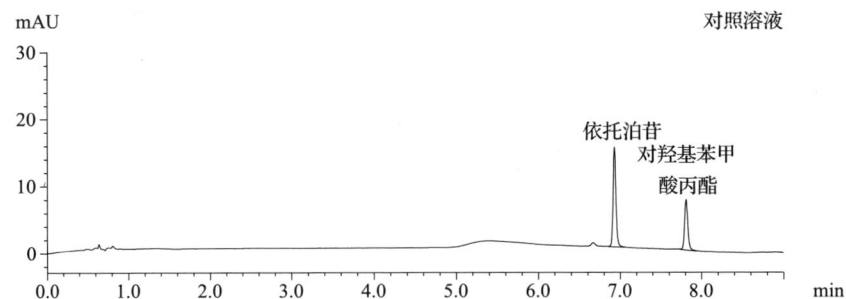

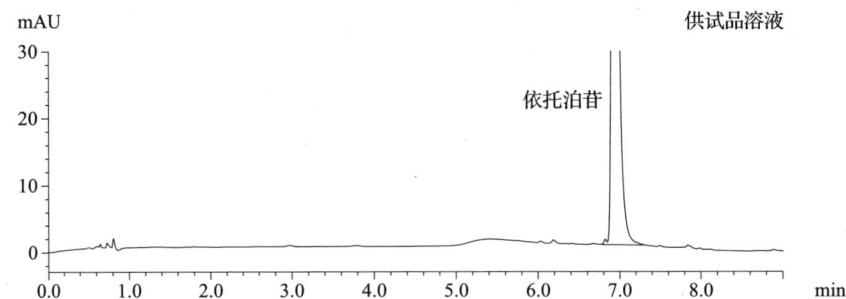

5. UHPLC 方法五

（1）色谱条件 仪器：Waters Acquity；色谱柱：Ultimate® UHPLC XB-Phenyl，2.1mm× 100mm，1.8μm；柱温：40℃；流动相：以乙腈 - 醋酸盐缓冲液（20∶80）为流动相 A，乙腈 - 醋酸盐缓冲液（60∶40）为流动相 B，按下表进行梯度洗脱；流速：0.2ml/min；检测波长：254nm；进样体积：4μl。

时间（min）	流动相（A）	流动相（B）
0	100	0
4.8	100	0
12	40	60
16	40	60
16.8	0	100
18	0	100
18.8	100	0
20	100	0

（2）色谱图

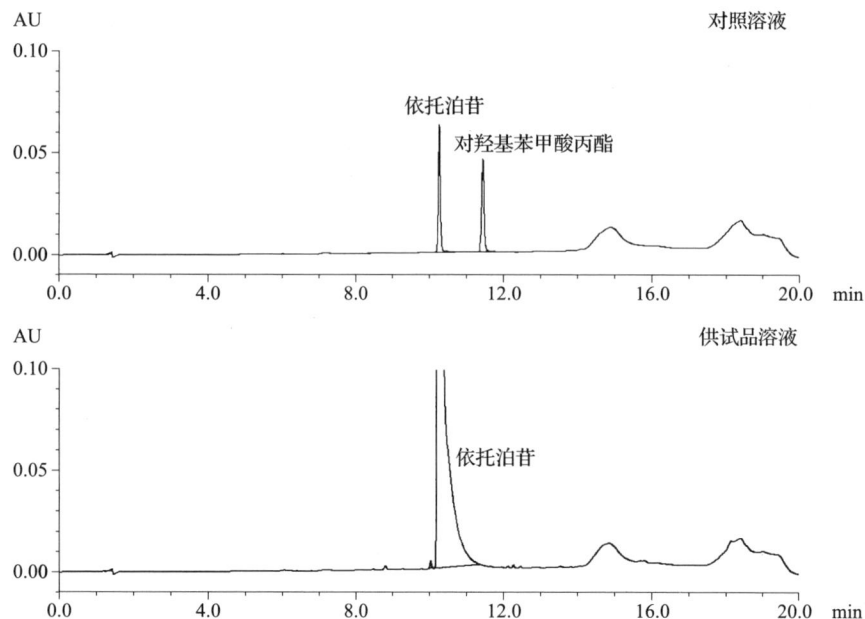

各型号色谱柱系统适用性数据汇总表

色谱柱名称	色谱柱规格	组分	保留时间（min）	理论板数	拖尾因子	分离度
ACQUITY UPLC BEH Phenyl	2.1mm×100mm，1.7μm	依托泊苷	5.848	231260	0.99	/
		对羟基苯甲酸丙酯	6.315	186367	1.02	8.57
Poroshell 120 Phenyl-Hexyl	3.0mm×100mm，1.9μm	依托泊苷	5.149	359699	0.97	/
		对羟基苯甲酸丙酯	5.600	271441	0.96	11.70
Hypersil GOLD Phenyl	2.1mm×100mm，1.9μm	依托泊苷	5.485	223833	0.99	/
		对羟基苯甲酸丙酯	5.840	204469	1.00	7.24
Shim-pack Scepter Phenyl-120	2.1mm×100mm，1.9μm	依托泊苷	6.931	156359	1.15	/
		对羟基苯甲酸丙酯	7.814	160640	1.16	11.92
Ultimate® UHPLC XB-Phenyl	2.1mm×100mm，1.8μm	依托泊苷	10.267	186449	1.12	/
		对羟基苯甲酸丙酯	11.439	130803	1.07	10.70

六、质谱图

1. 质谱条件

Agilent 6546 四极杆飞行时间质谱仪；离子源：AJS 源；正 / 负离子检测模式；一级质谱扫描范围 m/z：50~1200；二级质谱扫描范围 m/z：25~1000；碰撞能量：10、20、40V。

2. 质谱图

（1）依托泊苷质谱图

①正离子模式一级质谱图

依托泊苷正离子模式下，准分子离子以［$M+NH_4$］⁺为主，另外可以观察到［$M+H$］⁺和［$M+Na$］⁺峰。

（2）对羟基苯甲酸丙酯质谱图

①负离子模式一级质谱图

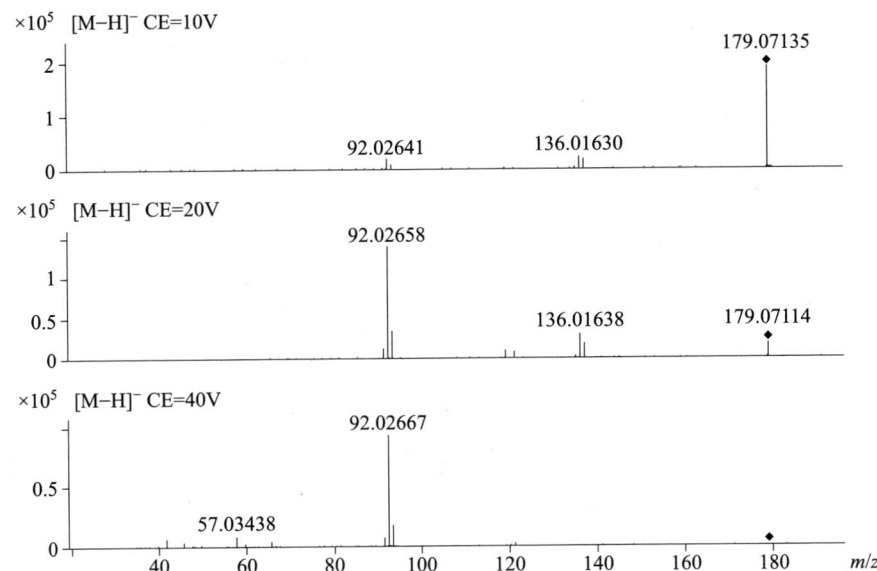

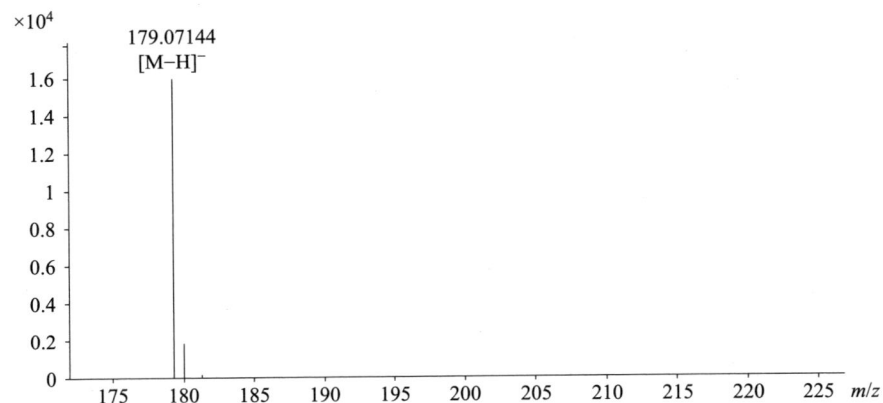

对羟基苯甲酸丙酯负离子模式下,准分子离子以［M–H］⁻为主。

②正离子模式二级质谱图

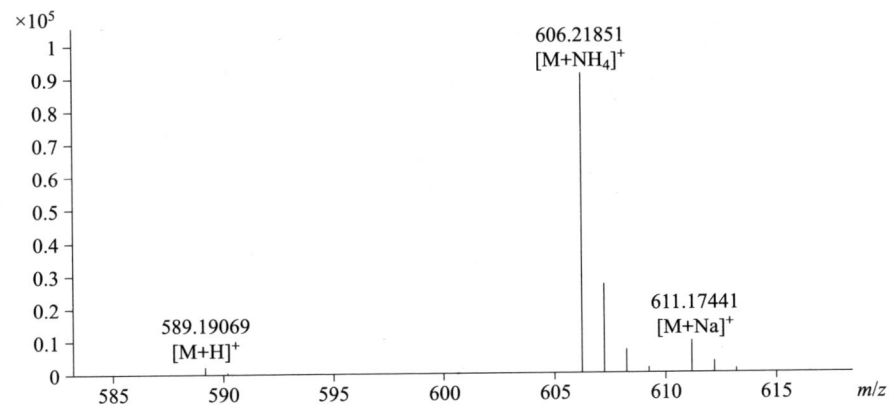

②负离子模式二级质谱图

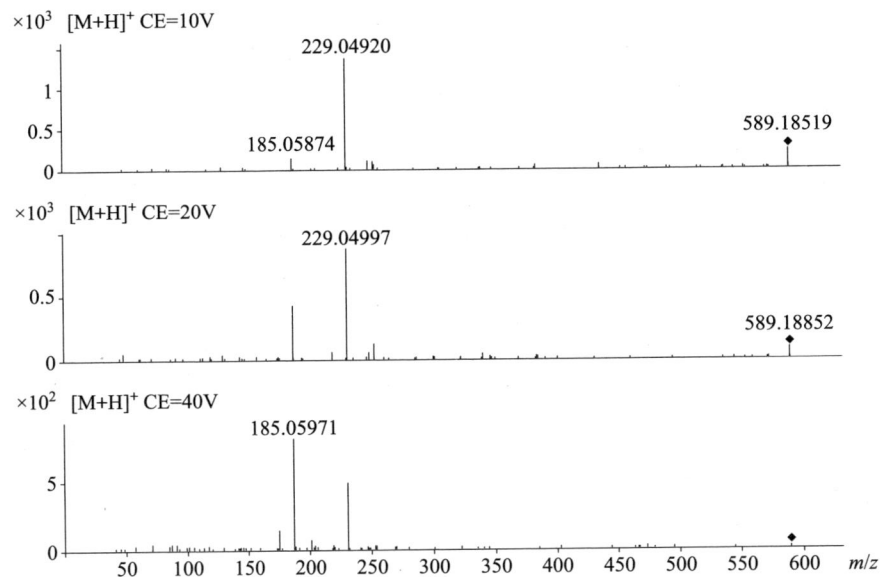

28 炔雌醇

Ethinylestradiol

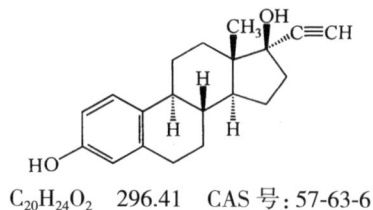

$C_{20}H_{24}O_2$　296.41　CAS 号: 57-63-6

本品为 3- 羟基 -19- 去甲 -17α- 孕甾 -1,3,5(10)- 三烯 -20- 炔 -17- 醇。

一、基本信息

本品为白色或类白色的结晶性粉末;无臭。在乙醇、丙醇或乙醚中易溶,在三氯甲烷中溶解,在水中不溶。

1. 执行标准

《中国药典》2020 年版二部,第 845 页　炔雌醇。

2. 试验用样品

炔雌醇,批号 C031-191201-0RS,浙江仙琚制药股份有限公司。

雌二醇,批号 C011-200101,浙江仙琚制药股份有限公司。

3. 杂质对照品信息

雌二醇

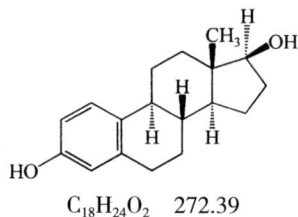

$C_{18}H_{24}O_2$　272.39

二、溶液配制

1. 系统适用性溶液

取雌二醇 10mg,置 50ml 量瓶中,加供试品溶液 10ml,用流动相稀释至刻度,摇匀。取 1ml,置 10ml 量瓶中,用流动相稀释至刻度,摇匀。

2. 供试品溶液

取本品适量,精密称定,加流动相溶解并定量稀释制成每 1ml 中约含 1mg 的溶液。

三、系统适用性要求

系统适用性溶液色谱图中,理论板数按炔雌醇峰计算不低于 1000,雌二醇峰与炔雌醇峰之间的分离度应大于 3.5。

四、高效液相色谱法

1. HPLC 色谱条件

色谱柱:用十八烷基硅烷键合硅胶为填充剂;流动相:乙腈 - 水(45∶55);检测波长:280nm;进样体积:20μl,记录色谱图至主成分峰保留时间的 2.5 倍。

2. 系统适用性溶液色谱图

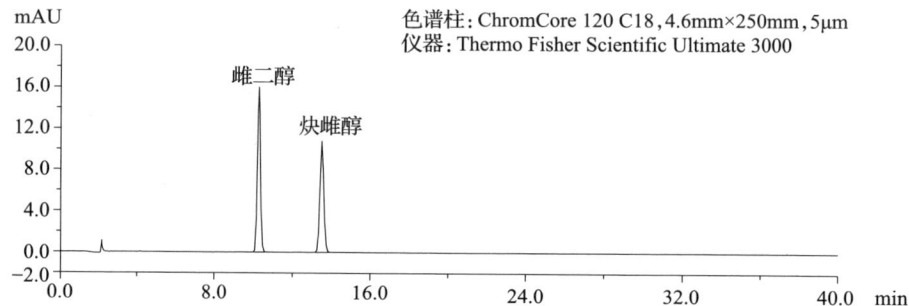

色谱柱:ChromCore 120 C18,4.6mm×250mm,5μm
仪器:Thermo Fisher Scientific Ultimate 3000

3. 紫外光谱图

雌二醇

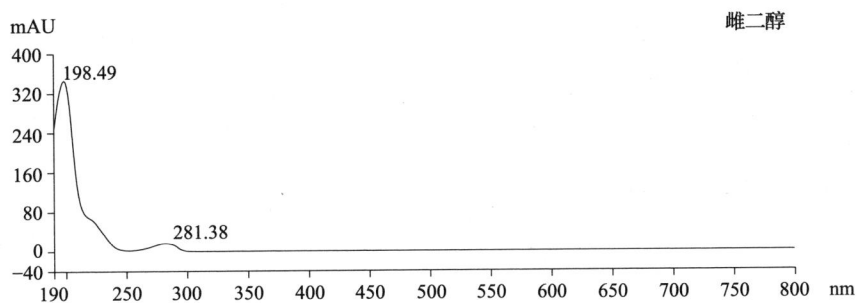

炔雌醇

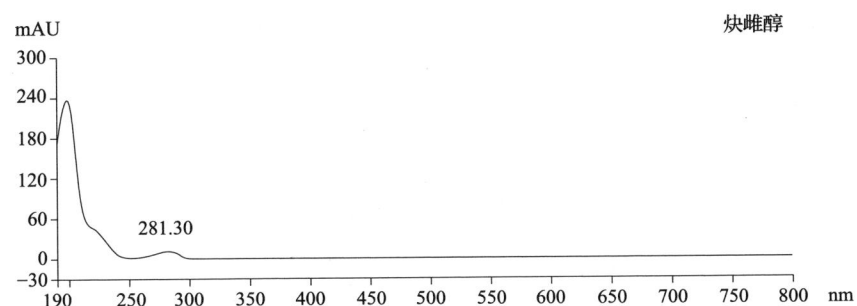

4. 供试品溶液有关物质色谱图

色谱柱：ChromCore 120 C18，4.6mm×250mm，5μm
仪器：Thermo Fisher Scientific Ultimate 3000

炔雌醇

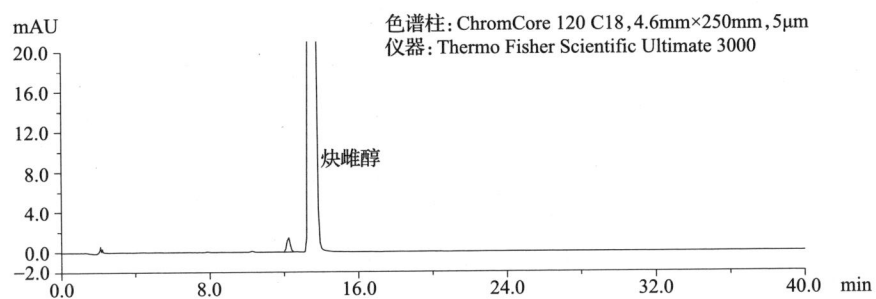

5. 其他型号色谱柱系统适用性色谱图及数据汇总表

色谱柱：Platisil ODS，4.6mm×250mm，5μm
仪器：Shimadzu LC-20A

雌二醇　炔雌醇

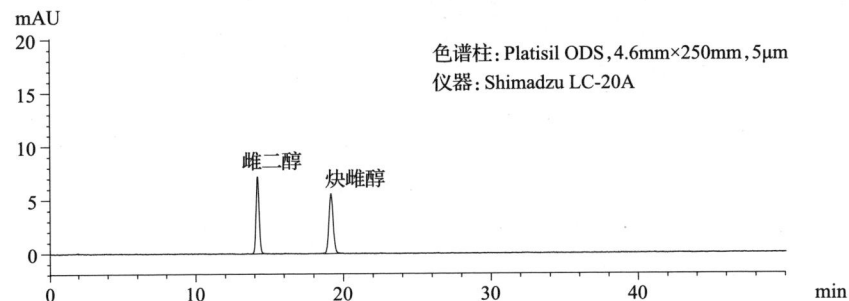

色谱柱：Supersil ODS2，4.6mm×250mm，5μm
仪器：EClassical 3100

雌二醇　炔雌醇

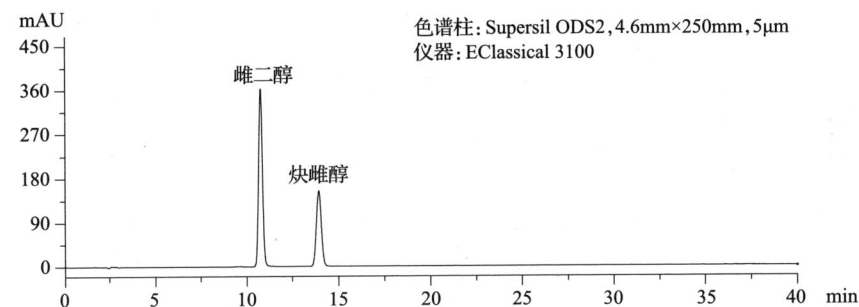

色谱柱：Discovery C18，4.6mm×250mm，5μm
仪器：Waters Alliance e2695

雌二醇　炔雌醇

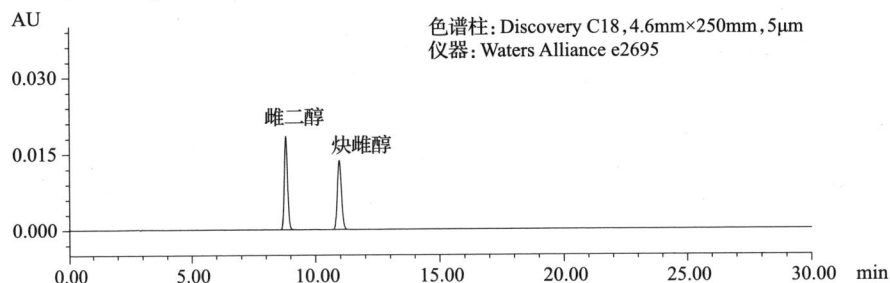

色谱柱：Kromasil C18，4.6mm×150mm，3.5μm
仪器：Agilent 1260

雌二醇　炔雌醇

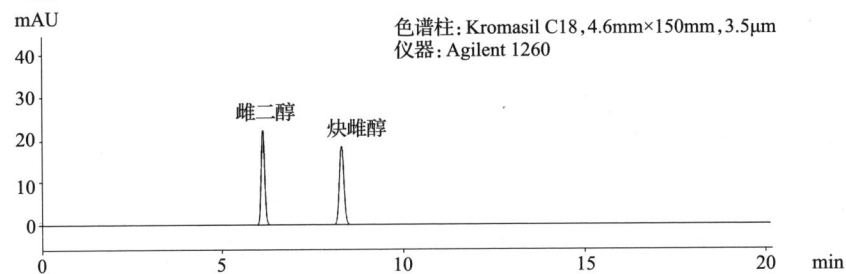

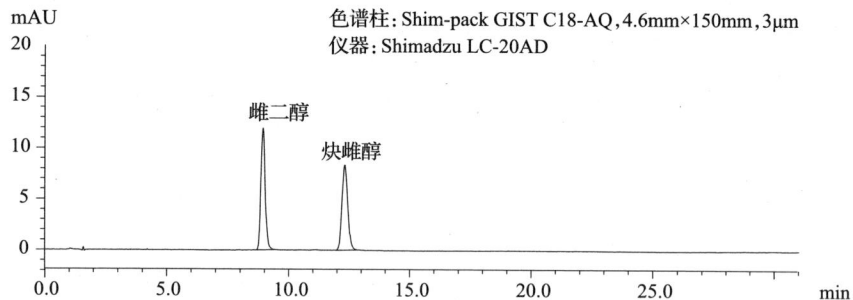

色谱柱:Shim-pack GIST C18-AQ,4.6mm×150mm,3μm
仪器:Shimadzu LC-20AD

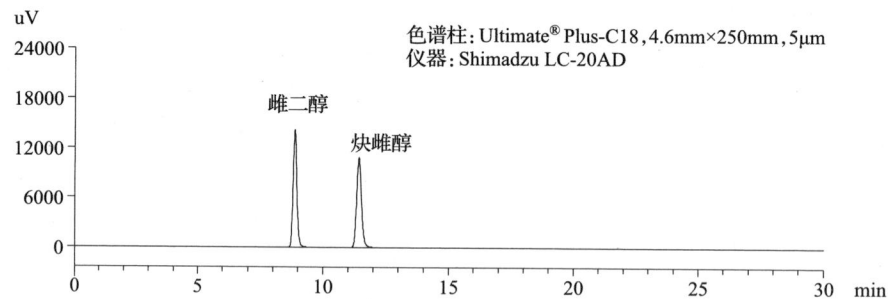

色谱柱:Ultimate® Plus-C18,4.6mm×250mm,5μm
仪器:Shimadzu LC-20AD

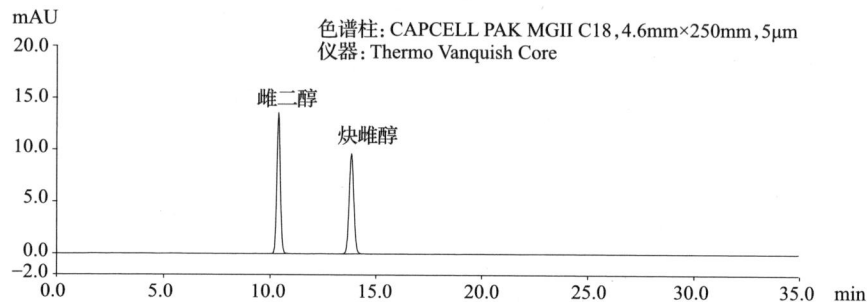

色谱柱:CAPCELL PAK MGII C18,4.6mm×250mm,5μm
仪器:Thermo Vanquish Core

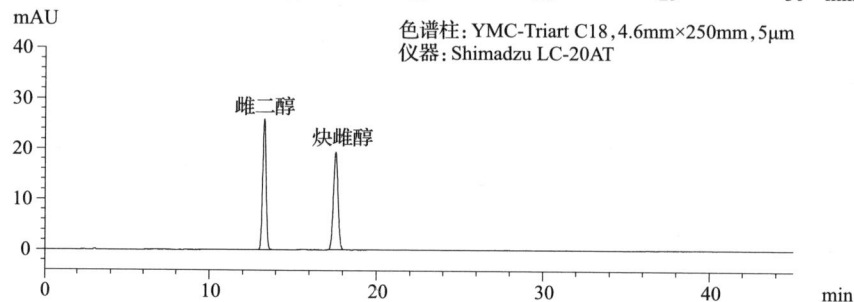

色谱柱:YMC-Triart C18,4.6mm×250mm,5μm
仪器:Shimadzu LC-20AT

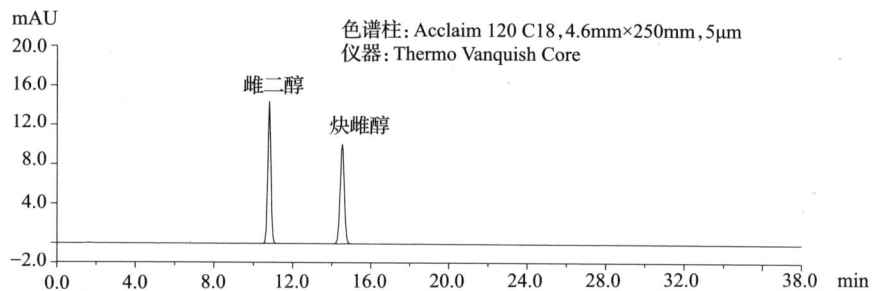

色谱柱:Acclaim 120 C18,4.6mm×250mm,5μm
仪器:Thermo Vanquish Core

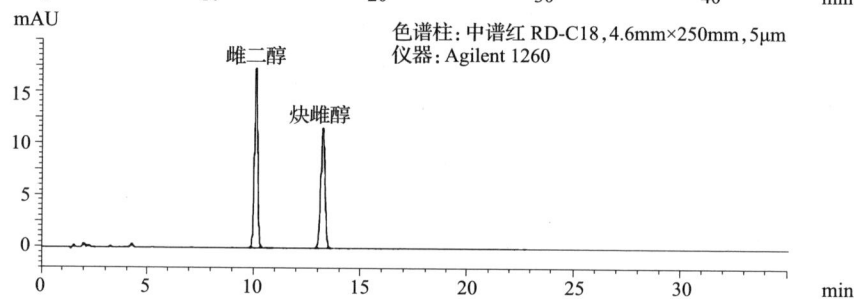

色谱柱:中谱红 RD-C18,4.6mm×250mm,5μm
仪器:Agilent 1260

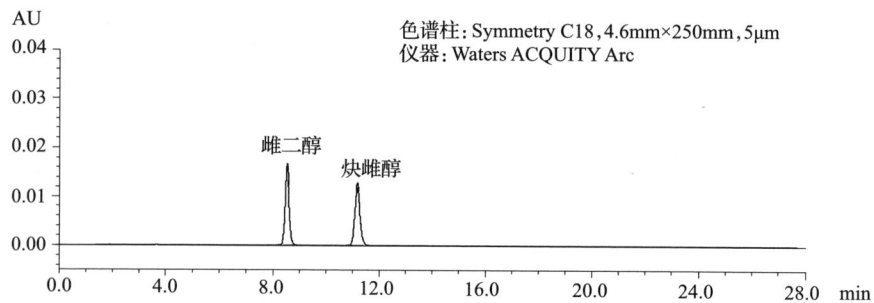

色谱柱:Symmetry C18,4.6mm×250mm,5μm
仪器:Waters ACQUITY Arc

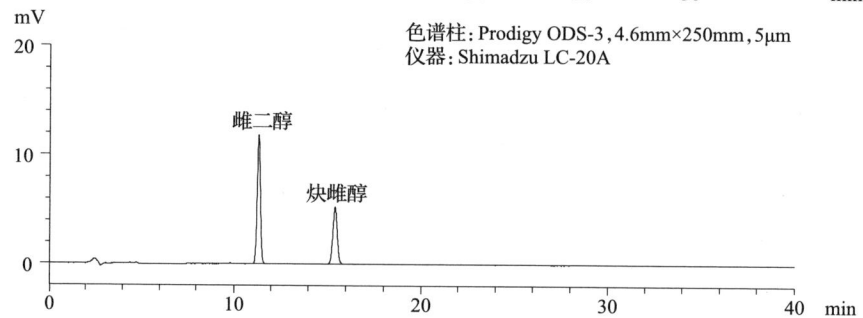

色谱柱:Prodigy ODS-3,4.6mm×250mm,5μm
仪器:Shimadzu LC-20A

各型号色谱柱系统适用性数据汇总表

色谱柱名称	色谱柱规格	组分	保留时间（min）	理论板数	拖尾因子	分离度	备注
ChromCore 120 C18	4.6mm×250mm, 5μm	雌二醇	10.283	21515	1.08	/	柱温:25℃ 流速:1ml/min
		炔雌醇	13.527	21464	1.10	9.98	
Platisil ODS	4.6mm×250mm, 5μm	雌二醇	14.207	20391	1.08	/	柱温:25℃ 流速:1ml/min
		炔雌醇	19.172	20812	1.05	10.68	
Supersil ODS2	4.6mm×250mm, 5μm	雌二醇	10.768	11970	1.00	/	柱温:35℃ 流速:1ml/min
		炔雌醇	13.942	12100	1.00	7.07	
Discovery C18	4.6mm×250mm, 5μm	雌二醇	8.816	21191	1.09	/	柱温:25℃ 流速:1ml/min
		炔雌醇	10.962	21521	1.07	7.80	
Kromasil C18	4.6mm×150mm, 3.5μm	雌二醇	6.107	21141	1.06	/	柱温:25℃ 流速:1ml/min
		炔雌醇	8.247	21794	1.04	10.94	
Shim-pack GIST C18-AQ	4.6mm×150mm, 3μm	雌二醇	8.927	11528	1.19	/	柱温:25℃ 流速:1ml/min
		炔雌醇	12.306	12266	1.16	8.70	
CAPCELL PAK MGII C18	4.6mm×250mm, 5μm	雌二醇	10.437	19266	1.11	/	柱温:25℃ 流速:1ml/min
		炔雌醇	13.887	19252	1.11	9.84	
Acclaim 120 C18	4.6mm×250mm, 5μm	雌二醇	10.793	22585	1.06	/	柱温:25℃ 流速:1ml/min
		炔雌醇	14.527	22413	1.04	11.06	
Symmetry C18	4.6mm×250mm, 5μm	雌二醇	8.532	15874	1.14	/	柱温:30℃ 流速:1ml/min
		炔雌醇	11.177	16647	1.13	8.37	
Ultimate®Plus-C18	4.6mm×250mm, 5μm	雌二醇	8.878	15647	1.15	/	柱温:30℃ 流速:1ml/min
		炔雌醇	11.434	16600	1.14	8.00	
YMC-Triart C18	4.6mm×250mm, 5μm	雌二醇	13.280	17432	1.05	/	柱温:35℃ 流速:1ml/min
		炔雌醇	17.559	18520	1.04	9.32	
中谱红 RD-C18	4.6mm×250mm, 5μm	雌二醇	10.161	23156	1.03	/	柱温:25℃ 流速:1ml/min
		炔雌醇	13.274	23649	1.03	10.15	
Prodigy ODS-3	4.6mm×250mm, 5μm	雌二醇	11.322	18945	1.05	/	柱温:25℃ 流速:1ml/min
		炔雌醇	15.424	20143	1.04	10.74	

五、超高效液相色谱法

1. UHPLC 方法一

（1）色谱条件　仪器: Agilent 1290；色谱柱: ChromCore 120 C18, 2.1mm×100mm, 1.8μm；柱温:25℃；流动相:乙腈 - 水（45:55）；流速:0.2ml/min；检测波长:280nm；进样体积:5μl, 记录色谱图至主成分峰保留时间的 2.5 倍。

（2）色谱图

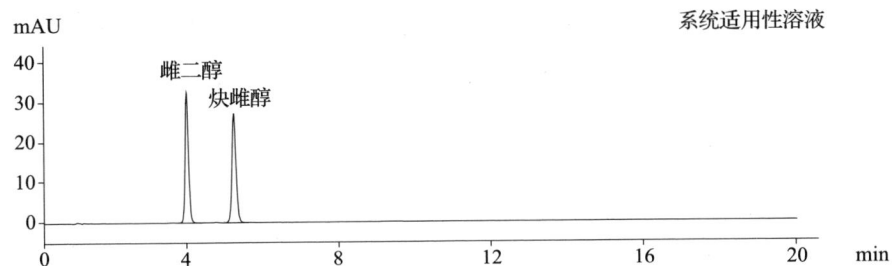

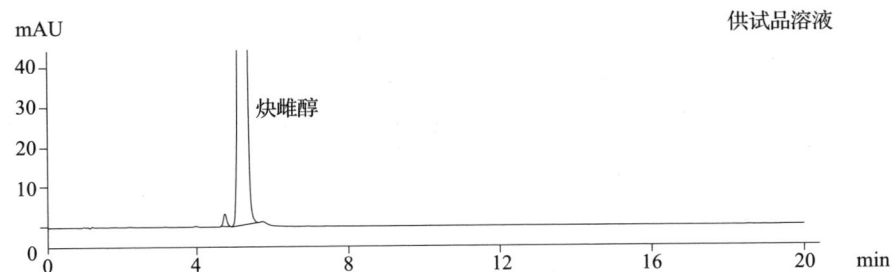

2. UHPLC 方法二

（1）色谱条件　仪器: Waters ACQUITY UPLC H-Class；色谱柱: Endeavorsil C18, 2.1mm× 100mm, 1.8μm；柱温:25℃；流动相:乙腈 - 水（45:55）；流速:0.15ml/min；检测波长:280nm；进样体积:2μl,记录色谱图至主成分峰保留时间的 2.5 倍。

（2）色谱图

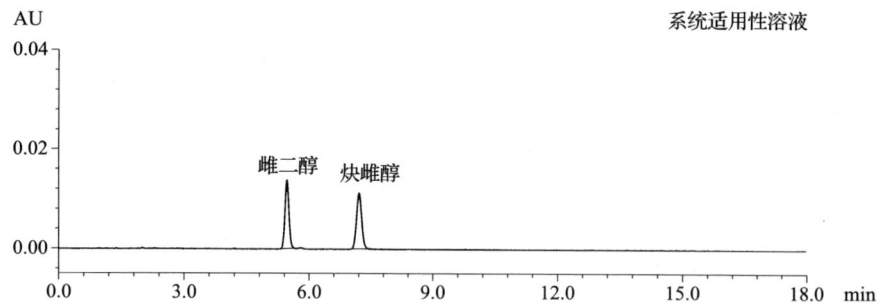

系统适用性溶液

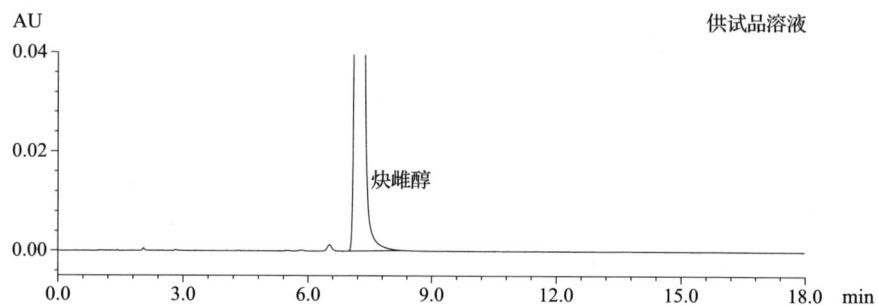

供试品溶液

3. UHPLC 方法三

（1）色谱条件　仪器：Shimadzu Nexera LC-40D XS；色谱柱：Shim-pack Scepter C18-120，2.1mm×100mm，1.9μm；柱温：25℃；流动相：乙腈 - 水（45∶55）；流速：0.3ml/min；检测波长：280nm；进样体积：3μl，记录色谱图至主成分峰保留时间的 2.5 倍。

（2）色谱图

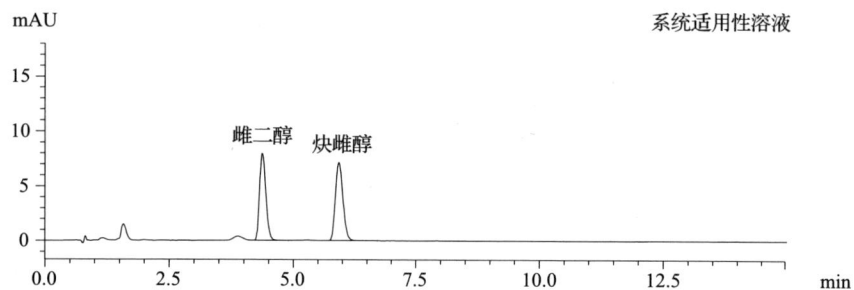

系统适用性溶液

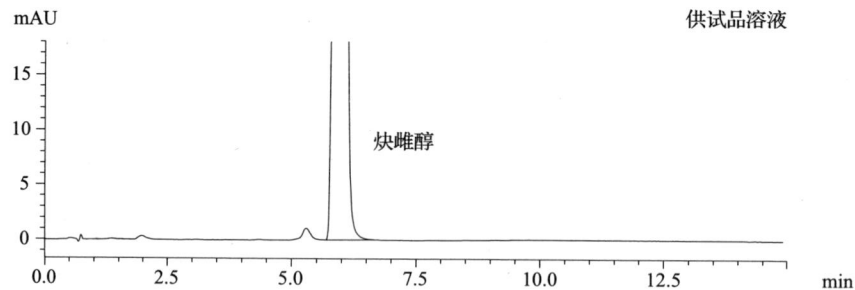

供试品溶液

4. UHPLC 方法四

（1）色谱条件　仪器：Thermo Vanquish Flex；色谱柱：CAPCELL PAK MGII C18，2.1mm×100mm，2μm；柱温：25℃；流动相：乙腈 - 水（45∶55）；流速：0.5ml/min；检测波长：280nm；进样体积：2μl，记录色谱图至主成分峰保留时间的 2.5 倍。

（2）色谱图

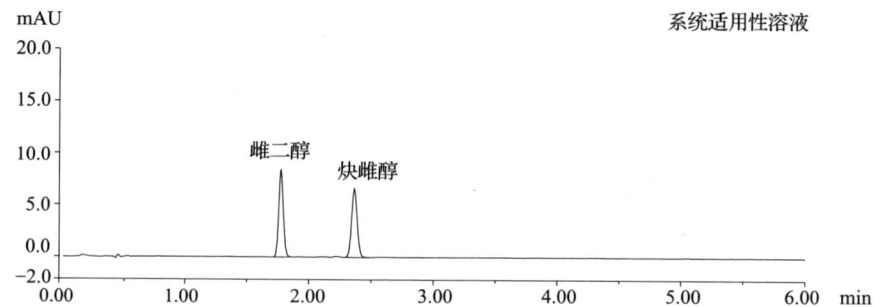

系统适用性溶液

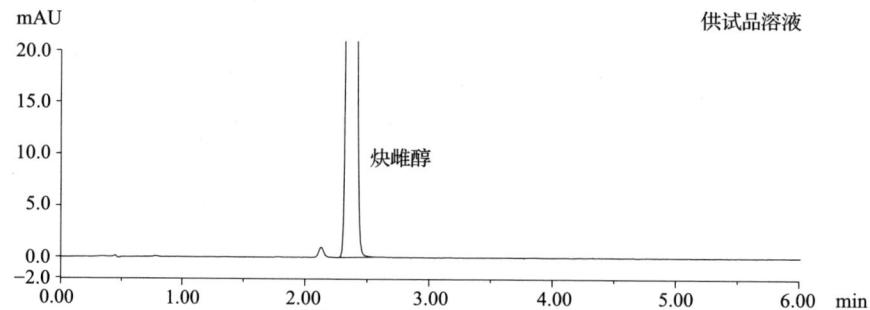

供试品溶液

5. UHPLC 方法五

（1）色谱条件　仪器：Thermo Fisher Vanquish Flex；色谱柱：Hyperisil GOLD VANQUISH，2.1mm×100mm，1.9μm；柱温：25℃；流动相：乙腈 - 水（45∶55）；流速：0.5ml/min；检测波长：280nm；进样体积：2μl，记录色谱图至主成分峰保留时间的 2.5 倍。

（2）色谱图

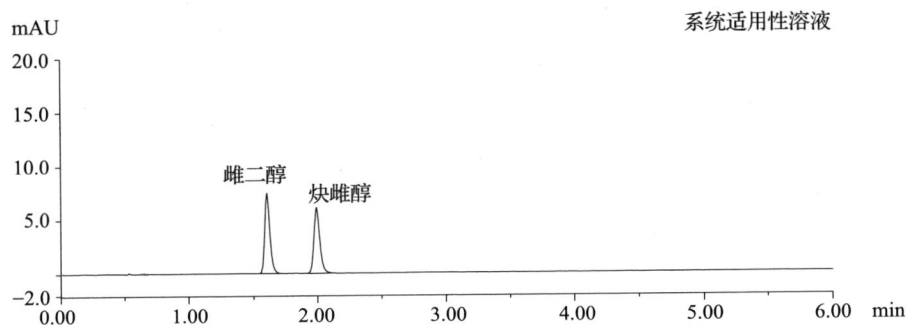

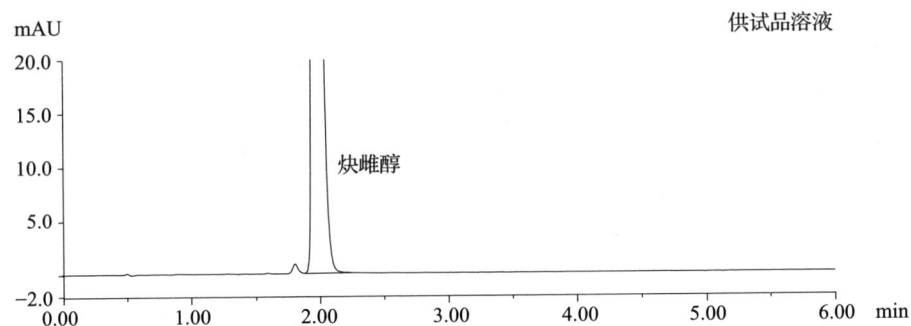

6. UHPLC 方法六

（1）色谱条件　仪器：Waters ACQUITY UPLC H-Class；色谱柱：ACQUITY UPLC HSS T3，2.1mm×100mm，1.8μm；柱温：30℃；流动相：乙腈 - 水（45∶55）；流速：0.4ml/min；检测波长：280nm；进样体积：2μl，记录色谱图至主成分峰保留时间的 2.5 倍。

（2）色谱图

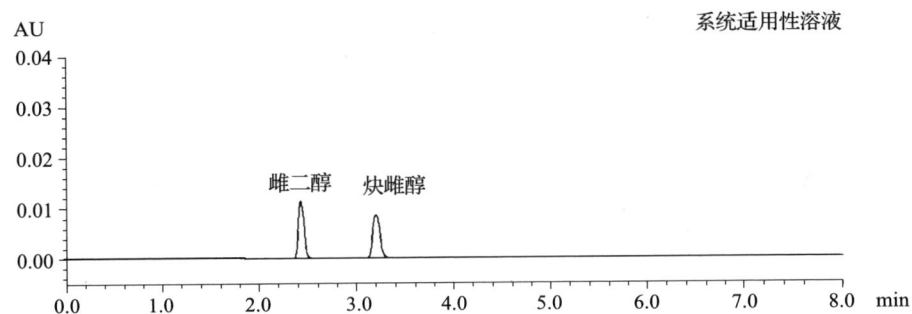

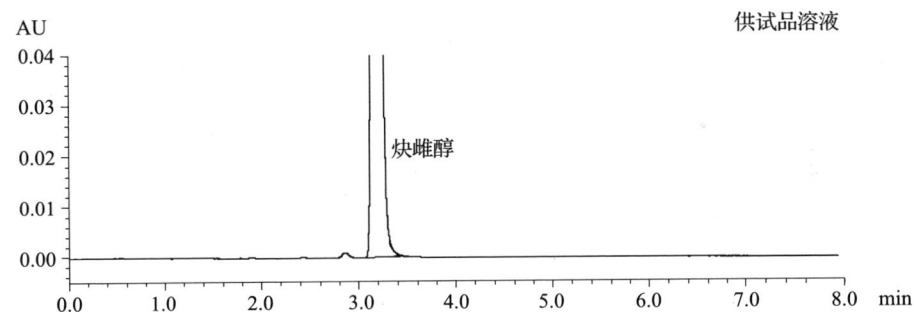

7. UHPLC 方法七

（1）色谱条件　仪器：Waters Acquity；色谱柱：Ultimate®UHPLC XB-C18，2.1mm×100mm，1.8μm；柱温：30℃；流动相：乙腈 - 水（45∶55）；流速：0.2ml/min；检测波长：280nm；进样体积：2μl，记录色谱图至主成分峰保留时间的 2.5 倍。

（2）色谱图

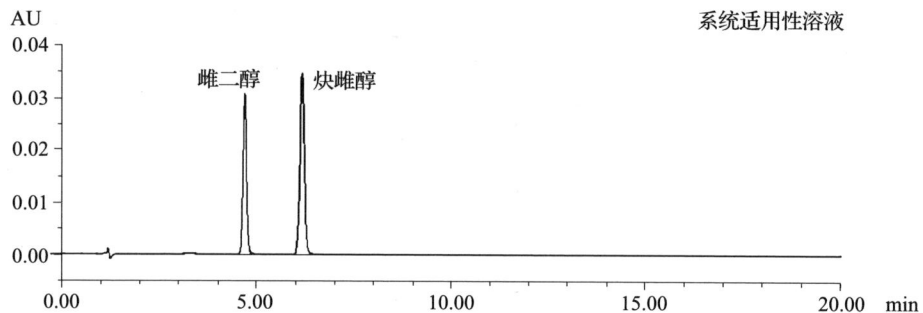

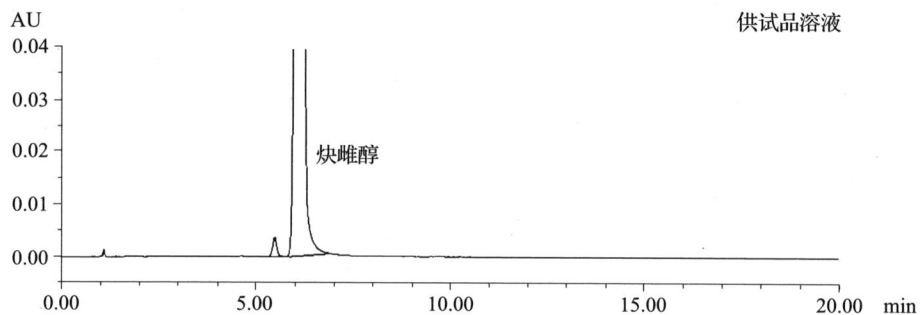

8. UHPLC 方法八

（1）色谱条件　仪器：Agilent 1260 Infinity Bin；色谱柱：Poroshell 120 EC-C18，4.6mm× 100mm，2.7μm；柱温：25℃；流动相：乙腈 - 水（45∶55）；流速：1ml/min；检测波长：280nm；进样体积：8μl，记录色谱图至主成分峰保留时间的 2.5 倍。

（2）色谱图

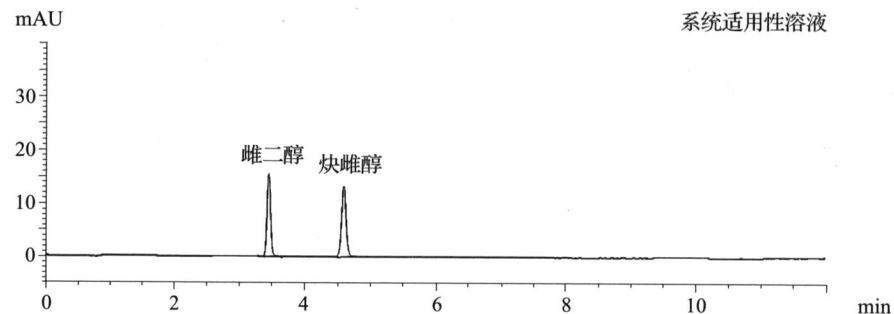

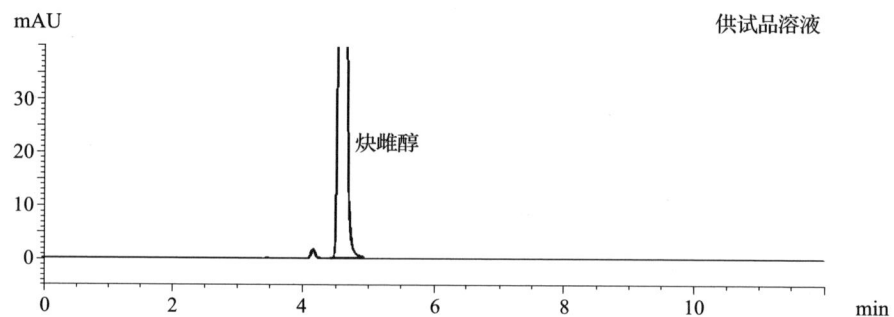

各型号色谱柱系统适用性数据汇总表

色谱柱名称	色谱柱规格	组分	保留时间（min）	理论板数	拖尾因子	分离度
ChromCore 120 C18	2.1mm × 100mm，1.8μm	雌二醇	3.958	9420	1.17	/
		炔雌醇	5.199	11816	1.15	7.00
Endeavorsil C18	2.1mm × 100mm，1.8μm	雌二醇	5.470	15323	1.05	/
		炔雌醇	7.219	15590	1.05	8.40
Shim-pack Scepter C18-120	2.1mm × 100mm，1.9μm	雌二醇	4.366	4921	1.26	/
		炔雌醇	5.923	6493	1.20	5.73
CAPCELL PAK MGII C18	2.1mm × 100mm，2μm	雌二醇	1.772	10888	1.30	/
		炔雌醇	2.362	13609	1.16	7.92
Hyperisil GOLD VANQUISH	2.1mm × 100mm，1.9μm	雌二醇	1.600	8147	1.25	/
		炔雌醇	1.988	9654	1.22	5.11
ACQUITY UPLC HSS T3	2.1mm × 100mm，1.8μm	雌二醇	2.421	8559	1.18	/
		炔雌醇	3.188	8864	1.16	6.40
Ultimate®UHPLC XB-C18	2.1mm × 100mm，1.8μm	雌二醇	4.654	12747	1.08	/
		炔雌醇	6.118	14397	1.02	7.75
Poroshell 120 EC-C18	4.6mm × 100mm，2.7μm	雌二醇	3.430	20694	1.07	/
		炔雌醇	4.591	20759	1.05	10.45

六、质谱图

1. 质谱条件

Agilent 6546 四极杆飞行时间质谱仪；离子源：AJS 源；负离子检测模式；一级质谱扫描范围 m/z：50~1200；二级质谱扫描范围 m/z：25~1000；碰撞能量：20、40、60V。

2. 质谱图

（1）炔雌醇质谱图

①负离子模式一级质谱图

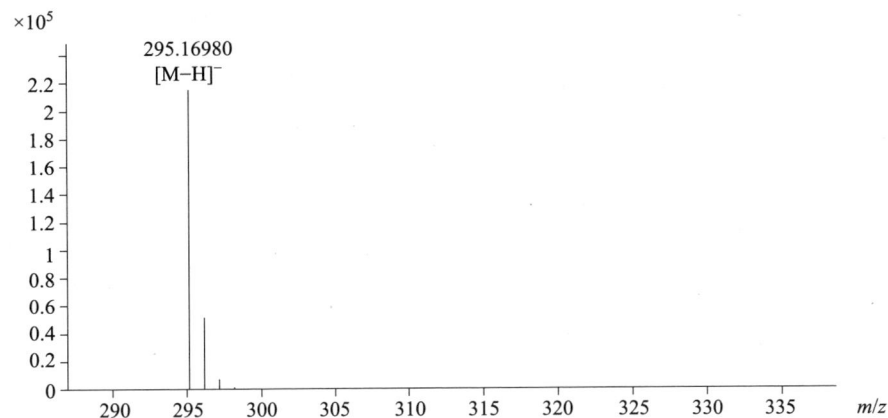

炔雌醇负离子模式下，准分子离子以［M–H］⁻为主。

②负离子模式二级质谱图

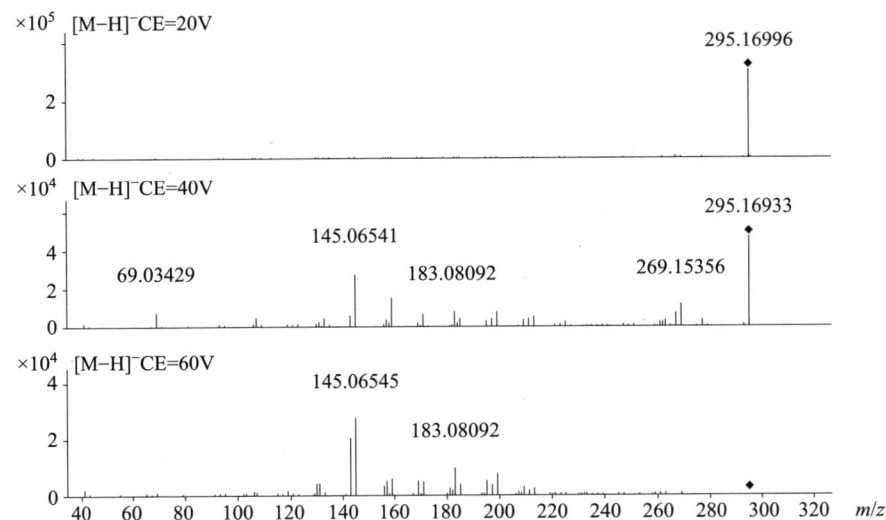

（2）雌二醇质谱图

①负离子模式一级质谱图

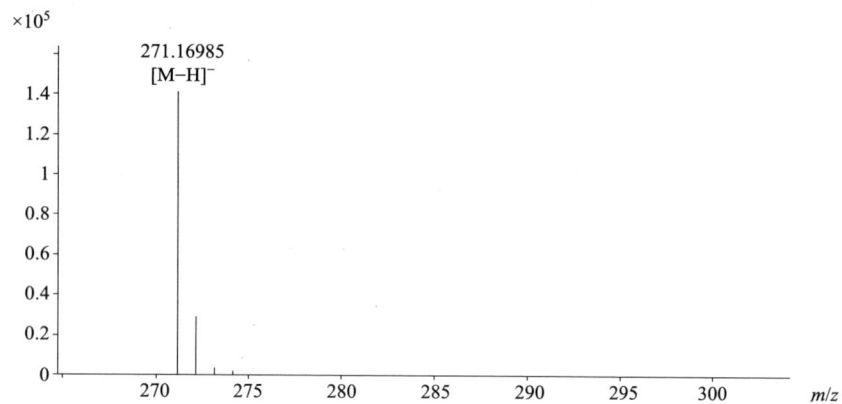

雌二醇负离子模式下,准分子离子以［M-H］⁻为主。

②负离子模式二级质谱图

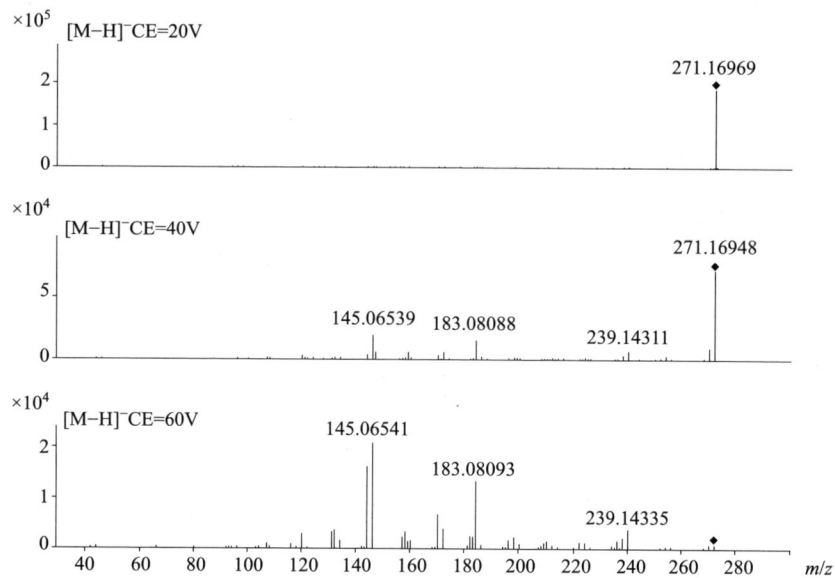

29 氟他胺

Flutamide

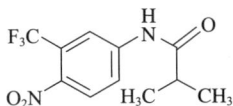

$C_{11}H_{11}F_3N_2O_3$　276.21　CAS 号：13311-84-7

本品为 N-[4- 硝基 -3-（三氟甲基）苯基]-2- 甲基丙酰胺。

一、基本信息

本品为淡黄色结晶或结晶性粉末；无臭。在甲醇或乙醇中易溶，在三氯甲烷中溶解，在水中几乎不溶。

1. 执行标准

《中国药典》2020 年版二部，第 914 页　氟他胺。

2. 试验用样品

氟他胺，批号 FT200807C，江苏天士力帝益药业有限公司。

杂质Ⅰ，批号 420031-201501，中国食品药品检定研究院。

3. 杂质对照品信息

杂质Ⅰ　2- 硝基 -5- 氨基三氟甲苯

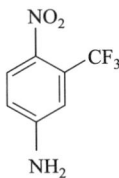

$C_7H_5F_3N_2O_2$　206.12

二、溶液配制

1. 供试品溶液

取本品适量，精密称定，加流动相溶解并稀释制成每 1ml 中约含 0.2mg 的溶液。

2. 对照品贮备液

取杂质Ⅰ对照品适量，精密称定，加流动相溶解并稀释制成每 1ml 中约含 0.2mg 的溶液。

3. 系统适用性溶液

供试品溶液和对照品贮备液各适量，用流动相定量稀释成每 1ml 中各约含 10μg 的溶液。

三、系统适用性要求

系统适用性溶液色谱图中，杂质Ⅰ峰和主成分峰之间的分离度应大于 20；灵敏度溶液色谱图中，主成分峰高的信噪比应大于 10。

四、高效液相色谱法

1. HPLC 色谱条件

色谱柱：用十八烷基硅烷键合硅胶为填充剂；流动相：水 - 乙腈（55：45）；检测波长：240nm；进样体积：20μl，记录色谱图至主成分峰保留时间的 2 倍。

2. 系统适用性溶液色谱图

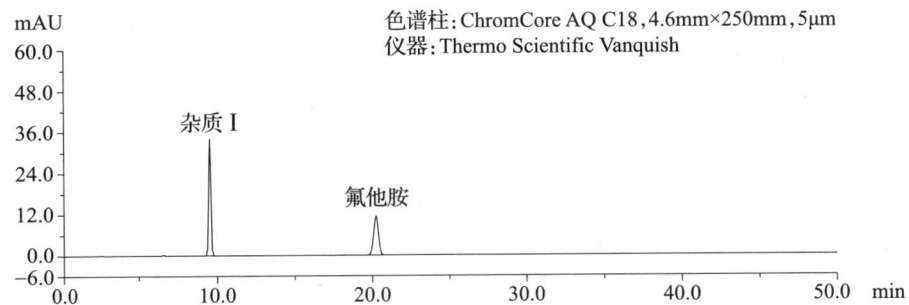

3. 紫外光谱图

杂质 I

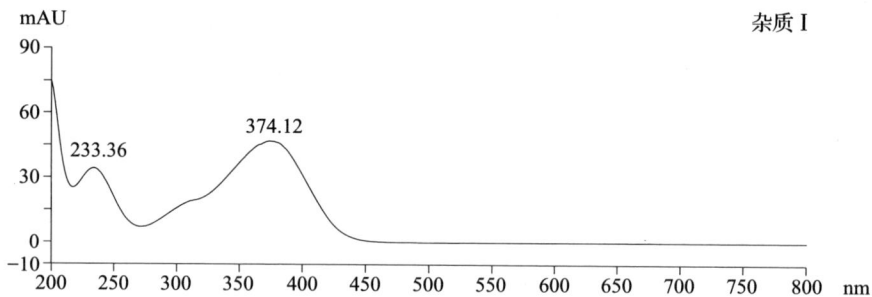

氟他胺

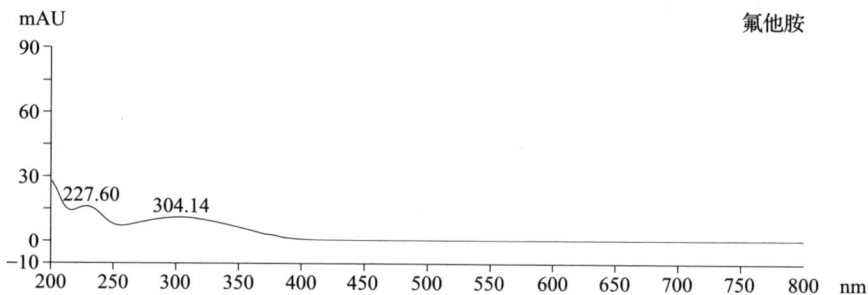

4. 供试品溶液有关物质色谱图

色谱柱：ChromCore AQ C18，4.6mm×250mm，5μm
仪器：Thermo Scientific Vanquish

氟他胺

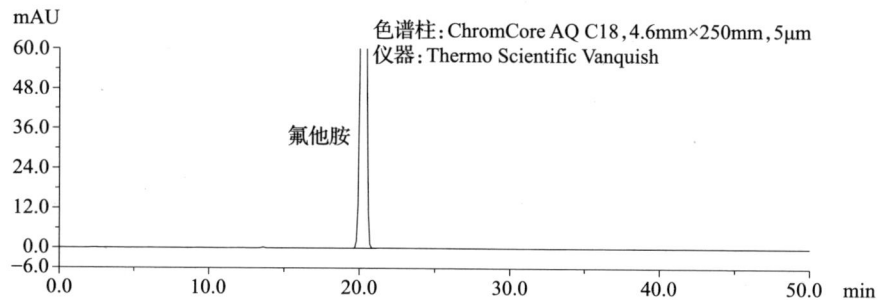

5. 其他型号色谱柱系统适用性色谱图及数据汇总表

色谱柱：ZORBAX Eclipse Plus C18，4.6mm×250mm，5μm
仪器：Agilent 1260 Infinity Ⅱ

杂质 I　氟他胺

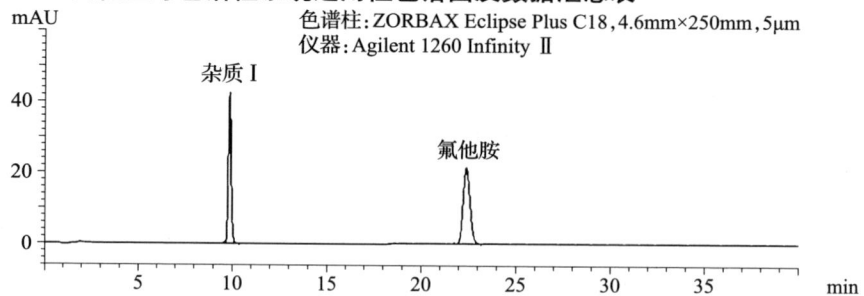

色谱柱：Diamonsil C18 Plus，4.6mm×250mm，5μm
仪器：Shimadzu LC-20A

杂质 I　氟他胺

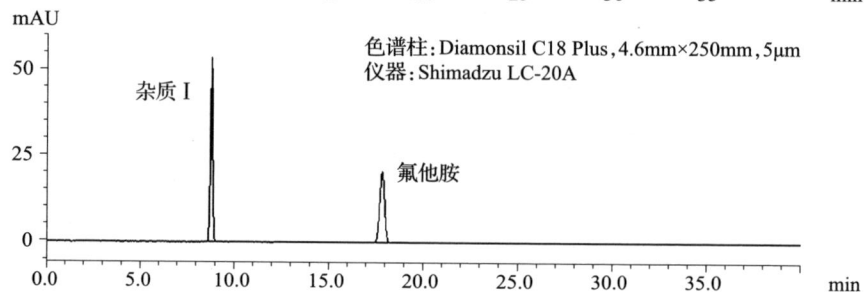

色谱柱：Superssil ODS2，4.6mm×250mm，5μm
仪器：iChrom 5100

杂质 I　氟他胺

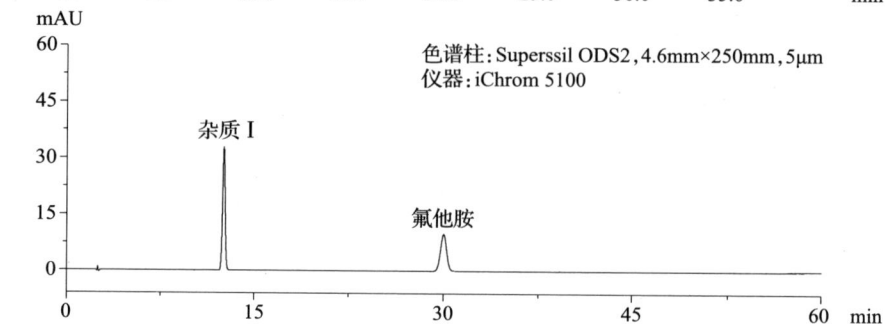

色谱柱：Purospher Star LP RP-18e，4.6mm×250mm，5μm
仪器：Agilent 1260

杂质 I　氟他胺

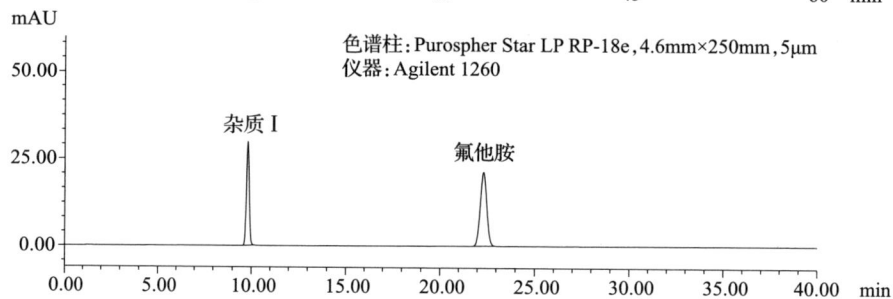

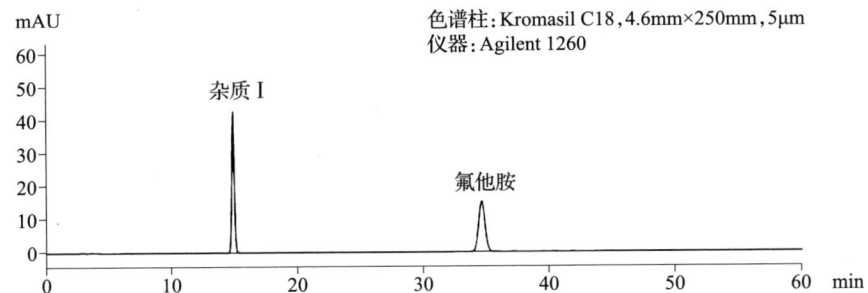

色谱柱：Kromasil C18，4.6mm×250mm，5μm
仪器：Agilent 1260

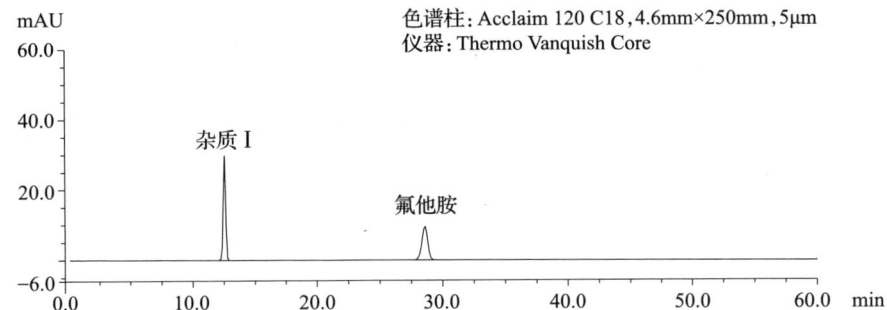

色谱柱：Acclaim 120 C18，4.6mm×250mm，5μm
仪器：Thermo Vanquish Core

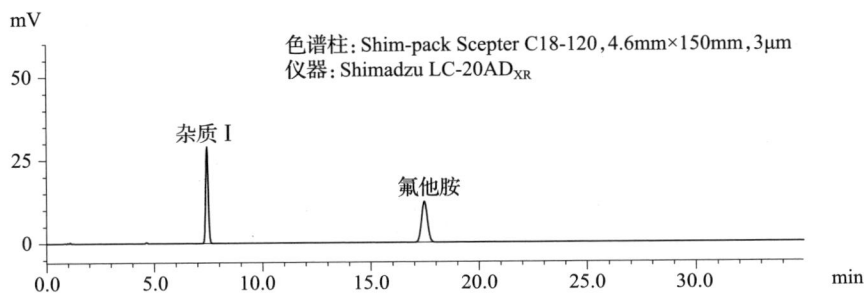

色谱柱：Shim-pack Scepter C18-120，4.6mm×150mm，3μm
仪器：Shimadzu LC-20AD_{XR}

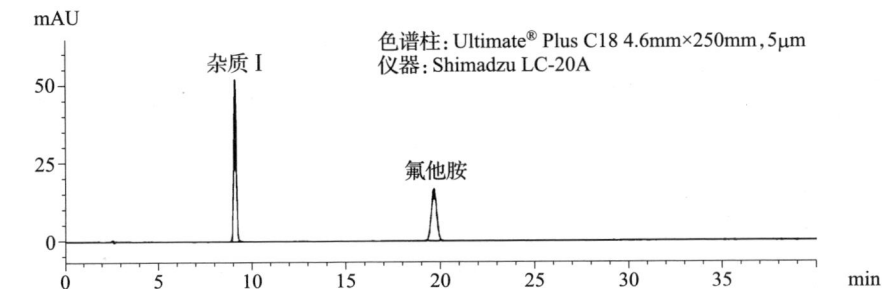

色谱柱：Ultimate® Plus C18 4.6mm×250mm，5μm
仪器：Shimadzu LC-20A

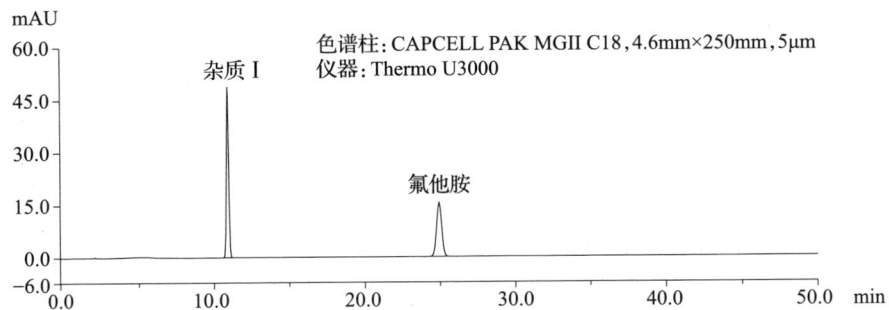

色谱柱：CAPCELL PAK MGII C18，4.6mm×250mm，5μm
仪器：Thermo U3000

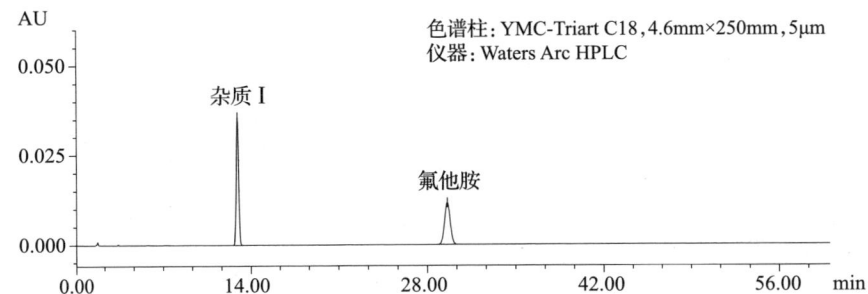

色谱柱：YMC-Triart C18，4.6mm×250mm，5μm
仪器：Waters Arc HPLC

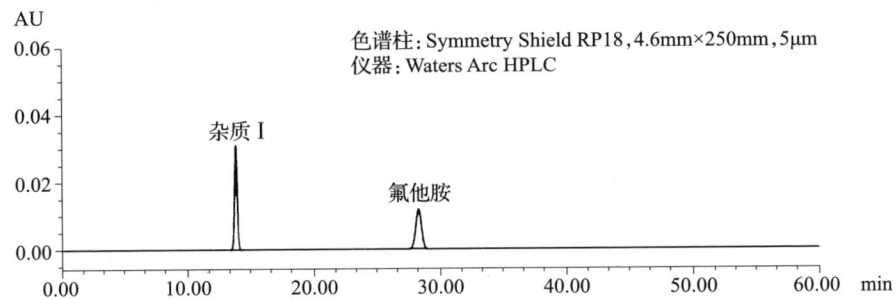

色谱柱：Symmetry Shield RP18，4.6mm×250mm，5μm
仪器：Waters Arc HPLC

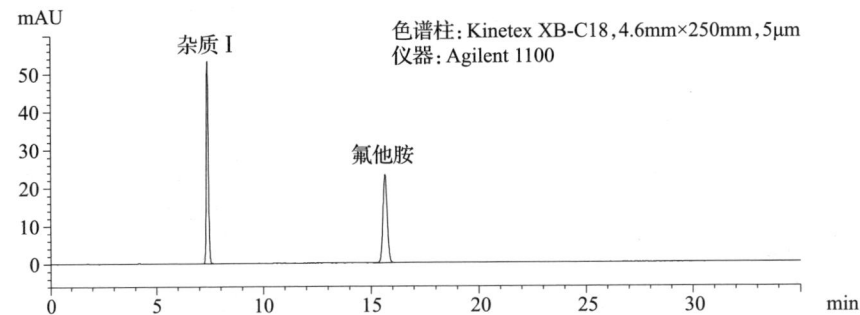

色谱柱：Kinetex XB-C18，4.6mm×250mm，5μm
仪器：Agilent 1100

各型号色谱柱系统适用性数据汇总表

色谱柱名称	色谱柱规格	组分	保留时间（min）	理论板数	拖尾因子	分离度	备注
ChromCore AQ C18	4.6mm×250mm，5μm	杂质Ⅰ	9.560	22823	0.95	/	柱温：25℃ 流速：1ml/min
		氟他胺	20.264	20248	0.96	26.02	
ZORBAX Eclipse Plus C18	4.6mm×250mm，5μm	杂质Ⅰ	9.848	20868	1.13	/	柱温：25℃ 流速：1ml/min
		氟他胺	22.391	19236	1.09	27.38	
Diamonsil C18 Plus	4.6mm×250mm，5μm	杂质Ⅰ	8.813	21177	1.05	/	柱温：30℃ 流速：1ml/min
		氟他胺	17.837	22151	1.01	25.01	
Supersil ODS2	4.6mm×250mm，5μm	杂质Ⅰ	12.628	17196	1.04	/	柱温：25℃ 流速：1ml/min
		氟他胺	30.088	17414	1.00	26.99	
Purospher Star LP RP-18e	4.6mm×250mm，5μm	杂质Ⅰ	9.802	19450	0.92	/	柱温：30℃ 流速：1.2ml/min
		氟他胺	22.317	18942	0.95	26.88	
Kromasil C18	4.6mm×250mm，5μm	杂质Ⅰ	14.855	23772	1.05	/	柱温：25℃ 流速：1ml/min
		氟他胺	34.569	21703	1.03	29.78	
Shim-pack Scepter C18-120	4.6mm×150mm，3μm	杂质Ⅰ	7.439	16723	1.07	/	柱温：40℃ 流速：1ml/min
		氟他胺	17.469	18233	1.04	26.83	
CAPCELL PAK MGII C18	4.6mm×250mm，5μm	杂质Ⅰ	10.910	27121	1.01	/	柱温：25℃ 流速：1ml/min
		氟他胺	24.930	24685	0.99	31.25	
Symmetry Shield RP18	4.6mm×250mm，5μm	杂质Ⅰ	13.864	20567	1.01	/	柱温：25℃ 流速：1ml/min
		氟他胺	28.268	18804	0.99	23.35	
Acclaim 120 C18	4.6mm×250mm，5μm	杂质Ⅰ	12.547	19915	0.94	/	柱温：25℃ 流速：1ml/min
		氟他胺	28.567	18143	0.95	26.61	
Ultimate® Plus C18	4.6mm×250mm，5μm	杂质Ⅰ	9.166	20621	1.03	/	柱温：30℃ 流速：1ml/min
		氟他胺	19.684	22488	1.00	26.96	
YMC-Triart C18	4.6mm×250mm，5μm	杂质Ⅰ	12.931	21720	1.04	/	柱温：30℃ 流速：1ml/min
		氟他胺	29.598	20405	1.03	27.87	
Kinetex XB-C18	4.6mm×250mm，5μm	杂质Ⅰ	7.376	27457	1.03	/	柱温：25℃ 流速：1ml/min
		氟他胺	15.649	29416	1.02	30.42	

五、超高效液相色谱法

1. UHPLC 方法一

（1）色谱条件　仪器：Thermo Fisher Scientific Ultimate 3000；色谱柱：ChromCore AQ C18，2.1mm×100mm，1.8μm；柱温：25℃；流动相：乙腈-水（45∶55）；流速：0.208ml/min；检测波长：240nm；进样体积：5μl，记录色谱图至主成分峰保留时间的2倍。

（2）色谱图

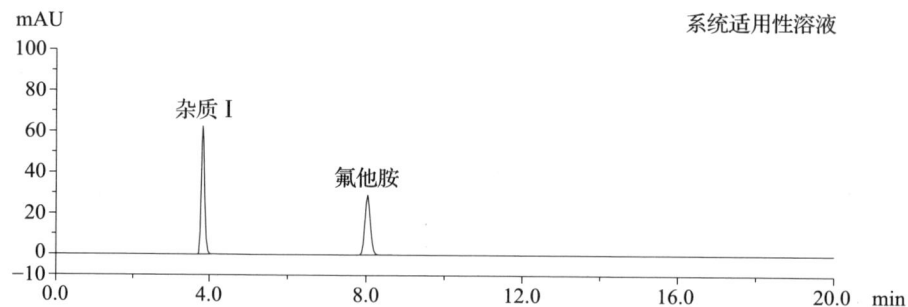

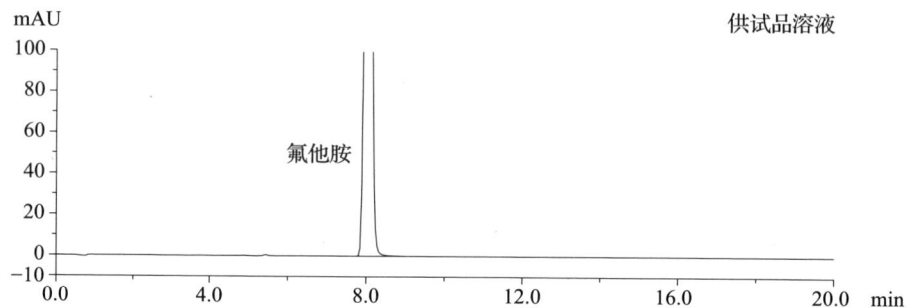

2. UHPLC 方法二

（1）色谱条件　仪器：Agilent 1260 Infinity Ⅱ；色谱柱：Poroshell 120 EC-C18，4.6mm×100mm，2.7μm；柱温：25℃；流动相：乙腈-水（45∶55）；流速：1m/min；检测波长：240nm；进样体积：8μl，记录色谱图至主成分峰保留时间的2倍。

（2）色谱图

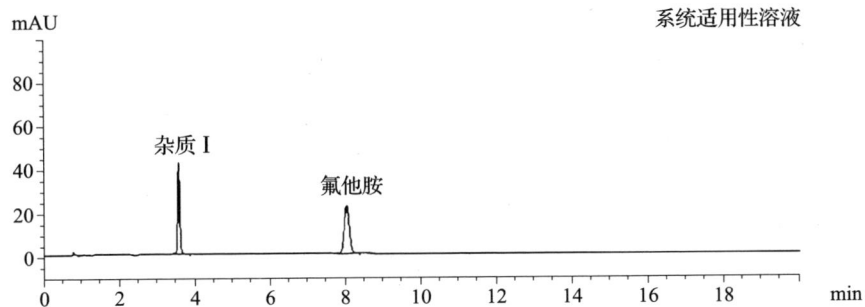

系统适用性溶液

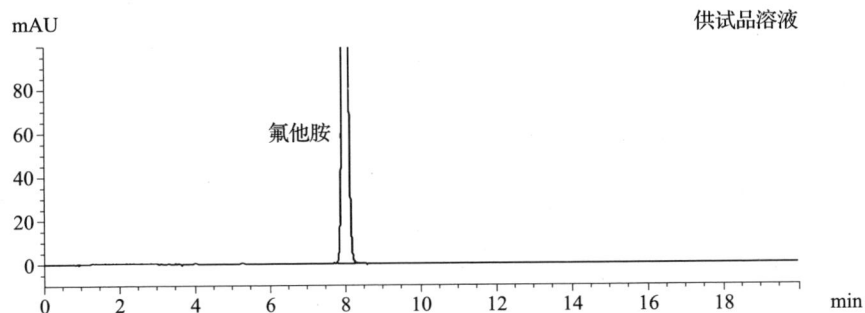

供试品溶液

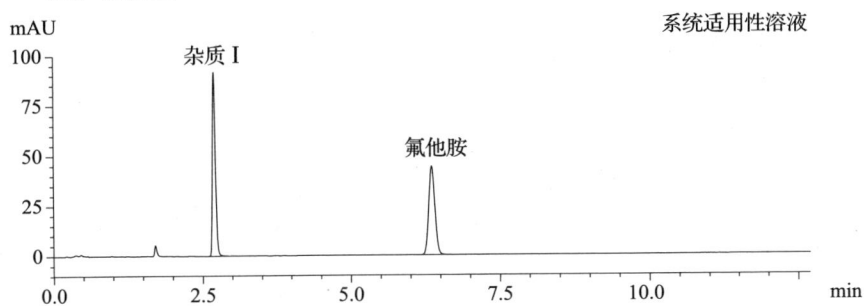

供试品溶液

3. UHPLC 方法三

（1）色谱条件　仪器：Shimadzu LC-30AD；色谱柱：Shim-pack Scepter C18-120，2.1mm×100mm，1.9μm；柱温：40℃；流动相：水 - 乙腈（55：45）；流速：0.4ml/min；检测波长：240nm；进样体积：5μl，记录色谱图至主成分峰保留时间的 2 倍。

（2）色谱图

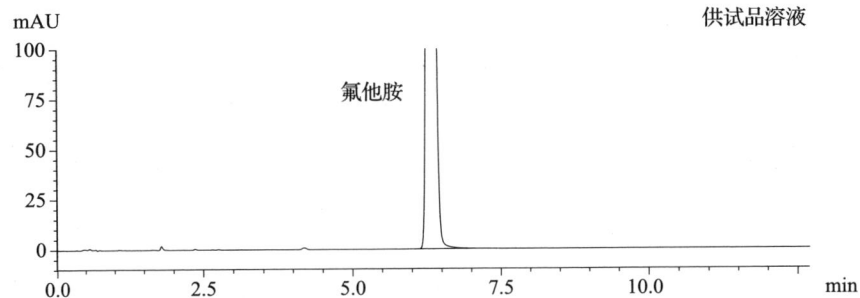

系统适用性溶液

4. UHPLC 方法四

（1）色谱条件　仪器：Thermo Vanquish；色谱柱：CAPCELL CORE C18，2.1mm×100mm，2.7μm；柱温：25℃；流动相：乙腈 - 水（40：60）；流速：0.35ml/min；检测波长：240nm；进样体积：4μl，记录色谱图至主成分峰保留时间的 2 倍。

（2）色谱图

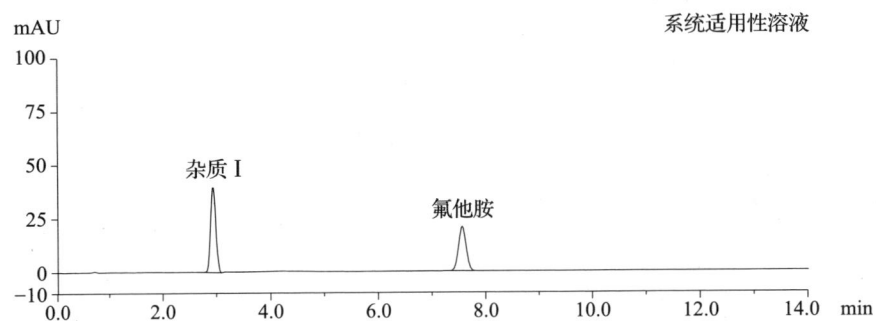

系统适用性溶液

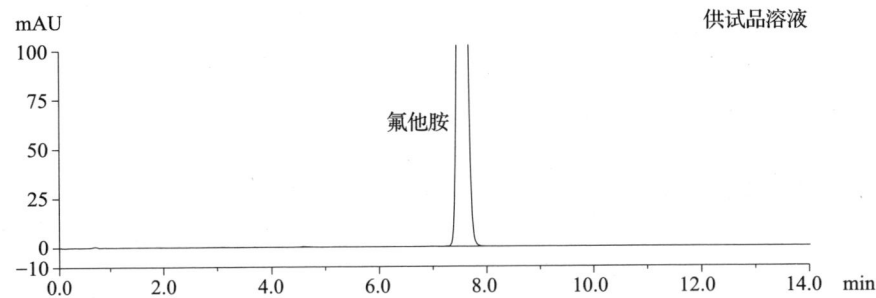

供试品溶液

271

5. UHPLC 方法五

（1）色谱条件 仪器：Thermo Fisher Vanquish Flex；色谱柱：Acclaim VANQUISH C18，2.1mm×150mm，2.2μm；柱温：25℃；流动相：以水 - 乙腈（55：45）；流速：0.473ml/min；检测波长：240nm；进样体积：5μl，记录色谱图至主成分峰保留时间的 2 倍。

（2）色谱图

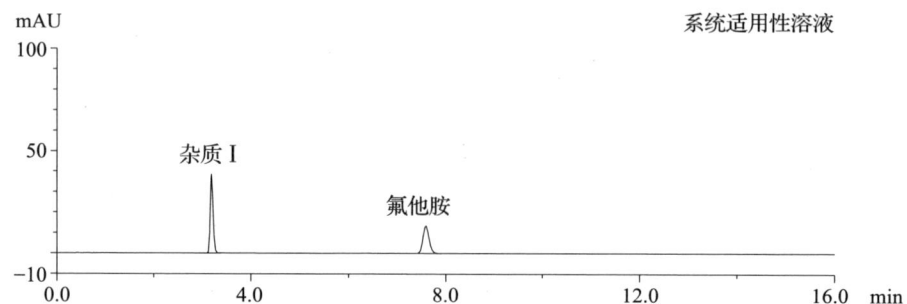

系统适用性溶液

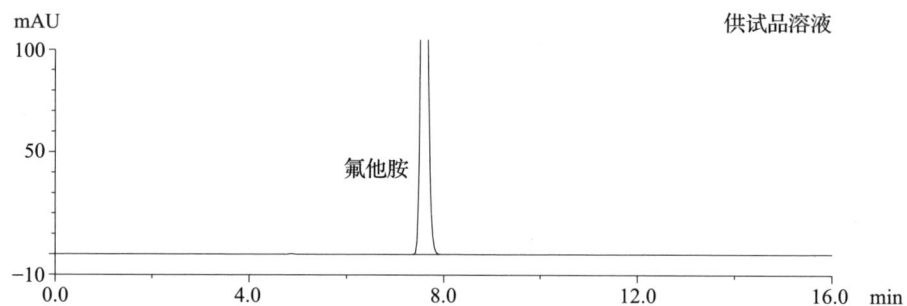

供试品溶液

6. UHPLC 方法六

（1）色谱条件 仪器：Waters ACQUITY UPLC H-Class；色谱柱：ACQUITY UPLC BEH C18，2.1mm×100mm，1.7μm；柱温：30℃；流动相：水 - 乙腈（55：45）；流速：0.4ml/min；检测波长：240nm；进样体积：2μl，记录色谱图至主成分峰保留时间的 2 倍。

（2）色谱图

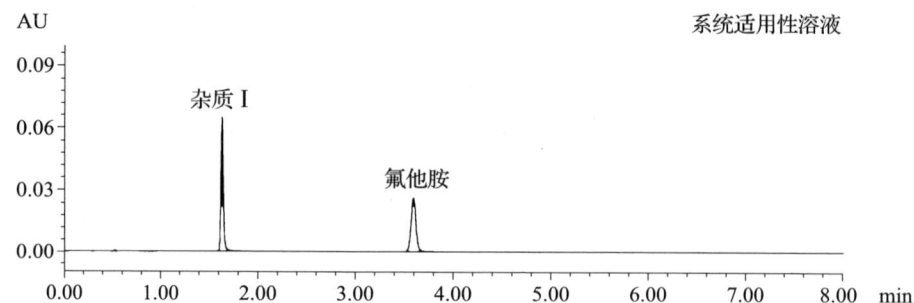

系统适用性溶液

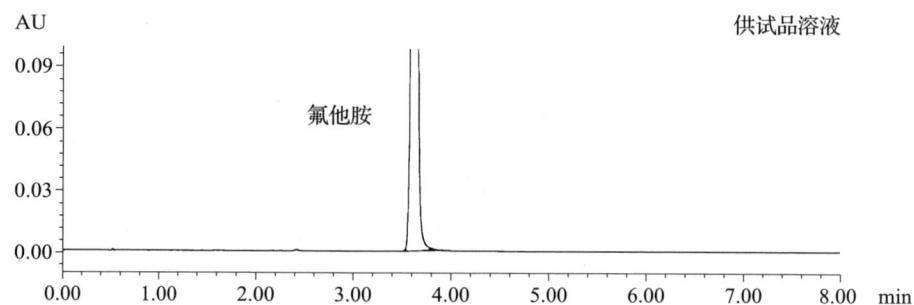

供试品溶液

各型号色谱柱系统适用性数据汇总表

色谱柱名称	色谱柱规格	组分	保留时间（min）	理论板数	拖尾因子	分离度
ChromCore AQ C18	2.1mm×100mm，1.8μm，	杂质 I	3.825	9666	1.25	/
		氟他胺	8.035	15538	1.12	20.37
Poroshell 120 EC-C18	4.6mm×100mm，2.7μm	杂质 I	3.598	18244	1.08	/
		氟他胺	8.045	17161	1.01	25.32
Shim-pack Scepter C18-120	2.1mm×100mm，1.9μm	杂质 I	2.691	12529	1.18	/
		氟他胺	6.357	17563	1.05	25.46
CAPCELL CORE C18	2.1mm×100mm，2.7μm	杂质 I	2.950	4174	0.98	/
		氟他胺	7.567	13099	1.02	20.65

续表

色谱柱名称	色谱柱规格	组分	保留时间（min）	理论板数	拖尾因子	分离度
Acclaim VANQUISH C18	2.1mm×150mm，2.2μm	杂质 I	3.188	14568	1.20	/
		氟他胺	7.582	17562	1.17	26.27
ACQUITY UPLC BEH C18	2.1mm×100mm，1.7μm，	杂质 I	1.643	23025	1.17	/
		氟他胺	3.589	24913	1.07	28.43

六、质谱图

1. 质谱条件

Agilent 6546 四极杆飞行时间质谱仪；离子源：AJS源；负离子检测模式；一级质谱扫描范围 m/z：50~1200；二级质谱扫描范围 m/z：25~1000；碰撞能量：10、20、40V。

2. 质谱图

（1）氟他胺质谱图

①负离子模式一级质谱图

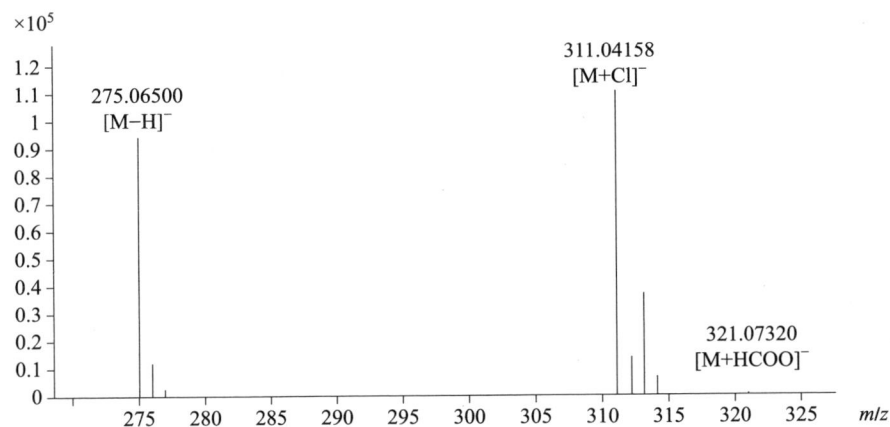

氟他胺主要在负离子模式响应，准分子离子以［M-H］⁻和［M+Cl］⁻为主，另有极少量［M+HCOO］⁻峰。

②负离子模式二级质谱图

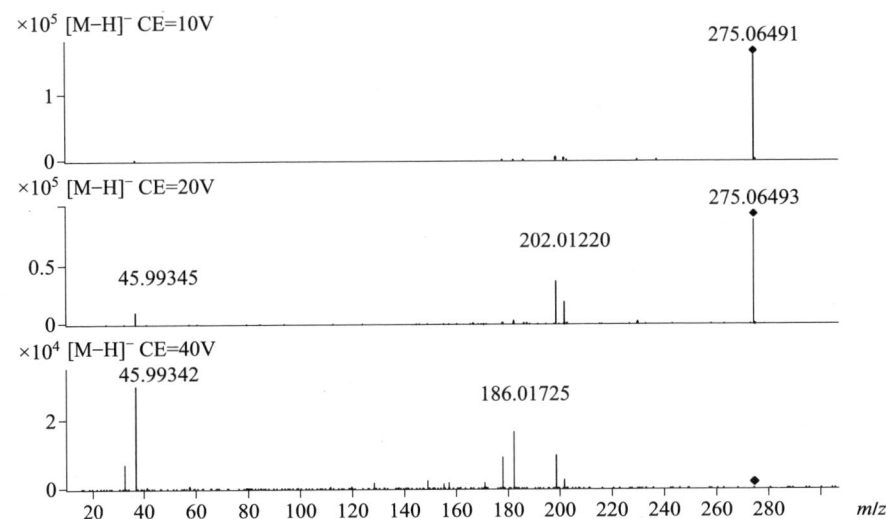

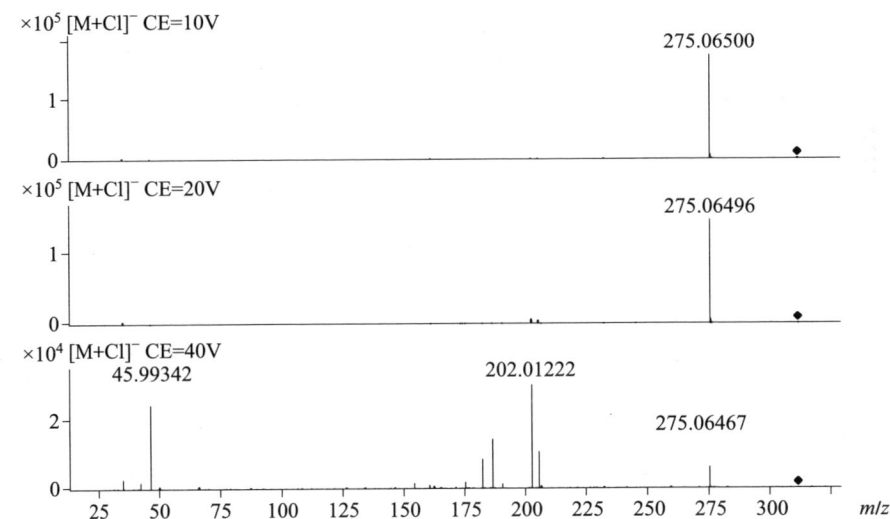

（2）杂质Ⅰ（2-硝基-5-氨基三氟甲苯）质谱图

①负离子模式一级质谱图

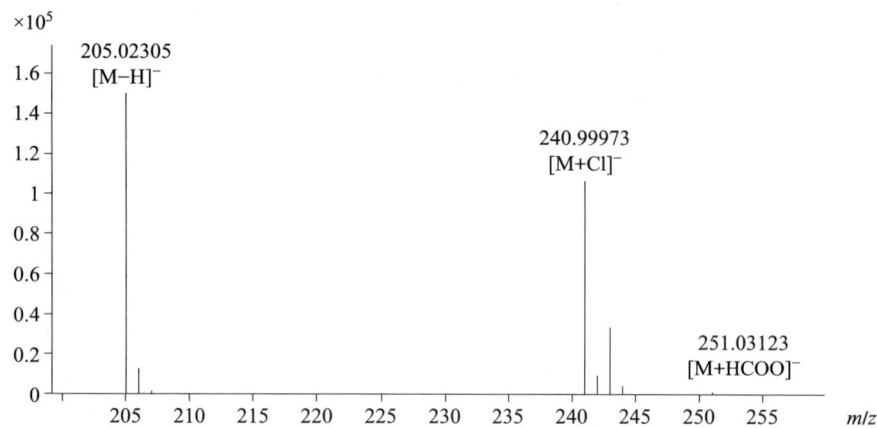

杂质Ⅰ主要在负离子模式响应，准分子离子以［M−H］⁻和［M+Cl］⁻为主，另有极少量［M+HCOO］⁻峰。

②负离子模式二级质谱图

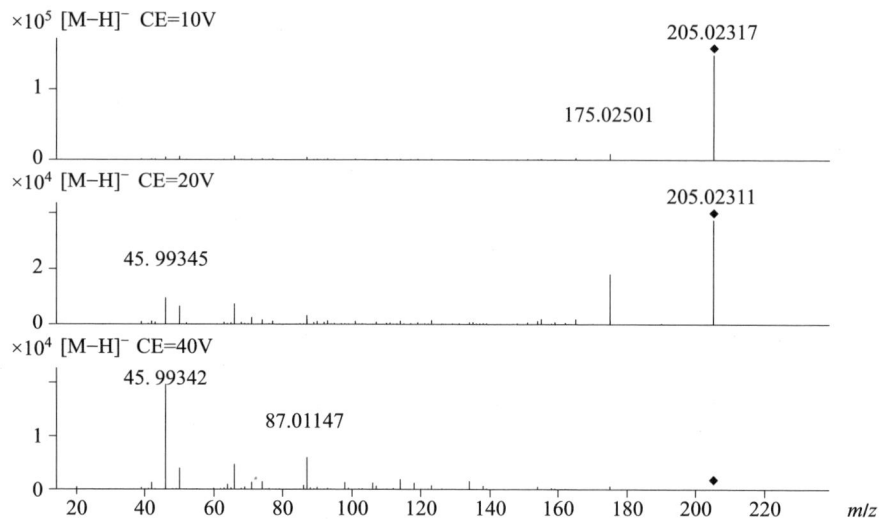

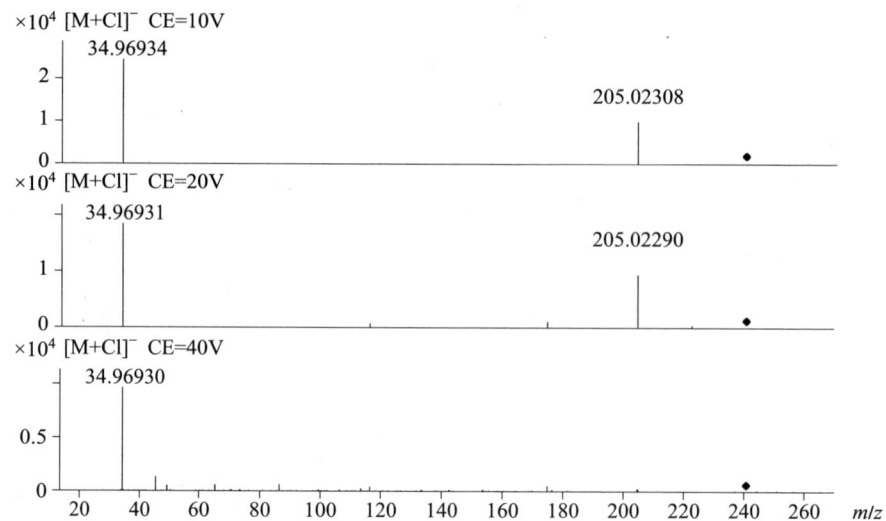

30　氟氯西林钠

Flucloxacillin Sodium

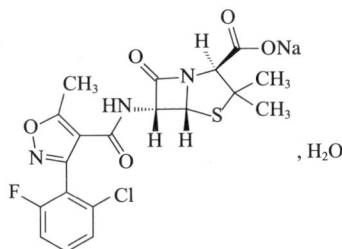

C₁₉H₁₆ClFN₃NaO₅S·H₂O　493.9　CAS 号：1847-24-1（无水物）

本品为（2S,5R,6R）-6-［［［3-（2-氯-6-氟苯基）-5-甲基异噁唑-4-基］羰基］氨基］-3,3-二甲基-7-氧代-4-硫杂-1-氮杂二环［3.2.0］庚烷-2-甲酸钠一水合物。

一、基本信息

本品为白色或类白色结晶性粉末；有引湿性。在水中极易溶，在甲醇中易溶，在乙醇中溶解。

1. 执行标准

《中国药典》2020 年版二部，第 929 页　氟氯西林钠。

2. 试验用样品

氟氯西林钠，批号 YV2008007，浙江金华康恩贝生物制药有限公司。
氯唑西林，批号 SD1903051，浙江金华康恩贝生物制药有限公司。

3. 杂质对照品信息

氯唑西林

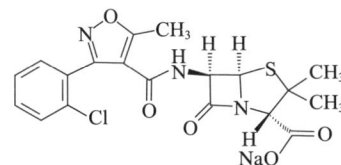

C₁₉H₁₇ClN₃NaO₅S　457.87

二、溶液配制

1. 系统适用性溶液

取氟氯西林对照品与氯唑西林对照品各约 5mg，置 50ml 量瓶中，加流动相溶解并稀释至刻度，摇匀。

2. 供试品溶液

取本品适量，加流动相溶解并稀释制成每 1ml 中约含氟氯西林 1mg 的溶液。

三、系统适用性要求

系统适用性溶液色谱图中，氟氯西林峰与氯唑西林峰之间的分离度应大于 2.5；灵敏度溶液色谱图中，主成分峰峰高的信噪比应大于 10。

四、高效液相色谱法

1. HPLC 色谱条件

色谱柱：用十八烷基硅烷键合硅胶为填充剂；流动相：乙腈-2.7g/L 磷酸二氢钾溶液（用 1mol/L 氢氧化钠溶液调节 pH 值至 5.0）（25∶75）；检测波长：225nm；进样体积：20μl，记录色谱图至主成分峰保留时间的 6 倍。

2. 系统适用性溶液色谱图

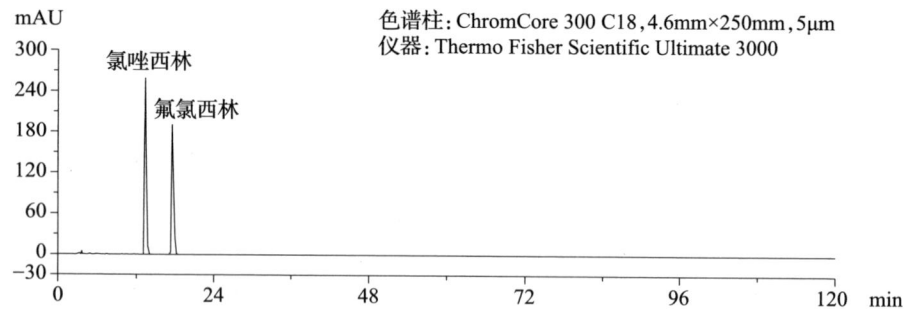

mAU

色谱柱：ChromCore 300 C18，4.6mm×250mm，5μm
仪器：Thermo Fisher Scientific Ultimate 3000

氯唑西林

氟氯西林

3. 紫外光谱图

mAU

氯唑西林

195.00

mAU

氟氯西林

193.16

4. 供试品溶液有关物质色谱图

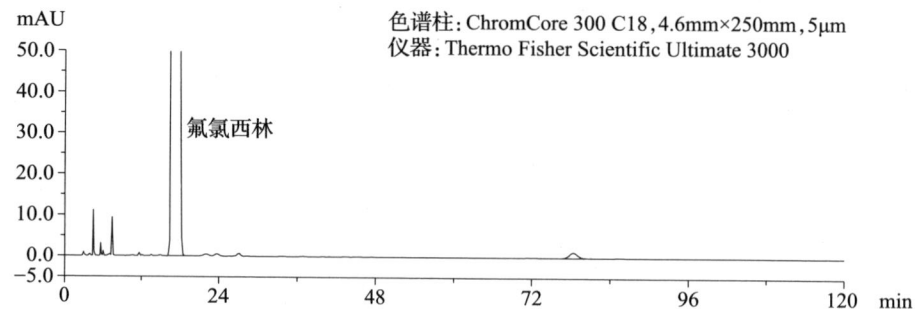

mAU

色谱柱：ChromCore 300 C18，4.6mm×250mm，5μm
仪器：Thermo Fisher Scientific Ultimate 3000

氟氯西林

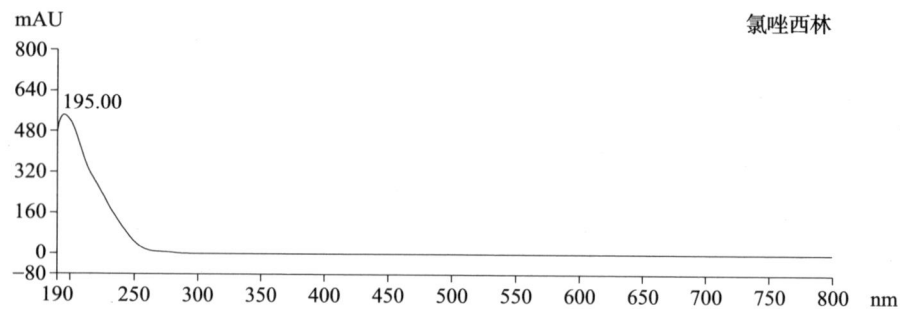

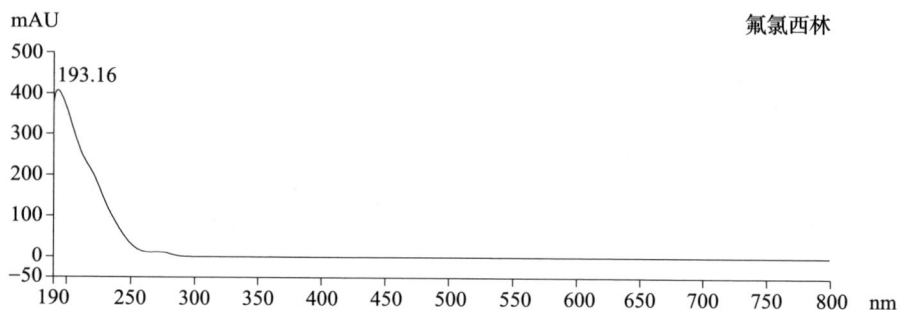

5. 其他型号色谱柱系统适用性色谱图及数据汇总表

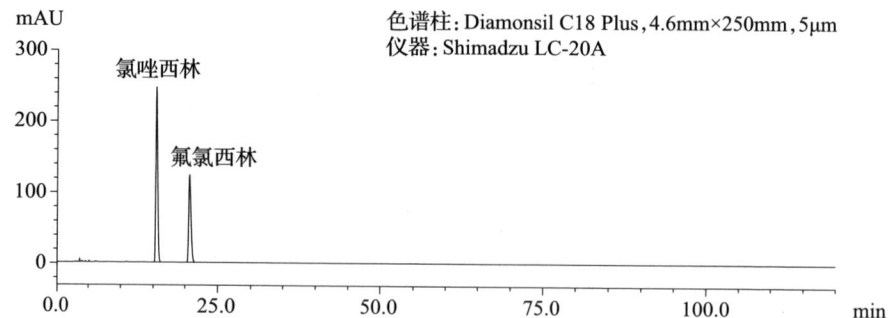

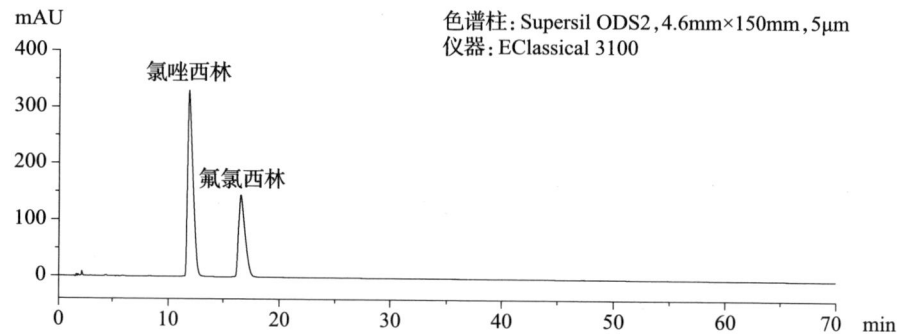

mAU

色谱柱：Diamonsil C18 Plus，4.6mm×250mm，5μm
仪器：Shimadzu LC-20A

氯唑西林

氟氯西林

mAU

色谱柱：Supersil ODS2，4.6mm×150mm，5μm
仪器：EClassical 3100

氯唑西林

氟氯西林

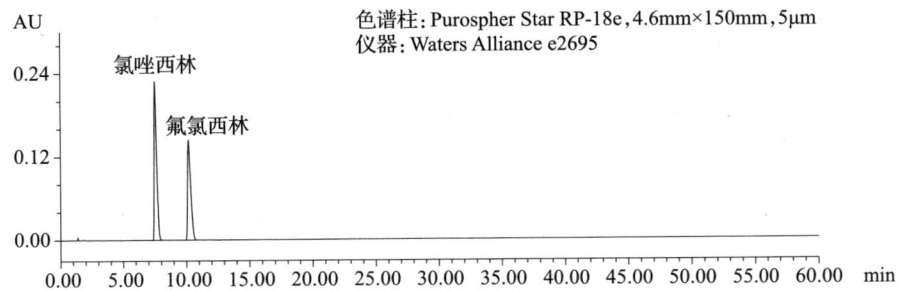

色谱柱：Purospher Star RP-18e，4.6mm×150mm，5μm
仪器：Waters Alliance e2695

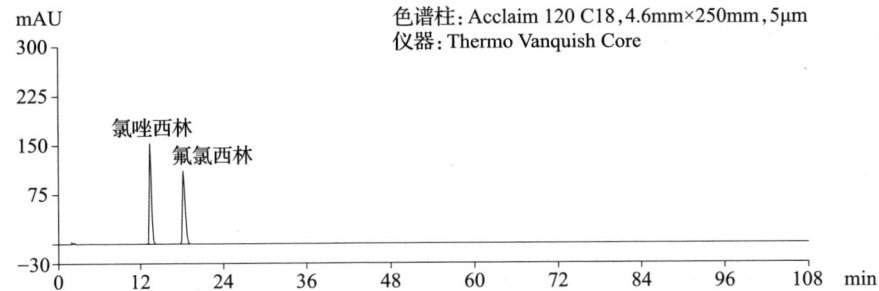

色谱柱：Acclaim 120 C18，4.6mm×250mm，5μm
仪器：Thermo Vanquish Core

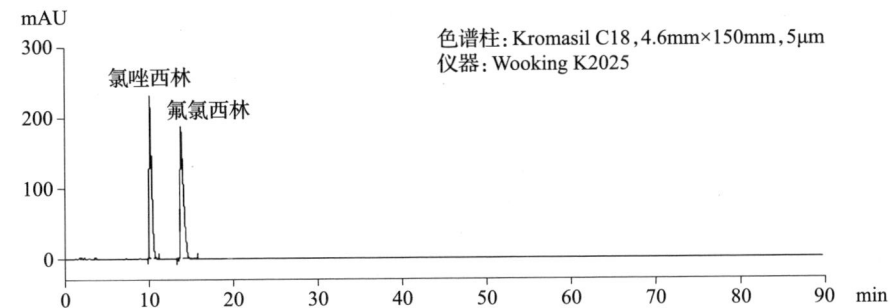

色谱柱：Kromasil C18，4.6mm×150mm，5μm
仪器：Wooking K2025

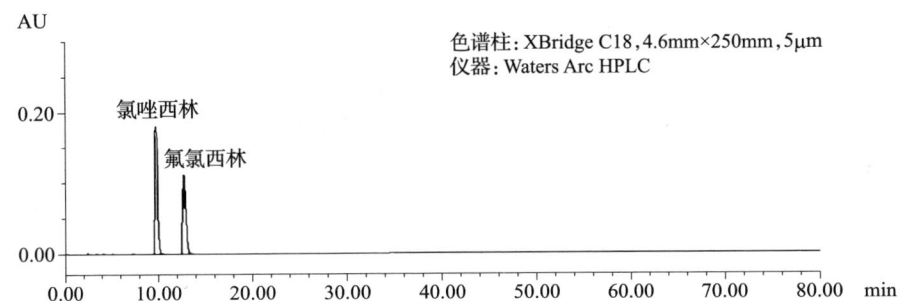

色谱柱：XBridge C18，4.6mm×250mm，5μm
仪器：Waters Arc HPLC

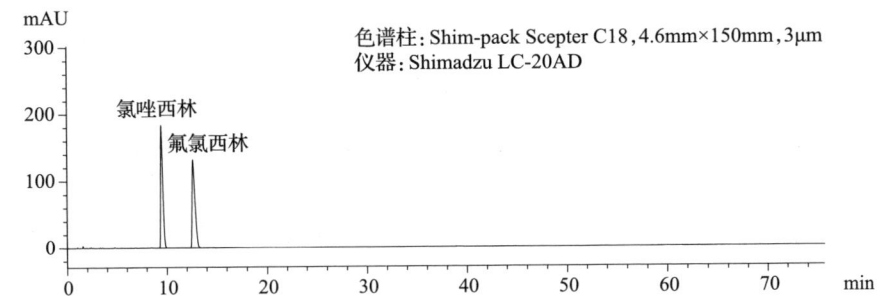

色谱柱：Shim-pack Scepter C18，4.6mm×150mm，3μm
仪器：Shimadzu LC-20AD

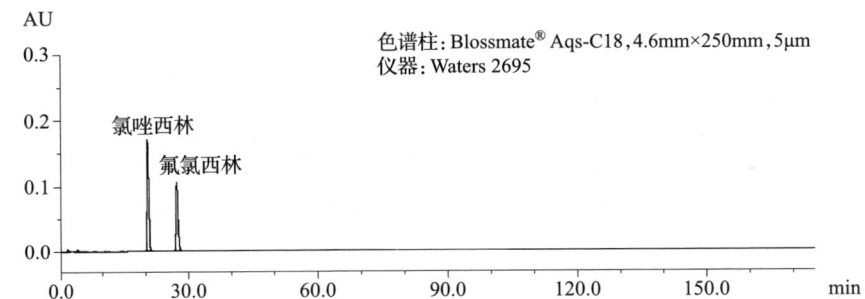

色谱柱：Blossmate® Aqs-C18，4.6mm×250mm，5μm
仪器：Waters 2695

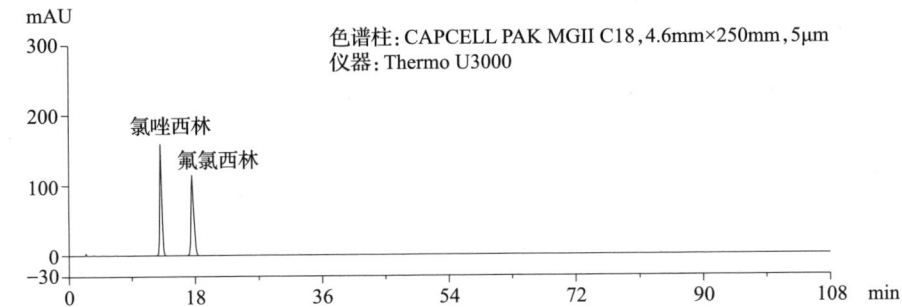

色谱柱：CAPCELL PAK MGII C18，4.6mm×250mm，5μm
仪器：Thermo U3000

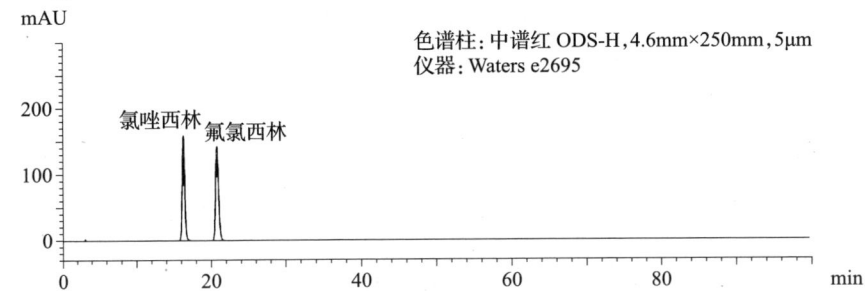

色谱柱：中谱红 ODS-H，4.6mm×250mm，5μm
仪器：Waters e2695

各型号色谱柱系统适用性数据汇总表

色谱柱名称	色谱柱规格	组分	保留时间（min）	理论板数	拖尾因子	分离度	备注
ChromCore 300 C18	4.6mm× 250mm，5μm	氯唑西林	13.353	12763	1.84	/	柱温：25℃ 流速：1ml/min
		氟氯西林	17.490	11951	1.96	7.43	
Diamonsil C18 Plus	4.6mm× 250mm，5μm	氯唑西林	15.337	12195	2.10	/	柱温：25℃ 流速：1ml/min
		氟氯西林	20.593	14569	1.80	8.49	
Supersil ODS2	4.6mm× 150mm，5μm	氯唑西林	11.687	2600	2.14	/	柱温：35℃ 流速：1ml/min
		氟氯西林	16.233	3900	1.74	4.68	
Purospher Star RP-18e	4.6mm× 150mm，5μm	氯唑西林	7.526	6818	1.89	/	柱温：30℃ 流速：1.5ml/min
		氟氯西林	10.174	7217	1.87	6.14	
Kromasil C18	4.6mm× 150mm，5μm	氯唑西林	10.215	6340	2.41	/	柱温：25℃ 流速：1ml/min
		氟氯西林	13.868	5778	2.84	5.88	
Shim-pack Scepter C18	4.6mm× 150mm，3μm	氯唑西林	9.433	7814	2.05	/	柱温：30℃ 流速：1.5ml/min
		氟氯西林	12.609	7549	2.22	6.31	
CAPCELL PAK MGII C18	4.6mm× 250mm，5μm	氯唑西林	13.050	10624	2.08	/	柱温：25℃ 流速：1.5ml/min
		氟氯西林	17.540	10206	2.27	7.48	
Acclaim 120 C18	4.6mm× 250mm，5μm	氯唑西林	13.410	10290	1.82	/	柱温：30℃ 流速：1.5ml/min
		氟氯西林	18.220	9699	1.93	7.58	
XBridge C18	4.6mm× 250mm，5μm	氯唑西林	9.691	6007	1.55	/	柱温：40℃ 流速：1.2ml/min
		氟氯西林	12.672	6225	1.53	5.22	
Blossmate® Aqs-C18	4.6mm× 250mm，5μm	氯唑西林	20.420	13342	1.73	/	柱温：25℃ 流速：1ml/min
		氟氯西林	27.247	14169	1.68	8.27	
中谱红 ODS-H	4.6mm× 250mm，5μm	氯唑西林	16.564	11509	1.05	/	柱温：25℃ 流速：1ml/min
		氟氯西林	21.015	13570	1.20	6.56	

五、超高效液相色谱法

1. UHPLC 方法一

（1）色谱条件　仪器：Agilent 1260 Infinity Ⅱ；色谱柱：Poroshell 120 HPH-C18，3.0mm×100mm，2.7μm；柱温：25℃；流动相：乙腈 -2.7g/L 磷酸二氢钾溶液（用1mol/L 氢氧化钠溶液调节 pH 值至 5.0）（25∶75）；流速：0.8ml/min；检测波长：225nm；进样体积：3μl，记录色谱图至主成分峰保留时间的 6 倍。

（2）色谱图

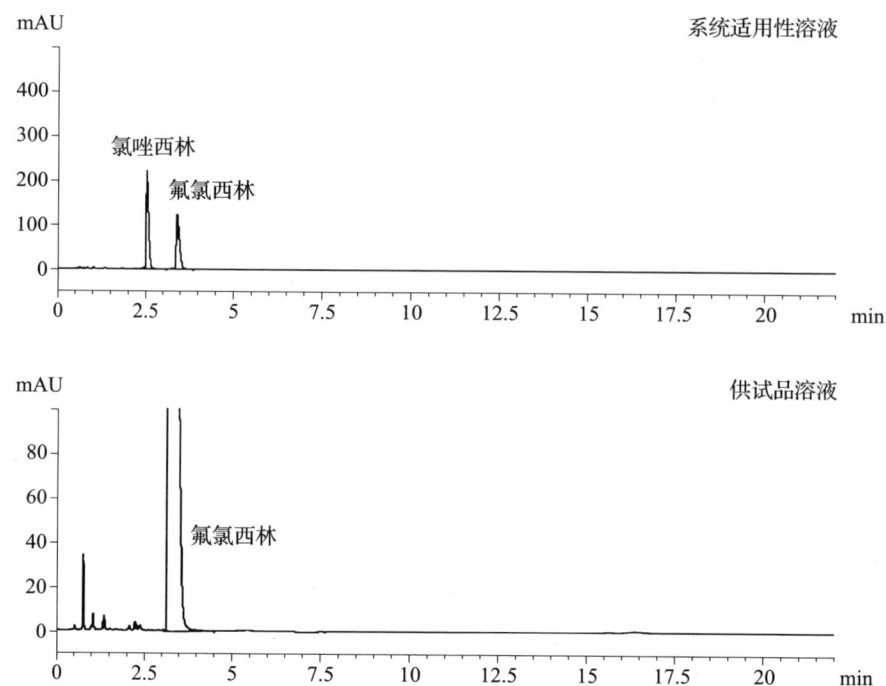

2. UHPLC 方法二

（1）色谱条件　仪器：Thermo Vanquish；色谱柱：CAPCELL PAK IF2 C18，2.1mm×100mm，2μm；柱温：30℃；流动相：乙腈 -2.7g/L 磷酸二氢钾溶液（用 1mol/L 氢氧化钠溶液调节 pH 值至 5.0）（25∶75）；流速：0.5ml/min；检测波长：225nm；进样体积：2μl，记录色谱图至主成分峰保留时间的 6 倍。

（2）色谱图

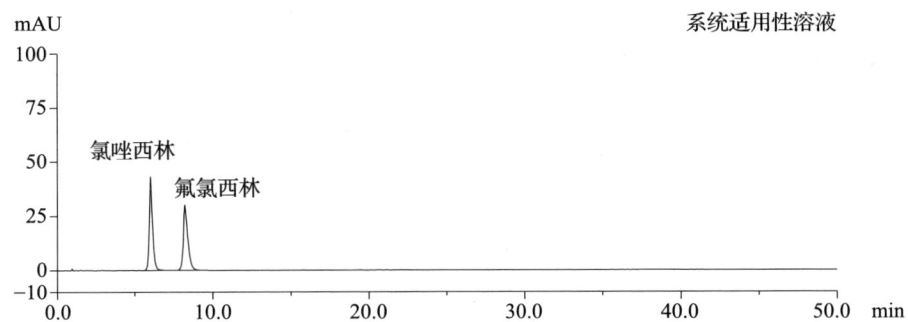

系统适用性溶液

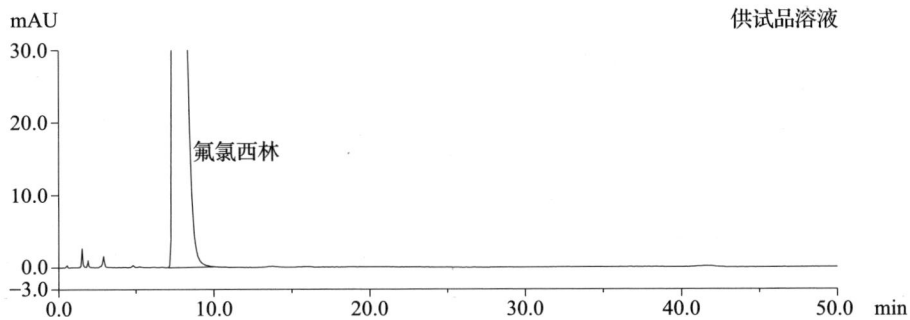

供试品溶液

3. UHPLC 方法三

（1）色谱条件　仪器：Thermo Fisher Vanquish Flex；色谱柱：Acclaim VANQUISH C18，2.1mm×150mm，2.2μm；柱温：30℃；流动相：乙腈 -2.7g/L 磷酸二氢钾溶液（用 1mol/L 氢氧化钠溶液调节 pH 值至 5.0）（25∶75）；流速：0.5ml/min；检测波长：225nm；进样体积：2μl，记录色谱图至主成分峰保留时间的 6 倍。

（2）色谱图

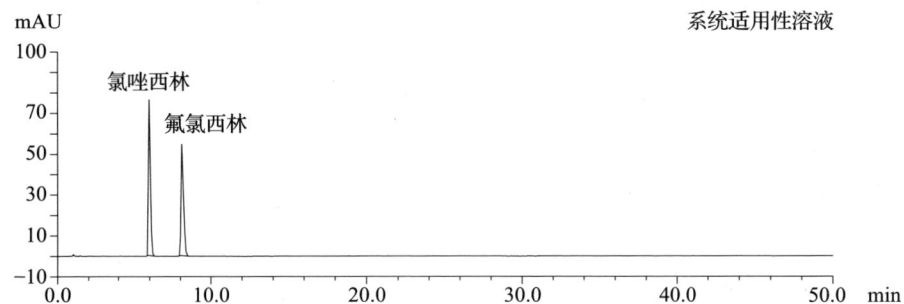

系统适用性溶液

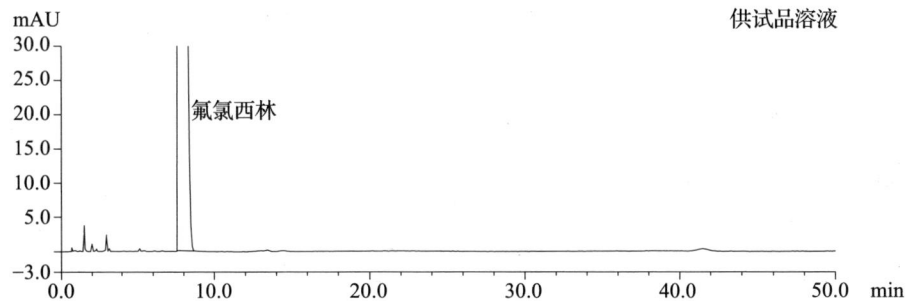

供试品溶液

4. UHPLC 方法四

（1）色谱条件 仪器：Waters ACQUITY UPLC H-Class；色谱柱：ACQUITY UPLC BEH C18，2.1mm×100mm，1.7μm；柱温：40℃；流动相：乙腈 -2.7g/L 磷酸二氢钾溶液（用 1mol/L 氢氧化钠溶液调节 pH 值至 5.0）（25：75）；流速：0.45ml/min；检测波长：225nm；进样体积：2μl，记录色谱图至主成分峰保留时间的 6 倍。

（2）色谱图

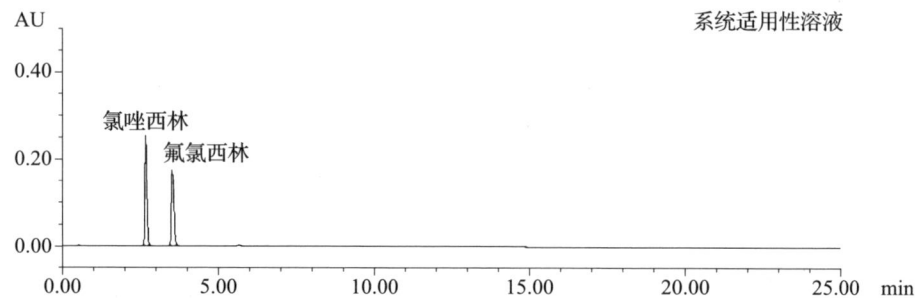

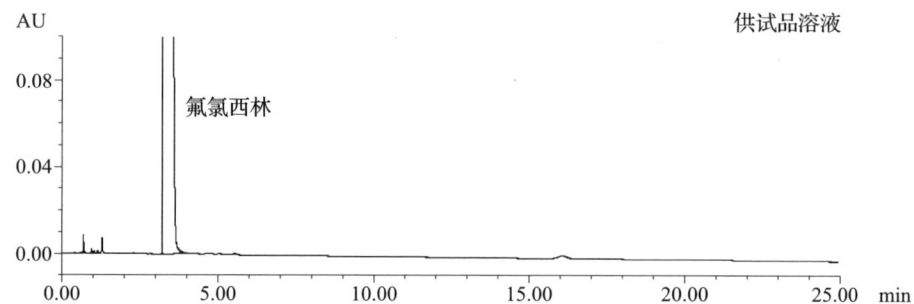

5. UHPLC 方法五

（1）色谱条件 仪器：Waters Acquity；色谱柱：Xtimate®C18，2.1mm×100mm，1.8μm；柱温：25℃；流动相：乙腈 -2.7g/L 磷酸二氢钾溶液（用 1mol/L 氢氧化钠溶液调节 pH 值至 5.0）（25：75）；流速：0.2ml/min；检测波长：225nm；进样体积：2μl，记录色谱图至主成分峰保留时间的 6 倍。

（2）色谱图

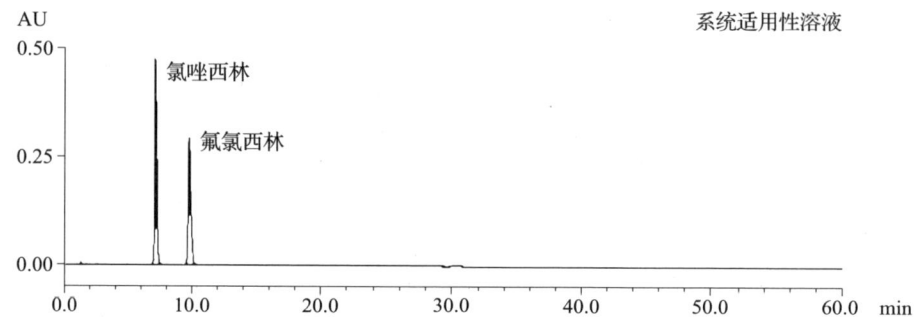

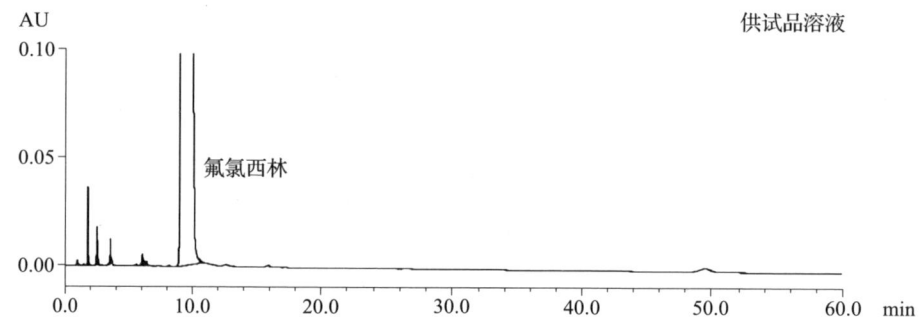

各型号色谱柱系统适用性数据汇总表

色谱柱名称	色谱柱规格	组分	保留时间（min）	理论板数	拖尾因子	分离度
Poroshell 120 HPH-C18	3.0mm×100mm，2.7μm	氯唑西林	2.555	6636	2.06	/
		氟氯西林	3.423	7494	1.97	6.14
CAPCELL PAK IF2 C18	2.1mm×100mm，2μm	氯唑西林	6.005	4443	1.83	/
		氟氯西林	8.210	4263	1.94	5.11
Acclaim VANQUISH C18	2.1mm×150mm，2.2μm	氯唑西林	5.972	12225	1.81	/
		氟氯西林	8.087	12015	1.93	8.28
ACQUITY UPLC BEH C18	2.1mm×100mm，1.7μm	氯唑西林	2.735	9286	1.69	/
		氟氯西林	3.571	9069	1.71	6.34
Xtimate®UHPLC C18	2.1mm×100mm，1.8μm	氯唑西林	7.133	8936	1.62	/
		氟氯西林	9.757	9751	1.61	8.02

六、质谱图

1. 质谱条件

Agilent 6546 四极杆飞行时间质谱仪；离子源：AJS 源；正/负离子检测模式；一级质谱扫描范围 m/z：50~1200；二级质谱扫描范围 m/z：25~1000；碰撞能量：2、5、10、20、40V。

2. 质谱图

（1）氟氯西林钠质谱图

①正离子模式一级质谱图

氟氯西林钠正离子模式下，准分子离子以氟氯西林的［M+H］$^+$ 为主，另外可以观察到氟氯西林［M+NH$_4$］$^+$ 和［M+Na］$^+$ 峰。

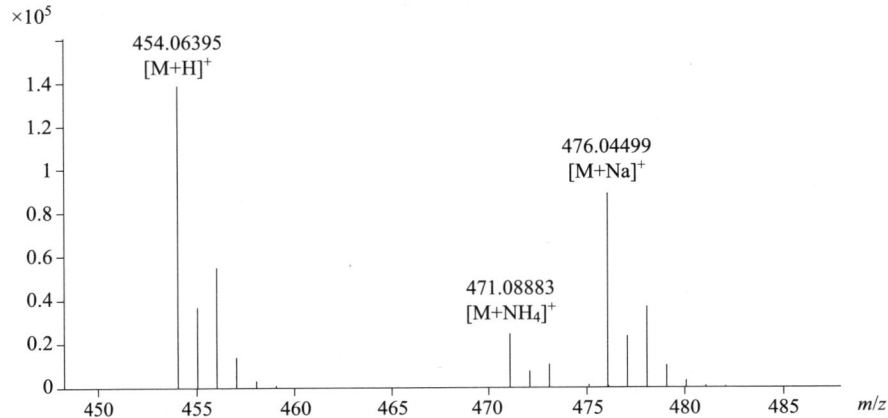

②正离子模式二级质谱图

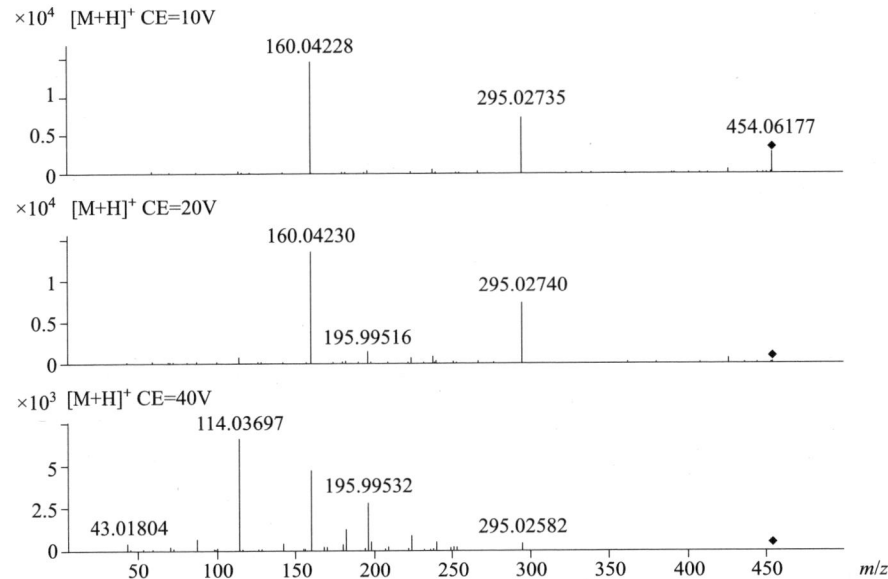

③负离子模式一级质谱图

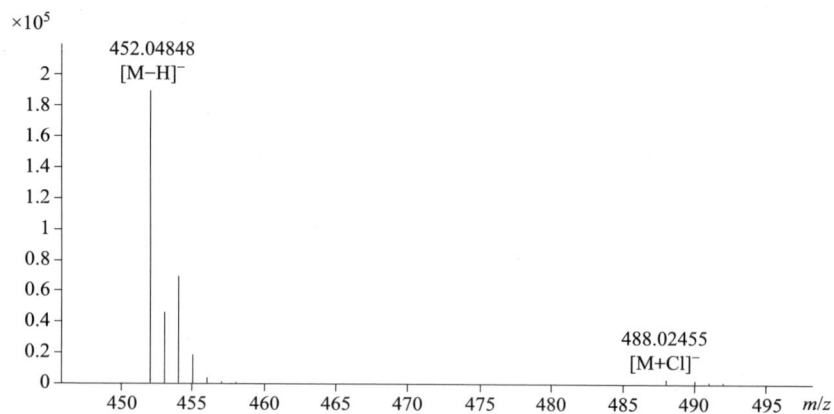

氟氯西林钠负离子模式下,准分子离子以氟氯西林的［M−H］⁻为主,另外可以观察到极少量的［M+Cl］⁻峰。

④负离子模式二级质谱图

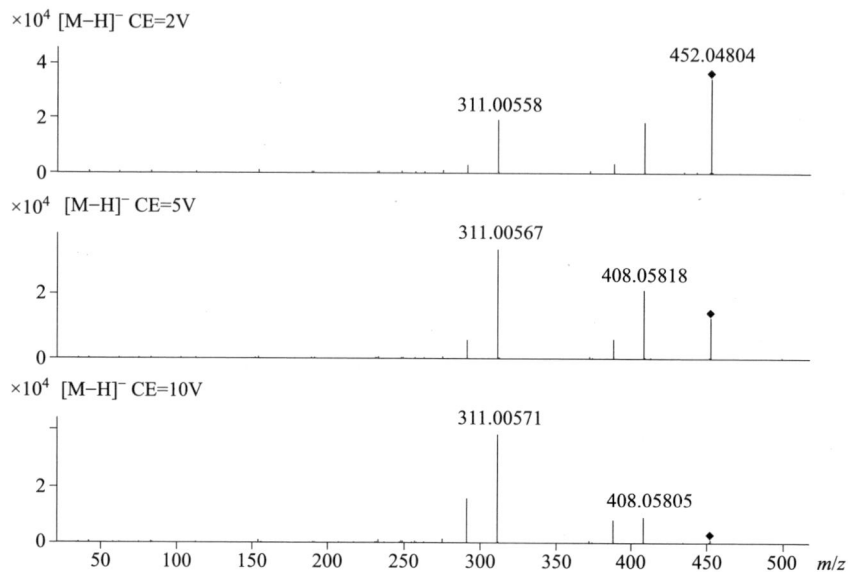

（2）氯唑西林质谱图

①正离子模式一级质谱图

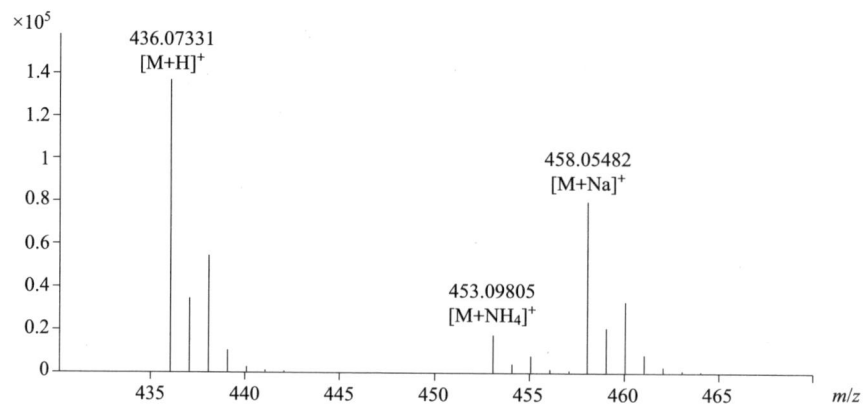

氯唑西林正离子模式下,准分子离子以［M+H］⁺为主,另外可以观察到［M+NH₄］⁺和［M+Na］⁺峰。

②正离子模式二级质谱图

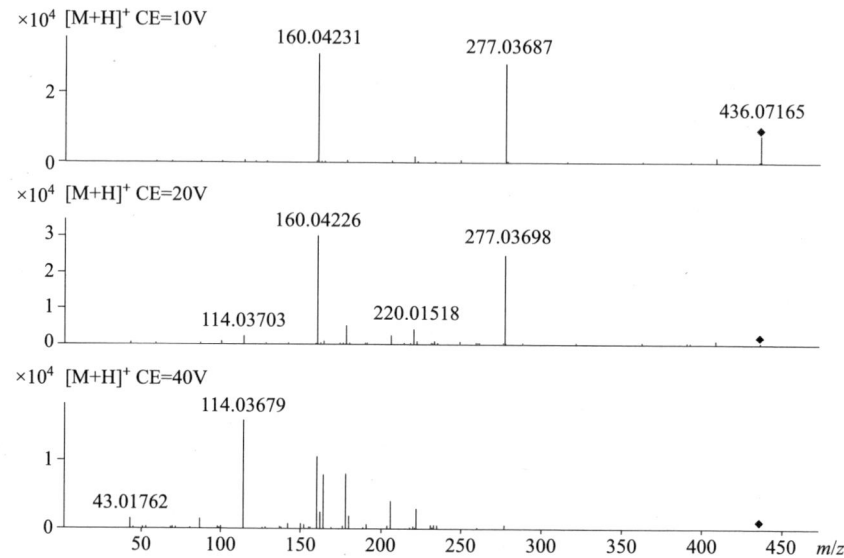

③负离子模式一级质谱图

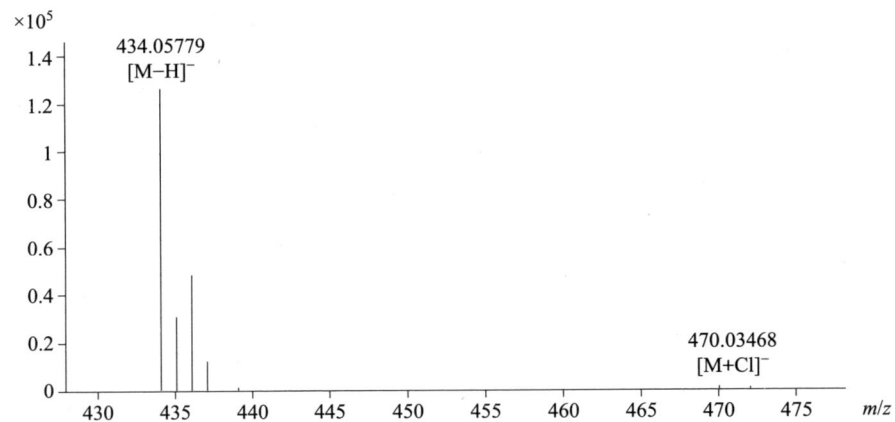

氯唑西林负离子模式下,准分子离子以［M−H］⁻为主,另外可以观察到极少量的［M+Cl］⁻峰。

④负离子模式二级质谱图

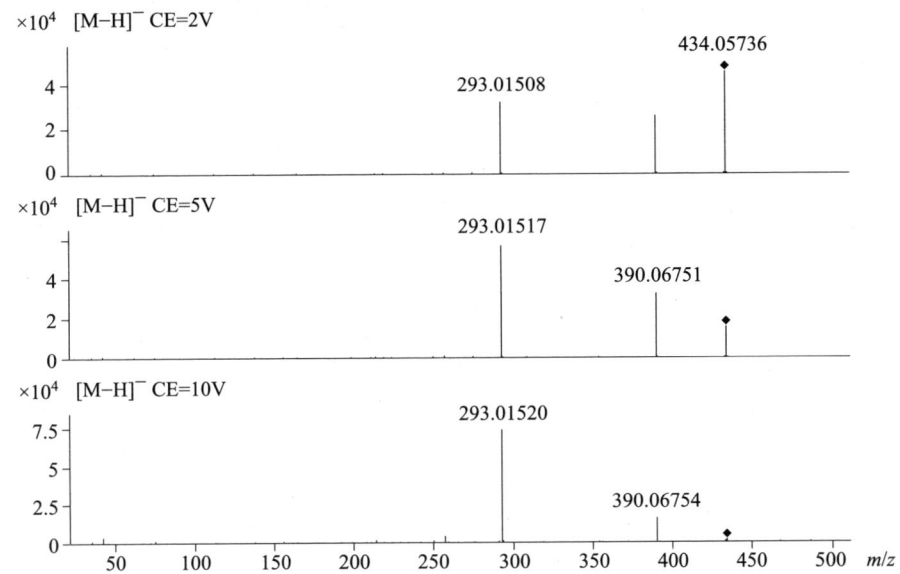

31　氢化可的松

Hydrocortisone

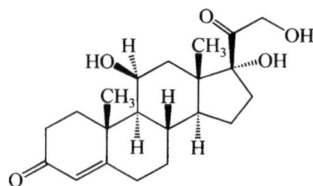

C$_{21}$H$_{30}$O$_5$　362.47　CAS 号：50-23-7

本品为 11β，17α，21- 三羟基孕甾 -4- 烯 -3，20- 二酮。

一、基本信息

本品为白色或类白色的结晶性粉末；无臭；遇光渐变质。在乙醇或丙酮中略溶，在三氯甲烷中微溶，在乙醚中几乎不溶，在水中不溶。

1. 执行标准

《中国药典》2020 年版二部，第 931 页　氢化可的松。

2. 试验用样品

氢化可的松，批号 100152-2020008，中国食品药品检定研究院。

泼尼松龙，批号 X3-190306-0RS，浙江仙琚制药股份有限公司。

3. 杂质对照品信息

泼尼松龙

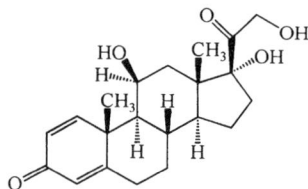

C$_{21}$H$_{28}$O$_5$　360.45

二、溶液配制

1. 系统适用性溶液

取氢化可的松与泼尼松龙适量，加甲醇溶解并稀释制成每 1ml 中约含 5μg 的溶液。

2. 供试品溶液

取本品适量，精密称定，加甲醇溶解并定量稀释制成每 1ml 中约含 0.5 mg 的溶液。

三、系统适用性要求

系统适用性溶液色谱图中，出峰顺序依次为泼尼松龙与氢化可的松，泼尼松龙峰与氢化可的松峰之间的分离度应符合要求。

四、高效液相色谱法

1. HPLC 色谱条件

色谱柱：用十八烷基硅烷键合硅胶为填充剂；流动相：乙腈 - 水（28∶72）；检测波长：245nm；进样体积：20μl，记录色谱图至主成分峰保留时间的 3 倍。

2. 系统适用性溶液色谱图

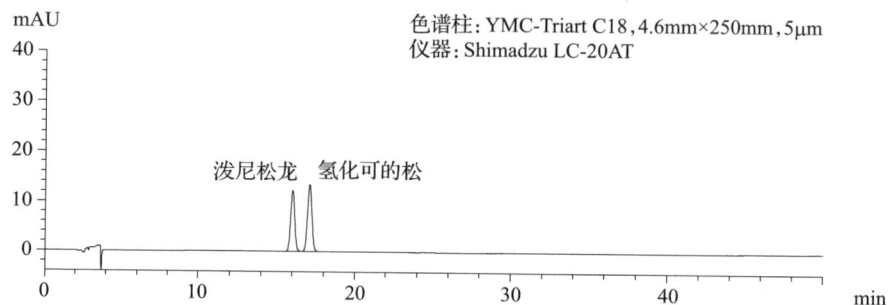

3. 紫外光谱图

泼尼松龙

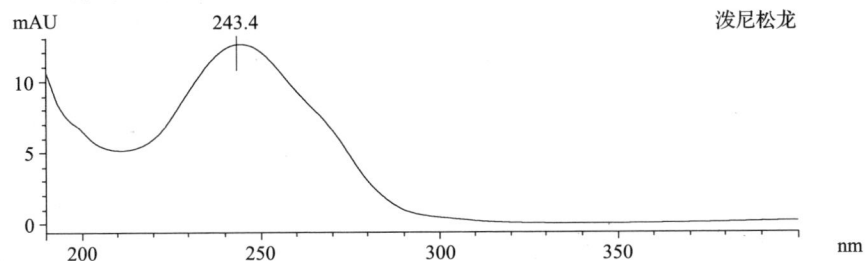

氢化可的松

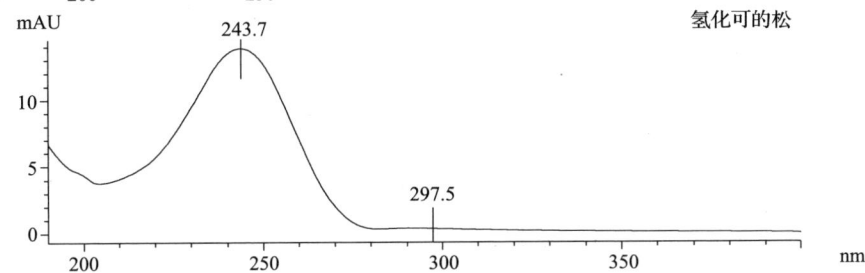

色谱柱：Purospher Star RP18-e，4.6mm×250mm，5μm
仪器：Waters Alliance e2695

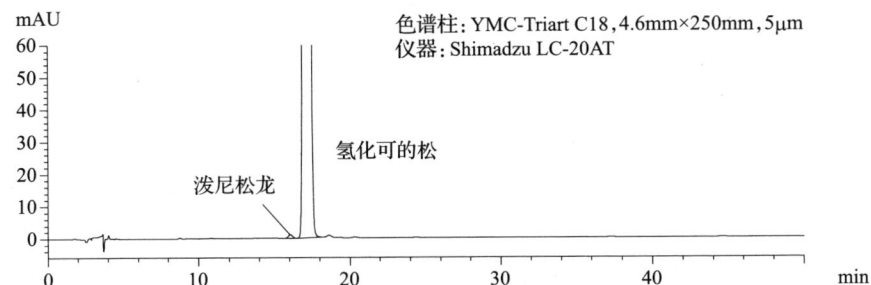

色谱柱：Kromasil C18，4.6mm×250mm，5μm
仪器：Wooking K2025

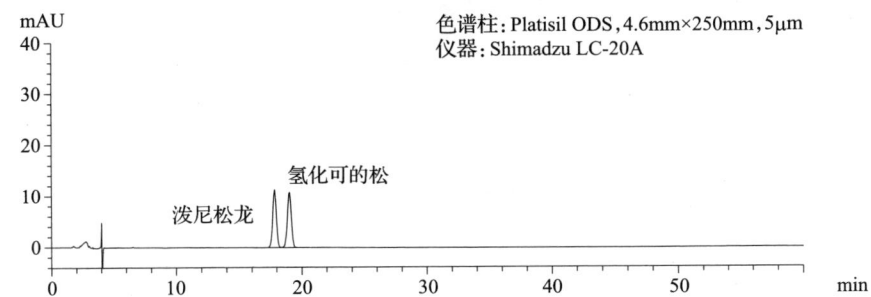

4. 供试品溶液有关物质色谱图

色谱柱：YMC-Triart C18，4.6mm×250mm，5μm
仪器：Shimadzu LC-20AT

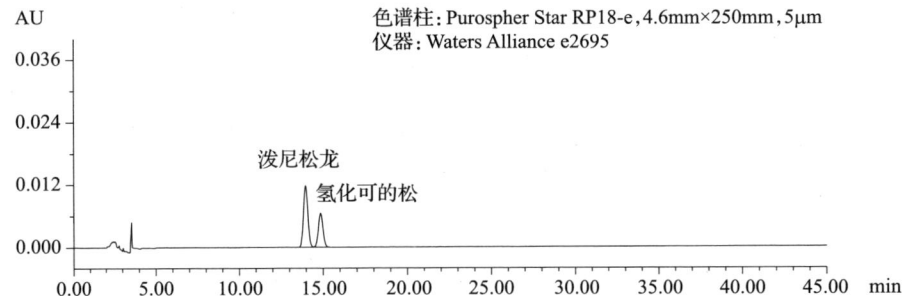

色谱柱：ChromCore 120 C18，4.6mm×250mm，5μm
仪器：Thermo Fisher Scientific Ultimate 3000

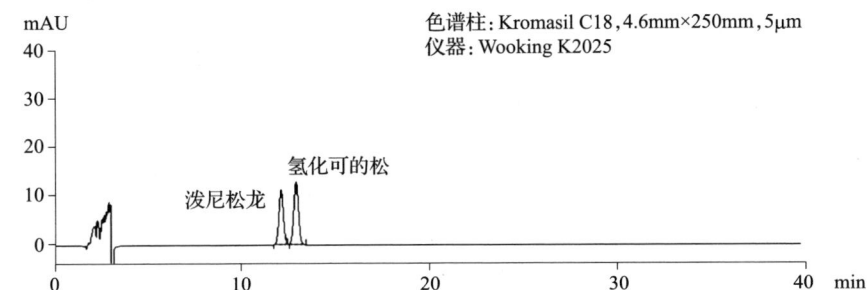

5. 其他型号色谱柱系统适用性色谱图及数据汇总表

色谱柱：Platisil ODS，4.6mm×250mm，5μm
仪器：Shimadzu LC-20A

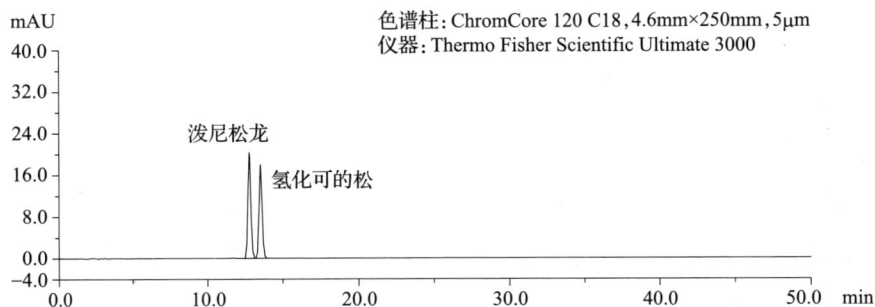

色谱柱：Shim-pack GIST C18-AQ，4.6mm×150mm，3μm
仪器：Shimadzu LC-20AD

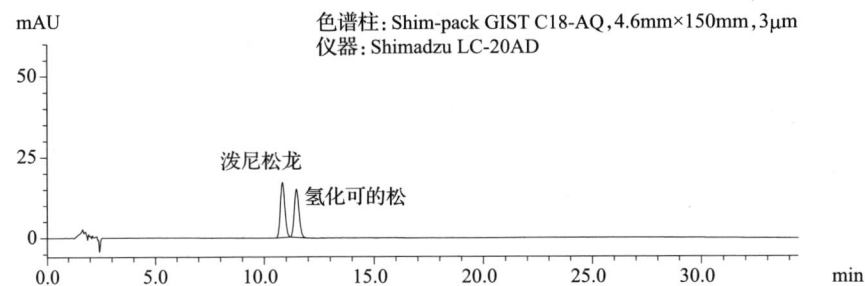

285

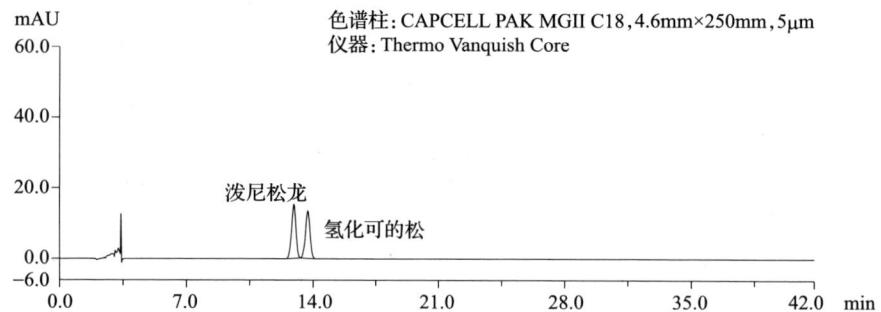

色谱柱：CAPCELL PAK MGII C18，4.6mm×250mm，5μm
仪器：Thermo Vanquish Core

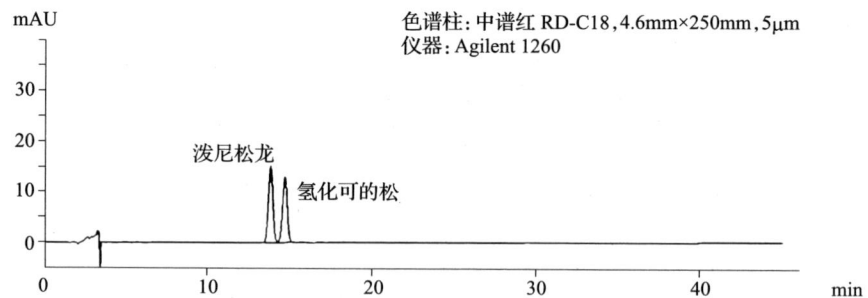

色谱柱：中谱红 RD-C18，4.6mm×250mm，5μm
仪器：Agilent 1260

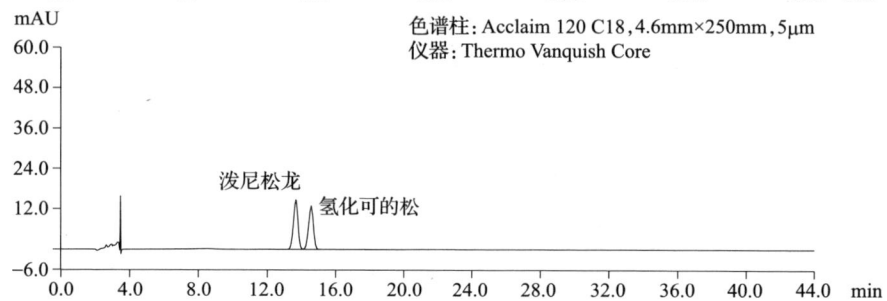

色谱柱：Acclaim 120 C18，4.6mm×250mm，5μm
仪器：Thermo Vanquish Core

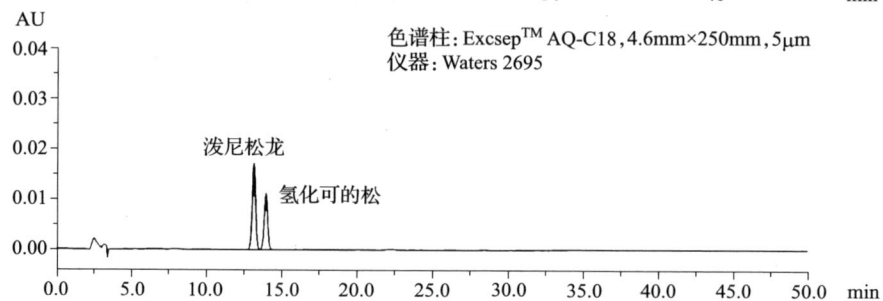

色谱柱：Excsep™ AQ-C18，4.6mm×250mm，5μm
仪器：Waters 2695

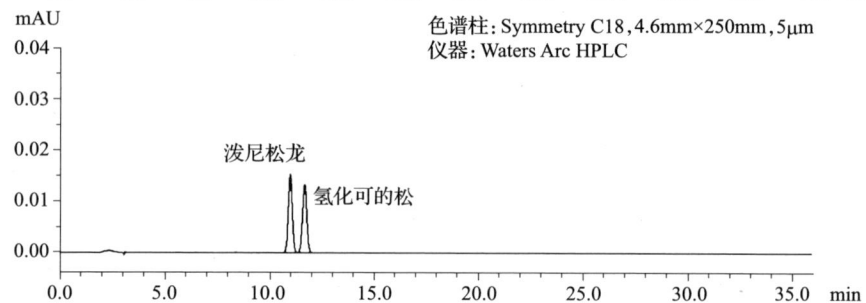

色谱柱：Symmetry C18，4.6mm×250mm，5μm
仪器：Waters Arc HPLC

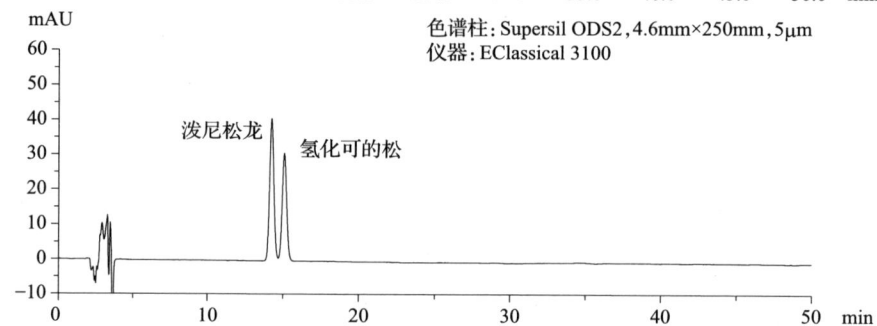

色谱柱：Supersil ODS2，4.6mm×250mm，5μm
仪器：EClassical 3100

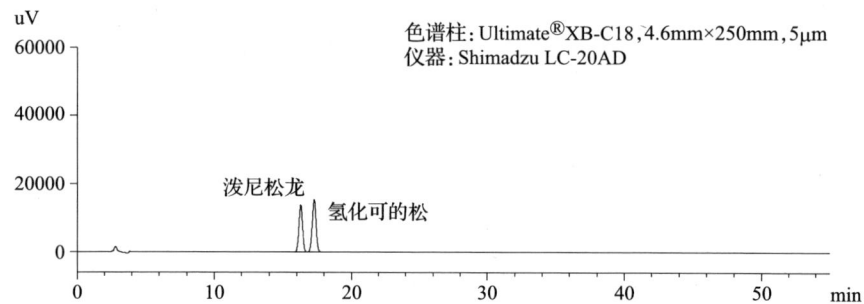

色谱柱：Ultimate®XB-C18，4.6mm×250mm，5μm
仪器：Shimadzu LC-20AD

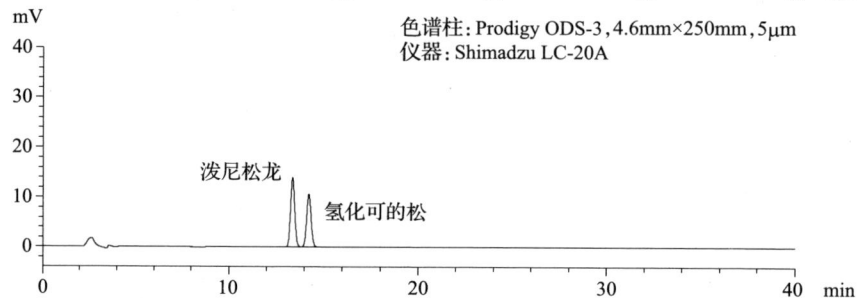

色谱柱：Prodigy ODS-3，4.6mm×250mm，5μm
仪器：Shimadzu LC-20A

各型号色谱柱系统适用性数据汇总表

色谱柱名称	色谱柱规格	组分	保留时间（min）	理论板数	拖尾因子	分离度	备注
YMC-Triart C18	4.6mm×250mm，5μm	泼尼松龙	16.030	16917	1.04	/	柱温：35℃
		氢化可的松	17.119	17174	1.04	2.14	流速：1ml/min
Platisil ODS	4.6mm×250mm，5μm	泼尼松龙	17.832	16493	0.98	/	柱温：25℃
		氢化可的松	19.007	16721	0.99	2.05	流速：1ml/min
Purospher Star RP18-e	4.6mm×250mm，5μm	泼尼松龙	13.968	13420	1.06	/	柱温：25℃
		氢化可的松	14.855	13775	1.05	1.77	流速：1ml/min
Kromasil C18	4.6mm×250mm，5μm	泼尼松龙	12.217	12758	1.05	/	柱温：25℃
		氢化可的松	13.010	13005	1.05	1.79	流速：1ml/min
ChromCore 120 C18	4.6mm×250mm，5μm	泼尼松龙	12.773	20106	1.07	/	柱温：25℃ 流速：1ml/min 溶剂：流动相
		氢化可的松	13.520	20459	1.06	2.02	
Shim-pack GIST C18-AQ	4.6mm×150mm，3μm	泼尼松龙	10.839	12164	1.14	/	柱温：25℃
		氢化可的松	11.473	12407	1.13	1.58	流速：1ml/min
CAPCELL PAK MGII C18	4.6mm×250mm，5μm	泼尼松龙	12.937	13142	0.85	/	柱温：25℃
		氢化可的松	13.713	13324	0.89	1.68	流速：1ml/min
Acclaim 120 C18	4.6mm×250mm，5μm	泼尼松龙	13.660	12091	0.93	/	柱温：25℃
		氢化可的松	14.557	12407	0.94	1.76	流速：1ml/min
Symmetry C18	4.6mm×250mm，5μm	泼尼松龙	11.012	15589	1.02	/	柱温：30℃
		氢化可的松	11.699	15853	1.03	1.87	流速：1ml/min
Ultimate® XB-C18	4.6mm×250mm，5μm	泼尼松龙	16.277	17141	1.01	/	柱温：25℃
		氢化可的松	17.259	17399	1.01	1.92	流速：1ml/min
中谱红 RD-C18	4.6mm×250mm，5μm	泼尼松龙	13.933	11741	0.95	/	柱温：25℃
		氢化可的松	14.808	12074	0.96	1.68	流速：1ml/min
Excsep™ AQ-C18	4.6mm×250mm，5μm	泼尼松龙	13.266	16960	0.97	/	柱温：30℃
		氢化可的松	14.064	17254	0.97	1.87	流速：1ml/min
Supersil ODS2	4.6mm×250mm，5μm	泼尼松龙	14.235	11600	1.10	/	柱温：35℃
		氢化可的松	15.090	11800	1.09	1.58	流速：1ml/min
Prodigy ODS-3	4.6mm×250mm，5μm	泼尼松龙	13.389	16451	1.06	/	柱温：25℃
		氢化可的松	14.251	16673	1.07	2.01	流速：1ml/min

五、超高效液相色谱法

1. UHPLC 方法一

（1）色谱条件　仪器：Thermo Vanquish；色谱柱：CAPCELL PAK MGII C18，2.1mm×100mm，2.0μm；柱温：25℃；流动相：乙腈-水（28：72）；流速：0.5ml/min；检测波长：245nm；进样体积：2μl，记录色谱图至主成分峰保留时间的 3 倍。

（2）色谱图

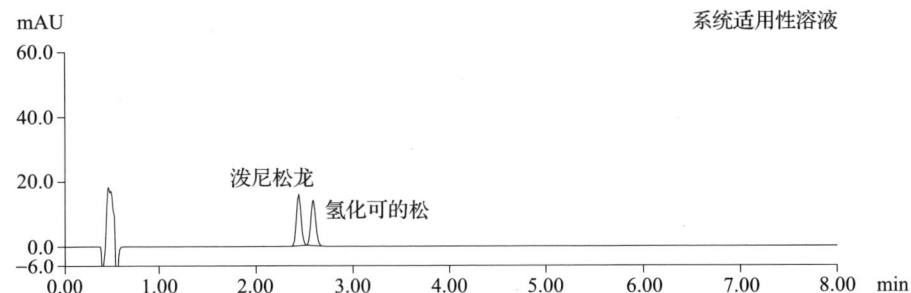

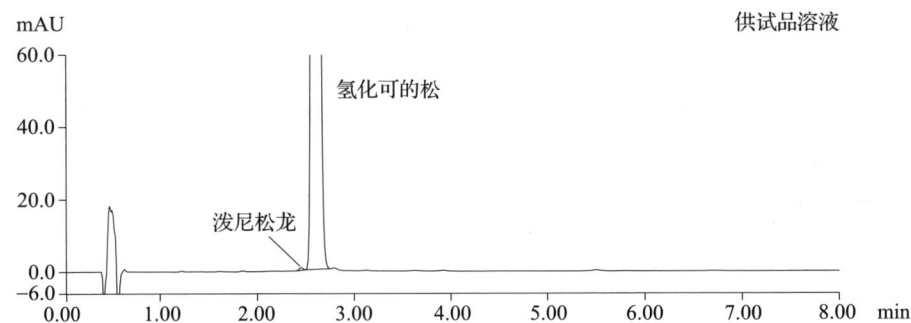

2. UHPLC 方法二

（1）色谱条件　仪器：Waters ACQUITY UPLC H-Class；色谱柱：Endeavorsil C18，2.1mm×100mm，1.8μm；柱温：25℃；流动相：乙腈-水（28：72）；流速：0.15ml/min；检测波长：245nm；进样体积：2μl，记录色谱图至主成分峰保留时间的 3 倍。

（2）色谱图

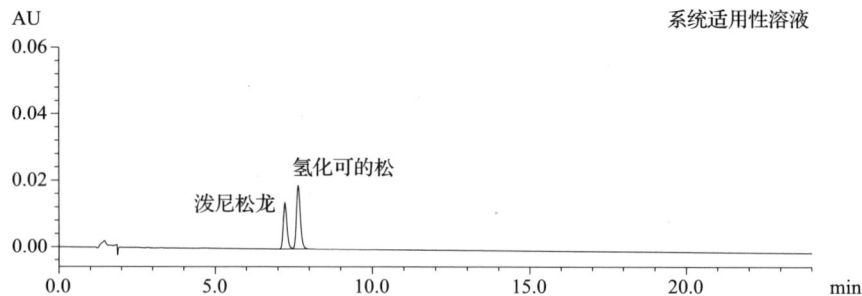

系统适用性溶液

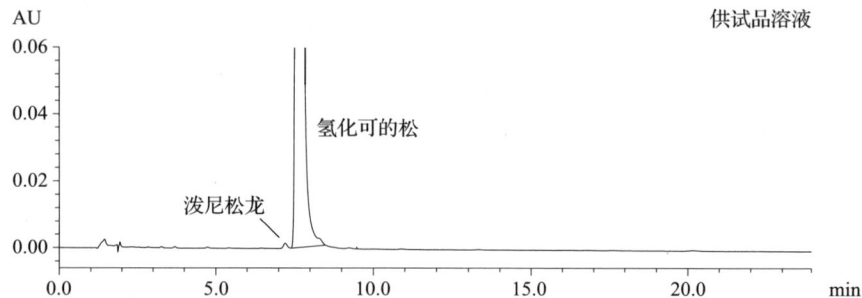

供试品溶液

3. UHPLC 方法三

（1）色谱条件　仪器：Shimadzu Nexera LC-40D XS；色谱柱：Shim-pack Scepter C18-120，2.1mm×100mm，1.9μm；柱温：35℃；流动相：乙腈 - 水（28：72）；流速：0.3ml/min；检测波长：245nm；进样体积：2μl，记录色谱图至主成分峰保留时间的 3 倍。

（2）色谱图

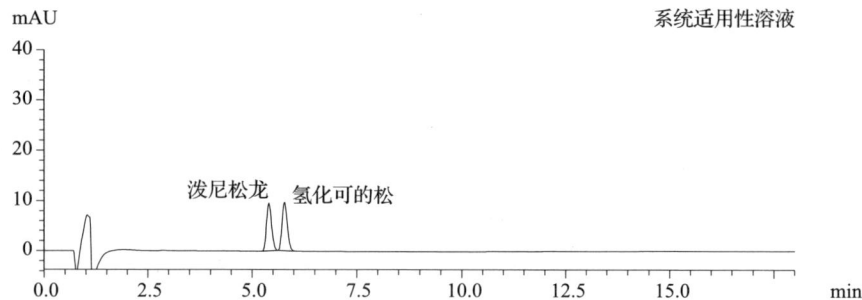

系统适用性溶液

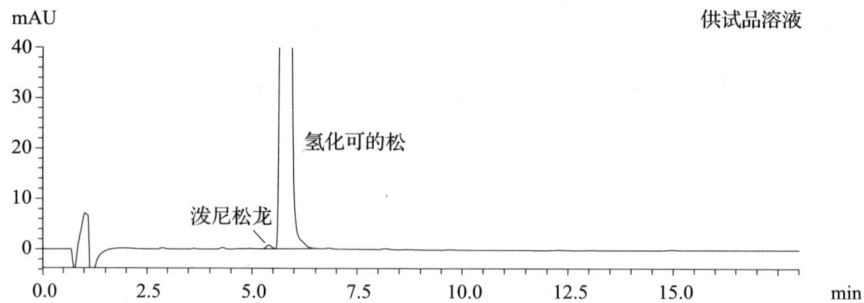

供试品溶液

4. UHPLC 方法四

（1）色谱条件　仪器：Thermo Fisher Vanquish Flex；色谱柱：Acclaim 120 C18，2.1mm×100mm，2.2μm；柱温：30℃；流动相：乙腈 - 水（28：72）；流速：0.5ml/min；检测波长：245nm；进样体积：2μl，记录色谱图至主成分峰保留时间的 3 倍。

（2）色谱图

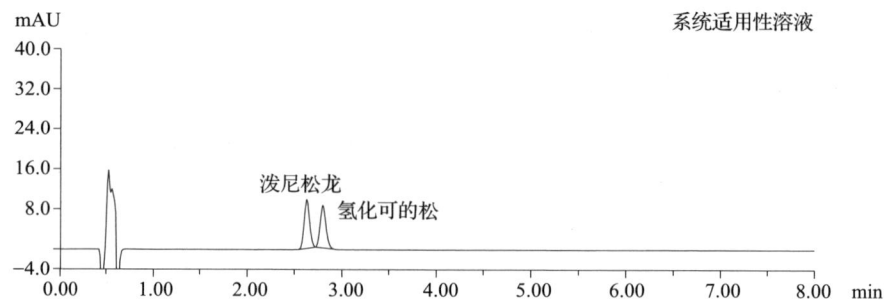

系统适用性溶液

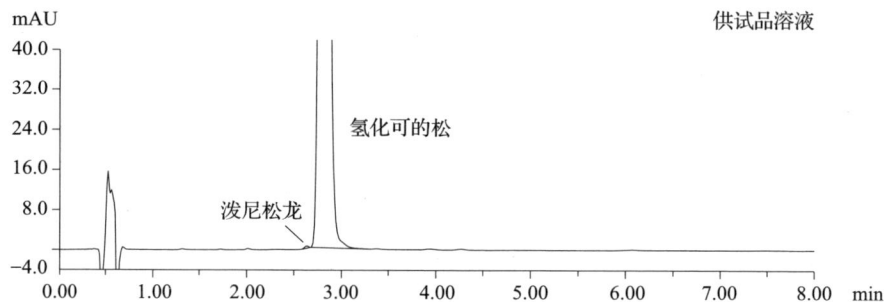

供试品溶液

5. UHPLC 方法五

（1）色谱条件　仪器：Waters ACQUITY UPLC H-Class；色谱柱：ACQUITY UPLC HSS T3，2.1mm×100mm，1.8μm；柱温：30℃；流动相：乙腈-水（28∶72）；流速：0.4ml/min；检测波长：254nm；进样体积：2μl，记录色谱图至主成分峰保留时间的3倍。

（2）色谱图

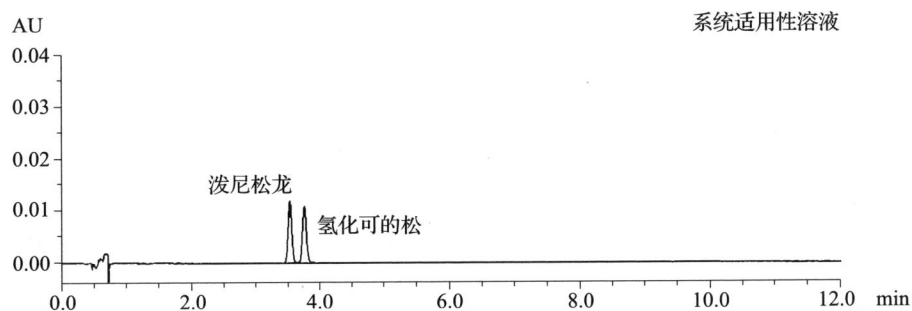

系统适用性溶液

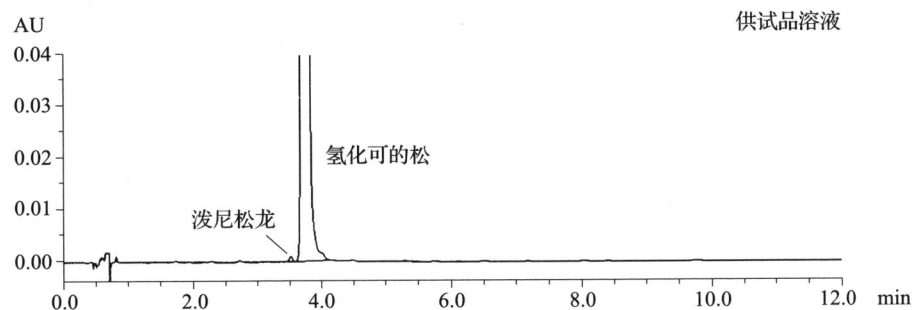

供试品溶液

6. UHPLC 方法六

（1）色谱条件　仪器：Agilent 1260 Infinity；色谱柱：Poroshell 120 EC-C18，4.6mm×100mm，2.7μm；柱温：25℃；流动相：乙腈-水（28∶72）；流速：1ml/min；检测波长：245nm；进样体积：8μl，记录色谱图至主成分峰保留时间的3倍。

（2）色谱图

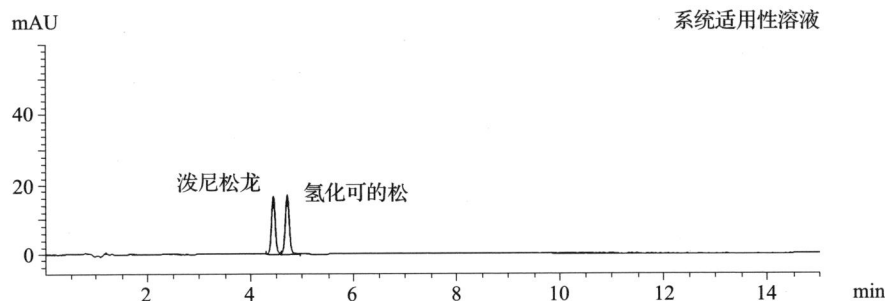

系统适用性溶液

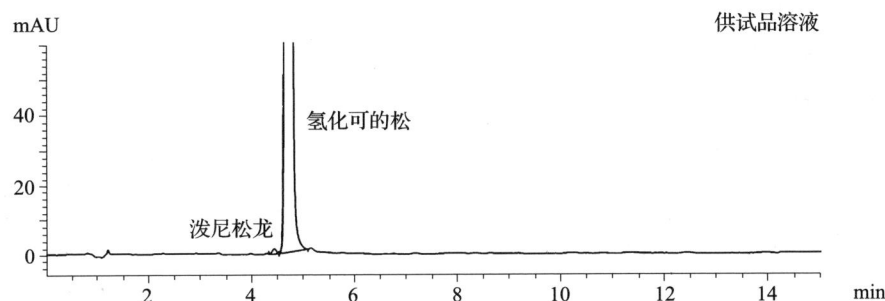

供试品溶液

各型号色谱柱系统适用性数据汇总表

色谱柱名称	色谱柱规格	组分	保留时间（min）	理论板数	拖尾因子	分离度
CAPCELL PAK MGII C18	2.1mm×100mm，2.0μm	泼尼松龙	2.438	11646	1.21	/
		氢化可的松	2.587	11974	1.22	1.60
Endeavorsil C18	2.1mm×100mm，1.8μm	泼尼松龙	7.222	18220	1.19	/
		氢化可的松	7.649	18727	1.16	1.89
Shim-pack Scepter C18-120	2.1mm×100mm，1.9μm	泼尼松龙	5.397	7897	1.20	/
		氢化可的松	5.773	8485	1.17	1.52
Acclaim 120 C18	2.1mm×100mm，2.2μm	泼尼松龙	2.632	9847	1.08	/
		氢化可的松	2.798	10278	1.20	1.54

续表

色谱柱名称	色谱柱规格	组分	保留时间（min）	理论板数	拖尾因子	分离度
ACQUITY UPLC HSS T3	2.1mm × 100mm，1.8μm	泼尼松龙	3.533	18065	1.06	/
		氢化可的松	3.757	18467	1.05	2.04
Poroshell 120 EC-C18	4.6mm × 100mm，2.7μm	泼尼松龙	4.461	18287	1.03	/
		氢化可的松	4.733	18145	1.03	2.00

六、质谱图

1. 质谱条件

Agilent 6546 四极杆飞行时间质谱仪；离子源：AJS 源；正 / 负离子检测模式；一级质谱扫描范围 m/z：50~1200；二级质谱扫描范围 m/z：25~1000；碰撞能量：2、5、10、20、40V。

2. 质谱图

（1）氢化可的松质谱图

①正离子模式一级质谱图

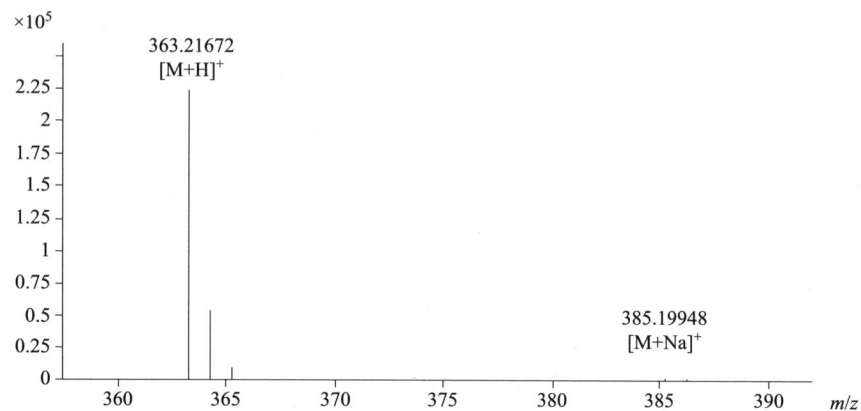

氢化可的松正离子模式下，准分子离子以［M+H］$^+$ 为主，另外可以观察到极少量的［M+Na］$^+$ 峰。

②正离子模式二级质谱图

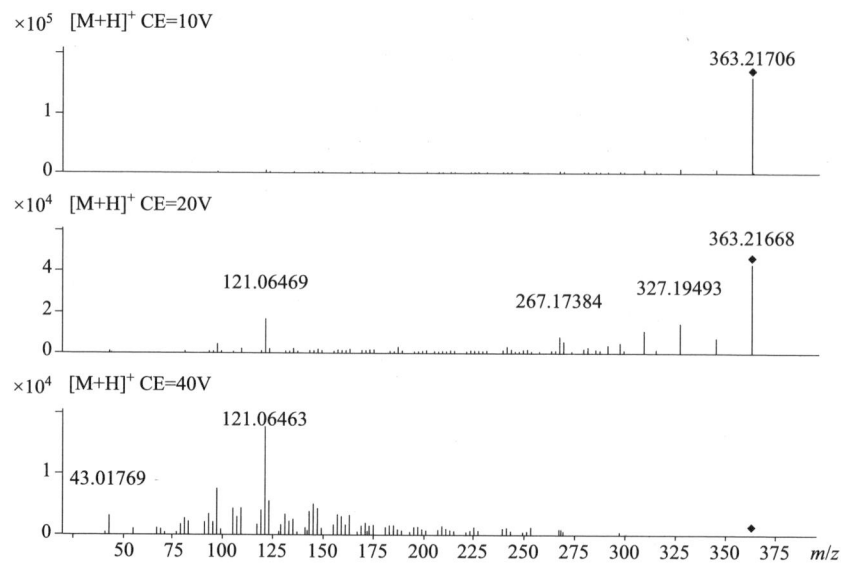

③负离子模式一级质谱图

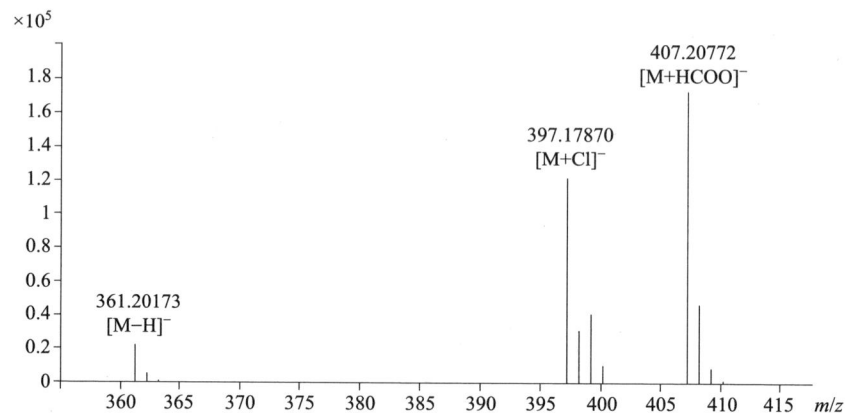

氢化可的松负离子模式下，准分子离子以［M+Cl］$^-$ 和［M+HCOO］$^-$ 为主，可以观察到少量的［M–H］$^-$ 峰。

④负离子模式二级质谱图

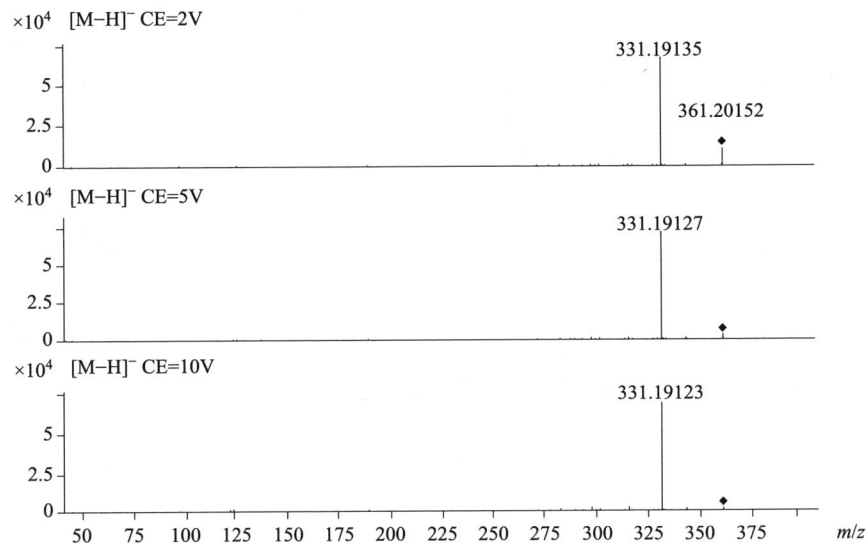

×10⁴　[M−H]⁻ CE=2V

331.19135

361.20152

×10⁴　[M−H]⁻ CE=5V

331.19127

×10⁴　[M−H]⁻ CE=10V

331.19123

②正离子模式二级质谱图

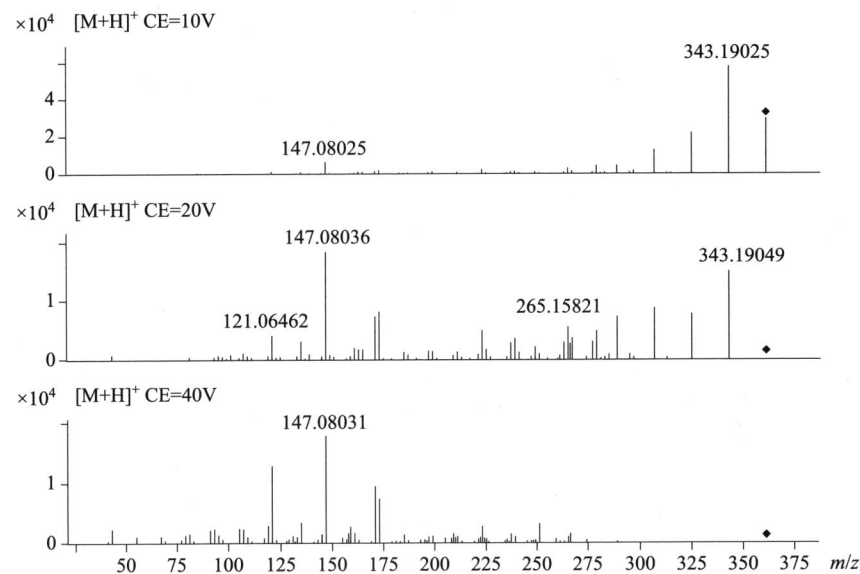

×10⁴　[M+H]⁺ CE=10V

343.19025

147.08025

×10⁴　[M+H]⁺ CE=20V

147.08036

343.19049

121.06462

265.15821

×10⁴　[M+H]⁺ CE=40V

147.08031

（2）泼尼松龙质谱图

①正离子模式一级质谱图

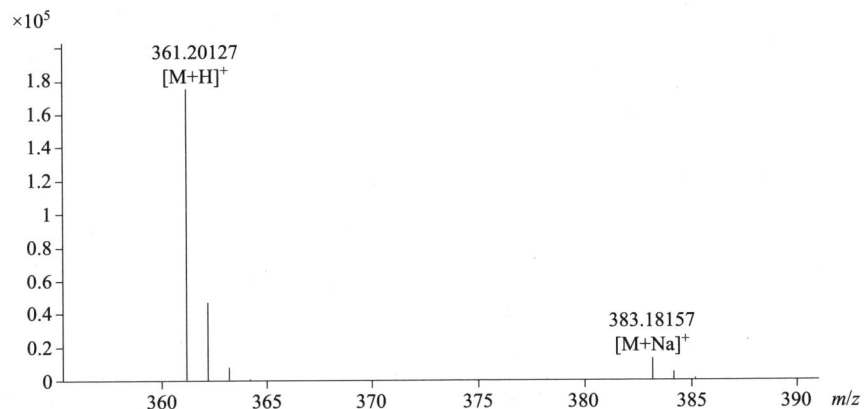

×10⁵

361.20127
[M+H]⁺

383.18157
[M+Na]⁺

泼尼松龙正离子模式下,准分子离子以［M+H］⁺为主,另外可以观察到少量的［M+Na］⁺峰。

③负离子模式一级质谱图

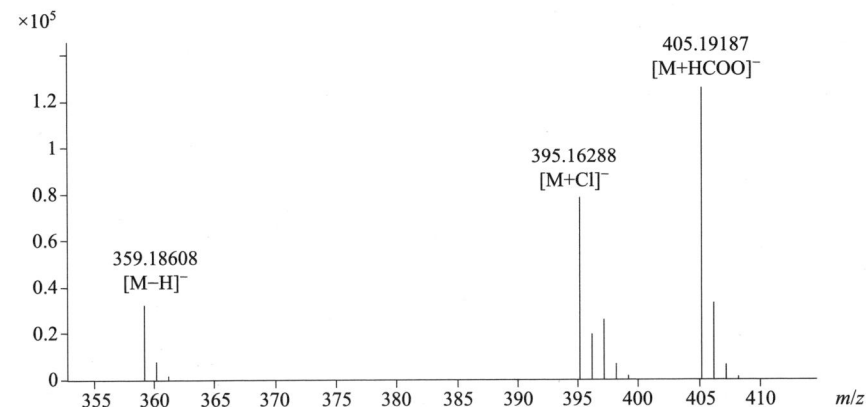

×10⁵

405.19187
[M+HCOO]⁻

395.16288
[M+Cl]⁻

359.18608
[M−H]⁻

泼尼松龙负离子模式下,准分子离子以［M+Cl］⁻和［M+HCOO］⁻为主,可以观察到［M−H］⁻峰。

④负离子模式二级质谱图

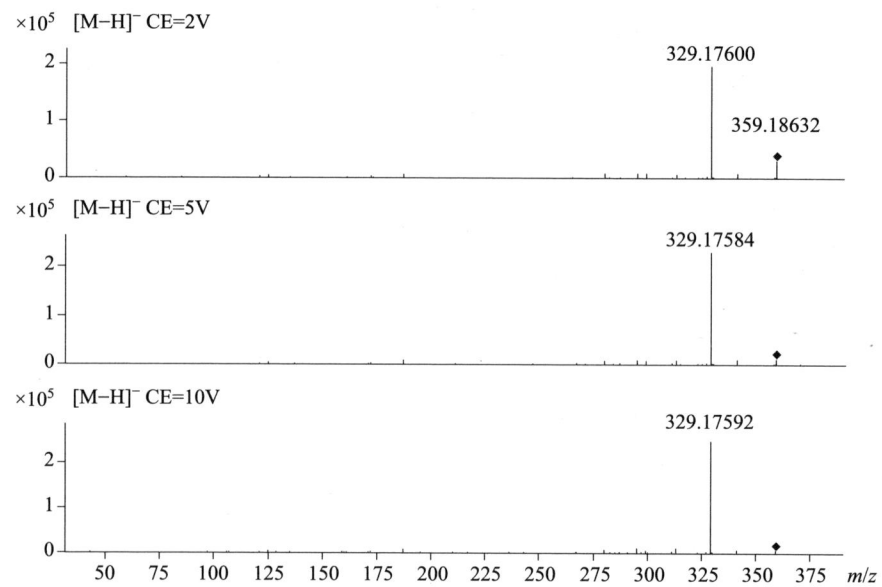

×10⁵ 区域标注 [M−H]⁻ CE=2V

2

1

0

329.17600

359.18632

×10⁵ [M−H]⁻ CE=5V

2

1

0

329.17584

×10⁵ [M−H]⁻ CE=10V

2

1

0

329.17592

50 75 100 125 150 175 200 225 250 275 300 325 350 375 *m/z*

32　盐酸利多卡因

Lidocaine Hydrochloride

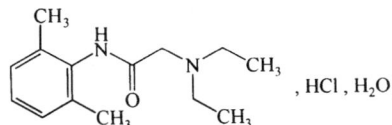

$C_{14}H_{22}N_2O \cdot HCl \cdot H_2O$　288.82　CAS 号：6108-05-0

本品为 *N*-（2,6-二甲苯基）-2-（二乙氨基）乙酰胺盐酸盐一水合物。

一、基本信息

本品为白色结晶性粉末；无臭。在水或乙醇中易溶，在三氯甲烷中溶解，在乙醚中不溶。

1. 执行标准

《中国药典》2020 年版二部，第 1175 页　盐酸利多卡因。

2. 试验用样品

盐酸利多卡因，批号 Y2001015，济川药业集团有限公司。

2,6-二甲基苯胺，批号 FK110156，萨恩化学技术（上海）有限公司。

3. 杂质对照品信息

2,6-二甲基苯胺

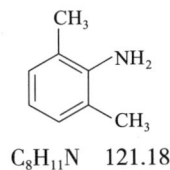

$C_8H_{11}N$　121.18

二、溶液配制（临用新制）

1. 系统适用性溶液

取 2,6-二甲基苯胺对照品与盐酸利多卡因各适量，加流动相溶解并稀释制成每 1ml 中各约含 50μg 的溶液。

2. 供试品溶液

取本品适量，加流动相溶解并定量稀释制成每 1ml 中约含 5mg 的溶液。

三、系统适用性要求

系统适用性溶液色谱图中，2,6-二甲基苯胺峰与利多卡因峰之间的分离度应符合要求。

四、高效液相色谱法

1. HPLC 色谱条件

色谱柱：用十八烷基硅烷键合硅胶为填充剂；流动相：磷酸盐缓冲液（取 1mol/L 磷酸二氢钠溶液 1.3ml 与 0.5mol/L 磷酸氢二钠溶液 32.5ml，用水稀释至 1000ml，摇匀）-乙腈（50：50）（用磷酸调节 pH 值至 8.0）；检测波长：230nm；进样体积：20μl。

2. 系统适用性溶液色谱图

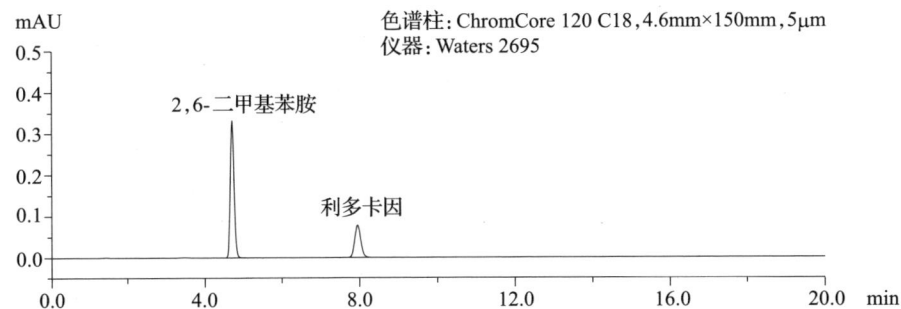

色谱柱：ChromCore 120 C18, 4.6mm×150mm, 5μm
仪器：Waters 2695

3. 紫外光谱图

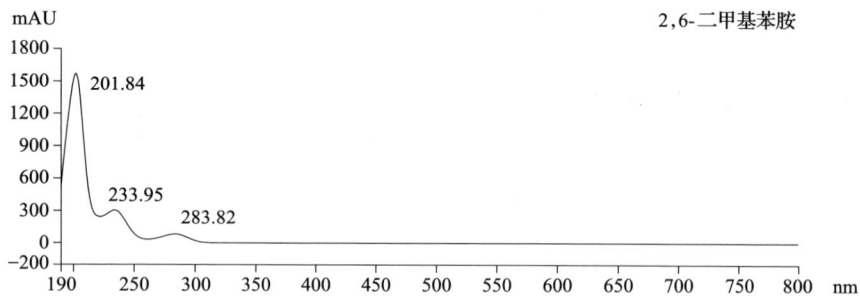

2,6-二甲基苯胺

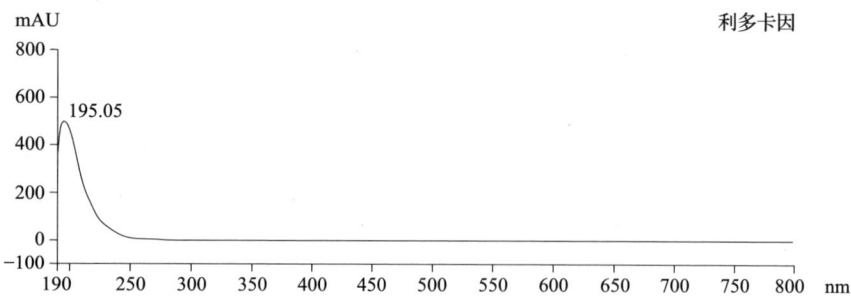

利多卡因

4. 供试品溶液色谱图

色谱柱：ChromCore 120 C18,4.6mm×150mm,5μm
仪器：Waters 2695

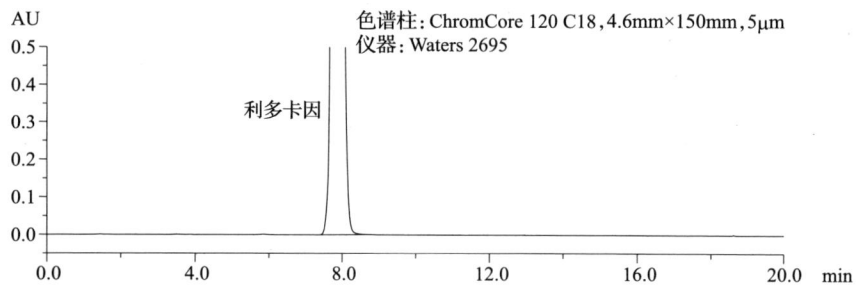

5. 其他型号色谱柱系统适用性色谱图及数据汇总表

色谱柱：ZORBAX Extend-C18,4.6mm×250mm,5μm
仪器：Agilent 1260 Infinity Ⅱ

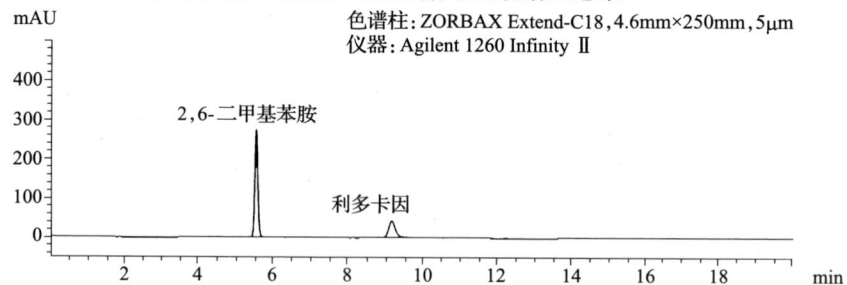

色谱柱：Diamonsil C18,4.6mm×250mm,5μm
仪器：Shimadzu LC-20A

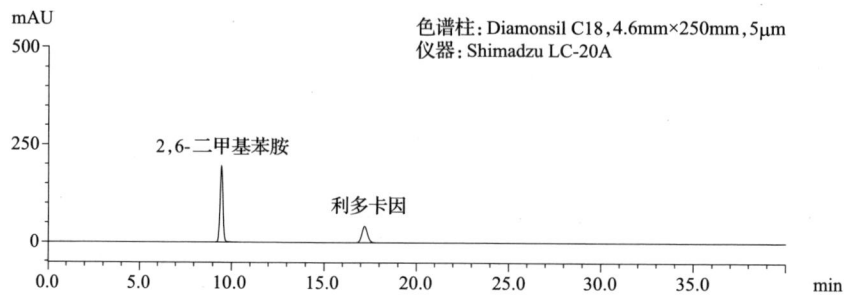

色谱柱：Supersil ODS2,4.6mm×250mm,5μm
仪器：EClassical 3100

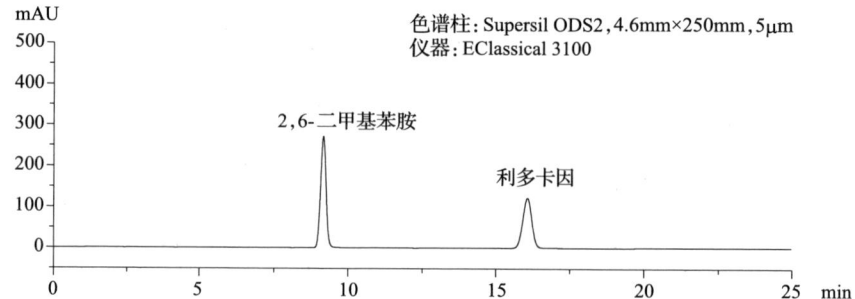

色谱柱：Purospher Star RP-18e,4.6mm×250mm,5μm
仪器：Waters Alliance e2695

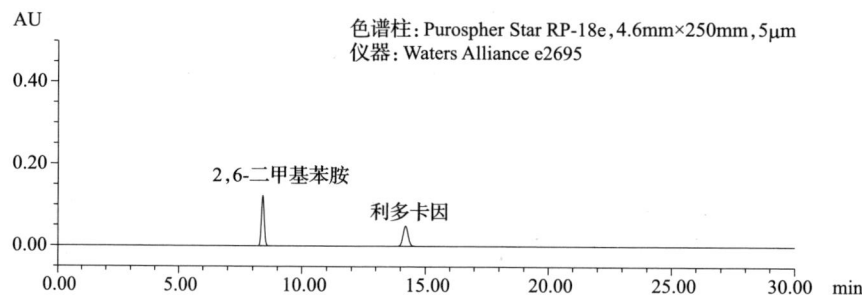

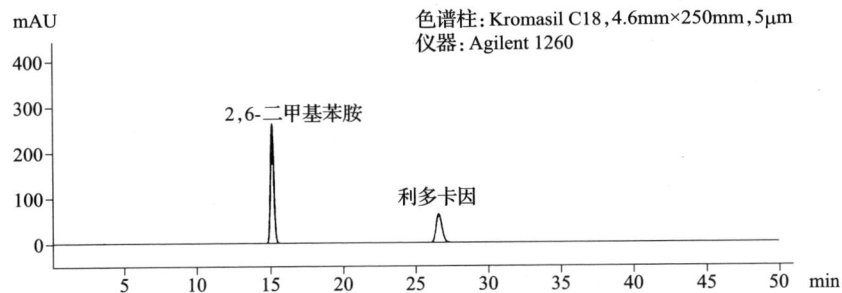

色谱柱：Kromasil C18，4.6mm×250mm，5μm
仪器：Agilent 1260

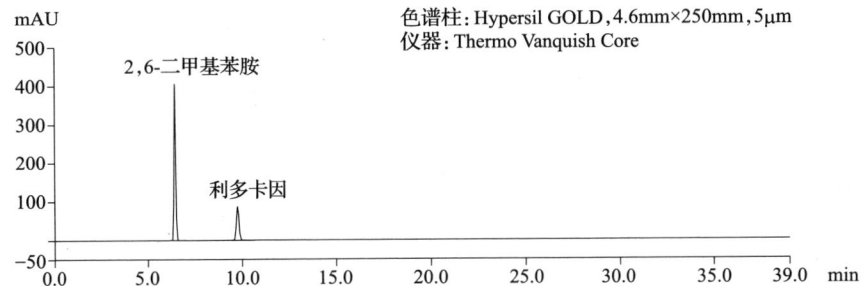

色谱柱：Hypersil GOLD，4.6mm×250mm，5μm
仪器：Thermo Vanquish Core

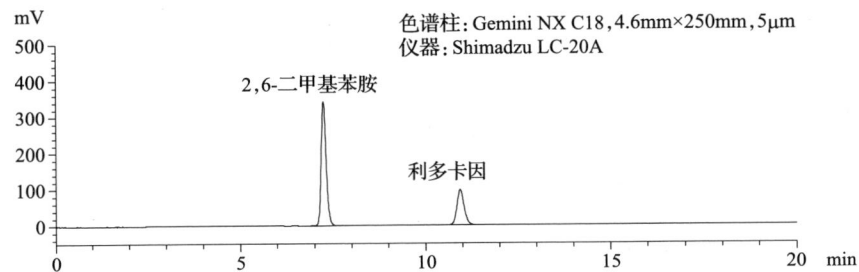

色谱柱：Gemini NX C18，4.6mm×250mm，5μm
仪器：Shimadzu LC-20A

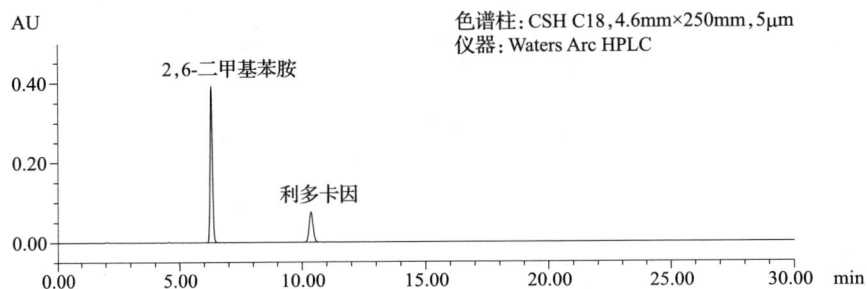

色谱柱：CSH C18，4.6mm×250mm，5μm
仪器：Waters Arc HPLC

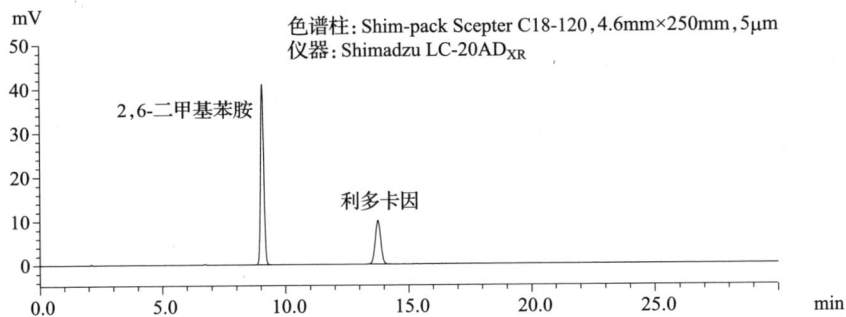

色谱柱：Shim-pack Scepter C18-120，4.6mm×250mm，5μm
仪器：Shimadzu LC-20AD$_{XR}$

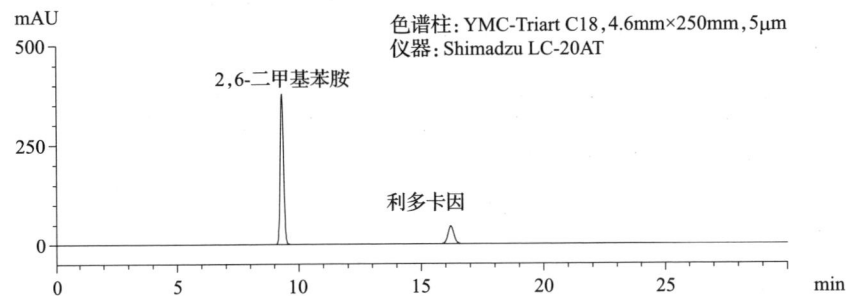

色谱柱：YMC-Triart C18，4.6mm×250mm，5μm
仪器：Shimadzu LC-20AT

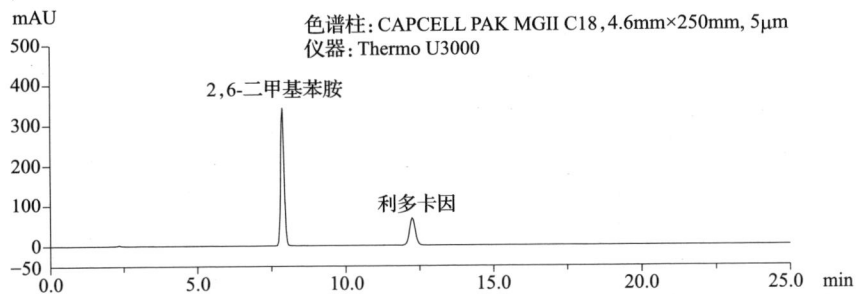

色谱柱：CAPCELL PAK MGII C18，4.6mm×250mm，5μm
仪器：Thermo U3000

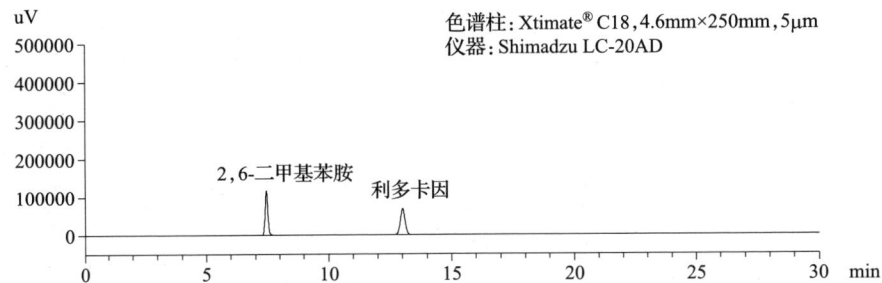

色谱柱：Xtimate® C18，4.6mm×250mm，5μm
仪器：Shimadzu LC-20AD

各型号色谱柱系统适用性数据汇总表

色谱柱名称	色谱柱规格	组分	保留时间（min）	理论板数	拖尾因子	分离度	备注
ChromCore 120 C18	4.6mm×150mm，5μm	2，6-二甲基苯胺	4.697	10777	1.13	/	柱温：25℃ 流速：1ml/min
		利多卡因	7.950	12141	1.10	13.54	
ZORBAX Extend-C18	4.6mm×250mm，5μm	2，6-二甲基苯胺	5.503	21436	1.06	/	柱温：25℃ 流速：1ml/min 进样体积：15μl
		利多卡因	9.152	13904	1.22	15.88	
Diamonsil C18	4.6mm×250mm，5μm	2，6-二甲基苯胺	9.449	16482	1.07	/	柱温：30℃ 流速：1ml/min
		利多卡因	17.201	14912	1.09	18.07	
Supersil ODS2	4.6mm×250mm，5μm	2，6-二甲基苯胺	9.158	11600	1.04	/	柱温：35℃ 流速：1ml/min
		利多卡因	16.060	12600	1.00	15.18	
Purospher Star RP-18e	4.6mm×250mm，5μm	2，6-二甲基苯胺	8.40	24825	1.06	/	柱温：30℃ 流速：1ml/min
		利多卡因	14.20	22518	1.04	19.33	
Kromasil C18	4.6mm×250mm，5μm	2，6-二甲基苯胺	15.215	20774	1.10	/	柱温：25℃ 流速：1ml/min
		利多卡因	26.669	20496	1.14	19.62	
Gemini NX C18	4.6mm×250mm，5μm	2，6-二甲基苯胺	7.245	13960	1.19	/	柱温：25℃ 流速：0.8ml/min
		利多卡因	10.936	14699	1.15	12.18	
Shim-pack Scepter C18-120	4.6mm×250mm，5μm	2，6-二甲基苯胺	9.066	20775	1.04	/	柱温：20℃ 流速：1ml/min 进样体积：5μl
		利多卡因	13.760	17093	0.99	13.96	
CAPCELL PAK MGII C18	4.6mm×250mm，5μm	2，6-二甲基苯胺	7.873	21430	1.11	/	柱温：25℃ 流速：1ml/min
		利多卡因	12.257	18982	1.04	15.35	
Hypersil GOLD	4.6mm×250mm，5μm	2，6-二甲基苯胺	6.433	27386	1.03	/	柱温：25℃ 流速：1ml/min
		利多卡因	9.750	23289	1.07	16.14	
CSH C18	4.6mm×250mm，5μm	2，6-二甲基苯胺	6.295	21262	1.11	/	柱温：30℃ 流速：1ml/min
		利多卡因	10.364	20305	1.10	17.24	
YMC-Triart C18	4.6mm×250mm，5μm	2，6-二甲基苯胺	9.320	18822	1.06	/	柱温：30℃ 流速：1ml/min
		利多卡因	16.205	19818	1.04	18.81	
Xtimate® C18	4.6mm×250mm，5μm	2，6-二甲基苯胺	7.454	18929	1.09	/	柱温：30℃ 流速：1ml/min
		利多卡因	13.014	20638	1.01	19.20	

五、超高效液相色谱法

1. UHPLC 方法一

（1）色谱条件　仪器：Thermo Fisher Scientific Ultimate 3000；色谱柱：ChromCore 120 C18，2.1mm×100mm，1.8μm；柱温：25℃；流动相：磷酸盐缓冲液（取 1mol/L 磷酸二氢钠溶液 1.3ml 与 0.5mol/L 磷酸氢二钠溶液 32.5ml，用水稀释至 1000ml，摇匀）-乙腈（50∶50）（用磷酸调节 pH 值至 8.0）；流速：0.25ml/min；检测波长：230nm；进样体积：5μl。

（2）色谱图

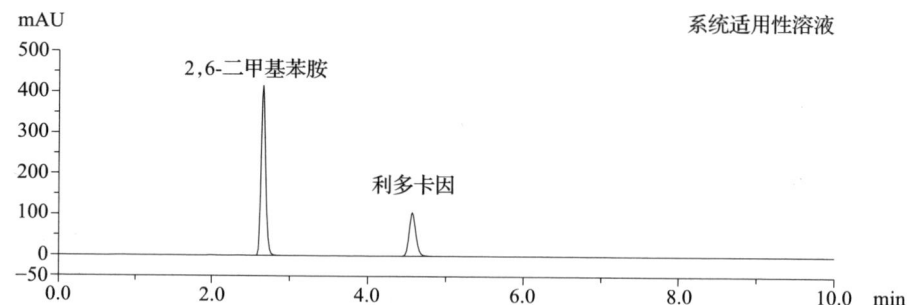

系统适用性溶液

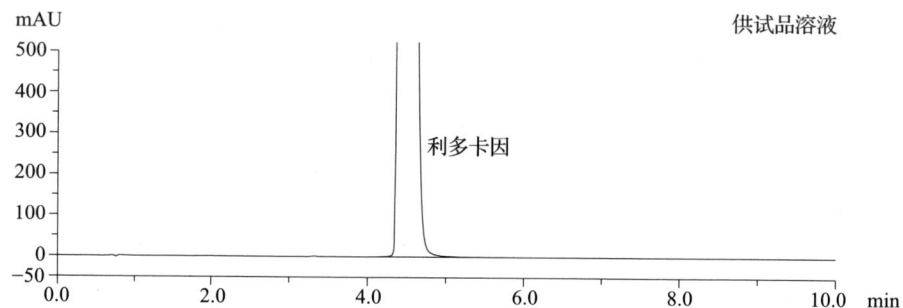

供试品溶液

2. UHPLC 方法二

（1）色谱条件　仪器：Agilent 1260 Infinity Ⅱ；色谱柱：Poroshell 120 HPH-C18，4.6mm×100mm，2.7μm；柱温：25℃；流动相：磷酸盐缓冲液（取 1mol/L 磷酸二氢钠溶液 1.3ml 与 0.5mol/L 磷酸氢二钠溶液 32.5ml，用水稀释至 1000ml，摇匀）- 乙腈（50：50）（用磷酸调节 pH 值至 8.0）；流速：1ml/min；检测波长：230nm；进样体积：8μl。

（2）色谱图

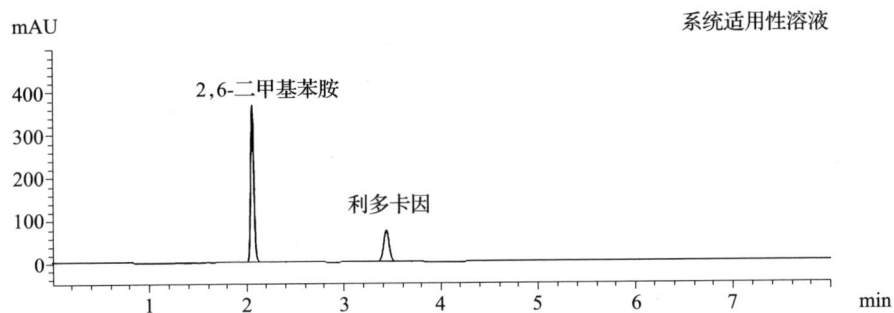

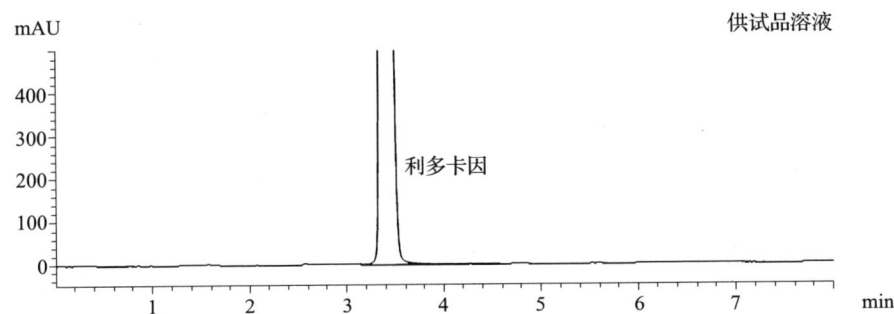

3. UHPLC 方法三

（1）色谱条件　仪器：Waters ACQUITY UPLC H-Class；色谱柱：Endeavorsil C18，2.1mm×100mm，1.8μm；柱温：25℃；流动相：磷酸盐缓冲液（取 1mol/L 磷酸二氢钠溶液 1.3ml 与 0.5mol/L 磷酸氢二钠溶液 32.5ml，用水稀释至 1000ml，摇匀）- 乙腈（50：50）（用磷酸调节 pH 值至 8.0）；流速：0.15ml/min；检测波长：230nm；进样体积：2μl。

（2）色谱图

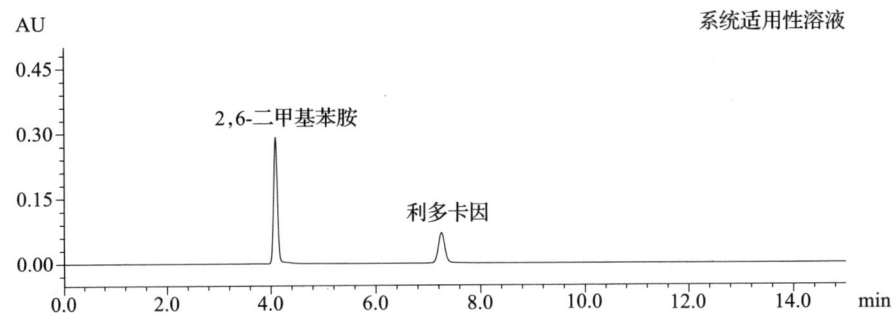

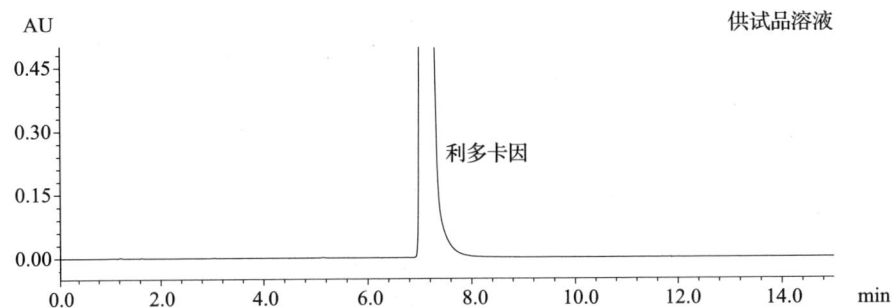

4. UHPLC 方法四

（1）色谱条件　仪器：Shimadzu LC-2040C $_{3D}$；色谱柱：Shim-pack Scepter C18-120，2.1mm × 100mm，1.9μm；柱温：40 ℃；流动相：磷酸盐缓冲液（取 1mol/L 磷酸二氢钠溶液 1.3ml 与 0.5mol/L 磷酸氢二钠溶液 32.5ml，用水稀释至 1000ml，摇匀）- 乙腈（50∶50）（用磷酸调节 pH 值至 8.0）；流速：0.3ml/min；检测波长：230nm；进样体积：1μl。

（2）色谱图

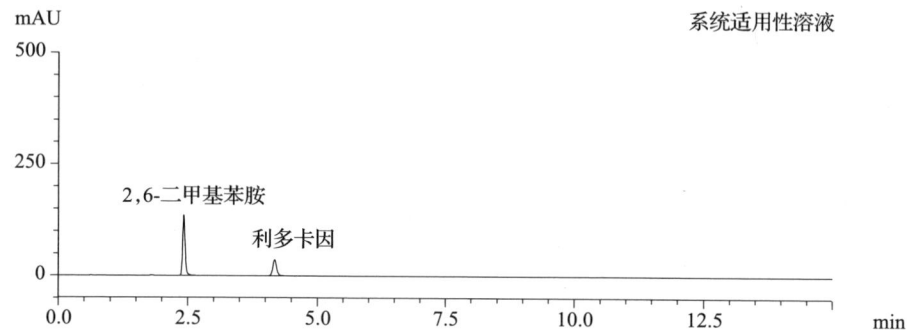

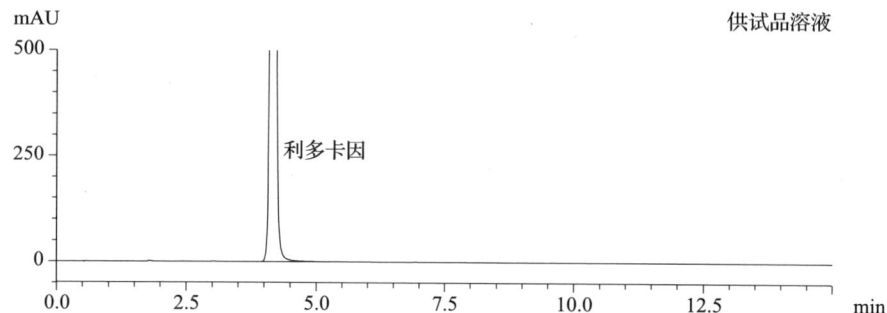

5. UHPLC 方法五

（1）色谱条件　仪器：Thermo Fisher Vanquish Flex；色谱柱：Hypersil GOLD VANQUISH，2.1mm × 100mm，1.9μm；柱温：25 ℃；流动相：磷酸盐缓冲液（取 1mol/L 磷酸二氢钠溶液 1.3ml 与 0.5mol/L 磷酸氢二钠溶液 32.5ml，用水稀释至 1000ml，摇匀）- 乙腈（50∶50）（用磷酸调节 pH 值至 8.0）；流速：0.3ml/min；检测波长：230nm；进样体积：1.7μl。

（2）色谱图

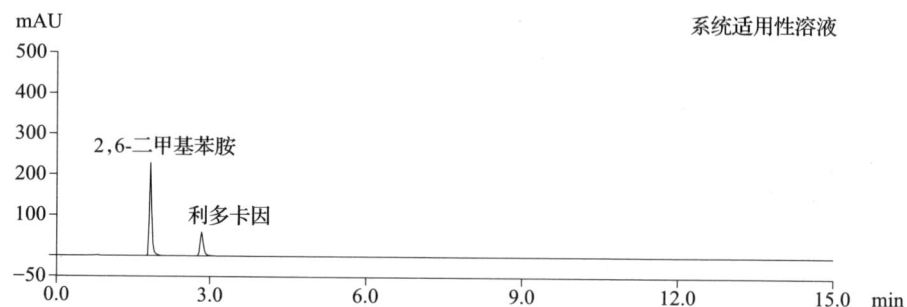

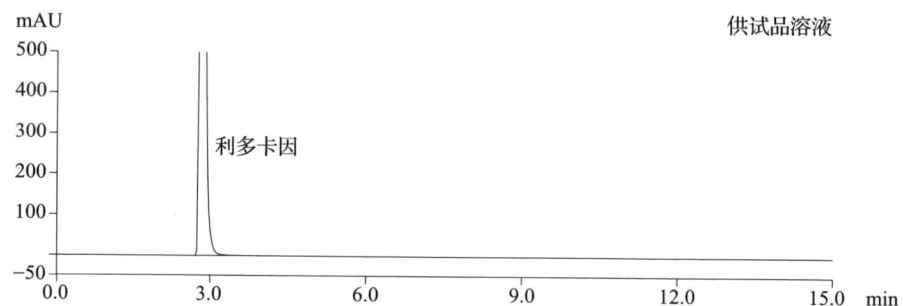

6. UHPLC 方法六

（1）色谱条件　仪器：Waters ACQUITY UPLC H-Class；色谱柱：ACQUITY UPLC CSH C18, 2.1mm×100mm, 1.7μm；柱温：30℃；流动相：磷酸盐缓冲液（取 1mol/L 磷酸二氢钠溶液 1.3ml 与 0.5mol/L 磷酸氢二钠溶液 32.5ml，用水稀释至 1000ml，摇匀）- 乙腈（50∶50）（用磷酸调节 pH 值至 8.0）；流速：0.4ml/min；检测波长：230nm；进样体积：1μl。

（2）色谱图

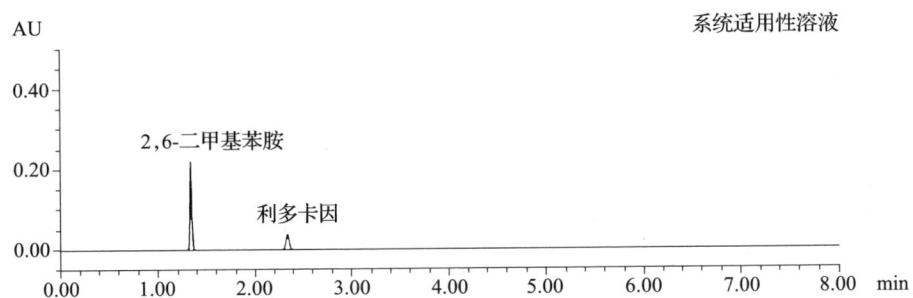

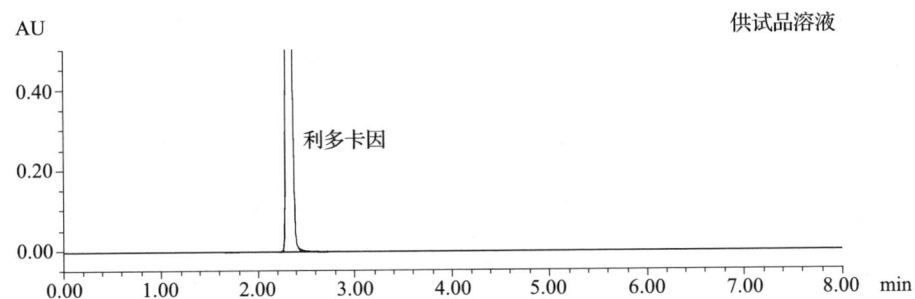

7. UHPLC 方法七

（1）色谱条件　仪器：Waters Acquity；色谱柱：Xtimate® C18, 2.1mm×100mm, 1.8μm；柱温：25℃；流动相：磷酸盐缓冲液（取 1mol/L 磷酸二氢钠溶液 1.3ml 与 0.5mol/L 磷酸氢二钠溶液 32.5ml，用水稀释至 1000ml，摇匀）- 乙腈（50∶50）（用磷酸调节 pH 值至 8.0）；流速：0.2ml/min；检测波长：230nm；进样体积：2μl。

（2）色谱图

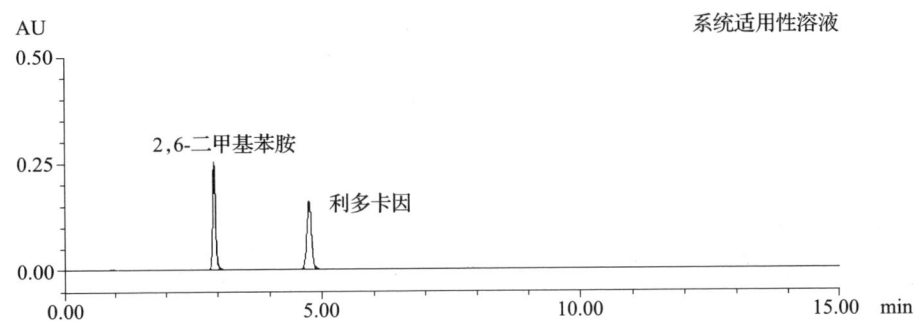

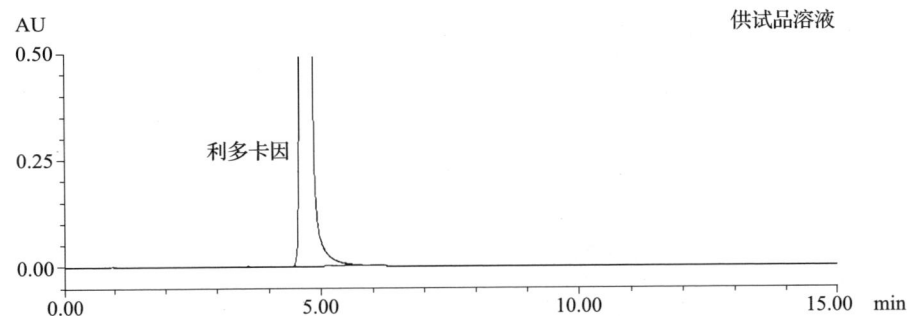

8. UHPLC 方法八

（1）色谱条件　仪器：Waters ACQUITY UPLC H-Class；色谱柱：YMC-Triart C18，2.1mm×100mm，1.9μm；柱温：30℃；流动相：磷酸盐缓冲液（取 1mol/L 磷酸二氢钠溶液 1.3ml 与 0.5mol/L 磷酸氢二钠溶液 32.5ml，用水稀释至 1000ml，摇匀）- 乙腈（50∶50）（用磷酸调节 pH 值至 8.0）；流速：0.2ml/min；检测波长：230nm；进样体积：2μl。

（2）色谱图

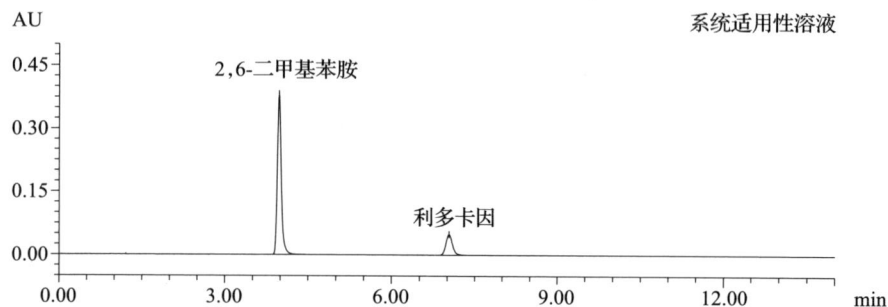

系统适用性溶液

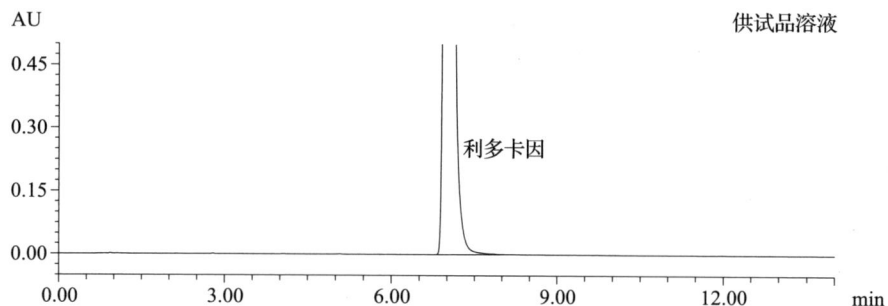

供试品溶液

各型号色谱柱系统适用性数据汇总表

色谱柱名称	色谱柱规格	组分	保留时间（min）	理论板数	拖尾因子	分离度
ChromCore 120 C18	2.1mm×100mm，1.8μm	2, 6- 二甲基苯胺	2.653	10219	1.25	/
		利多卡因	4.570	14212	1.18	14.84

续表

色谱柱名称	色谱柱规格	组分	保留时间（min）	理论板数	拖尾因子	分离度
Poroshell 120 HPH-C18	4.6mm×100mm，2.7μm	2, 6- 二甲基苯胺	2.078	19230	1.08	/
		利多卡因	3.448	18030	1.00	16.89
Endeavorsil C18	2.1mm×100mm，1.8μm	2, 6- 二甲基苯胺	4.091	15274	1.05	/
		利多卡因	7.257	19985	1.05	17.23
Shim-pack Scepter C18-120	2.1mm×100mm，1.9μm	2, 6- 二甲基苯胺	2.420	11101	1.24	/
		利多卡因	4.175	14461	1.12	15.21
Hypersil GOLD VANQUISH	2.1mm×100mm，1.9μm	2, 6- 二甲基苯胺	1.833	8227	1.45	/
		利多卡因	2.838	10458	1.39	10.48
ACQUITY UPLC CSH C18	2.1mm×100mm，1.7μm	2, 6- 二甲基苯胺	1.350	21990	1.12	/
		利多卡因	2.340	20637	1.09	19.13
Xtimate® C18	2.1mm×100mm，1.8μm	2, 6- 二甲基苯胺	2.940	13985	1.22	/
		利多卡因	4.762	14503	1.01	13.78
YMC-Triart C18	2.1mm×100mm，1.9μm	2, 6- 二甲基苯胺	3.975	16100	1.30	/
		利多卡因	7.031	17606	1.15	17.66

六、质谱图

1. 质谱条件

Agilent 6546 四极杆飞行时间质谱仪；离子源：AJS 源；正离子检测模式；一级质谱扫描范围 m/z：50~1200；二级质谱扫描范围 m/z：25~1000；碰撞能量：10、20、40V。

2. 质谱图

（1）利多卡因质谱图

①正离子模式一级质谱图

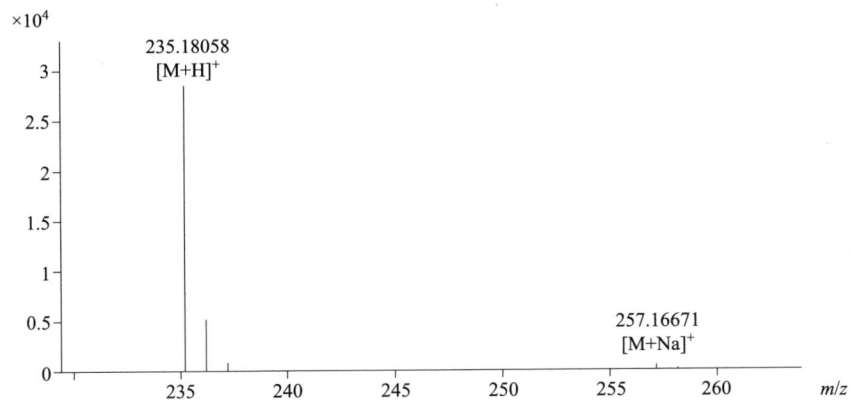

利多卡因正离子模式下,准分子离子以［M+H］⁺为主,另外可以观察到［M+Na］⁺峰。

②正离子模式二级质谱图

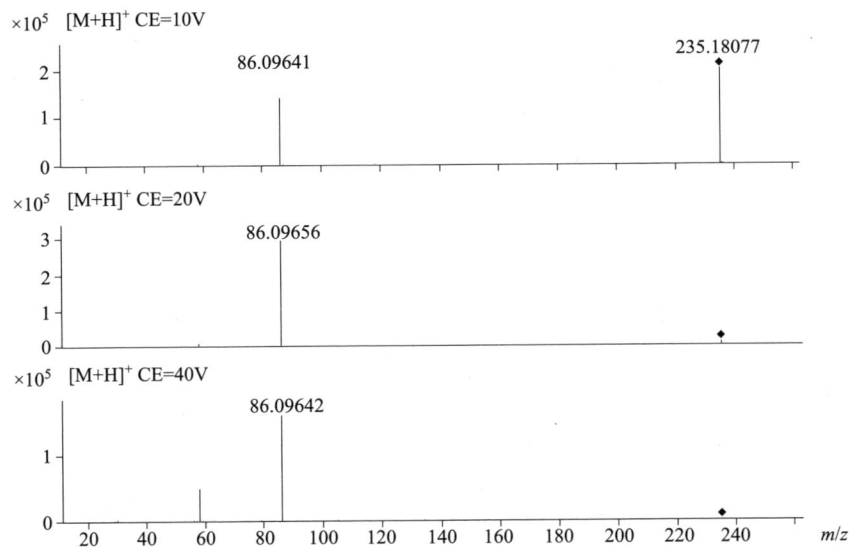

（2）2,6-二甲基苯胺质谱图

①正离子模式一级质谱图

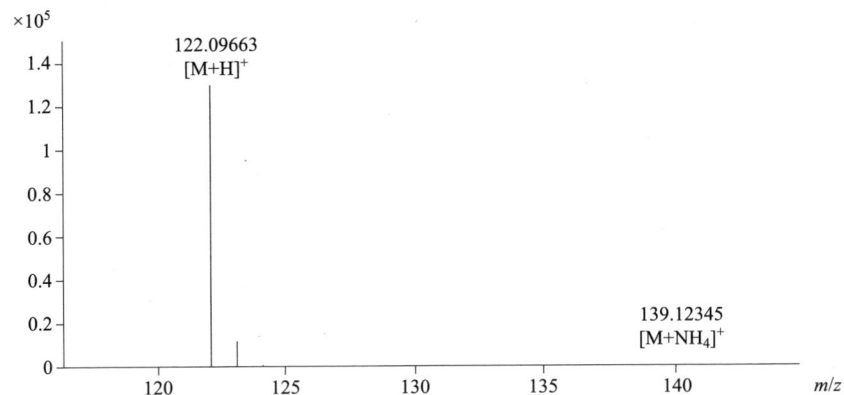

2,6-二甲基苯胺正离子模式下,准分子离子以［M+H］⁺为主,另外可以观察到［M+NH₄］⁺峰。

②正离子模式二级质谱图

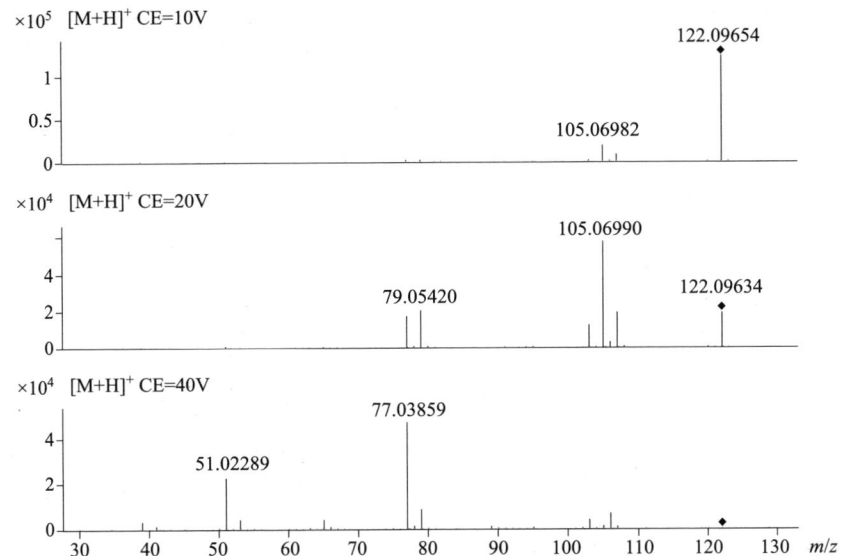

33　盐酸罗哌卡因

Ropivacaine Hydrochloride

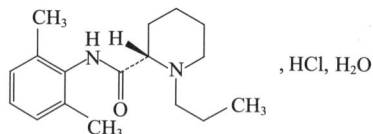

$C_{17}H_{26}N_2O \cdot HCl$　　310.88　　CAS 号：98717-15-8

$C_{17}H_{26}N_2O \cdot HCl \cdot H_2O$　　328.88　　CAS 号：132112-35-7

本品为 S-（-）-1-丙基 -N-（2,6- 二甲苯基）-2- 哌啶甲酰胺盐酸盐一水合物或其无水物。

一、基本信息

本品为白色或类白色结晶或结晶性粉末；无臭。在乙醇中易溶，在水中溶解，在乙醚中几乎不溶。

1. 执行标准

《中国药典》2020 年版二部，第 1212 页　盐酸罗哌卡因。

2. 试验用样品

盐酸罗哌卡因，批号 F061-200901，浙江仙琚制药股份有限公司。

盐酸布比卡因，批号 101034-201602，中国食品药品检定研究院。

3. 杂质对照品信息

盐酸布比卡因

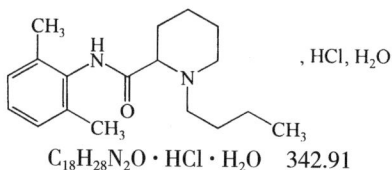

$C_{18}H_{28}N_2O \cdot HCl \cdot H_2O$　　342.91

二、溶液配制

1. 系统适用性溶液

取盐酸布比卡因与盐酸罗哌卡因各适量，加流动相溶解并稀释制成每 1ml 中分别含 10μg 的混合溶液。

2. 供试品溶液

取本品适量，精密称定，加流动相溶解并定量稀释制成每 1ml 中约含 2.5mg 的溶液。

三、系统适用性要求

系统适用性溶液色谱图中，布比卡因峰与罗哌卡因峰之间的分离度应大于 6.0，理论板数按罗哌卡因峰计算不低于 2000。

四、高效液相色谱法

1. HPLC 色谱条件

色谱柱：用十八烷基硅烷键合硅胶为填充剂；流动相：乙腈 - 磷酸盐缓冲液（取 1mol/L 磷酸二氢钠溶液 1.3ml，0.5mol/L 磷酸氢二钠溶液 32.5ml，加水至 1000ml，调节 pH 值至 8.0）（50 : 50）；检测波长：240nm；进样体积：20μl，记录色谱图至主成分峰保留时间的 3 倍。

2. 系统适用性溶液色谱图

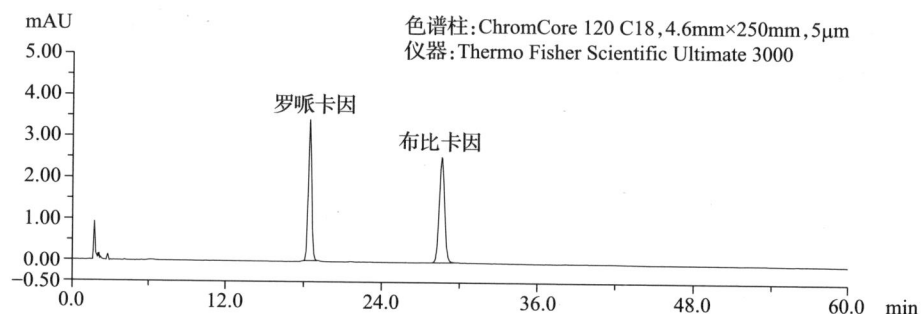

色谱柱：ChromCore 120 C18，4.6mm×250mm，5μm
仪器：Thermo Fisher Scientific Ultimate 3000

3. 紫外光谱图

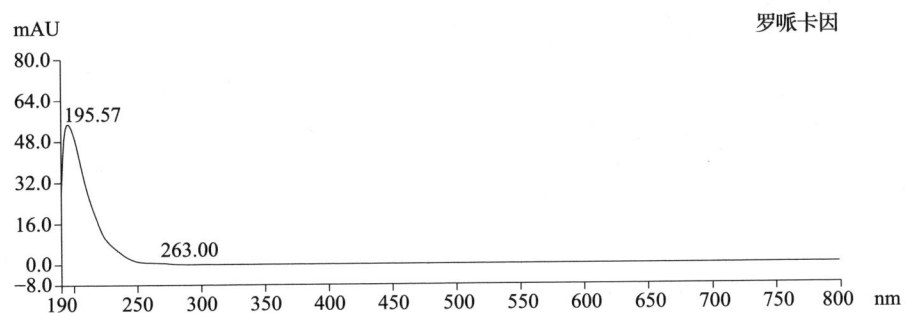

罗哌卡因

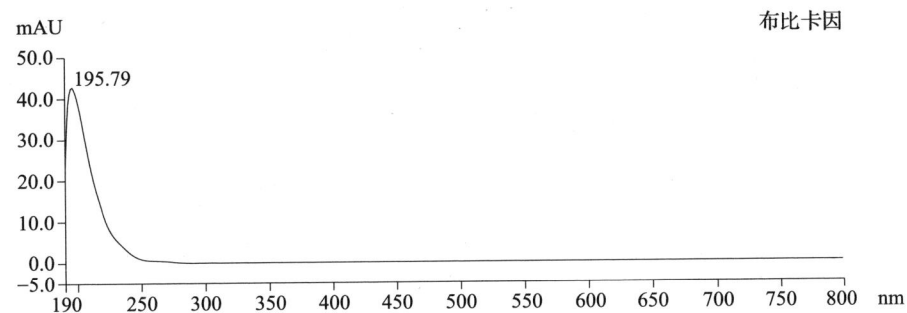

布比卡因

4. 供试品溶液有关物质色谱图

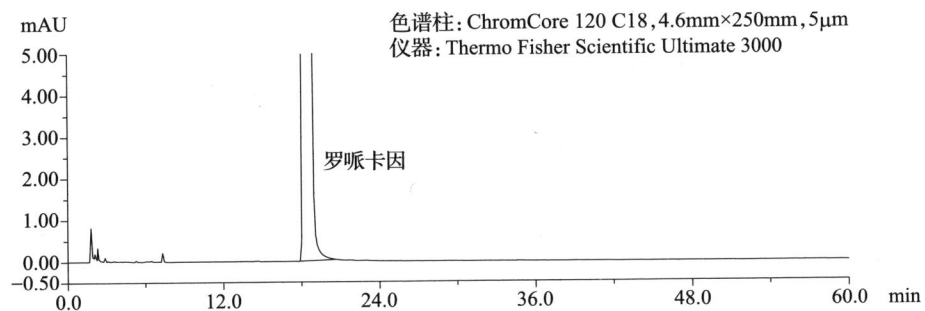

色谱柱：ChromCore 120 C18，4.6mm×250mm，5μm
仪器：Thermo Fisher Scientific Ultimate 3000

5. 其他型号色谱柱系统适用性色谱图及数据汇总表

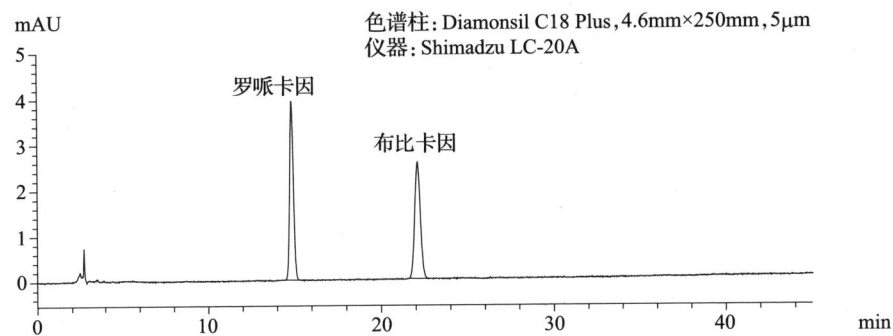

色谱柱：Diamonsil C18 Plus，4.6mm×250mm，5μm
仪器：Shimadzu LC-20A

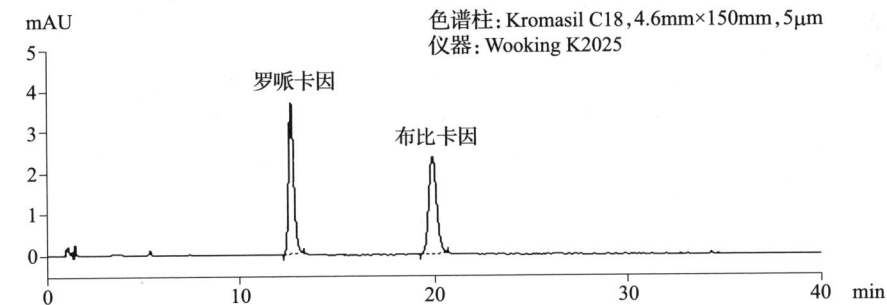

色谱柱：Kromasil C18，4.6mm×150mm，5μm
仪器：Wooking K2025

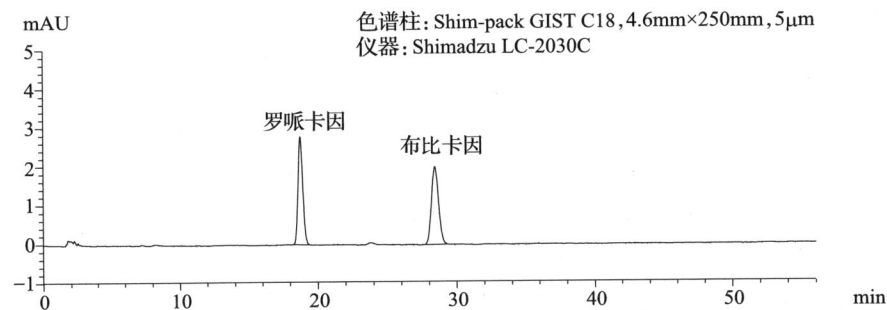

色谱柱：Shim-pack GIST C18，4.6mm×250mm，5μm
仪器：Shimadzu LC-2030C

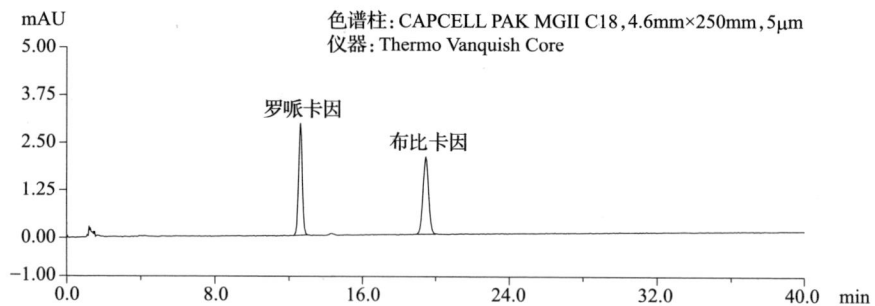

色谱柱：CAPCELL PAK MGII C18，4.6mm×250mm，5μm
仪器：Thermo Vanquish Core

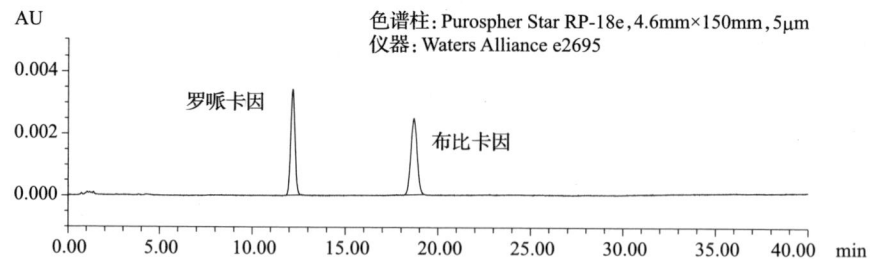

色谱柱：Purospher Star RP-18e，4.6mm×150mm，5μm
仪器：Waters Alliance e2695

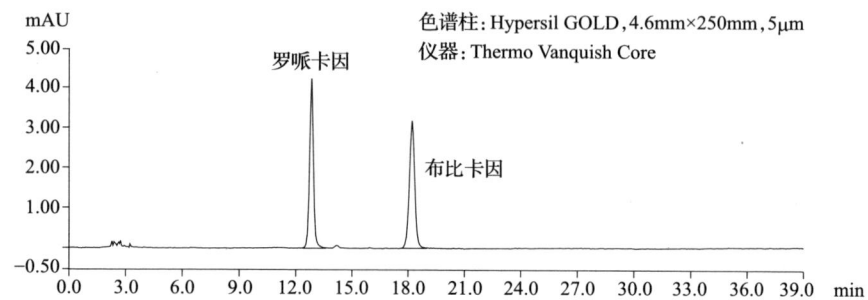

色谱柱：Hypersil GOLD，4.6mm×250mm，5μm
仪器：Thermo Vanquish Core

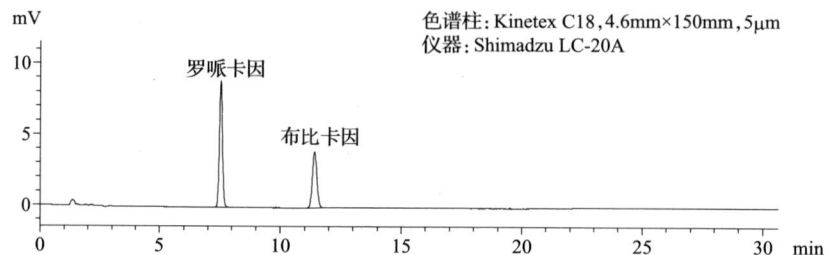

色谱柱：Kinetex C18，4.6mm×150mm，5μm
仪器：Shimadzu LC-20A

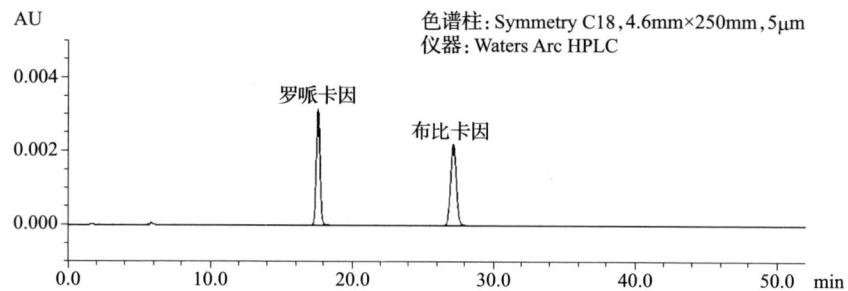

色谱柱：Symmetry C18，4.6mm×250mm，5μm
仪器：Waters Arc HPLC

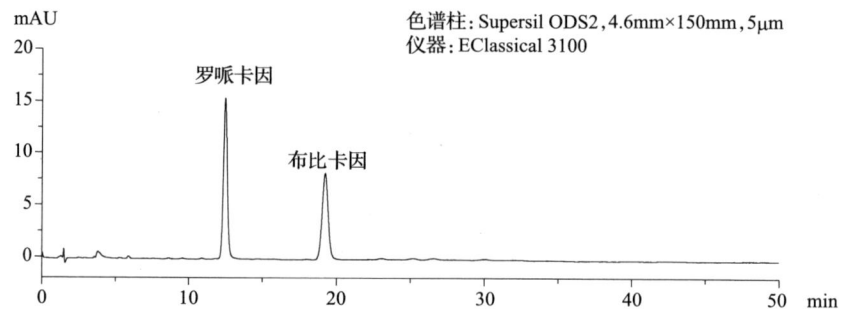

色谱柱：Supersil ODS2，4.6mm×150mm，5μm
仪器：EClassical 3100

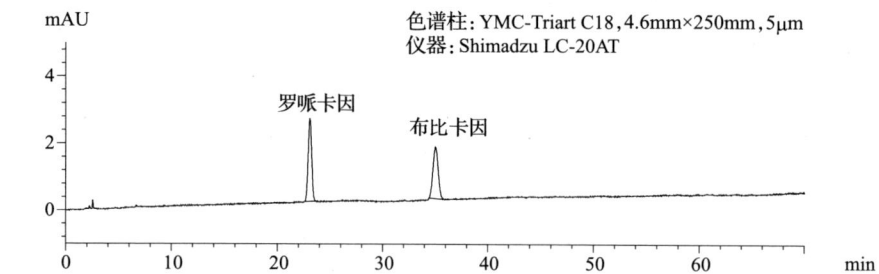

色谱柱：YMC-Triart C18，4.6mm×250mm，5μm
仪器：Shimadzu LC-20AT

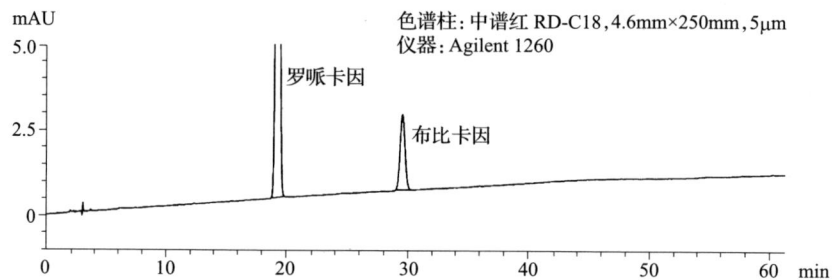

色谱柱：中谱红 RD-C18，4.6mm×250mm，5μm
仪器：Agilent 1260

各型号色谱柱系统适用性数据汇总表

色谱柱名称	色谱柱规格	组分	保留时间（min）	理论板数	拖尾因子	分离度	备注
ChromCore 120 C18	4.6mm×250mm，5μm	罗哌卡因	18.500	23900	1.12	/	柱温：25℃ 流速：1ml/min
		布比卡因	28.650	24060	1.10	16.67	
Diamonsil C18 Plus	4.6mm×250mm，5μm	罗哌卡因	14.854	20744	1.06	/	柱温：30℃ 流速：1ml/min
		布比卡因	22.106	20647	1.03	14.11	
Kromasil C18	4.6mm×150mm，5μm	罗哌卡因	12.697	11704	1.24	/	柱温：25℃ 流速：1ml/min
		布比卡因	19.908	12106	1.20	12.09	
Shim-pack GIST C18	4.6mm×250mm，5μm	罗哌卡因	18.748	13438	1.11	/	柱温：25℃ 流速：1ml/min
		布比卡因	28.430	14248	1.08	12.11	
CAPCELL PAK MGII C18	4.6mm×250mm，5μm	罗哌卡因	12.617	19575	1.05	/	柱温：25℃ 流速：1ml/min
		布比卡因	19.460	20198	1.06	15.07	
Hypersil GOLD	4.6mm×250mm，5μm	罗哌卡因	12.830	20385	1.04	/	柱温：25℃ 流速：1ml/min
		布比卡因	18.207	20547	1.00	12.40	
Symmetry C18	4.6mm×250mm，5μm	罗哌卡因	17.620	21383	1.07	/	柱温：30℃ 流速：1ml/min
		布比卡因	27.184	21954	1.06	15.48	
YMC-Triart C18	4.6mm×250mm，5μm	罗哌卡因	23.069	21391	1.02	/	柱温：35℃ 流速：1ml/min
		布比卡因	35.039	23091	1.06	15.41	
Purospher Star RP-18e	4.6mm×150mm，5μm	罗哌卡因	12.180	13417	1.07	/	柱温：25℃ 流速：1ml/min
		布比卡因	18.680	13873	1.06	12.17	
Kinetex C18	4.6mm×150mm，5μm	罗哌卡因	7.526	14590	1.08	/	柱温：25℃ 流速：1ml/min
		布比卡因	11.411	16922	1.05	12.95	
Supersil ODS2	4.6mm×150mm，5μm	罗哌卡因	12.463	10120	1.07	/	柱温：35℃ 流速：1ml/min
		布比卡因	19.224	10820	1.03	10.97	
中谱红 RD-C18	4.6mm×250mm，5μm	罗哌卡因	18.916	24480	1.05	/	柱温：25℃ 流速：1ml/min
		布比卡因	28.982	24274	1.04	16.44	

五、超高效液相色谱法

1. UHPLC 方法一

（1）色谱条件　仪器：Agilent 1260 Infinity Bin；色谱柱：Poroshell 120 HPH-C18，3.0mm×100mm，2.7μm；柱温：25℃；流动相：乙腈 - 磷酸盐缓冲液（取 1mol/L 磷酸二氢钠溶液 1.3ml，0.5mol/L 磷酸氢二钠溶液 32.5ml，加水至 1000ml，调节 pH 值至 8.0）（50∶50）；流速：0.8ml/min；检测波长：240nm；进样体积：4μl，记录色谱图至主成分峰保留时间的 3 倍。

（2）色谱图

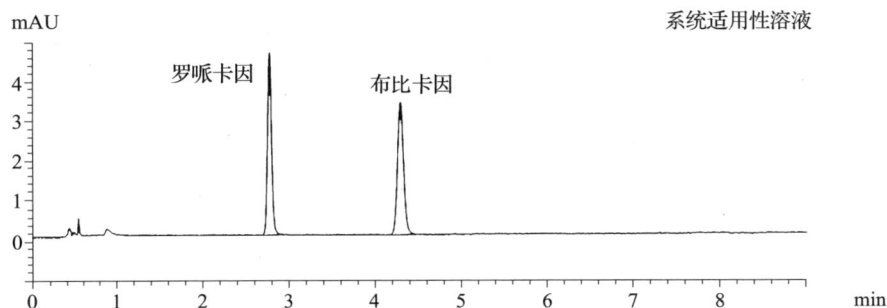

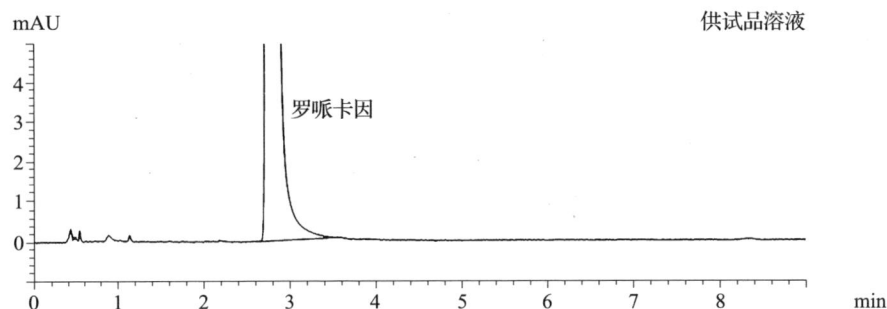

2. UHPLC 方法二

（1）色谱条件　仪器：Waters ACQUITY UPLC H-Class；色谱柱：Endeavorsil C18，2.1mm×100mm，1.8μm；柱温：30℃；流动相：乙腈 - 磷酸盐缓冲液（取 1mol/L 磷酸二氢钠溶液 1.3ml，0.5mol/L 磷酸氢二钠溶液 32.5ml，加水至 1000ml，调节 pH 值至 8.0）（50∶50）；流速：0.15ml/min；检测波长：240nm；进样体积：2μl，记录色谱图至主成分峰保留时间的 3 倍。

（2）色谱图

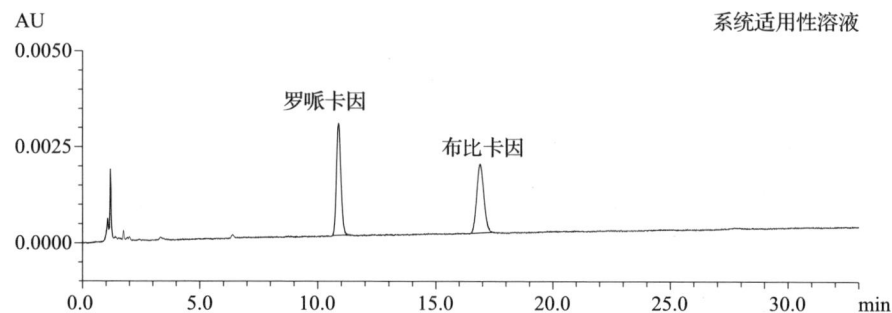

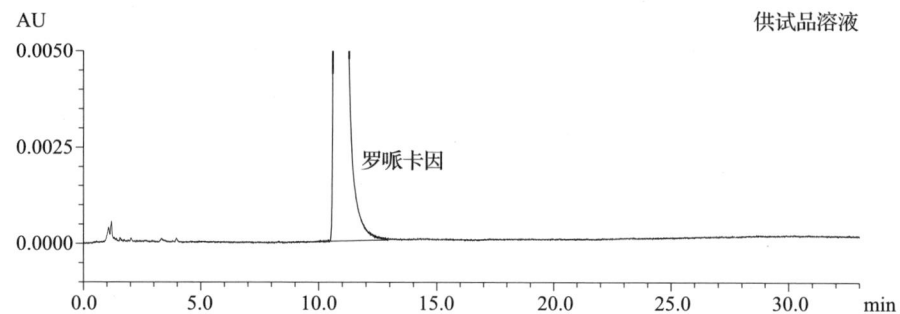

3. UHPLC 方法三

（1）色谱条件　仪器：Shimadzu Nexera LC-40D XS；色谱柱：Shim-pack GISS C18，2.1mm×100mm，1.9μm；柱温：25℃；流动相：乙腈 - 磷酸盐缓冲液（取 1mol/L 磷酸二氢钠溶液 1.3ml，0.5mol/L 磷酸氢二钠溶液 32.5ml，加水至 1000ml，调节 pH 值至 8.0）（50∶50）；流速：0.5ml/min；检测波长：240nm；进样体积：2μl，记录色谱图至主成分峰保留时间的 2 倍。

（2）色谱图

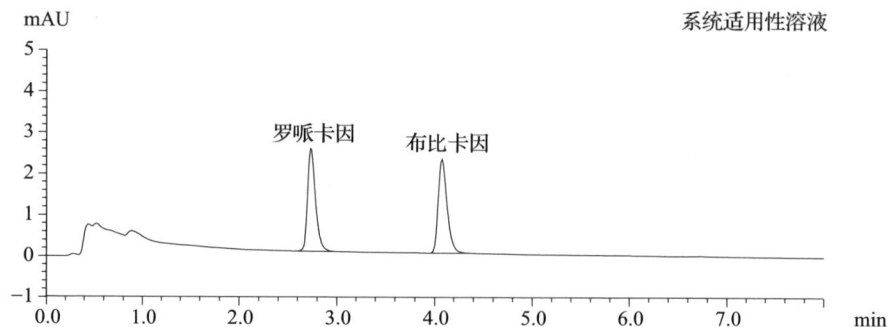

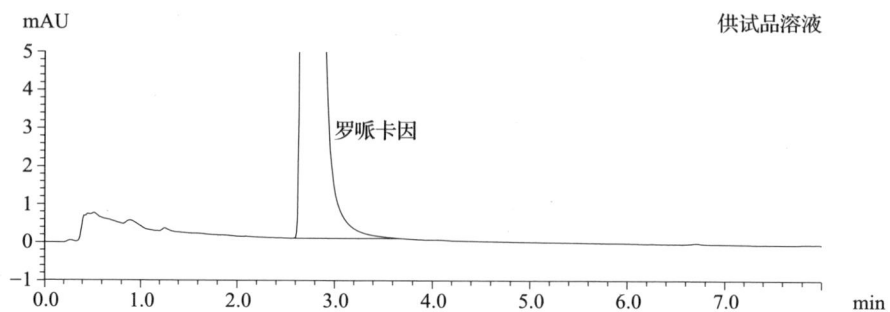

4. UHPLC 方法四

（1）色谱条件　仪器：Thermo Vanquish Flex；色谱柱：CAPCELL PAK MGII C18，2.1mm×100mm，2μm；柱温：25℃；流动相：乙腈 - 磷酸盐缓冲液（取 1mol/L 磷酸二氢钠溶液 1.3ml，0.5mol/L 磷酸氢二钠溶液 32.5ml，加水至 1000ml，调节 pH 值至 8.0）（50：50）；流速：0.5ml/min；检测波长：240nm；进样体积：2μl，记录色谱图至主成分峰保留时间的 3 倍。

（2）色谱图

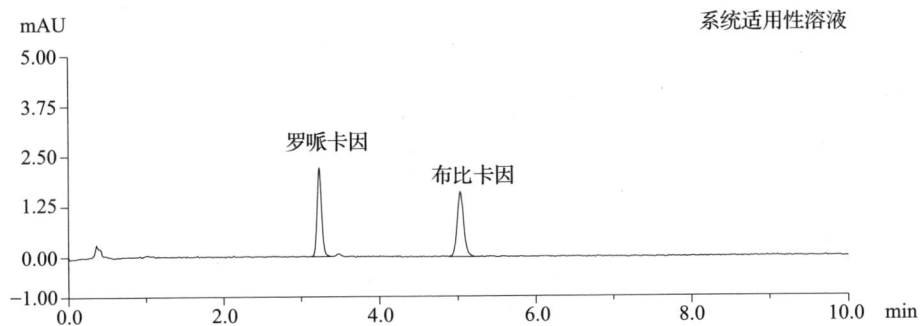

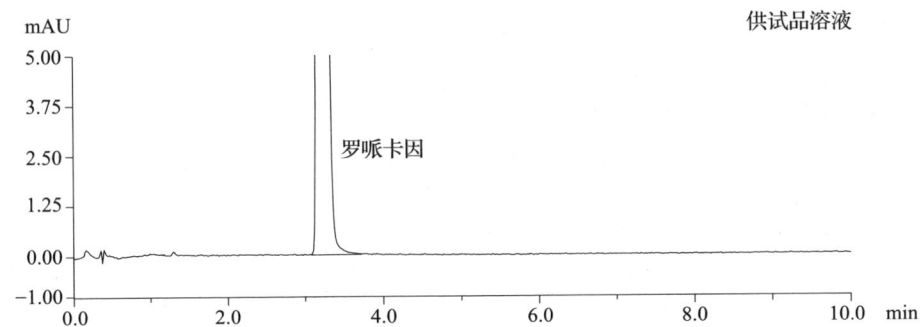

5. UHPLC 方法五

（1）色谱条件　仪器：Thermo Fisher Vanquish Flex；色谱柱：Acclaim RSLC 120 C18，2.1mm×100mm，2.2μm；柱温：25℃；流动相：乙腈 - 磷酸盐缓冲液（取 1mol/L 磷酸二氢钠溶液 1.3ml，0.5mol/L 磷酸氢二钠溶液 32.5ml，加水至 1000ml，调节 pH 值至 8.0）（50：50）；流速：0.5ml/min；检测波长：240nm；进样体积：2μl，记录色谱图至主成分峰保留时间的 3 倍。

（2）色谱图

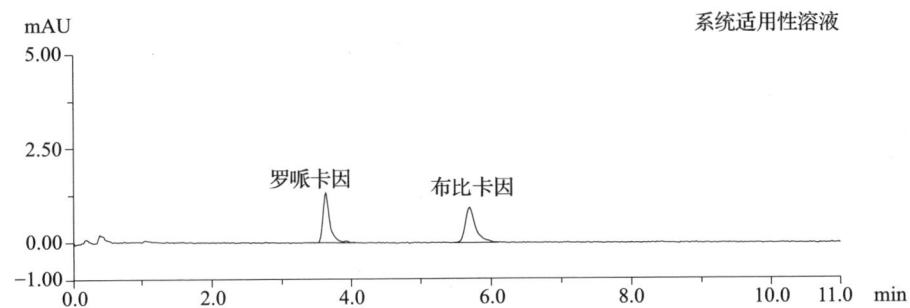

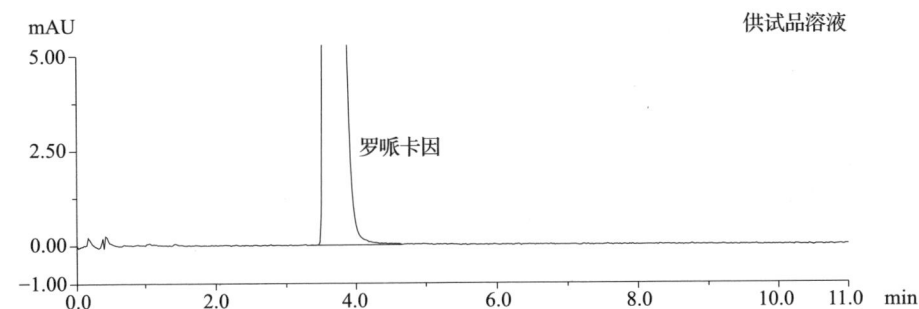

6. UHPLC 方法六

（1）色谱条件　仪器：Waters ACQUITY UPLC H-Class；色谱柱：ACQUITY UPLC HSS C18，2.1mm×100mm，1.8μm；柱温：30℃；流动相：乙腈 - 磷酸盐缓冲液（取 1mol/L 磷酸二氢钠溶液 1.3ml，0.5mol/L 磷酸氢二钠溶液 32.5ml，加水至 1000ml，调节 pH 值至 8.0）（50：50）；流速：0.40ml/min；检测波长：240nm；进样体积：2μl，记录色谱图至主成分峰保留时间的 3 倍。

（2）色谱图

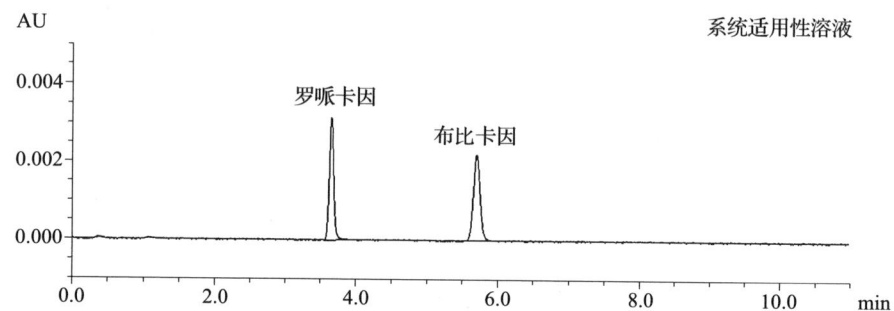
系统适用性溶液

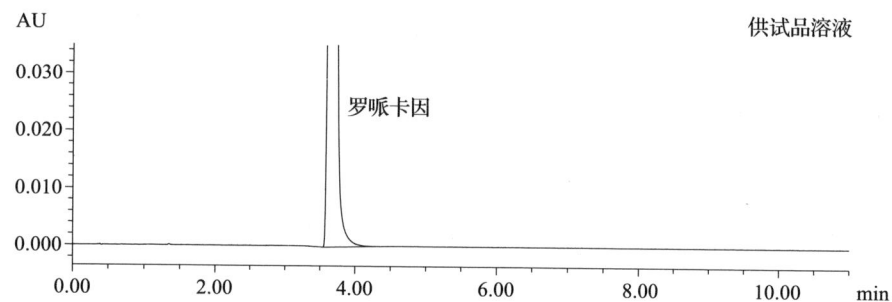
供试品溶液

各型号色谱柱系统适用性数据汇总表

色谱柱名称	色谱柱规格	组分	保留时间（min）	理论板数	拖尾因子	分离度
Poroshell 120 HPH-C18	3.0mm×100mm，2.7μm	罗哌卡因	2.781	16859	1.11	/
		布比卡因	4.289	17719	1.10	14.09
Endeavorsil C18	2.1mm×100mm，1.8μm	罗哌卡因	10.883	16558	1.12	/
		布比卡因	16.878	14071	1.11	13.04
Shim-pack GISS C18	2.1mm×100mm，1.9μm	罗哌卡因	2.735	4580	1.39	/
		布比卡因	4.074	7644	1.37	7.69
CAPCELL PAK MGII C18	2.1mm×100mm，2μm	罗哌卡因	3.235	16345	1.20	/
		布比卡因	5.033	18353	1.14	14.40
Acclaim RSLC 120 C18	2.1mm×100mm，2.2μm	罗哌卡因	3.635	9047	1.53	/
		布比卡因	5.702	8977	1.49	10.50
ACQUITY UPLC HSS C18	2.1mm×100mm，1.8μm	罗哌卡因	3.675	16728	1.10	/
		布比卡因	5.723	16706	1.06	13.84

六、质谱图

1. 质谱条件

Agilent 6546 四极杆飞行时间质谱仪；离子源：AJS 源；正离子检测模式；一级质谱扫描范围 m/z：50~1200；二级质谱扫描范围 m/z：25~1000；碰撞能量：10、20、40V。

2. 质谱图

（1）盐酸罗哌卡因质谱图

盐酸罗哌卡因正离子模式下，准分子离子以罗哌卡因的 [M+H]⁺ 为主，另外可以观察到少量的罗哌卡因 [M+Na]⁺ 峰。

①正离子模式一级质谱图

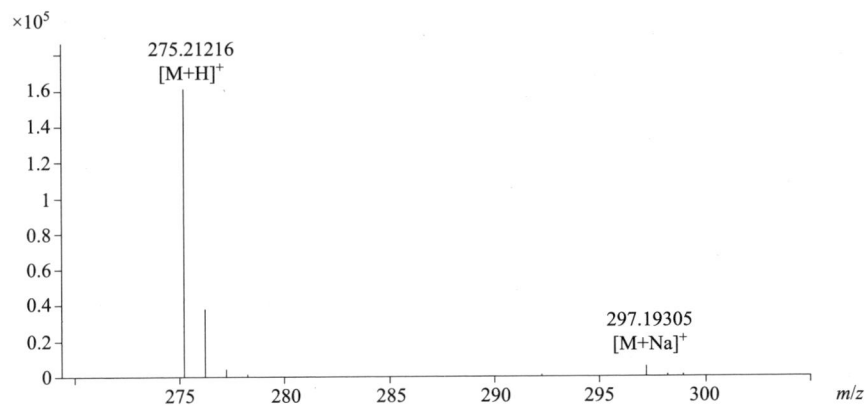

②正离子模式二级质谱图

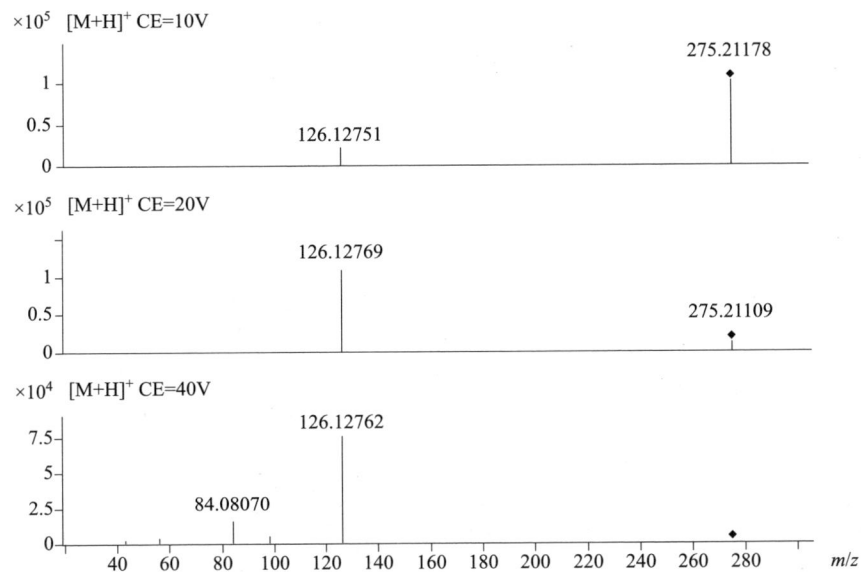

（2）盐酸布比卡因质谱图

①正离子模式一级质谱图

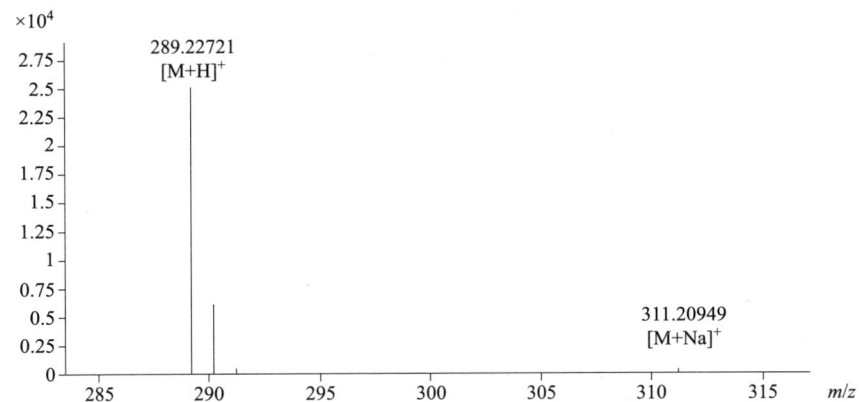

盐酸布比卡因正离子模式下，准分子离子以布比卡因的［M+H］⁺为主，另外可以观察到少量布比卡因的［M+Na］⁺峰。

②正离子模式二级质谱图

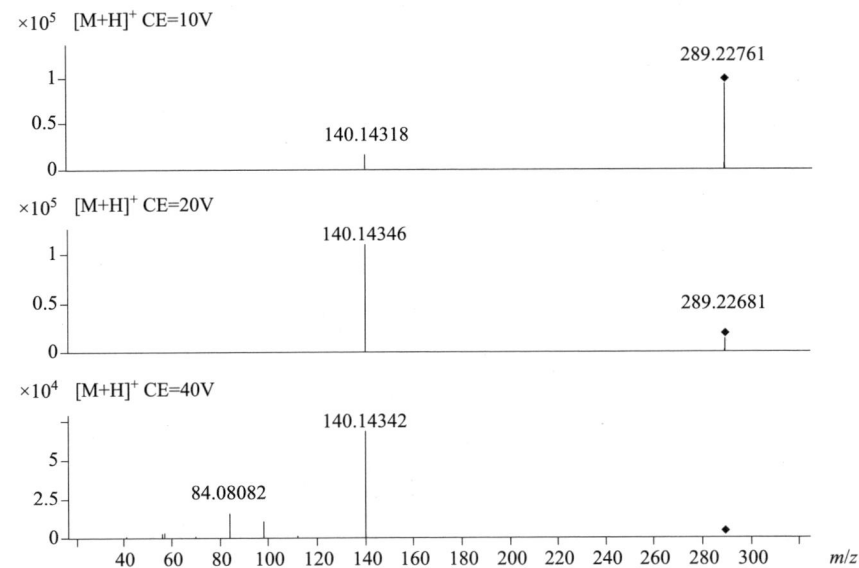

34 盐酸美西律

Mexiletine Hydrochloride

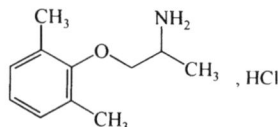

C₁₁H₁₇NO·HCl 215.72 CAS 号：5370-01-4

本品为（±）-1-（2,6-二甲基苯氧基）-2-丙胺盐酸盐。

一、基本信息

本品为白色或类白色结晶性粉末；几乎无臭。在水或乙醇中易溶，在乙醚中几乎不溶。

1. 执行标准

《中国药典》2020 年版二部，第 1250 页　盐酸美西律。

2. 试验用样品

盐酸美西律，批号 CPC-042-M190808，常州亚邦制药有限公司。

杂质Ⅰ，常州亚邦制药有限公司。

3. 杂质对照品信息

杂质Ⅰ　2,6-二甲基酚

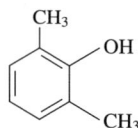

C₈H₁₀O 122.16

二、溶液配制

1. 对照溶液

取杂质Ⅰ对照品适量，精密称定，加流动相溶解并定量稀释制成每 1ml 中约含 2mg 的溶液，精密量取 1ml，置 200ml 量瓶中，再精密加入供试品溶液 1ml，用流动相稀释至刻度，摇匀。

2. 供试品溶液

取本品约 50mg，精密称定，置 10ml 量瓶中，加流动相溶解并稀释至刻度，摇匀。

三、系统适用性要求

对照溶液色谱图中，美西律峰与杂质Ⅰ峰的分离度应大于 6.0，美西律峰与相邻杂质峰的分离度应符合要求。

四、高效液相色谱法

1. HPLC 色谱条件

色谱柱：用十八烷基硅烷键合硅胶为填充剂；流动相：甲醇 -0.1mol/L 醋酸钠溶液（50∶50）（用冰醋酸调节 pH 值至 5.8±0.1）；检测波长：262nm；进样体积：20μl，记录色谱图至主成分峰保留时间的 4 倍。

2. 对照溶液色谱图

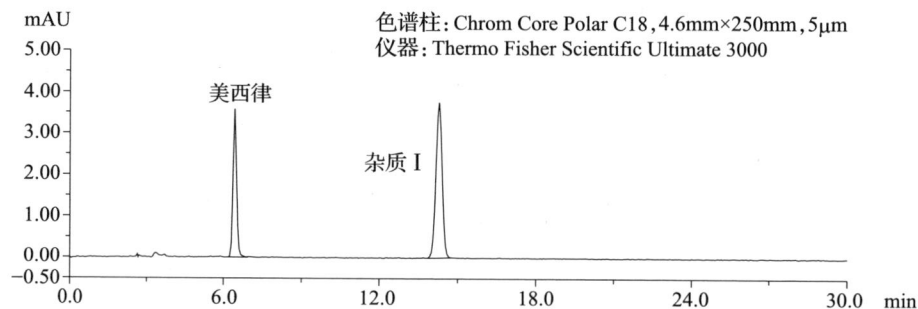

3. 紫外光谱图

美西律

杂质 I

4. 供试品溶液有关物质色谱图

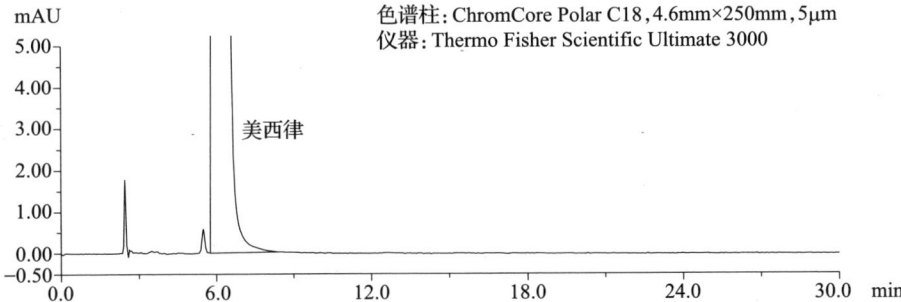

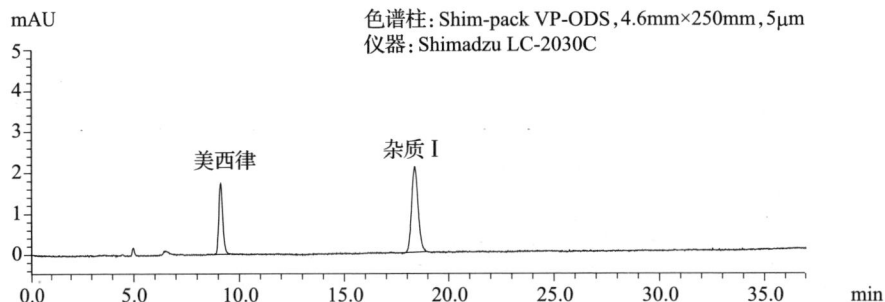

色谱柱: ChromCore Polar C18, 4.6mm×250mm, 5μm
仪器: Thermo Fisher Scientific Ultimate 3000

美西律

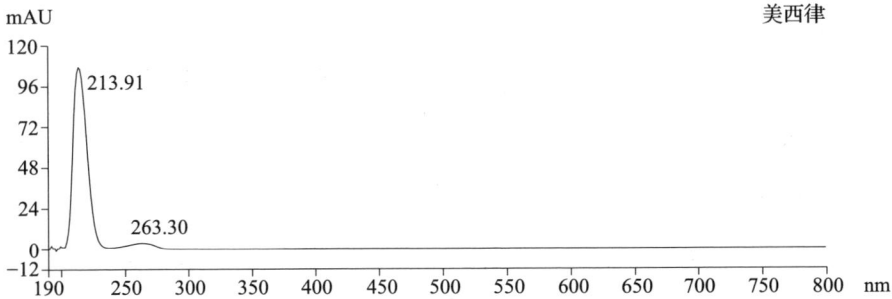

5. 其他型号色谱柱系统适用性色谱图及数据汇总表

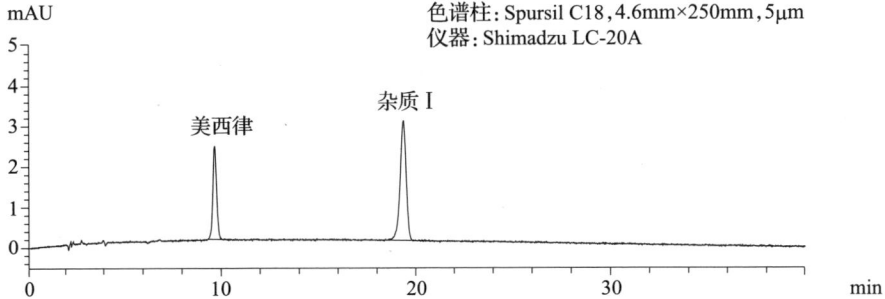

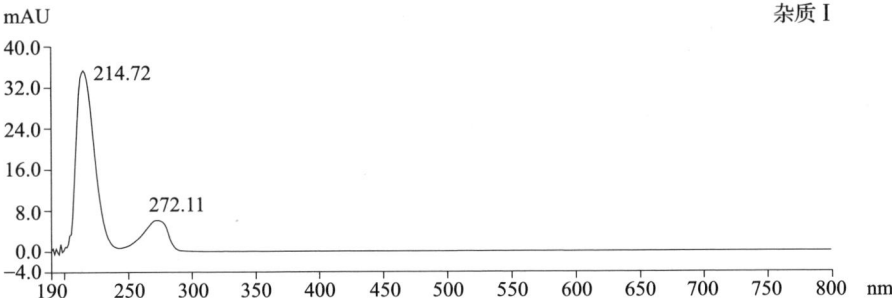

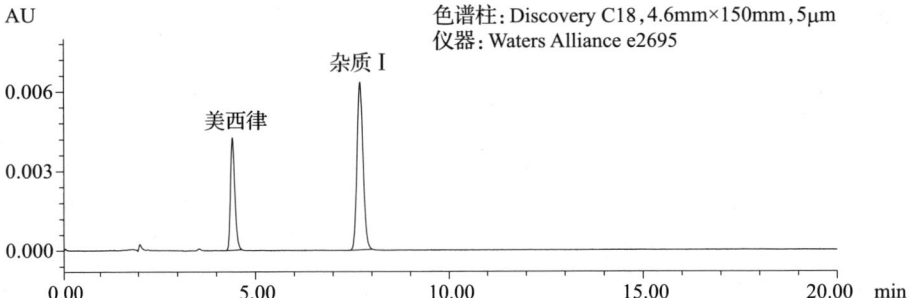

色谱柱: Spursil C18, 4.6mm×250mm, 5μm
仪器: Shimadzu LC-20A

美西律   杂质 I

色谱柱: Discovery C18, 4.6mm×150mm, 5μm
仪器: Waters Alliance e2695

美西律   杂质 I

色谱柱: Shim-pack VP-ODS, 4.6mm×250mm, 5μm
仪器: Shimadzu LC-2030C

美西律   杂质 I

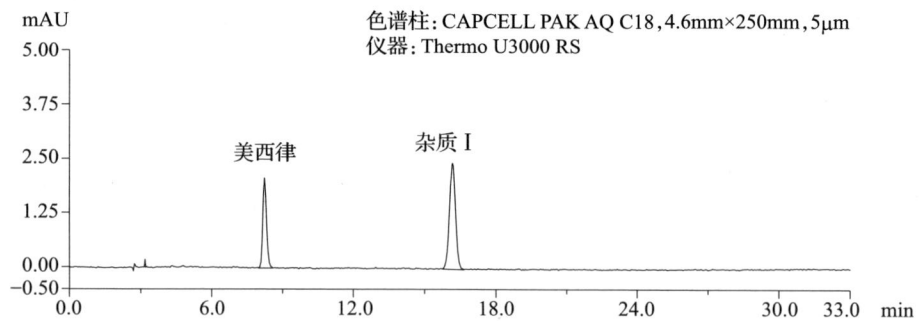

色谱柱：CAPCELL PAK AQ C18，4.6mm×250mm，5μm
仪器：Thermo U3000 RS

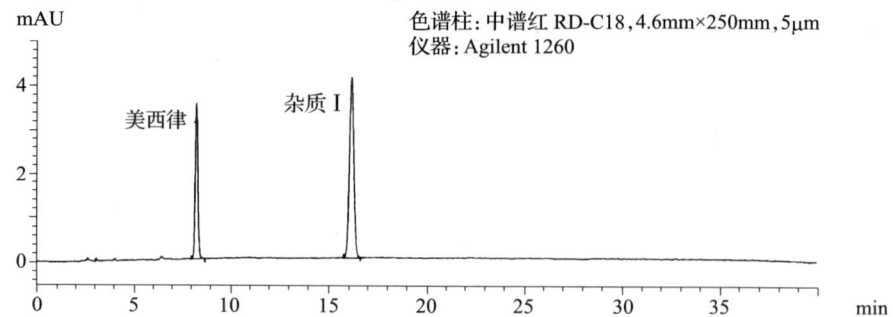

色谱柱：中谱红 RD-C18，4.6mm×250mm，5μm
仪器：Agilent 1260

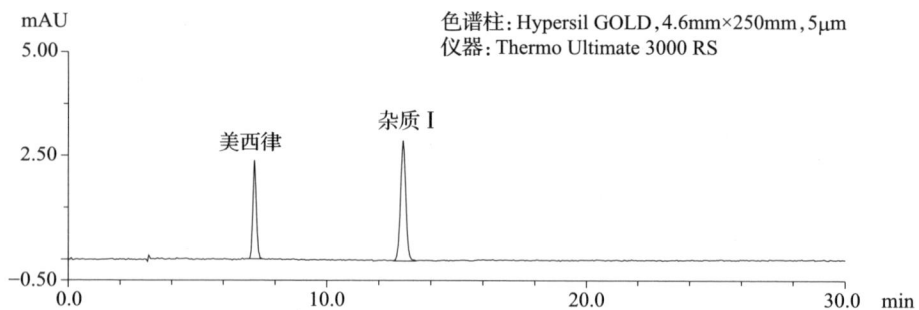

色谱柱：Hypersil GOLD，4.6mm×250mm，5μm
仪器：Thermo Ultimate 3000 RS

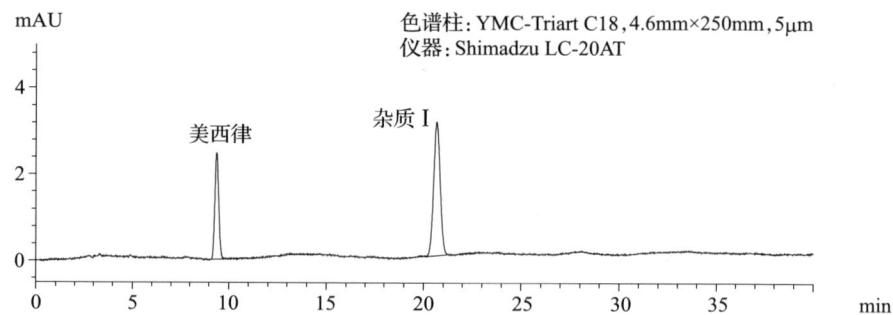

色谱柱：YMC-Triart C18，4.6mm×250mm，5μm
仪器：Shimadzu LC-20AT

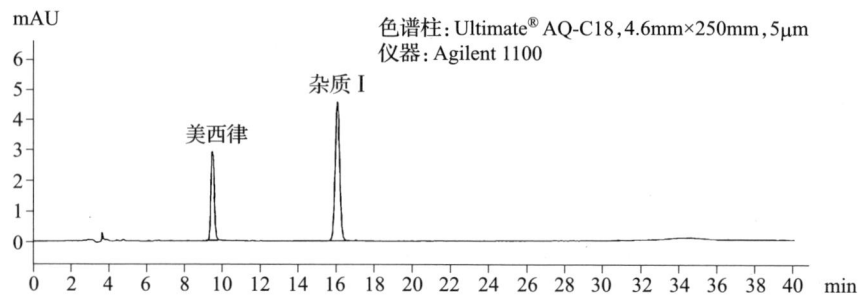

色谱柱：Ultimate® AQ-C18，4.6mm×250mm，5μm
仪器：Agilent 1100

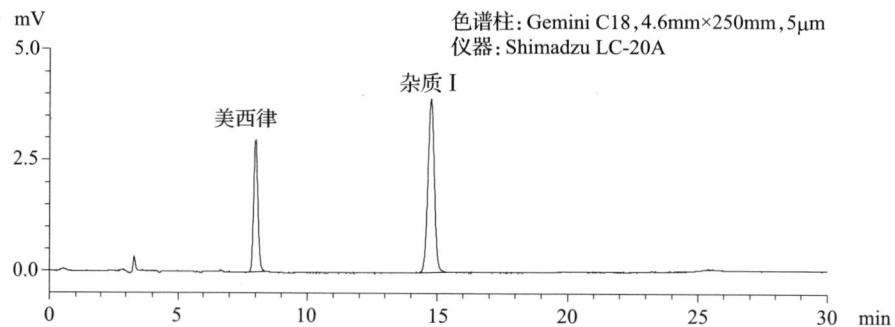

色谱柱：Gemini C18，4.6mm×250mm，5μm
仪器：Shimadzu LC-20A

各型号色谱柱系统适用性数据汇总表

色谱柱名称	色谱柱规格	组分	保留时间（min）	理论板数	拖尾因子	分离度	备注
ChromCore Polar C18	4.6mm×250mm，5μm	美西律	6.420	10973	1.17	/	柱温：25℃ 流速：1ml/min
		杂质Ⅰ	14.267	16978	1.02	22.97	
Spursil C18	4.6mm×250mm，5μm	美西律	9.669	11806	1.11	/	柱温：25℃ 流速：1ml/min
		杂质Ⅰ	19.372	18287	0.91	20.89	
Discovery C18	4.6mm×150mm，5μm	美西律	4.414	7438	1.26	/	柱温：25℃ 流速：1ml/min
		杂质Ⅰ	7.699	11187	1.10	13.00	
Shim-pack VP-ODS	4.6mm×250mm，5μm	美西律	9.020	9880	1.23	/	柱温：25℃ 流速：1ml/min
		杂质Ⅰ	18.533	15790	1.11	19.97	
CAPCELL PAK AQ C18	4.6mm×250mm，5μm	美西律	8.250	13103	1.28	/	柱温：25℃ 流速：1ml/min
		杂质Ⅰ	16.170	19045	1.06	20.93	
Hypersil GOLD	4.6mm×250mm，5μm	美西律	7.207	14777	1.14	/	柱温：25℃ 流速：1ml/min
		杂质Ⅰ	12.933	19854	1.04	18.95	
Ultimate® AQ-C18	4.6mm×250mm，5μm	美西律	9.525	15597	1.21	/	柱温：30℃ 流速：1ml/min
		杂质Ⅰ	16.050	21516	1.06	17.56	
中谱红 RD-C18	4.6mm×250mm，5μm	美西律	8.259	16419	1.14	/	柱温：25℃ 流速：1ml/min
		杂质Ⅰ	16.134	22089	1.00	22.73	
YMC-Triart C18	4.6mm×250mm，5μm	美西律	9.381	10439	1.14	/	柱温：35℃ 流速：1ml/min
		杂质Ⅰ	20.657	16936	1.07	22.5	
Gemini C18	4.6mm×250mm，5μm	美西律	7.996	11261	1.18	/	柱温：25℃ 流速：1ml/min
		杂质Ⅰ	14.758	17242	1.04	18.00	

五、超高效液相色谱法

1. UHPLC 方法一

（1）色谱条件　仪器：Waters ACQUITY UPLC H-Class；色谱柱：Endeavorsil C18，2.1mm×100mm，1.8μm；柱温：25℃；流动相：甲醇 -0.1mol/L 醋酸钠溶液（50∶50）（用冰醋酸调节 pH 值至 5.8±0.1）；流速：0.15ml/min；检测波长：262nm；进样体积：2μl，记录色谱图至主成分峰保留时间的 4 倍。

（2）色谱图

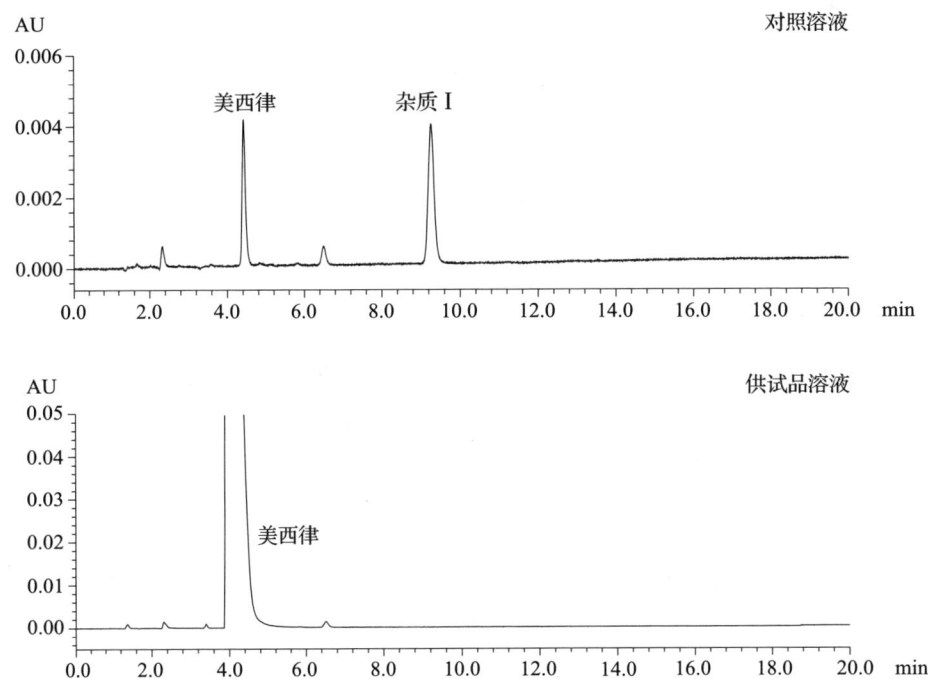

313

2. UHPLC 方法二

（1）色谱条件　仪器：Shimadzu Nexera LC-40D XS；色谱柱：Shim-pack Scepter C18-120，2.1mm×100mm，1.9μm；柱温：25℃；流动相：甲醇 -0.1mol/L 醋酸钠溶液（50∶50）（用冰醋酸调节 pH 值至 5.8±0.1）；流速：0.3ml/min；检测波长：262nm；进样体积：2μl，记录色谱图至主成分峰保留时间的 4 倍。

（2）色谱图

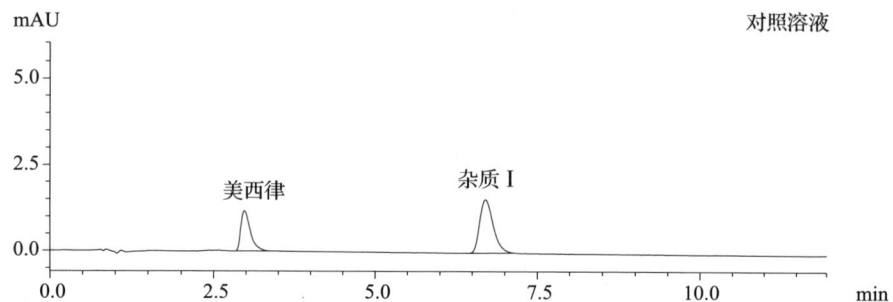

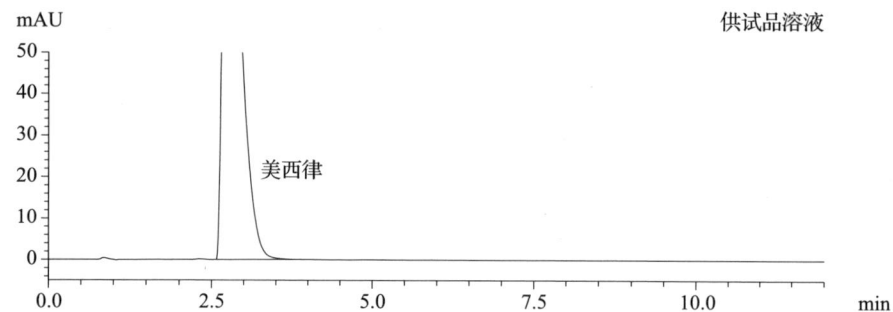

3. UHPLC 方法三

（1）色谱条件　仪器：Thermo Vanquish Flex；色谱柱：CAPCELL PAK MGII C18，2.1mm×100mm，2.0μm；柱温：25℃；流动相：甲醇 -0.1mol/L 醋酸钠溶液（50∶50）（用冰醋酸调节 pH 值至 5.8±0.1）；流速：0.3ml/min；检测波长：262nm；进样体积：2μl，记录色谱图至主成分峰保留时间的 4 倍。

（2）色谱图

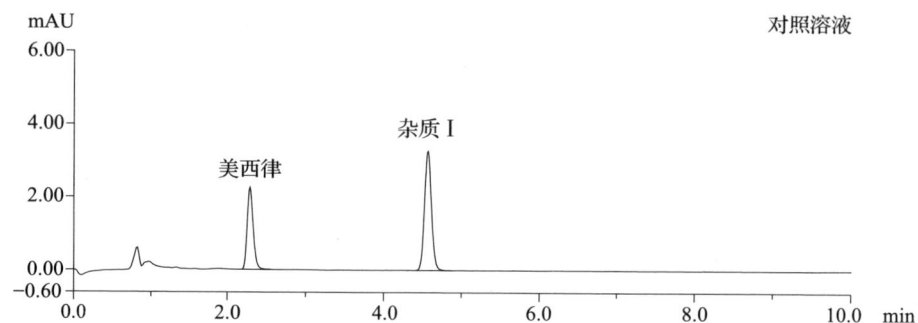

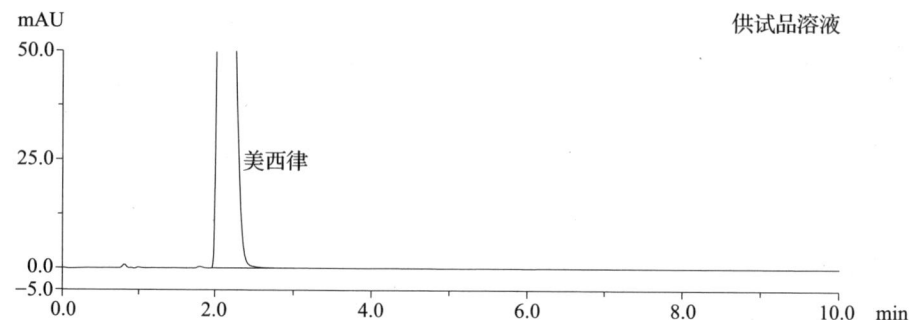

4. UHPLC 方法四

（1）色谱条件　仪器：Thermo Fisher Vanquish Flex；色谱柱：Hypersil GOLD VANQUISH，2.1mm×100mm，1.9μm；柱温：25℃；流动相：甲醇 -0.1mol/L 醋酸钠溶液（50∶50）（用冰醋酸调节 pH 值至 5.8±0.1）；流速：0.4ml/min；检测波长：262nm；进样体积：2μl，记录色谱图至主成分峰保留时间的 4 倍。

（2）色谱图

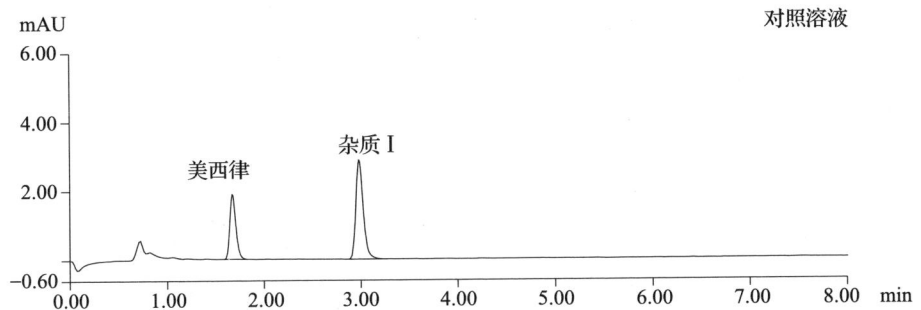

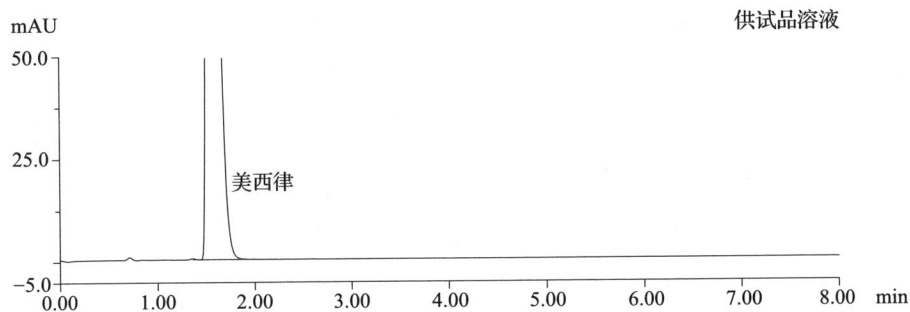

5. UHPLC 方法五

（1）色谱条件　仪器：Waters Acquity；色谱柱：Xtimate® UHPLC C18，2.1mm×100mm，1.8μm；柱温：30℃；流动相：甲醇 -0.1mol/L 醋酸钠溶液（50∶50）（用冰醋酸调节 pH 值至 5.8±0.1）；流速：0.2ml/min；检测波长：262nm；进样体积：1μl，记录色谱图至主成分峰保留时间的 4 倍。

（2）色谱图

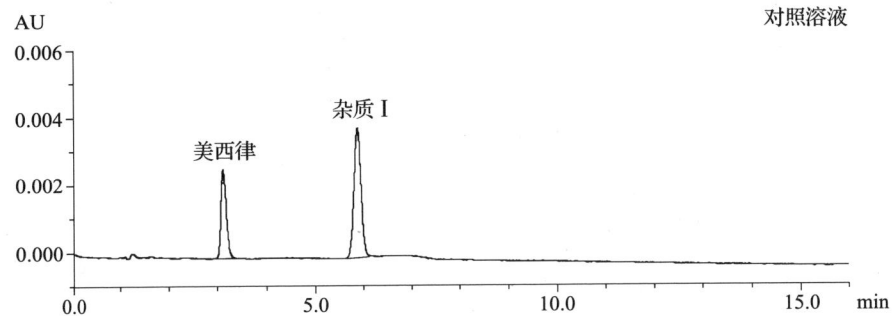

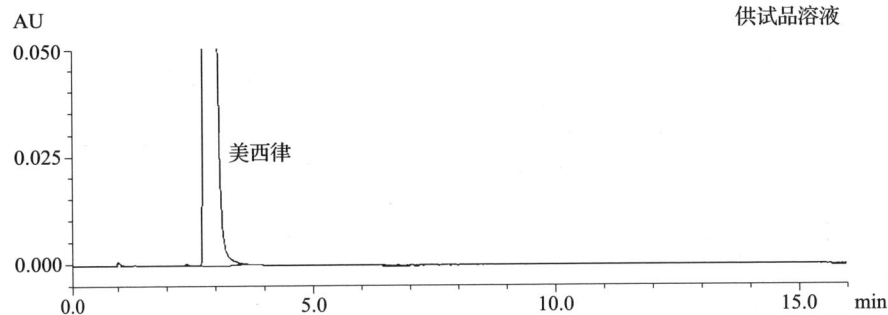

各型号色谱柱系统适用性数据汇总表

色谱柱名称	色谱柱规格	组分	保留时间（min）	理论板数	拖尾因子	分离度
Endeavorsil C18	2.1mm× 100mm, 1.8μm	美西律	4.415	12842	1.35	/
		杂质Ⅰ	9.259	18514	1.14	22.28
Shim-pack Scepter C18-120	2.1mm× 100mm, 1.9μm	美西律	2.974	1927	1.73	/
		杂质Ⅰ	6.701	4962	1.36	11.44
CAPCELL PAK MGⅡ C18	2.1mm× 100mm, 2.0μm	美西律	2.283	4390	1.39	/
		杂质Ⅰ	4.567	12837	1.10	15.27
Hypersil GOLD VANQUISH	2.1mm× 100mm, 1.9μm	美西律	1.675	3442	1.29	/
		杂质Ⅰ	2.983	7904	1.28	10.53
Xtimate® UHPLC C18	2.1mm× 100mm, 1.8μm	美西律	3.144	3987	1.28	/
		杂质Ⅰ	5.899	7654	0.97	11.68

六、质谱图

1. 质谱条件

Agilent 6546 四极杆飞行时间质谱仪；离子源：AJS 源；正 / 负离子检测模式；一级质谱扫描范围 m/z：50~1200；二级质谱扫描范围 m/z：25~1000；碰撞能量：10、20、40V。

2. 质谱图

（1）盐酸美西律质谱图

盐酸美西律正离子模式下，准分子离子以美西律的［M+H］$^+$ 为主。

① 正离子模式一级质谱图

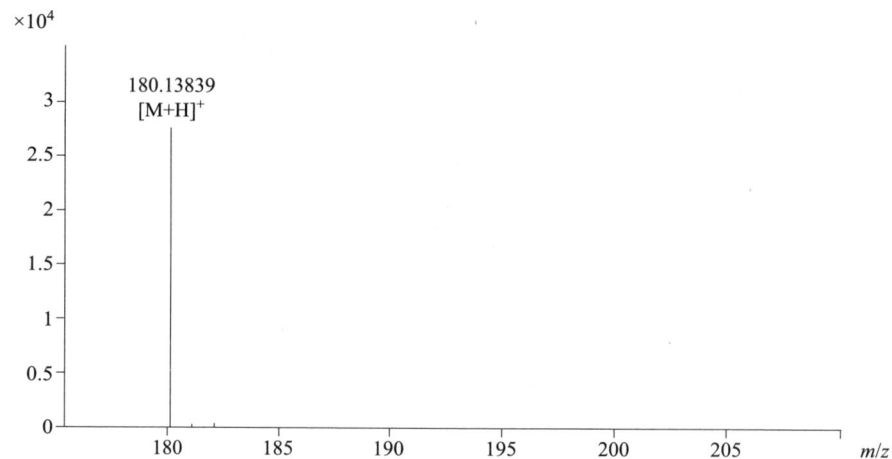

② 正离子模式二级质谱图

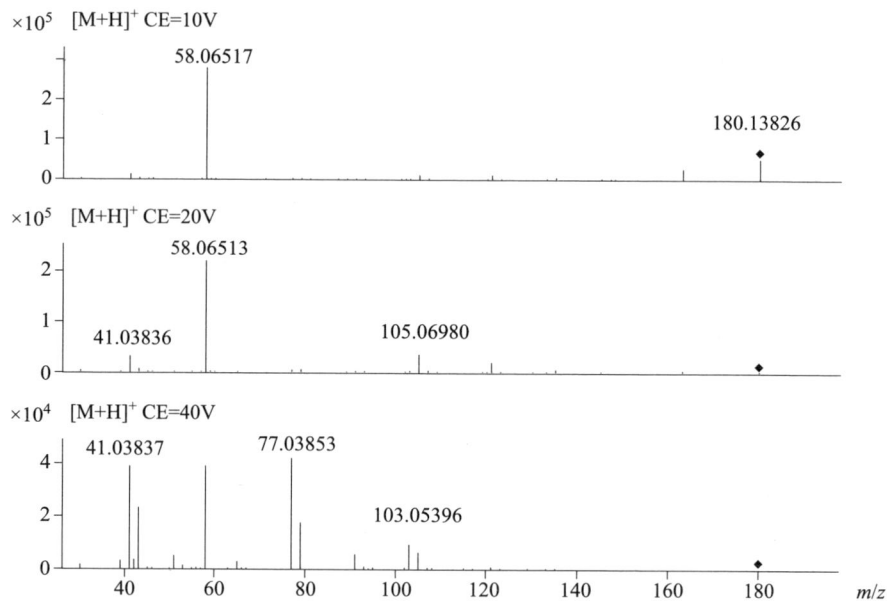

（2）杂质 I（2,6- 二甲基酚）质谱图

①负离子模式一级质谱图

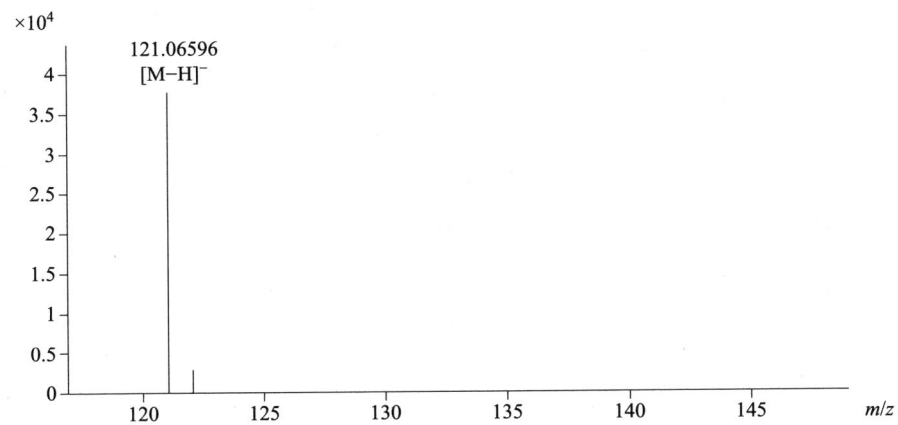

杂质 I 负离子模式下,准分子离子以[M–H]⁻为主。

②负离子模式二级质谱图

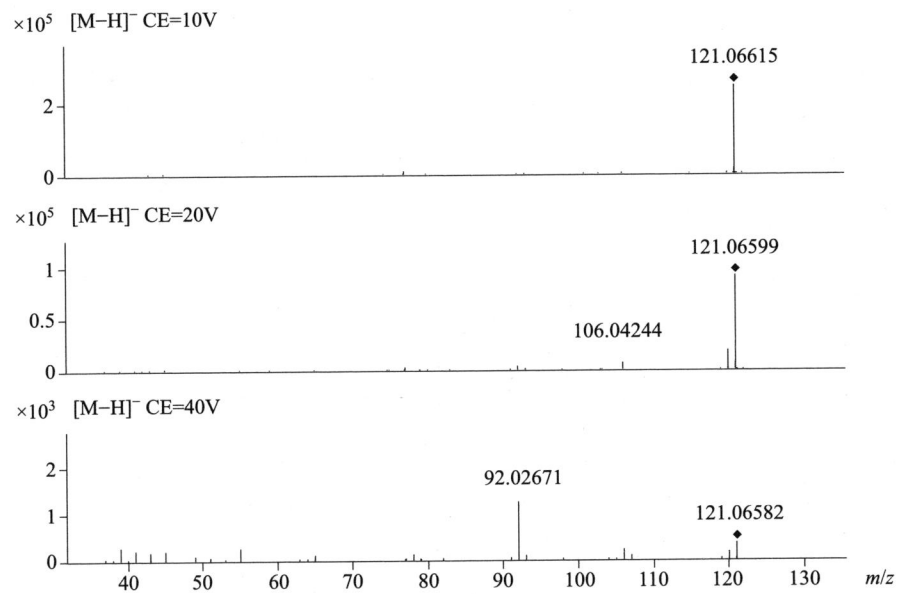

35 盐酸特比萘芬

Terbinafine Hydrochloride

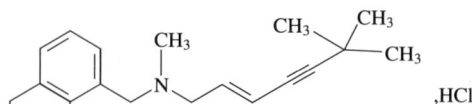

C$_{21}$H$_{25}$N·HCl   327.89   CAS 号：78628-80-5

本品为（E）-N-（6,6- 二甲基 -2- 庚烯 -4- 炔基）-N- 甲基 -1- 萘甲胺盐酸盐。

一、基本信息

本品为白色或类白色结晶性粉末；微有特臭。在甲醇或乙醇中易溶，在水中微溶或极微溶解，在乙醚中几乎不溶。

1. 执行标准

《中国药典》2020 年版二部，第 1272 页　盐酸特比萘芬。

2. 试验用样品

盐酸特比萘芬，批号 TER-20180101，重庆华邦盛凯制药有限公司。

二、溶液配制（临用新制）

1. 溶剂

乙腈 - 水（1：1）。

2. 系统适用性溶液

取盐酸特比萘芬适量，加溶剂溶解并稀释制成每 1ml 中约含 1mg 的溶液，置紫外光灯 254nm 下照射 1 小时。

3. 供试品溶液

取本品适量，加溶剂溶解并稀释制成每 1ml 中约含 0.5mg 的溶液。

三、系统适用性要求

系统适用性溶液色谱图中，特比萘芬峰的保留时间约为 16 分钟，在相对保留时间 0.8~1.2 之间应有三个较大杂质峰，相对保留时间分别约为 0.87、0.95 与 1.1。特比萘芬峰与相对保留时间约 0.95、1.1 处杂质峰间的分离度均应大于 2.0。灵敏度溶液色谱图中，主成分峰峰高的信噪比应大于 5。

四、高效液相色谱法

1. HPLC 色谱条件

色谱柱：用十八烷基硅烷键合硅胶为填充剂（3.0mm × 150mm，5μm 或效能相当的色谱柱）；流动相：以三乙胺缓冲液（取 0.2% 三乙胺溶液，用冰醋酸调节 pH 值至 7.5）- 甲醇 - 乙腈（30：42：28）为流动相 A，以三乙胺缓冲液 - 甲醇 - 乙腈（5：57：38）为流动相 B，按下表进行线性梯度洗脱；流速：0.8ml/min；检测波长：280nm；进样体积：20μl。

时间（min）	流动相 A（%）	流动相 B（%）
0	100	0
4	100	0
25	0	100
30	0	100
31	100	0
38	100	0

2. 系统适用性溶液色谱图

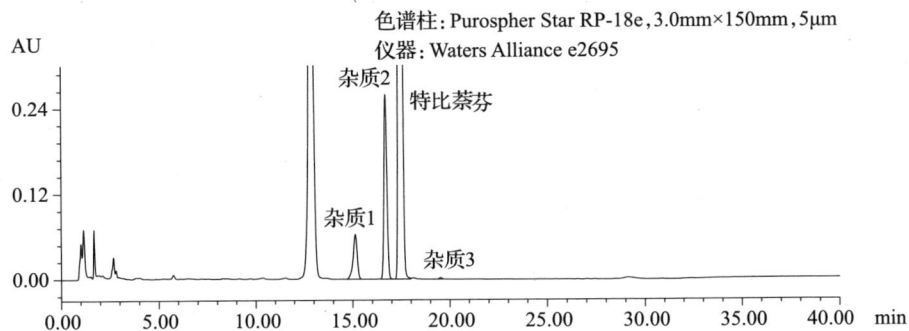

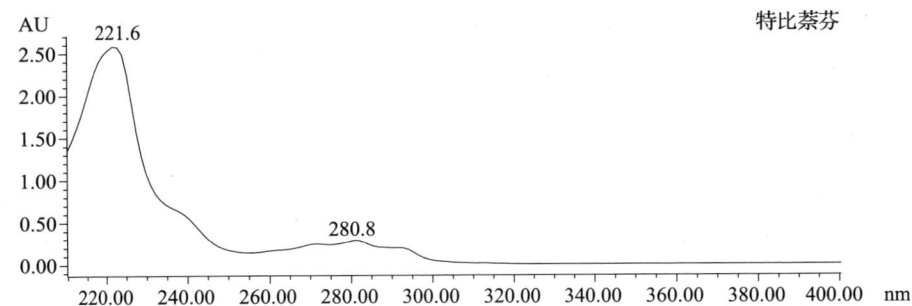

色谱柱: Purospher Star RP-18e, 3.0mm×150mm, 5μm
仪器: Waters Alliance e2695

特比萘芬

3. 紫外光谱图

杂质1

杂质3

杂质2

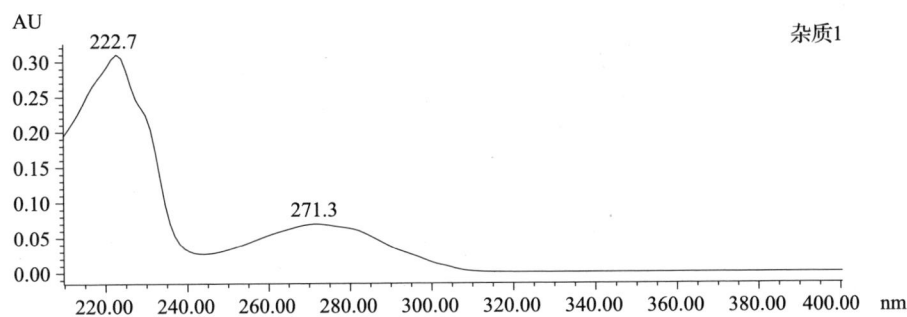

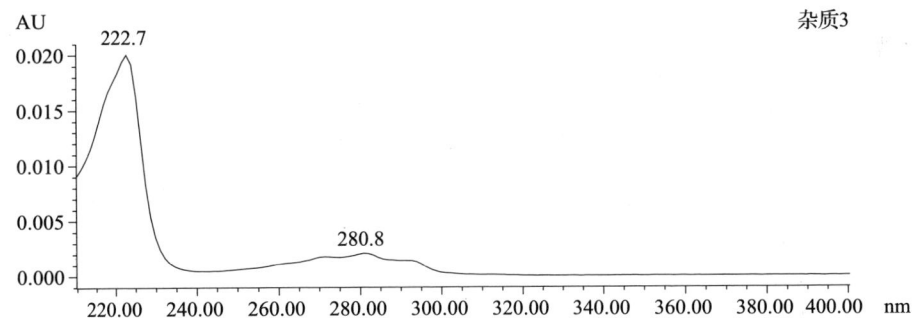

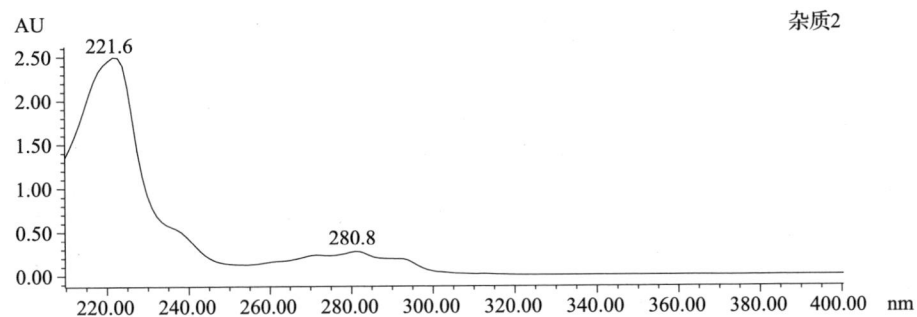

4. 供试品溶液有关物质色谱图

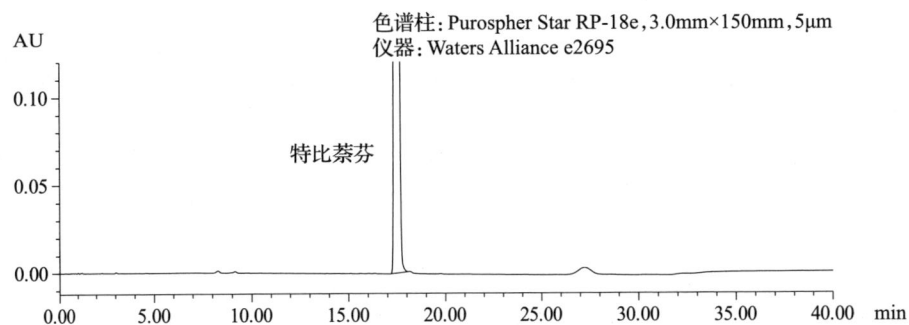

色谱柱: Purospher Star RP-18e, 3.0mm×150mm, 5μm
仪器: Waters Alliance e2695

5. 其他型号色谱柱系统适用性色谱图及数据汇总表

色谱柱：SHIMSEN Ankylo C18-AQ，4.6 mm ×150mm，5μm
仪器：Shimadzu LC-20AD

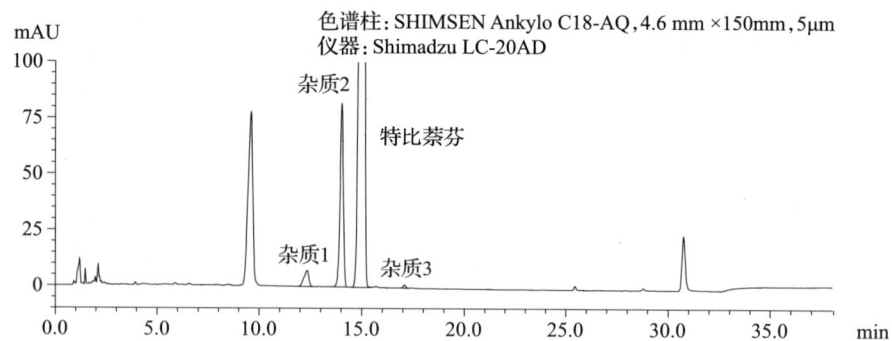

色谱柱：CAPCELL PAK MGII C18，3.0mm×150mm，5μm
仪器：Thermo U3000

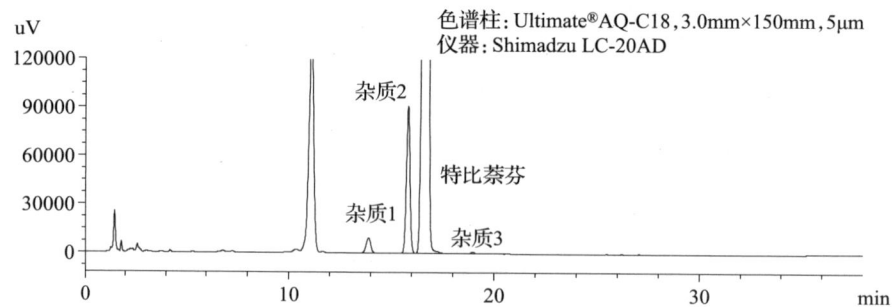

色谱柱：Sunfire C18，3.0mm×150mm，5μm
仪器：Waters Arc HPLC

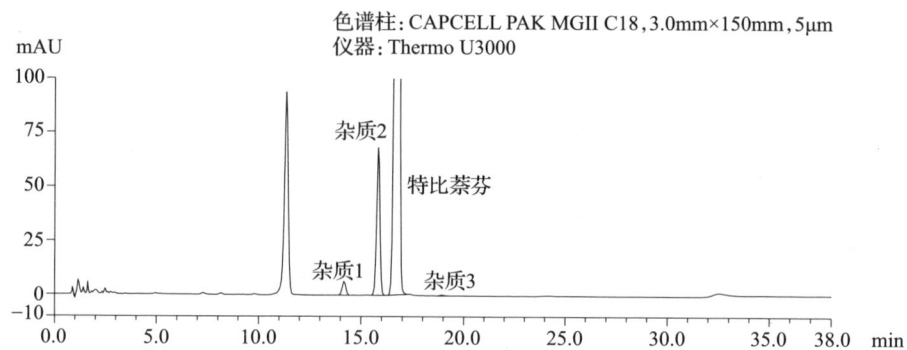

色谱柱：Ultimate®AQ-C18，3.0mm×150mm，5μm
仪器：Shimadzu LC-20AD

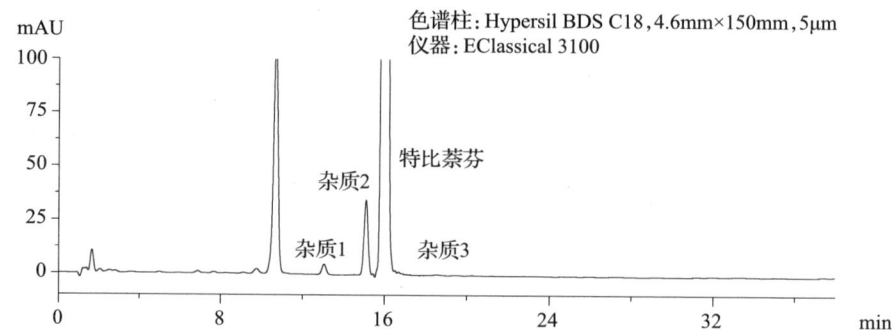

色谱柱：Hypersil BDS C18，4.6mm×150mm，5μm
仪器：EClassical 3100

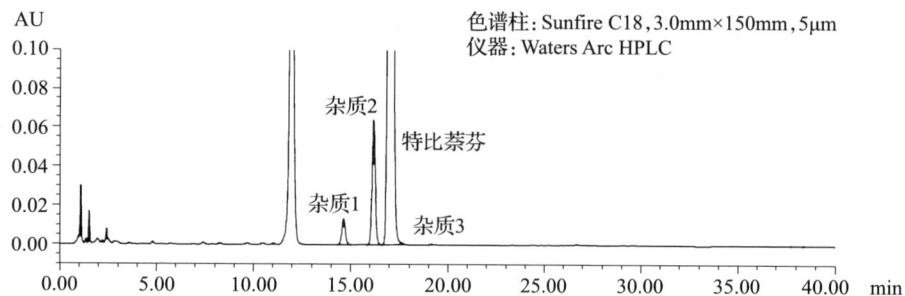

各型号色谱柱系统适用性数据汇总表

色谱柱名称	色谱柱规格	组分	保留时间	理论板数	拖尾因子	分离度	备注
Purospher Star RP-18e	3.0mm×150mm，5μm	杂质1	15.140	26834	0.92	/	柱温：35℃
		杂质2	16.700	56360	1.03	4.66	
		特比萘芬	17.475	61550	1.05	2.72	
		杂质3	19.520	87274	1.14	7.43	
SHIMSEN Ankylo C18-AQ	4.6mm×150mm，5μm	杂质1	12.344	11214	0.77	/	柱温：35℃ 流速：1.9ml/min 进样体积：35μl
		杂质2	14.034	34926	0.88	4.40	
		特比萘芬	15.000	44048	0.94	3.30	
		杂质3	17.076	66860	0.98	7.55	

续表

色谱柱名称	色谱柱规格	组分	保留时间	理论板数	拖尾因子	分离度	备注
CAPCELL PAK MGII C18	3.0mm×150mm, 5μm	杂质1	14.180	29564	0.94	/	柱温: 30℃ 进样体积: 10μl 流动相B初始比例为5%
		杂质2	15.827	47628	0.98	5.31	
		特比萘芬	16.717	54076	0.94	3.08	
		杂质3	18.923	69189	1.77	7.67	
Sunfire C18	3.0mm×150mm, 5μm	杂质1	14.674	30503	1.07	/	柱温: 30℃ 进样体积: 10μl
		杂质2	16.204	45601	1.07	4.68	
		特比奈芬	17.041	50676	1.08	2.70	
		杂质3	19.161	93975	0.97	7.64	
Ultimate® AQ-C18	3.0mm×150mm, 5μm	杂质1	13.896	16704	0.95	/	柱温: 30℃
		杂质2	15.829	37409	1.01	5.10	
		特比萘芬	16.679	37959	0.85	2.54	
		杂质3	18.973	55871	1.17	6.91	
Hypersil BDS C18	4.6mm×150mm, 5μm	杂质1	13.043	23200	1.04	/	柱温: 35℃
		杂质2	15.097	36200	1.01	6.24	
		特比萘芬	15.987	28800	1.02	2.57	
		杂质3	18.518	22300	1.05	5.82	

五、超高效液相色谱法

1. UHPLC 方法一

（1）色谱条件　仪器：Shimadzu LC-40B X3；色谱柱：Shim-pack GIST C18-AQ HP, 2.1mm×100mm, 1.9μm；柱温：40℃；流动相：以三乙胺缓冲液（取 0.2%三乙胺溶液,用冰醋酸调节 pH 值至 7.5）- 甲醇 - 乙腈（30：42：28）为流动相 A,以三乙胺缓冲液 - 甲醇 - 乙腈（5：57：38）为流动相 B,按下表进行线性梯度洗脱；流速：0.3ml/min；检测波长：280nm；进样体积：6μl。

时间（min）	流动相 A（%）	流动相 B（%）
0	100	0
2	75	25
18	47	53
19	0	100
20	0	100
21	100	0
25	100	0

（2）色谱图

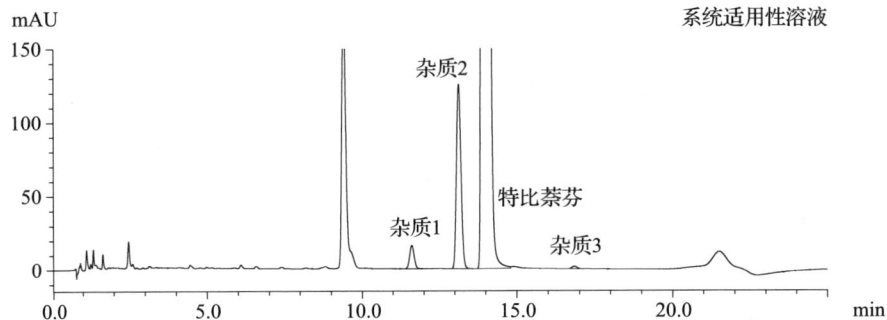

系统适用性溶液

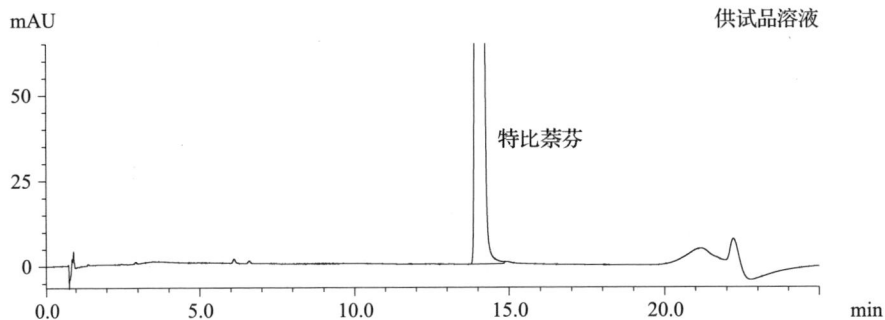

供试品溶液

2. UHPLC 方法二

（1）色谱条件　仪器：Thermo Vanquish Flex；色谱柱：CAPCELL PAK IF2 C18，2.1mm × 100mm，2μm；柱温：30℃；流动相：以三乙胺缓冲液（取 0.2% 三乙胺溶液，用冰醋酸调节 pH 值至 7.5）- 甲醇 - 乙腈（30：42：28）为流动相 A，以三乙胺缓冲液 - 甲醇 - 乙腈（5：57：38）为流动相 B，按下表进行线性梯度洗脱；流速：0.5ml/min；检测波长：280nm；进样体积：5μl。

时间（min）	流动相 A（%）	流动相 B（%）
0	100	0
2	100	0
7.3	0	100
9	0	100
9.2	100	0
12.0	100	0

（2）色谱图

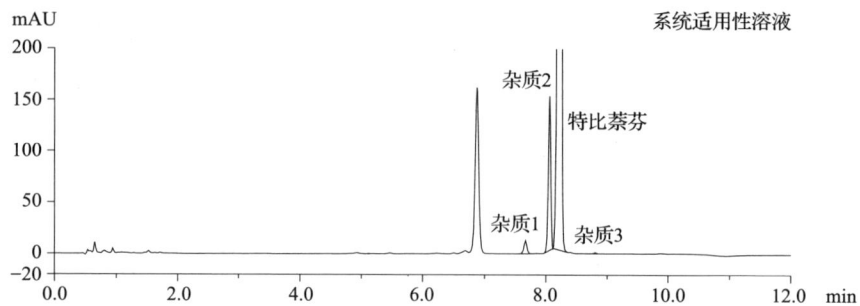

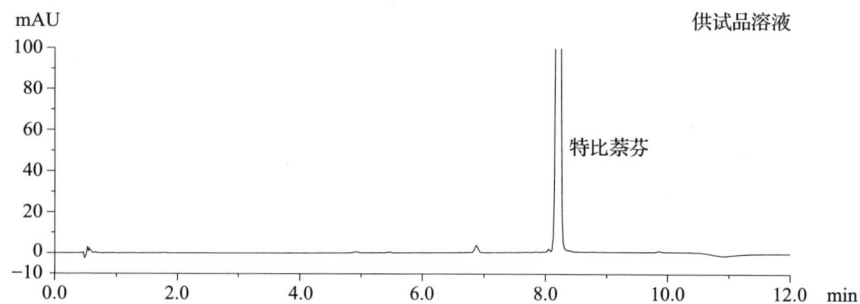

3. UHPLC 方法三

（1）色谱条件　仪器：Agilent 1260 Infinity Ⅱ 四元泵系统；色谱柱：Poroshell 120 EC-C18，3.0mm × 50mm，2.7μm；柱温：25℃；流动相：以三乙胺缓冲液（取 0.2% 三乙胺溶液，用冰醋酸调节 pH 值至 7.5）- 甲醇 - 乙腈（30：42：28）为流动相 A，以三乙胺缓冲液 - 甲醇 - 乙腈（5：57：38）为流动相 B，按下表进行线性梯度洗脱；流速：0.8ml/min；检测波长：280nm；进样体积：7μl。

时间（min）	流动相 A（%）	流动相 B（%）
0	100	0
1.4	100	0
8.4	0	100
10	0	100
10.3	100	0
13	100	0

（2）色谱图

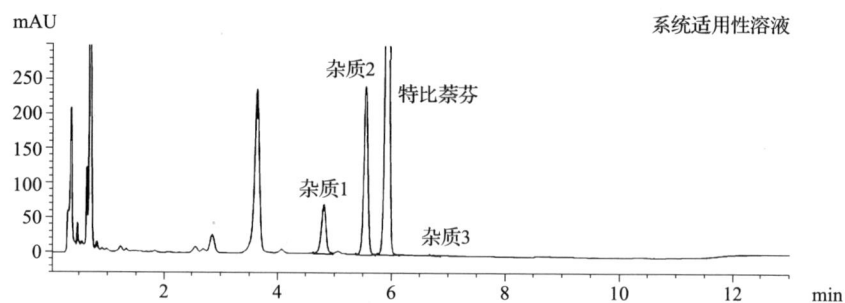

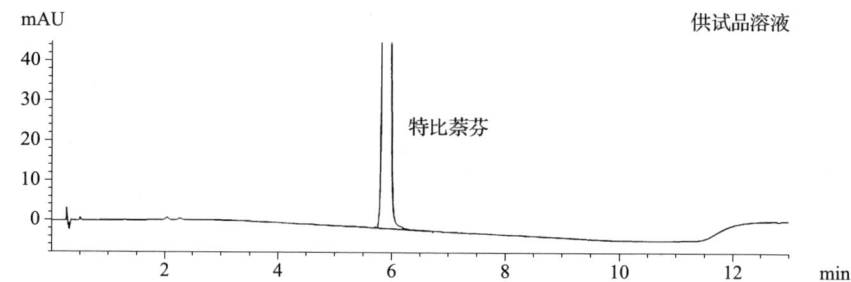

各型号色谱柱系统适用性数据汇总表

色谱柱名称	色谱柱规格	组分	保留时间	理论板数	拖尾因子	分离度
Shim-pack GIST C18-AQ HP	2.1mm×100mm，1.9μm	杂质1	11.612	29691	1.088	/
		杂质2	13.127	37275	1.12	5.59
		特比萘芬	13.972	33502	1.31	2.93
		杂质3	16.829	56488	1.07	9.71
CAPCELL PAK IF2 C18	2.1mm×100mm，2μm	杂质1	7.665	114889	0.92	/
		杂质2	8.055	204374	0.97	4.82
		特比萘芬	8.207	169847	1.20	2.01
		杂质3	8.805	237684	0.63	7.88
Poroshell 120 EC-C18	3.0mm×50mm，2.7μm	杂质1	4.806	17364	0.94	/
		杂质2	5.553	29537	0.94	5.45
		特比萘芬	5.927	36253	0.94	2.95
		杂质3	6.744	53957	0.88	6.81

六、质谱图

1. 质谱条件

Agilent 6546 四极杆飞行时间质谱仪；离子源：AJS 源；正离子检测模式；一级质谱扫描范围 m/z：50~1200；二级质谱扫描范围 m/z：25~1000；碰撞能量：10、20、40V。

2. 质谱图

①正离子模式一级质谱图

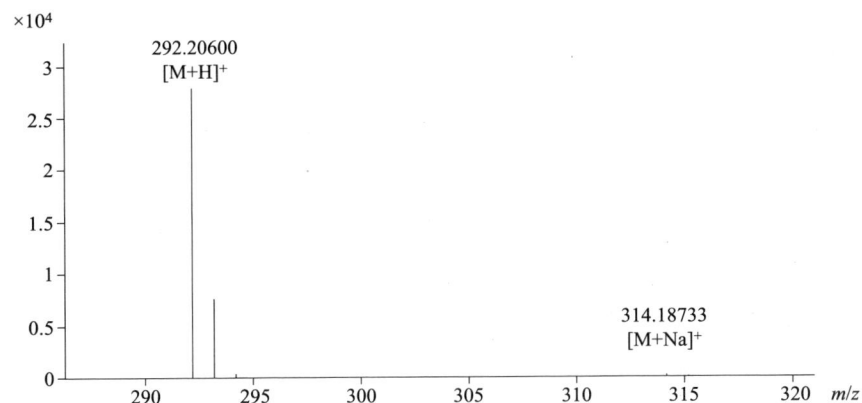

盐酸特比萘芬正离子模式下，准分子离子以特比萘芬 $[M+H]^+$ 为主，另外可以观察到特比萘芬 $[M+Na]^+$ 峰。

②正离子模式二级质谱图

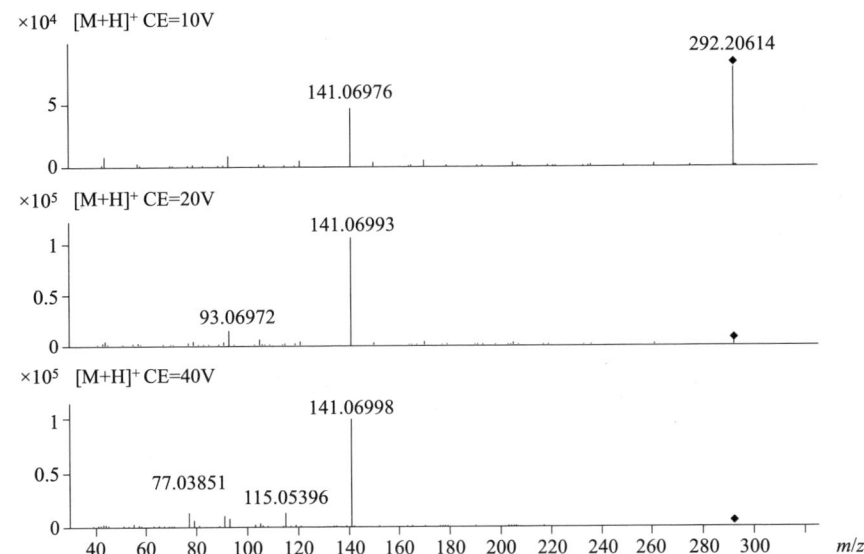

36 盐酸溴己新

Bromhexine Hydrochloride

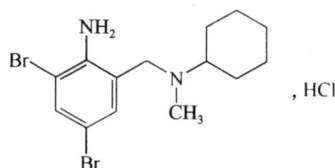

$C_{14}H_{20}Br_2N_2 \cdot HCl$ 412.60   CAS 号：611-75-6

本品为 *N*- 甲基 -*N*- 环己基 -2- 氨基 -3,5- 二溴苯甲胺盐酸盐。

一、基本信息

本品为白色或类白色的结晶性粉末；无臭。在甲醇中略溶，在乙醇中微溶，在水中极微溶解。

1. 执行标准

《中国药典》2020 年版二部，第 1325 页 盐酸溴己新。

2. 试验用样品

盐酸溴己新，批号 501U200708，万邦德制药集团有限公司。

杂质 I，批号 101387-201501，中国食品药品检定研究院。

3. 杂质对照品信息

杂质 I   *N*- 甲基 -*N*- 环己基 -2- 氨基 -3- 氯 -5- 溴苯甲胺或 *N*- 甲基 -*N*- 环己基 -2- 氨基 -5- 氯 -3- 溴苯甲胺

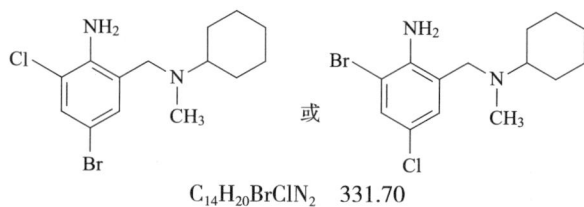

$C_{14}H_{20}BrClN_2$ 331.70

二、溶液配制

1. 系统适用性溶液

取杂质 I 对照品与盐酸溴己新各适量，加甲醇溶解并稀释制成每 1ml 中分别约含 5μg 与 2.5mg 的混合溶液。

2. 供试品溶液

取本品适量，精密称定，加甲醇溶解并稀释制成每 1ml 中约含 2.5mg 的溶液。

三、系统适用性要求

系统适用性溶液色谱图中，杂质 I 峰与溴己新峰之间的分离度应大于 2.0。

四、高效液相色谱法

1. HPLC 色谱条件

色谱柱：用十八烷基硅烷键合硅胶为填充剂；柱温：40℃；流动相：磷酸盐缓冲液（取磷酸二氢钾 1.0g，加 900ml 水使溶解，用 0.5mol/L 氢氧化钠溶液调节 pH 值至 7.0，用水稀释至 1000ml，摇匀）- 乙腈（20:80）；检测波长：245nm；进样体积：10μl，记录色谱图至主成分峰保留时间的 2 倍。

2. 系统适用性溶液色谱图

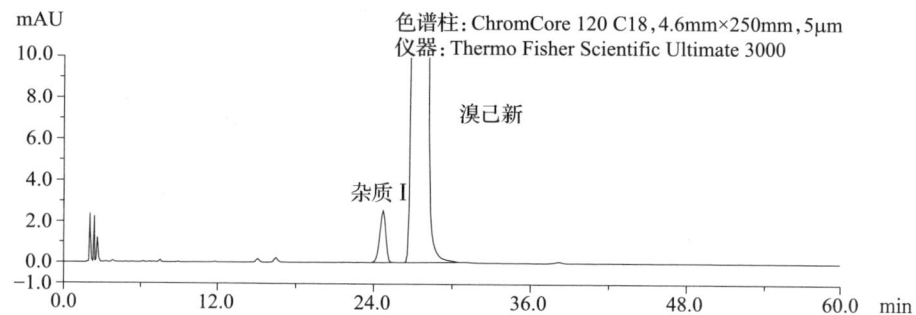

色谱柱：ChromCore 120 C18,4.6mm×250mm,5μm
仪器：Thermo Fisher Scientific Ultimate 3000

3. 紫外光谱图

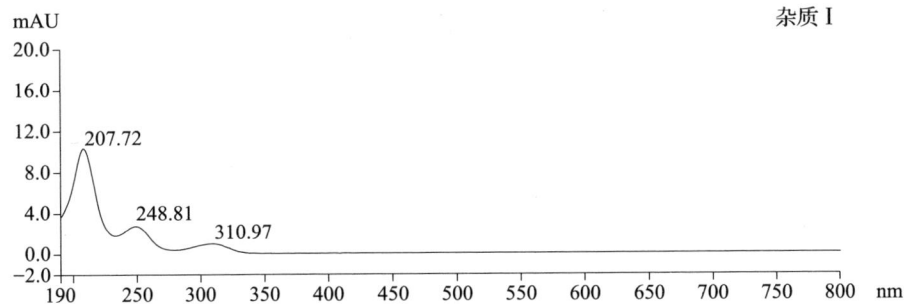

杂质 I

207.72
248.81
310.97

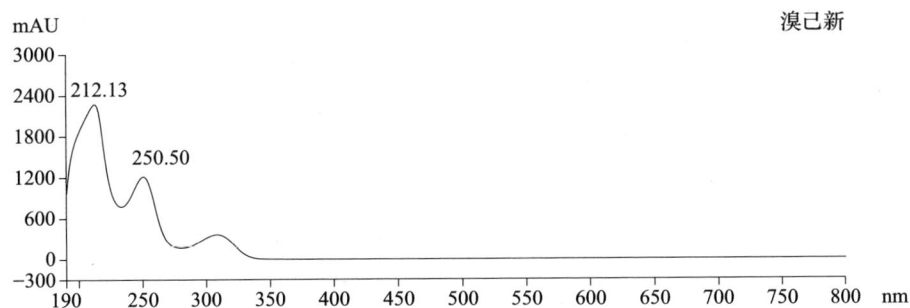

溴己新

212.13
250.50

4. 供试品溶液有关物质色谱图

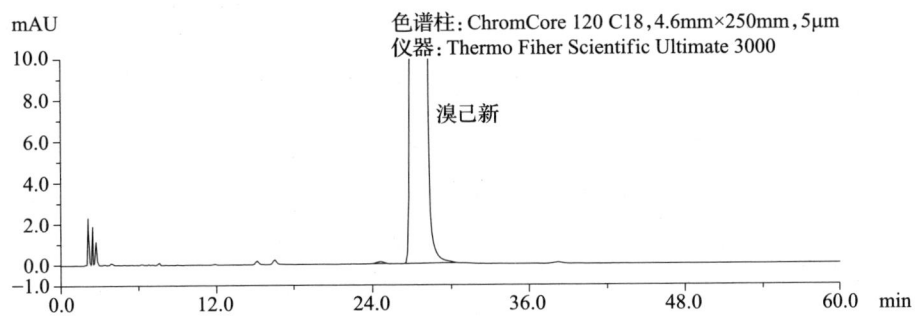

色谱柱：ChromCore 120 C18，4.6mm×250mm，5μm
仪器：Thermo Fiher Scientific Ultimate 3000

溴己新

5. 其他型号色谱柱系统适用性色谱图及数据汇总表

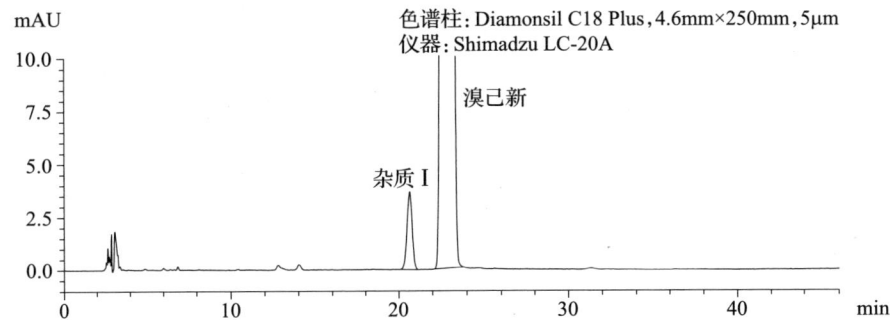

色谱柱：Diamonsil C18 Plus，4.6mm×250mm，5μm
仪器：Shimadzu LC-20A

杂质 I
溴己新

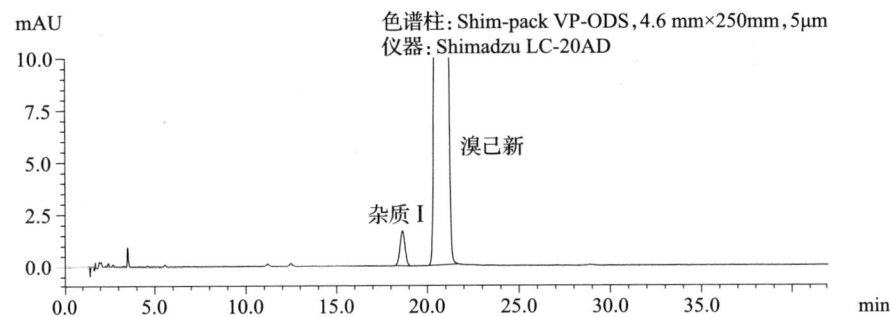

色谱柱：Shim-pack VP-ODS，4.6 mm×250mm，5μm
仪器：Shimadzu LC-20AD

溴己新
杂质 I

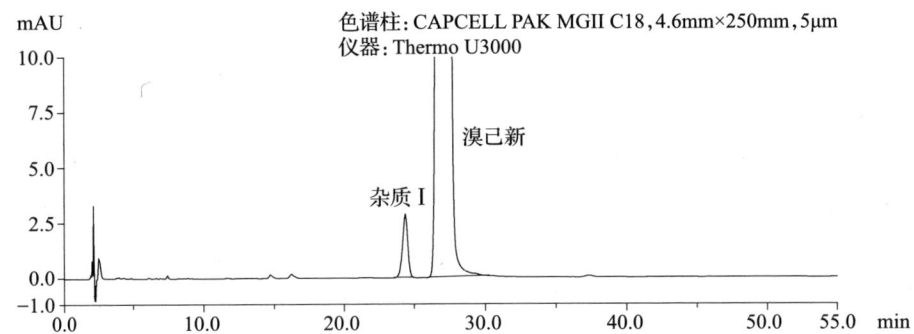

色谱柱：CAPCELL PAK MGII C18，4.6mm×250mm，5μm
仪器：Thermo U3000

杂质 I
溴己新

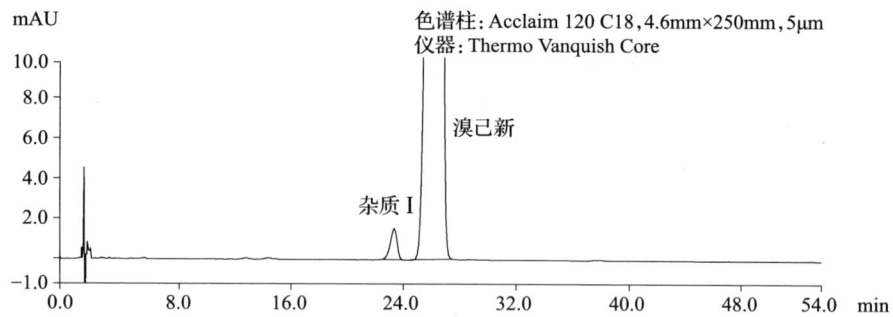

色谱柱：Acclaim 120 C18, 4.6mm×250mm, 5μm
仪器：Thermo Vanquish Core

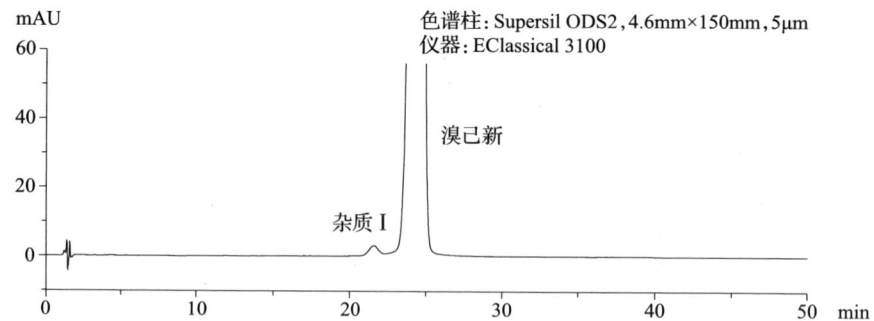

色谱柱：Ultimate® AQ-C18, 4.6mm×250mm, 5μm
仪器：Wisys 5000

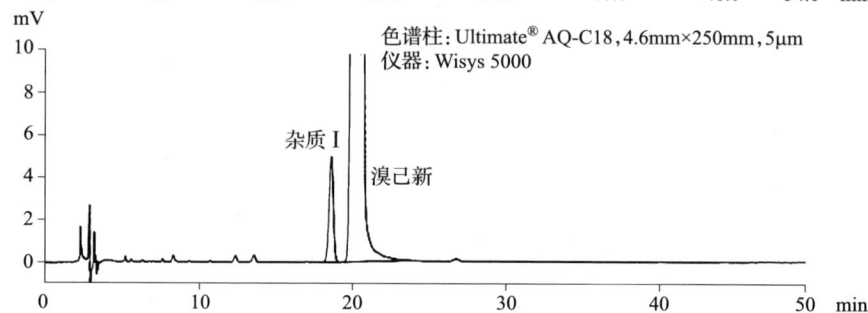

色谱柱：中谱红 RD-C18, 4.6mm×250mm, 5mm
仪器：Agilent 1260

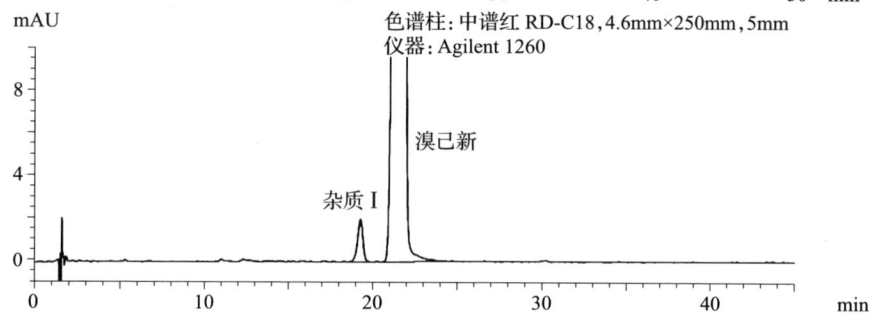

色谱柱：Kromasil C18, 4.6mm×150mm, 5μm
仪器：Wooking K2025

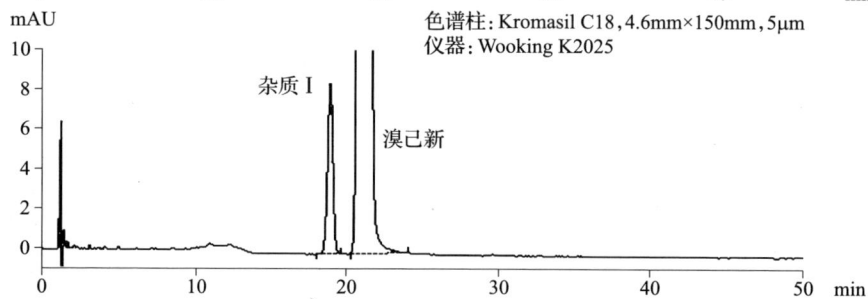

色谱柱：Supersil ODS2, 4.6mm×150mm, 5μm
仪器：EClassical 3100

各型号色谱柱系统适用性数据汇总表

色谱柱名称	色谱柱规格	组分	保留时间（min）	理论板数	拖尾因子	分离度	备注
ChromCore 120 C18	4.6mm × 250mm, 5μm	杂质 I	24.837	13685	0.89	/	流速：1ml/min
		溴己新	27.697	16333	0.90	3.33	
Diamonsil C18 Plus	4.6mm × 250mm, 5μm	杂质 I	20.578	20466	0.98	/	流速：1ml/min
		溴己新	22.861	19577	0.93	3.71	
Shim-pack VP-ODS	4.6mm × 250mm, 5μm	杂质 I	18.652	20441	1.00	/	流速：1ml/min
		溴己新	20.819	21213	0.96	3.96	
CAPCELL PAK MGII C18	4.6mm × 250mm, 5μm	杂质 I	24.380	21832	0.82	/	流速：1ml/min
		溴己新	27.157	22755	0.79	4.02	
Acclaim 120 C18	4.6mm × 250mm, 5μm	杂质 I	23.507	11489	0.82	/	流速：1.5ml/min
		溴己新	26.440	12576	0.84	3.22	
Ultimate® AQ-C18	4.6mm × 250mm, 5μm	杂质 I	18.530	20674	0.96	/	流速：1ml/min
		溴己新	20.310	19015	0.81	3.23	
中谱红 RD-C18	4.6mm × 250mm, 5μm	杂质 I	19.276	18532	0.90	/	流速：1ml/min
		溴己新	21.556	21396	0.90	3.94	

色谱柱名称	色谱柱规格	组分	保留时间（min）	理论板数	拖尾因子	分离度	备注
Kromasil C18	4.6mm×150mm，5μm	杂质Ⅰ	18.878	13724	0.99	/	流速：1ml/min
		溴己新	21.128	14592	0.95	3.35	
Supersil ODS2	4.6mm×150mm，5μm	杂质Ⅰ	21.642	5500	1.04	/	流速：1ml/min
		溴己新	24.387	6000	0.92	2.27	

五、超高效液相色谱法

1. UHPLC 方法一

（1）色谱条件　仪器：Thermo Fisher Scientific Ultimate 3000；色谱柱：ChromCore 120 C18，2.1mm×100mm，1.8μm；柱温：40℃；流动相：磷酸盐缓冲液（取磷酸二氢钾 1.0g，加 900ml 水使溶解，用 0.5mol/L 氢氧化钠溶液调节 pH 值至 7.0，用水稀释至 1000ml，摇匀）- 乙腈（20：80）；流速：0.3ml/min；检测波长：245nm；进样体积：1μl，记录色谱图至主成分峰保留时间的 2 倍。

（2）色谱图

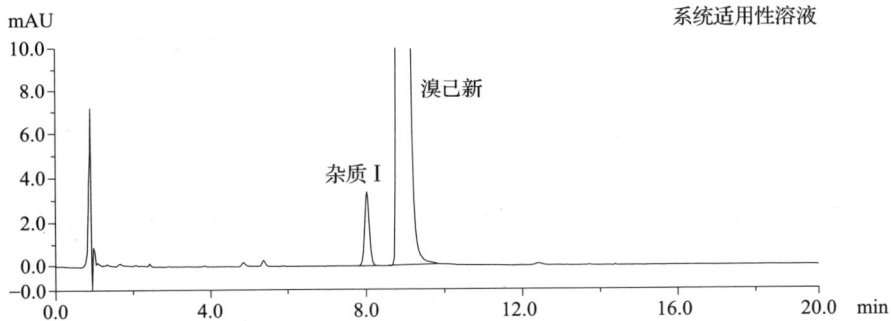

2. UHPLC 方法二

（1）色谱条件　仪器：Agilent 1260 Infinity Ⅱ Quat；色谱柱：Poroshell 120 HPH-C18，3.0mm×100mm，2.7μm；柱温：40℃；流动相：磷酸盐缓冲液（取磷酸二氢钾 1.0g，加 900ml 水使溶解，用 0.5mol/L 氢氧化钠溶液调节 pH 值至 7.0，用水稀释至 1000ml，摇匀）- 乙腈（20：80）；流速：0.8ml/min；检测波长：245nm；进样体积：2μl，记录色谱图至主成分峰保留时间的 2 倍。

（2）色谱图

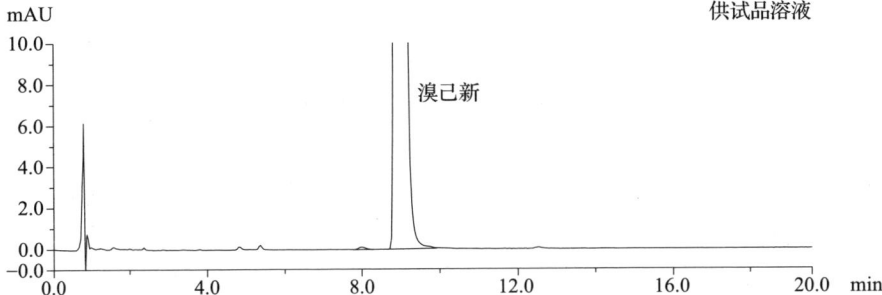

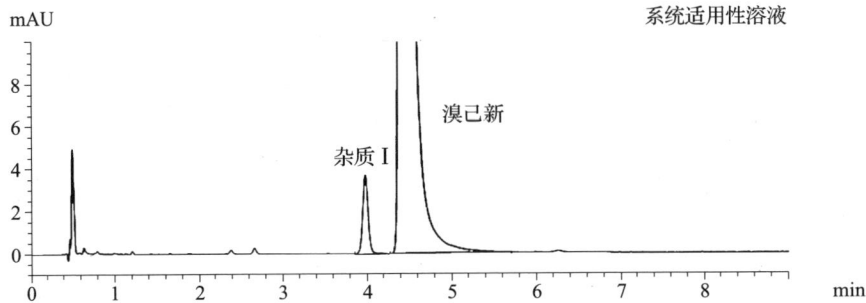

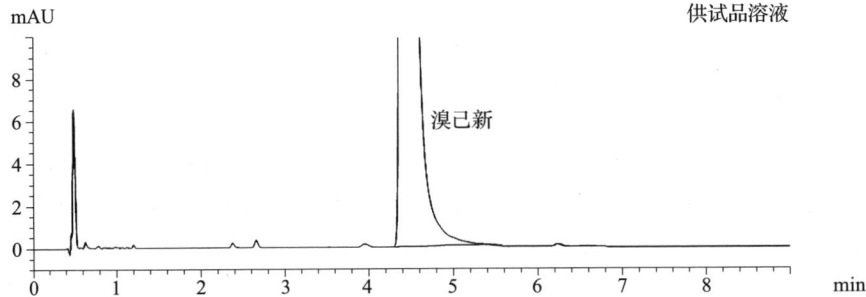

3. UHPLC 方法三

（1）色谱条件　仪器：Waters ACQUITY UPLC H-Class；色谱柱：Endeavorsil C18，2.1mm×100mm，1.8μm；流动相：磷酸盐缓冲液（取磷酸二氢钾 1.0g，加 900ml 水使溶解，用 0.5mol/L 氢氧化钠溶液调节 pH 值至 7.0，用水稀释至 1000ml，摇匀）- 乙腈（20：80）；流速：0.15ml/min；检测波长：245nm；进样体积：2μl，记录色谱图至主成分峰保留时间的 2 倍。

（2）色谱图

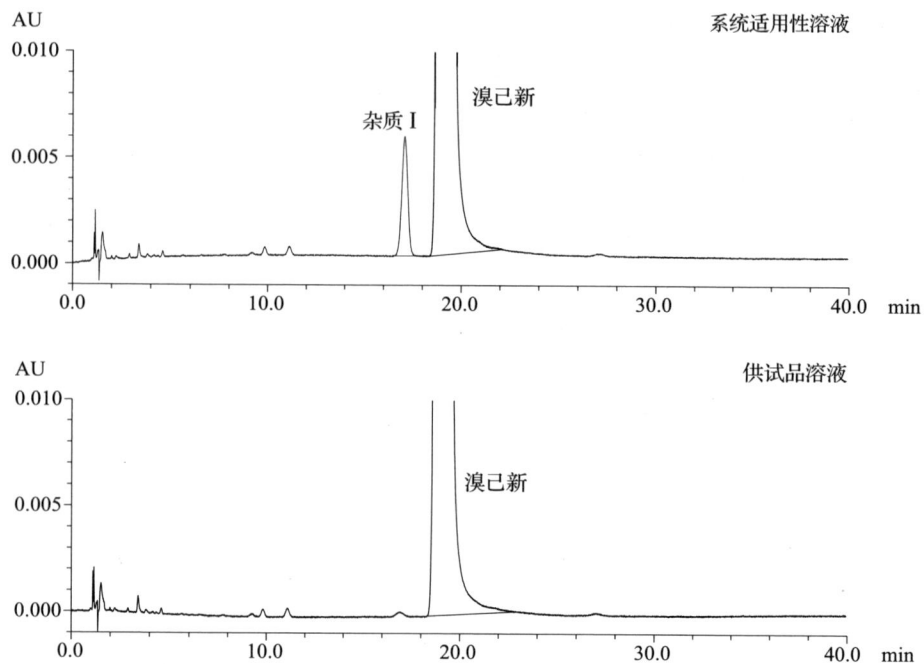

系统适用性溶液

供试品溶液

4. UHPLC 方法四

（1）色谱条件　仪器：Thermo Vanquish；色谱柱：CAPCELL PAK IF2 C18，2.1mm×100mm，2μm；柱温：40℃；流动相：磷酸盐缓冲液（取磷酸二氢钾 1.0g，加 900ml 水使溶解，用 0.5mol/L 氢氧化钠溶液调节 pH 值至 7.0，用水稀释至 1000ml，摇匀）- 乙腈（20：80）；流速：0.5ml/min；检测波长：245nm；进样体积：1μl；记录色谱图至主成分峰保留时间的 2 倍。

（2）色谱图

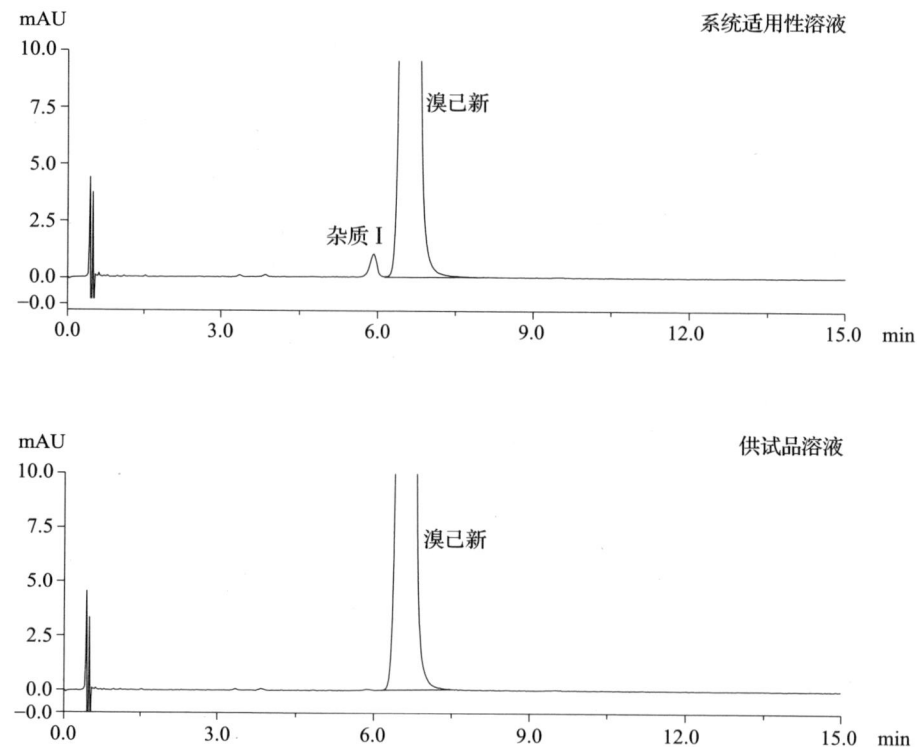

系统适用性溶液

供试品溶液

5. UHPLC 方法五

（1）色谱条件　仪器：Thermo Fisher Vanquish Flex；色谱柱：Acclaim VANQUISH C18，2.1mm×150mm，2.2μm；柱温：40℃；流动相：磷酸盐缓冲液（取磷酸二氢钾 1.0g，加 900ml 水使溶解，用 0.5mol/L 氢氧化钠溶液调节 pH 值至 7.0，用水稀释至 1000ml，摇匀）- 乙腈（20：80）；流速：0.5ml/min；检测波长：245nm；进样体积：1μl，记录色谱图至主成分峰保留时间的 2 倍。

（2）色谱图

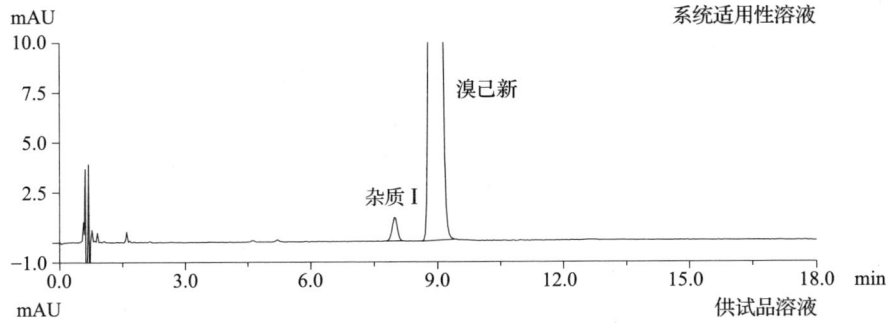

系统适用性溶液

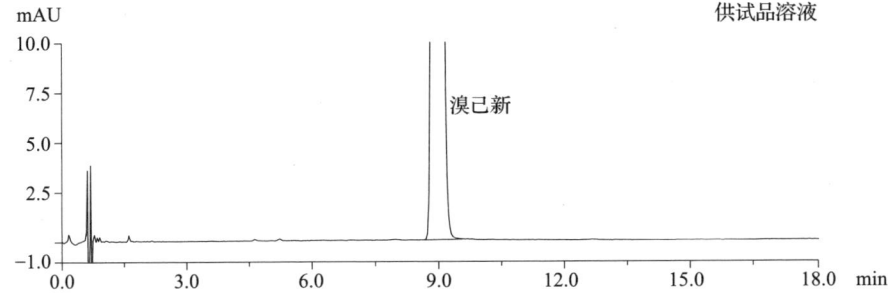

供试品溶液

6. UPLC 方法六

（1）色谱条件　仪器：Waters ACQUITY UPLC H-Class；色谱柱：ACQUITY UPLC BEH C18，2.1mm×100mm，1.7μm；柱温：40℃；流动相：磷酸盐缓冲液（取磷酸二氢钾1.0g，加900ml水使溶解，用0.5mol/L氢氧化钠溶液调节pH值至7.0，用水稀释至1000ml，摇匀）- 乙腈（20：80）；流速：0.4ml/min；检测波长：245nm；进样体积：1μl，记录色谱图至主成分峰保留时间的2倍。

（2）色谱图

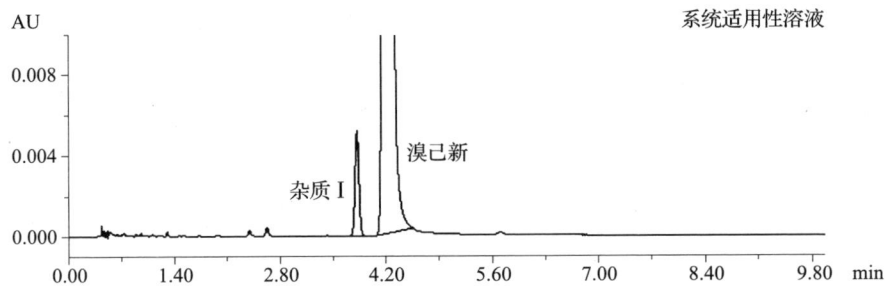

系统适用性溶液

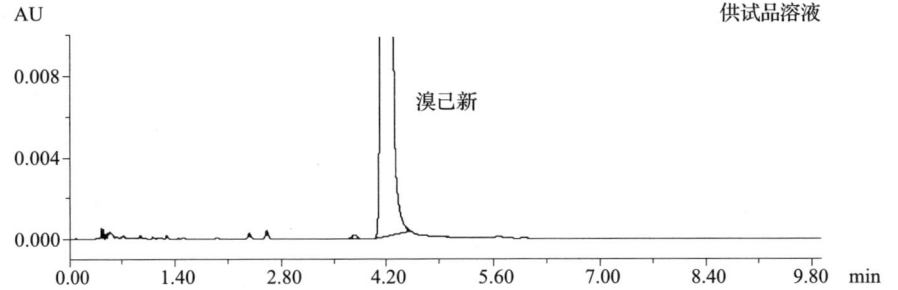

供试品溶液

7. UPLC 方法七

（1）色谱条件　仪器：Waters Acquity；色谱柱：Ultimate® XB-C18，2.1mm×100mm，1.8μm；柱温：40℃；流动相：磷酸盐缓冲液（取磷酸二氢钾1.0g，加900ml水使溶解，用0.5mol/L氢氧化钠溶液调节pH值至7.0，用水稀释至1000ml，摇匀）- 乙腈（20：80）；流速：0.2ml/min；检测波长：245nm；进样体积：1μl，记录色谱图至主成分峰保留时间的2倍。

（2）色谱图

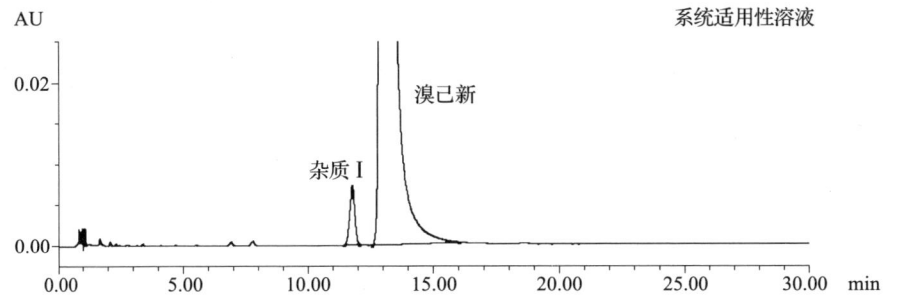

系统适用性溶液

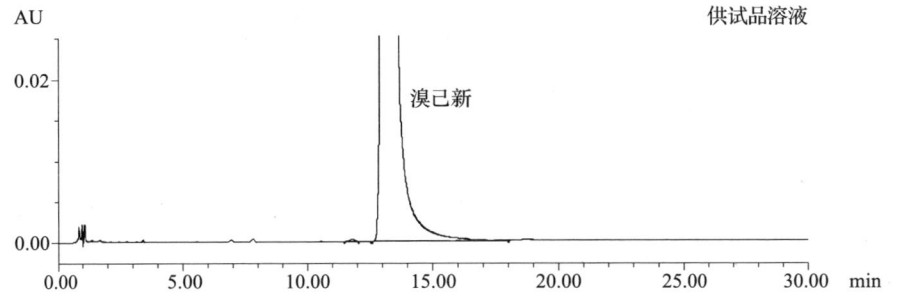

供试品溶液

各型号色谱柱系统适用性数据汇总表

色谱柱类型	色谱柱规格	组分	保留时间（min）	理论板数	拖尾因子	分离度
ChromCore 120 C18	2.1mm×100mm, 1.8μm	杂质 I	8.057	21276	1.04	/
		溴己新	9.003	22926	1.00	4.13
Poroshell 120 HPH-C18	3.0mm×100mm, 2.7μm	杂质 I	3.987	20316	1.07	/
		溴己新	4.467	21168	0.96	4.10
Endeavorsil C18	2.1mm×100mm, 1.8μm	杂质 I	17.116	14376	1.01	/
		溴己新	19.227	14321	0.91	3.49
CAPCELL PAK IF2 C18	2.1mm×100mm, 2μm	杂质 I	5.913	7410	0.77	/
		溴己新	6.633	9249	0.78	2.61
Acclaim VANQUISH C18	2.1mm×150mm, 2.2μm	杂质 I	7.975	19132	1.01	/
		溴己新	8.948	21481	1.00	4.10
ACQUITY UPLC BEH C18	2.1mm×100mm, 1.7μm	杂质 I	3.826	26266	1.00	/
		溴己新	4.236	26699	0.96	4.14
Ultimate® XB-C18	2.1mm×100mm, 1.8μm	杂质 I	11.799	15721	0.96	/
		溴己新	13.225	15017	0.90	3.48

六、质谱图

1. 质谱条件

Agilent 6546 四极杆飞行时间质谱仪；离子源：AJS 源；正离子检测模式；一级质谱扫描范围 m/z：50~1200；二级质谱扫描范围 m/z：25~1000；碰撞能量：10、20、40V。

2. 质谱图

（1）盐酸溴己新质谱图

①正离子模式一级质谱图

盐酸溴己新正离子模式下，准分子离子以溴己新的 $[M+H]^+$ 为主。

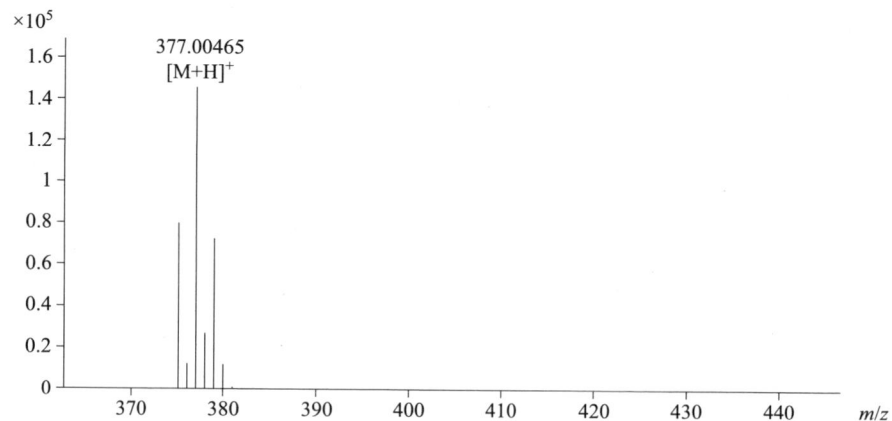

②正离子模式二级质谱图

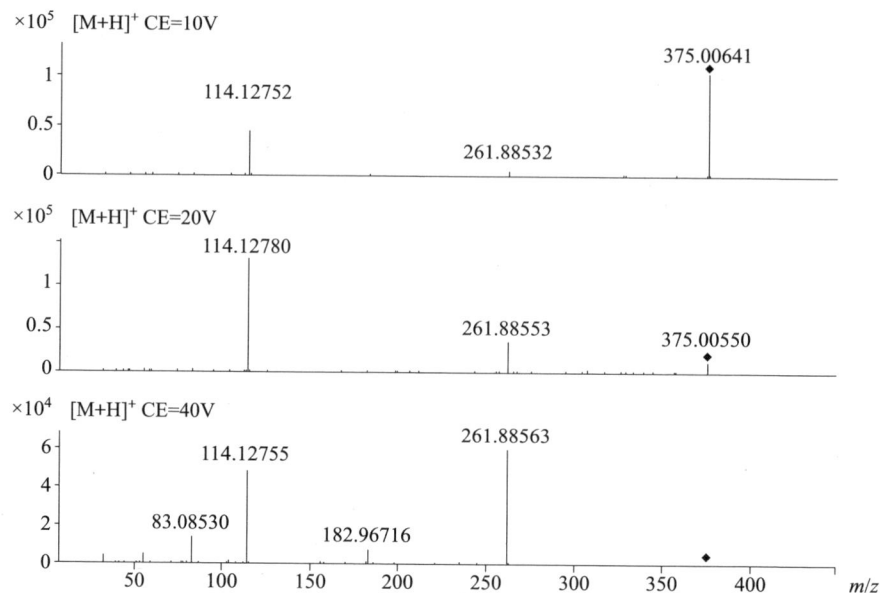

（2）杂质 I（*N*- 甲基 -*N*- 环己基 -2- 氨基 -3- 氯 -5- 溴苯甲胺或 *N*- 甲基 -*N*-环己基 -2- 氨基 -5- 氯 -3- 溴苯甲胺）质谱图

①正离子模式一级质谱图

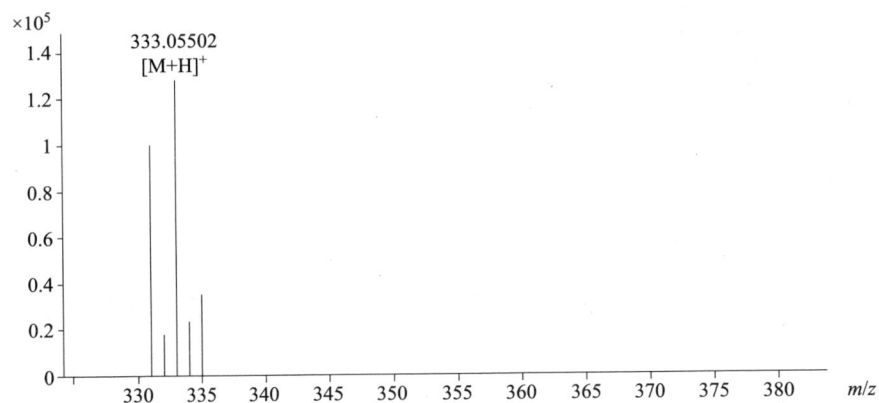

杂质 I 正离子模式下，准分子离子以［M+H］⁺为主。

②正离子模式二级质谱图

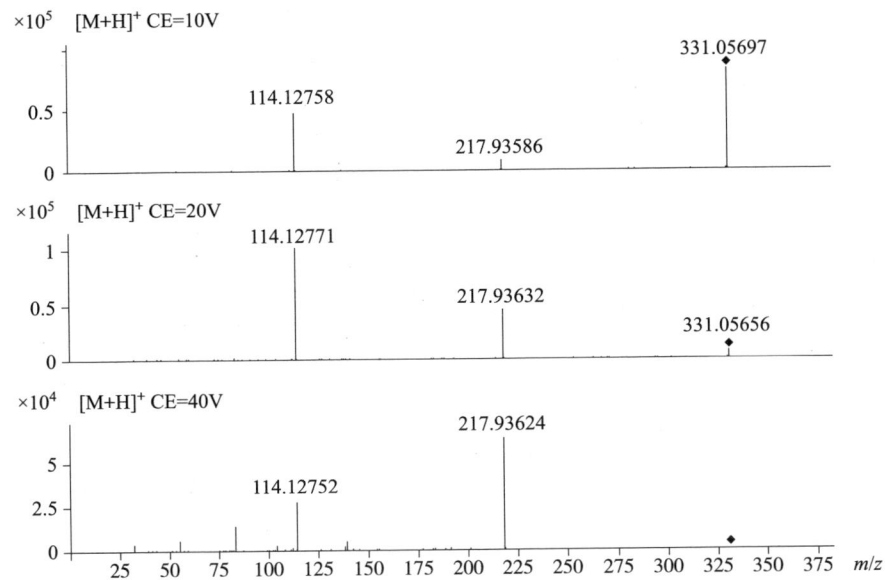

37　倍他米松

Betamethasone

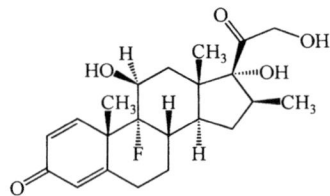

C$_{22}$H$_{29}$FO$_5$　392.47　CAS 号：378-44-9

本品为 16β- 甲基 -11β，17α，21- 三羟基 -9α- 氟孕甾 -1，4- 二烯 -3，20- 二酮。

一、基本信息

本品为白色或类白色结晶性粉末；无臭。在乙醇中略溶，在二氧六环中微溶，在水或三氯甲烷中几乎不溶。

1. 执行标准

《中国药典》2020 年版二部，第 1389 页　倍他米松。

2. 试验用样品

倍他米松，批号 Z01-141003，浙江仙居仙乐药业有限公司。

地塞米松，批号 Z20-190501，浙江仙居仙乐药业有限公司。

3. 杂质对照品信息

地塞米松

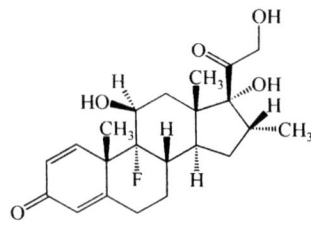

C$_{22}$H$_{29}$FO$_5$　392.47

二、溶液配制

1. 系统适用性溶液

取地塞米松对照品适量，加供试品溶液适量并用流动相稀释制成每 1ml 中含倍他米松与地塞米松各 40μg 的溶液。

2. 供试品溶液

取本品适量，加流动相溶解并稀释制成每 1ml 中约含 0.4mg 的溶液。

三、系统适用性要求

系统适用性溶液色谱图中，倍他米松峰与地塞米松峰之间的分离度应大于 1.9。

四、高效液相色谱法

1. HPLC 色谱条件

色谱柱：用十八烷基硅烷键合硅胶为填充剂；流动相：乙腈 - 水（25：75）；检测波长：240nm；进样体积：20μl，记录色谱图至主成分峰保留时间的 2.5 倍。

2. 系统适用性溶液色谱图

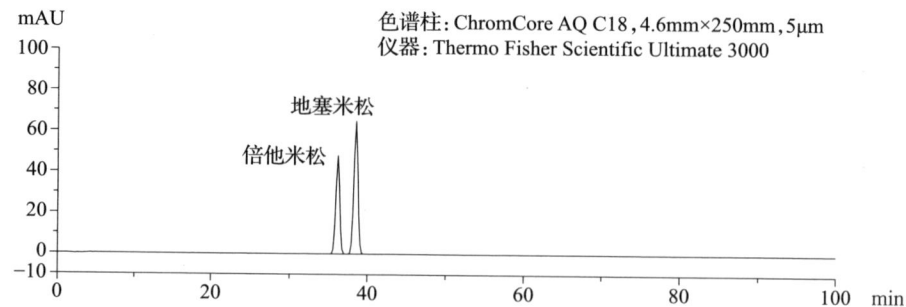

色谱柱：ChromCore AQ C18，4.6mm×250mm，5μm
仪器：Thermo Fisher Scientific Ultimate 3000

3. 紫外光谱图

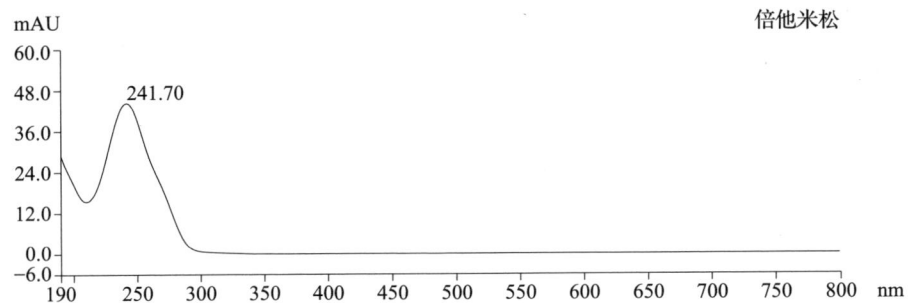

倍他米松

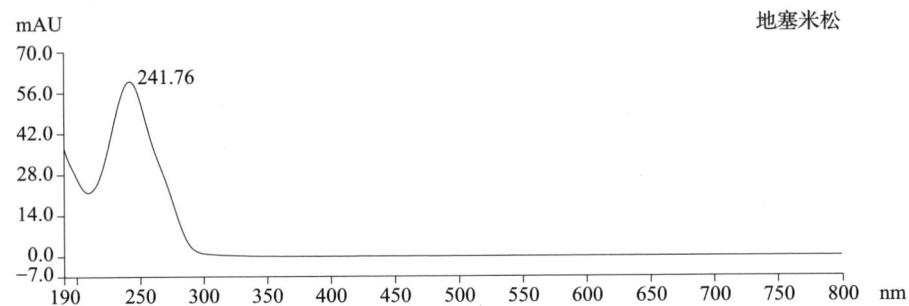

地塞米松

5. 其他型号色谱柱系统适用性色谱图及数据汇总表

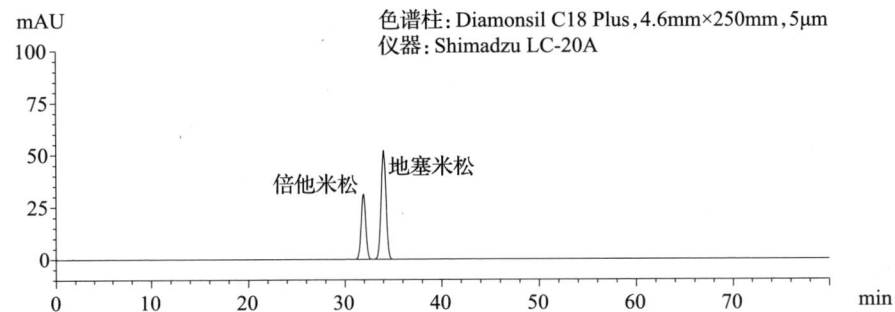

色谱柱：Diamonsil C18 Plus，4.6mm×250mm，5μm
仪器：Shimadzu LC-20A

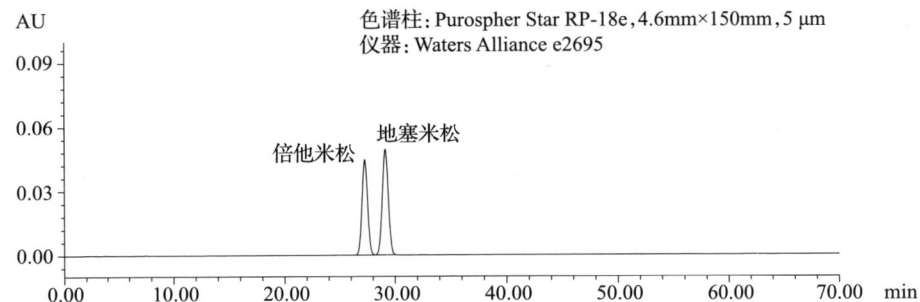

色谱柱：Purospher Star RP-18e，4.6mm×150mm，5 μm
仪器：Waters Alliance e2695

4. 供试品溶液有关物质色谱图

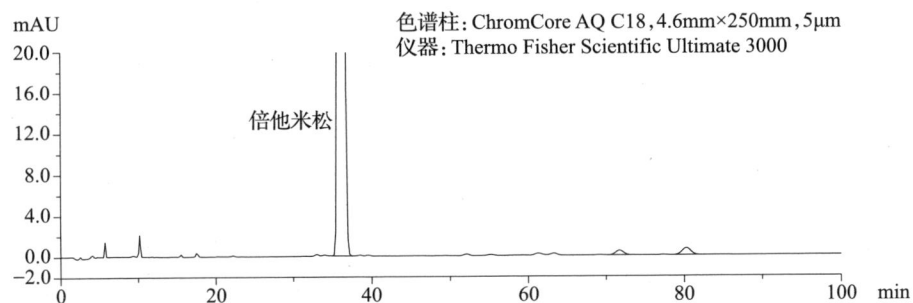

色谱柱：ChromCore AQ C18，4.6mm×250mm，5μm
仪器：Thermo Fisher Scientific Ultimate 3000

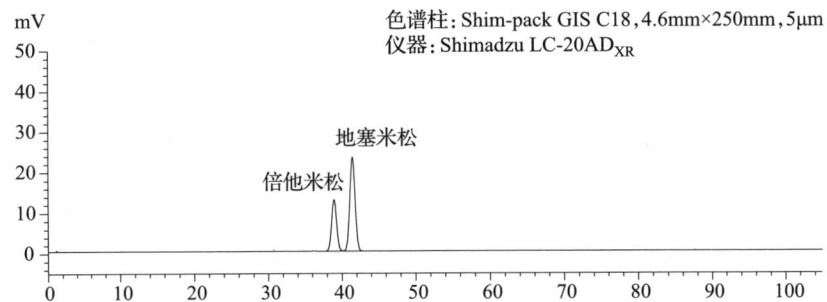

色谱柱：Shim-pack GIS C18，4.6mm×250mm，5μm
仪器：Shimadzu LC-20AD$_{XR}$

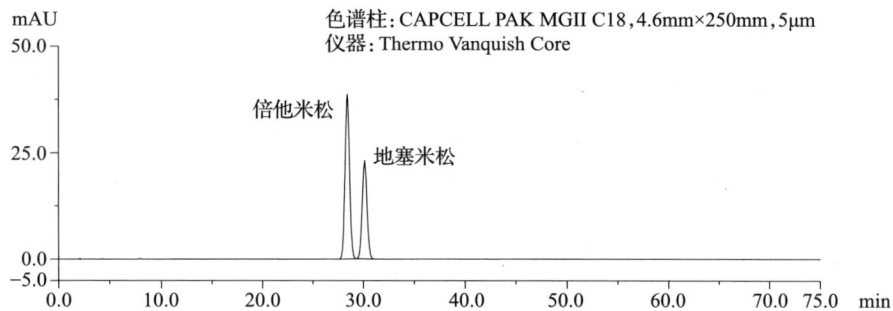

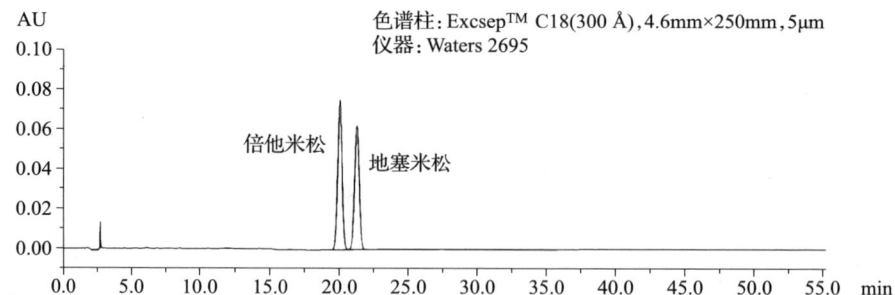

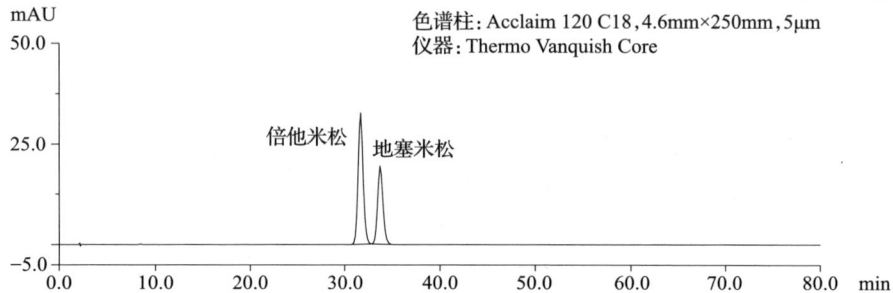

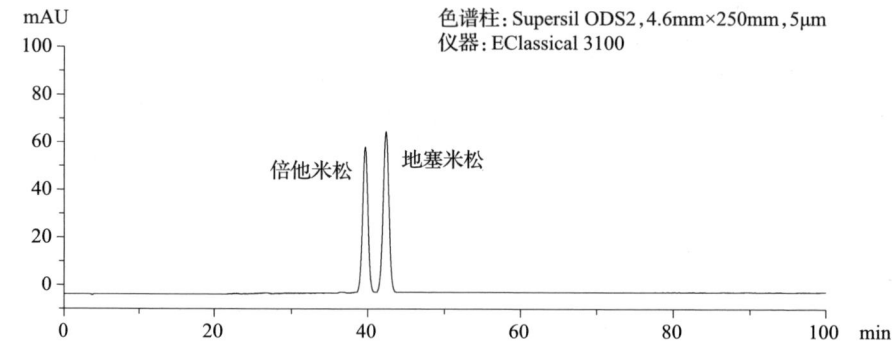

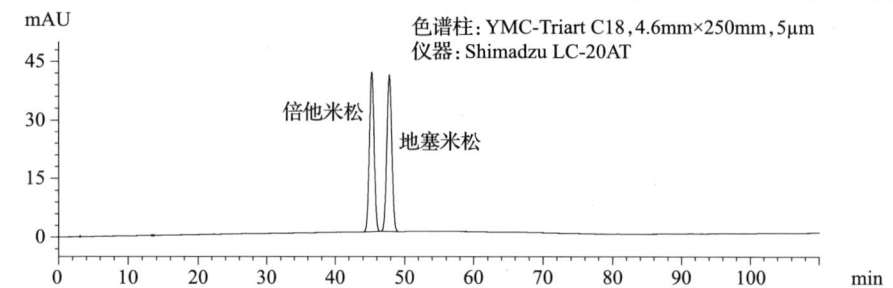

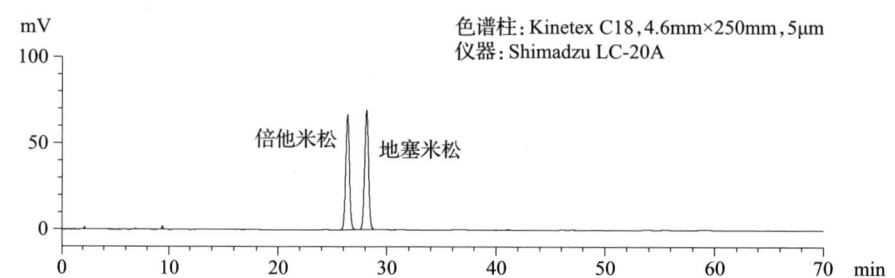

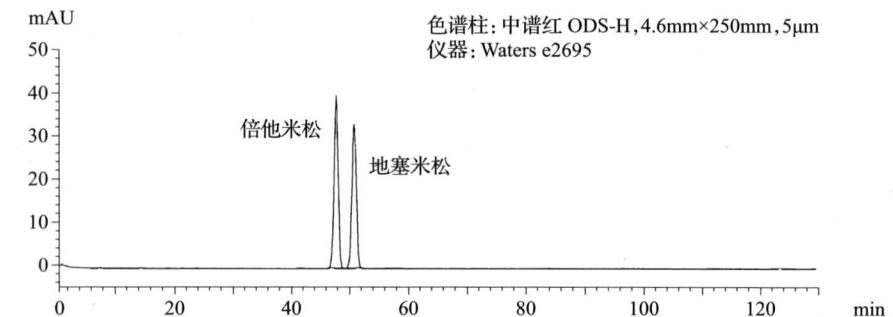

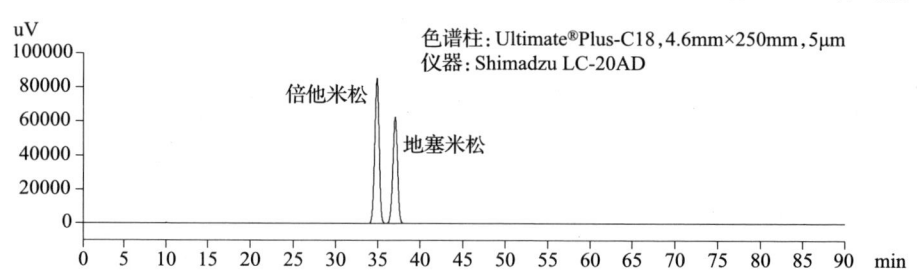

各型号色谱柱系统适用性数据汇总表

色谱柱名称	色谱柱规格	组分	保留时间（min）	理论板数	拖尾因子	分离度	备注
ChromCore AQ C18	4.6mm×250mm，5μm	倍他米松	36.157	24315	1.01	/	柱温：25℃ 流速：1ml/min
		地塞米松	38.470	24275	1.01	2.42	
Diamonsil C18 Plus	4.6mm×250mm，5μm	倍他米松	31.929	20478	1.01	/	柱温：25℃ 流速：1ml/min
		地塞米松	34.023	20095	1.01	2.26	
Purospher Star RP-18e	4.6mm×150mm，5μm	倍他米松	27.261	13220	1.03	/	柱温：25℃ 流速：1ml/min
		地塞米松	29.122	13308	1.02	1.91	
Shim-pack GIS C18	4.6mm×250mm，5μm	倍他米松	38.935	14876	1.01	/	柱温：25℃ 流速：1.5ml/min
		地塞米松	41.447	14944	1.01	1.91	
CAPCELL PAK MGII C18	4.6mm×250mm，5μm	倍他米松	28.433	19342	1.06	/	柱温：30℃ 流速：1.5ml/min
		地塞米松	30.123	19355	1.06	2.01	
Acclaim 120 C18	4.6mm×250mm，5μm	倍他米松	31.663	17501	1.11	/	柱温：30℃ 流速：1.5ml/min
		地塞米松	33.703	17542	1.11	2.07	
YMC-Triart C18	4.6mm×250mm，5μm	倍他米松	45.252	20588	1.02	/	柱温：30℃ 流速：1ml/min
		地塞米松	47.768	20460	1.03	1.94	
中谱红 ODS-H	4.6mm×250mm，5μm	倍他米松	47.783	21615	0.97	/	柱温：25℃ 流速：1ml/min
		地塞米松	50.865	22023	0.96	2.27	
Excsep™ C18（300Å）	4.6mm×250mm，5μm	倍他米松	20.022	18255	0.99	/	柱温：30℃ 流速：1ml/min
		地塞米松	21.254	18411	0.99	1.99	
Supersil ODS2	4.6mm×250mm，5μm	倍他米松	39.673	14800	0.98	/	柱温：35℃ 流速：1ml/min
		地塞米松	42.402	14600	1.00	2.02	
Kinetex C18	4.6mm×250mm，5μm	倍他米松	26.356	27470	1.05	/	柱温：25℃ 流速：1ml/min
		地塞米松	28.120	27552	1.04	2.69	
Ultimate® Plus-C18	4.6mm×250mm，5μm	倍他米松	34.867	20463	1.01	/	柱温：30℃ 流速：1ml/min
		地塞米松	37.048	20437	1.01	2.17	

五、超高效液相色谱法

1. UHPLC 方法一

（1）色谱条件　仪器：Agilent 1260 Infinity Bin；色谱柱：Poroshell 120 SB-C18，3.0mm×100mm，2.7μm；柱温：25℃；流动相：乙腈 - 水（25：75）；流速：0.8ml/min；检测波长：240nm；进样体积：4μl，记录色谱图至主成分峰保留时间的 2.5 倍。

（2）色谱图

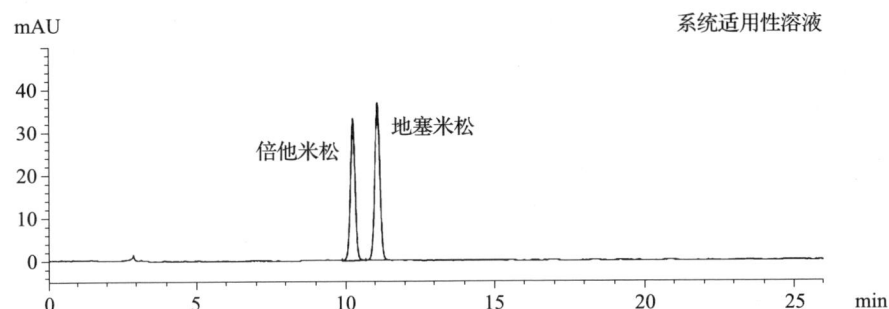

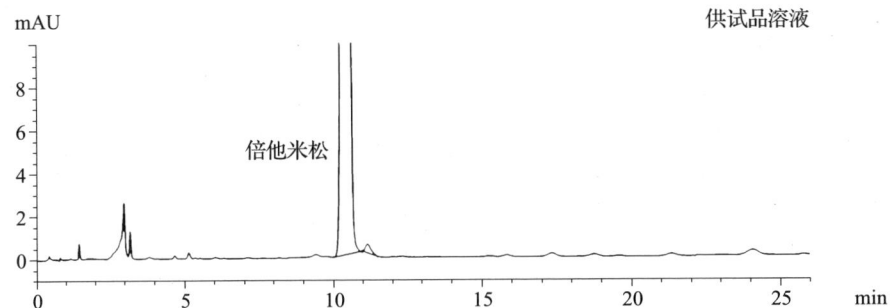

2. UHPLC 方法二

（1）色谱条件　仪器：Waters ACQUITY UPLC H-Class；色谱柱：Endeavorsil C18，2.1mm×100mm，1.8μm；柱温：25℃；流动相：乙腈 - 水（25：75）；流速：0.15ml/min；检测波长：240nm；进样体积：2μl，记录色谱图至主成分峰保留时间的 2.5 倍。

（2）色谱图

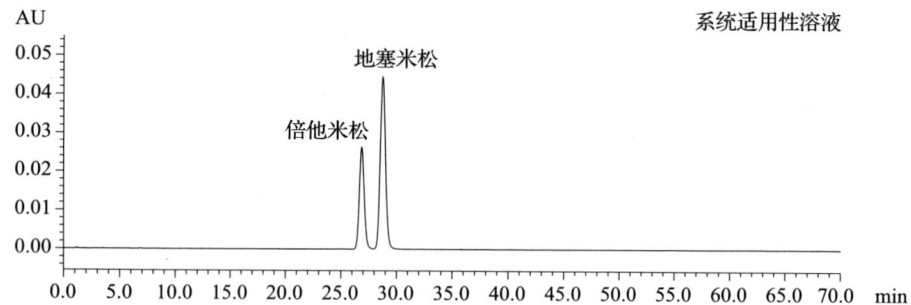

系统适用性溶液

倍他米松

地塞米松

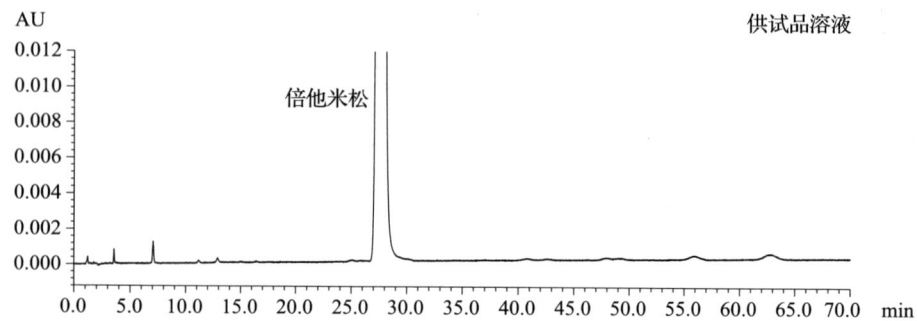

供试品溶液

倍他米松

3. UHPLC 方法三

（1）色谱条件　仪器：Shimadzu LC-2040C 3D；色谱柱：Shim-pack GIST-HP C18-AQ，2.1mm×100mm，1.9μm；柱温：30℃；流动相：乙腈 - 水（25∶75）；流速：0.3ml/min；检测波长：240nm；进样体积：2μl，记录色谱图至主成分峰保留时间的 2.5 倍。

（2）色谱图

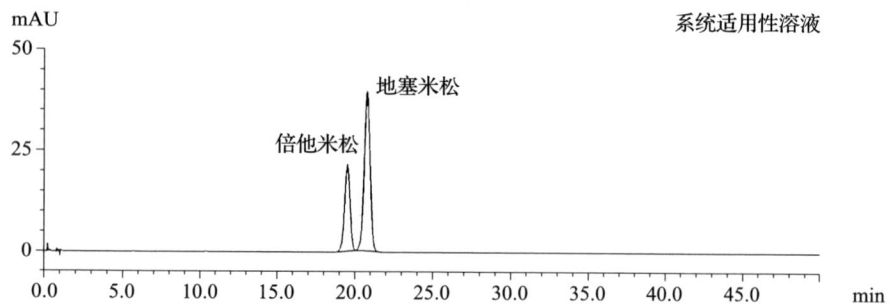

系统适用性溶液

倍他米松

地塞米松

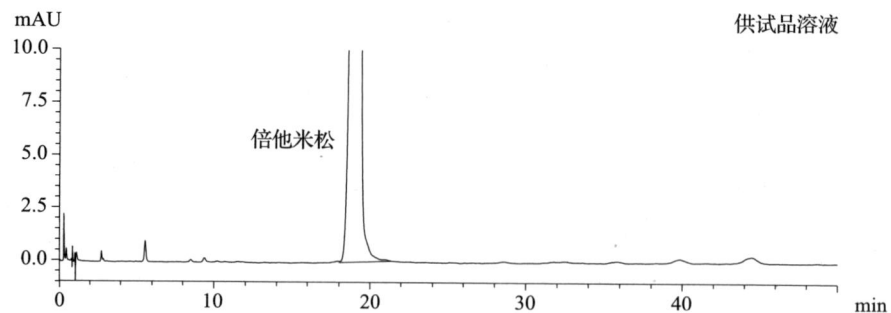

供试品溶液

倍他米松

4. UHPLC 方法四

（1）色谱条件　仪器：Thermo Vanquish；色谱柱：CAPCELL CORE C18，2.1mm×100mm，2.7μm；柱温：25℃；流动相：乙腈 - 水（25∶75）；流速：0.4ml/min；检测波长：240nm；进样体积：2μl，记录色谱图至主成分峰保留时间的 2.5 倍。

（2）色谱图

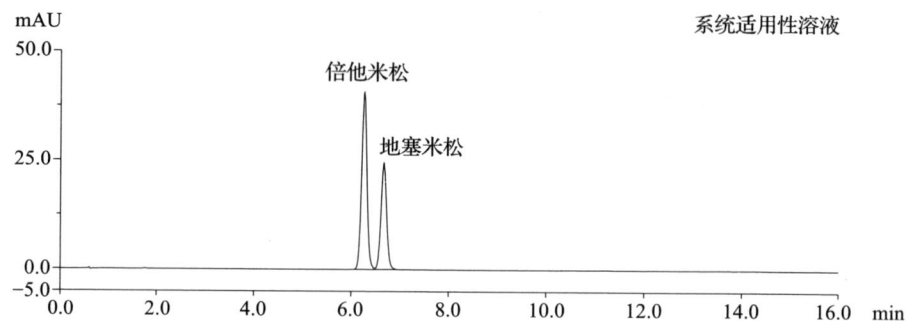

系统适用性溶液

倍他米松

地塞米松

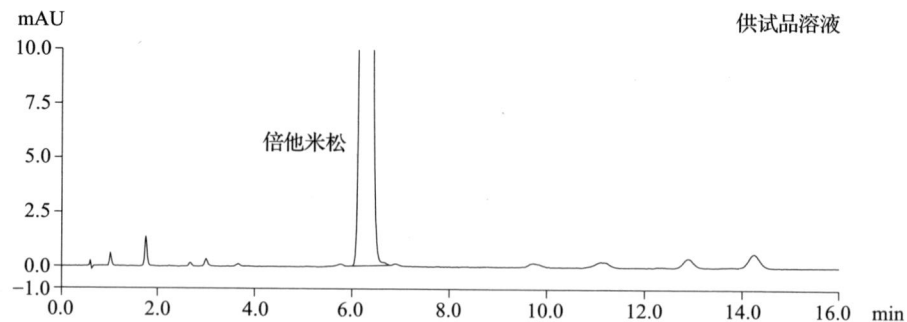

供试品溶液

倍他米松

5. UHPLC 方法五

（1）色谱条件　仪器：Thermo Fisher Vanquish Flex；色谱柱：Hypersil Gold VANQUISH C18，2.1mm×100mm，1.9μm；柱温：25℃；流动相：乙腈 - 水（25：75）；流速：0.5ml/min；检测波长：240nm；进样体积：2μl，记录色谱图至主成分峰保留时间的 2.5 倍。

（2）色谱图

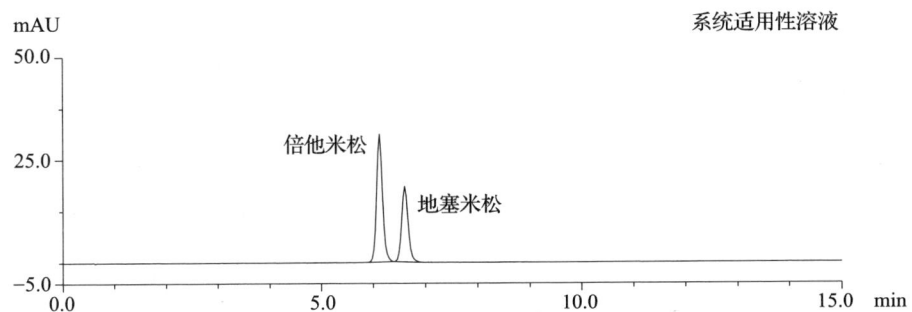

系统适用性溶液

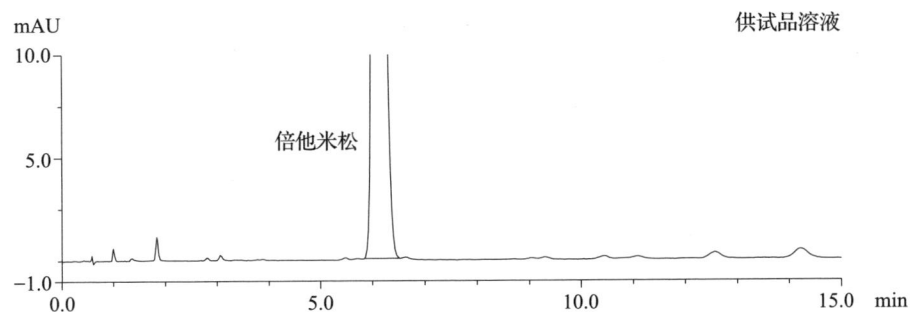

供试品溶液

各型号色谱柱系统适用性数据汇总表

色谱柱名称	色谱柱规格	组分	保留时间（min）	理论板数	拖尾因子	分离度
Poroshell 120 SB-C18	3.0mm×100mm，2.7μm	倍他米松	10.240	18954	1.00	/
		地塞米松	11.064	18830	1.00	2.67
Endeavorsil C18	2.1mm×100mm，1.8μm	倍他米松	26.879	17796	1.08	/
		地塞米松	28.762	17794	1.08	2.21
Shim-pack GIST-HP C18-AQ	2.1mm×100mm，1.9μm	倍他米松	19.511	14815	0.96	/
		地塞米松	20.781	14511	0.98	1.91
CAPCELL CORE C18	2.1mm×100mm，2.7μm	倍他米松	6.263	15678	1.10	/
		地塞米松	6.672	15829	1.12	1.98
Hypersil Gold VANQUISH C18	2.1mm×100mm，1.9μm	倍他米松	6.122	14297	1.12	/
		地塞米松	6.605	14309	1.12	2.27

六、质谱图

1. 质谱条件

Agilent 6546 四极杆飞行时间质谱仪；离子源：AJS 源；正 / 负离子检测模式；一级质谱扫描范围 m/z：50~1200；二级质谱扫描范围 m/z：25~1000；碰撞能量：2、5、10、20、40V。

2. 质谱图

（1）倍他米松质谱图

①正离子模式一级质谱图

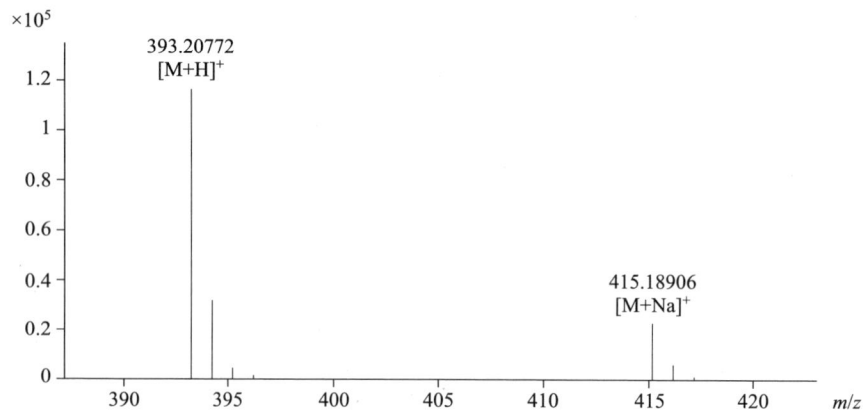

倍他米松正离子模式下,准分子离子以[M+H]⁺主,另外可以观察到[M+Na]⁺峰。

②正离子模式二级质谱图

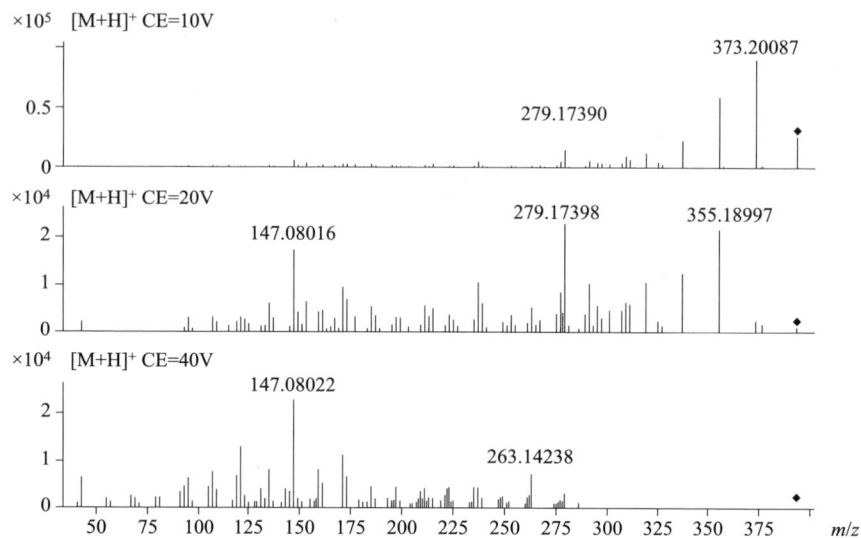

③负离子模式一级质谱图

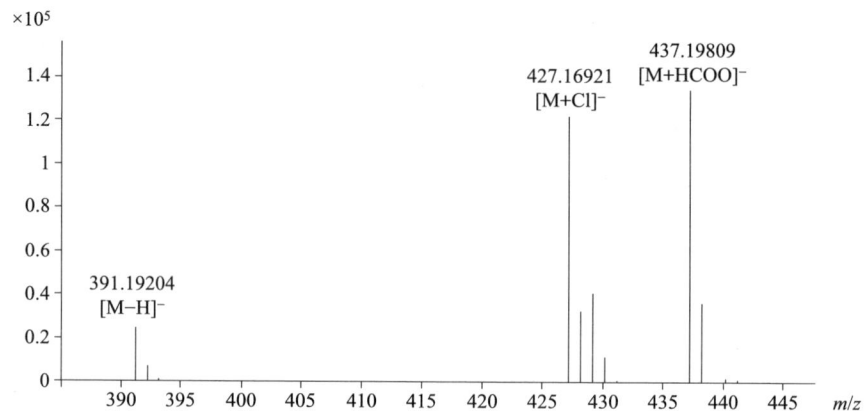

倍他米松负离子模式下,准分子离子以[M+Cl]⁻和[M+HCOO]⁻为主,另外可以观察到[M-H]⁻峰。

④负离子模式二级质谱图

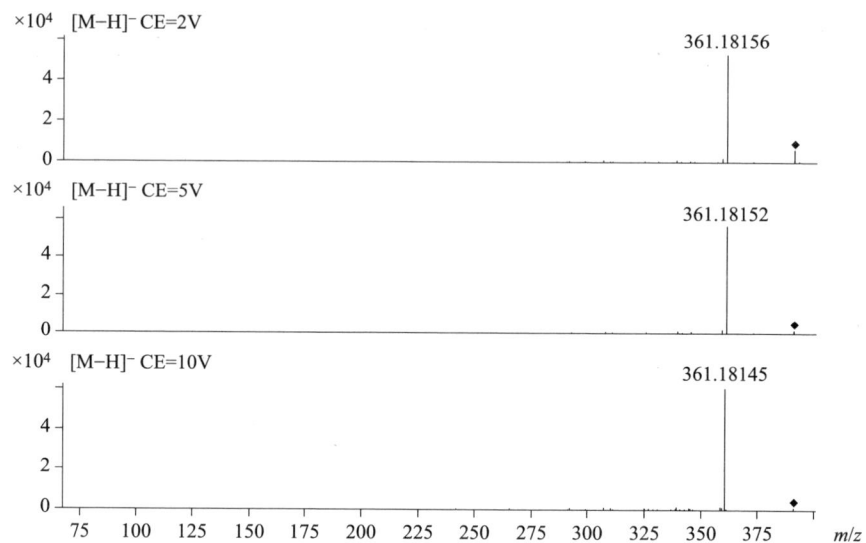

（2）地塞米松质谱图

①正离子模式一级质谱图

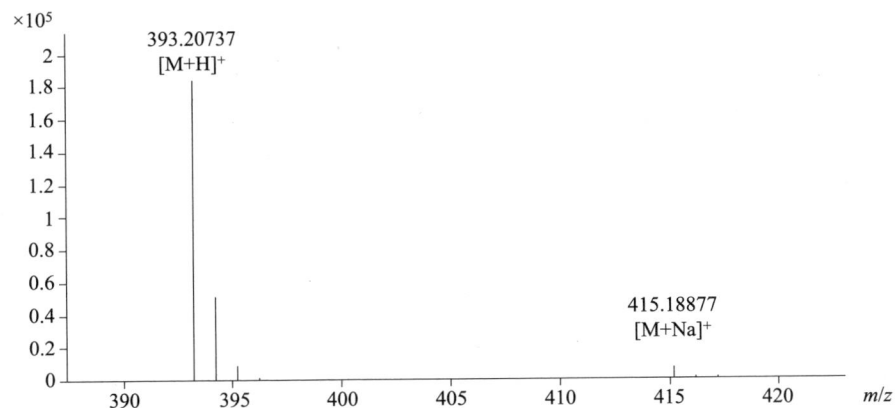

地塞米松正离子模式下，准分子离子以［M+H］⁺为主，另外可以观察到
［M+Na］⁺峰。

②正离子模式二级质谱图

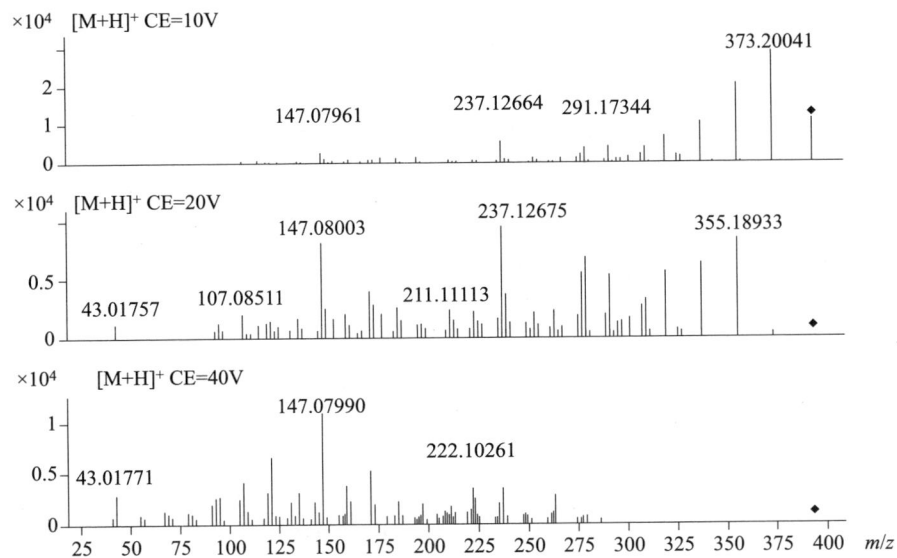

③负离子模式一级质谱图

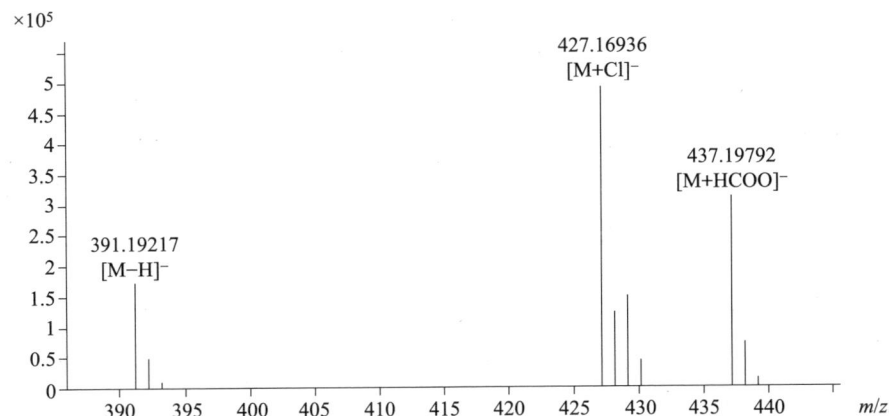

地塞米松负离子模式下，准分子离子以［M+Cl］⁻和［M+HCOO］⁻为主，另
外可以观察到［M-H］⁻峰。

④负离子模式二级质谱图

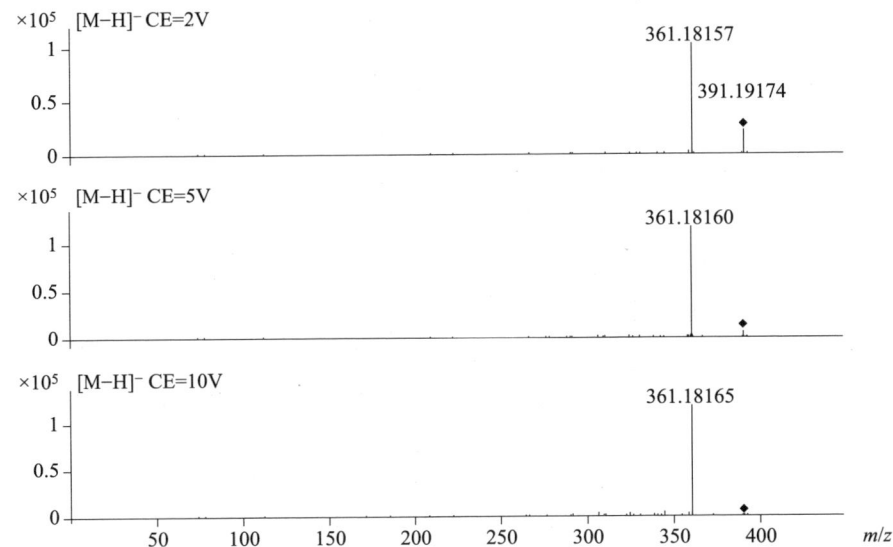

38 黄体酮

Progesterone

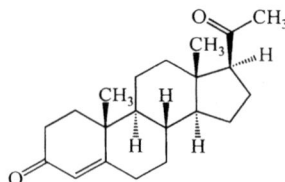

C$_{21}$H$_{30}$O$_2$ 314.47 CAS 号：57-83-0

本品为孕甾-4-烯-3，20-二酮。

一、基本信息

本品为白色或类白色的结晶性粉末；无臭。在三氯甲烷中极易溶解，在乙醇，乙醚或植物油中溶解，在水中不溶。

1. 执行标准

《中国药典》2020 年版二部，第 1438 页 黄体酮。

2. 试验用样品

黄体酮，批号 Y011-200901，浙江仙琚制药股份有限公司。

二、溶液配制

1. 系统适用性溶液

取黄体酮 25mg，置 25ml 量瓶中，加 0.1mol/L 氢氧化钠甲醇溶液 10ml 使溶解，置 60℃水浴中保温 4 小时，放冷，用 1mol/L 盐酸溶液调节至中性，用甲醇稀释至刻度，摇匀。

2. 供试品溶液

取本品，加甲醇溶解并稀释制成每 1ml 中约含 1mg 的溶液。

三、系统适用性要求

系统适用性溶液色谱图中，黄体酮峰的保留时间约为 12 分钟，黄体酮峰与相对保留时间约为 1.1 的降解产物峰之间的分离度应大于 4.0。

四、高效液相色谱法

1. HPLC 色谱条件

色谱柱：用辛基硅烷键合硅胶为填充剂；流动相：甲醇 - 乙腈 - 水（25：35：40）；检测波长：241nm；进样体积：10μl，记录色谱图至主成分峰保留时间的 2 倍。

2. 系统适用性溶液色谱图

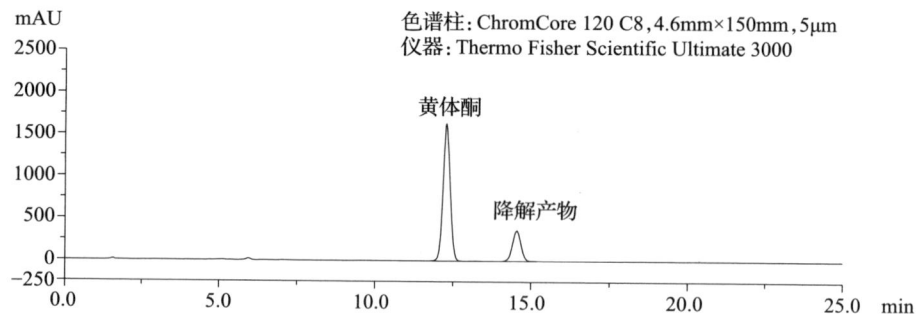

3. 紫外光谱图

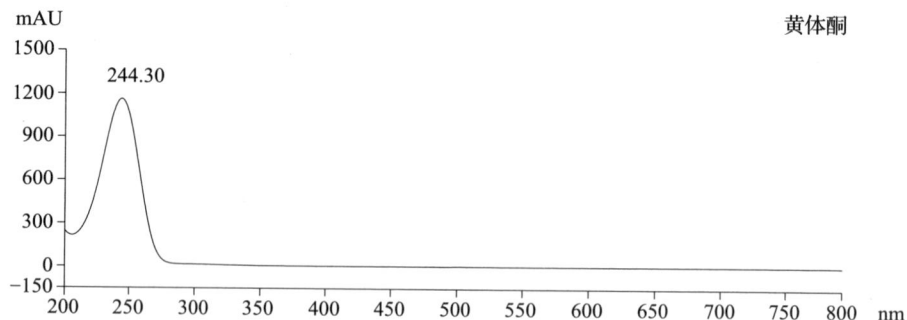

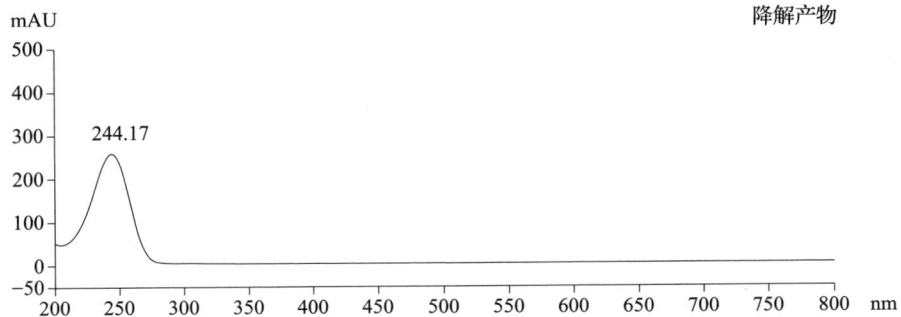

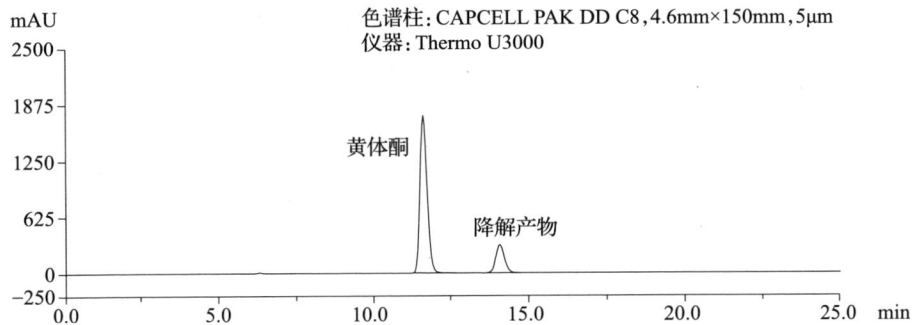

色谱柱：CAPCELL PAK DD C8，4.6mm×150mm，5μm
仪器：Thermo U3000

4. 供试品溶液有关物质色谱图

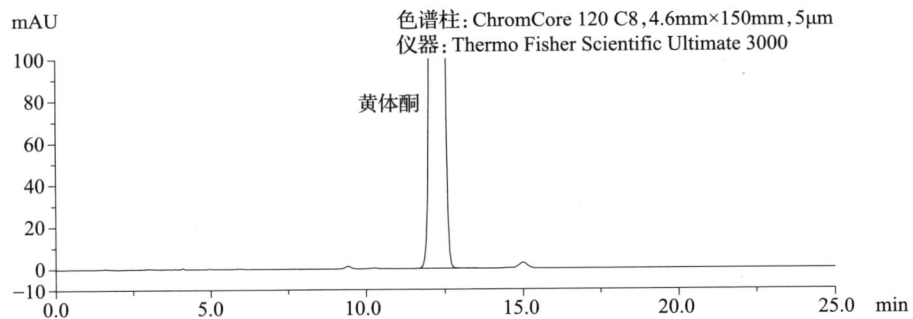

色谱柱：ChromCore 120 C8，4.6mm×150mm，5μm
仪器：Thermo Fisher Scientific Ultimate 3000

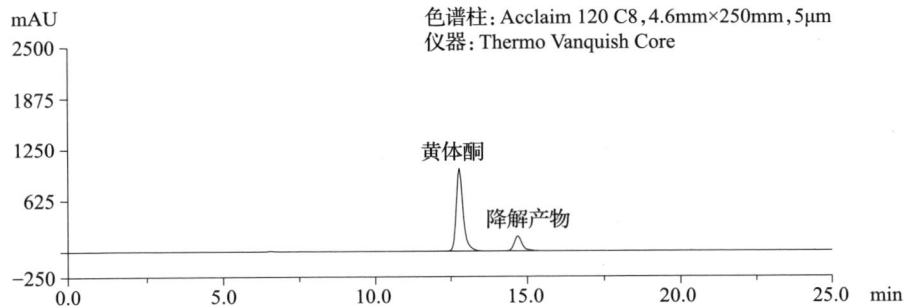

色谱柱：Acclaim 120 C8，4.6mm×250mm，5μm
仪器：Thermo Vanquish Core

5. 其他型号色谱柱系统适用性色谱图及数据汇总表

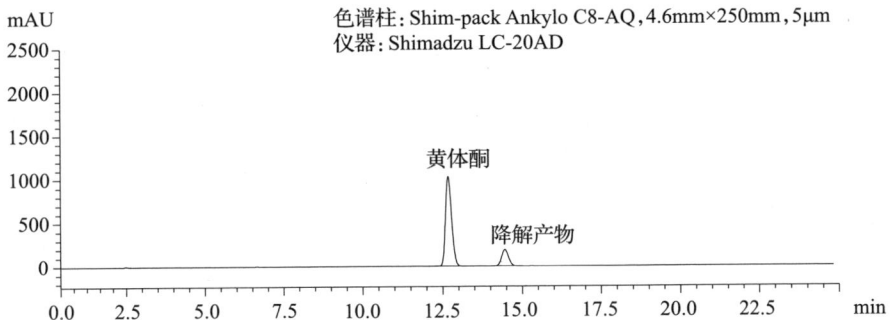

色谱柱：Shim-pack Ankylo C8-AQ，4.6mm×250mm，5μm
仪器：Shimadzu LC-20AD

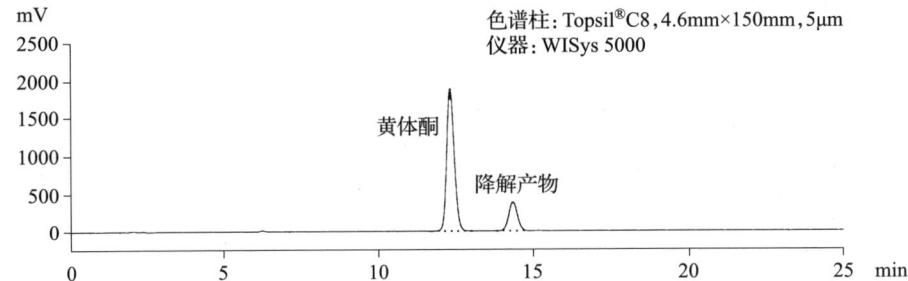

色谱柱：Topsil®C8，4.6mm×150mm，5μm
仪器：WISys 5000

色谱柱：XBridge C8, 4.6mm×250mm, 5μm
仪器：Waters Arc HPLC

AU

黄体酮

降解产物

色谱柱：Luna C8(2), 4.6mm×250mm, 5μm
仪器：Shimadzu LC-20A

mV

黄体酮

降解产物

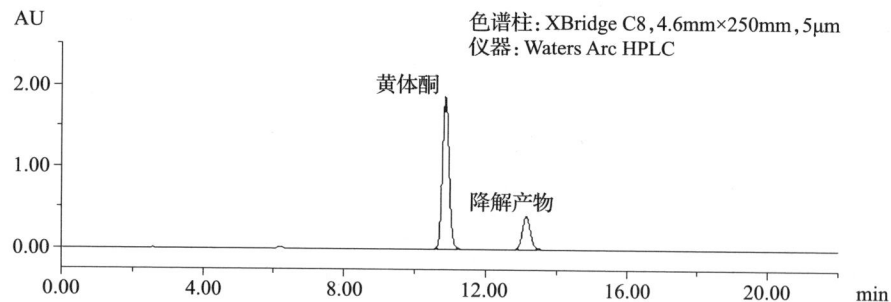

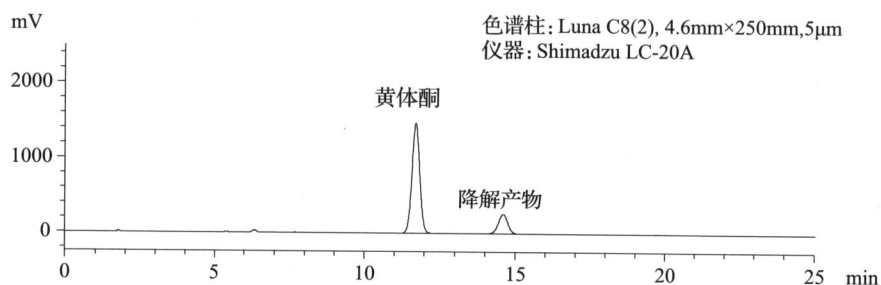

各型号色谱柱系统适用性数据汇总表

色谱柱名称	色谱柱规格	组分	保留时间（min）	理论板数	拖尾因子	分离度	备注
ChromCore 120 C8	4.6mm × 150mm, 5μm	黄体酮	12.273	13691	1.10	/	柱温：25℃ 流速：1ml/min
		降解产物	14.547	13853	1.02	4.97	
Shim-pack Ankylo C8-AQ	4.6mm × 250mm, 5μm	黄体酮	12.651	18486	1.25	/	柱温：30℃ 流速：1ml/min
		降解产物	14.457	19401	1.10	4.59	

续表

色谱柱名称	色谱柱规格	组分	保留时间（min）	理论板数	拖尾因子	分离度	备注
CAPCELL PAK DD C8	4.6mm × 150mm, 5μm	黄体酮	11.587	11823	1.34	/	柱温：25℃ 流速：0.8ml/min
		降解产物	14.043	12207	1.19	5.26	
Acclaim 120 C8	4.6mm × 250mm, 5μm	黄体酮	12.780	17161	1.35	/	柱温：25℃ 流速：1.5ml/min
		降解产物	14.687	17280	1.33	4.56	
Topsil® C8	4.6mm × 150mm, 5μm	黄体酮	12.310	12261	1.17	/	柱温：30℃ 流速：0.8ml/min
		降解产物	14.318	12761	1.03	4.23	
XBridge C8	4.6mm × 250mm, 5μm	黄体酮	10.850	16512	1.16	/	柱温：30℃ 流速：1ml/min
		降解产物	13.118	16724	1.12	6.12	
Luna C8（2）	4.6mm × 250mm, 5μm	黄体酮	11.794	10377	1.06	/	柱温：30℃ 流速：0.9ml/min
		降解产物	14.603	10828	0.97	5.48	

五、超高效液相色谱法

1. UHPLC 方法一

（1）色谱条件　仪器：Thermo Fisher Scientific Ultimate 3000；色谱柱：ChromCore 120 C8, 2.1mm × 100mm, 1.8μm；柱温：25℃；流动相：甲醇 - 乙腈 - 水（25：35：40）；流速：0.25ml/min；检测波长：241nm；进样体积：2μl, 记录色谱图至主成分峰保留时间的 2 倍。

（2）色谱图

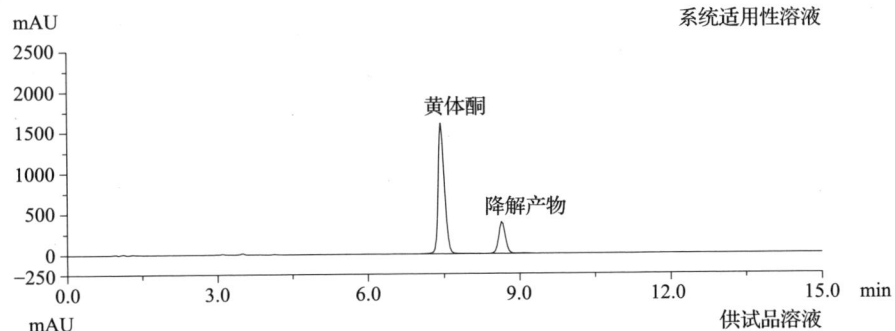

系统适用性溶液

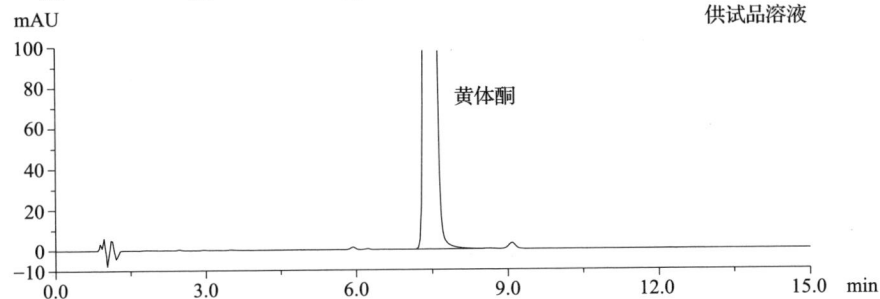

供试品溶液

2. UHPLC 方法二

（1）色谱条件　仪器：Waters ACQUITY UPLC H-Class；色谱柱：ACQUITY UPLC BEH C8 2.1mm×100mm，1.7μm；柱温：30℃；流动相：甲醇 - 乙腈 - 水（25：35：40）；流速：0.4ml/min；检测波长：241nm；进样体积：1μl，记录色谱图至主成分峰保留时间的 2 倍。

（2）色谱图

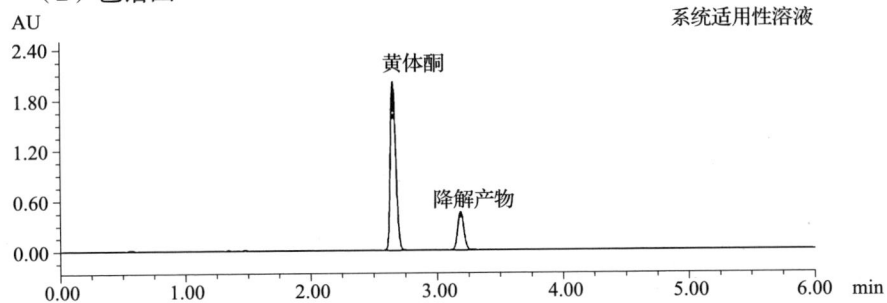

系统适用性溶液

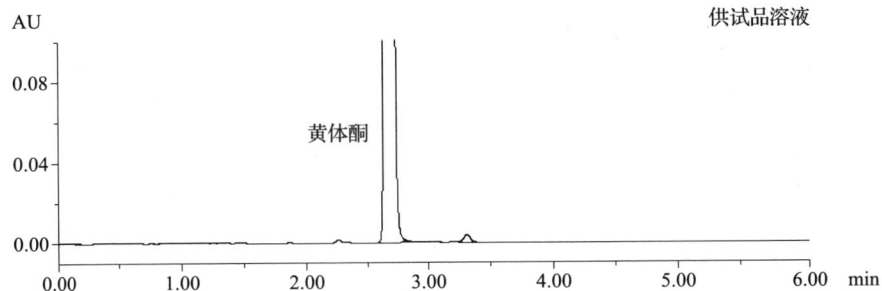

供试品溶液

3. UHPLC 方法三

（1）色谱条件　仪器：Agilent 1260 Infinity Ⅱ；色谱柱：Poroshell 120 HPH-C8，3.0mm×100mm，2.7μm；柱温：25℃；流动相：甲醇 - 乙腈 - 水（25：35：40）；流速：0.8ml/min；检测波长：241nm；进样体积：2μl，记录色谱图至主成分峰保留时间的 2 倍。

（2）色谱图

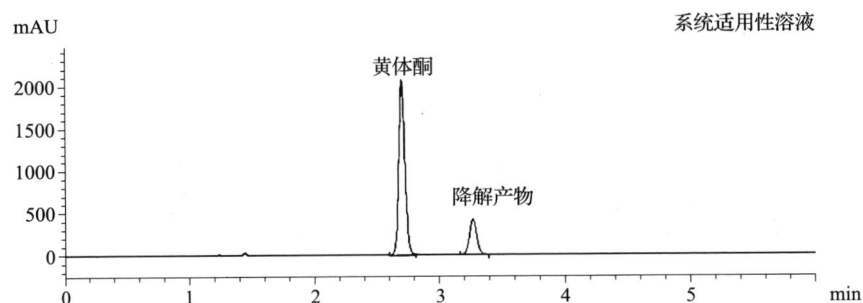

系统适用性溶液

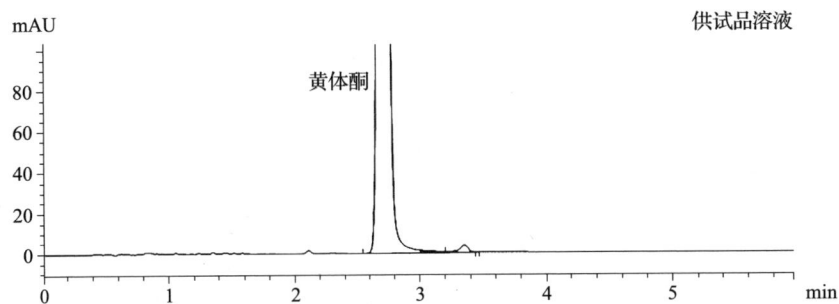

供试品溶液

各型号色谱柱系统适用性数据汇总表

色谱柱名称	色谱柱规格	组分	保留时间（min）	理论板数	拖尾因子	分离度
ChromCore 120 C8	2.1mm × 100mm, 1.8μm	黄体酮	7.440	17828	1.30	/
		降解产物	8.647	20443	1.05	5.19
ACQUITY UPLC BEH C8	2.1mm × 100mm, 1.7μm	黄体酮	2.652	18417	1.15	/
		降解产物	3.180	20262	1.08	6.30
Poroshell 120 HPH-C8	3.0mm × 100mm, 2.7μm	黄体酮	2.700	14631	1.11	/
		降解杂质	3.266	15592	1.02	5.85

六、质谱图

1. 质谱条件

Agilent 6546 四极杆飞行时间质谱仪；离子源：AJS 源；正离子检测模式；一级质谱扫描范围 m/z：50~1200；二级质谱扫描范围 m/z：25~1000；碰撞能量：10、20、40V。

2. 质谱图

①正离子模式一级质谱图

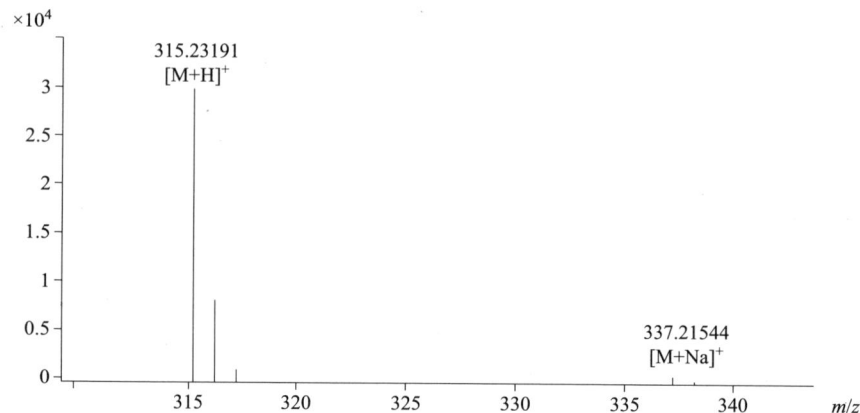

黄体酮正离子模式下，准分子离子以［M+H］$^+$ 为主，另外可以观察到［M+Na］$^+$ 峰。

②正离子模式二级质谱图

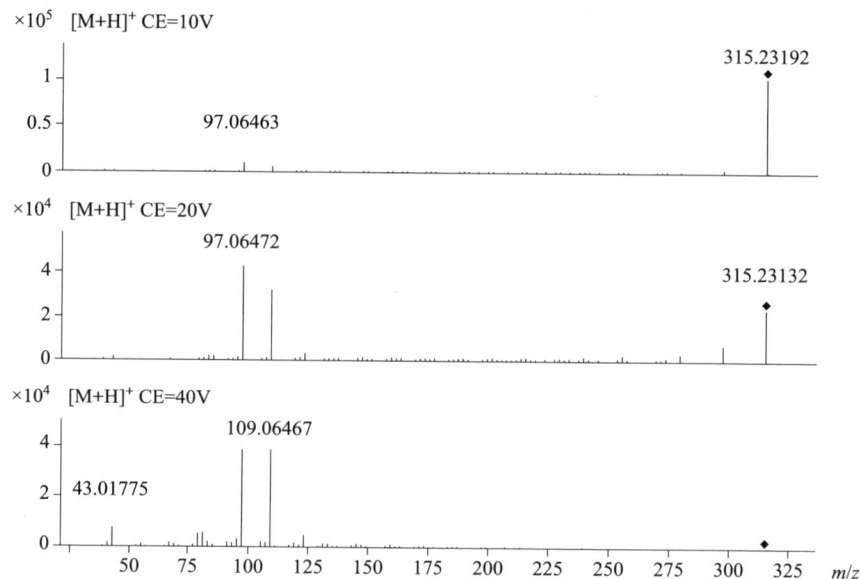

39　辅酶 Q_{10}

Ubidecarenone

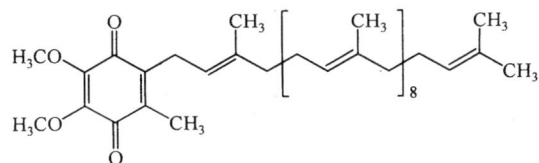

$C_{59}H_{90}O_4$　863.36　CAS 号: 303-98-0

本品为 2-[(全-E)3,7,11,15,19,23,27,31,35,39-十甲基-2,6,10,14,18,22,26,30,34,38-四十癸烯基]-5,6-二甲氧基-3-甲基-p-苯醌。

一、基本信息

本品为黄色至橙黄色结晶性粉末；无臭无味；遇光易分解。在正己烷中易溶，在丙酮中溶解，在乙醇中极微溶解，在水中不溶。

1. 执行标准

《中国药典》2020 年版二部，第 1457 页　辅酶 Q_{10}。

2. 试验用样品

辅酶 Q_{10}，批号 D0，浙江医药股份有限公司新昌制药厂。

辅酶 Q_9，批号 R08350，USP，浙江医药股份有限公司新昌制药厂。

3. 对照品信息

辅酶 Q_9

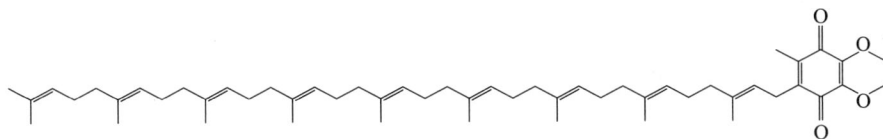

$C_{54}H_{82}O_4$　795.23

二、溶液配制（避光操作）

1. 系统适用性溶液

取辅酶 Q_{10} 对照品和辅酶 Q_9 对照品适量，用无水乙醇溶解并稀释制成每 1ml 中各约含 0.2mg 的混合溶液。

2. 供试品溶液

取本品 20mg，精密称定，加无水乙醇约 40ml，在 50℃水浴中振摇溶解，放冷后，移至 100ml 量瓶中，用无水乙醇稀释至刻度，摇匀。

三、系统适用性要求

系统适用性溶液色谱图中，辅酶 Q_9 峰与辅酶 Q_{10} 峰之间的分离度应大于 6.5，理论板数按辅酶 Q_{10} 峰计算不低于 3000；灵敏度溶液色谱图中，主成分色谱峰高的信噪比不小于 10。

四、高效液相色谱法

1. HPLC 色谱条件

色谱柱：用十八烷基硅烷键合硅胶为填充剂；柱温：35℃；流动相：甲醇-无水乙醇（1:1）；检测波长：275nm；进样体积：20μl，记录色谱图至主成分峰保留时间的 2 倍。

2. 系统适用性溶液色谱图

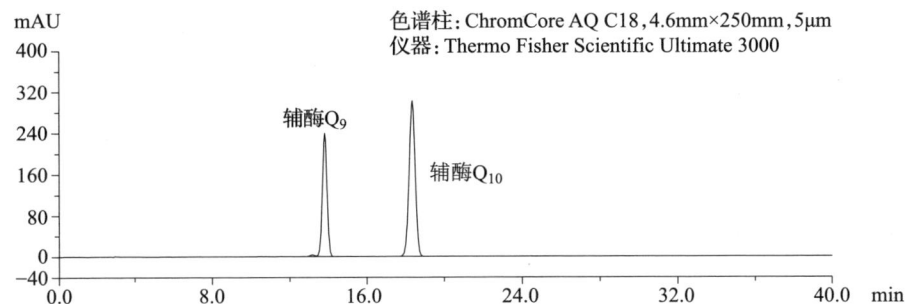

色谱柱: ChromCore AQ C18, 4.6mm×250mm, 5μm
仪器: Thermo Fisher Scientific Ultimate 3000

3. 紫外光谱图

辅酶Q₉

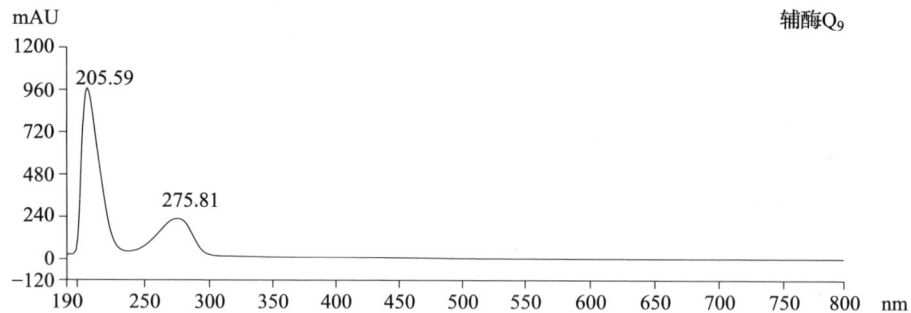

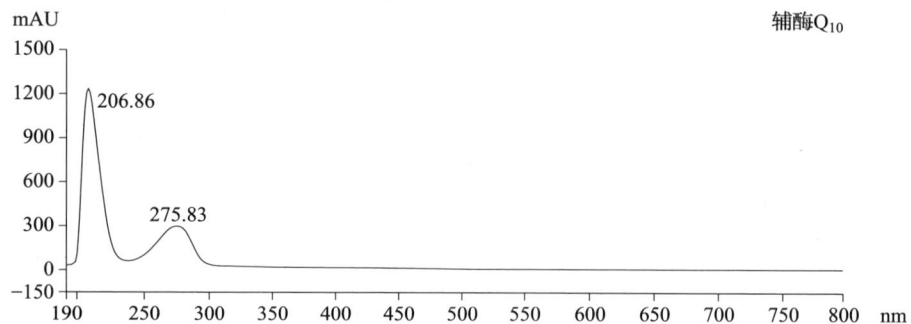

4. 供试品溶液有关物质色谱图

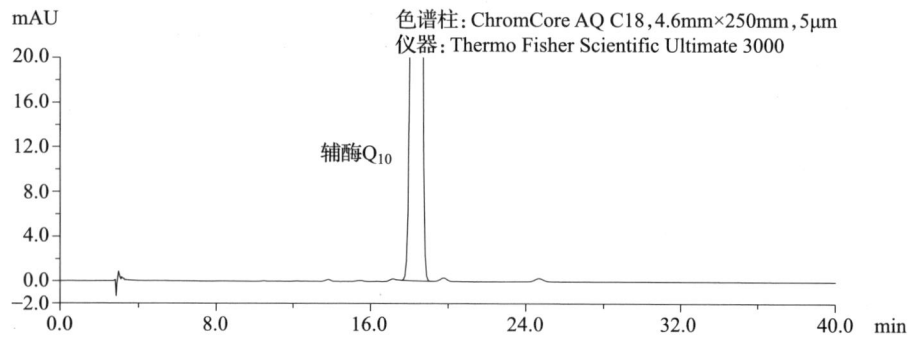

色谱柱：ChromCore AQ C18，4.6mm×250mm，5μm
仪器：Thermo Fisher Scientific Ultimate 3000

5. 其他型号色谱柱系统适用性色谱图及数据汇总表

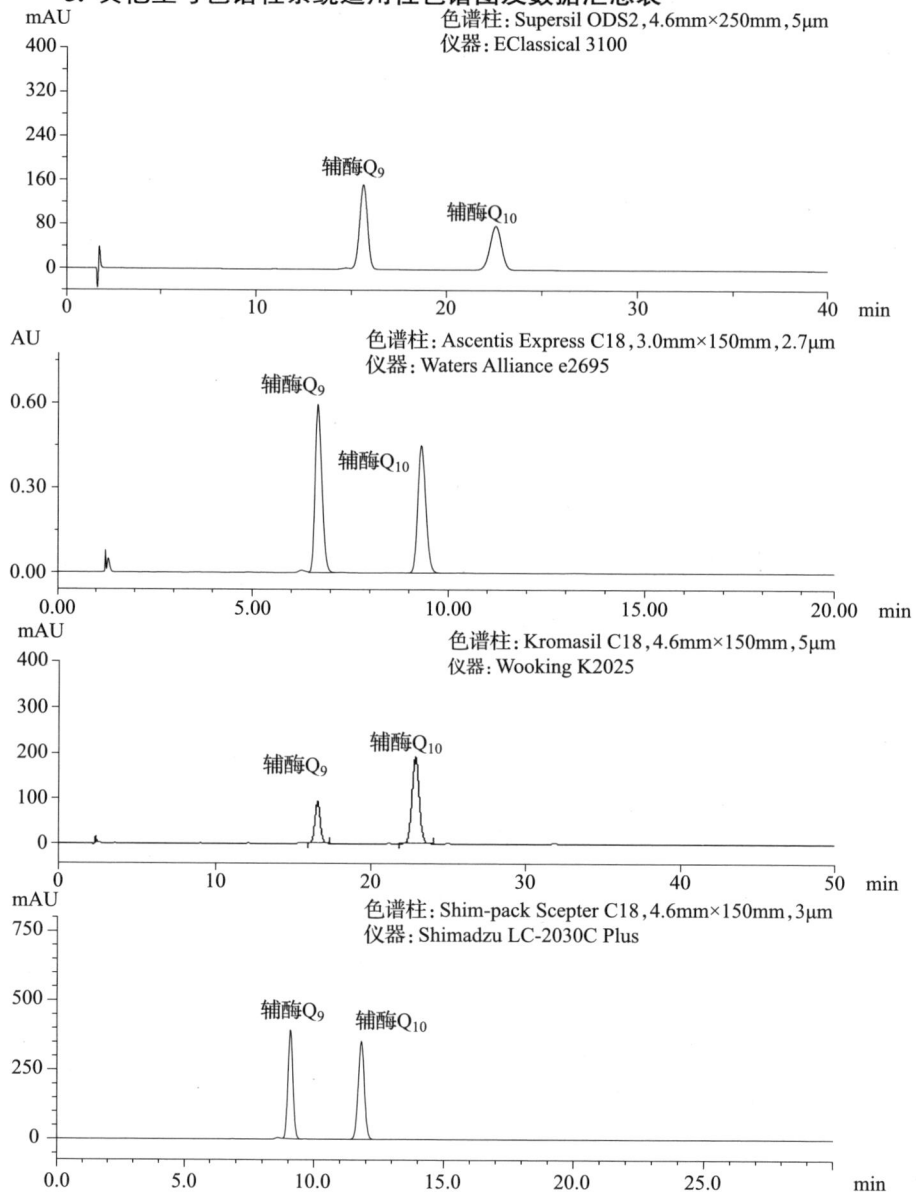

色谱柱：Supersil ODS2，4.6mm×250mm，5μm
仪器：EClassical 3100

色谱柱：Ascentis Express C18，3.0mm×150mm，2.7μm
仪器：Waters Alliance e2695

色谱柱：Kromasil C18，4.6mm×150mm，5μm
仪器：Wooking K2025

色谱柱：Shim-pack Scepter C18，4.6mm×150mm，3μm
仪器：Shimadzu LC-2030C Plus

色谱柱：CAPCELL PAK MGII C18，4.6mm×250mm，5μm
仪器：Thermo U3000

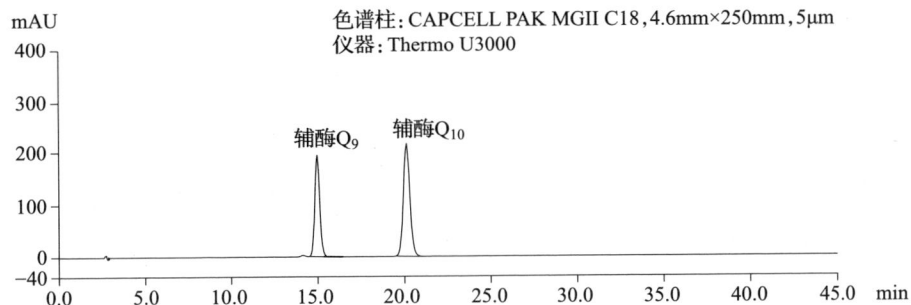

色谱柱：Symmetry C18，4.6mm×250mm，5μm
仪器：Waters Arc HPLC

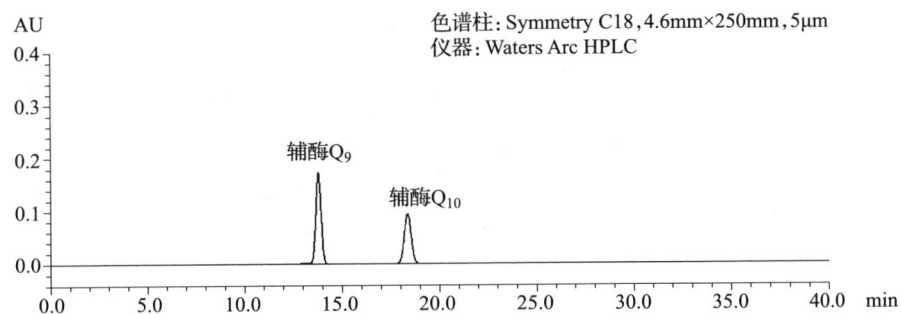

色谱柱：Ultimate®Plus-C18，4.6mm×250mm，5μm
仪器：Shimadzu LC-20AD

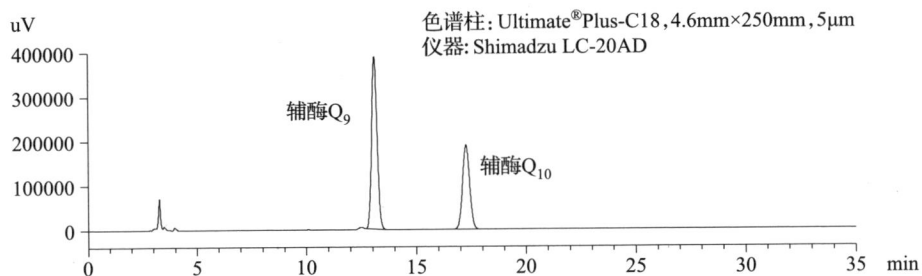

色谱柱：中谱红 RD-C18，4.6mm×250mm，5μm
仪器：Waters e2695

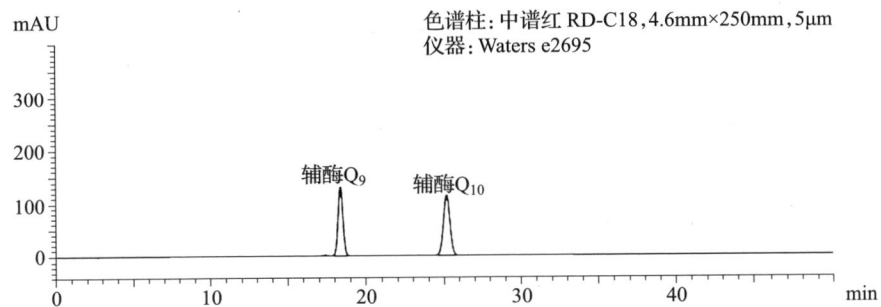

各型号色谱柱系统适用性数据汇总表

色谱柱名称	色谱柱规格	组分	保留时间（min）	理论板数	拖尾因子	分离度	备注
ChromCore AQ C18	4.6mm × 250mm，5μm	辅酶 Q_9	13.803	15833	0.98	/	流速：1ml/min
		辅酶 Q_{10}	18.350	15823	0.96	8.89	
Supersil ODS2	4.6mm × 250mm，5μm	辅酶 Q_9	15.638	6500	0.99	/	流速：1ml/min
		辅酶 Q_{10}	22.588	6600	0.98	7.40	
Ascentis Express C18	3.0mm × 150mm，2.7μm	辅酶 Q_9	6.725	6825	1.33	/	流速：0.5ml/min
		辅酶 Q_{10}	9.384	9760	1.19	7.41	
Kromasil C18	4.6mm × 150mm，5μm	辅酶 Q_9	16.922	12098	1.07	/	流速：1ml/min
		辅酶 Q_{10}	23.210	12449	1.01	8.69	
Shim-pack Scepter C18	4.6mm × 150mm，3μm	辅酶 Q_9	9.095	9874	1.09	/	流速：1ml/min
		辅酶 Q_{10}	11.818	11016	1.03	6.67	
CAPCELL PAK MGII C18	4.6mm × 250mm，5μm	辅酶 Q_9	14.977	13535	1.08	/	流速：1ml/min
		辅酶 Q_{10}	20.127	13758	1.08	8.57	
Symmetry C18	4.6mm × 250mm，5μm	辅酶 Q_9	13.807	11962	1.02	/	流速：1ml/min
		辅酶 Q_{10}	18.362	12260	1.01	7.68	
Ultimate® Plus-C18	4.6mm × 250mm，5μm	辅酶 Q_9	13.095	12783	1.04	/	流速：1ml/min
		辅酶 Q_{10}	17.260	13452	1.03	7.87	
中谱红 RD-C18	4.6mm × 250mm，5μm	辅酶 Q_9	18.360	16359	1.02	/	流速：1ml/min
		辅酶 Q_{10}	25.148	16884	1.01	9.89	

五、超高效液相色谱法

1. UHPLC 方法一

（1）色谱条件　仪器：Thermo Fisher Scientific Ultimate 3000；色谱柱：ChromCore AQ C18，2.1mm × 100mm，1.8μm；柱温：25℃；流动相：甲醇-无水乙醇（1：1）；流速：0.2ml/min；检测波长：275nm；进样体积：2μl，记录色谱图至主成分峰保留时间的2倍。

（2）色谱图

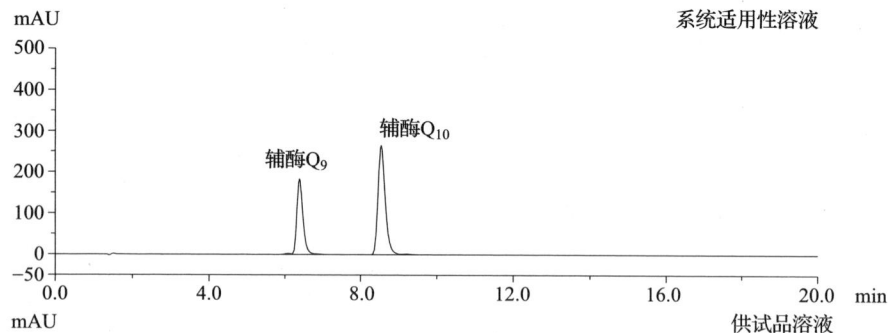

系统适用性溶液

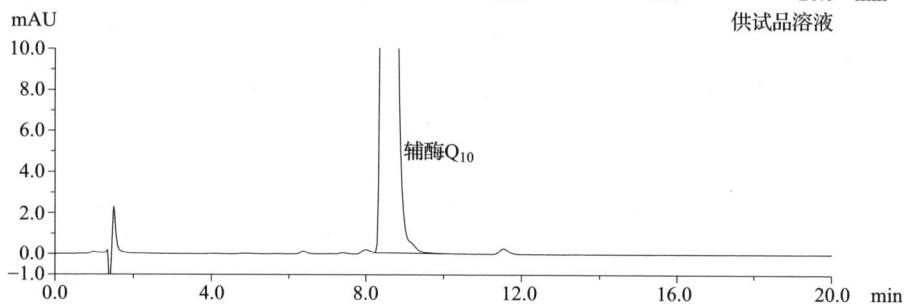

供试品溶液

2. UHPLC 方法二

（1）色谱条件 仪器：Agilent 1260Infinity Ⅱ；色谱柱：RRHT ZORBAX Eclipse Plus C18，3.0mm×100mm，1.8μm；柱温：35℃；流动相：甲醇 - 无水乙醇（1∶1）；流速：0.6ml/min；检测波长：275nm；进样体积：3μl，记录色谱图至主成分峰保留时间的 2 倍。

（2）色谱图

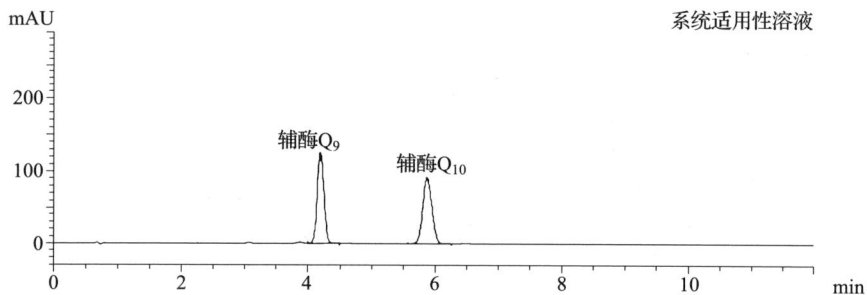

系统适用性溶液

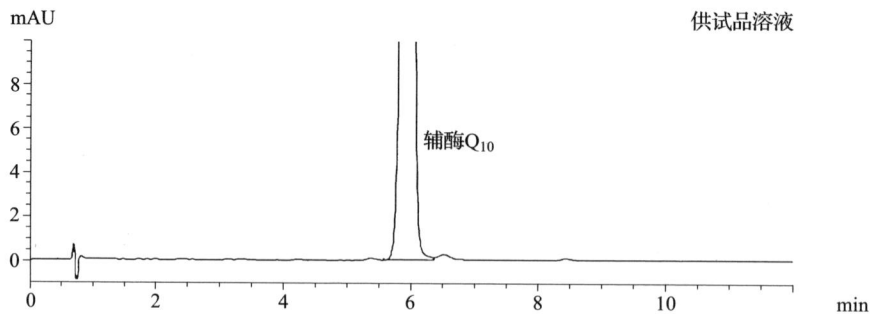

供试品溶液

3. UHPLC 方法三

（1）色谱条件 仪器：Thermo Vanquish；色谱柱：CAPCELL PAK IF2 C18，2.1mm×100mm，2μm；柱温：30℃；流动相：甲醇 - 无水乙醇（1∶1）；流速：0.3ml/min；检测波长：275nm；进样体积：2μl，记录色谱图至主成分峰保留时间的 2 倍。

（2）色谱图

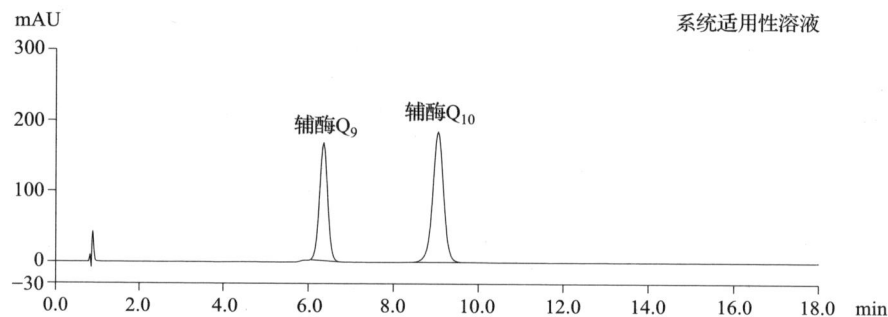

系统适用性溶液

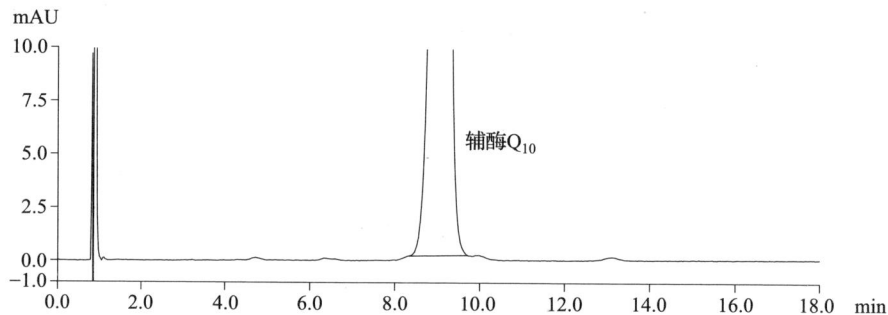

4. UHPLC 方法四

（1）色谱条件　仪器：Thermo Fisher Vanquish Flex；色谱柱：Acclaim VANQUISH C18，2.1mm×150mm，2.2μm；柱温：35℃；流动相：甲醇 - 无水乙醇（1：1）；流速：0.5ml/min；检测波长：275nm；进样体积：5μl，记录色谱图至主成分峰保留时间的 2 倍。

（2）色谱图

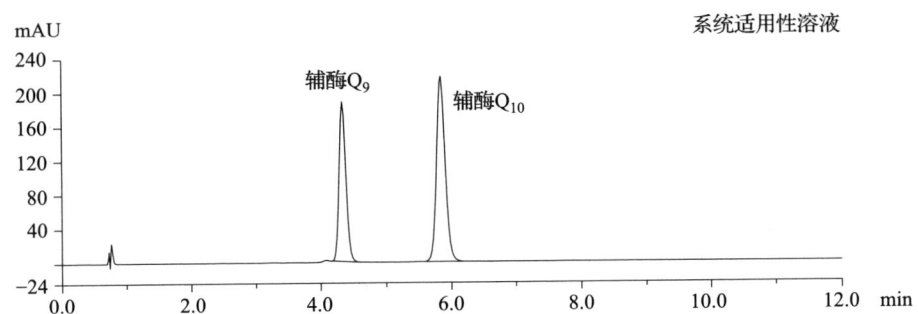

系统适用性溶液

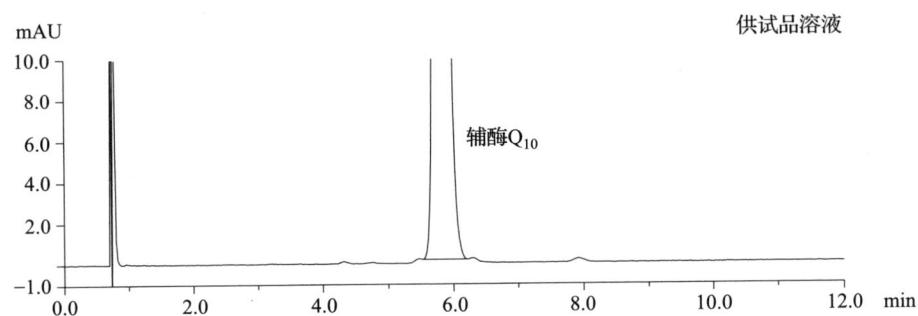

供试品溶液

5. UHPLC 方法五

（1）色谱条件　仪器：Waters ACQUITY UPLC H-Class；色谱柱：ACQUITY UPLC HSS T3，2.1mm×100mm，1.8μm；柱温：35℃；流动相：甲醇 - 无水乙醇（1：1）；流速：0.2ml/min；检测波长：275nm；进样体积：5μl，记录色谱图至主成分峰保留时间的 2 倍。

（2）色谱图

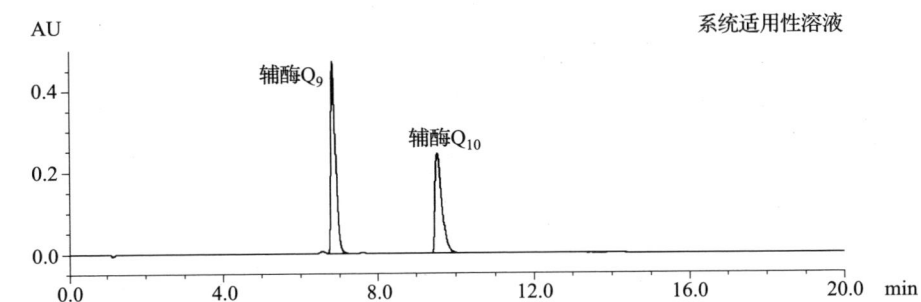

系统适用性溶液

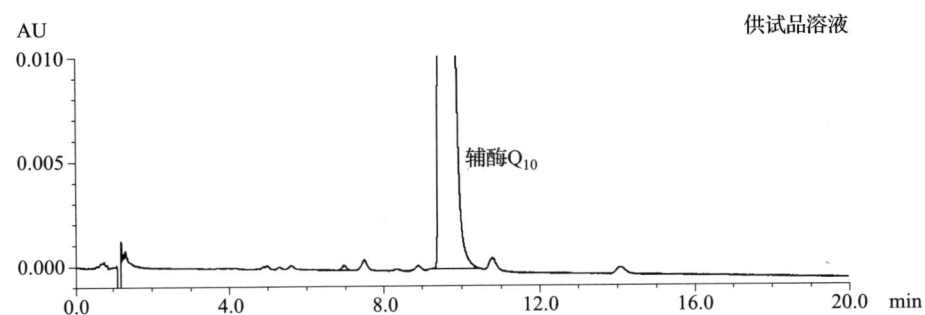

供试品溶液

各型号色谱柱系统适用性数据汇总表

色谱柱名称	色谱柱规格	组分	保留时间（min）	理论板数	拖尾因子	分离度
ChromCore AQ C18	2.1mm×100mm，1.8μm	辅酶 Q9	6.387	7975	1.34	/
		辅酶 Q10	8.540	10376	1.30	6.93
RRHT ZORBAX Eclipse Plus C18	3mm×100mm，1.8μm	辅酶 Q9	4.208	7245	1.08	/
		辅酶 Q10	5.887	7723	1.09	7.23
CAPCELL PAK IF2 C18	2.1mm×100mm，2μm	辅酶 Q9	6.343	5390	1.07	/
		辅酶 Q10	9.038	6063	1.02	6.65

续表

色谱柱名称	色谱柱规格	组分	保留时间（min）	理论板数	拖尾因子	分离度
Acclaim VANQUISH C18	2.1mm×150mm，2.2μm	辅酶 Q$_9$	4.337	8325	1.10	/
		辅酶 Q$_{10}$	5.845	9360	1.06	6.99
ACQUITY UPLC HSS T3	2.1mm×100mm，1.8μm	辅酶 Q$_9$	6.849	14600	1.73	/
		辅酶 Q$_{10}$	9.539	15257	2.12	9.75

六、质谱图

1. 质谱条件

Agilent 6546 四极杆飞行时间质谱仪；离子源：AJS 源；正离子检测模式；一级质谱扫描范围 m/z：50~1200；二级质谱扫描范围 m/z：25~1000；碰撞能量：10、20、40V。

2. 质谱图

（1）辅酶 Q$_{10}$ 质谱图

①正离子模式一级质谱图

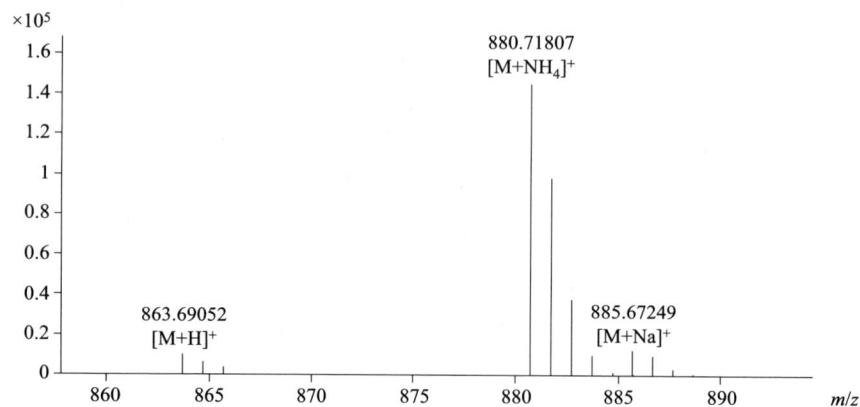

辅酶 Q$_{10}$ 正离子模式下，准分子离子以 $[M+NH_4]^+$ 为主，另外可以观察到 $[M+H]^+$ 和 $[M+Na]^+$ 峰。

②正离子模式二级质谱图

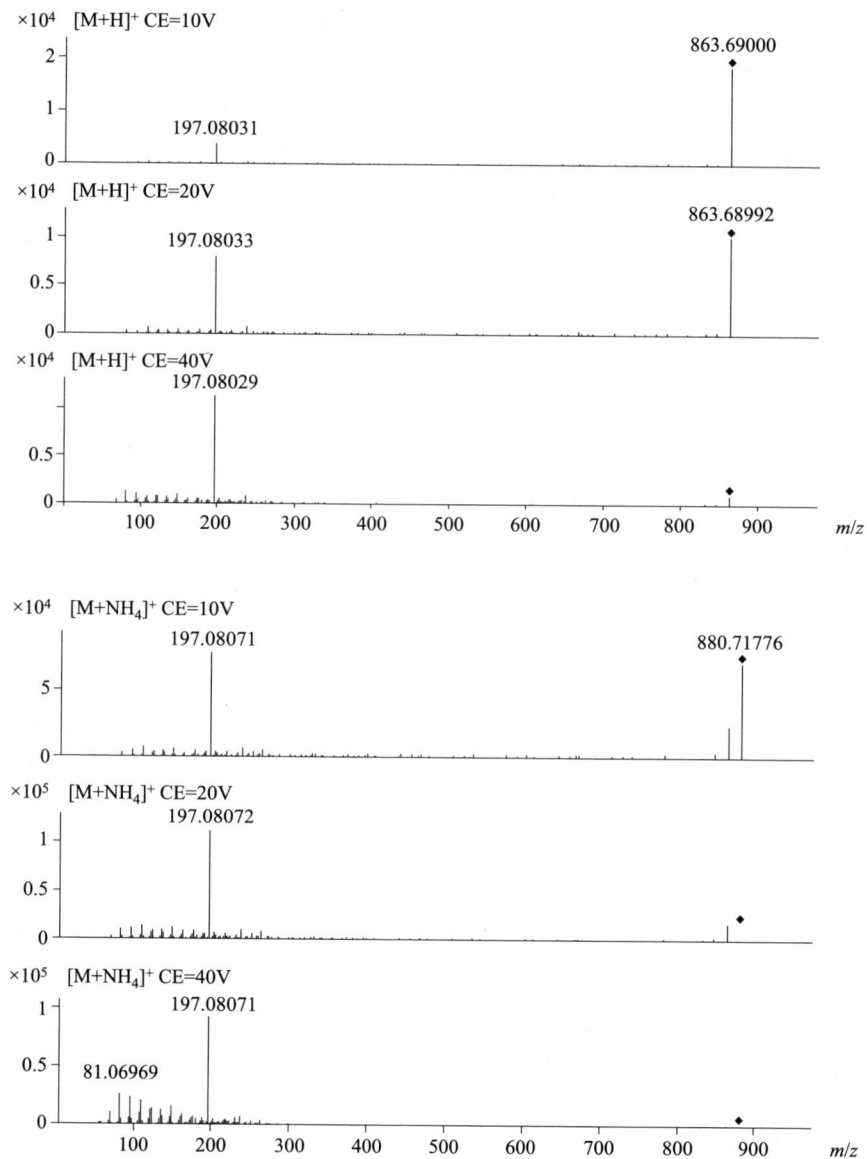

（2）辅酶 Q$_9$ 质谱图

①正离子模式一级质谱图

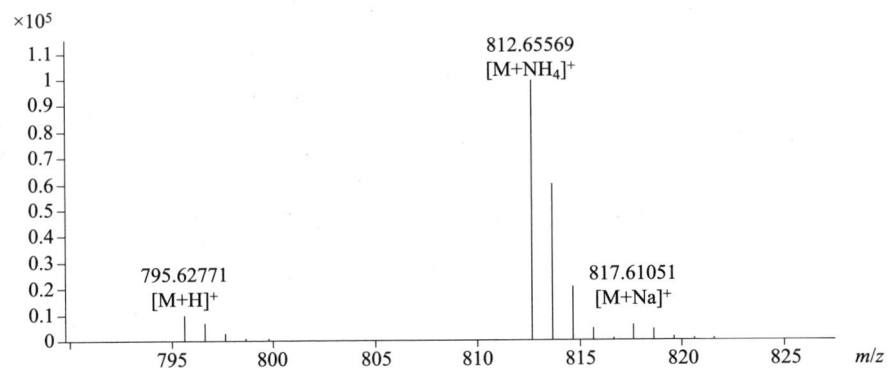

辅酶 Q$_9$ 正离子模式下，准分子离子以 [M+NH$_4$]$^+$ 为主，另外可以观察到 [M+H]$^+$ 和 [M+Na]$^+$ 峰。

②正离子模式二级质谱图

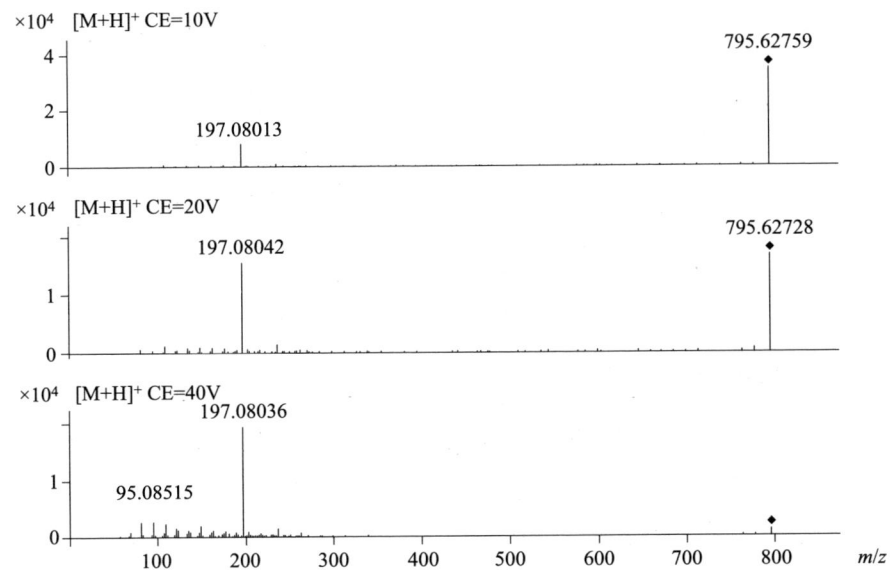

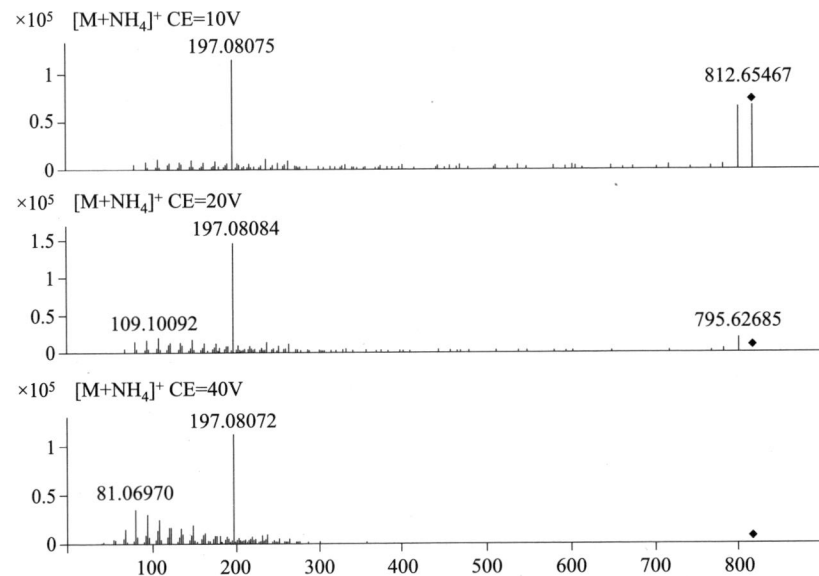

40 硝苯地平

Nifedipine

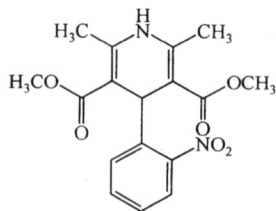

C$_{17}$H$_{18}$N$_2$O$_6$ 346.34 CAS 号：21829-25-4

本品为 2,6- 二甲基 -4-（2- 硝基苯基）-1,4- 二氢 -3,5- 吡啶二甲酸二甲酯。

一、基本信息

本品为黄色结晶性粉末；无臭；遇光不稳定。在丙酮或三氯甲烷中易溶，在乙醇中略溶，在水中几乎不溶。

1. 执行标准

《中国药典》2020 年版二部，第 1533 页 硝苯地平。

2. 试验用样品

硝苯地平，批号 100338-201806，中国食品药品检定研究院。

杂质Ⅰ，批号 100339-202005，中国食品药品检定研究院。

杂质Ⅱ，批号 100340-202005，中国食品药品检定研究院。

3. 杂质对照品信息

杂质Ⅰ 2,6- 二甲基 -4-（2- 硝基苯基）-3,5- 吡啶二甲酸二甲酯

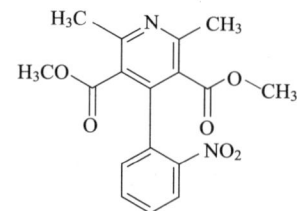

C$_{17}$H$_{16}$N$_2$O$_6$ 344.32

杂质Ⅱ 2,6- 二甲基 -4-（2- 亚硝基苯基）-3,5- 吡啶二甲酸二甲酯

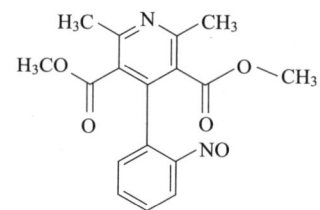

C$_{17}$H$_{16}$N$_2$O$_5$ 328.32

二、溶液配制（避光操作）

1. 系统适用性溶液

取硝苯地平、杂质Ⅰ对照品与杂质Ⅱ对照品各适量，精密称定，加甲醇溶解并稀释制成每 1ml 中分别约含 1mg、10μg 与 10μg 的混合溶液。

2. 供试品溶液

取本品，精密称定，加甲醇溶解并定量稀释制成每 1ml 中约含 1mg 的溶液。

三、系统适用性要求

系统适用性溶液色谱图中，杂质Ⅰ峰、杂质Ⅱ峰与硝苯地平峰之间的分离度均应符合要求。

四、高效液相色谱法

1. HPLC 色谱条件

色谱柱：用十八烷基硅烷键合硅胶为填充剂；流动相：甲醇 - 水（60∶40）；检测波长：235nm；进样体积：20μl，记录色谱图至主成分峰保留时间的 2 倍。

2. 系统适用性溶液色谱图

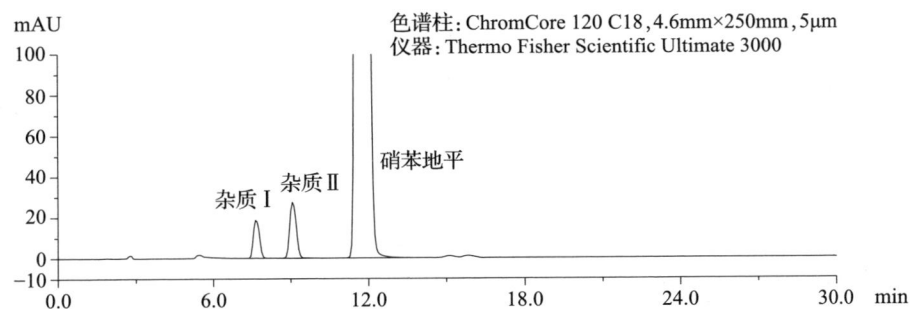

色谱柱：ChromCore 120 C18，4.6mm×250mm，5μm
仪器：Thermo Fisher Scientific Ultimate 3000

3. 紫外光谱图

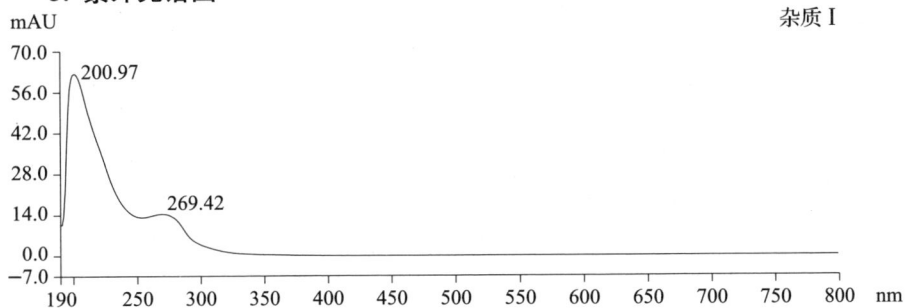

杂质Ⅰ

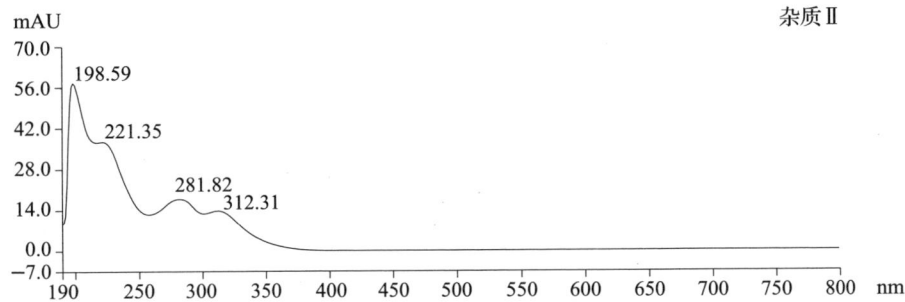

杂质Ⅱ

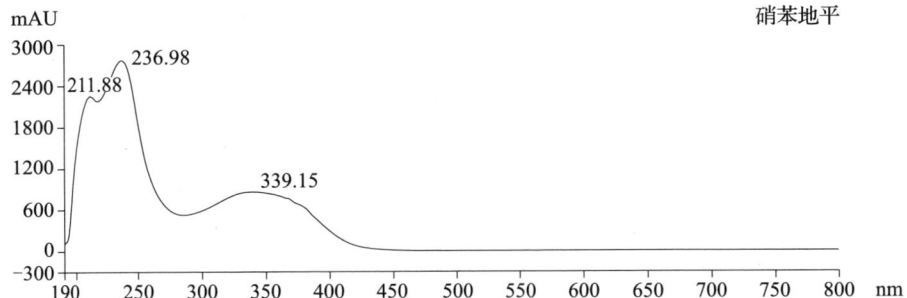

硝苯地平

4. 供试品溶液有关物质色谱图

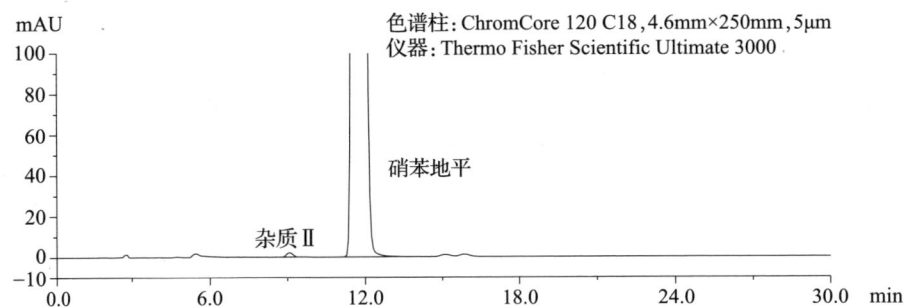

色谱柱：ChromCore 120 C18，4.6mm×250mm，5μm
仪器：Thermo Fisher Scientific Ultimate 3000

5. 其他型号色谱柱系统适用性色谱图及数据汇总表

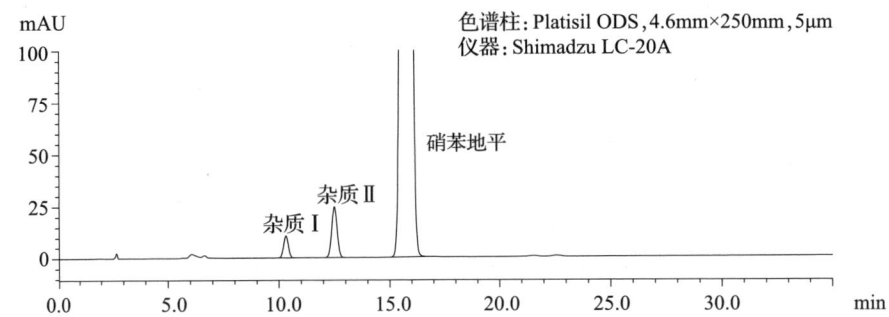

色谱柱：Platisil ODS，4.6mm×250mm，5μm
仪器：Shimadzu LC-20A

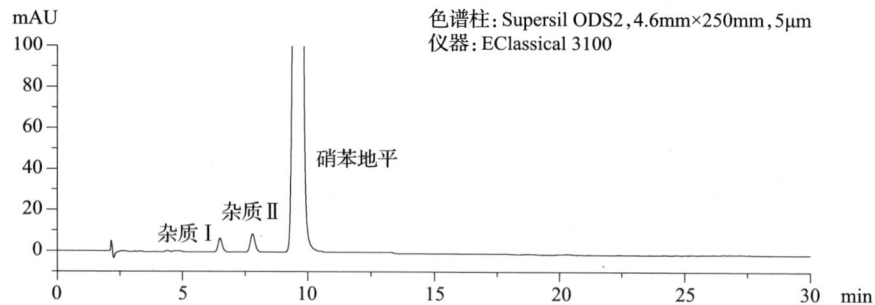

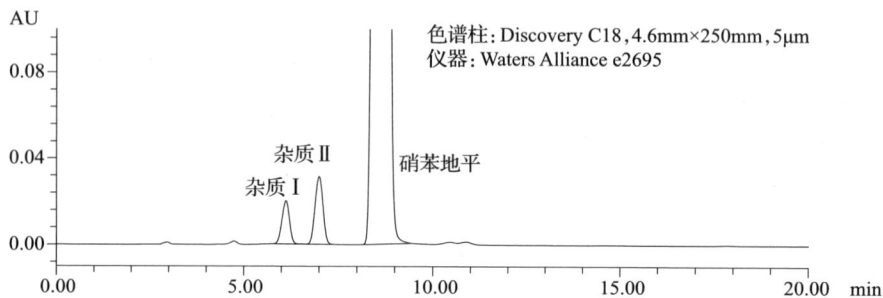

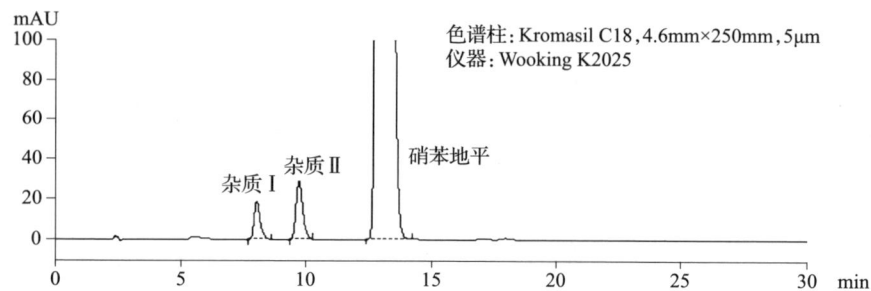

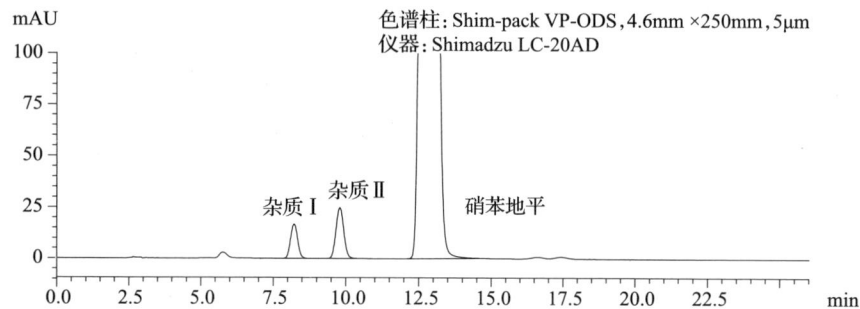

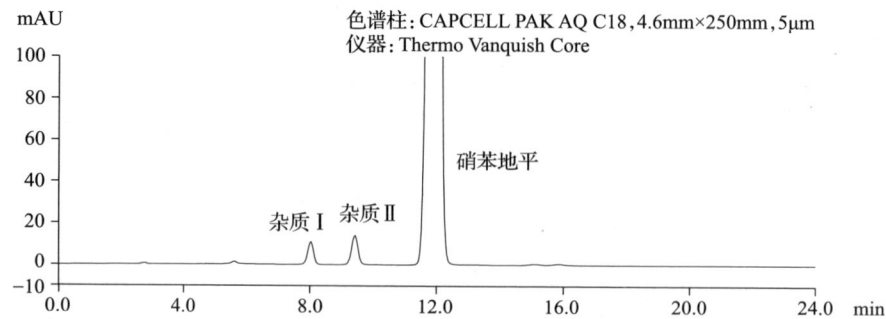

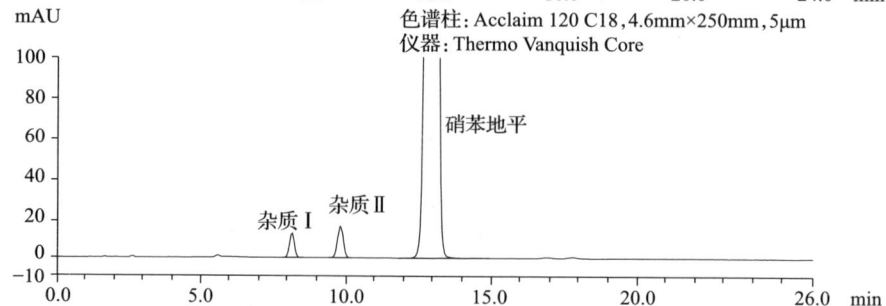

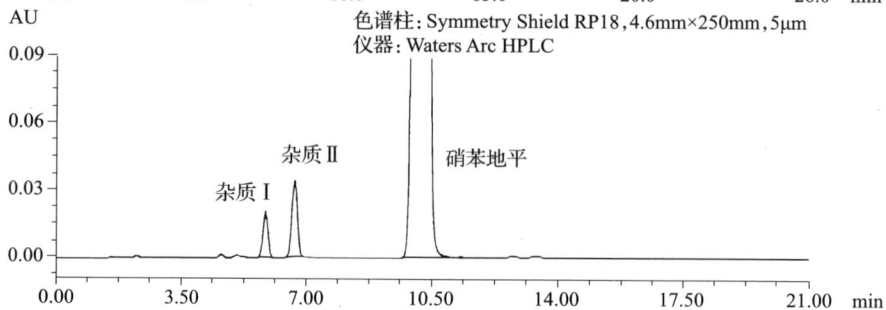

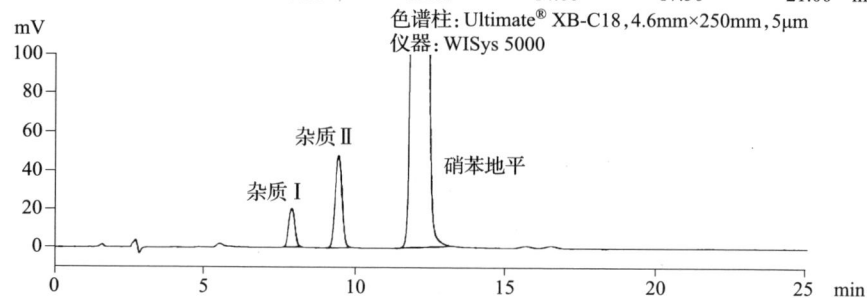

色谱柱：中谱红 RD-C18,4.6mm×250mm,5μm
仪器：Agilent 1260

色谱柱：Prodigy ODS-3,4.6mm×250mm,5μm
仪器：Shimadzu LC-20A

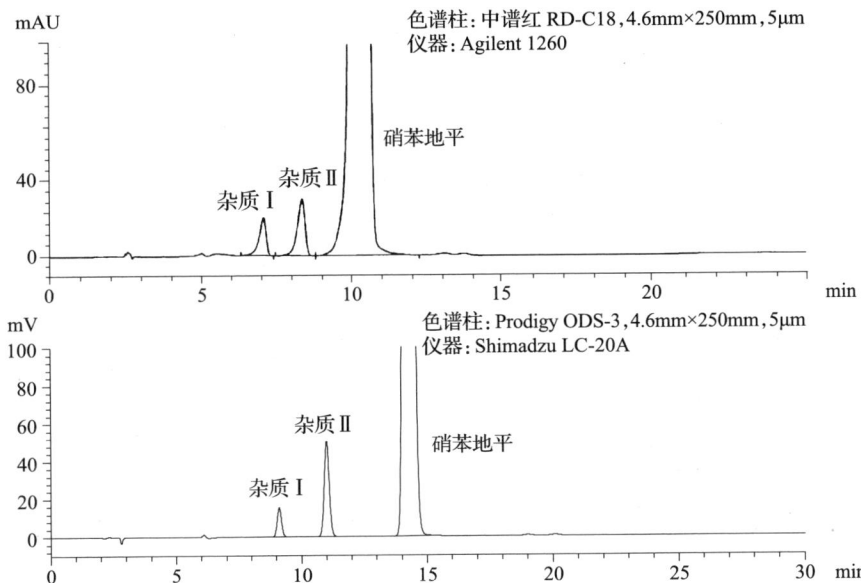

各型号色谱柱系统适用性数据汇总表

色谱柱名称	色谱柱规格	组分	保留时间（min）	理论板数	拖尾因子	分离度	备注
ChromCore 120 C18	4.6mm×250mm,5μm	杂质Ⅰ	7.640	5326	1.18	/	柱温：25℃ 流速：1ml/min
		杂质Ⅱ	9.070	6491	1.13	3.29	
		硝苯地平	11.797	49287	0.92	8.23	
Platisil ODS	4.6mm×250mm,5μm	杂质Ⅰ	10.313	10193	1.02	/	柱温：25℃ 流速：1ml/min
		杂质Ⅱ	12.496	11547	1.02	5.00	
		硝苯地平	15.755	9395	1.03	5.84	
Supersil ODS2	4.6mm×250mm,5μm	杂质Ⅰ	6.507	7240	1.20	/	柱温：35℃ 流速：1ml/min
		杂质Ⅱ	7.800	8150	1.10	3.98	
		硝苯地平	9.577	7580	1.10	4.69	
Discovery C18	4.6mm×250mm,5μm	杂质Ⅰ	6.120	4241	0.96	/	柱温：25℃ 流速：1ml/min
		杂质Ⅱ	7.001	5145	0.99	2.29	
		硝苯地平	8.612	5850	1.03	3.81	

续表

色谱柱名称	色谱柱规格	组分	保留时间（min）	理论板数	拖尾因子	分离度	备注
Kromasil C18	4.6mm×250mm,5μm	杂质Ⅰ	8.058	5786	1.40	/	柱温：25℃ 流速：1ml/min
		杂质Ⅱ	9.738	6761	1.32	3.74	
		硝苯地平	12.962	12266	1.69	6.85	
Shim-pack VP-ODS	4.6mm×250mm,5μm	杂质Ⅰ	8.224	5178	1.05	/	柱温：25℃ 流速：1ml/min
		杂质Ⅱ	9.793	6220	1.07	3.29	
		硝苯地平	12.869	16221	0.91	6.83	
CAPCELL PAK AQ C18	4.6mm×250mm,5μm	杂质Ⅰ	8.027	9090	0.91	/	柱温：25℃ 流速：1ml/min 进样体积：10μl
		杂质Ⅱ	9.413	10017	0.95	3.89	
		硝苯地平	11.887	10353	1.02	5.86	
Acclaim 120 C18	4.6mm×250mm,5μm	杂质Ⅰ	8.110	10908	1.00	/	柱温：25℃ 流速：1ml/min 进样体积：10μl
		杂质Ⅱ	9.763	12371	1.02	5.00	
		硝苯地平	12.870	12936	1.03	7.73	
Symmetry Shield RP18	4.6mm×250mm,5μm	杂质Ⅰ	5.897	8047	0.99	/	柱温：30℃ 流速：1ml/min 进样体积：10μl
		杂质Ⅱ	6.705	8891	1.00	2.96	
		硝苯地平	10.170	9494	1.03	9.85	
Ultimate® XB-C18	4.6mm×250mm,5μm	杂质Ⅰ	7.917	6564	1.09	/	柱温：30℃ 流速：1ml/min
		杂质Ⅱ	9.458	7930	1.07	3.79	
		硝苯地平	12.117	9453	1.08	5.77	
中谱红 RD-C18	4.6mm×250mm,5μm	杂质Ⅰ	7.131	5177	0.70	/	柱温：25℃ 流速：1ml/min
		杂质Ⅱ	8.400	5637	0.76	3.00	
		硝苯地平	10.422	5509	0.80	4.00	
Prodigy ODS-3	4.6mm×250mm,5μm	杂质Ⅰ	9.118	12885	1.06	/	柱温：25℃ 流速：1ml/min
		杂质Ⅱ	11.007	13763	1.04	5.43	
		硝苯地平	14.284	13080	1.05	7.49	

6. 注意事项

溶剂效应：如果进样 20μl 时出现溶剂效应，可以采取：①用流动相稀释样品和样品溶液；②在灵敏度达要求的前提下，减少进样体积。

五、超高效液相色谱法

1. UHPLC 方法一

（1）色谱条件　仪器：Thermo Vanquish Flex；色谱柱：CAPCELL PAK IF2 C18，2.1mm×100mm，2μm；柱温：25℃；流动相：甲醇 - 水（60∶40）；流速：0.5ml/min；检测波长：235nm；进样体积：2μl，记录色谱图至主成分峰保留时间的 2 倍。

（2）色谱图

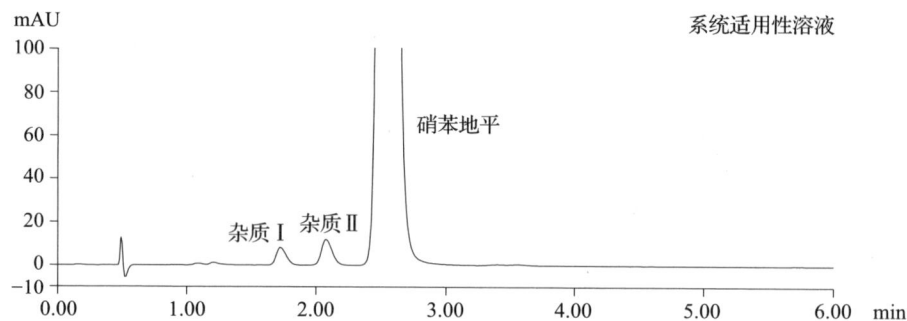

系统适用性溶液

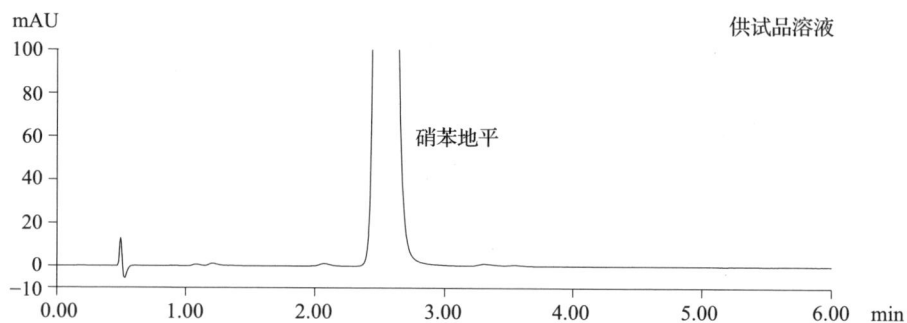

供试品溶液

2. UHPLC 方法二

（1）色谱条件　仪器：Thermo Fisher Vanquish Flex；色谱柱：Acclaim 120 C18，2.1mm×100mm，2.2μm；柱温：25℃；流动相：甲醇 - 水（60∶40）；流速：0.5ml/min；检测波长：235nm；进样体积：2μl，记录色谱图至主成分峰保留时间的 2 倍。

（2）色谱图

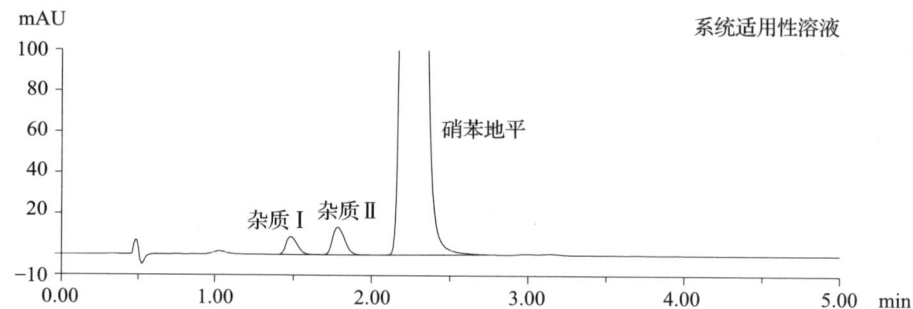

系统适用性溶液

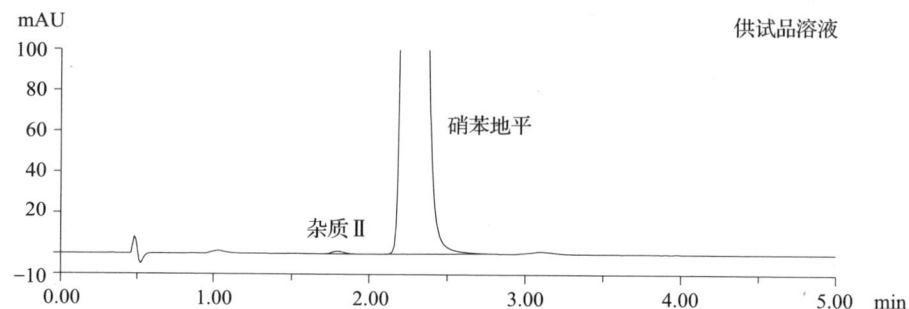

供试品溶液

3. UHPLC 方法三

（1）色谱条件　仪器：Waters ACQUITY UPLC H-Class；色谱柱：ACQUITY UPLC BEH C18，2.1mm×100mm，1.7μm；柱温：30℃；流动相：甲醇 - 水（60∶40）流速：0.3ml/min；检测波长：235nm；进样体积：1μl，记录色谱图至主成分峰保留时间的 2 倍。

（2）色谱图

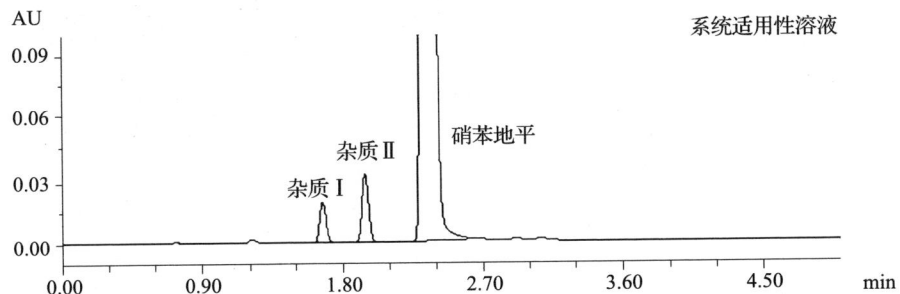

系统适用性溶液

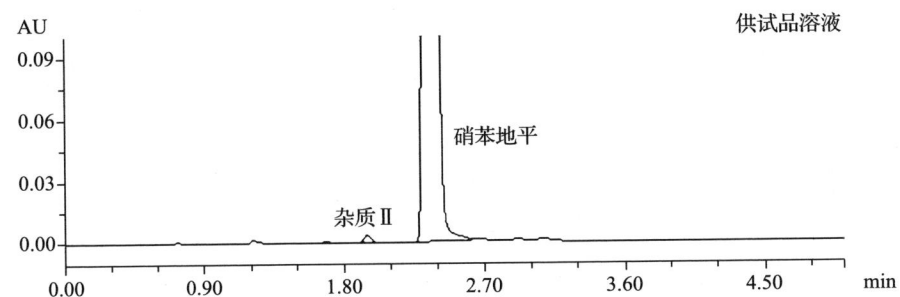

供试品溶液

4. UHPLC 方法四

（1）色谱条件　仪器：Waters Acquity；色谱柱：Ultimate® UHPLC XB-C18，2.1mm×100mm，1.8μm；柱温：30℃；流动相：甲醇 - 水（60：40）；流速：0.2ml/min；检测波长：235nm；进样体积：1μl，记录色谱图至主成分峰保留时间的 2 倍。

（2）色谱图

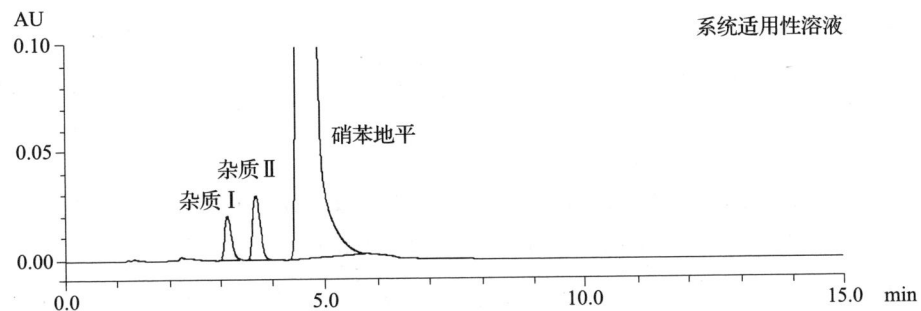

系统适用性溶液

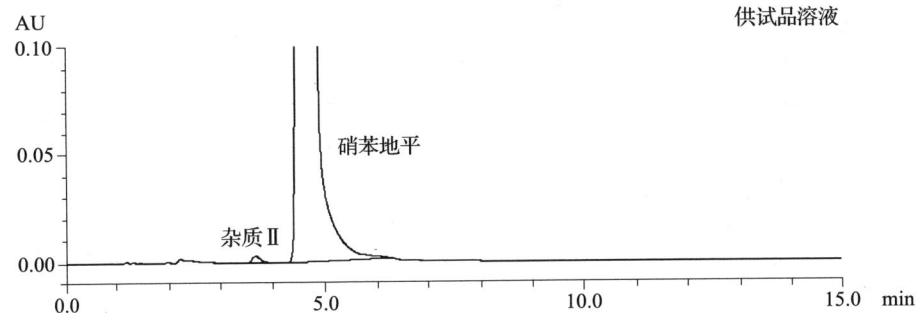

供试品溶液

5. UHPLC 方法五

（1）色谱条件　仪器：Agilent 1260 Infinity Bin；色谱柱：Poroshell 120 EC-C18，3.0mm×100mm，2.7μm；柱温：20℃；流动相：甲醇 - 水（60：40）；流速：0.8ml/min；检测波长：235nm；进样体积：4μl，记录色谱图至主成分峰保留时间的 2 倍。

（2）色谱图

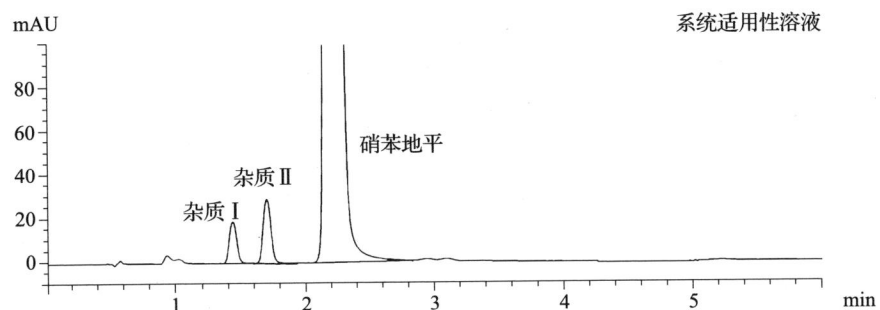

系统适用性溶液

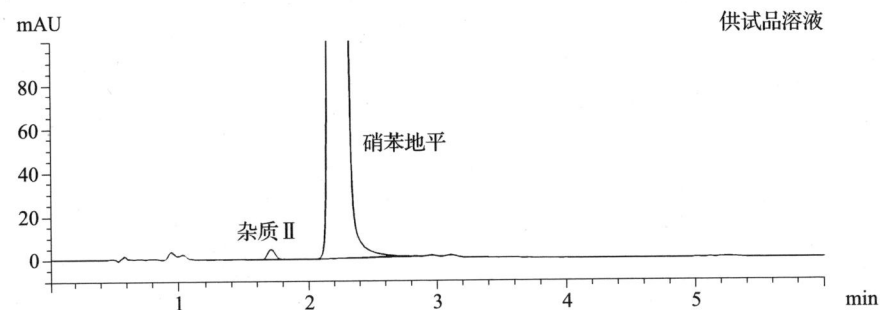

供试品溶液

6. UHPLC 方法六

（1）色谱条件　仪器：Waters ACQUITY UPLC H-Class；色谱柱：Endeavorsil C18，2.1mm×100mm，1.8μm；柱温：25℃；流动相：甲醇 - 水（60：40）；流速：0.15ml/min；检测波长：235nm；进样体积：2μl，记录色谱图至主成分峰保留时间的 2 倍。

（2）色谱图

系统适用性溶液

供试品溶液

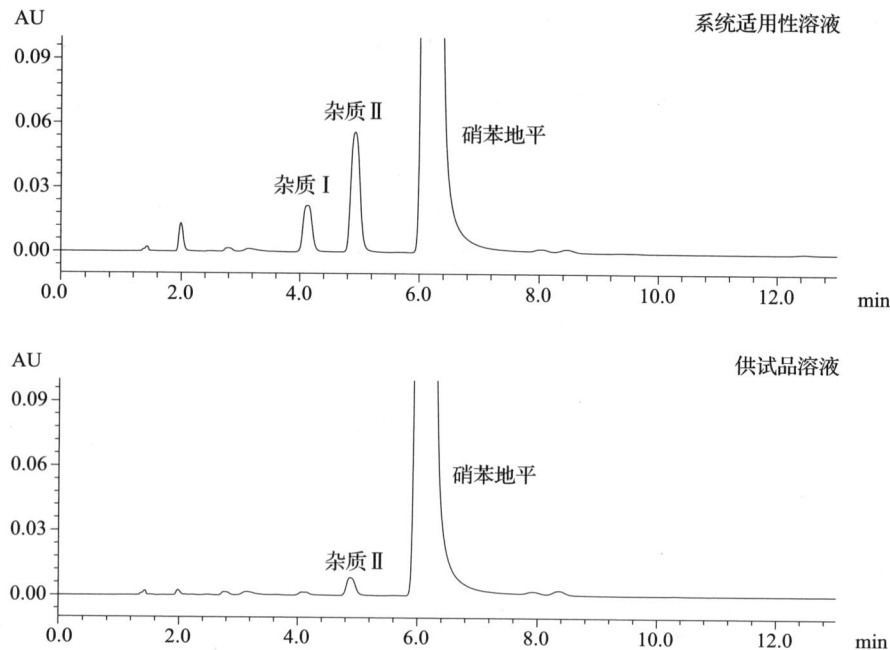

各型号色谱柱系统适用性数据汇总表

色谱柱 名称	色谱柱规格	组分	保留时间 （min）	理论 板数	拖尾 因子	分离度
CAPCELL PAK IF2 C18	2.1mm×100mm， 2μm	杂质 I	1.725	2370	1.56	/
		杂质 II	2.077	2954	1.46	2.39
		硝苯地平	2.527	3382	1.50	2.76

续表

色谱柱 名称	色谱柱规格	组分	保留时间 （min）	理论 板数	拖尾 因子	分离度
Acclaim 120 C18	2.1mm×100mm， 2.2μm	杂质 I	1.480	1977	1.41	/
		杂质 II	1.783	2572	1.32	2.22
		硝苯地平	2.248	3108	1.25	3.08
ACQUITY UPLC BEH C18	2.1mm×100mm， 1.7μm	杂质 I	1.681	8378	1.11	/
		杂质 II	1.953	9862	1.08	3.54
		硝苯地平	2.355	10127	1.07	4.50
Ultimate® UHPLC XB-C18	2.1mm×100mm， 1.8μm	杂质 I	3.131	2824	1.34	/
		杂质 II	3.687	3117	1.25	2.22
		硝苯地平	4.642	3150	1.21	3.21
Poroshell 120 EC-C18	3.0mm×100mm， 2.7μm	杂质 I	1.447	2864	1.09	/
		杂质 II	1.712	3671	1.08	2.40
		硝苯地平	2.224	3967	1.10	4.04
Endeavorsil C18	2.1mm×100mm， 1.8μm	杂质 I	4.130	4636	1.05	/
		杂质 II	4.923	6007	1.15	3.19
		硝苯地平	6.161	7092	1.20	4.51

六、质谱图

1. 质谱条件

Agilent 6546 四极杆飞行时间质谱仪；离子源：AJS 源；正 / 负离子检测模式；一级质谱扫描范围 m/z：50~1200；二级质谱扫描范围 m/z：25~1000；碰撞能量：5、10、20、40V。

2. 质谱图及解析

（1）硝苯地平质谱图

① 正离子模式一级质谱图

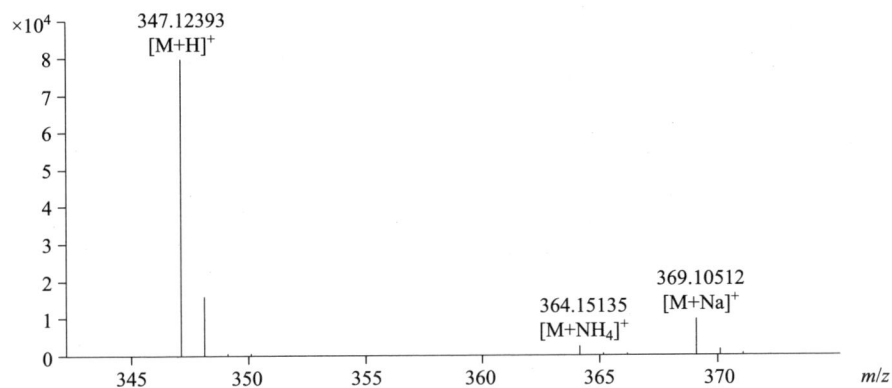

硝苯地平正离子模式下,准分子离子以［M+H］⁺为主,另外可以观察到［M+Na］⁺峰和极少量的［M+NH₄］⁺峰。

② 正离子模式二级质谱图

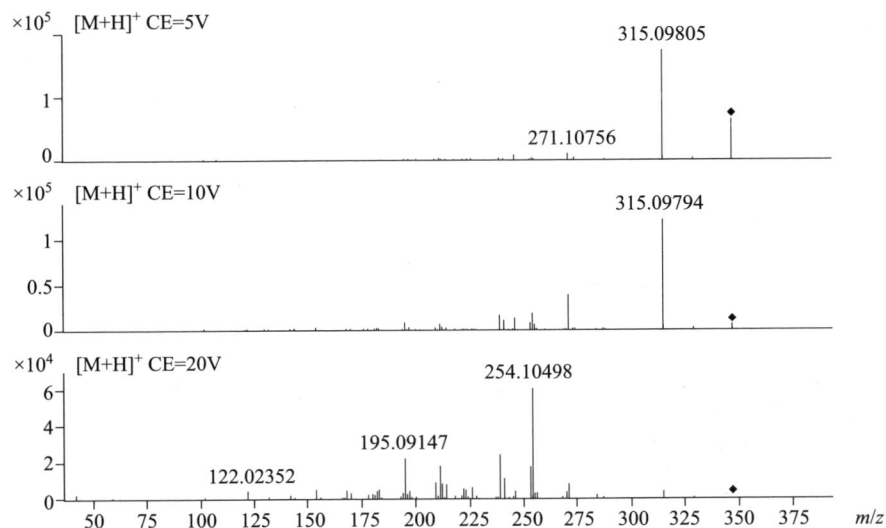

③ 负离子模式一级质谱图

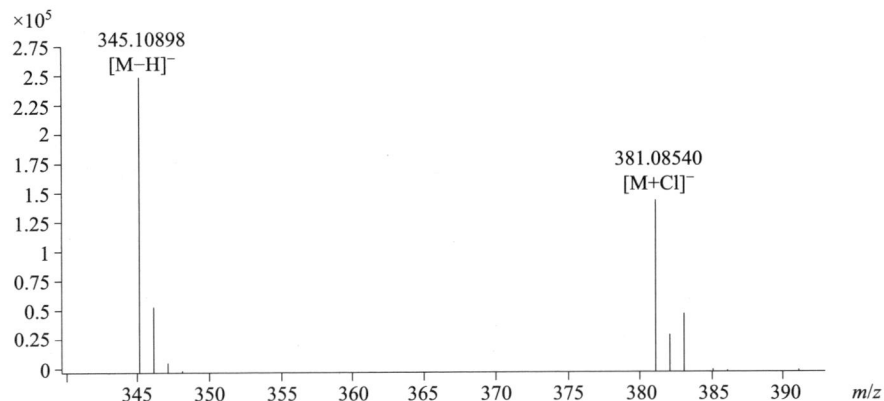

硝苯地平负离子模式下,准分子离子以［M−H］⁻为主,另外可以观察到［M+Cl］⁻峰。

④ 负离子模式二级质谱图

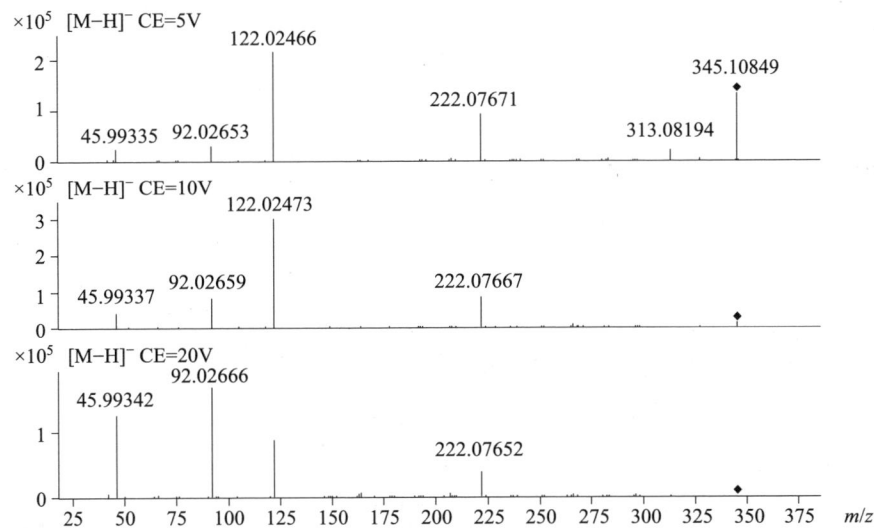

（2）杂质 I（2,6-二甲基-4-(2-硝基苯基)-3,5-吡啶二甲酸二甲酯）质谱图

①正离子模式一级质谱图

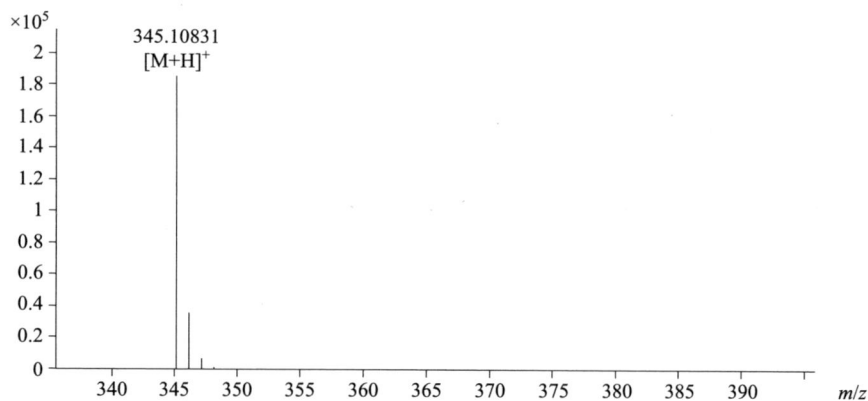

杂质 I 正离子模式下,准分子离子以［M+H］⁺为主。

②正离子模式二级质谱图

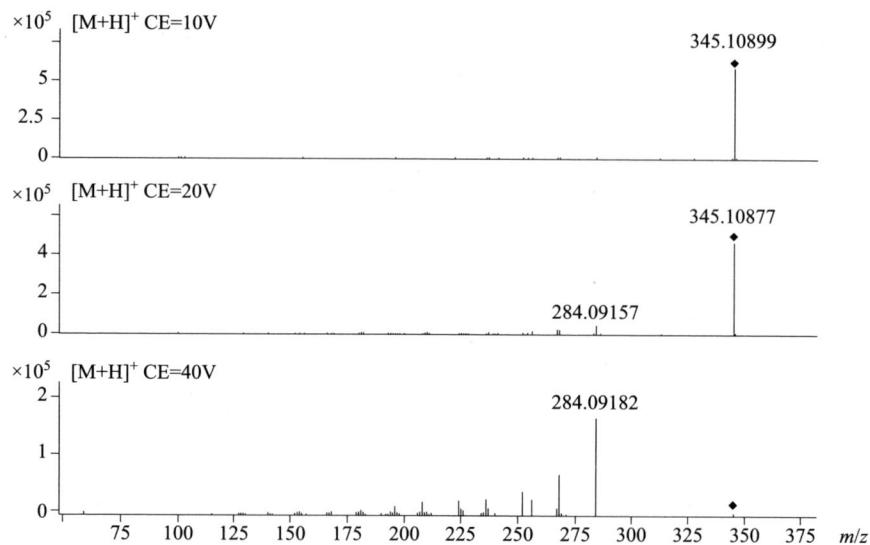

（3）杂质 II（2,6-二甲基-4-(2-亚硝基苯基)-3,5-吡啶二甲酸二甲酯）质谱图

①正离子模式一级质谱图

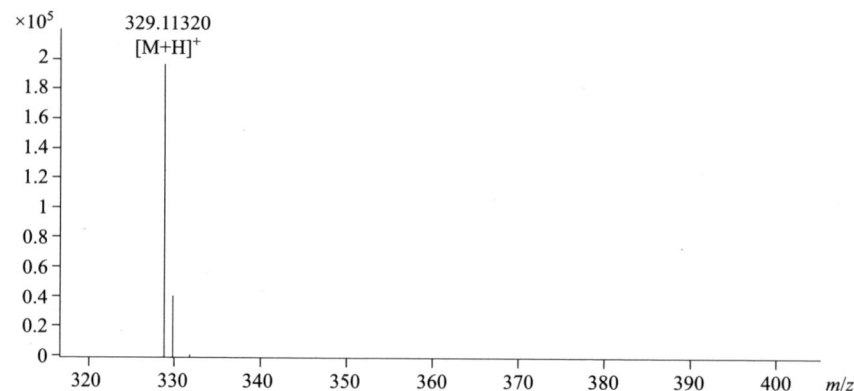

杂质 II 正离子模式下,准分子离子以［M+H］⁺为主。

②正离子模式二级质谱图

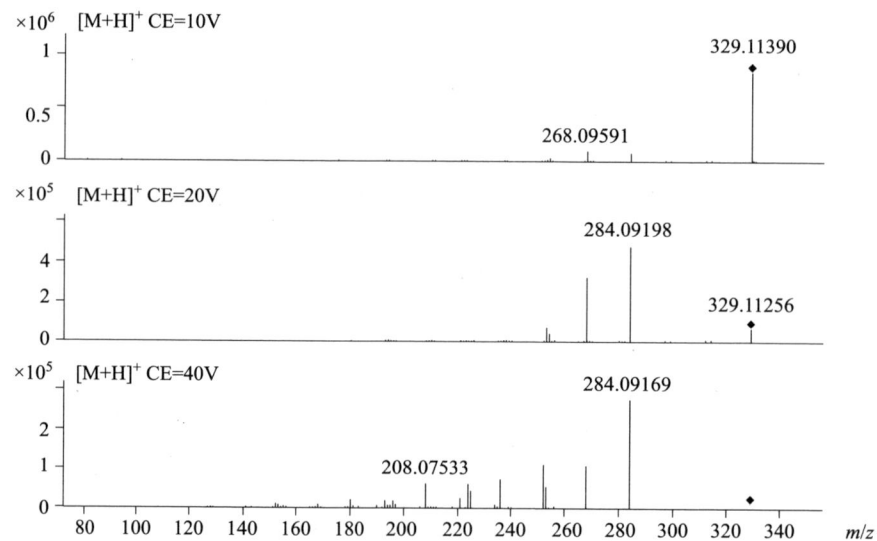

41 硫唑嘌呤

Azathioprine

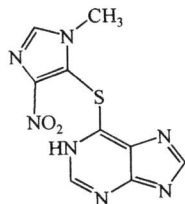

C₉H₇N₇O₂S 277.27 CAS 号：446-86-6

本品为 6-［5-（1- 甲基 -4- 硝基 -1H- 咪唑基）硫代]-1H- 嘌呤。

一、基本信息

本品为淡黄色粉末或结晶性粉末；无臭，味微苦。在乙醇中极微溶解，在水中几乎不溶；在氨试液中易溶。

1. 执行标准

《中国药典》2020 年版二部，第 1557 页 硫唑嘌呤。

2. 试验用样品

硫唑嘌呤，批号 CPC-023-M190901，常州亚邦制药有限公司。

杂质Ⅰ，批号 101138-201001，中国食品药品检定研究院。

3. 杂质对照品信息

杂质Ⅰ 5- 氯 -1- 甲基 -4- 硝基咪唑

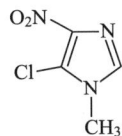

C₄H₄ClN₃O₂ 161.55

二、溶液配制

1. 系统适用性溶液

取硫唑嘌呤与杂质Ⅰ，加二甲基亚砜适量使溶解，用流动相稀释制成每 1ml 中分别含 2.5μg 的溶液。

2. 供试品溶液

取本品约 25mg，精密称定，加二甲基亚砜 3ml 使溶解，用流动相定量稀释制成每 1ml 中约含 250μg 的溶液。

三、系统适用性要求

系统适用性溶液色谱图中，理论板数按硫唑嘌呤峰计算不低于 3000，杂质Ⅰ峰与硫唑嘌呤峰的分离度应符合要求。

四、高效液相色谱法

1. HPLC 色谱条件

色谱柱：用十八烷基硅烷键合硅胶为填充剂；流动相：甲醇 –0.05% 醋酸钠溶液（18∶82）；检测波长：300nm；进样体积：20μl，记录色谱图至主成分峰保留时间的 2 倍。

2. 系统适用性溶液色谱图

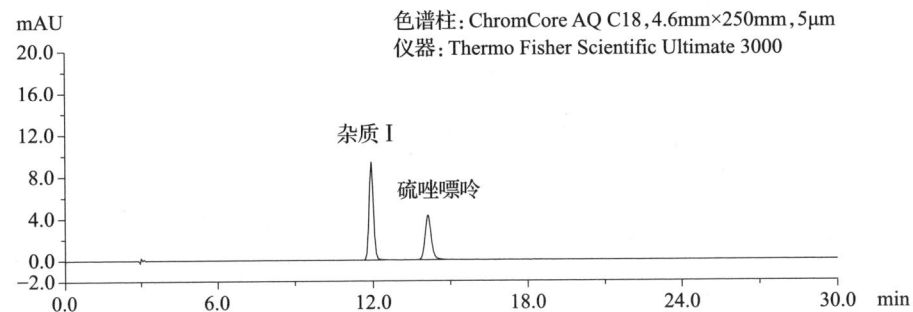

色谱柱：ChromCore AQ C18，4.6mm×250mm，5μm
仪器：Thermo Fisher Scientific Ultimate 3000

3. 紫外光谱图

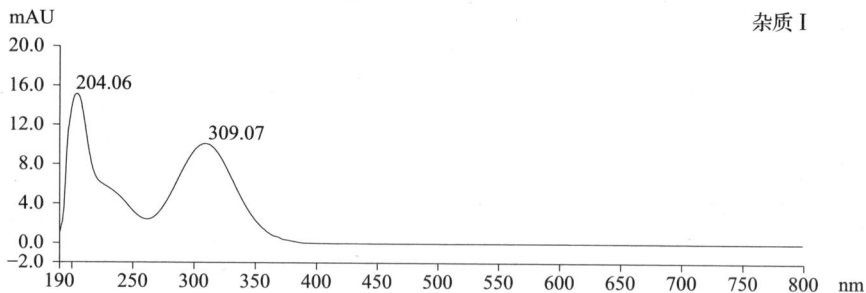

杂质Ⅰ

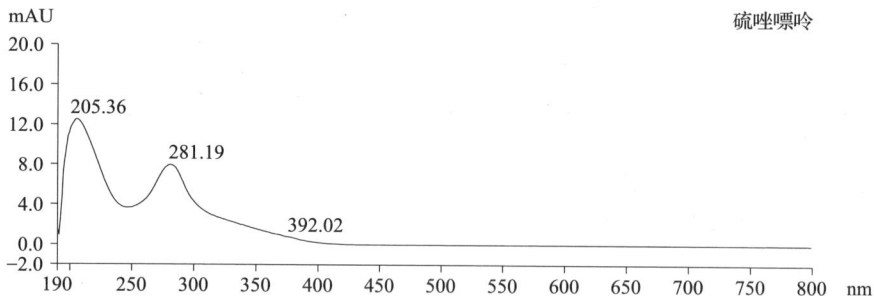

硫唑嘌呤

4. 供试品溶液有关物质色谱图

色谱柱：ChromCore AQ C18, 4.6mm×250mm, 5μm
仪器：Thermo Fisher Scientific Ultimate 3000

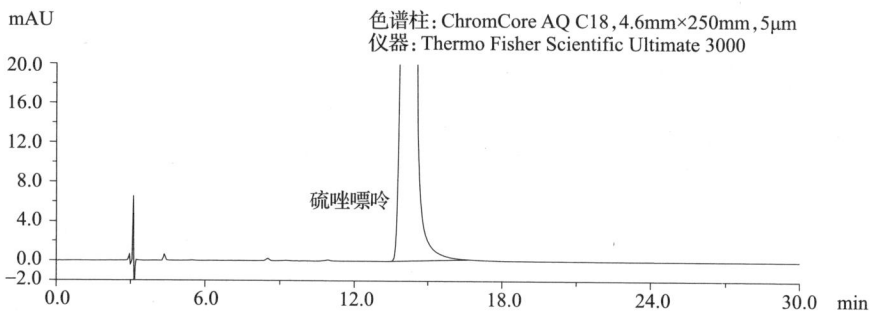

硫唑嘌呤

5. 其他型号色谱柱系统适用性色谱图及数据汇总表

色谱柱：Platisil ODS, 4.6mm×250mm, 5μm
仪器：Shimadzu LC-20A

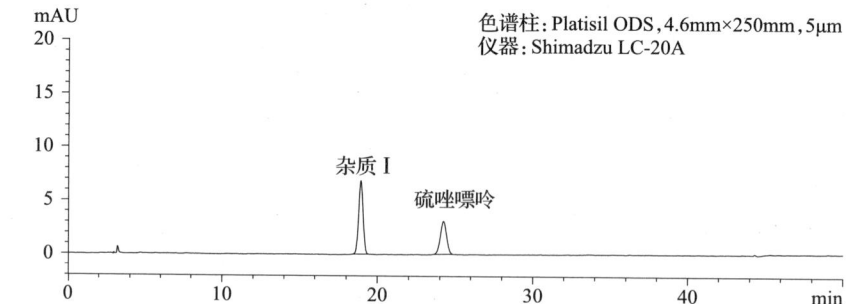

杂质Ⅰ 硫唑嘌呤

色谱柱：Discovery C18, 4.6mm×250mm, 5μm
仪器：Waters Alliance e2695

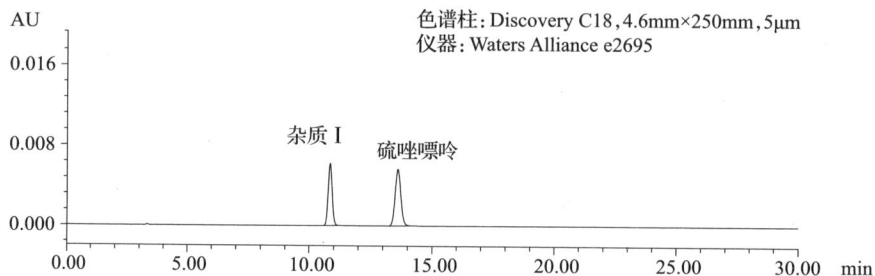

杂质Ⅰ 硫唑嘌呤

色谱柱：Kromasil C18, 4.6mm×250mm, 5μm
仪器：Wooking K2025

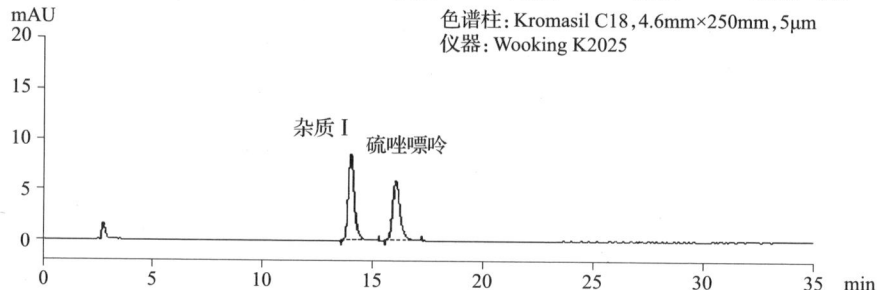

杂质Ⅰ 硫唑嘌呤

色谱柱：Shim-pack GIST C18-AQ, 4.6mm×250mm, 5μm
仪器：Shimadzu LC-2030C

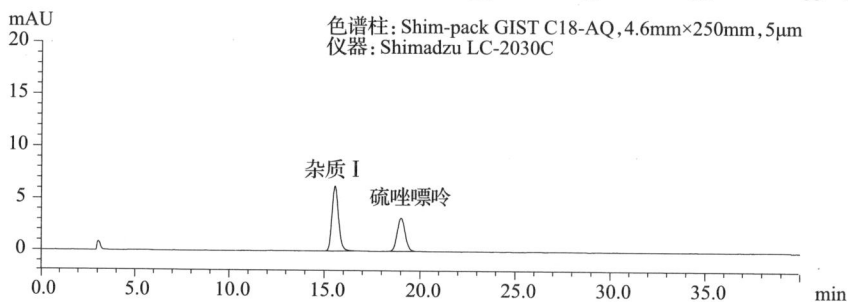

杂质Ⅰ 硫唑嘌呤

色谱柱:CAPCELL PAK MGII C18,4.6mm×250mm,5μm
仪器:Thermo Vanquish Core

色谱柱:Acclaim 120 C18,4.6mm×250mm,5μm
仪器:Thermo Vanquish Core

色谱柱:Symmetry C18,4.6mm×250mm,5μm
仪器:Waters Arc HPLC

色谱柱:YMC-Triart C18,4.6mm×250mm,5μm
仪器:Shimadzu LC-20AT

色谱柱:中谱红 RD-C18,4.6mm×250mm,5μm
仪器:Agilent 1260

色谱柱:Kinetex EVO C18,4.6mm×250mm,5μm
仪器:Shimadzu 20A

杂质Ⅰ / 硫唑嘌呤

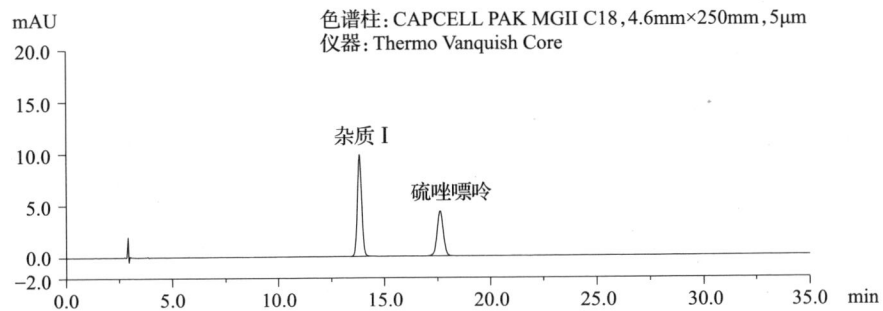

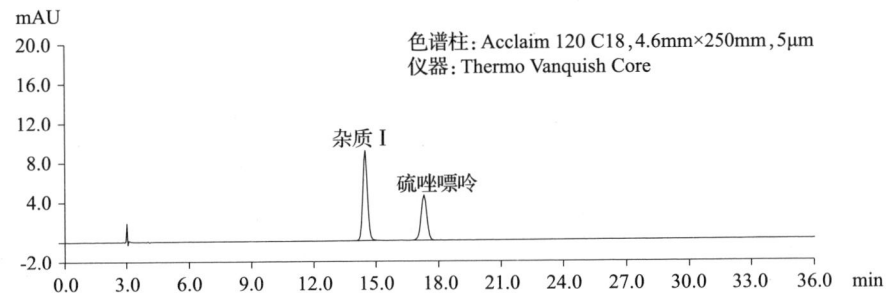

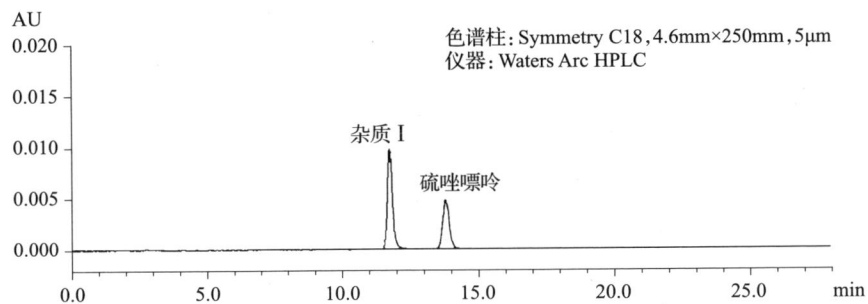

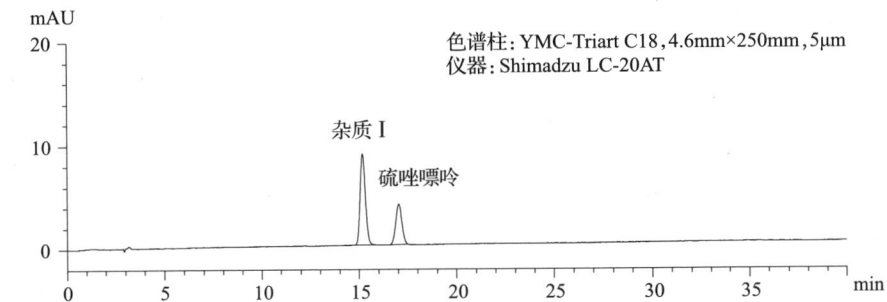

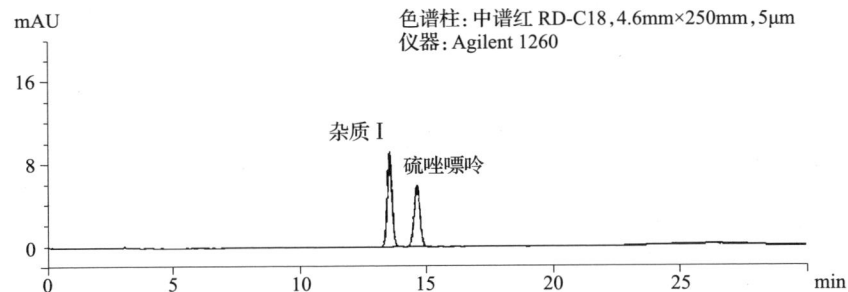

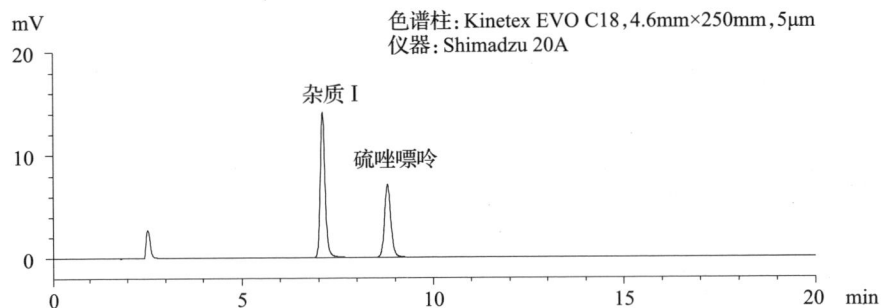

各型号色谱柱系统适用性数据汇总表

色谱柱名称	色谱柱规格	组分	保留时间(min)	理论板数	拖尾因子	分离度	备注
ChromCore AQ C18	4.6mm×250mm,5μm	杂质Ⅰ	11.930	24915	1.07	/	柱温:25℃ 流速:1ml/min
		硫唑嘌呤	14.130	17696	1.12	6.05	
Platisil ODS	4.6mm×250mm,5μm	杂质Ⅰ	18.917	20247	1.02	/	柱温:25℃ 流速:1ml/min
		硫唑嘌呤	24.220	16276	1.01	8.21	

续表

色谱柱名称	色谱柱规格	组分	保留时间（min）	理论板数	拖尾因子	分离度	备注
Discovery C18	4.6mm×250mm，5μm	杂质 I	10.845	21896	1.09	/	柱温：25℃ 流速：1ml/min
		硫唑嘌呤	13.603	16764	1.10	7.60	
Kromasil C18	4.6mm×250mm，5μm	杂质 I	14.008	14879	1.42	/	柱温：25℃ 流速：1ml/min
		硫唑嘌呤	16.033	12882	1.38	3.95	
Shim-pack GIST C18-AQ	4.6mm×250mm，5μm	杂质 I	15.549	9855	1.23	/	柱温：25℃ 流速：1ml/min
		硫唑嘌呤	19.004	9848	1.09	4.96	
CAPCELL PAK MGII C18	4.6mm×250mm，5μm	杂质 I	13.837	21912	1.04	/	柱温：25℃ 流速：1ml/min
		硫唑嘌呤	17.627	17616	1.02	8.37	
Acclaim 120 C18	4.6mm×250mm，5μm	杂质 I	14.450	20949	1.06	/	柱温：25℃ 流速：1ml/min
		硫唑嘌呤	17.267	18351	0.97	6.20	
Symmetry C18	4.6mm×250mm，5μm	杂质 I	11.774	17870	1.17	/	柱温：30℃ 流速：1ml/min
		硫唑嘌呤	13.823	15145	1.09	5.01	
YMC-Triart C18	4.6mm×250mm，5μm	杂质 I	15.196	14690	1.12	/	柱温：35℃ 流速：1ml/min
		硫唑嘌呤	17.034	13241	1.04	3.36	
中谱红 RD-C18	4.6mm×250mm，5μm	杂质 I	13.584	95904	1.05	/	柱温：25℃ 流速：1ml/min
		硫唑嘌呤	14.668	77898	1.02	2.81	
Kinetex EVO C18	4.6mm×250mm，5μm	杂质 I	7.108	14561	1.16	/	柱温：25℃ 流速：1ml/min
		硫唑嘌呤	8.808	13344	1.08	6.28	

五、超高效液相色谱法

1. UHPLC 方法一

（1）色谱条件　仪器：Agilent 1260 Infinity Bin；色谱柱：Poroshell 120 EC-C18，3.0mm×100mm，2.7μm；柱温：25℃；流动相：甲醇 –0.05% 醋酸钠溶液（18：82）；流速：0.8ml/min；检测波长：300nm；进样体积：4μl，记录色谱图至主成分峰保留时间的 2 倍。

（2）色谱图

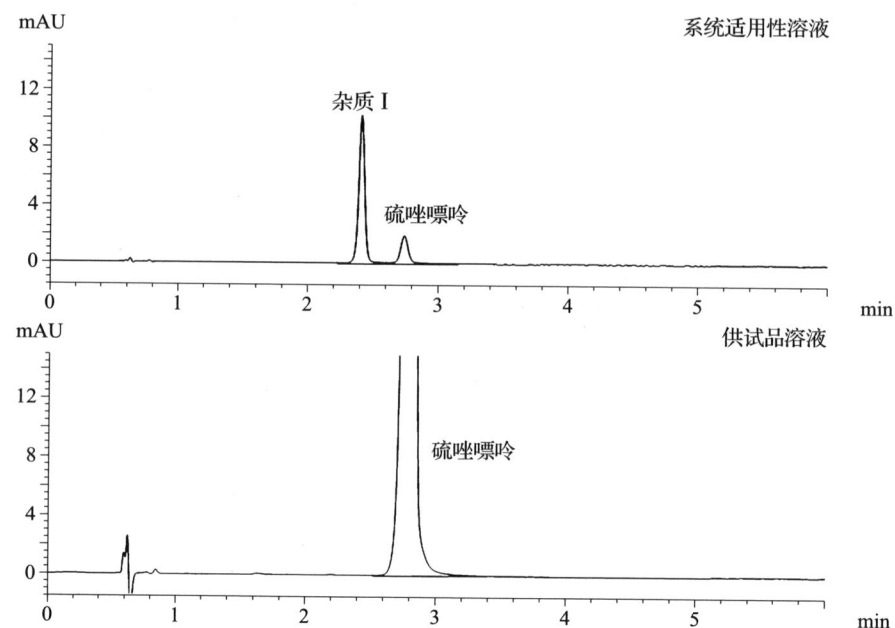

2. UHPLC 方法二

（1）色谱条件　仪器：Waters ACQUITY UPLC H-Class；色谱柱：Endeavorsil C18，2.1mm×150mm，1.8μm；柱温：30℃；流动相：甲醇 –0.05% 醋酸钠溶液（18：82）；流速：0.15ml/min；检测波长：300nm；进样体积：2μl，记录色谱图至主成分峰保留时间的 2 倍。

（2）色谱图

AU

系统适用性溶液

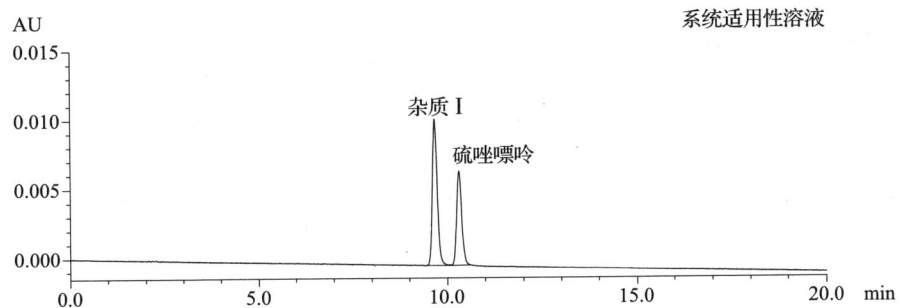

AU

供试品溶液

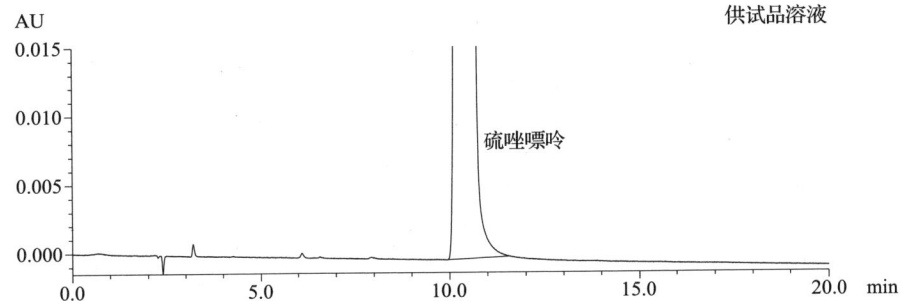

3. UHPLC 方法三

（1）色谱条件　仪器：Shimadzu Nexera LC-40D XSs；色谱柱：Shim-pack GISS C18，2.1mm×100mm，1.9μm；柱温：25℃；流动相：甲醇–0.05%醋酸钠溶液（18∶82）；流速：0.4ml/min；检测波长：300nm；进样体积：2μl，记录色谱图至主成分峰保留时间的2倍。

（2）色谱图

mAU

系统适用性溶液

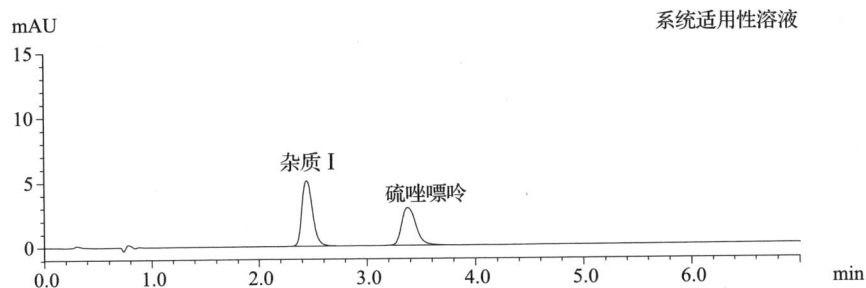

mAU

供试品溶液

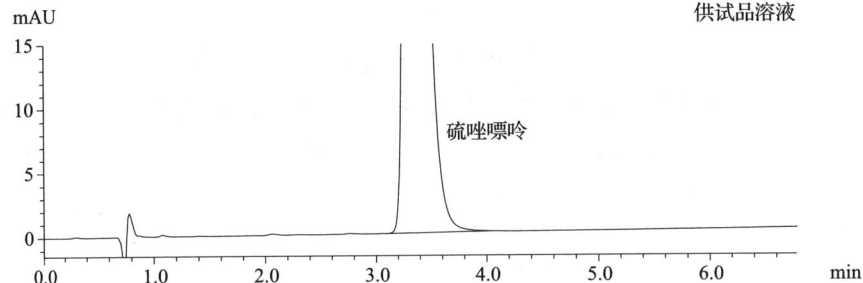

4. UHPLC 方法四

（1）色谱条件　仪器：Thermo Vanquish Flex；色谱柱：CAPCELL PAK MGII C18，2.1mm×100mm，2μm；柱温：25℃；流动相：甲醇–0.05%醋酸钠溶液（18∶82）；流速：0.4ml/min；检测波长：300nm；进样体积：2μl，记录色谱图至主成分峰保留时间的2倍。

（2）色谱图

mAU

系统适用性溶液

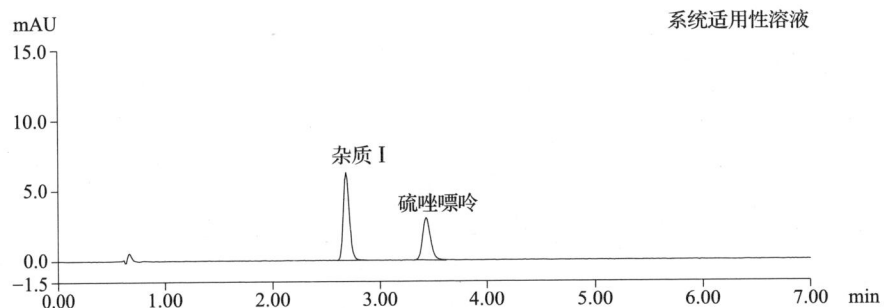

mAU

供试品溶液

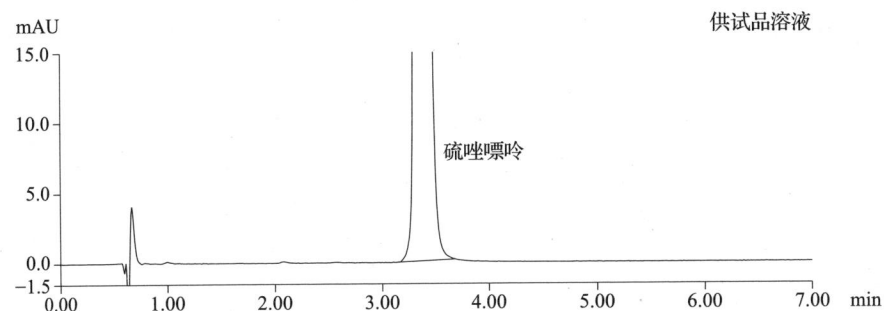

5. UHPLC 方法五

（1）色谱条件 仪器：Waters ACQUITY UPLC H-Class；色谱柱：ACQUITY UPLC HSS C18, 2.1mm×100mm, 1.8μm；柱温：30℃；流动相：甲醇 –0.05% 醋酸钠溶液（18∶82）；流速：0.3ml/min；检测波长：300nm；进样体积：2μl，记录色谱图至主成分峰保留时间的 2 倍。

（2）色谱图

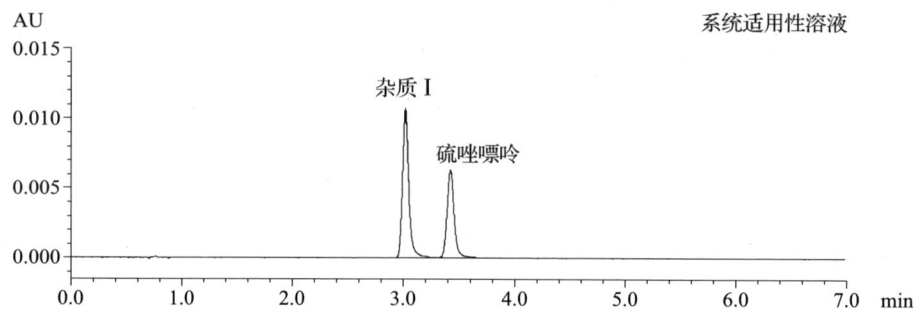

系统适用性溶液

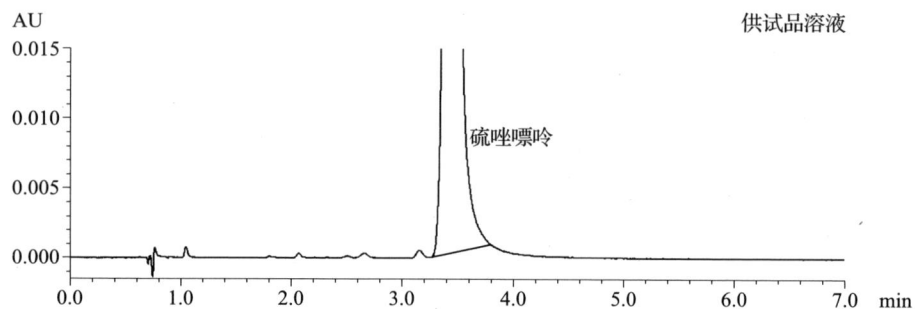

供试品溶液

各型号色谱柱系统适用性数据汇总表

色谱柱名称	色谱柱规格	组分	保留时间（min）	理论板数	拖尾因子	分离度
Poroshell 120 EC-C18	3.0mm×100mm, 2.7μm	杂质 I	2.412	14091	1.00	/
		硫唑嘌呤	2.743	11396	1.04	3.61
Endeavorsil C18	2.1mm×150mm, 1.8μm	杂质 I	9.671	27228	1.15	/
		硫唑嘌呤	10.311	28511	1.11	2.64
Shim-pack GISS C18	2.1mm×100mm, 1.9μm	杂质 I	2.452	4389	1.08	/
		硫唑嘌呤	3.393	4956	1.01	5.52
CAPCELL PAK MGII C18	2.1mm×100mm, 2.0μm	杂质 I	2.682	11089	1.32	/
		硫唑嘌呤	3.432	10462	1.31	6.35
ACQUITY UPLC HSS C18	2.1mm×100mm, 1.8μm	杂质 I	3.026	14674	1.23	/
		硫唑嘌呤	3.429	14943	1.15	3.75

六、质谱图

1. 质谱条件

Agilent 6546 四极杆飞行时间质谱仪；离子源：AJS 源；正 / 负离子检测模式；一级质谱扫描范围 m/z：50~1200；二级质谱扫描范围 m/z：25~1000；碰撞能量：10、20、40V。

2. 质谱图及解析

（1）硫唑嘌呤质谱图

①正离子模式一级质谱图

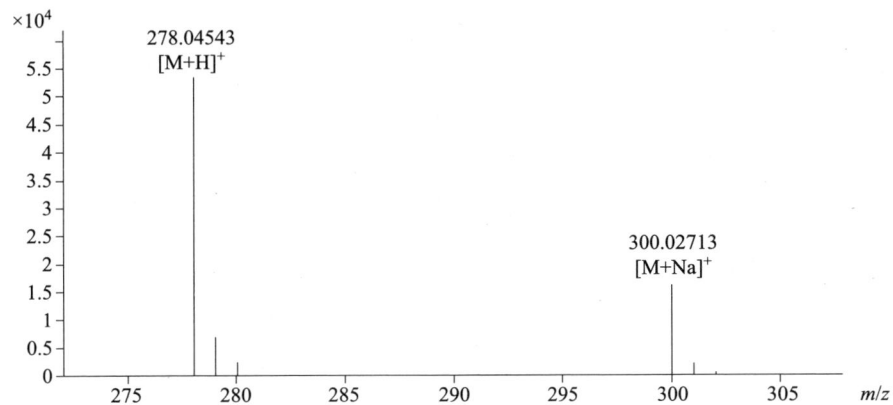

硫唑嘌呤正离子模式下，准分子离子以［M+H］⁺为主，另外可以观察到［M+Na］⁺峰。

②正离子模式二级质谱图

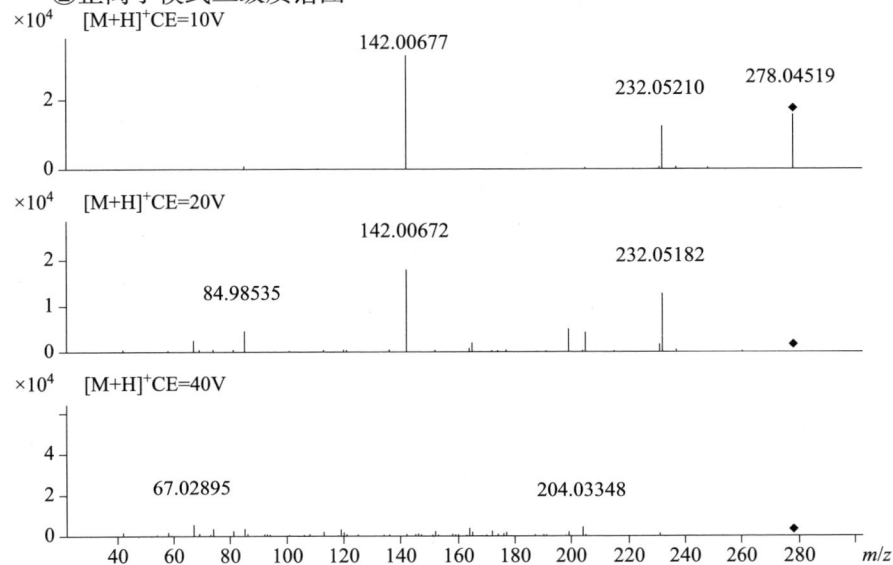

③负离子模式一级质谱图

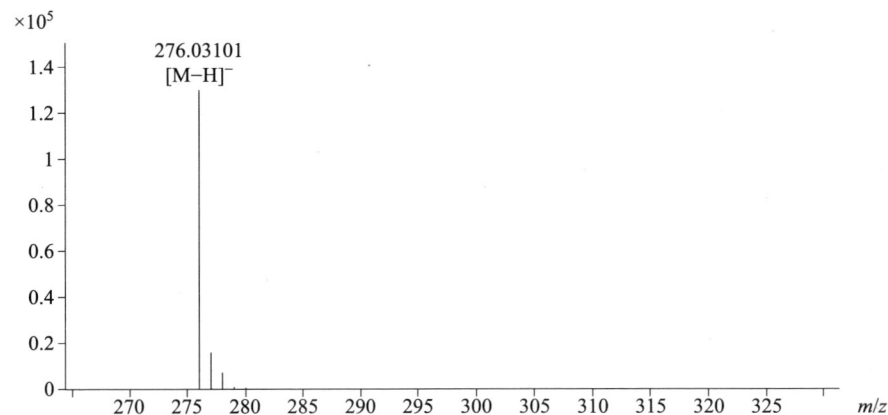

硫唑嘌呤负离子模式下，准分子离子以［M−H］⁻峰为主。

④负离子模式二级质谱图

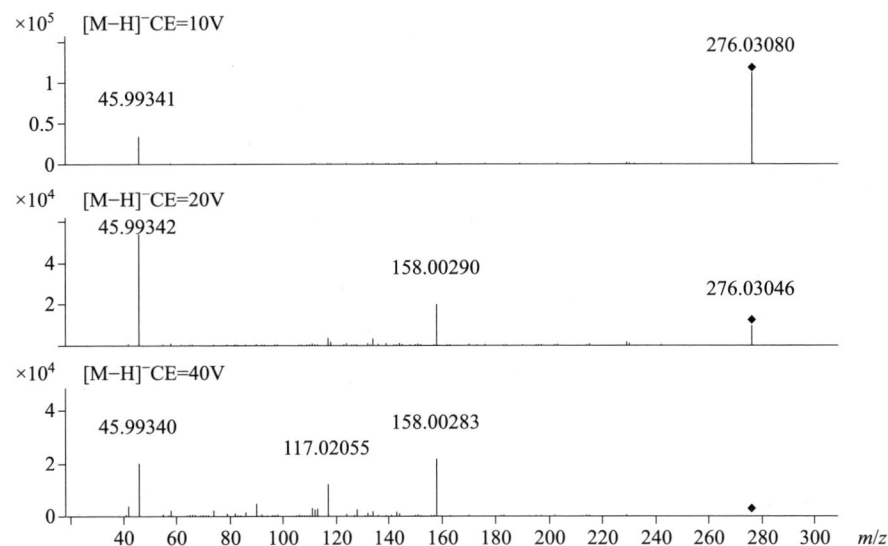

（2）杂质 I（5- 氯 -1- 甲基 -4- 硝基咪唑）质谱图

①正离子模式一级质谱图

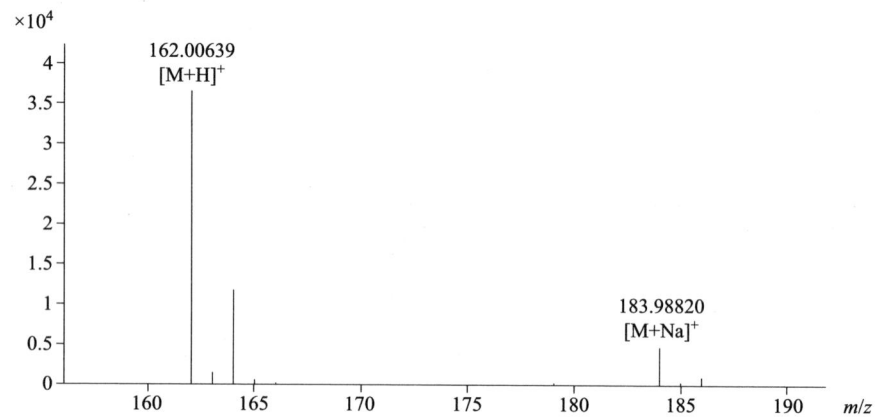

杂质 I 正离子模式下,准分子离子以［M+H］⁺为主,另外可以观察到［M+Na］⁺峰。

②正离子模式二级质谱图

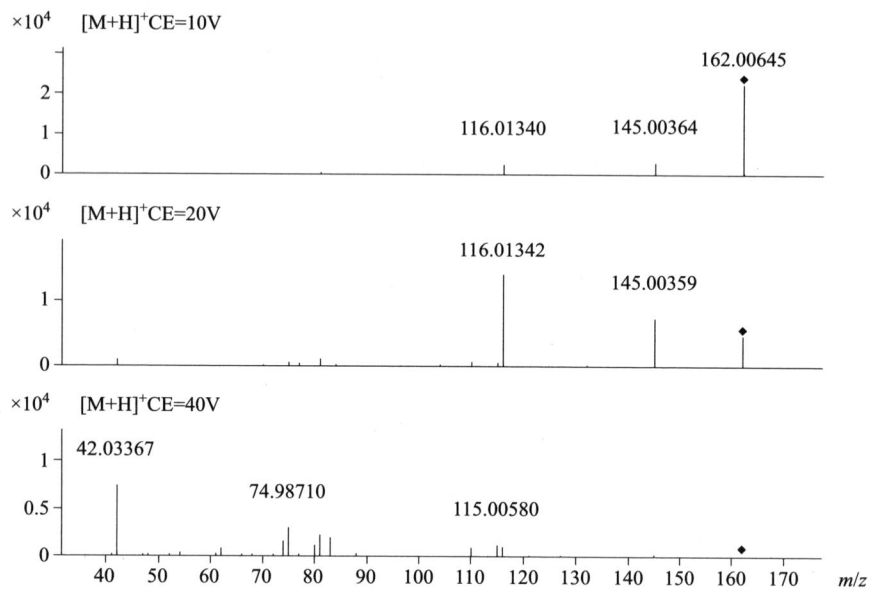

42 塞克硝唑

Secnidazole

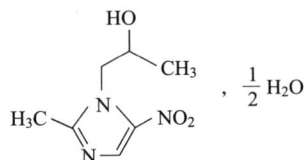

$C_7H_{11}N_3O_3 \cdot \dfrac{1}{2} H_2O$　194.19　CAS 号：227622-73-3

本品为 1-（2- 羟基丙基）-2- 甲基 -5- 硝基咪唑半水合物。

一、基本信息

本品为类白色或微黄色结晶或结晶性粉末；无臭。在甲醇、乙醇或丙酮中易溶，在乙醚中略溶，在水中微溶；在 0.1mol/L 盐酸溶液中溶解。

1. 执行标准

《中国药典》2020 年版二部，1769 页　塞克硝唑。

2. 试验用样品

塞克硝唑，批号 100704-200401，中国食品药品检定研究院。

杂质Ⅰ，批号 100512-202005，中国食品药品检定研究院。

3. 杂质对照品信息

杂质Ⅰ　2- 甲基 -5- 硝基咪唑

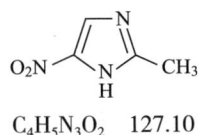

$C_4H_5N_3O_2$　127.10

二、溶液配制

1. 供试品溶液

取本品适量，精密称定，加流动相溶解并定量稀释制成每 1ml 中约含 0.3mg 的溶液。

2. 对照品溶液

取杂质Ⅰ对照品约 15mg，精密称定，置 100ml 量瓶中，加流动相溶解并稀释至刻度，摇匀，精密量取 2ml，置 10ml 量瓶中，用流动相稀释至刻度，摇匀。

3. 对照溶液

分别精密量取供试品溶液 1ml 与对照品溶液 1ml，置同一 100ml 量瓶中，用流动相稀释至刻度，摇匀。

三、系统适用性要求

对照溶液色谱图中，理论板数按塞克硝唑峰计算不低于 2000，塞克硝唑峰与相邻杂质峰之间的分离度应符合要求。

四、高效液相色谱法

1. HPLC 色谱条件

色谱柱：用十八烷基硅烷键合硅胶为填充剂；流动相：甲醇 - 水（20：80）；检测波长：318nm；进样体积：20μl，记录色谱图至主成分峰保留时间的 2 倍。

2. 对照溶液色谱图

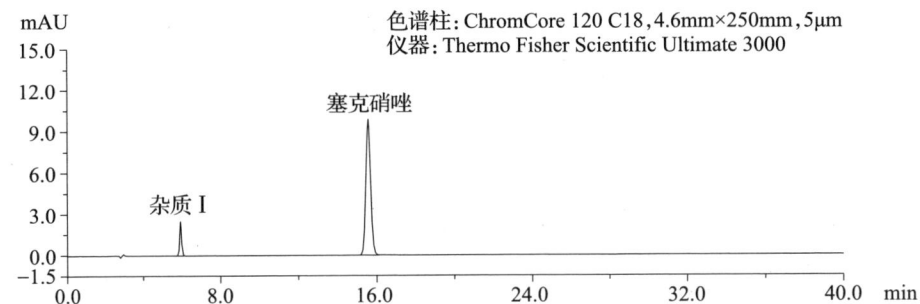

3. 紫外光谱图

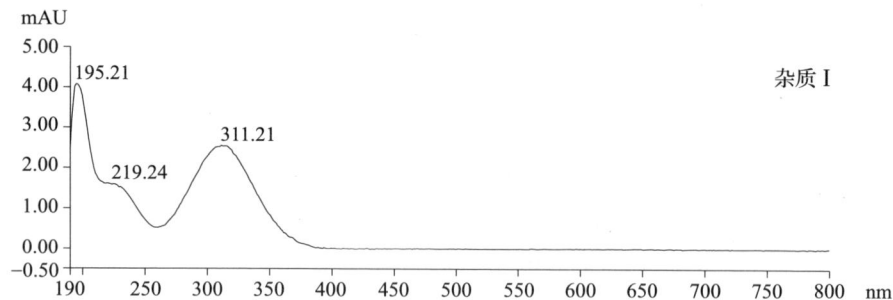

杂质 I

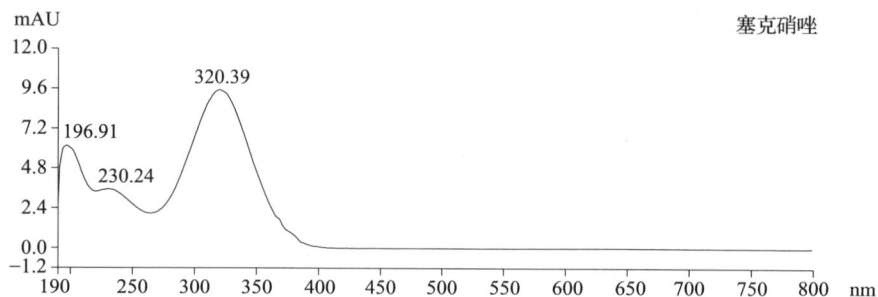

塞克硝唑

4. 供试品溶液有关物质色谱图

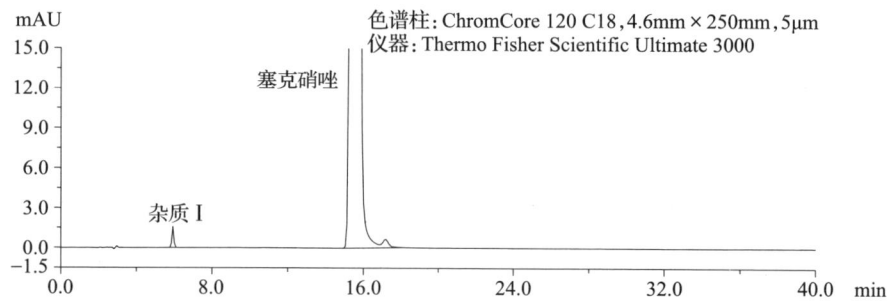

色谱柱：ChromCore 120 C18，4.6mm×250mm，5μm
仪器：Thermo Fisher Scientific Ultimate 3000

塞克硝唑

杂质 I

5. 其他型号色谱柱系统适用性色谱图及数据汇总表

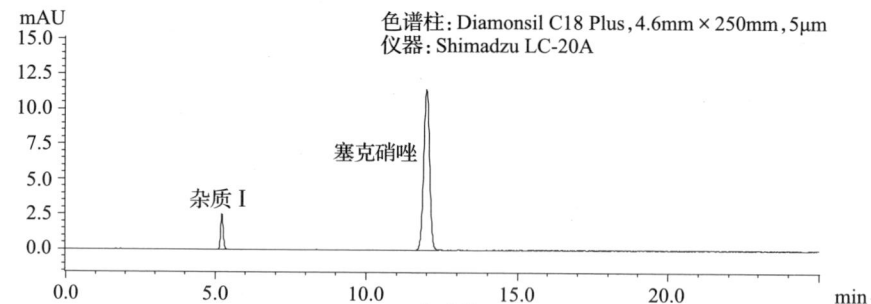

色谱柱：Diamonsil C18 Plus，4.6mm×250mm，5μm
仪器：Shimadzu LC-20A

杂质 I

塞克硝唑

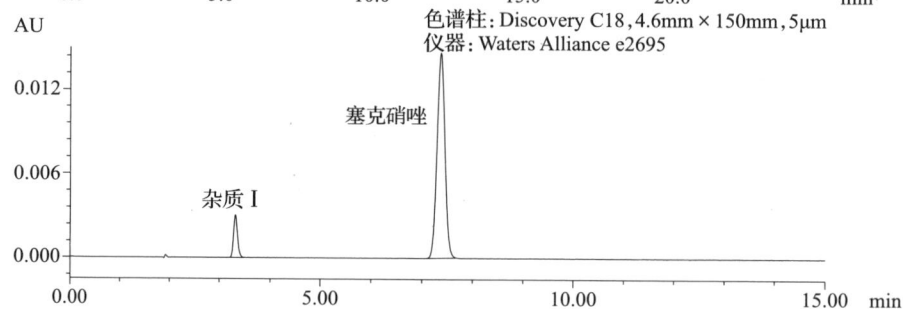

色谱柱：Discovery C18，4.6mm×150mm，5μm
仪器：Waters Alliance e2695

塞克硝唑

杂质 I

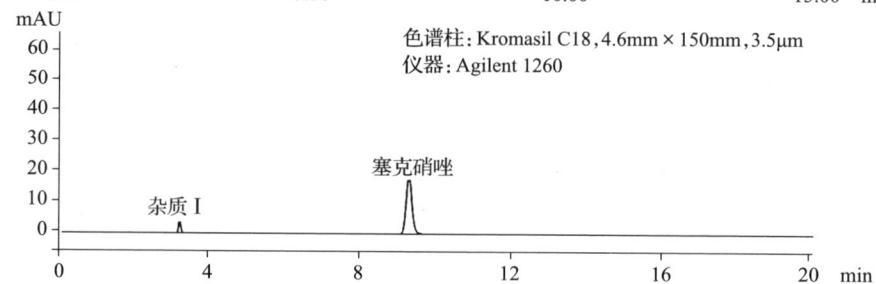

色谱柱：Kromasil C18，4.6mm×150mm，3.5μm
仪器：Agilent 1260

杂质 I

塞克硝唑

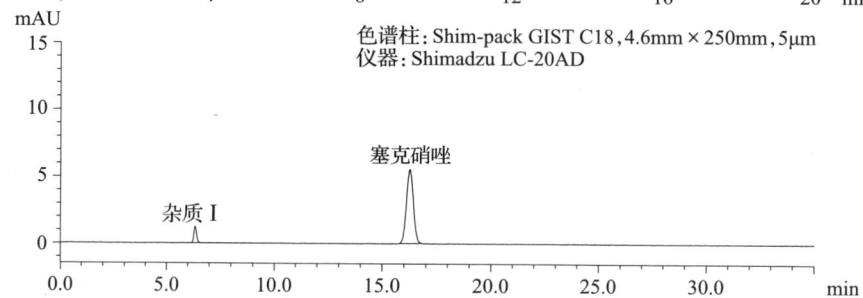

色谱柱：Shim-pack GIST C18，4.6mm×250mm，5μm
仪器：Shimadzu LC-20AD

杂质 I

塞克硝唑

色谱柱：CAPCELL PAK MGII C18，4.6mm×250mm，5μm
仪器：Thermo Vanquish Core

mAU

杂质 I

塞克硝唑

色谱柱：Acclaim 120 C18，4.6mm×250mm，5μm
仪器：Thermo Vanquish Core

mAU

杂质 I

塞克硝唑

色谱柱：Symmetry Shield RP18，4.6mm×250mm，5μm
仪器：Wartes Arc HPLC

mAU

杂质 I

塞克硝唑

色谱柱：YMC-Triart C18，4.6mm×250mm，5μm
仪器：Waters Arc HPLC

AU

杂质 I

塞克硝唑

色谱柱：中谱红 RD-C18，4.6mm×250mm，5μm
仪器：Agilent 1260

mAU

杂质 I

塞克硝唑

色谱柱：Supersil AQ-C18，4.6mm×150mm，5μm
仪器：EClassical 3100

mAU

杂质 I

塞克硝唑

色谱柱：Ultimate® AQ-C18，4.6mm×250mm，5μm
仪器：Shimadzu LC-20AD

uV

杂质 I

塞克硝唑

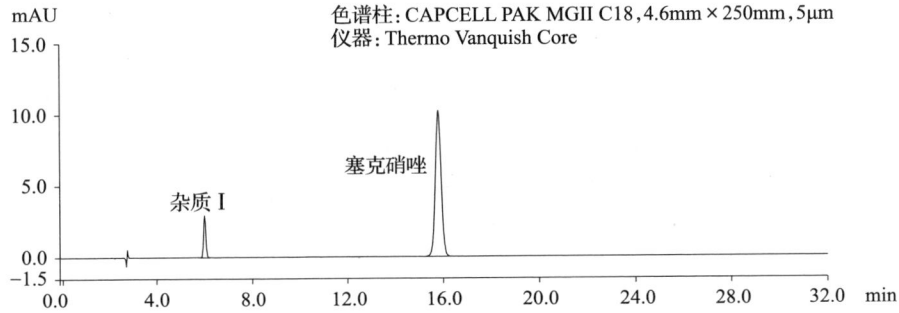

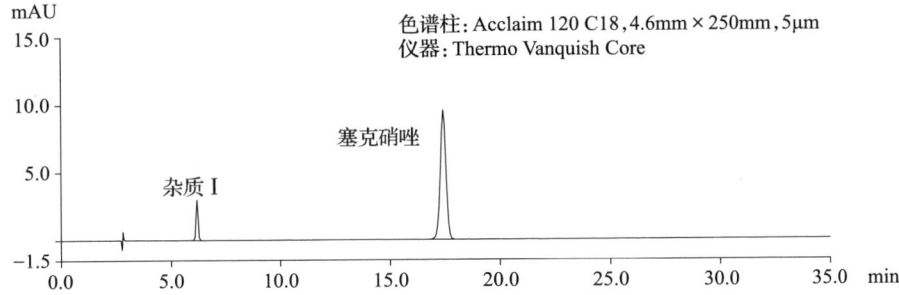

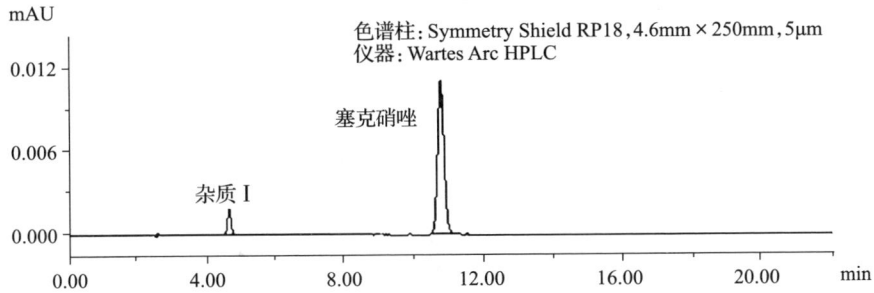

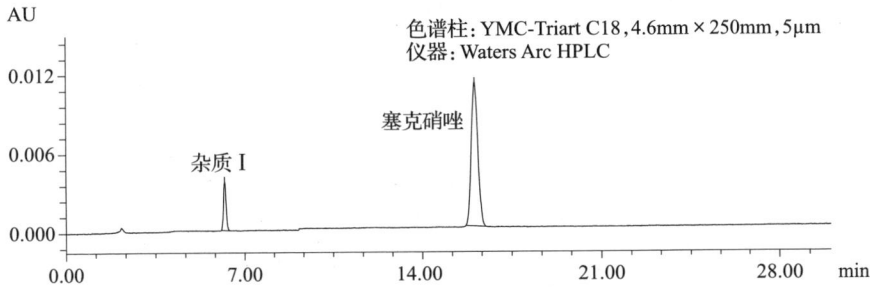

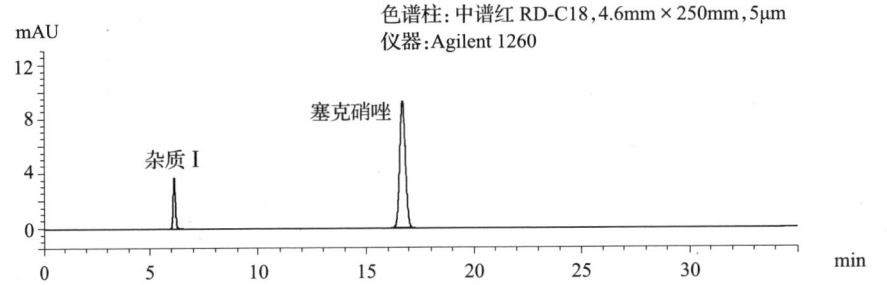

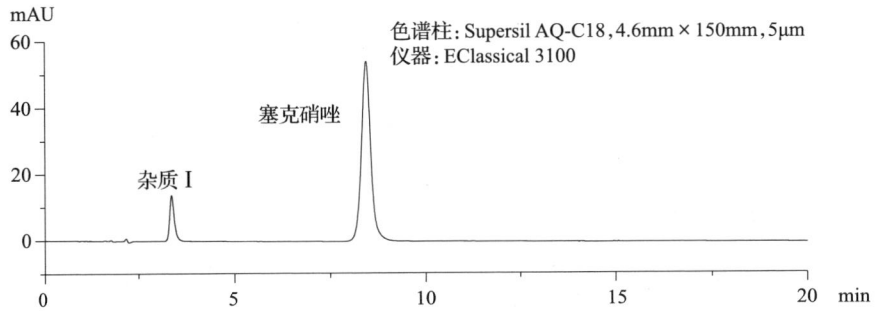

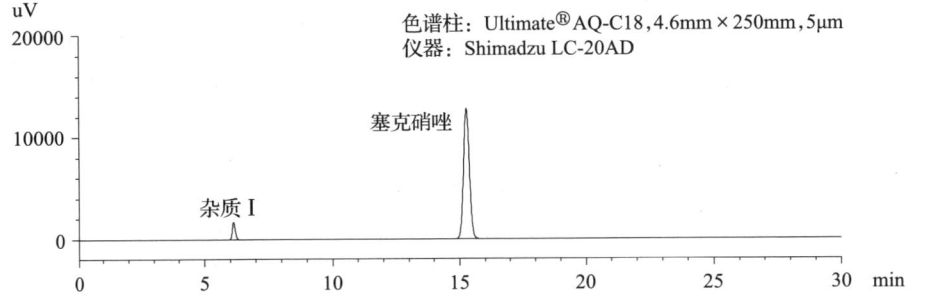

各型号色谱柱系统适用性数据汇总表

色谱柱名称	色谱柱规格	组分	保留时间（min）	理论板数	拖尾因子	分离度	备注
ChromCore 120 C18	4.6mm×250mm，5μm	杂质 I	5.930	17349	1.10	/	柱温：25℃
		塞克硝唑	15.567	18894	1.05	30.44	流速：1ml/min
Diamonsil C18 Plus	4.6mm×250mm，5μm	杂质 I	5.244	14303	1.15	/	柱温：25℃
		塞克硝唑	11.989	17730	1.03	25.18	流速：1ml/min

续表

色谱柱名称	色谱柱规格	组分	保留时间（min）	理论板数	拖尾因子	分离度	备注
Discovery C18	4.6mm×150mm，5μm	杂质 I	3.313	8698	1.20	/	柱温：25℃ 流速：1ml/min
		塞克硝唑	7.365	10431	1.07	18.52	
Kromasil C18	4.6mm×150mm，3.5μm	杂质 I	3.212	14139	1.26	/	柱温：25℃ 流速：1ml/min
		塞克硝唑	9.275	18254	1.14	31.69	
Shim-pack GIST C18	4.6mm×250mm，5μm	杂质 I	6.341	9762	1.18	/	柱温：25℃ 流速：1ml/min
		塞克硝唑	16.254	12200	1.07	23.45	
CAPCELL PAK MGII C18	4.6mm×250mm，5μm	杂质 I	5.997	20419	1.12	/	柱温：25℃ 流速：1ml/min
		塞克硝唑	15.797	20160	1.03	31.98	
Acclaim 120 C18	4.6mm×250mm，5μm	杂质 I	6.177	22547	0.99	/	柱温：25℃ 流速：1ml/min
		塞克硝唑	17.427	21783	0.97	35.33	
Symmetry Shield RP18	4.6mm×250mm，5μm	杂质 I	4.635	9130	1.13	/	柱温：30℃ 流速：1ml/min
		塞克硝唑	10.747	15735	1.05	23.05	
YMC-Triart C18	4.6mm×250mm，5μm	杂质 I	6.210	17375	1.10	/	柱温：35℃ 流速：1ml/min
		塞克硝唑	16.063	17570	1.04	29.60	
中谱红 RD-C18	4.6mm×250mm，5μm	杂质 I	6.100	16459	1.09	/	柱温：25℃ 流速：1ml/min
		塞克硝唑	16.553	19042	1.01	31.15	
Supersil AQ-C18	4.6mm×150mm，5μm	杂质 I	3.368	4023	1.32	/	柱温：35℃ 流速：1ml/min
		塞克硝唑	8.447	6241	1.07	15.91	
Ultimate® AQ-C18	4.6mm×250mm，5μm	杂质 I	6.134	12130	1.18	/	柱温：30℃ 流速：1ml/min
		塞克硝唑	15.270	20544	1.05	28.16	

五、超高效液相色谱法

1. UHPLC 方法一

（1）色谱条件　仪器：Waters ACQUITY UPLC H-Class；色谱柱：Endeavorsil C18，2.1mm×100mm，1.8μm；柱温：25℃；流动相：甲醇 - 水（20∶80）；流速：0.15ml/min；检测波长：318nm；进样体积：2μl，记录色谱图至主成分峰保留时间的 2 倍。

（2）色谱图

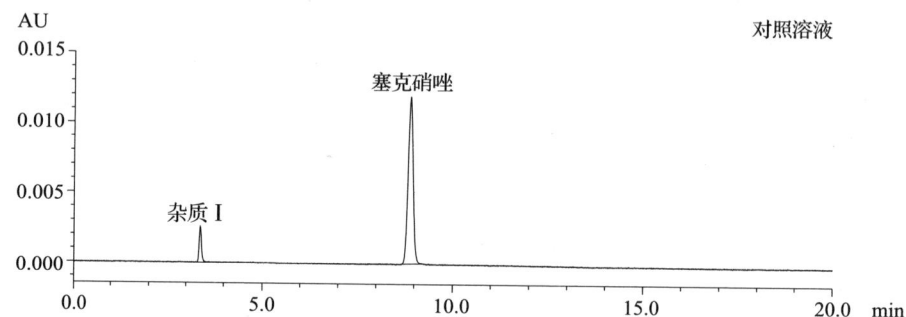

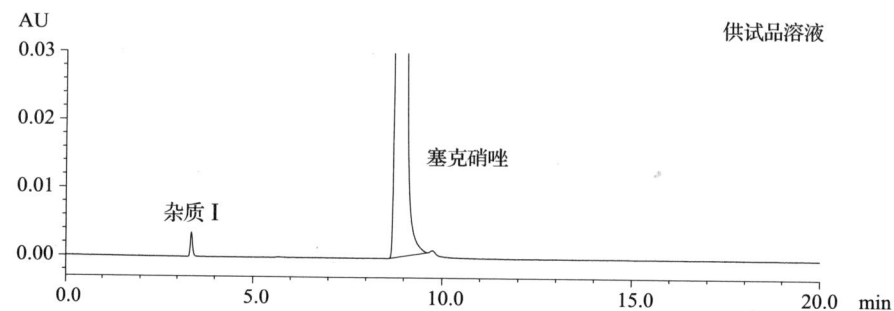

2. UHPLC 方法二

（1）色谱条件　仪器：Thermo Vanquish；色谱柱：CAPCELL PAK IF2 C18，2.1mm×100mm，2μm；柱温：25℃；流动相：甲醇 - 水（20∶80）；流速：0.5ml/min；检测波长：318nm；进样体积：2μl，记录色谱图至主成分峰保留时间的 2 倍。

（2）色谱图

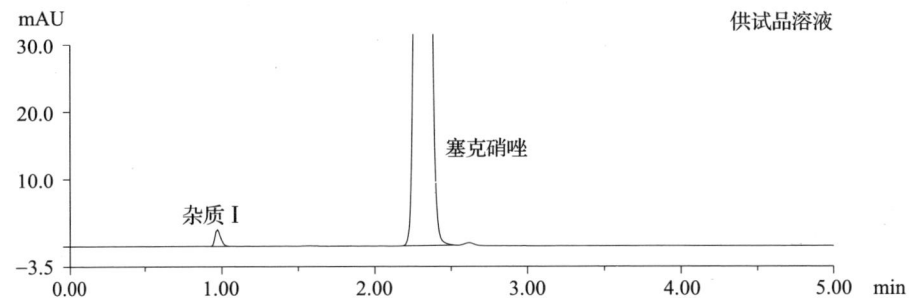

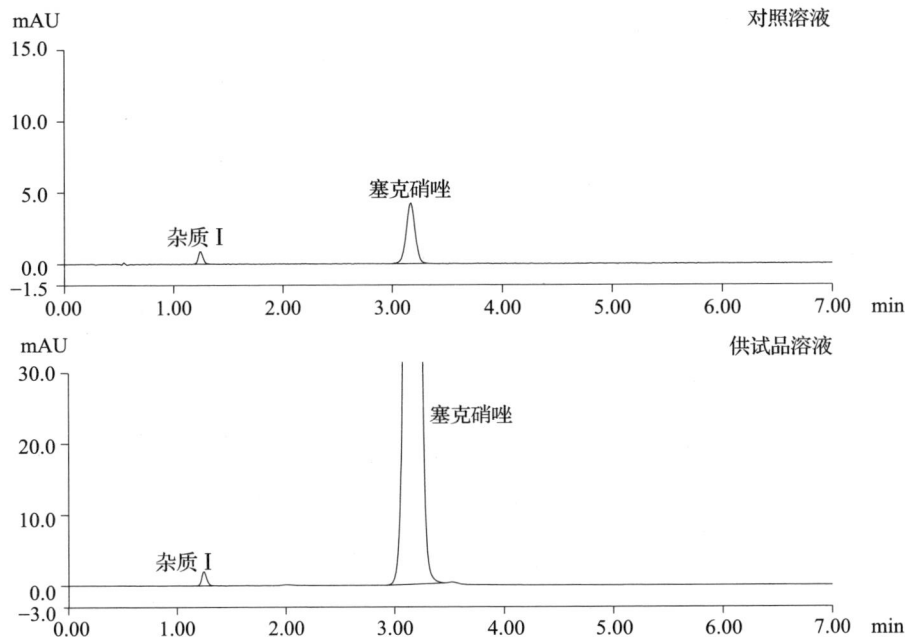

3. UHPLC 方法三

（1）色谱条件　仪器：Thermo Fisher Vanquish Flex；色谱柱：Hypersil GOLD VANQUISH，2.1mm×100mm，1.9μm；柱温：25℃；流动相：甲醇 - 水（20∶80）；流速：0.5ml/min；检测波长：318nm；进样体积：2μl，记录色谱图至主成分峰保留时间的 2 倍。

4. UHPLC 方法四

（1）色谱条件　仪器：Waters ACQUITY UPLC H-Class；色谱柱：ACQUITY UPLC BEH C18，2.1mm×100mm，1.7μm；柱温：30℃；流动相：甲醇 - 水（20∶80）；流速：0.35ml/min；检测波长：318nm；进样体积：2μl，记录色谱图至主成分峰保留时间的 2 倍。

（2）色谱图

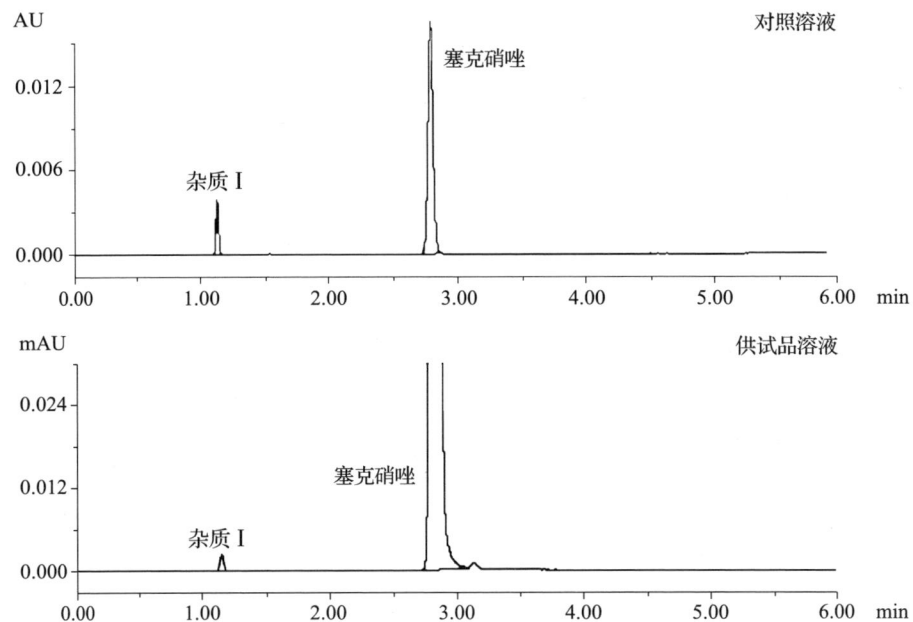

（2）色谱图

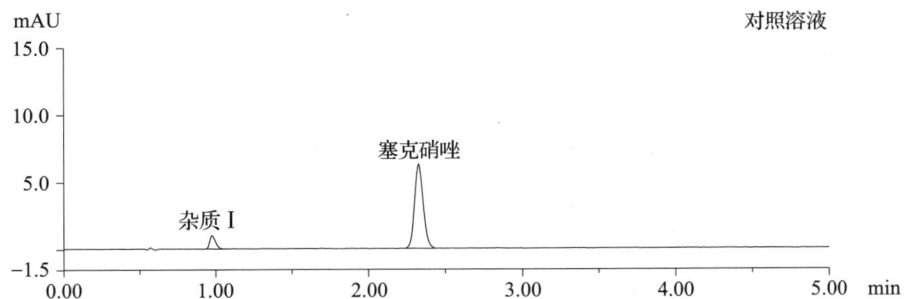

5. UHPLC 方法五

（1）色谱条件　仪器：Agilent 1260 Infinity Ⅱ Bin；色谱柱：Poroshell 120 EC-C18，4.6mm×100mm，2.7μm；柱温：25℃；流动相：甲醇-水（20：80）；流速：1.0ml/min；检测波长：318nm；进样体积：8μl，记录色谱图至主成分峰保留时间的2倍。

（2）色谱图

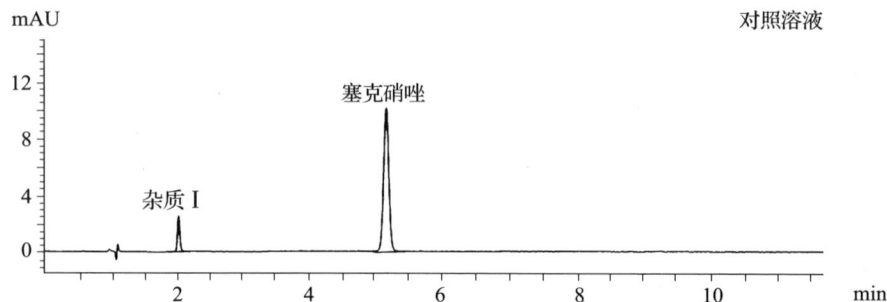

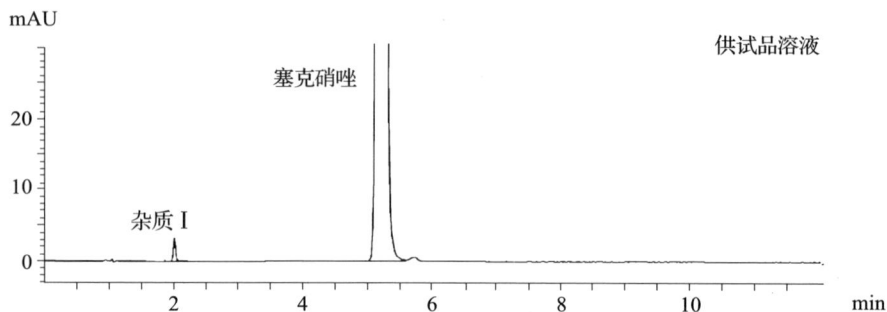

6. UHPLC 方法六

（1）色谱条件　仪器：Thermo Fisher Scientific Ultimate 3000；色谱柱：ChromCore 120 C18，2.1mm×100mm，1.8μm；柱温：40℃；流动相：甲醇-水（20：80）；流速：0.2ml/min；检测波长：318nm；进样体积：2μl，记录色谱图至主成分峰保留时间的2倍。

（2）色谱图

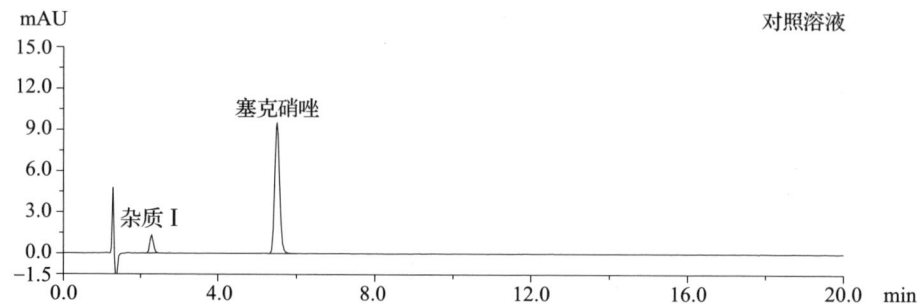

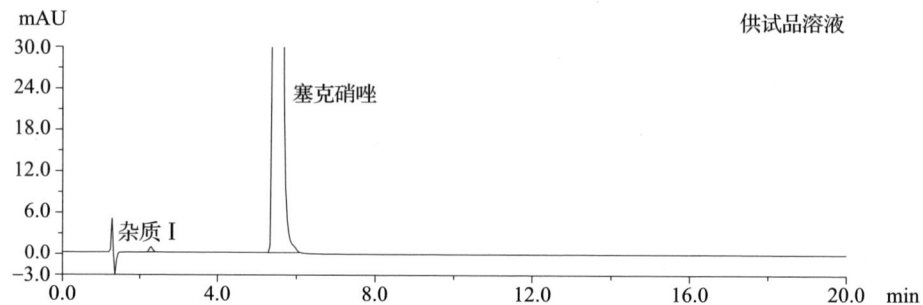

各型号色谱柱系统适用性数据汇总表

色谱柱名称	色谱柱规格	组分	保留时间（min）	理论板数	拖尾因子	分离度
Endeavorsil C18	2.1mm×100mm，1.8μm	杂质Ⅰ	3.382	15183	1.22	/
		塞克硝唑	8.893	22433	1.07	30.89
CAPCELL PAK IF2 C18	2.1mm×100mm，2.0μm	杂质Ⅰ	1.247	4139	1.32	/
		塞克硝唑	3.170	7505	0.98	17.18
Hypersil GOLD VANQUISH	2.1mm×100mm，1.9μm	杂质Ⅰ	0.975	3091	1.42	/
		塞克硝唑	2.328	8289	1.11	15.70
ACQUITY UPLC BEH C18	2.1mm×100mm，1.7μm	杂质Ⅰ	1.144	14637	1.16	/
		塞克硝唑	2.843	21822	1.05	29.83
Poroshell 120 EC-C18	4.6mm×100mm，2.7μm	杂质Ⅰ	2.005	14124	1.13	/
		塞克硝唑	5.211	19721	1.04	29.78
ChromCore 120 C18	2.1mm×100mm，1.8μm	杂质Ⅰ	2.273	2904	1.20	/
		塞克硝唑	5.493	9455	1.17	16.32

六、质谱图

1. 质谱条件

Agilent 6546 四极杆飞行时间质谱仪；离子源：AJS 源；正 / 负离子检测模式；一级质谱扫描范围 m/z：50~1200；二级质谱扫描范围 m/z：25~1000；碰撞能量：2、5、10、20、40V。

2. 质谱图

（1）塞克硝唑质谱图

①正离子模式一级质谱图

塞克硝唑正离子模式下，准分子离子以无水物的［M+H］$^+$为主。

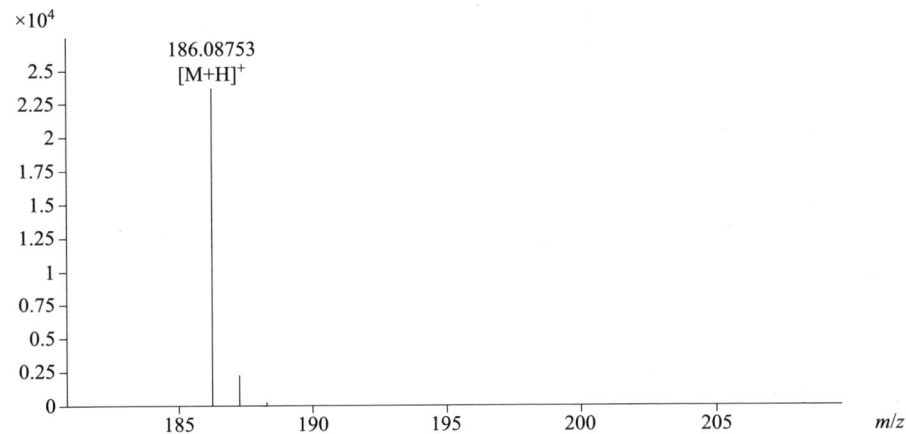

②正离子模式二级质谱图

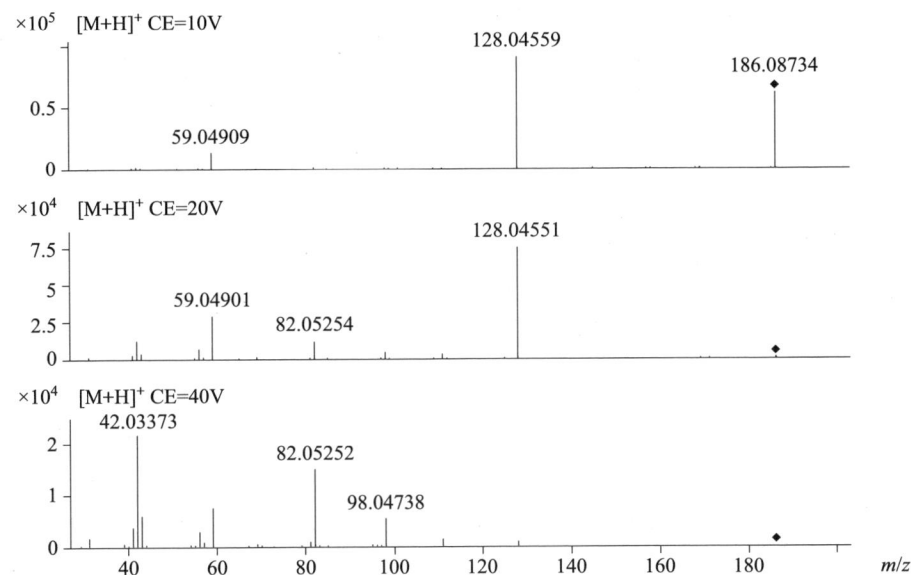

③负离子模式一级质谱图

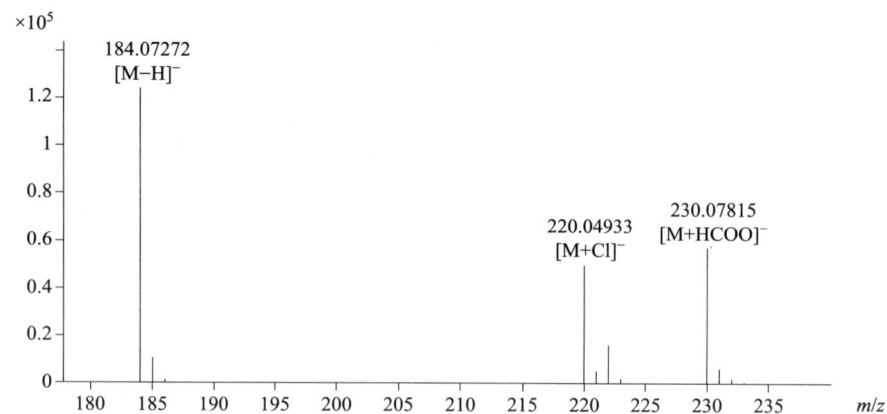

塞克硝唑负离子模式下,准分子离子以无水物的［M−H］⁻为主,另外可以观察到无水物的［M+Cl］⁻和无水物的［M+HCOO］⁻峰。

④负离子模式二级质谱图

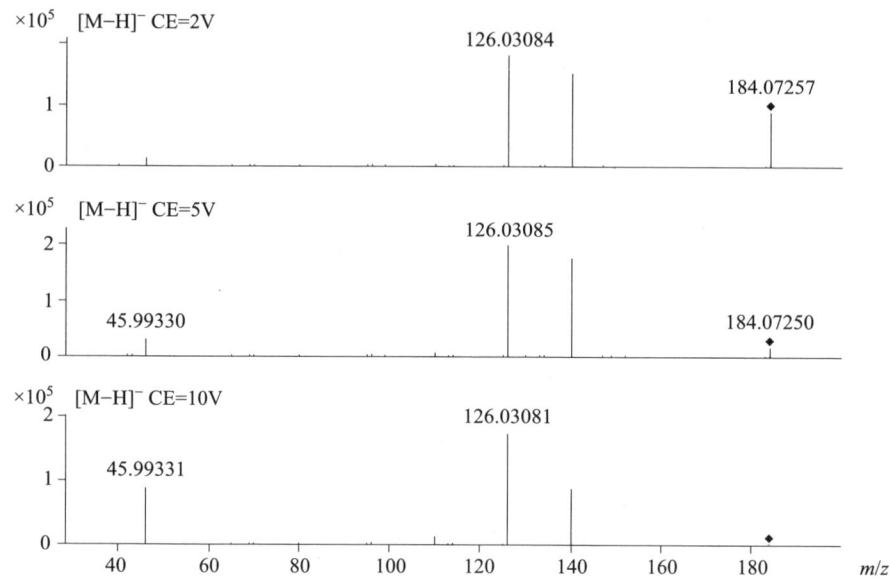

（2）杂质Ⅰ（2-甲基-5-硝基咪唑）质谱图

①正离子模式一级质谱图

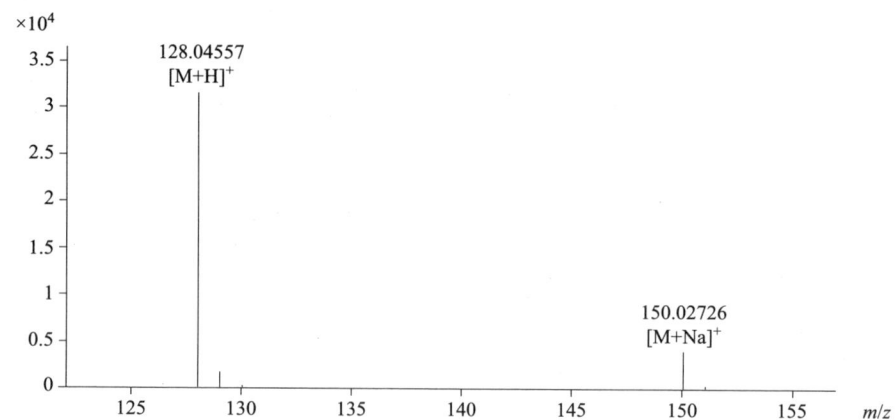

杂质Ⅰ正离子模式下,准分子离子以［M+H］⁺为主,另外可以观察到［M+Na］⁺峰。

②正离子模式二级质谱图

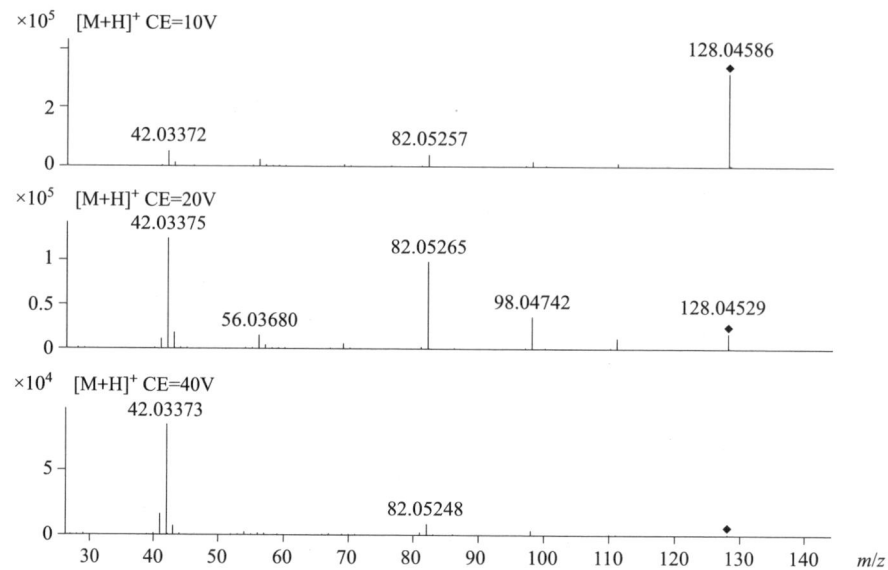

③负离子模式一级质谱图

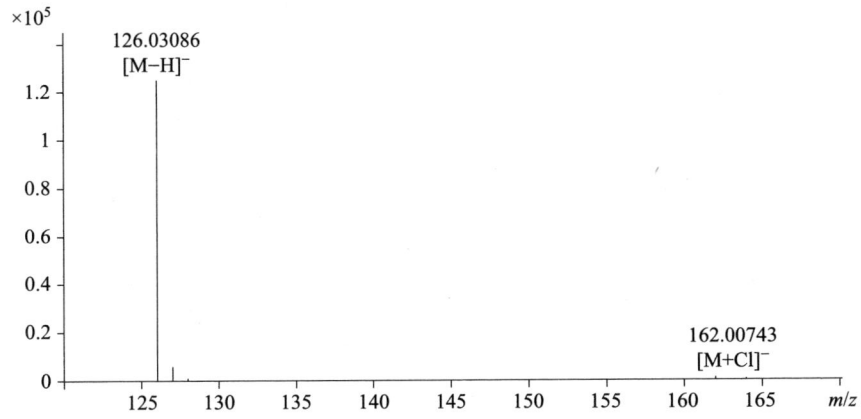

杂质Ⅰ负离子模式下,准分子离子以［M–H］⁻为主,另外可以观察到极少量的［M+Cl］⁻峰。

④负离子模式二级质谱图

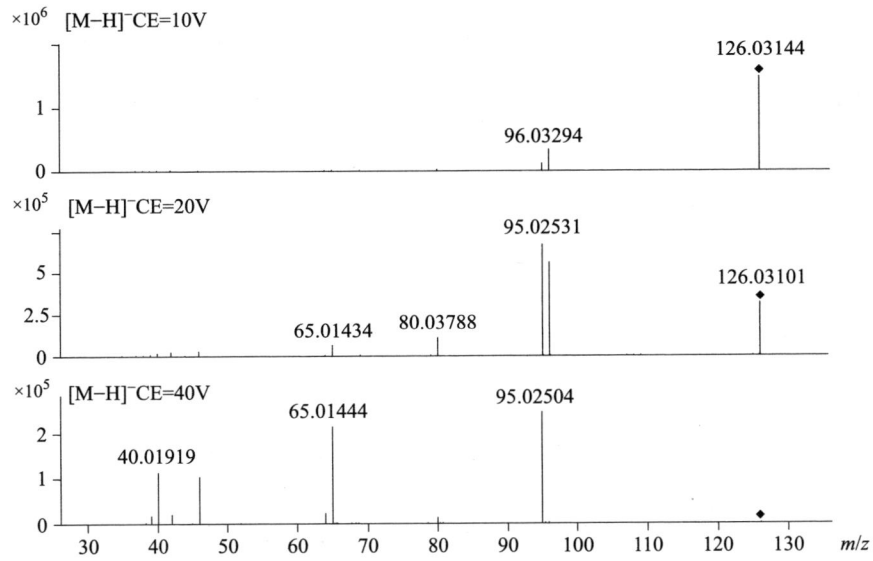

43　雌二醇

Estradiol

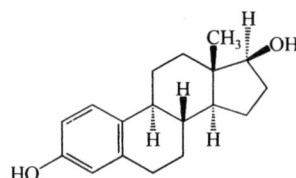

C₁₈H₂₄O₂　272.39　CAS 号：50-28-2

本品为雌甾 -1，3，5（10）- 三烯 -3，17β - 二醇。

一、基本信息

本品为白色或类白色结晶性粉末；无臭。在丙酮中溶解，在乙醇中略溶，在水中不溶。

1. 执行标准

《中国药典》2020 年版二部，1783 页　雌二醇。

2. 试验用样品

雌二醇，批号 C011-200101，浙江仙琚制药股份有限公司。

雌酮，批号 LMA0U47，河北百灵威超精细材料有限公司。

3. 杂质对照品信息

雌酮

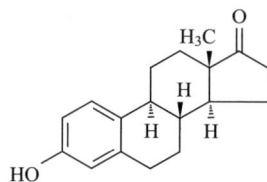

C₁₈H₂₂O₂　270.37

二、溶液配制

1. 系统适用性溶液

取雌二醇与雌酮各适量，加流动相溶解并稀释制成每 1ml 中各约含 0.1mg 的溶液。

2. 供试品溶液

取本品适量，加流动相溶解并稀释制成每 1ml 中约含 1mg 的溶液。

三、系统适用性要求

系统适用性溶液色谱图中，雌二醇峰与雌酮峰之间的分离度应大于 2.0。

四、高效液相色谱法

1. HPLC 色谱条件

色谱柱：用十八烷基硅烷键合硅胶为填充剂；流动相：乙腈 - 水（55：45）；检测波长：220nm；进样体积：10μl，记录色谱图至主成分峰保留时间的 2 倍。

2. 系统适用性溶液色谱图

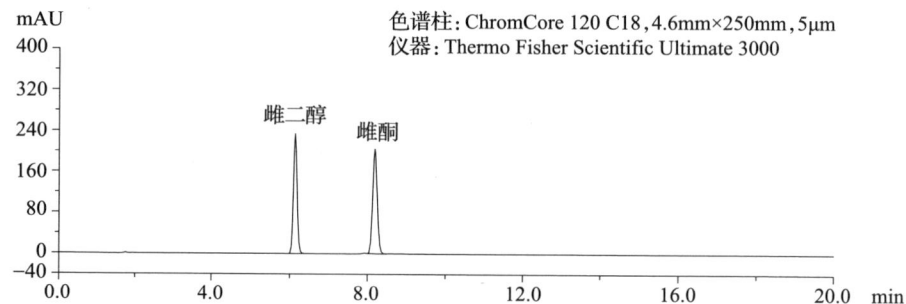

色谱柱：ChromCore 120 C18，4.6mm×250mm，5μm
仪器：Thermo Fisher Scientific Ultimate 3000

3. 紫外光谱图

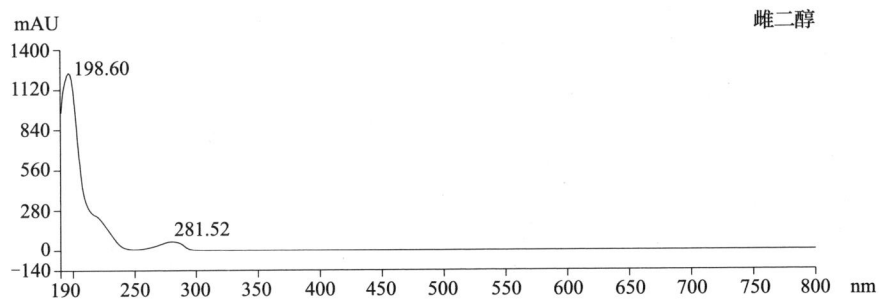

雌二醇

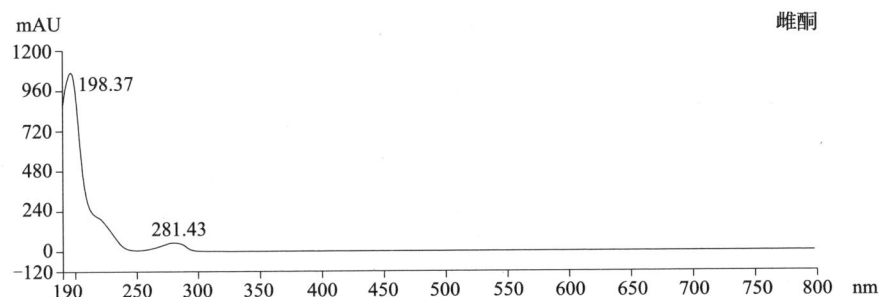

雌酮

4. 供试品溶液有关物质色谱图

色谱柱：ChromCore 120 C18，4.6mm×250mm，5μm
仪器：Thermo Fisher Scientific Ultimate 3000

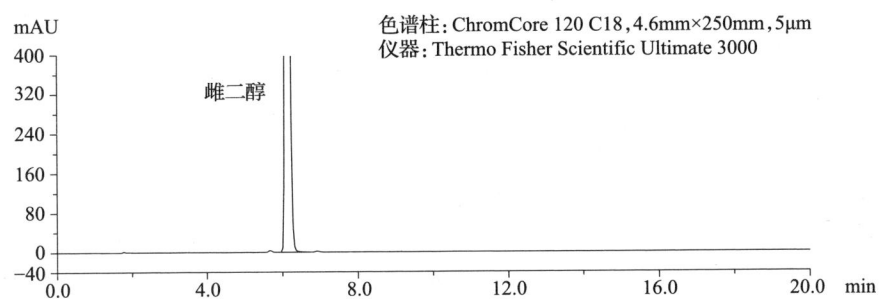

5. 其他型号色谱柱系统适用性色谱图及数据汇总表

色谱柱：Diamonsil C18，4.6mm×250mm，5μm
仪器：Shimadzu LC-20AT

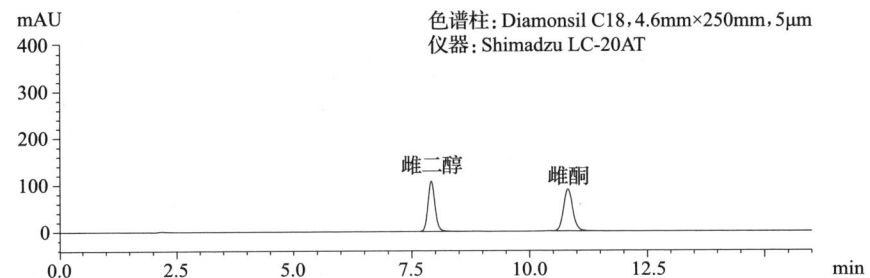

色谱柱：Supersil ODS2，4.6mm×250mm，5μm
仪器：EClassical 3100

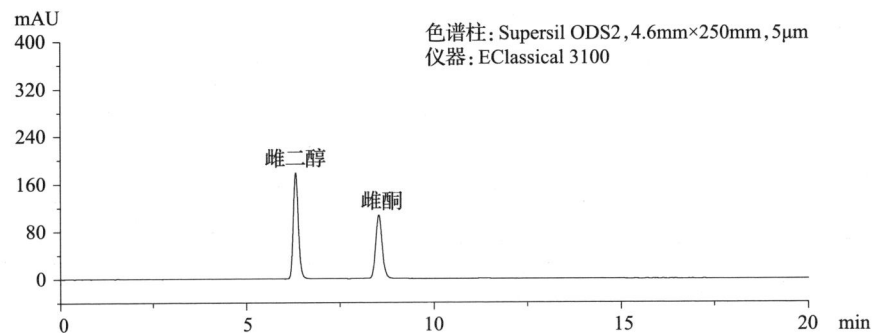

色谱柱：Discovery C18，4.6mm×250mm，5μm
仪器：Waters Alliance e2695

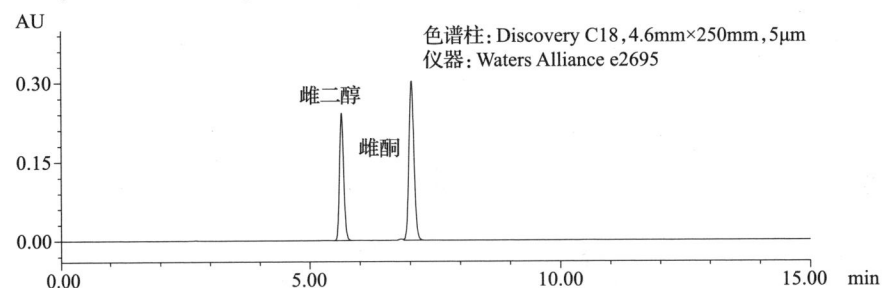

色谱柱：Kromasil C18，4.6×150mm，3.5μm
仪器：Agilent 1260

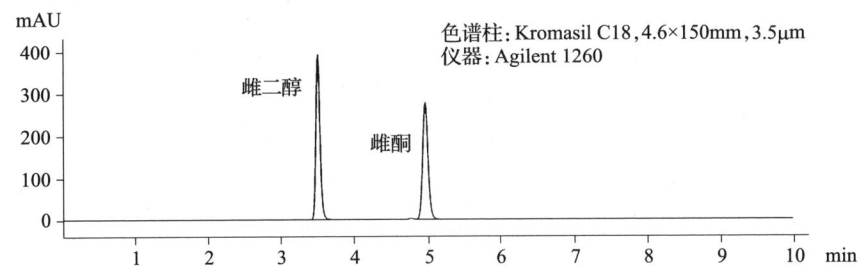

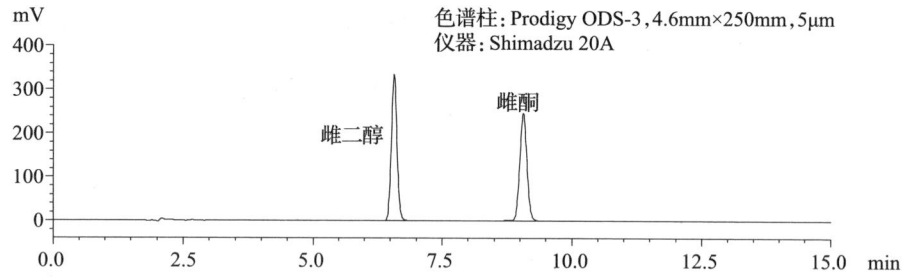

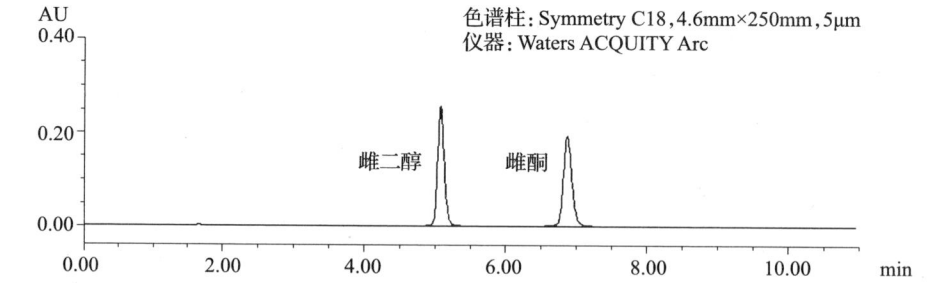

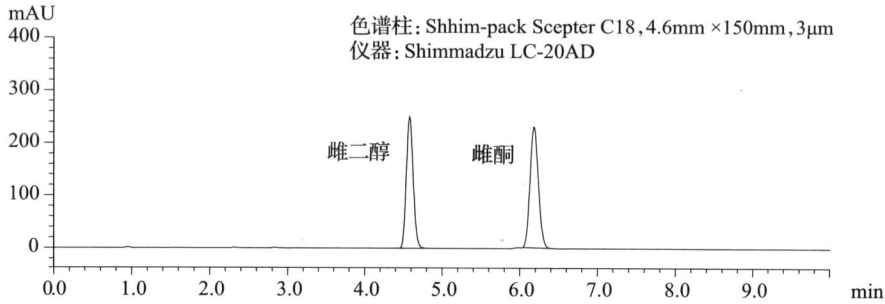

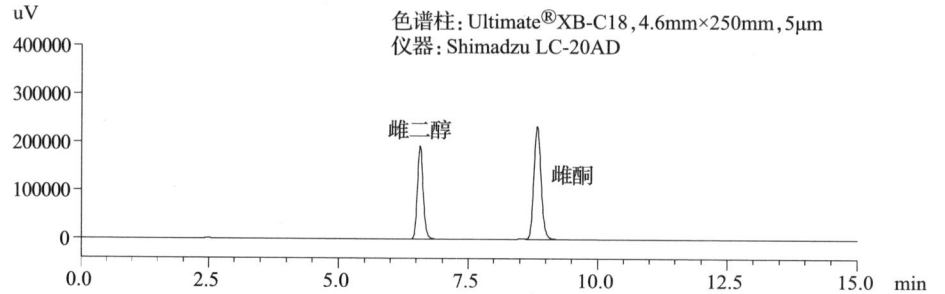

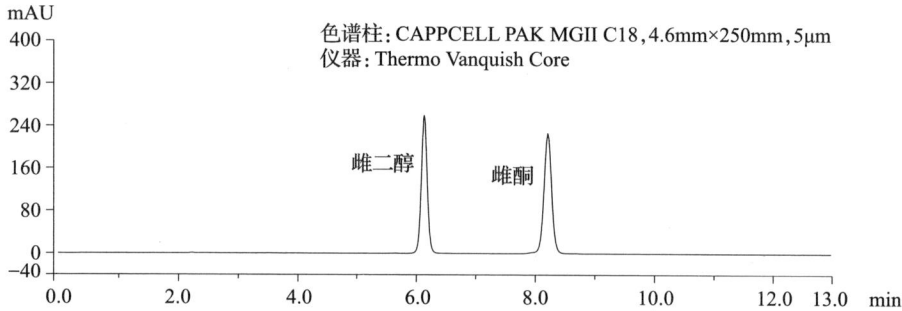

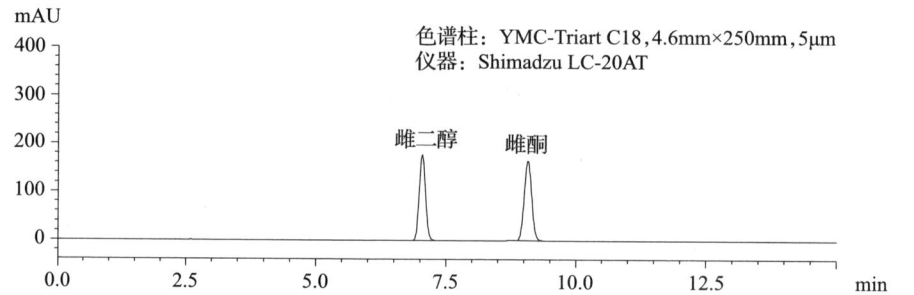

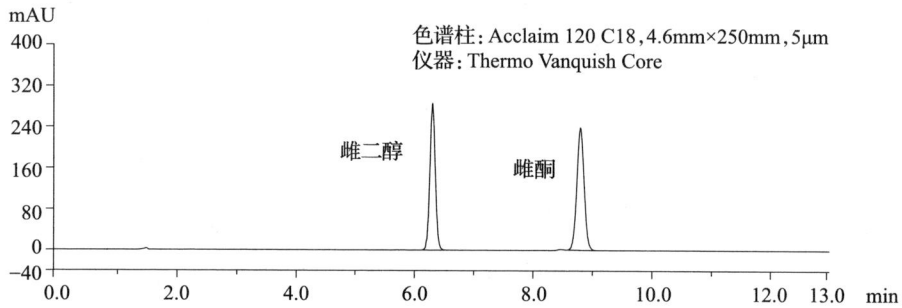

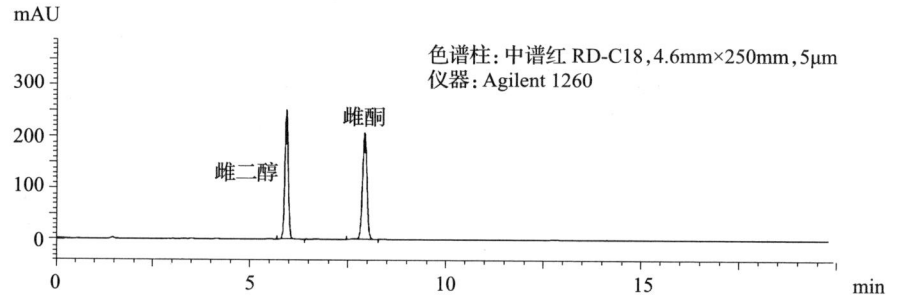

各型号色谱柱系统适用性数据汇总表

色谱柱名称	色谱柱规格	组分	保留时间（min）	理论板数	拖尾因子	分离度	备注
ChromCore 120 C18	4.6mm×250mm，5μm	雌二醇	6.137	20685	1.13	/	柱温：25℃ 流速：1ml/min
		雌酮	8.190	22679	1.11	10.58	
Diamonsil C18	4.6mm×250mm，5μm	雌二醇	7.908	12528	1.13	/	柱温：25℃ 流速：1ml/min
		雌酮	10.805	14094	1.12	8.96	
Supersil ODS2	4.6mm×250mm，5μm	雌二醇	6.330	10320	1.10	/	柱温：35℃ 流速：1ml/min
		雌酮	8.540	11810	1.10	7.86	
Discovery C18	4.6mm×250mm，5μm	雌二醇	5.636	21629	1.11	/	柱温：25℃ 流速：1ml/min
		雌酮	7.025	23253	1.09	8.08	
Kromasil C18	4.6mm×150mm，3.5μm	雌二醇	3.514	18745	1.16	/	柱温：25℃ 流速：1ml/min
		雌酮	4.974	21761	1.10	12.29	
Prodigy ODS-3	4.6mm×250mm，5μm	雌二醇	6.269	15717	1.09	/	柱温：25℃ 流速：1ml/min
		雌酮	9.062	18949	1.06	10.55	
Shim-pack Scepter C18	4.6mm×150mm，3μm	雌二醇	4.577	10042	1.15	/	柱温：25℃ 流速：1ml/min
		雌酮	6.180	13296	1.12	8.08	
CAPCELL PAK MGII C18	4.6mm×250mm，5μm	雌二醇	6.150	18987	1.11	/	柱温：25℃ 流速：1ml/min
		雌酮	8.227	19999	1.07	10.10	
Acclaim 120 C18	4.6mm×250mm，5μm	雌二醇	6.303	23066	1.06	/	柱温：25℃ 流速：1ml/min
		雌酮	8.793	24333	1.05	12.72	
Symmetry C18	4.6mm×250mm，5μm	雌二醇	5.090	14523	1.16	/	柱温：30℃ 流速：1ml/min
		雌酮	6.886	16001	1.16	9.08	
Ultimate® XB-C18	4.6mm×250mm，5μm	雌二醇	6.569	15194	1.18	/	柱温：30℃ 流速：1ml/min
		雌酮	8.832	18382	1.16	9.56	
YMC-Triart C18	4.6mm×250mm，5μm	雌二醇	7.037	14285	1.09	/	柱温：35℃ 流速：1ml/min
		雌酮	9.074	17101	1.07	7.94	
中谱红 RD-C18	4.6mm×250mm，5μm	雌二醇	5.975	21630	1.03	/	柱温：25℃ 流速：1ml/min
		雌酮	7.968	23714	1.02	10.77	

五、超高效液相色谱法

1. UHPLC 方法一

（1）色谱条件　仪器：Thermo Vanquish Flex；色谱柱：CAPCELL PAK MGII C18，2.1mm×100mm，2μm；柱温：25℃；流动相：乙腈-水（55：45）；流速：0.5ml/min；检测波长：220nm；进样体积：1μl，记录色谱图至主成分峰保留时间的 2 倍。

（2）色谱图

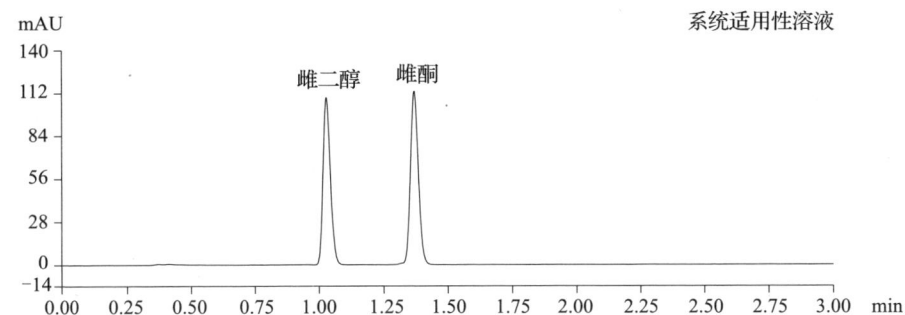

系统适用性溶液

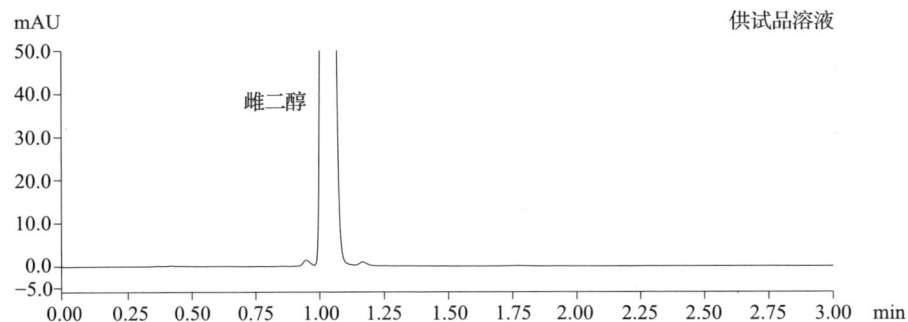

供试品溶液

2. UHPLC 方法二

（1）色谱条件　仪器：Waters ACQUITY UPLC H-Class；色谱柱：Endeavorsil C18，2.1mm×100mm，1.8μm；柱温：25℃；流动相：乙腈-水（55：45）；流速：0.15ml/min；检测波长：220nm；进样体积：2μl，记录色谱图至主成分峰保留时间的 2 倍。

（2）色谱图

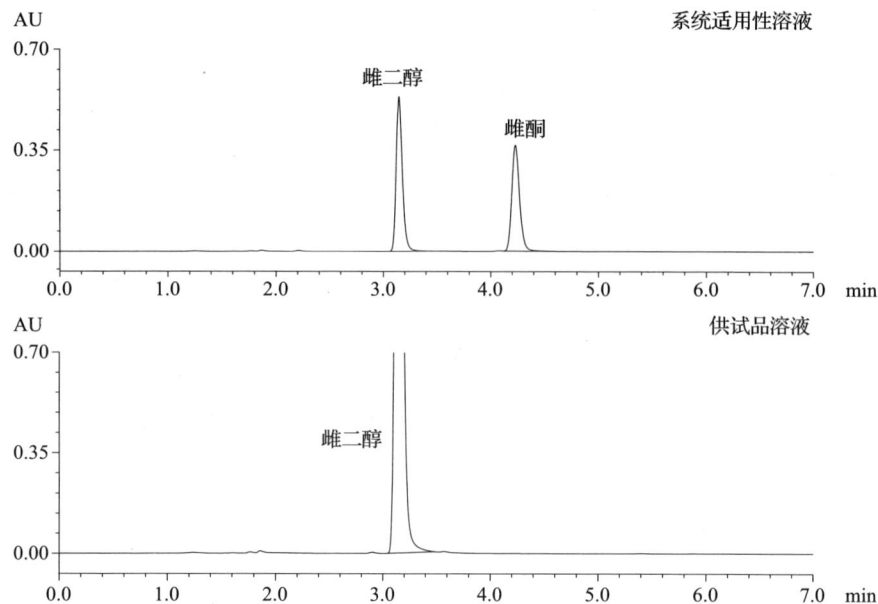

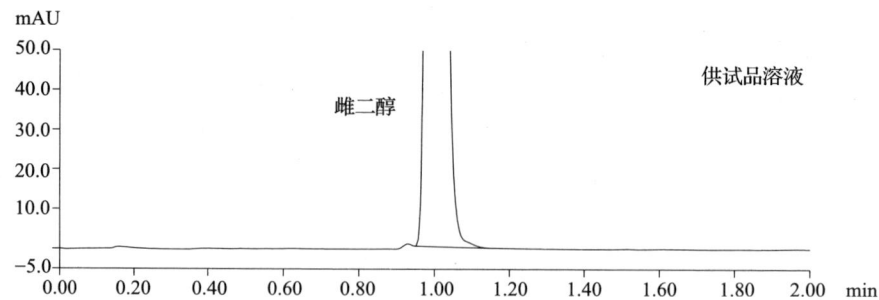

3. UHPLC 方法三

（1）色谱条件　仪器：Thermo Fisher Vanquish Flex；色谱柱：Hyperisil GOLD VANQUISH，2.1mm×100mm，1.9μm；柱温：25℃；流动相：乙腈 - 水（55：45）；流速：0.5ml/min；检测波长：220nm；进样体积：1μl，记录色谱图至主成分峰保留时间的 2 倍。

（2）色谱图

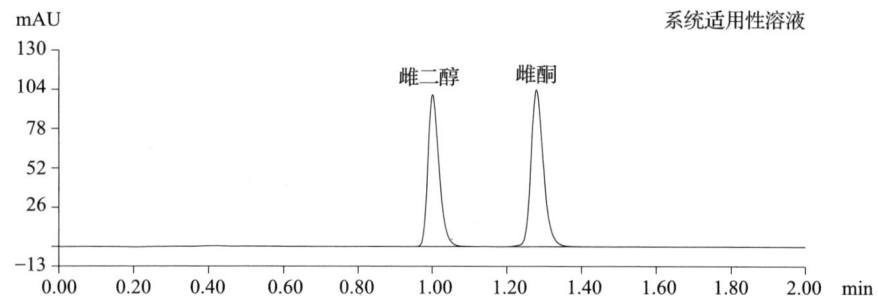

4. UHPLC 方法四

（1）色谱条件　仪器：Waters ACQUITY UPLC H-Class；色谱柱：ACQUITY UPLC HSS T3，2.1mm×100mm，1.8μm；柱温：30℃；流动相：乙腈 - 水（55：45）；流速：0.4ml/min；检测波长：220nm；进样体积：1μl，记录色谱图至主成分峰保留时间的 2 倍。

（2）色谱图

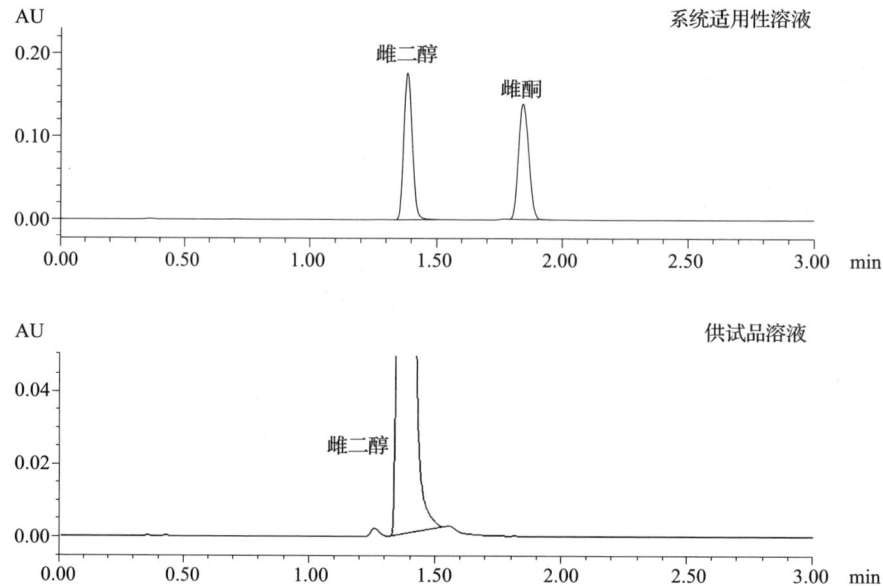

5. UHPLC 方法五

（1）色谱条件　仪器：Shimadzu Nexera LC-40D XS；色谱柱：Shim-pack Scepter C18-120，2.1mm×100mm，1.9μm；柱温：25℃；流动相：乙腈 - 水（55：45）；流速：0.3ml/min；检测波长：220nm；进样体积：1μl，记录色谱图至主成分峰保留时间的 2 倍。

（2）色谱图

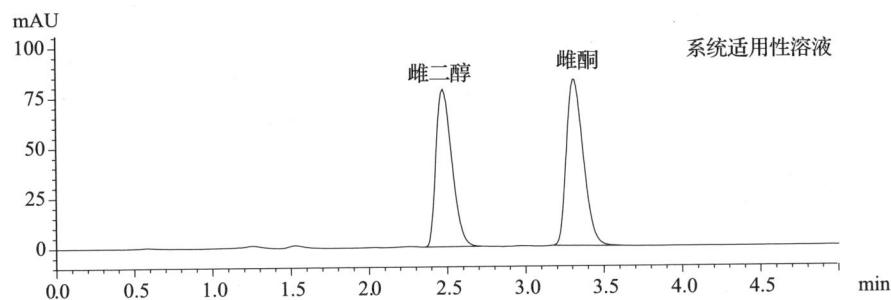

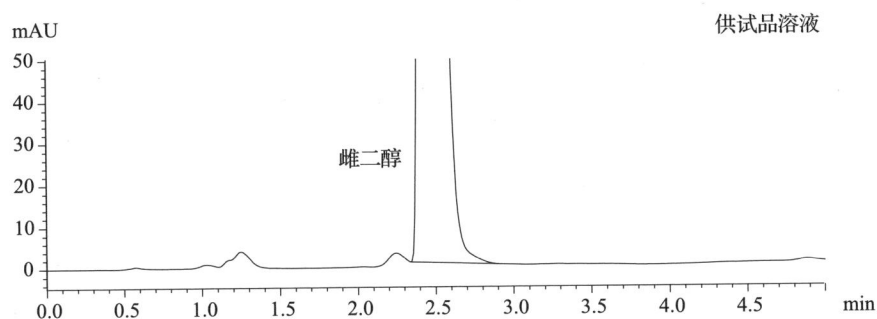

各型号色谱柱系统适用性数据汇总表

色谱柱名称	色谱柱规格	组分	保留时间（min）	理论板数	拖尾因子	分离度
CAPCELL PAK MGII C18	2.1mm×100mm，2μm	雌二醇	1.028	6448	1.37	/
		雌酮	1.368	9534	1.23	6.34

续表

色谱柱名称	色谱柱规格	组分	保留时间（min）	理论板数	拖尾因子	分离度
Endeavorsil C18	2.1mm×100mm，1.8μm	雌二醇	3.145	14516	1.25	/
		雌酮	4.230	17027	1.20	9.04
Hypersil GOLD VANQUISH	2.1mm×100mm，1.9μm	雌二醇	1.002	5437	1.31	/
		雌酮	1.278	7405	1.30	4.86
ACQUITY UPLC HSS T3	2.1mm×100mm，1.8μm	雌二醇	1.384	8247	1.19	/
		雌酮	1.842	9424	1.18	6.68
Shim-pack Scepter C18-120	2.1mm×100mm，1.9μm	雌二醇	2.474	2379	1.34	/
		雌酮	3.312	3763	1.26	4.00

六、质谱图

1. 质谱条件

Agilent 6546 四极杆飞行时间质谱仪；离子源：AJS 源；负离子检测模式；一级质谱扫描范围 m/z：50~1200；二级质谱扫描范围 m/z：25~1000；碰撞能量：20、40、60V。

2. 质谱图

（1）雌二醇质谱图

①负离子模式一级质谱图

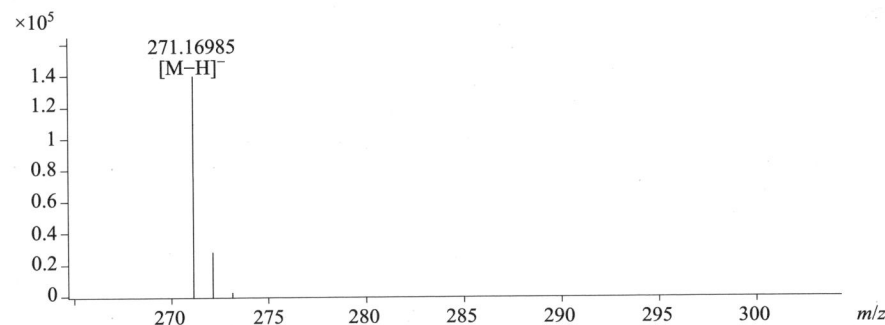

雌二醇负离子模式下，准分子离子以［M–H］⁻为主。

②负离子模式二级质谱图

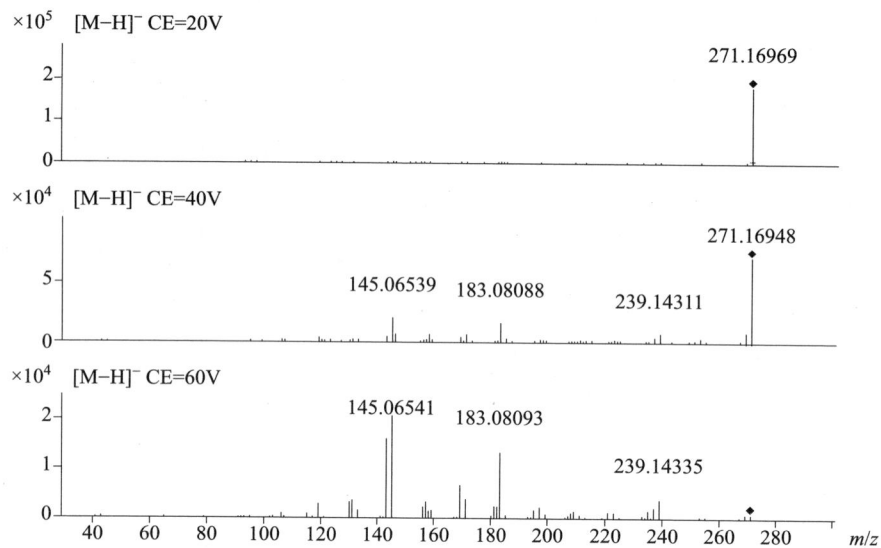

②负离子模式二级质谱图

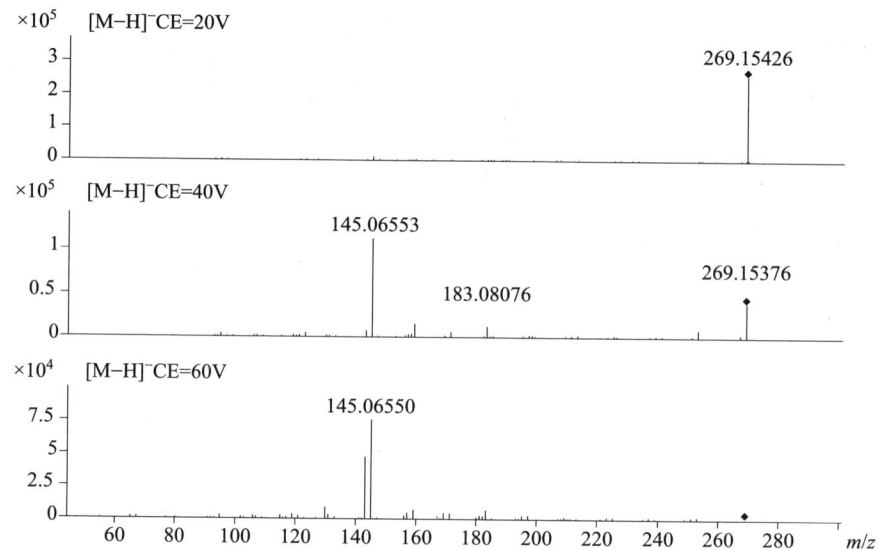

（2）雌酮质谱图

①负离子模式一级质谱图

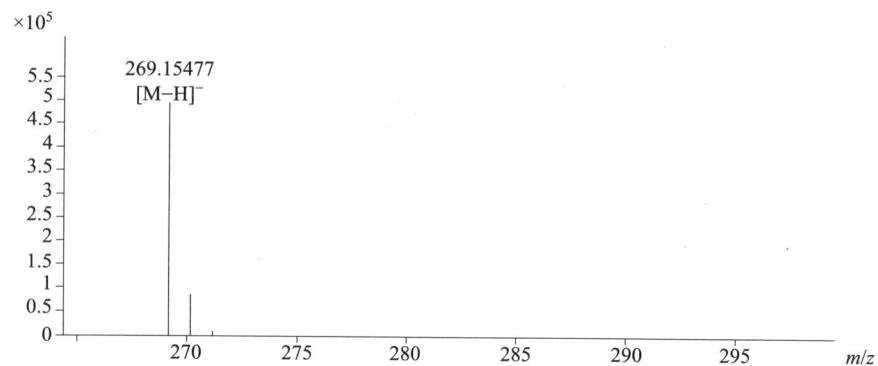

雌酮负离子模式下,准分子离子以［M-H］⁻为主。

44 醋氯芬酸

Aceclofenac

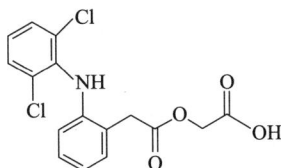

C₁₆H₁₃Cl₂NO₄   354.19   CAS 号：89796-99-6

本品为 2-［2-［2-（2,6- 二氯苯氨基）苯基］乙酰氧基］乙酸。

一、基本信息

本品为白色或类白色结晶性粉末。在丙酮中易溶,在甲醇或乙醇中溶解,在水中几乎不溶。

1. 执行标准

《中国药典》2020 年版二部,第 1794 页 醋氯芬酸。

2. 试验用样品

醋氯芬酸,批号 191001-2,江苏吉贝尔药业股份有限公司。

双氯芬酸钠,批号 100334-201803,中国食品药品检定研究院。

3. 杂质对照品信息

双氯芬酸钠

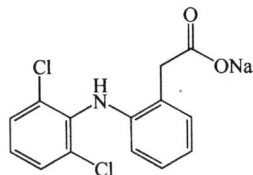

C₁₄H₁₀Cl₂NNaO₂   318.13

二、溶液配制

1. 溶剂

流动相 A- 流动相 B（30∶70）。

2. 供试品溶液

取本品约 50mg,精密称定,置 25ml 量瓶中,加溶剂溶解并稀释至刻度,摇匀。

3. 对照品溶液

取双氯芬酸钠对照品适量,精密称定,加溶剂溶解并定量稀释制成每 1ml 中约含双氯芬酸 0.4mg 的溶液。

4. 对照溶液

精密量取供试品溶液 2ml,置 10ml 量瓶中,用溶剂稀释至刻度,摇匀,精密量取 1ml,置 100ml 量瓶中,精密加入对照品溶液 1ml,用溶剂稀释至刻度,摇匀。

三、系统适用性要求

对照溶液色谱图中,醋氯芬酸峰与双氯芬酸峰之间的分离度应大于 5.0。

四、高效液相色谱法

1. HPLC 色谱条件

色谱柱:用十八烷基硅烷键合硅胶为填充剂;流动相:以 0.112%（W/V）磷酸溶液（用氢氧化钠试液调节 pH 值至 7.0）为流动相 A,乙腈 - 水（90∶10）为流动相 B,按下表进行梯度洗脱;检测波长:275nm;进样体积:10μl。

时间（min）	流动相 A（%）	流动相 B（%）
0	70	30
25	50	50
30	20	80
50	20	80
52	70	30
60	70	30

2. 对照溶液色谱图

色谱柱：ZORBAX Plus C18，4.6mm×250mm，5μm
仪器：Agilent 1290 Infinity Ⅱ

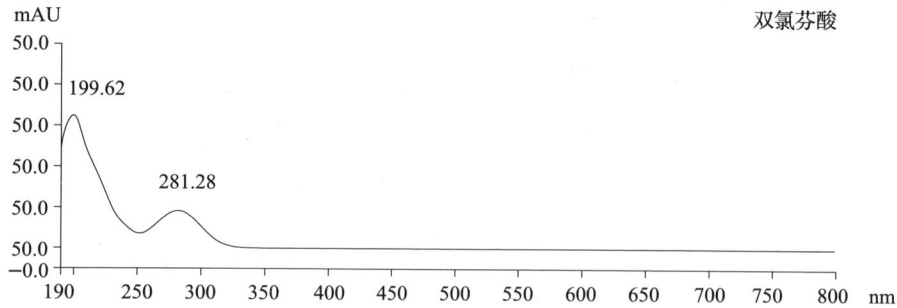

3. 紫外光谱图

双氯芬酸

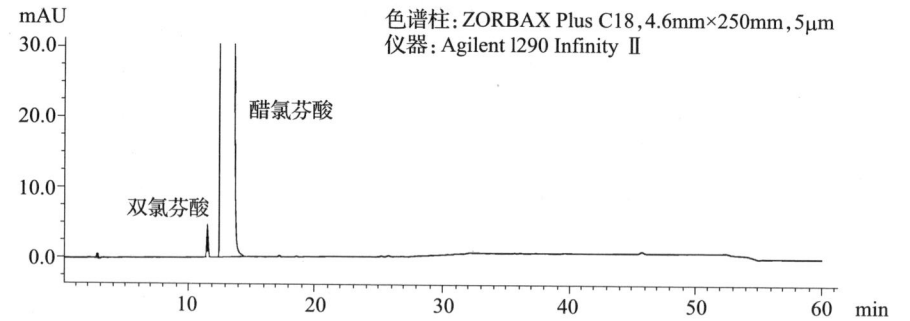

醋氯芬酸

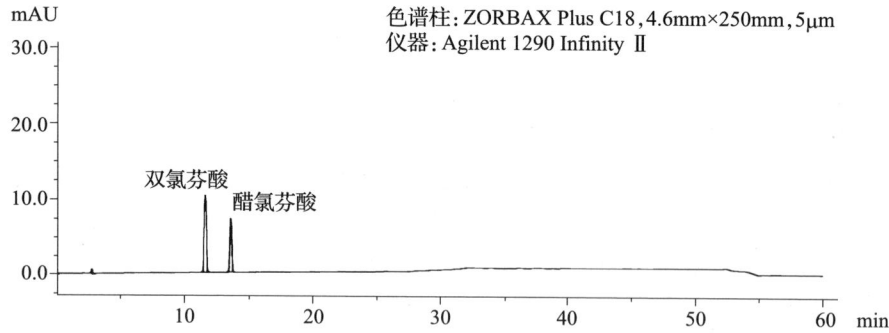

4. 供试品溶液有关物质色谱图

色谱柱：ZORBAX Plus C18，4.6mm×250mm，5μm
仪器：Agilent l290 Infinity Ⅱ

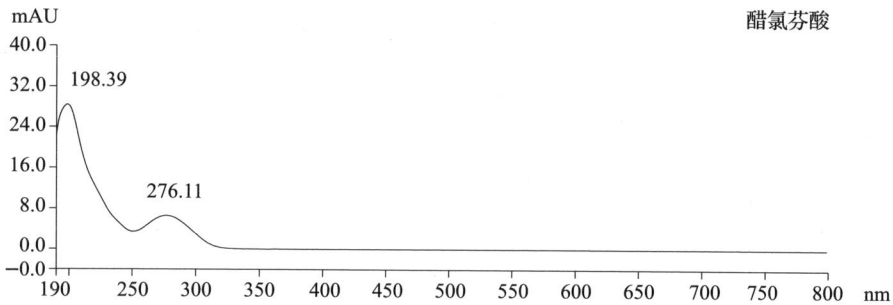

5. 其他型号色谱柱对照溶液色谱图及数据汇总表

色谱柱：ChromCore 120 C18，4.6mm×250mm，5μm
仪器：Thermo Fisher Scientific Ultimate 3000

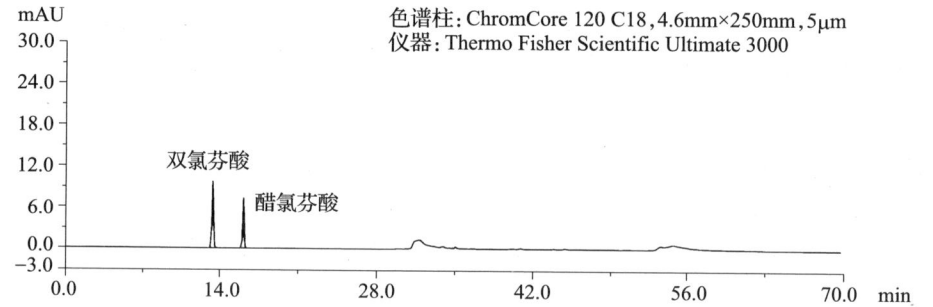

色谱柱：Diamonsil C18 Plus，4.6mm×250mm，5μm
仪器：Shimadzu LC-20A

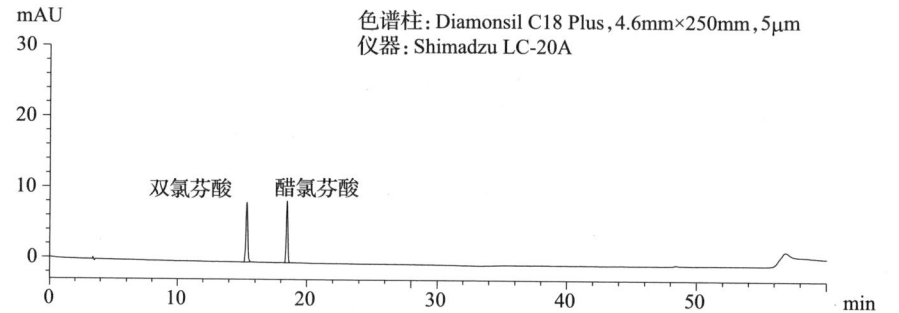

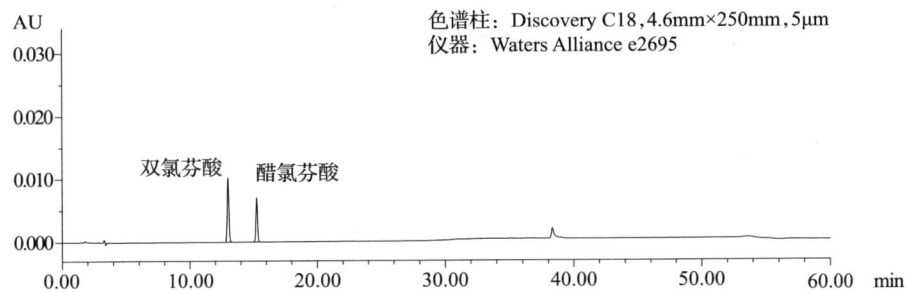

色谱柱：Discovery C18，4.6mm×250mm，5μm
仪器：Waters Alliance e2695

双氯芬酸　醋氯芬酸

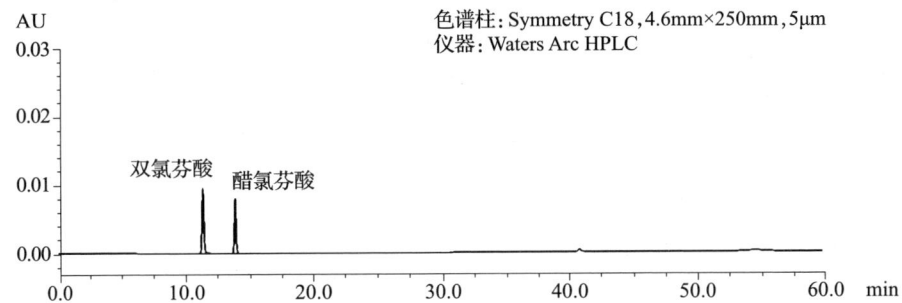

色谱柱：Symmetry C18，4.6mm×250mm，5μm
仪器：Waters Arc HPLC

双氯芬酸　醋氯芬酸

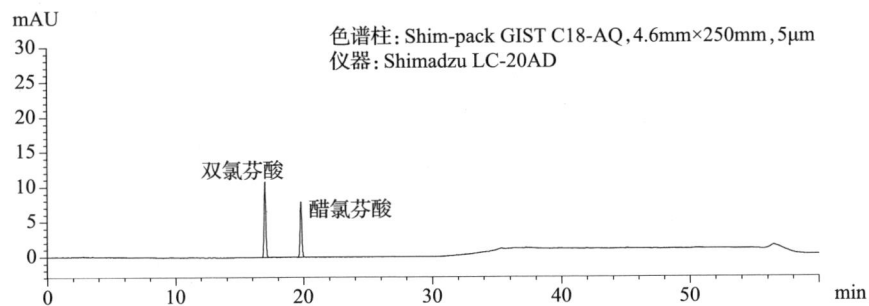

色谱柱：Shim-pack GIST C18-AQ，4.6mm×250mm，5μm
仪器：Shimadzu LC-20AD

双氯芬酸　醋氯芬酸

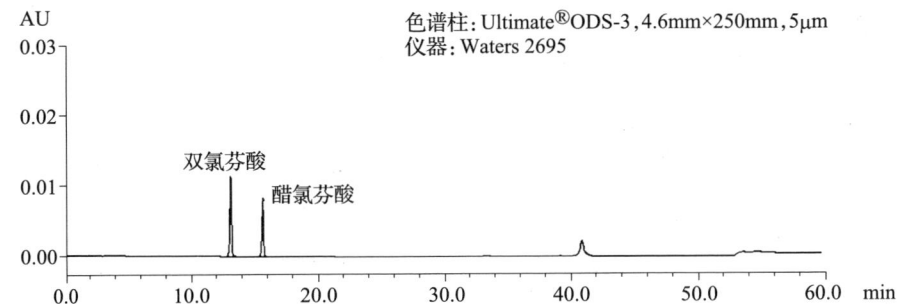

色谱柱：Ultimate®ODS-3，4.6mm×250mm，5μm
仪器：Waters 2695

双氯芬酸　醋氯芬酸

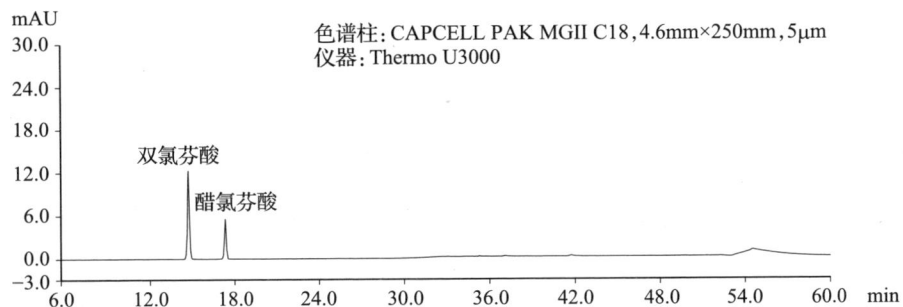

色谱柱：CAPCELL PAK MGII C18，4.6mm×250mm，5μm
仪器：Thermo U3000

双氯芬酸　醋氯芬酸

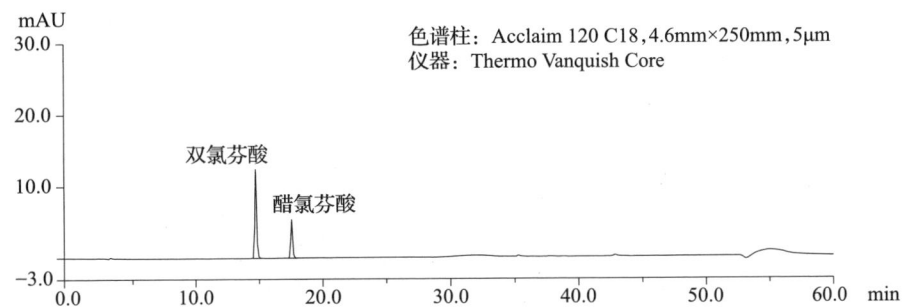

色谱柱：Acclaim 120 C18，4.6mm×250mm，5μm
仪器：Thermo Vanquish Core

双氯芬酸　醋氯芬酸

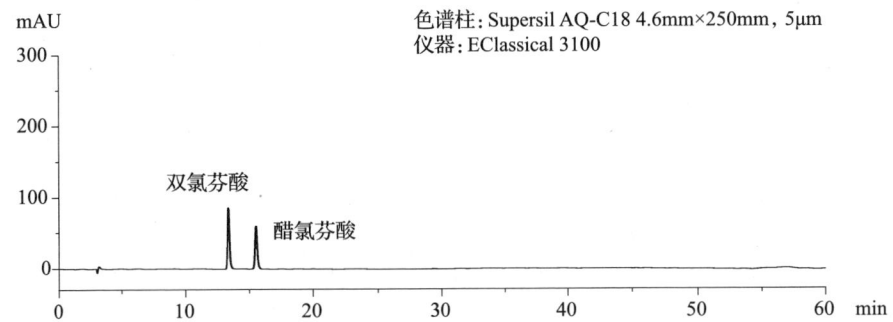

色谱柱：Supersil AQ-C18 4.6mm×250mm，5μm
仪器：EClassical 3100

双氯芬酸　醋氯芬酸

387

各型号色谱柱系统适用性数据汇总表

色谱柱名称	色谱柱规格	组分	保留时间（min）	理论板数	拖尾因子	分离度	备注
ZORBAX Plus C18	4.6mm×250mm, 5μm	双氯芬酸	11.648	38553	1.09	/	柱温:25℃ 流速:1ml/min
		醋氯芬酸	13.635	55407	1.06	8.47	
ChromCore 120 C18	4.6mm×250mm, 5μm	双氯芬酸	13.493	44180	1.04	/	柱温:25℃ 流速:1ml/min
		醋氯芬酸	16.250	69669	0.97	10.96	
Diamonsil C18 Plus	4.6mm×250mm, 5μm	双氯芬酸	15.343	50633	1.13	/	柱温:25℃ 流速:1ml/min
		醋氯芬酸	18.454	98121	1.08	12.24	
Discovery C18	4.6mm×250mm, 5μm	双氯芬酸	13.003	46113	1.09	/	柱温:25℃ 流速:1ml/min
		醋氯芬酸	15.247	68508	1.03	9.32	
Shim-pack GIST C18-AQ	4.6mm×250mm, 5μm	双氯芬酸	16.990	64781	1.09	/	柱温:35℃ 流速:1ml/min
		醋氯芬酸	19.781	87920	1.08	10.46	
CAPCELL PAK MGII C18	4.6mm×250mm, 5μm	双氯芬酸	14.733	57708	1.04	/	柱温:25℃ 流速:1ml/min
		醋氯芬酸	17.343	87876	0.90	10.89	
Acclaim 120 C18	4.6mm×250mm, 5μm	双氯芬酸	14.720	55148	1.17	/	柱温:25℃ 流速:1ml/min
		醋氯芬酸	17.560	82928	1.14	11.48	
Symmetry C18	4.6mm×250mm, 5μm	双氯芬酸	11.565	29629	1.12	/	柱温:30℃ 流速:1ml/min
		醋氯芬酸	14.081	53797	1.01	9.69	
Ultimate® ODS-3	4.6mm×250mm, 5μm	双氯芬酸	13.273	52875	0.89	/	柱温:25℃ 流速:1ml/min
		醋氯芬酸	15.798	75209	0.86	10.67	
Supersil AQ-C18	4.6mm×250mm, 5μm	双氯芬酸	13.342	44800	1.09	/	柱温:35℃ 流速:1ml/min
		醋氯芬酸	15.500	38900	1.07	7.64	

五、超高效液相色谱法

1. UHPLC 方法一

（1）色谱条件　仪器：Thermo Fisher Scientific Ultimate 3000；色谱柱：ChromCore 120 C18, 2.1mm×100mm, 1.8μm；柱温：40℃；流动相：以 0.112%（W/V）磷酸溶液（用氢氧化钠试液调节 pH 值至 7.0）为流动相 A，乙腈 - 水（90∶10）为流动相 B，按下表进行梯度洗脱；流速：0.2ml/min；检测波长：275nm；进样体积：1μl。

时间（min）	流动相 A（%）	流动相 B（%）
0	60	40
5	60	40
10	30	70
20	30	70
22	60	40
40	60	40

（2）色谱图

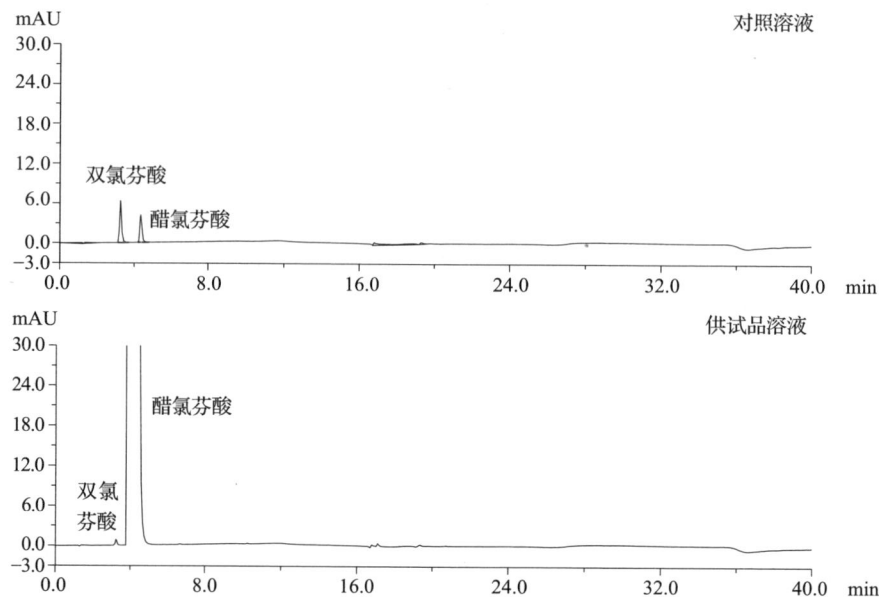

2. UHPLC 方法二

（1）色谱条件　仪器：Agilent 1290 Infinity Ⅱ Binary；色谱柱：ZORBAX RRHD Eclipse Plus C18，2.1mm×100mm，1.8μm；柱温：25℃；流动相：以 0.112%（*W/V*）磷酸溶液（用氢氧化钠试液调节 pH 值至 7.0）为流动相 A，乙腈 - 水（90：10）为流动相 B，按下表进行梯度洗脱；流速：0.6ml/min；检测波长：275nm；进样体积：1μl。

时间（min）	流动相 A（%）	流动相 B（%）
0.0	75.0	25.0
3.6	75.0	25.0
4.4	35.0	65.0
7.2	35.0	65.0
7.5	75.0	25.0
9.0	75.0	25.0

（2）色谱图

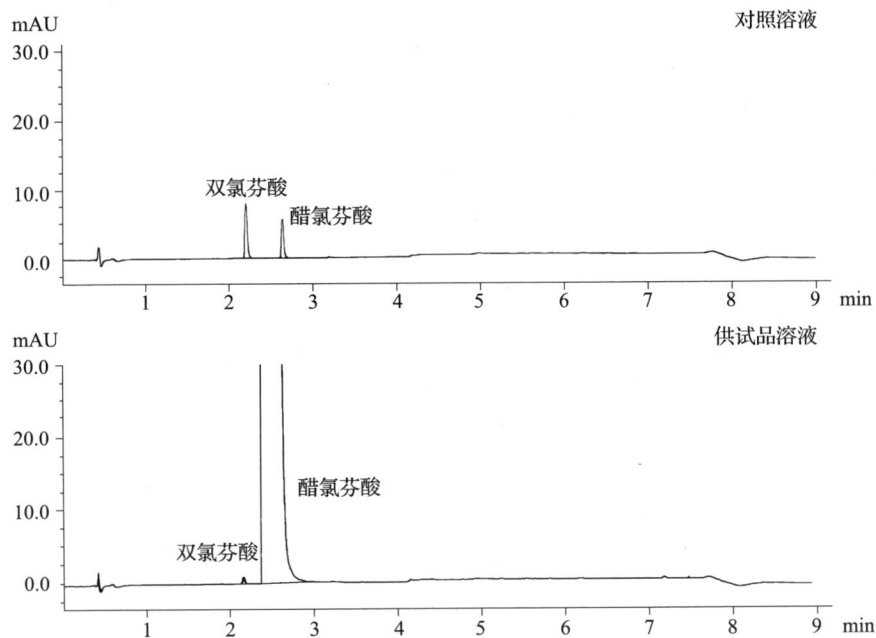

3. UHPLC 方法三

（1）色谱条件　仪器：Waters ACQUITY UHPLC H-Class；色谱柱：Endeavorsil C18，2.1mm×100mm，1.8μm；柱温：25℃；流动相：以 0.112%（*W/V*）磷酸溶液（用氢氧化钠试液调节 pH 值至 7.0）为流动相 A，乙腈 - 水（90：10）为流动相 B，按下表进行梯度洗脱；流速：0.15ml/min；检测波长：275nm；进样体积：2μl。

时间（min）	流动相 A（%）	流动相 B（%）
0	70	30
25	50	50
30	20	80
50	20	80
52	70	30
60	70	30

（2）色谱图

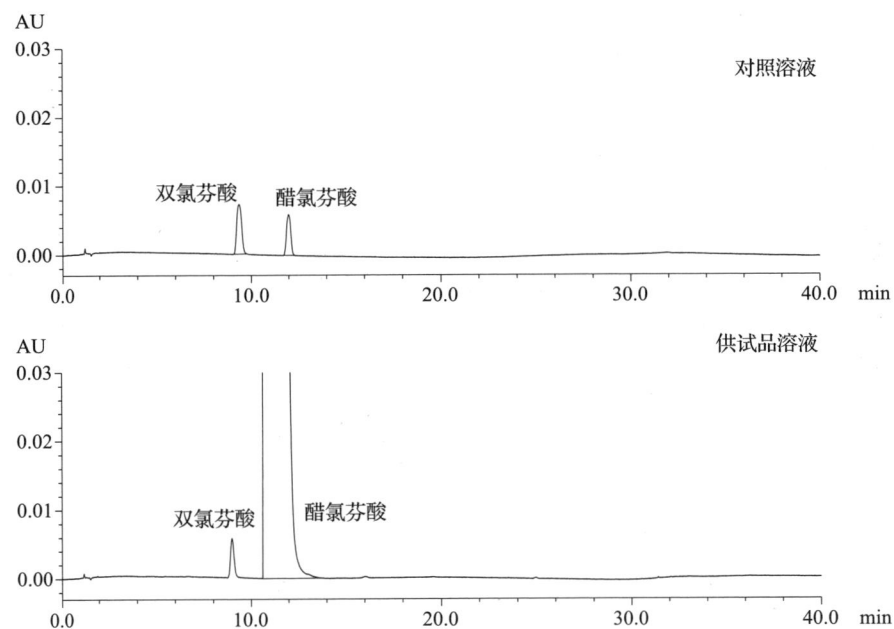

4. UHPLC 方法四

（1）色谱条件 仪器：Thermo Vanquish；色谱柱：CAPCELL PAK IF2 C18，2.1mm×100mm，2μm；柱温：30℃；流动相：以 0.112%（*W/V*）磷酸溶液（用氢氧化钠试液调节 pH 值至 7.0）为流动相 A，乙腈 - 水（90∶10）为流动相 B，按下表进行梯度洗脱；流速：0.5ml/min；检测波长：275nm；进样体积：1μl。

时间（min）	流动相 A（%）	流动相 B（%）
0	70	30
4	50	50
4.8	20	80
8	20	80
8.32	70	30
12	70	30

（2）色谱图

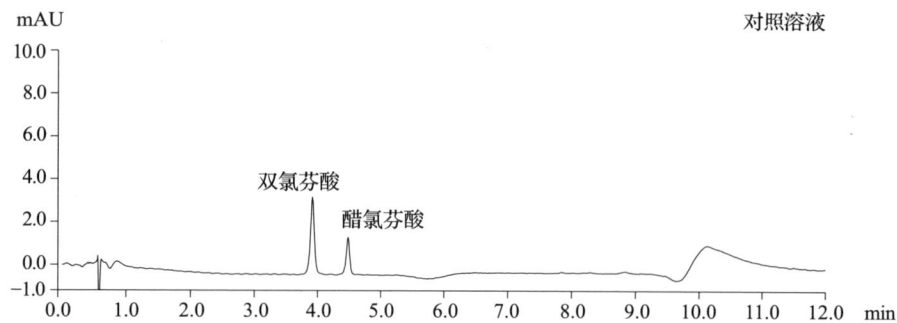

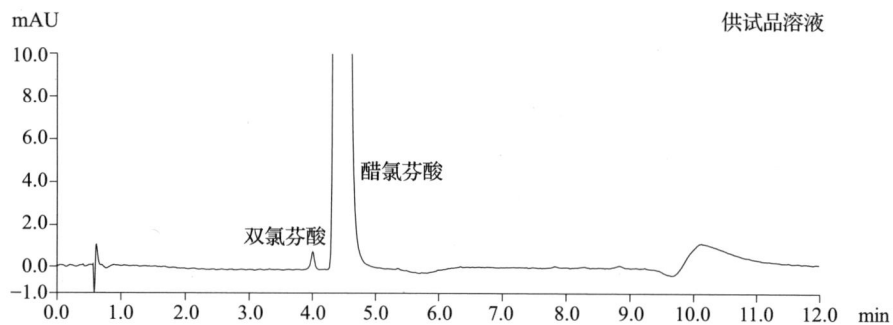

5. UHPLC 方法五

（1）色谱条件 仪器：Thermo Fisher Vanquish Flex；色谱柱：Acclaim VANQUISH C18，2.1mm×150mm，2.2μm；柱温：25℃；流动相：以 0.112%（*W/V*）磷酸溶液（用氢氧化钠试液调节 pH 值至 7.0）为流动相 A，乙腈 - 水（90∶10）为流动相 B，按下表进行梯度洗脱；流速：0.5ml/min；检测波长：275nm；进样体积：1μl。

时间（min）	流动相 A（%）	流动相 B（%）
0	70	30
6.6	50	50
8.0	20	80
13.2	20	80
13.7	70	30
16.0	70	30

（2）色谱图

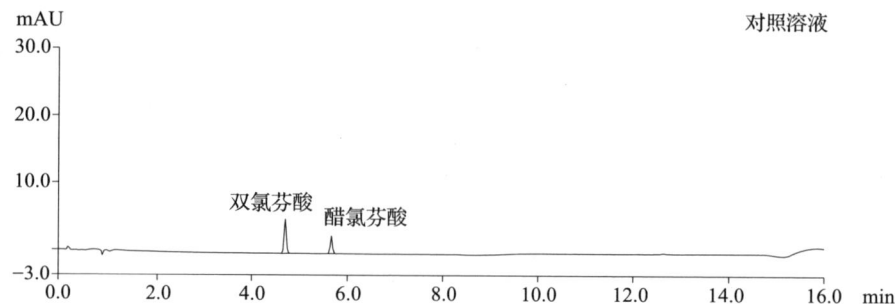

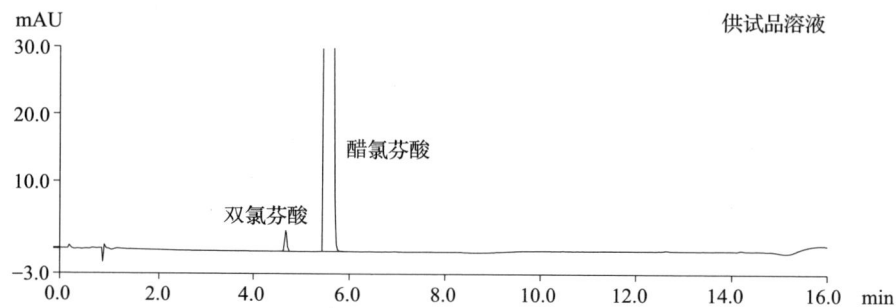

6. UHPLC 方法六

（1）色谱条件　仪器：Waters ACQUITY UHPLC H-Class；色谱柱：ACQUITY UHPLC HSS T3, 2.1mm×100mm, 1.8μm；柱温：30℃；流动相：以 0.112%（*W/V*）磷酸溶液（用氢氧化钠试液调节 pH 值至 7.0）为流动相 A，乙腈 - 水（90∶10）为流动相 B，按下表进行梯度洗脱；流速：0.4ml/min；检测波长：275nm；进样体积：1μl。

时间（min）	流动相 A（%）	流动相 B（%）
0	70	30
5.21	50	50
6.25	20	80
10.42	20	80
10.84	70	30
12.50	70	30

（2）色谱图

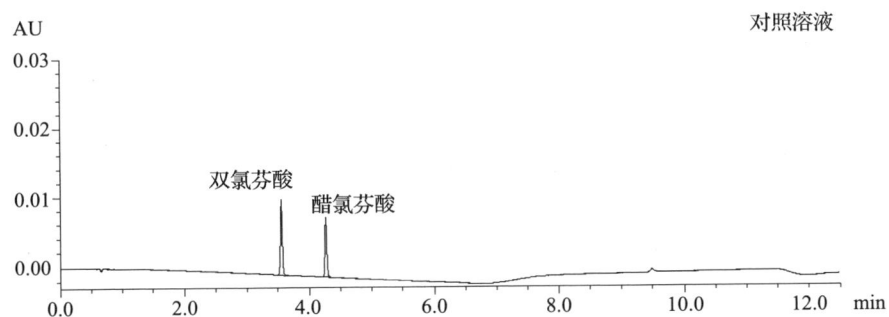

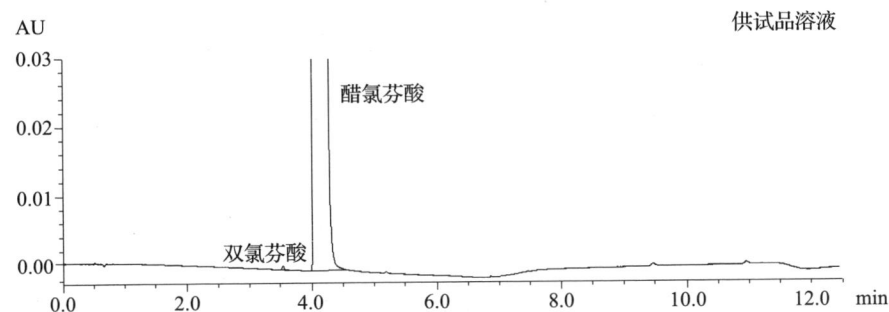

7. UHPLC 方法七

（1）色谱条件　仪器：Waters Acquity；色谱柱：Xtimate® C18, 2.1mm×100mm, 1.8μm；柱温：25℃；流动相：以 0.112%（*W/V*）磷酸溶液（用氢氧化钠试液调节 pH 值至 7.0）为流动相 A，乙腈 - 水（90∶10）为流动相 B，按下表进行梯度洗脱；流速：0.2ml/min；检测波长：275nm；进样体积：1μl。

时间（min）	流动相 A（%）	流动相 B（%）
0	70	30
10	50	50
12	20	80
20	20	80
21	70	30
25	70	30

（2）色谱图

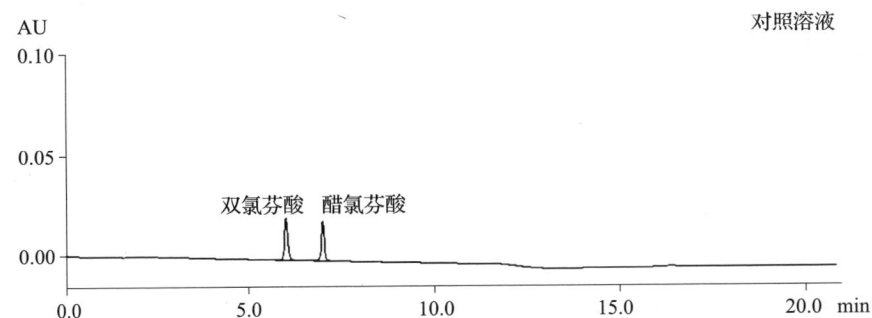

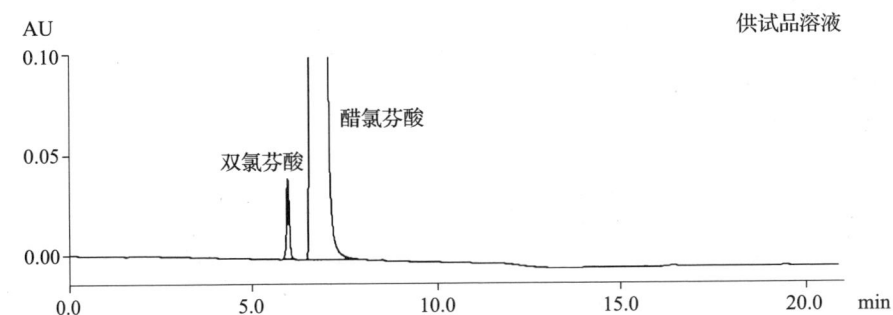

各型号色谱柱系统适用性数据汇总表

色谱柱名称	色谱柱规格	组分	保留时间（min）	理论板数	拖尾因子	分离度
ChromCore 120 C18	2.1mm×100mm，1.8μm	双氯芬酸	3.273	4677	1.35	/
		醋氯芬酸	4.347	6937	1.29	5.36
ZORBAX RRHD Eclipse Plus C18	2.1mm×100mm，1.8μm	双氯芬酸	2.191	34838	1.48	/
		醋氯芬酸	2.629	54307	1.49	9.50
Endeavorsil C18	2.1mm×100mm，1.8μm	双氯芬酸	9.357	6674	1.10	/
		醋氯芬酸	11.986	14319	1.09	6.23
CAPCELL PAK IF2 C18	2.1mm×100mm，2μm	双氯芬酸	3.915	20620	0.94	/
		醋氯芬酸	4.483	34124	0.78	5.51
Acclaim VANQUISH C18	2.1mm×150mm，2.2μm	双氯芬酸	4.697	51743	1.07	/
		醋氯芬酸	5.668	79740	1.01	11.93
ACQUITY UHPLC HSS T3	2.1mm×100mm，1.8μm	双氯芬酸	3.538	70033	1.13	/
		醋氯芬酸	4.252	108022	1.11	13.3
Xtimate® C18	2.1mm×100mm，1.8μm	双氯芬酸	6.021	23423	1.18	/
		醋氯芬酸	7.009	42164	1.01	6.87

六、质谱图

1. 质谱条件

Agilent 6546 四极杆飞行时间质谱仪；离子源：AJS 源；正 / 负离子检测模式；一级质谱扫描范围 m/z：50~1200；二级质谱扫描范围 m/z：25~1000；碰撞能量：2、5、10、20、40V。

2. 质谱图

（1）醋氯芬酸质谱图

①正离子模式一级质谱图

醋氯芬酸正离子模式下，准分子离子以［M+H］$^+$ 为主，另外可以观察到极少量的［M+Na］$^+$ 峰。

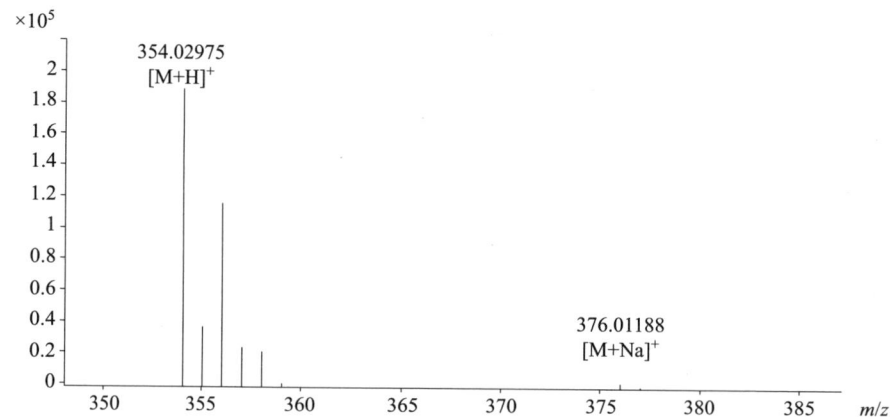

②正离子模式二级质谱图

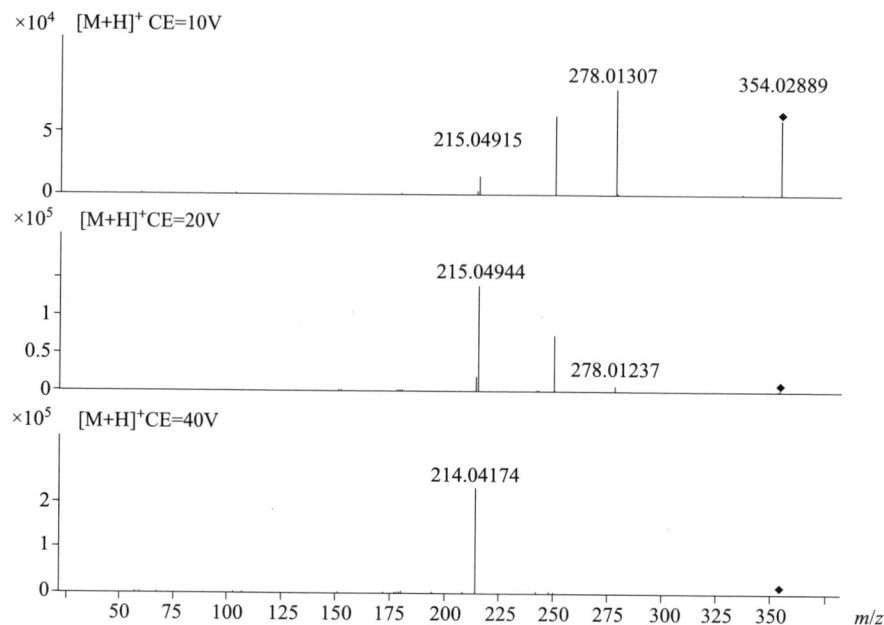

③负离子模式一级质谱图

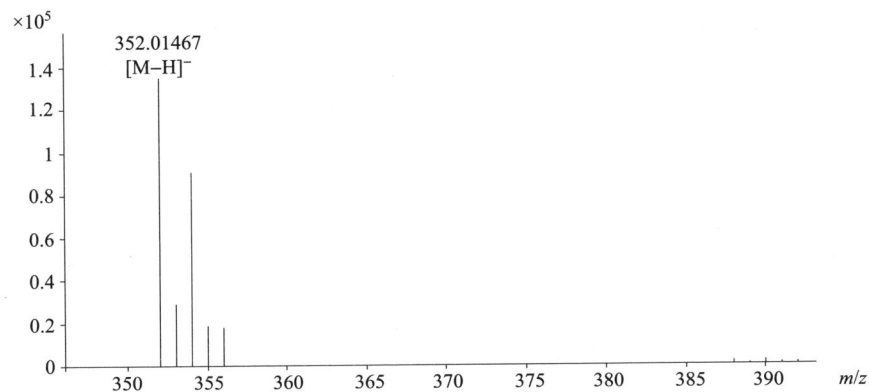

醋氯芬酸负离子模式下,准分子离子以[M-H]⁻为主。

④负离子模式二级质谱图

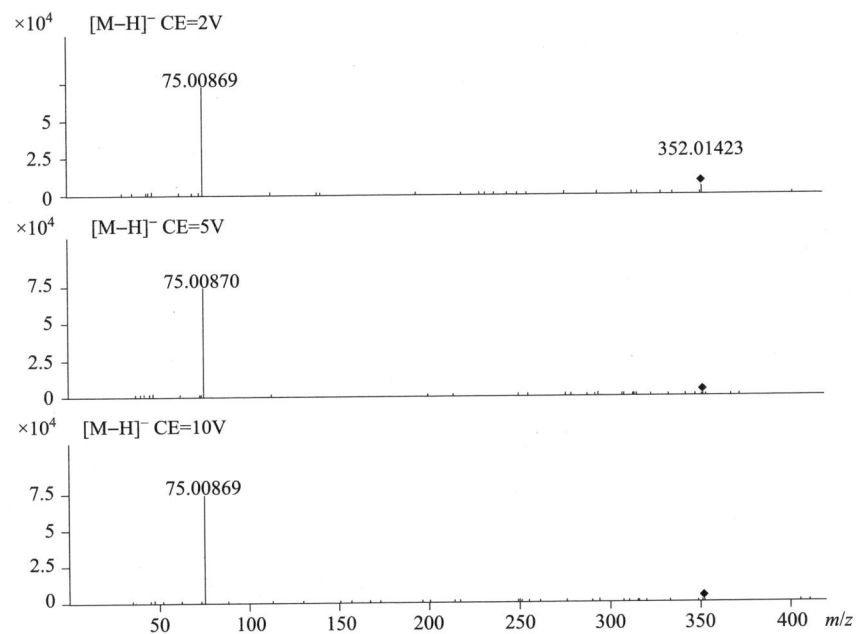

（2）双氯芬酸钠质谱图

①正离子模式一级质谱图

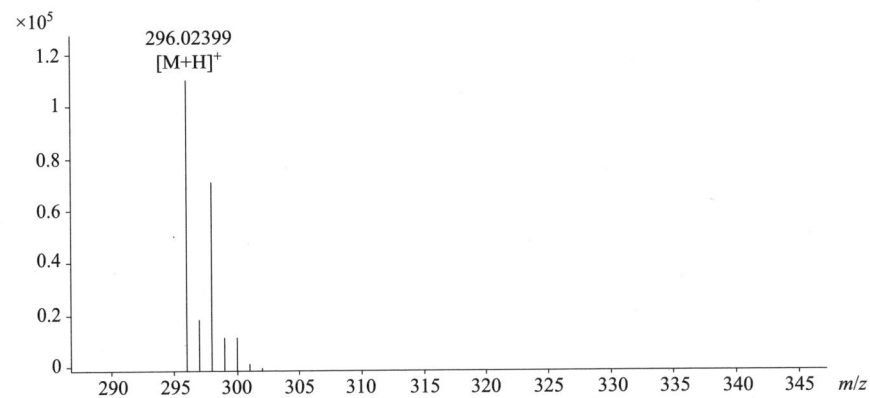

双氯芬酸钠正离子模式下,准分子离子以双氯芬酸的[M+H]⁺为主。

②正离子模式二级质谱图

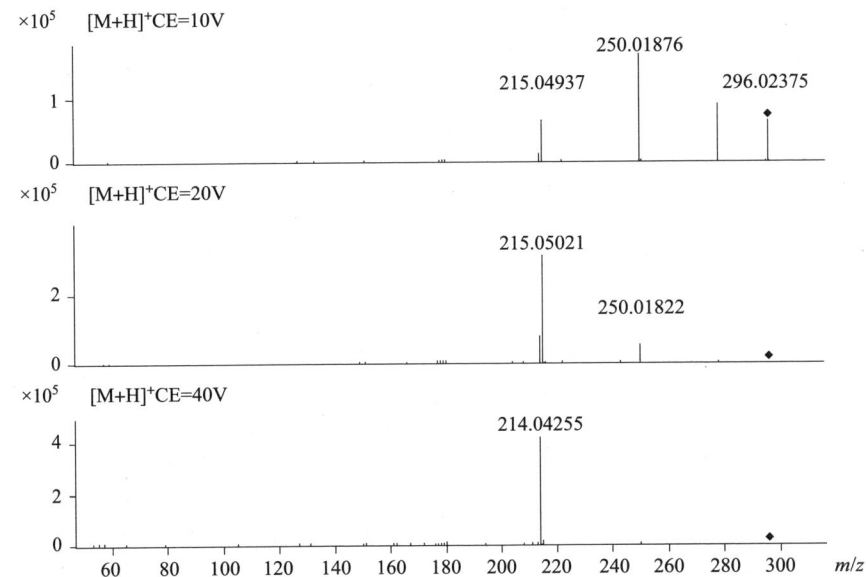

③负离子模式一级质谱图

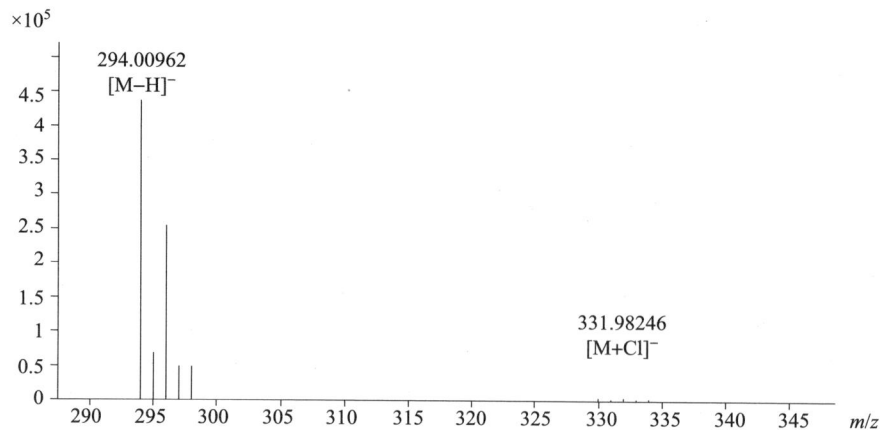

双氯芬酸钠负离子模式下，准分子离子以双氯芬酸的［M-H］⁻为主，另外可以观察到极少量的［M+Cl］⁻峰。

④负离子模式二级质谱图

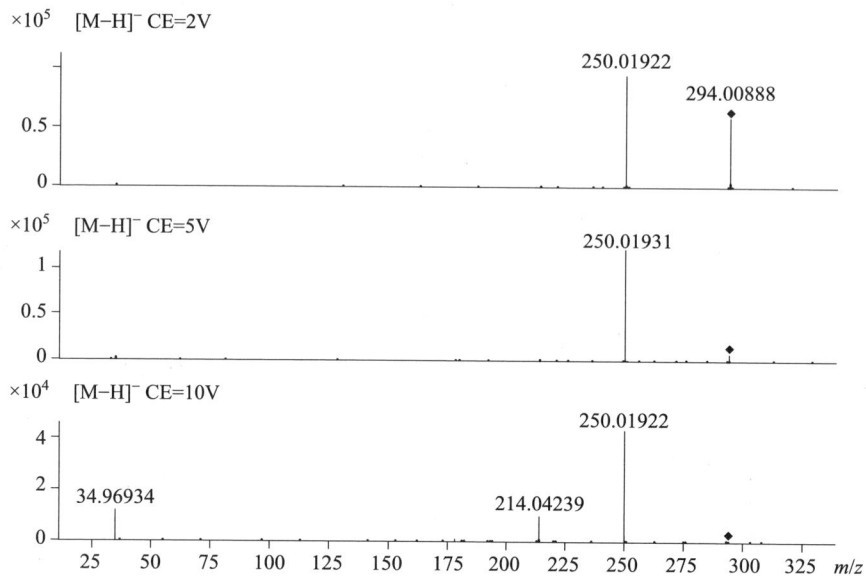

45 醋酸可的松

Cortisone Acetate

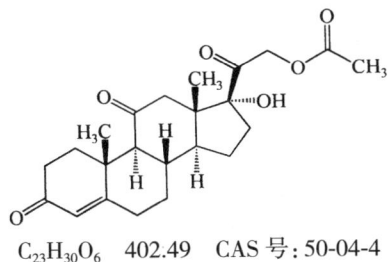

C$_{23}$H$_{30}$O$_6$　402.49　CAS 号：50-04-4

本品为 17α，21- 二羟基孕甾 -4- 烯 -3，11，20- 三酮 -21- 醋酸酯。

一、基本信息

本品为白色或类白色结晶性粉末；无臭。在三氯甲烷中易溶，在丙酮或二氧六环中略溶，在乙醇或乙醚中微溶，在水中不溶。

1. 执行标准

《中国药典》2020 年版二部，第 1801 页　醋酸可的松。

2. 试验用样品

醋酸可的松，批号 100123-201204，中国食品药品检定研究院。

醋酸氢化可的松，批号 100013-201408，中国食品药品检定研究院。

3. 杂质对照品信息

醋酸氢化可的松

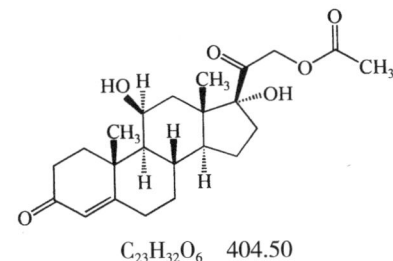

C$_{23}$H$_{32}$O$_6$　404.50

二、溶液配制

1. 系统适用性溶液

取醋酸可的松与醋酸氢化可的松各适量，加乙腈溶解并稀释制成每 1ml 中各约含 10μg 的溶液。

2. 供试品溶液

取本品适量，加乙腈溶解并稀释制成每 1ml 中约含 1mg 的溶液。

三、系统适用性要求

系统适用性溶液色谱图中，理论板数按醋酸可的松峰计算不低于 3500，醋酸可的松峰与醋酸氢化可的松峰的分离度应大于 4.0。

四、高效液相色谱法

1. HPLC 色谱条件

色谱柱：用十八烷基硅烷键合硅胶为填充剂；流动相：乙腈 - 水（36：64）；检测波长：254nm；进样体积：20μl，记录色谱图至主成分峰保留时间的 2.5 倍。

2. 系统适用性溶液色谱图

色谱柱：Platisil ODS, 4.6mm×250mm, 5μm
仪器：Shimadzu LC-20A

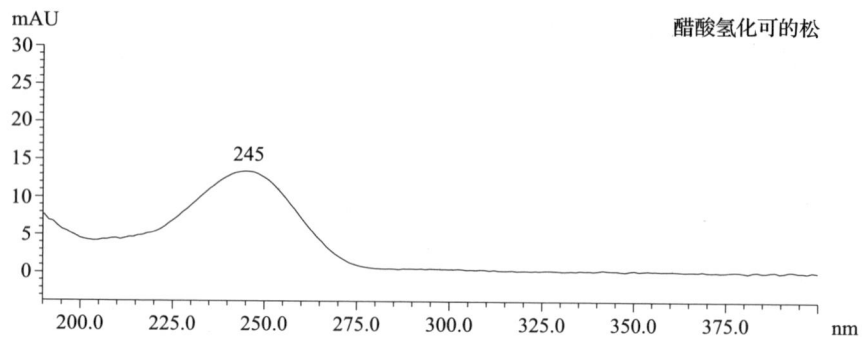

3. 紫外光谱图

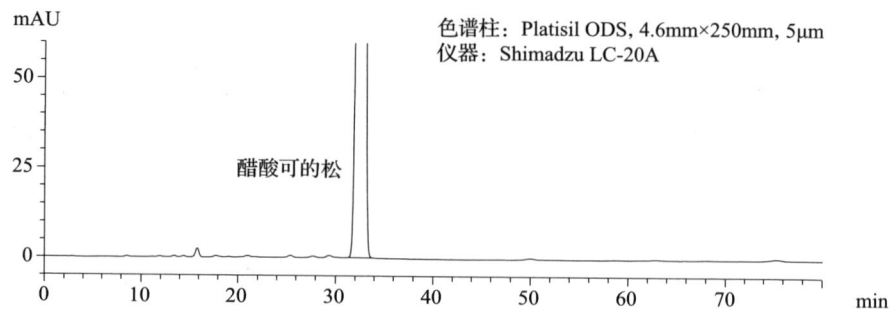

醋酸氢化可的松

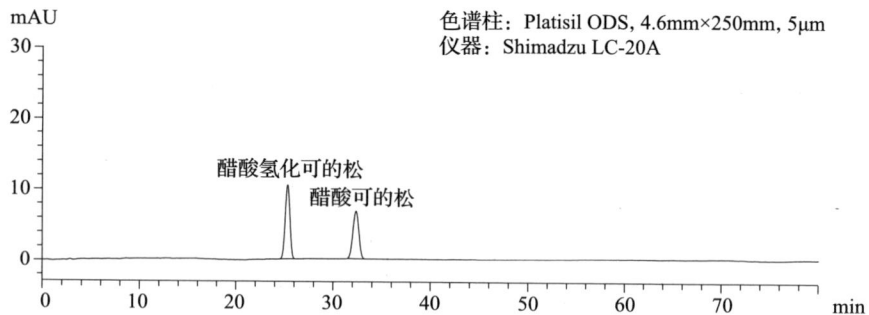

醋酸可的松

4. 供试品溶液有关物质色谱图

色谱柱：Platisil ODS, 4.6mm×250mm, 5μm
仪器：Shimadzu LC-20A

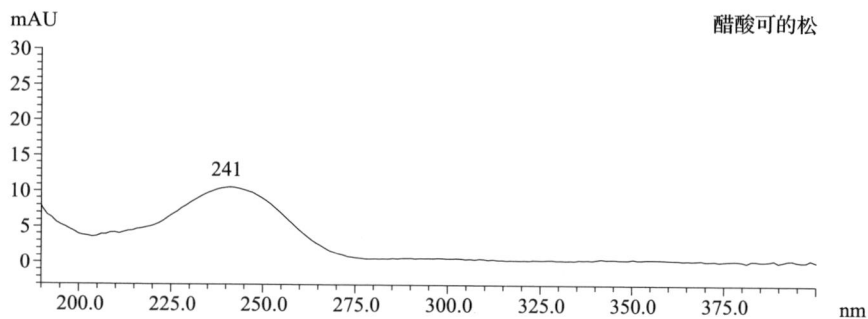

5. 其他型号色谱柱系统适用性色谱图及数据汇总表

色谱柱：Luna C18(2), 4.6mm×250mm, 5μm
仪器：Shimadzu LC-20A

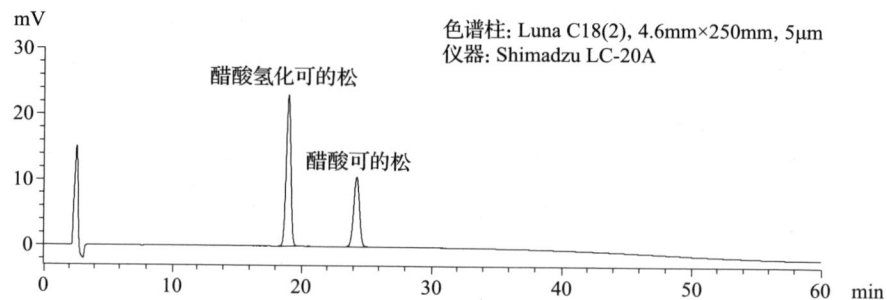

色谱柱：Discovery C18, 4.6mm × 250mm, 5μm
仪器：Waters Alliance e2695

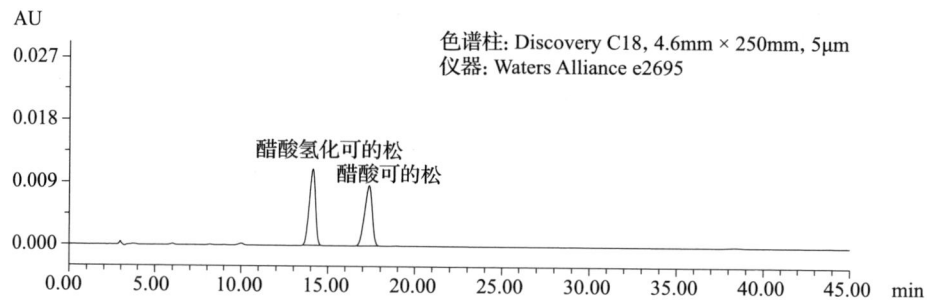

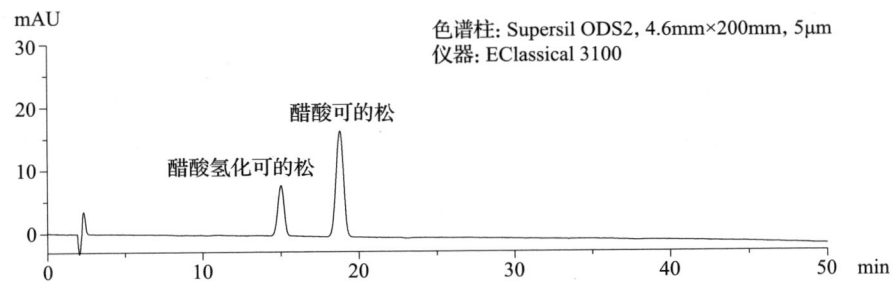

色谱柱: Supersil ODS2, 4.6mm×200mm, 5μm
仪器: EClassical 3100

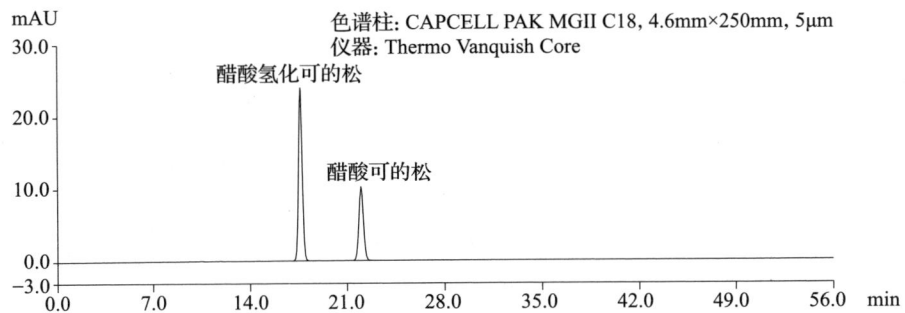

色谱柱: CAPCELL PAK MGII C18, 4.6mm×250mm, 5μm
仪器: Thermo Vanquish Core

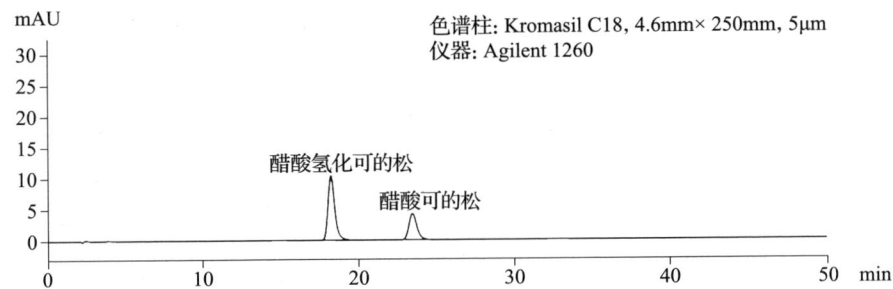

色谱柱: Kromasil C18, 4.6mm× 250mm, 5μm
仪器: Agilent 1260

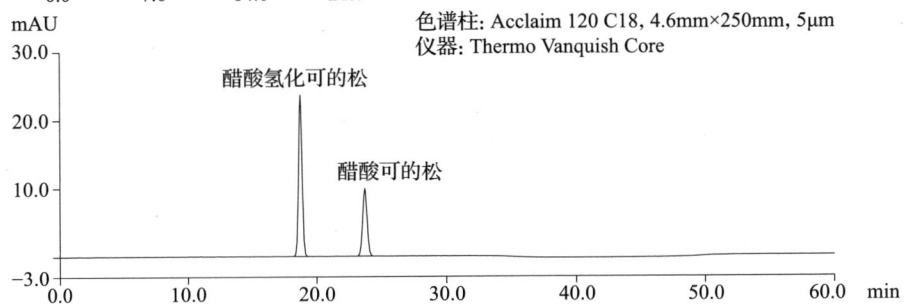

色谱柱: Acclaim 120 C18, 4.6mm×250mm, 5μm
仪器: Thermo Vanquish Core

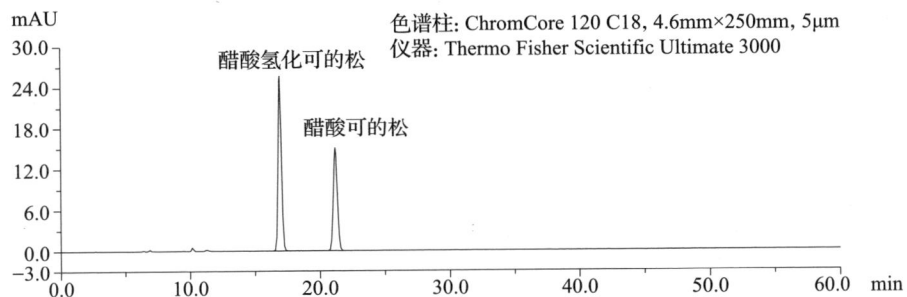

色谱柱: ChromCore 120 C18, 4.6mm×250mm, 5μm
仪器: Thermo Fisher Scientific Ultimate 3000

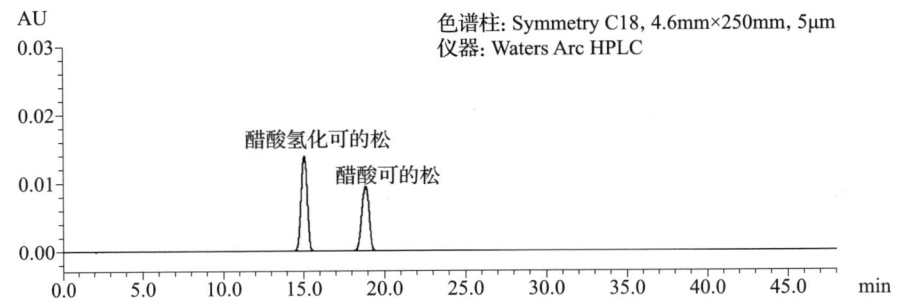

色谱柱: Symmetry C18, 4.6mm×250mm, 5μm
仪器: Waters Arc HPLC

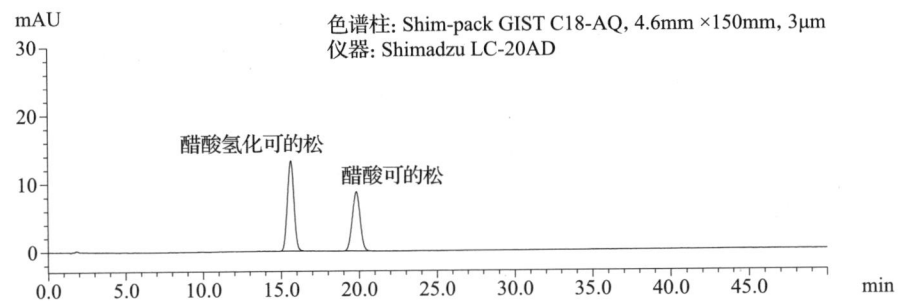

色谱柱: Shim-pack GIST C18-AQ, 4.6mm ×150mm, 3μm
仪器: Shimadzu LC-20AD

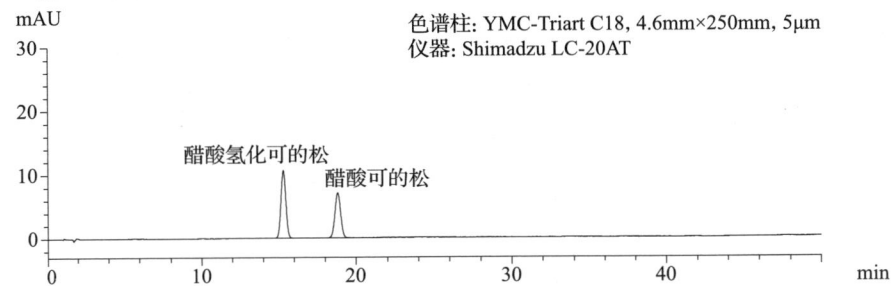

色谱柱: YMC-Triart C18, 4.6mm×250mm, 5μm
仪器: Shimadzu LC-20AT

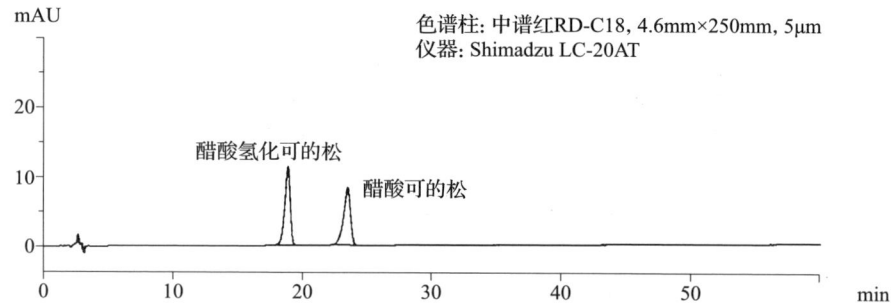

色谱柱: 中谱红RD-C18, 4.6mm×250mm, 5μm
仪器: Shimadzu LC-20AT

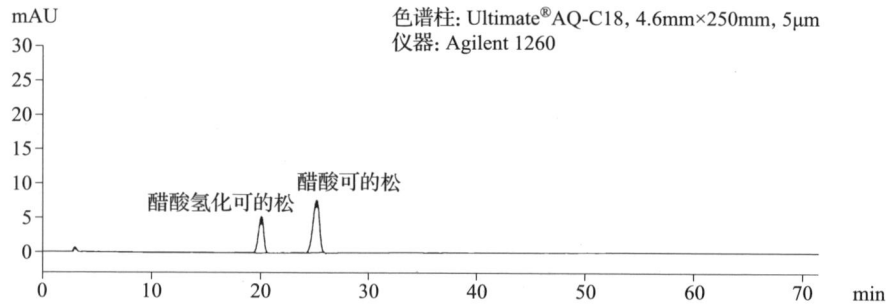

色谱柱: Ultimate®AQ-C18, 4.6mm×250mm, 5μm
仪器: Agilent 1260

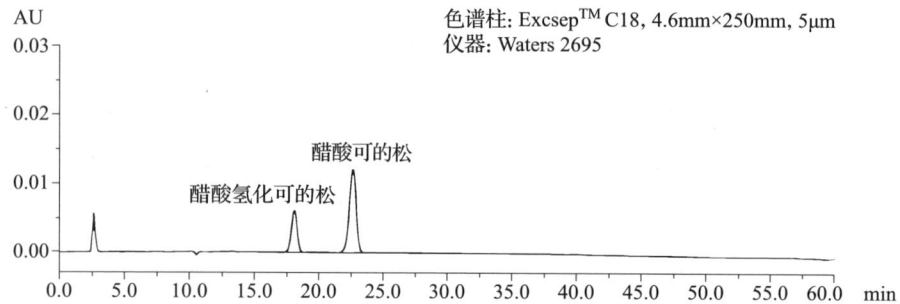

色谱柱: Excsep™ C18, 4.6mm×250mm, 5μm
仪器: Waters 2695

各型号色谱柱系统适用性数据汇总表

色谱柱名称	色谱柱规格	组分	保留时间（min）	理论板数	拖尾因子	分离度	备注
Platisil ODS	4.6mm×250mm, 5μm	醋酸氢化可的松	25.311	12342	0.98	/	柱温: 25℃ 流速: 1ml/min
		醋酸可的松	32.347	12822	0.98	6.85	
Luna C18（2）	4.6mm×250mm, 5μm	醋酸氢化可的松	18.999	12777	1.00	/	柱温: 25℃ 流速: 1ml/min
		醋酸可的松	24.231	13809	1.00	6.99	
Discovery C18	4.6mm×250mm, 5μm	醋酸氢化可的松	14.316	6520	0.86	/	柱温: 25℃ 流速: 1ml/min
		醋酸可的松	17.347	7015	0.85	4.18	
Supersil ODS2	4.6mm×200mm, 5μm	醋酸氢化可的松	15.040	6200	0.93	/	柱温: 35℃ 流速: 1ml/min
		醋酸可的松	18.812	6700	0.93	4.50	
Kromasil C18	4.6mm×250mm, 5μm	醋酸氢化可的松	18.266	9266	1.29	/	柱温: 25℃ 流速: 1ml/min
		醋酸可的松	23.481	10778	1.22	6.27	
ChromCore 120 C18	4.6mm×250mm, 5μm	醋酸氢化可的松	16.943	21531	1.04	/	柱温: 25℃ 流速: 1ml/min; 系统适用性溶液、供试品溶液配制方式更改为乙腈溶解, 再用流动相稀释
		醋酸可的松	21.183	22319	1.04	8.24	

续表

色谱柱名称	色谱柱规格	组分	保留时间（min）	理论板数	拖尾因子	分离度	备注
Shim-pack GIST C18-AQ	4.6mm×150mm，3μm	醋酸氢化可的松	15.644	6283	0.96	/	柱温：25℃ 流速：1ml/min
		醋酸可的松	19.835	6968	0.96	4.82	
CAPCELL PAK MGII C18	4.6mm×250mm，5μm	醋酸氢化可的松	17.657	20605	1.07	/	柱温：25℃ 流速：1ml/min；系统适用性溶液、供试品溶液配制方式更改为乙腈溶解，再用流动相稀释
		醋酸可的松	22.013	21024	1.05	7.93	
Acclaim 120 C18	4.6mm×250mm，5μm	醋酸氢化可的松	18.760	22708	1.01	/	柱温：25℃ 流速：1ml/min；系统适用性溶液、供试品溶液配制方式更改为乙腈溶解，再用流动相稀释
		醋酸可的松	23.730	23060	1.01	8.85	
Symmetry C18	4.6mm×250mm，5μm	醋酸氢化可的松	15.089	7564	0.92	/	柱温：30℃ 流速：1ml/min
		醋酸可的松	18.867	8207	0.92	4.95	
YMC-Triart C18	4.6mm×250mm，5μm	醋酸氢化可的松	15.324	10663	1.00	/	柱温：35℃ 流速：1ml/min
		醋酸可的松	18.826	11742	1.00	5.44	

续表

色谱柱名称	色谱柱规格	组分	保留时间（min）	理论板数	拖尾因子	分离度	备注
中谱红 RD-C18	4.6mm×250mm，5μm	醋酸氢化可的松	18.862	9562	0.82	/	柱温：25℃ 流速：1.5ml/min
		醋酸可的松	23.486	9723	0.78	5.37	
Ultimate® AQ-C18	4.6mm×250mm，5μm	醋酸氢化可的松	20.083	8205	0.88	/	柱温：25℃ 流速：1ml/min
		醋酸可的松	25.183	8265	0.86	5.11	
Excsep™ C18	4.6mm×250mm，5μm	醋酸氢化可的松	18.080	8949	0.94	/	柱温：30℃ 流速：1ml/min
		醋酸可的松	22.627	9645	0.91	5.31	

6. 注意事项

有些色谱柱用乙腈作为溶剂时有溶剂效应，造成峰形前延变差，影响柱效和分离度，故将系统适用性溶液、供试品溶液配制方式更改为乙腈溶解，流动相稀释；对照溶液、灵敏度溶液配制方式更改为流动相稀释。

五、超高效液相色谱法

1. UHPLC 方法一

（1）色谱条件　仪器：Waters ACQUITY UPLC H-Class；色谱柱：Endeavorsil C18，2.1mm×100mm，1.8μm；柱温：25℃；流动相：乙腈 - 水（36∶64）；流速：0.15ml/min；检测波长：254nm；进样体积：2μl，记录色谱图至主成分峰保留时间的 2.5 倍。

（2）色谱图

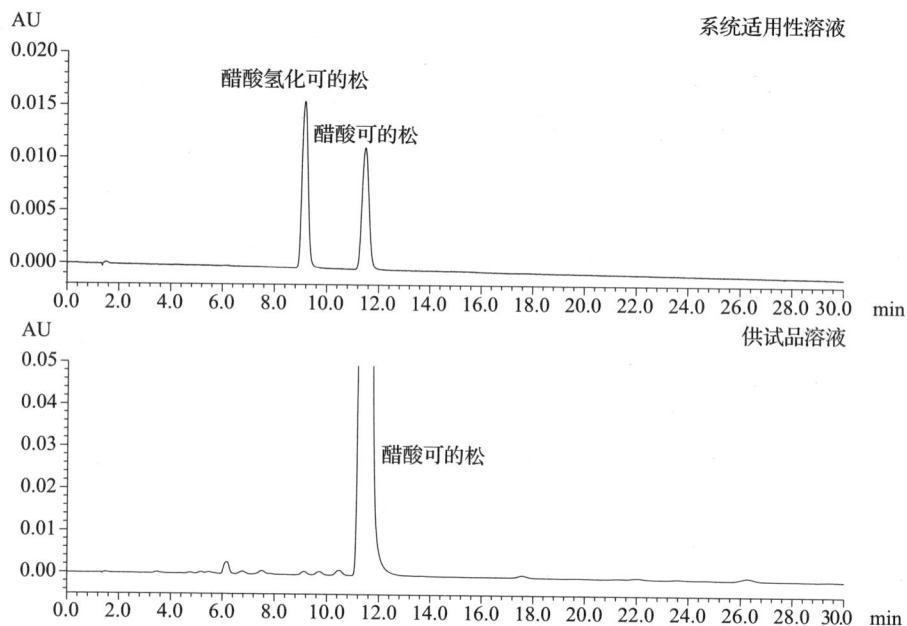

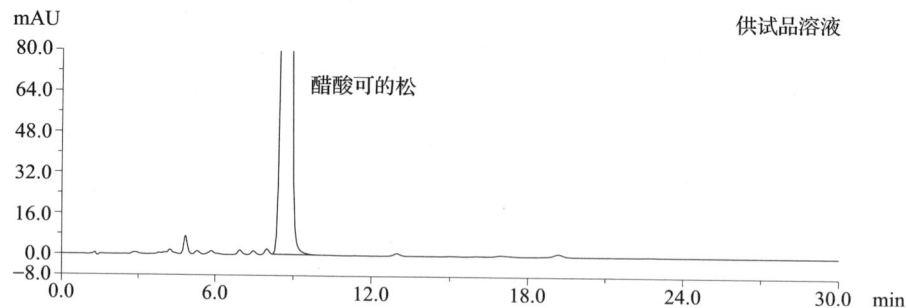

2. UHPLC 方法二

（1）色谱条件　仪器：Thermo Fisher Scientific Ultimate 3000；色谱柱：ChromCore 120 C18，2.1mm×100mm，1.8μm；柱温：25℃；流动相：乙腈 - 水（36∶64）；流速：0.2ml/min；检测波长：254nm；进样体积：5μl，记录色谱图至主成分峰保留时间的 2.5 倍。

（2）色谱图

3. UHPLC 方法三

（1）色谱条件　仪器：Shimadzu Nexera LC-40D XS；色谱柱：Shim-pack Scepter C18-120，2.1mm×100mm，1.9μm；柱温：25℃；流动相：乙腈 - 水（36∶64）；流速：0.4ml/min；检测波长：254nm；进样体积：2μl,记录色谱图至主成分峰保留时间的 2.5 倍。

（2）色谱图

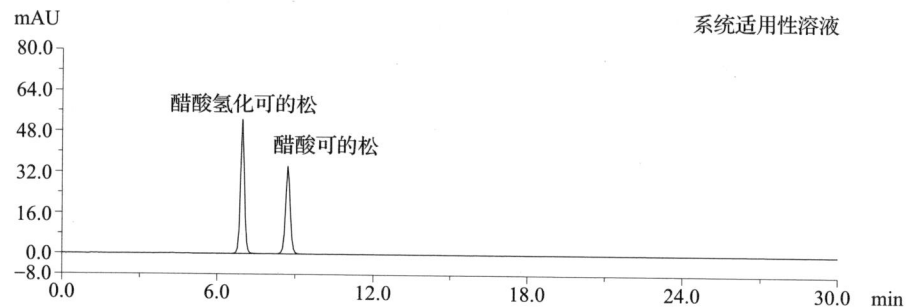

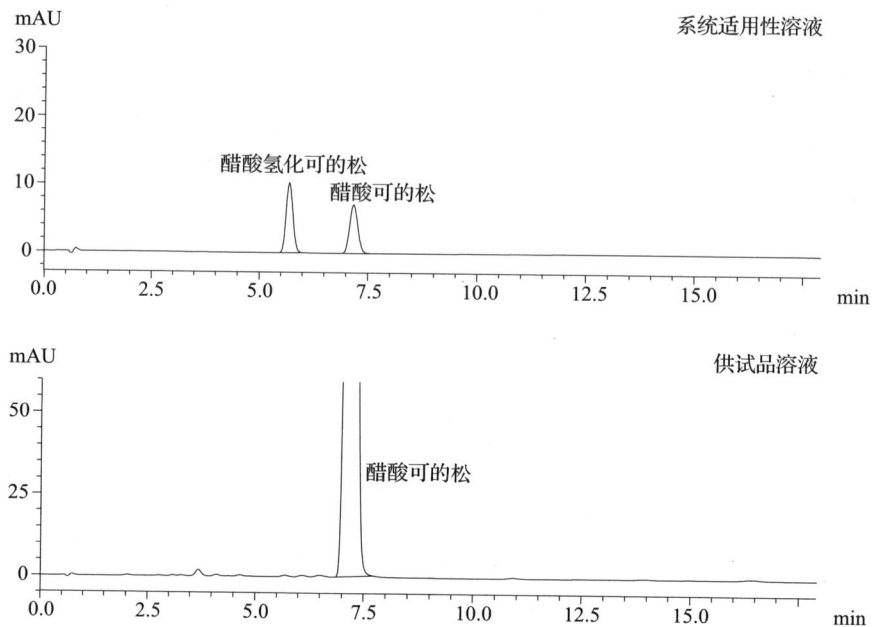

4. UHPLC 方法四

（1）色谱条件　仪器：Thermo Vanquish Flex；色谱柱：CAPCELL PAK MGII C18，2.1mm×100mm，2.0μm；柱温：25℃；流动相：乙腈 - 水（36∶64）；流速：0.5ml/min；检测波长：254nm；进样体积：2μl，记录色谱图至主成分峰保留时间的 2.5 倍。

（2）色谱图

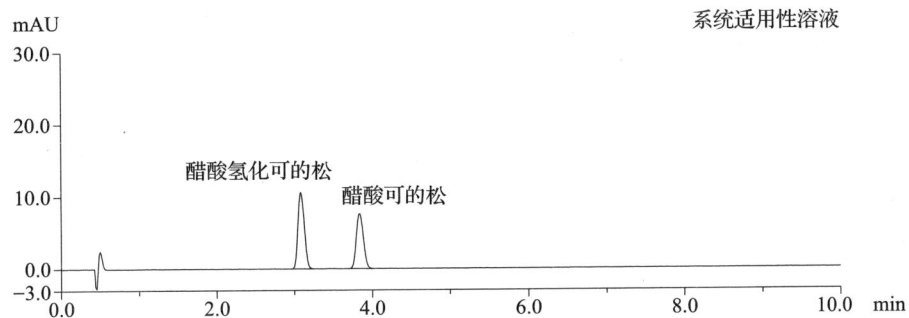

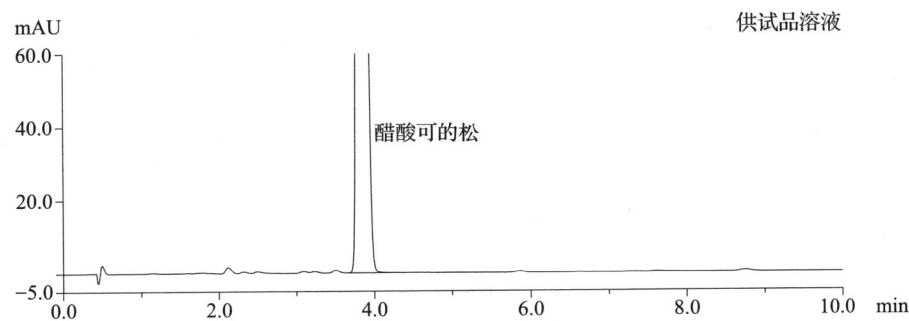

5. UHPLC 方法五

（1）色谱条件　仪器：Thermo Vanquish Flex；色谱柱：Acclaim 120 C18，2.1mm×100mm，2.2μm；柱温：25℃；流动相：乙腈 - 水（36∶64）；流速：0.5ml/min；检测波长：254nm；进样体积：2μl，记录色谱图至主成分峰保留时间的 2.5 倍。

（2）色谱图

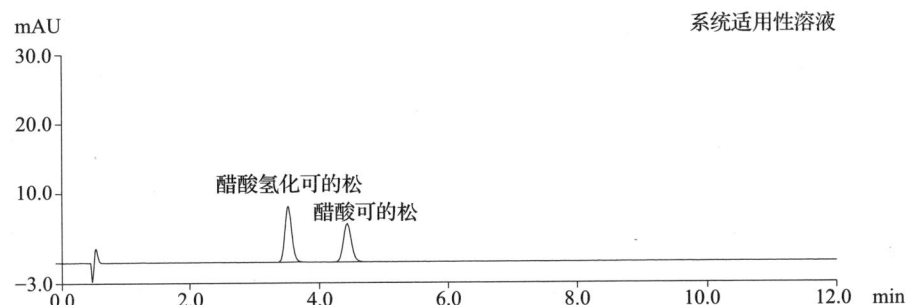

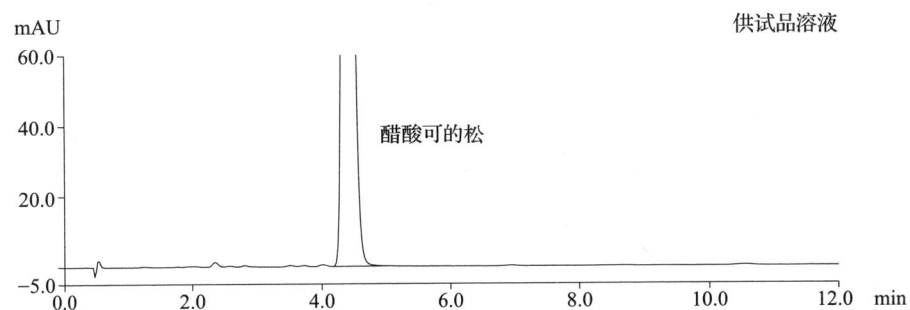

6. UHPLC 方法六

（1）色谱条件　仪器：Waters ACQUITY UPLC H-Class；色谱柱：ACQUITY UPLC HSS T3，2.1mm×100mm，1.8μm；柱温：30℃；流动相：乙腈 - 水（36：64）；流速：0.4ml/min；检测波长：254nm；进样体积：2μl，记录色谱图至主成分峰保留时间的 2.5 倍。

（2）色谱图

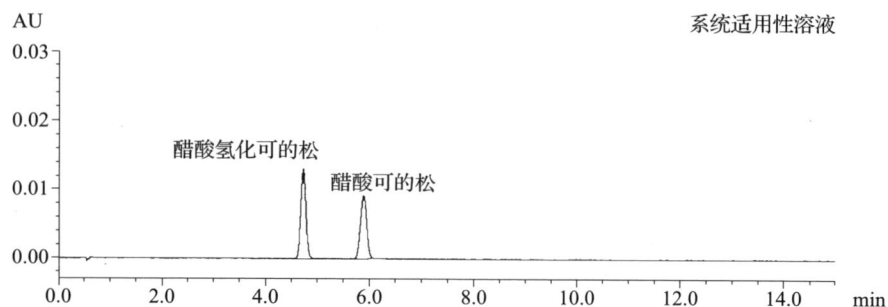

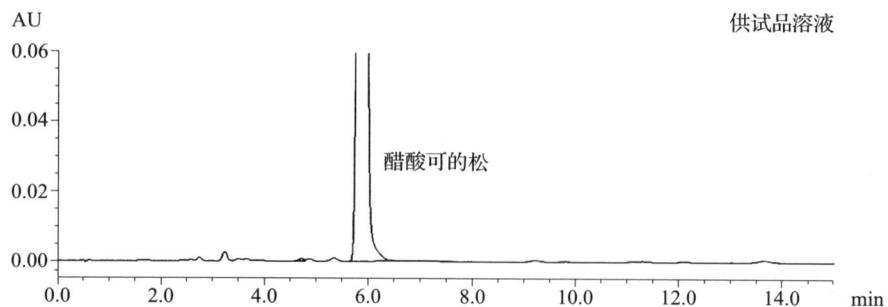

7. UHPLC 方法七

（1）色谱条件　仪器：Agilent 1260 Infinity Bin；色谱柱：Poroshell 120 EC-C18，4.6mm×100mm，2.7μm；柱温：25℃；流动相：乙腈 - 水（36：64）；流速：1.0ml/min；检测波长：254nm；进样体积：4μl，记录色谱图至主成分峰保留时间的 2.5 倍。

（2）色谱图

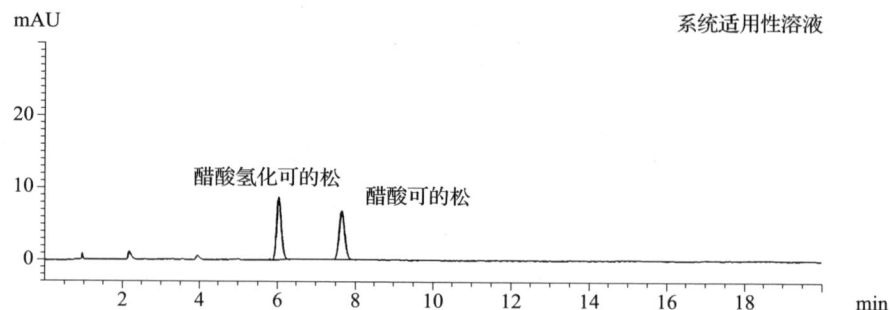

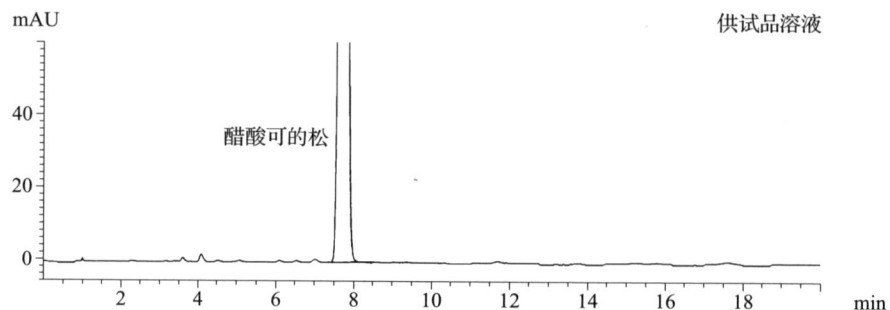

各型号色谱柱系统适用性数据汇总表

色谱柱名称	色谱柱规格	组分	保留时间（min）	理论板数	拖尾因子	分离度
Endeavorsil C18	2.1mm×100mm，1.8μm	醋酸氢化可的松	9.159	7998	1.05	/
		醋酸可的松	11.484	9069	1.04	5.23
ChromCore 120 C18	2.1mm×100mm，1.8μm	醋酸氢化可的松	6.957	10425	1.13	/
		醋酸可的松	8.707	11888	1.09	5.91

续表

色谱柱名称	色谱柱规格	组分	保留时间（min）	理论板数	拖尾因子	分离度
Shim-pack Scepter C18-120	2.1mm×100mm，1.9μm	醋酸氢化可的松	5.688	5450	1.12	/
		醋酸可的松	7.166	6319	1.10	4.42
CAPCELL PAK MGII C18	2.1mm×100mm，2.0μm	醋酸氢化可的松	3.082	6794	1.32	/
		醋酸可的松	3.837	8532	1.20	4.78
Acclaim 120 C18	2.1mm×100mm，2.2μm	醋酸氢化可的松	3.517	5269	1.13	/
		醋酸可的松	4.430	6196	1.12	4.36
ACQUITY UPLC HSS T3	2.1mm×100mm，1.8μm	醋酸氢化可的松	4.728	9955	1.01	/
		醋酸可的松	5.892	11326	0.99	5.64
Poroshell 120 EC-C18	4.6mm×100mm，2.7μm	醋酸氢化可的松	6.088	12151	1.18	/
		醋酸可的松	7.692	13642	1.11	6.64

六、质谱图

1. 质谱条件

Agilent 6546 四极杆飞行时间质谱仪；离子源：AJS 源；正/负离子检测模式；一级质谱扫描范围 m/z：50~1200；二级质谱扫描范围 m/z：25~1000；碰撞能量：10、20、40V。

2. 质谱图

（1）醋酸可的松质谱图

①正离子模式一级质谱图

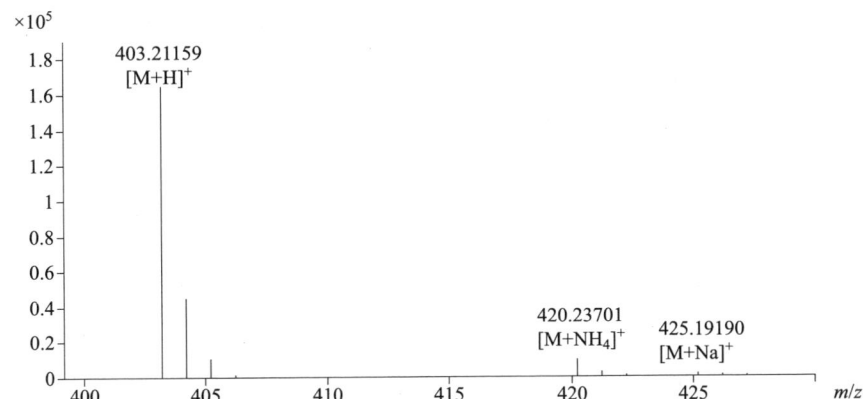

醋酸可的松正离子模式下，准分子离子以 $[M+H]^+$ 为主，另外可以观察到少量的 $[M+NH_4]^+$ 峰和极少量的 $[M+Na]^+$ 峰。

②正离子模式二级质谱图

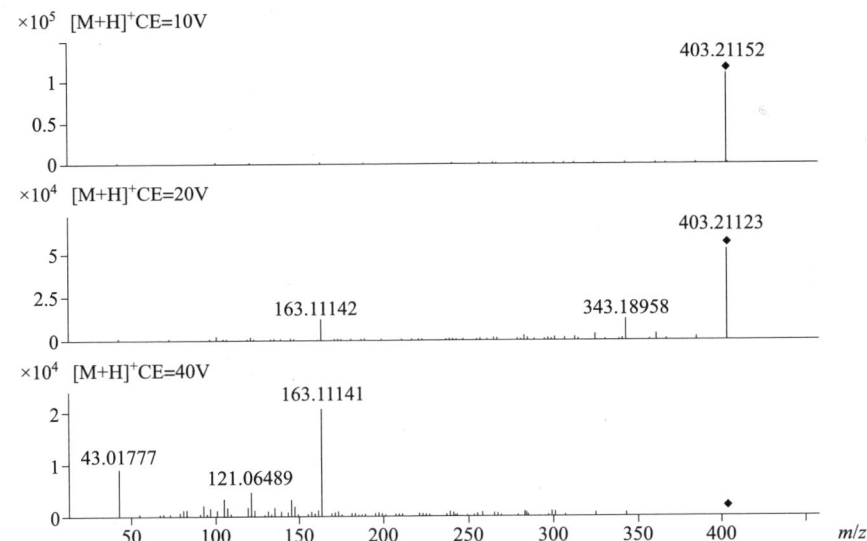

③负离子模式一级质谱图

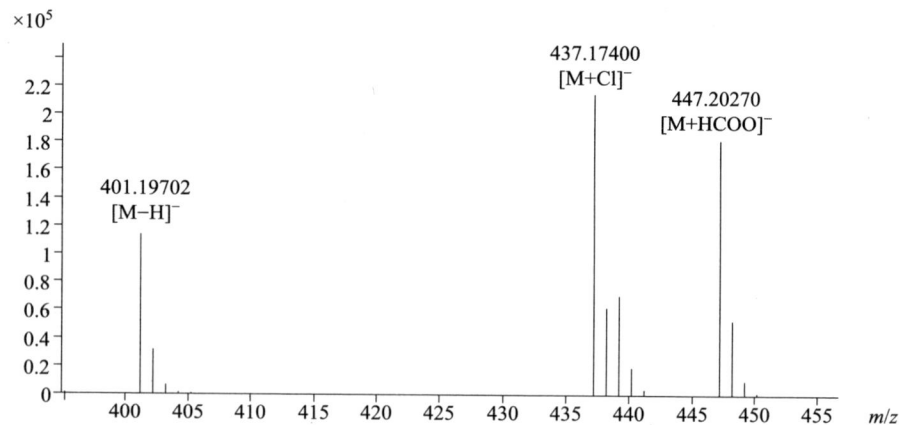

醋酸可的松负离子模式下，准分子离子以［M+Cl］⁻和［M+HCOO］⁻为主，可以观察到［M-H］⁻峰。

④负离子模式二级质谱图

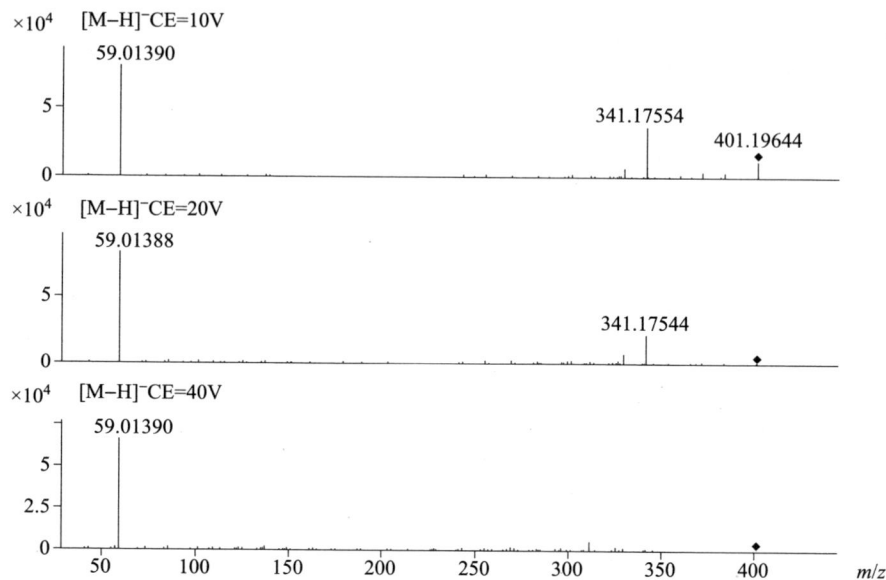

（2）醋酸氢化可的松质谱图

①正离子模式一级质谱图

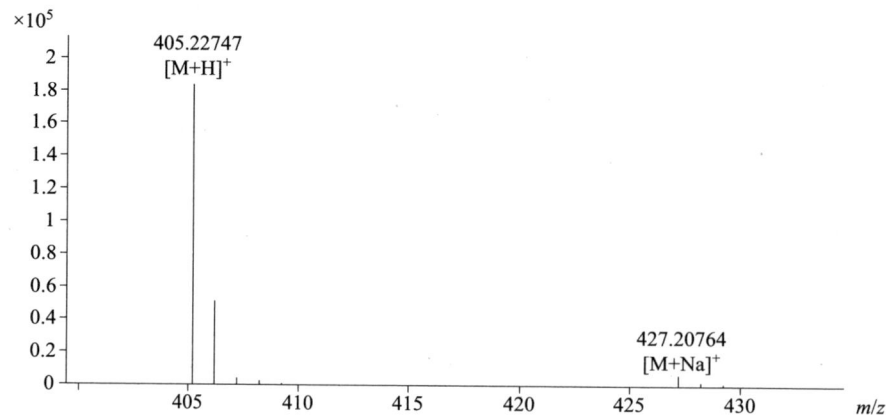

醋酸氢化可的松正离子模式下，准分子离子以［M+H］⁺为主，另外可以观察到极少量的［M+Na］⁺峰。

②正离子模式二级质谱图

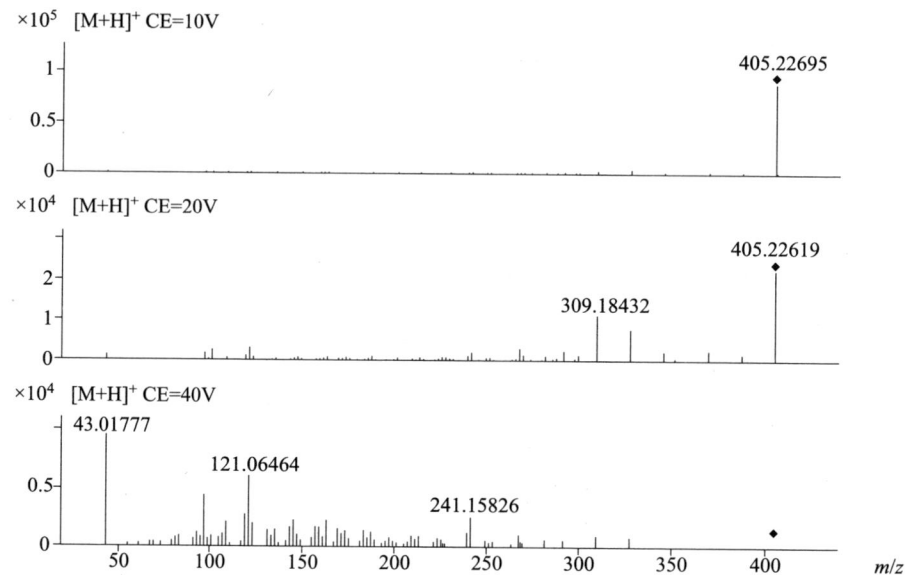

③负离子模式一级质谱图

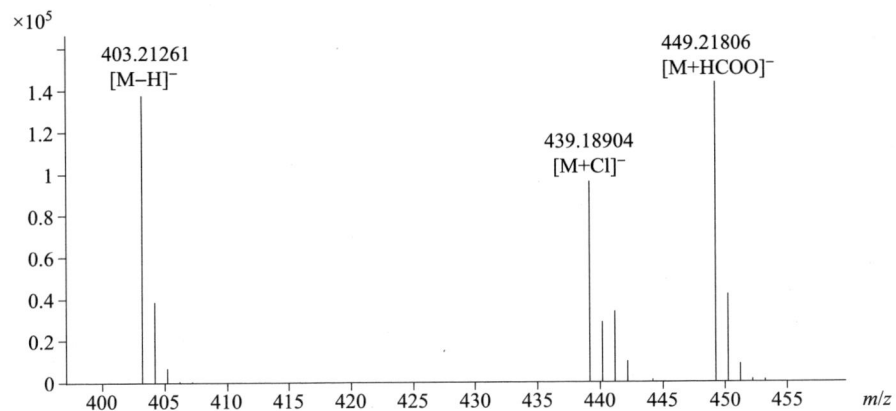

醋酸氢化可的松负离子模式下,准分子离子表现为[M−H]⁻,[M+Cl]⁻和[M+HCOO]⁻峰。

④负离子模式二级质谱图

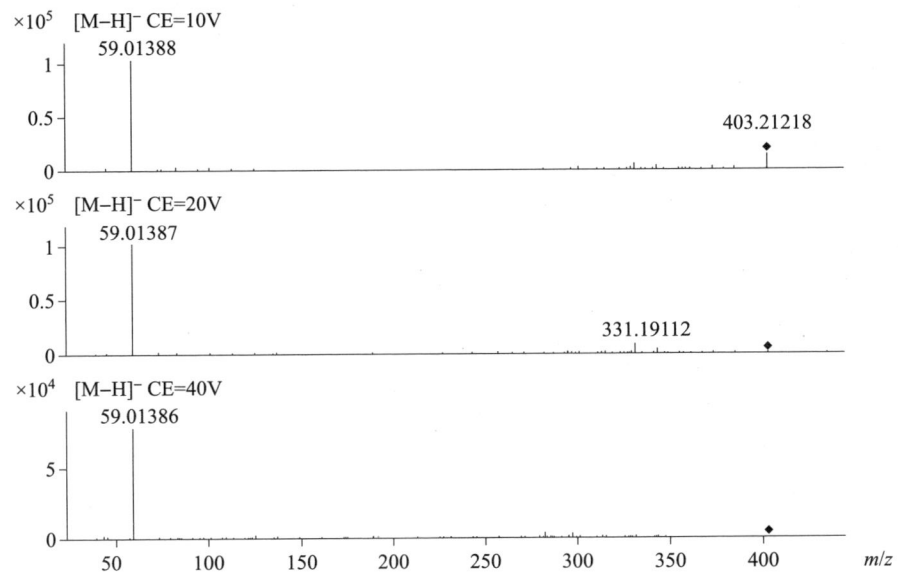

46　醋酸地塞米松

Dexamethasone Acetate

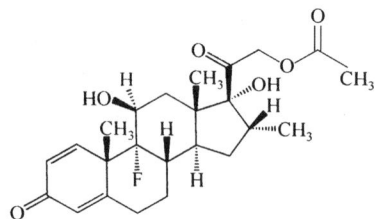

C$_{24}$H$_{31}$FO$_6$　434.50　CAS 号：1177-87-3

本品为 16α- 甲基 -11β，17α，21- 三羟基 -9α- 氟孕甾 -1，4- 二烯 -3，20- 二酮 -21- 醋酸酯。

一、基本信息

本品为白色或类白色的结晶或结晶性粉末；无臭。在丙酮中易溶，在甲醇或无水乙醇中溶解，在乙醇或三氯甲烷中略溶，在乙醚中极微溶解，在水中不溶。

1. 执行标准

《中国药典》2020 年版二部，第 1811 页　醋酸地塞米松。

2. 试验用样品

醋酸地塞米松，批号 C039-170902，上海新华联制药有限公司。

地塞米松，批号 Z20-190501，上海新华联制药有限公司。

3. 杂质对照品信息

地塞米松

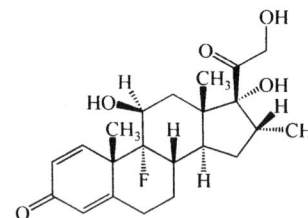

C$_{22}$H$_{29}$FO$_5$　392.47

二、溶液配制（临用新制）

1. 供试品溶液

取本品适量，精密称定，加流动相溶解并定量稀释制成每 1ml 中约含 0.5mg 的溶液。

2. 对照溶液

取地塞米松对照品适量，精密称定，加流动相溶解并定量稀释制成每 1ml 中约含 0.5mg 的溶液，精密量取 1ml 与供试品溶液 1ml，置同一 100ml 量瓶中，用流动相稀释至刻度，摇匀。

三、系统适用性要求

对照溶液色谱图中，出峰顺序依次为地塞米松与醋酸地塞米松，地塞米松峰与醋酸地塞米松峰之间的分离度应大于 20.0。

四、高效液相色谱法

1. HPLC 色谱条件

色谱柱：用十八烷基硅烷键合硅胶为填充剂；流动相：乙腈 - 水（40∶60）；检测波长：240nm；进样体积：20μl，记录色谱图至供试品溶液主成分峰保留时间的 2 倍。

2. 对照溶液色谱图

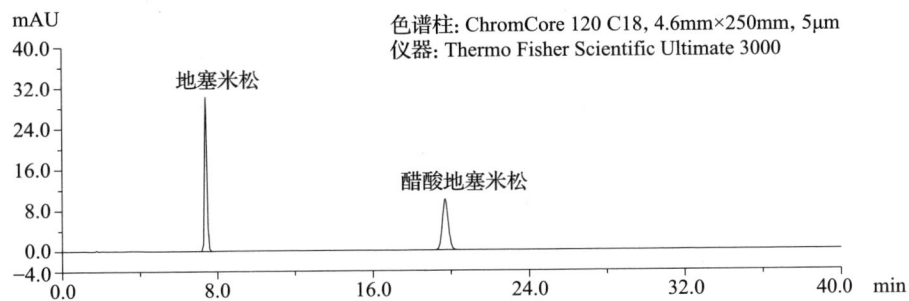

色谱柱: ChromCore 120 C18, 4.6mm×250mm, 5μm
仪器: Thermo Fisher Scientific Ultimate 3000

3. 紫外光谱图

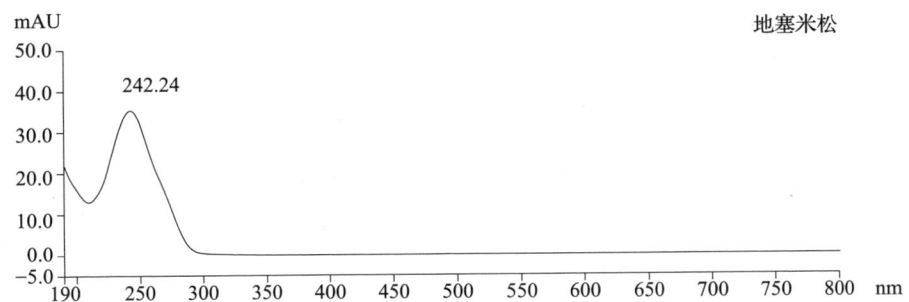

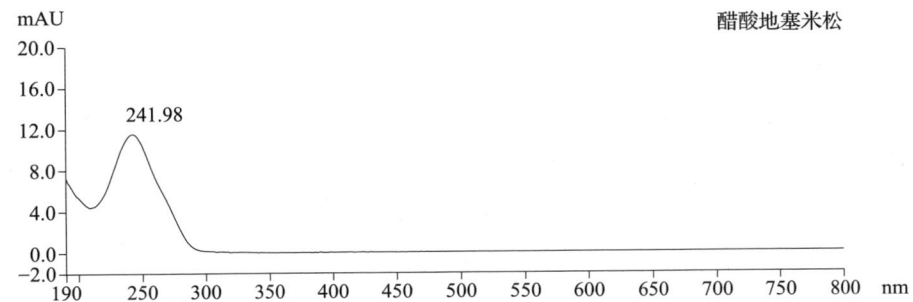

4. 供试品溶液有关物质色谱图

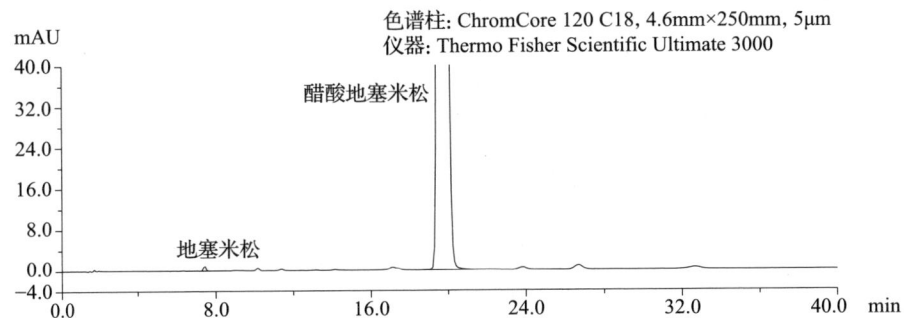

色谱柱: ChromCore 120 C18, 4.6mm×250mm, 5μm
仪器: Thermo Fisher Scientific Ultimate 3000

5. 其他型号色谱柱对照溶液色谱图及数据汇总表

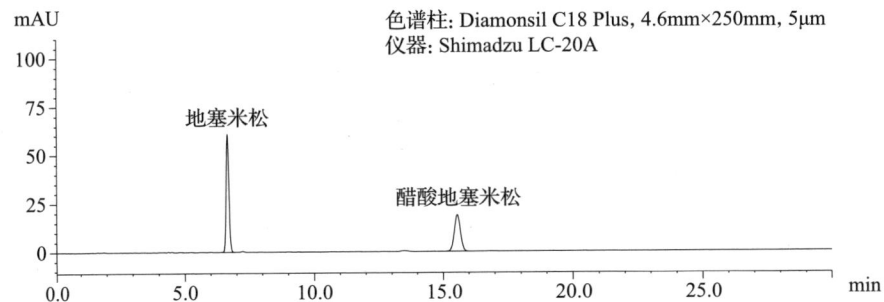

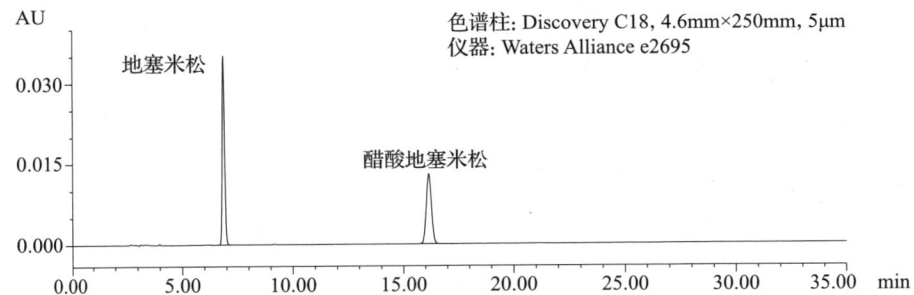

色谱柱: Diamonsil C18 Plus, 4.6mm×250mm, 5μm
仪器: Shimadzu LC-20A

色谱柱: Discovery C18, 4.6mm×250mm, 5μm
仪器: Waters Alliance e2695

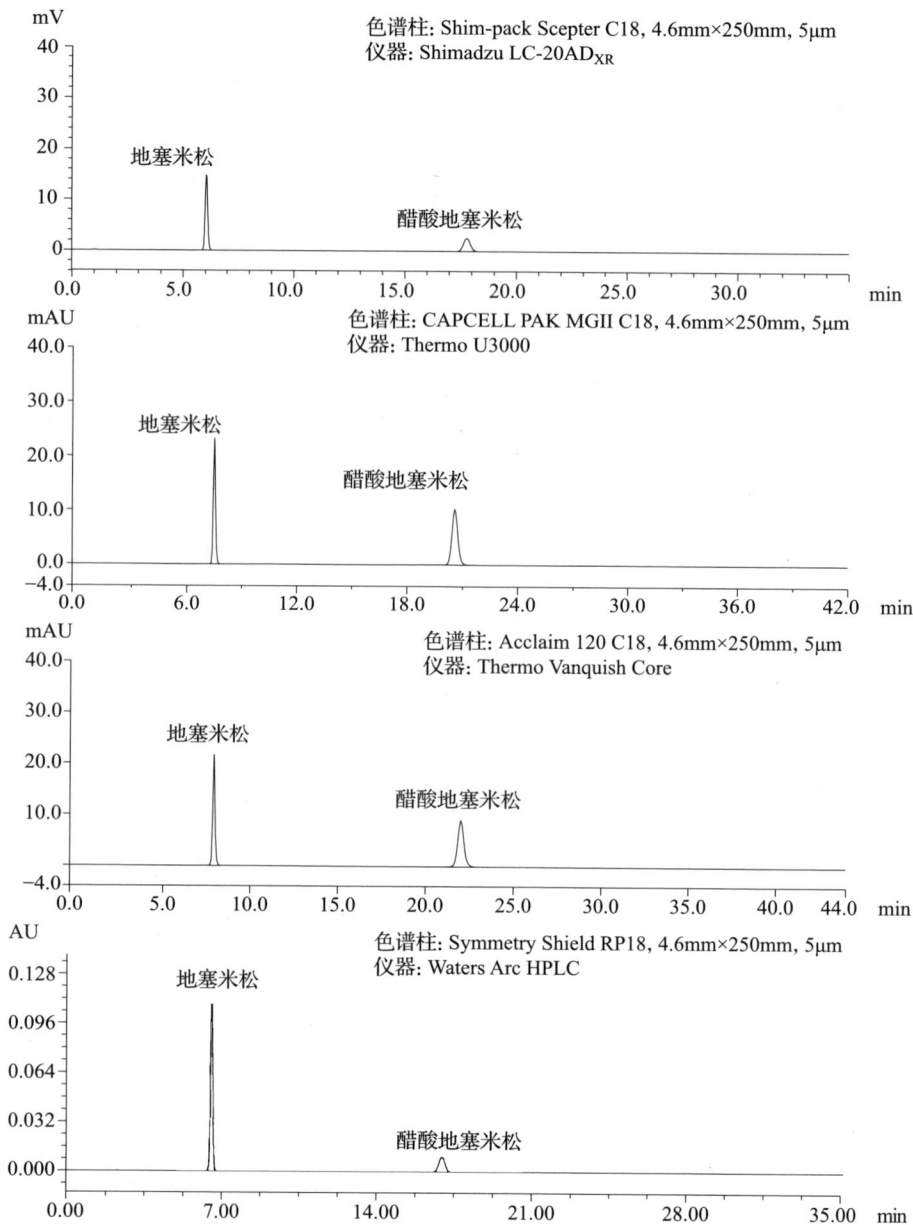

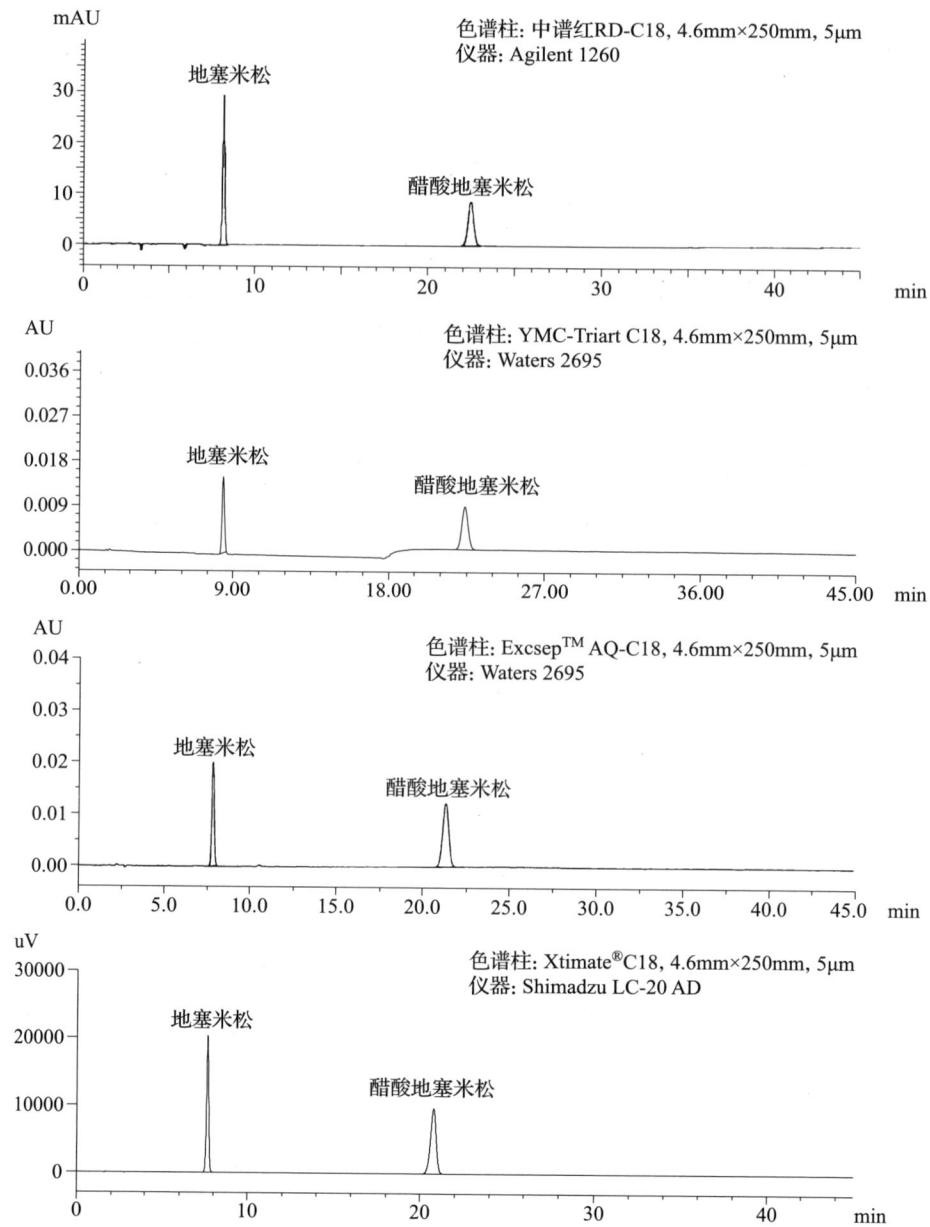

色谱柱: Shim-pack Scepter C18, 4.6mm×250mm, 5μm
仪器: Shimadzu LC-20AD$_{XR}$

色谱柱: 中谱红RD-C18, 4.6mm×250mm, 5μm
仪器: Agilent 1260

色谱柱: CAPCELL PAK MGII C18, 4.6mm×250mm, 5μm
仪器: Thermo U3000

色谱柱: YMC-Triart C18, 4.6mm×250mm, 5μm
仪器: Waters 2695

色谱柱: Acclaim 120 C18, 4.6mm×250mm, 5μm
仪器: Thermo Vanquish Core

色谱柱: Excsep™ AQ-C18, 4.6mm×250mm, 5μm
仪器: Waters 2695

色谱柱: Symmetry Shield RP18, 4.6mm×250mm, 5μm
仪器: Waters Arc HPLC

色谱柱: Xtimate®C18, 4.6mm×250mm, 5μm
仪器: Shimadzu LC-20 AD

mAU

色谱柱: Supersil ODS2, 4.6mm×150mm, 5μm
仪器: EClassical 3100

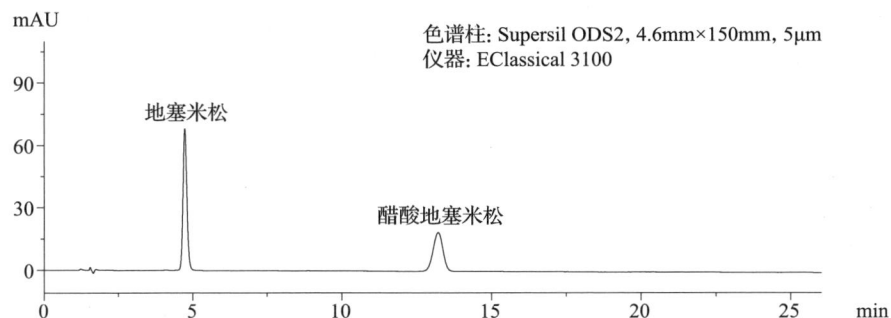

各型号色谱柱系统适用性数据汇总表

色谱柱名称	色谱柱规格	组分	保留时间（min）	理论板数	拖尾因子	分离度	备注
ChromCore 120 C18	4.6mm×250mm，5μm	地塞米松	7.410	18684	1.11	/	柱温：25℃ 流速：1ml/min
		醋酸地塞米松	19.713	20579	1.06	32.10	
Diamonsil C18 Plus	4.6mm×250mm，5μm	地塞米松	6.651	15153	1.12	/	柱温：25℃ 流速：1ml/min
		醋酸地塞米松	15.551	19556	1.03	26.93	
Discovery C18	4.6mm×250mm，5μm	地塞米松	6.869	19327	1.09	/	柱温：25℃ 流速：1ml/min
		醋酸地塞米松	16.158	22192	1.02	28.94	
Shim-pack Scepter C18	4.6mm×250mm，5μm	地塞米松	6.041	10694	1.08	/	柱温：25℃ 流速：1.5ml/min
		醋酸地塞米松	17.781	14682	1.03	28.61	
CAPCELL PAK MGII C18	4.6mm×250mm，5μm	地塞米松	7.493	18382	1.18	/	柱温：25℃ 流速：1ml/min
		醋酸地塞米松	20.590	20253	1.15	32.75	
Acclaim 120 C18	4.6mm×250mm，5μm	地塞米松	7.903	19335	1.15	/	柱温：25℃ 流速：1ml/min
		醋酸地塞米松	22.017	19585	1.09	32.95	

续表

色谱柱名称	色谱柱规格	组分	保留时间（min）	理论板数	拖尾因子	分离度	备注
Symmetry Shield RP18	4.6mm×250mm，5μm	地塞米松	6.571	16813	1.00	/	柱温：30℃ 流速：1ml/min
		醋酸地塞米松	16.947	19145	1.00	30.13	
中谱红 RD-C18	4.6mm×250mm，5μm	地塞米松	8.247	19081	1.04	/	柱温：30℃ 流速：1ml/min
		醋酸地塞米松	22.464	20798	1.00	32.94	
YMC-Triart C18	4.6mm×250mm，5μm	地塞米松	8.432	15062	1.05	/	柱温：25℃ 流速：1ml/min
		醋酸地塞米松	22.375	18018	1.07	29.16	
Excsep™ AQ-C18	4.6mm×250mm，5μm	地塞米松	7.926	16116	1.06	/	柱温：30℃ 流速：1ml/min
		醋酸地塞米松	21.369	19642	1.01	30.76	
Xtimate® C18	4.6mm×250mm，5μm	地塞米松	7.653	15334	1.00	/	柱温：30℃ 流速：1ml/min
		醋酸地塞米松	20.790	19461	0.91	31.16	
Supersil ODS2	4.6mm×150mm，5μm	地塞米松	4.733	6300	1.11	/	柱温：35℃ 流速：1ml/min
		醋酸地塞米松	13.203	7600	0.97	20.12	

五、超高效液相色谱法

1. UHPLC 方法一

（1）色谱条件　仪器：Agilent 1260 Infinity Ⅱ Quat；色谱柱：Poroshell 120 EC-C18，3.0mm×100mm，2.7μm；柱温：25℃；流动相：乙腈-水（40∶60）；流速：0.6ml/min；检测波长：240nm；进样体积：4μl，记录色谱图至主成分峰保留时间的2倍。

（2）色谱图

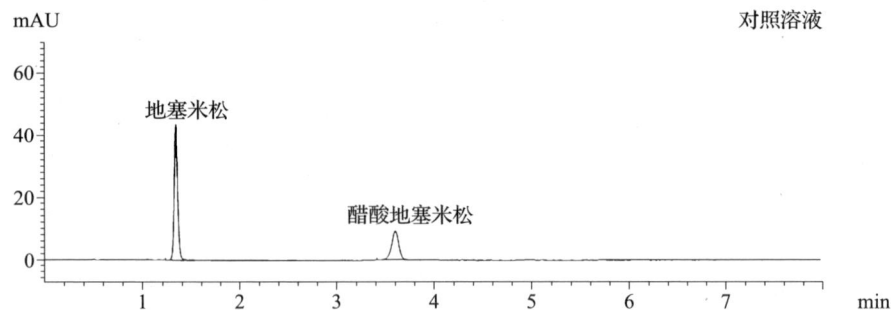

对照溶液

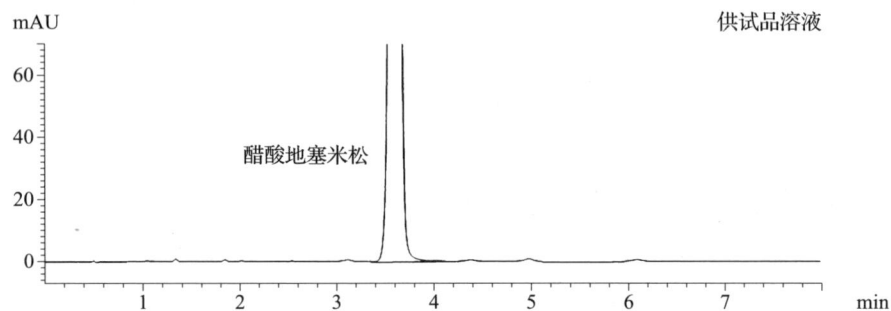

供试品溶液

2. UHPLC 方法二

（1）色谱条件　仪器：Waters ACQUITY UPLC H-Class；色谱柱：Endeavorsil C18，2.1mm×100mm，1.8μm；柱温：25℃；流动相：乙腈 - 水（40：60）；流速：0.15ml/min；检测波长：240nm；进样体积：2μl，记录色谱图至主成分峰保留时间的 2 倍。

（2）色谱图

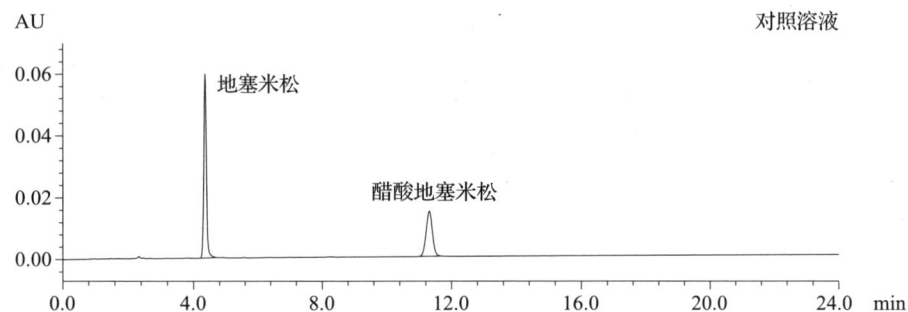

对照溶液

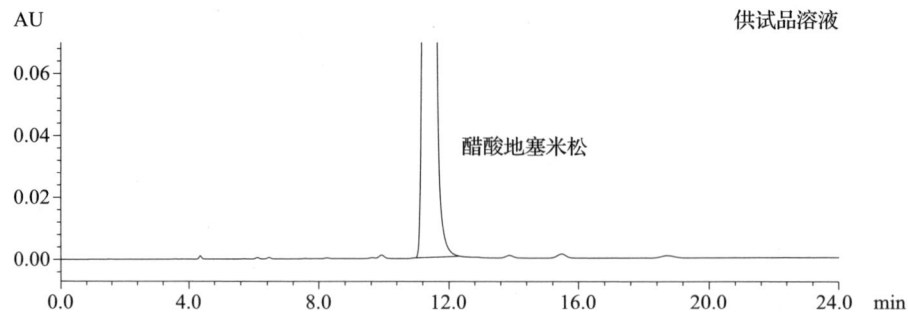

供试品溶液

3. UHPLC 方法三

（1）色谱条件　仪器：Thermo Vanquish；色谱柱：CAPCELL PAK IF2 C18，2.1mm×100mm，2μm；柱温：25℃；流动相：乙腈 - 水（35：65）；流速：0.4ml/min；检测波长：240nm；进样体积：2μl，记录色谱图至主成分峰保留时间的 2 倍。

（2）色谱图

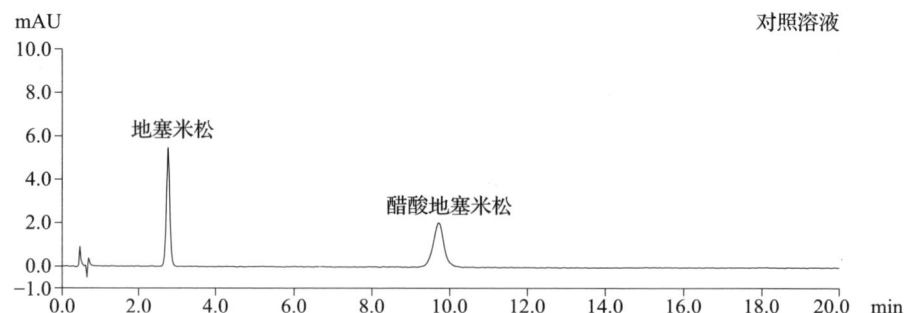

对照溶液

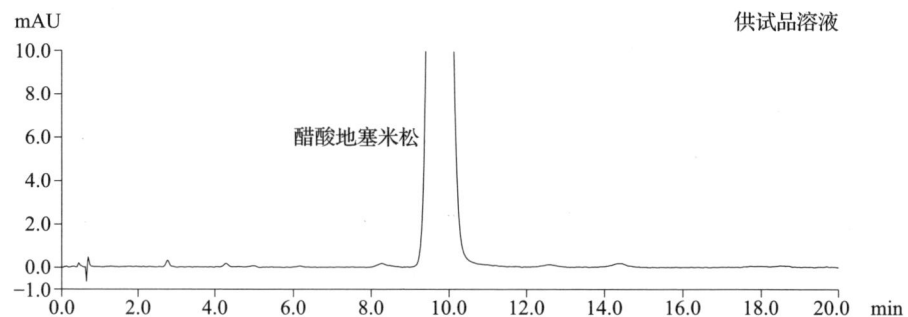

供试品溶液

4. UHPLC 方法四

（1）色谱条件　仪器：Thermo Fisher Vanquish Flex；色谱柱：Acclaim VANQUISH C18，2.1mm×150mm，2.2μm；柱温：25℃；流动相：乙腈 - 水（40∶60）；流速：0.4ml/min；检测波长：240nm；进样体积：2μl，记录色谱图至供试品溶液主成分峰保留时间的 2 倍。

（2）色谱图

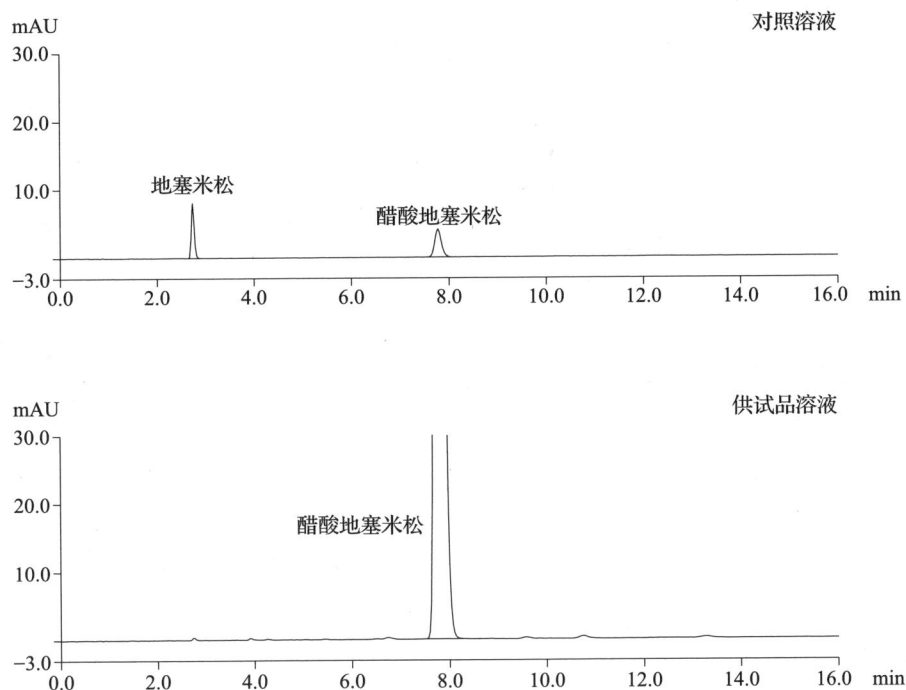

（2）色谱图

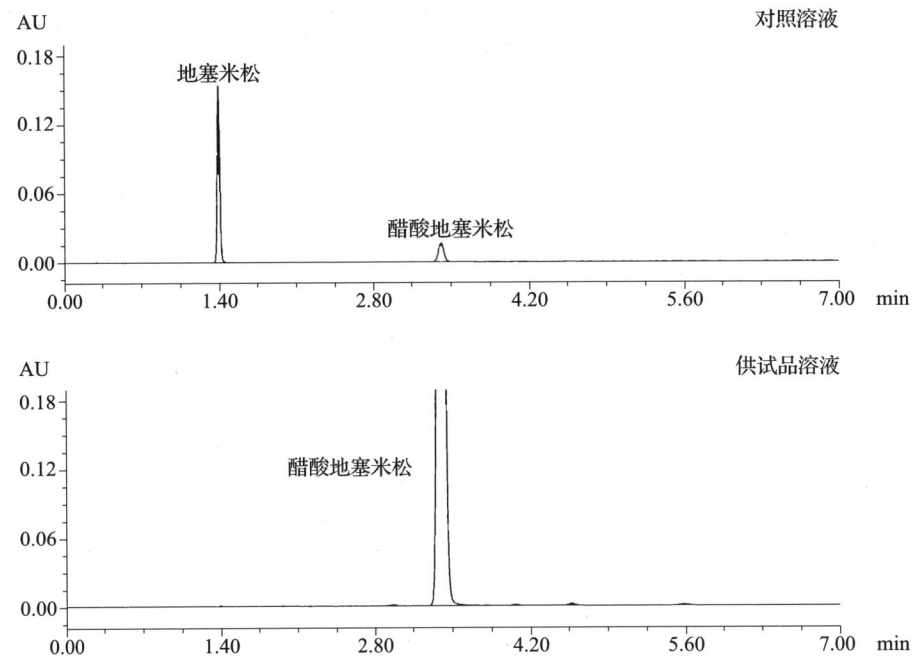

各型号色谱柱系统适用性数据汇总表

色谱柱名称	色谱柱规格	组分	保留时间（min）	理论板数	拖尾因子	分离度
Poroshell 120 EC-C18	3.0mm×100mm，2.7μm	地塞米松	1.346	7633	1.09	/
		醋酸地塞米松	3.614	12594	0.92	23.89
Endeavorsil C18	2.1mm×100mm，1.8μm	地塞米松	4.351	15112	1.08	/
		醋酸地塞米松	11.312	16198	0.99	27.62
CAPCELL PAK IF2 C18	2.1mm×100mm，2μm	地塞米松	2.767	4961	1.00	/
		醋酸地塞米松	9.713	6585	1.02	21.85

5. UHPLC 方法五

（1）色谱条件　仪器：Waters ACQUITY UPLC H-Class；色谱柱：ACQUITY UPLC BEH C18，2.1mm×100mm，1.7μm；柱温：30℃；流动相：乙腈 - 水（40∶60）；流速：0.4ml/min；检测波长：240nm；进样体积：2μl，记录色谱图至供试品溶液主成分峰保留时间的 2 倍。

续表

色谱柱名称	色谱柱规格	组分	保留时间（min）	理论板数	拖尾因子	分离度
Acclaim VANQUISH C18	2.1mm×150mm, 2.2μm	地塞米松	2.737	9883	1.25	/
		醋酸地塞米松	7.770	15510	1.15	27.99
ACQUITY UPLC BEH C18	2.1mm×100mm, 1.7μm	地塞米松	1.408	16904	1.12	/
		醋酸地塞米松	3.410	22409	1.05	29.97

六、质谱图

1. 质谱条件

Agilent 6546 四极杆飞行时间质谱仪；离子源：AJS 源；正 / 负离子检测模式；一级质谱扫描范围 m/z：50~1200；二级质谱扫描范围 m/z：25~1000；碰撞能量：2、5、10、20、40V。

2. 质谱图

（1）醋酸地塞米松质谱图

①正离子模式一级质谱图

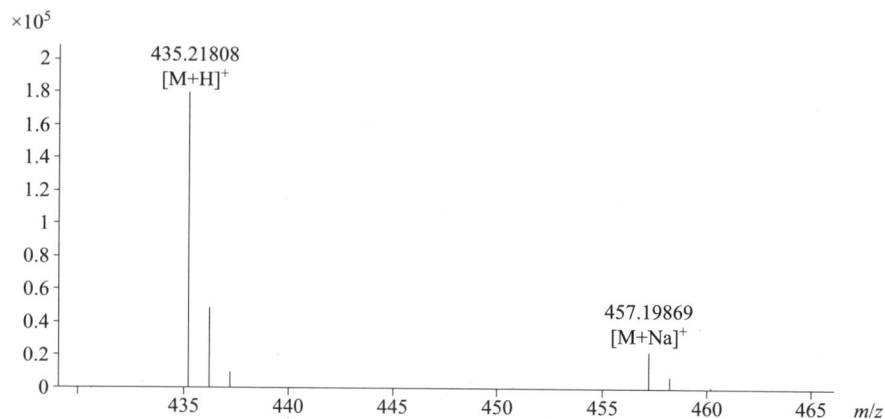

醋酸地塞米松正离子模式下，准分子离子以[M+H]$^+$为主，另外可以观察到[M+Na]$^+$峰。

②正离子模式二级质谱图

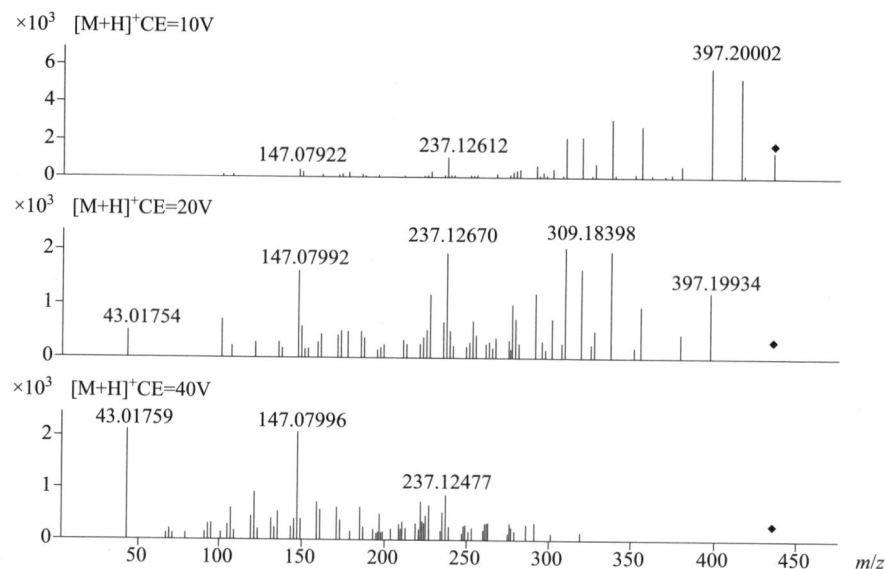

③负离子模式一级质谱图

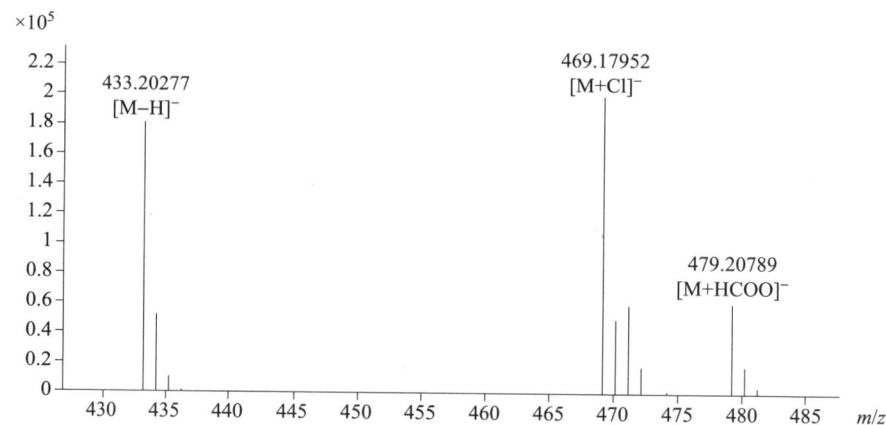

醋酸地塞米松负离子模式下,准分子离子以［M+Cl］⁻和［M−H］⁻为主,另外可以观察到［M+HCOO］⁻峰。

④负离子模式二级质谱图

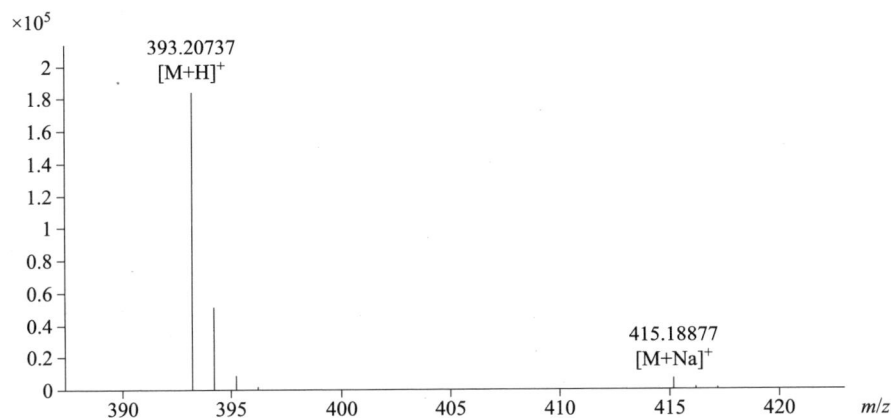

地塞米松正离子模式下,准分子离子以［M+H］⁺为主,另外可以观察到［M+Na］⁺峰。

②正离子模式二级质谱图

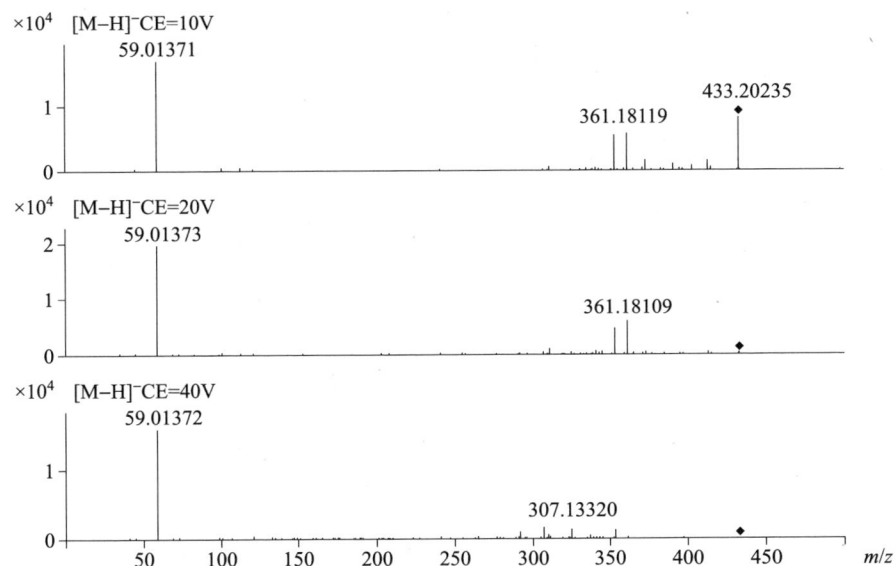

（2）地塞米松质谱图

①正离子模式一级质谱图

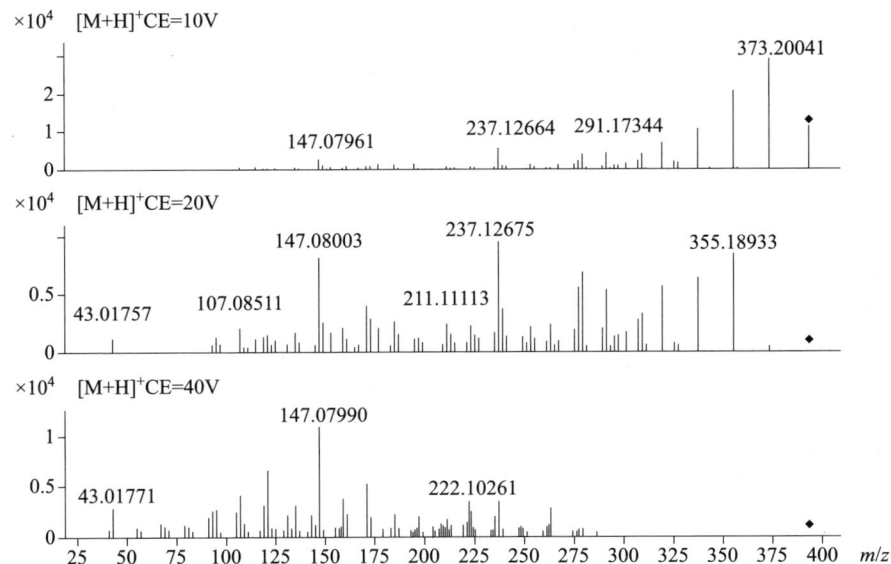

③负离子模式一级质谱图

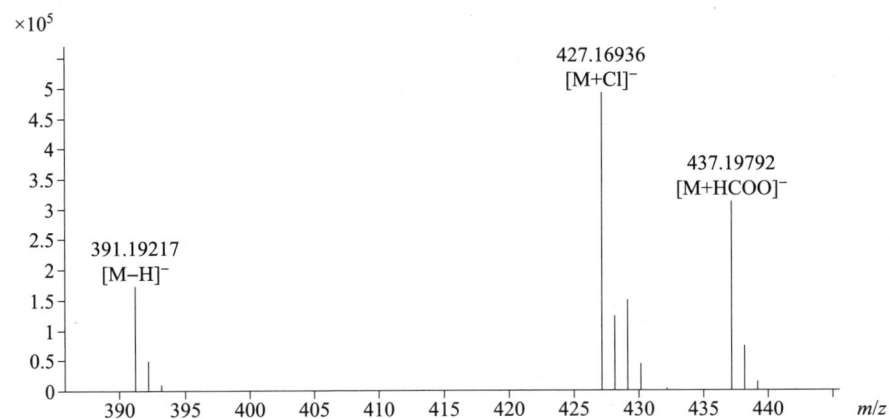

413

地塞米松负离子模式下,准分子离子以[M+Cl]⁻和[M+HCOO]⁻为主,另外可以观察到[M−H]⁻峰。

④负离子模式二级质谱图

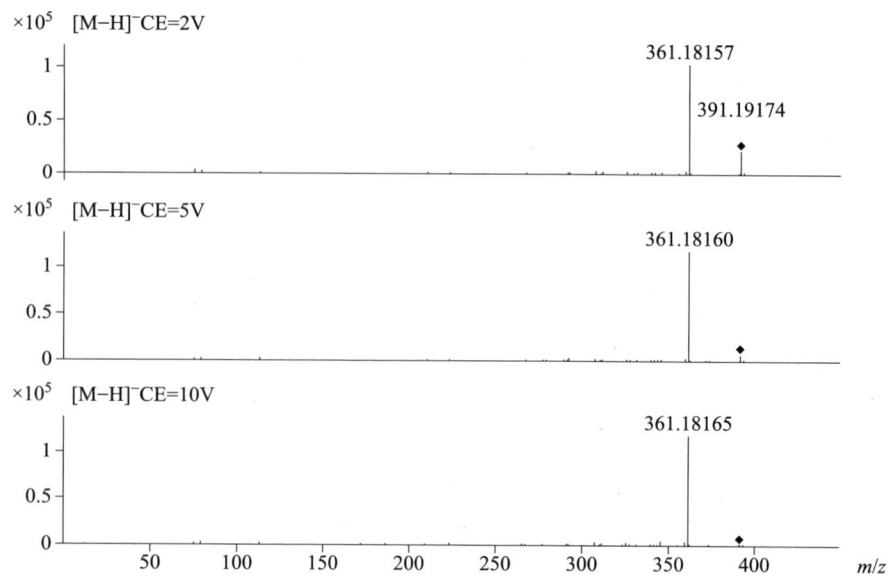

47　醋酸曲安奈德

Triamcinolone Acetonide Acetate

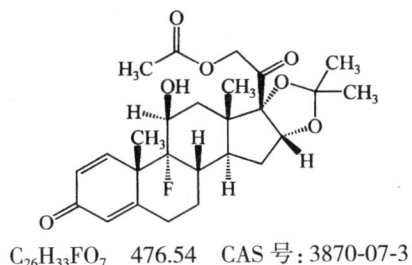

C₂₆H₃₃FO₇　476.54　CAS 号：3870-07-3

本品为 16α, 17-[（1- 甲基亚乙基）双（氧）]-11β, 21- 二羟基 -9- 氟孕甾 -1, 4- 二烯 -3, 20- 二酮 -21- 醋酸酯。

一、基本信息

本品为白色或类白色的结晶性粉末；无臭。在三氯甲烷中溶解，在丙酮中略溶，在甲醇或乙醇中微溶，在水中不溶。

1. 执行标准

《中国药典》2020 年版二部，1813 页　醋酸曲安奈德。

2. 试验用样品

醋酸曲安奈德，批号 P131-201001，浙江仙琚制药股份有限公司。

曲安奈德，批号 P141-201001，浙江仙琚制药股份有限公司。

3. 杂质对照品信息

曲安奈德

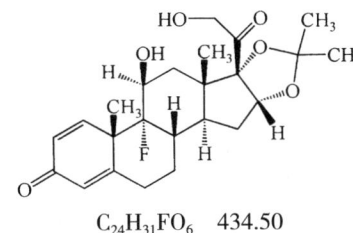

C₂₄H₃₁FO₆　434.50

二、溶液配制

1. 供试品溶液

取本品约 25mg，精密称定，置 50ml 量瓶中，加甲醇 30ml 振摇使溶解，用水稀释至刻度，摇匀。

2. 对照溶液

取曲安奈德对照品约 25mg，精密称定，置 50ml 量瓶中，加甲醇 30ml 振摇使溶解，用水稀释至刻度，摇匀，精密量取该溶液与供试品溶液各 1ml，置同一 100ml 量瓶中，用流动相稀释至刻度，摇匀。

三、系统适用性要求

对照溶液色谱图中，出峰顺序为曲安奈德、醋酸曲安奈德，曲安奈德峰与醋酸曲安奈德峰之间的分离度应大于 10.0。

四、高效液相色谱法

1. HPLC 色谱条件

色谱柱：用十八烷基硅烷键合硅胶为填充剂；流动相：甲醇 - 水（60：40）；检测波长：240nm；进样体积：20μl，记录色谱图至主成分峰保留时间的 2 倍。

2. 对照溶液色谱图

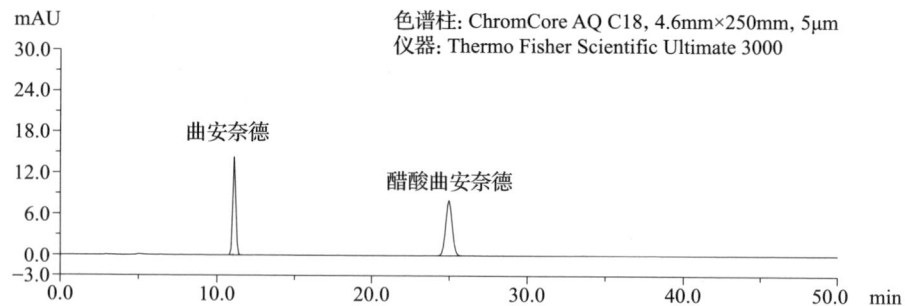

色谱柱: ChromCore AQ C18, 4.6mm×250mm, 5μm
仪器: Thermo Fisher Scientific Ultimate 3000

3. 紫外光谱图

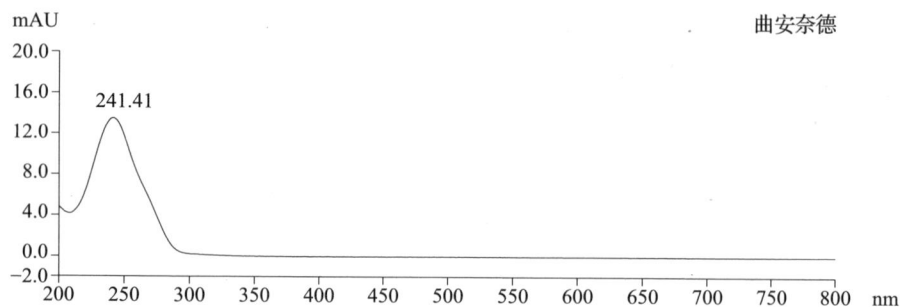

曲安奈德

241.41

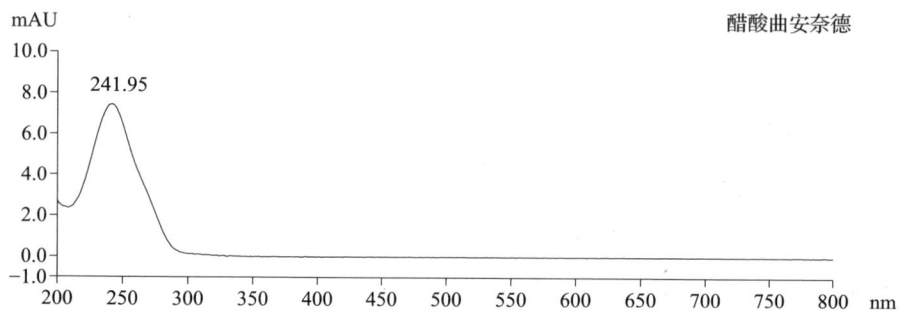

醋酸曲安奈德

241.95

4. 供试品溶液有关物质色谱图

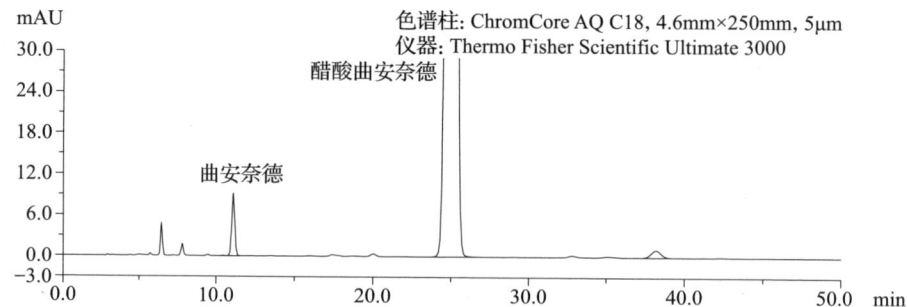

色谱柱: ChromCore AQ C18, 4.6mm×250mm, 5μm
仪器: Thermo Fisher Scientific Ultimate 3000

5. 其他型号色谱柱系统适用性色谱图及数据汇总表

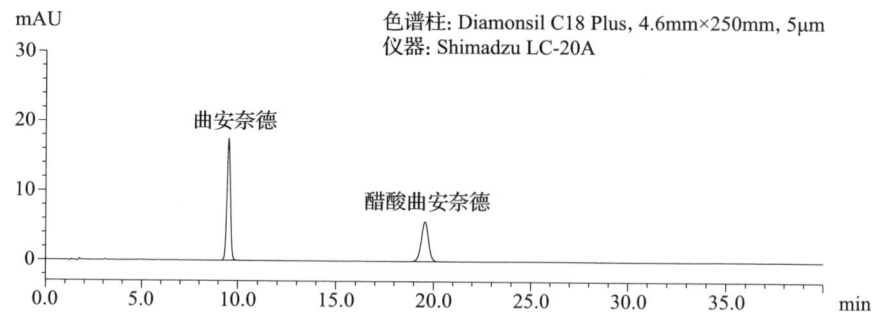

色谱柱: Diamonsil C18 Plus, 4.6mm×250mm, 5μm
仪器: Shimadzu LC-20A

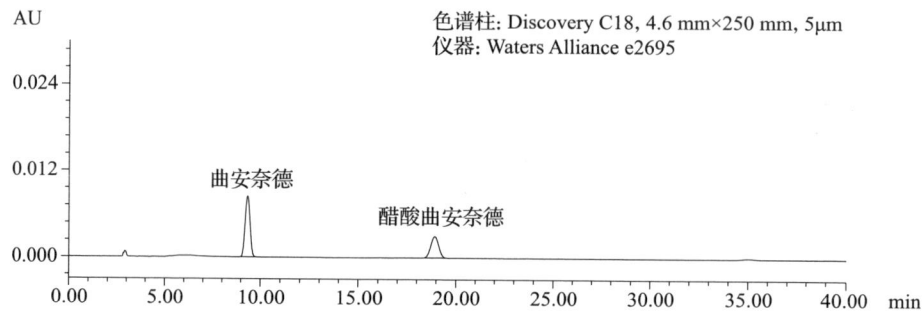

色谱柱: Discovery C18, 4.6 mm×250 mm, 5μm
仪器: Waters Alliance e2695

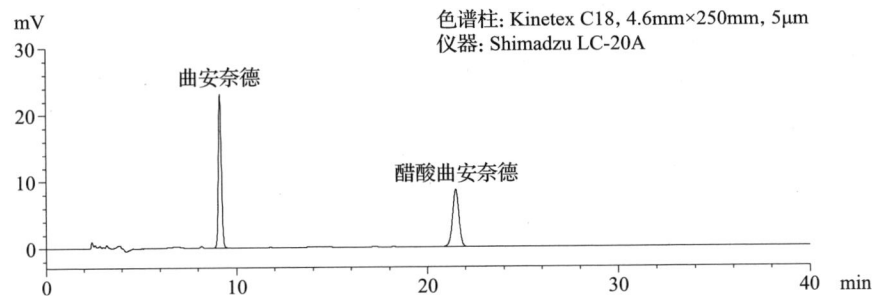

色谱柱: Kinetex C18, 4.6mm×250mm, 5μm
仪器: Shimadzu LC-20A

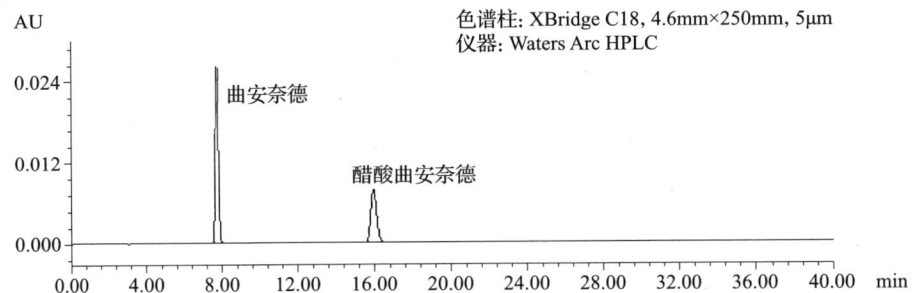

色谱柱: XBridge C18, 4.6mm×250mm, 5μm
仪器: Waters Arc HPLC

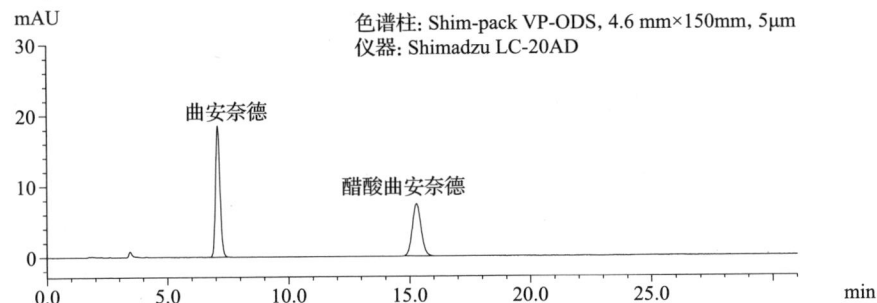

色谱柱: Shim-pack VP-ODS, 4.6 mm×150mm, 5μm
仪器: Shimadzu LC-20AD

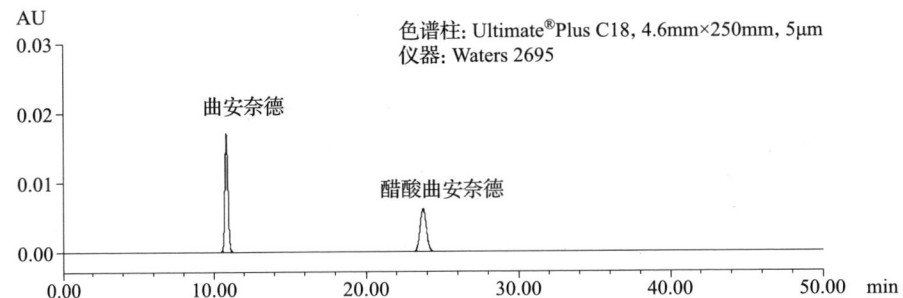

色谱柱: Ultimate®Plus C18, 4.6mm×250mm, 5μm
仪器: Waters 2695

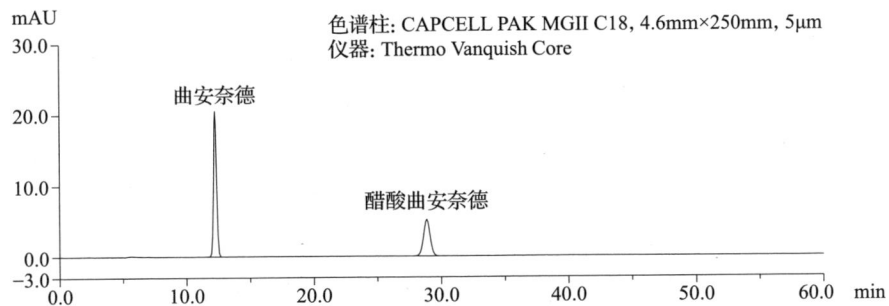

色谱柱: CAPCELL PAK MGII C18, 4.6mm×250mm, 5μm
仪器: Thermo Vanquish Core

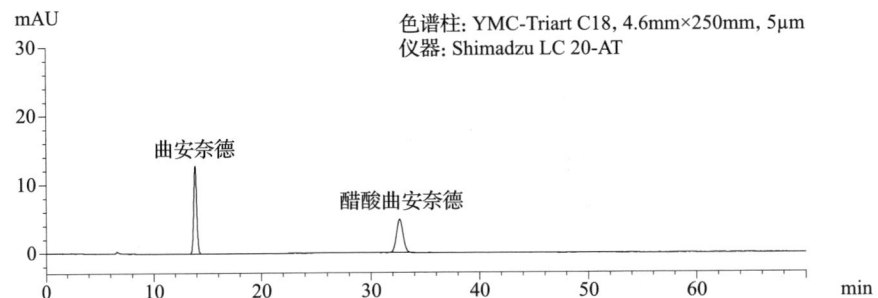

色谱柱: YMC-Triart C18, 4.6mm×250mm, 5μm
仪器: Shimadzu LC 20-AT

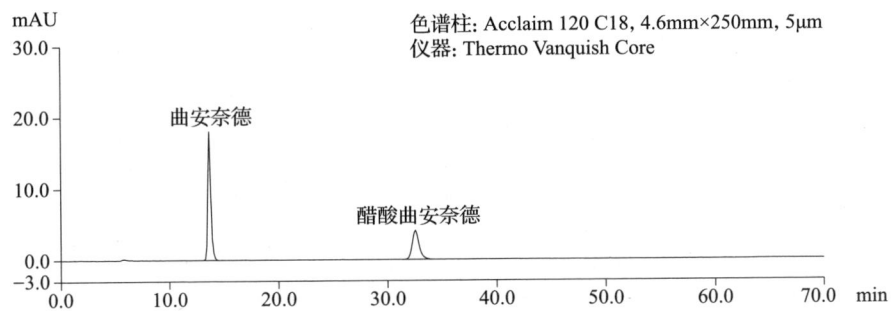

色谱柱: Acclaim 120 C18, 4.6mm×250mm, 5μm
仪器: Thermo Vanquish Core

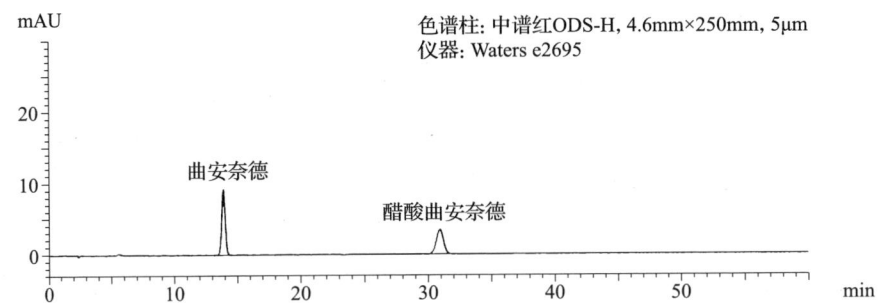

色谱柱: 中谱红ODS-H, 4.6mm×250mm, 5μm
仪器: Waters e2695

AU

色谱柱: Excsep™ AQ-C18, 4.6mm×250mm, 5μm
仪器: Waters 2695

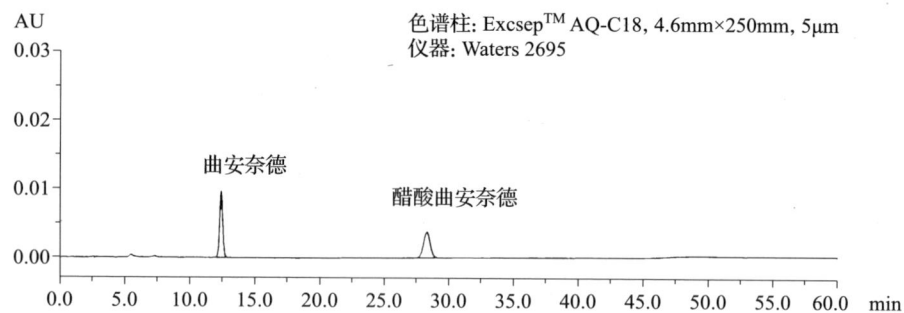

mAU

色谱柱: Supersil ODS2, 4.6mm×150mm, 5μm
仪器: EClassical 3100

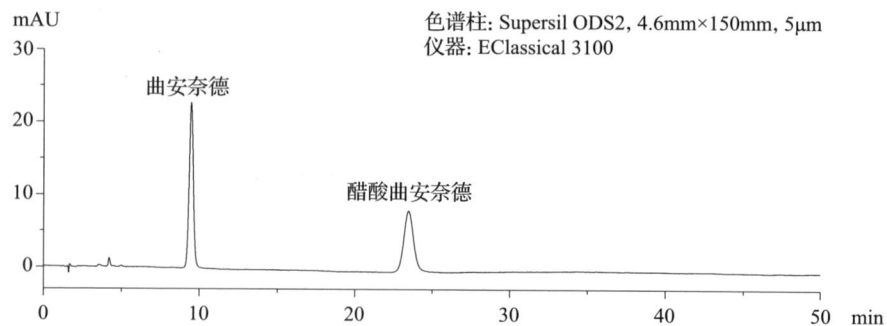

各型号色谱柱系统适用性数据汇总表

色谱柱名称	色谱柱规格	组分	保留时间（min）	理论板数	拖尾因子	分离度	备注
ChromCore AQ C18	4.6mm×250mm, 5μm	曲安奈德	11.113	15162	1.03	/	柱温: 25℃ 流速: 1ml/min
		醋酸曲安奈德	24.973	16577	1.03	24.38	
Diamonsil C18 Plus	4.6mm×250mm, 5μm	曲安奈德	9.521	12508	1.04	/	柱温: 25℃ 流速: 1ml/min
		醋酸曲安奈德	19.547	13575	1.01	19.82	

续表

色谱柱名称	色谱柱规格	组分	保留时间（min）	理论板数	拖尾因子	分离度	备注
Discovery C18	4.6mm×250mm, 5μm	曲安奈德	9.343	6163	1.00	/	柱温: 30℃ 流速: 1ml/min
		醋酸曲安奈德	18.920	10232	1.02	15.58	
Kinetex C18	4.6mm×250mm, 5μm	曲安奈德	9.155	15424	1.02	/	柱温: 25℃ 流速: 1ml/min
		醋酸曲安奈德	21.498	19743	0.96	27.22	
Shim-pack VP-ODS	4.6mm×150mm, 5μm	曲安奈德	7.084	6622	1.10	/	柱温: 40℃ 流速: 1ml/min
		醋酸曲安奈德	15.291	8259	1.08	16.07	
CAPCELL PAK MGII C18	4.6mm×250mm, 5μm	曲安奈德	12.263	13116	1.05	/	柱温: 25℃ 流速: 1ml/min
		醋酸曲安奈德	28.860	14638	1.02	24.01	
Acclaim 120 C18	4.6mm×250mm, 5μm	曲安奈德	13.673	12755	1.21	/	柱温: 25℃ 流速: 1ml/min
		醋酸曲安奈德	32.537	13586	1.22	23.57	
XBridge C18	4.6mm×250mm, 5μm	曲安奈德	7.736	11057	1.08	/	柱温: 35℃ 流速: 1ml/min
		醋酸曲安奈德	15.904	12687	1.08	19.37	
Ultimate® Plus C18	4.6mm×250mm, 5μm	曲安奈德	10.890	13063	1.06	/	柱温: 30℃ 流速: 1ml/min
		醋酸曲安奈德	23.729	15176	1.03	21.92	

续表

色谱柱名称	色谱柱规格	组分	保留时间（min）	理论板数	拖尾因子	分离度	备注
YMC-Triart C18	4.6mm×250mm, 5μm	曲安奈德	13.879	11235	1.05	/	柱温：35℃ 流速：1ml/min
		醋酸曲安奈德	32.653	13355	1.06	22.70	
中谱红 ODS-H	4.6mm×250mm, 5μm	曲安奈德	14.014	12225	0.98	/	柱温：25℃ 流速：1ml/min
		醋酸曲安奈德	30.968	14320	0.98	21.67	
Excsep™ AQ-C18	4.6mm×250mm, 5μm	曲安奈德	12.429	12604	1.00	/	柱温：30℃ 流速：1ml/min
		醋酸曲安奈德	28.282	14343	0.99	22.37	
Supersil ODS2	4.6mm×150mm, 5μm	曲安奈德	9.463	6000	1.06	/	柱温：35℃ 流速：1ml/min
		醋酸曲安奈德	23.487	6900	1.06	17.36	

6. 注意事项

建议醋酸曲安奈德供试品溶液配制后尽快使用。

醋酸曲安奈德供试品溶液室温放置会降解产生曲安奈德。放置 3 小时、22 小时曲安奈德的量由 0.15% 分别增加到 0.21% 和 0.61%（面积归一化法）。

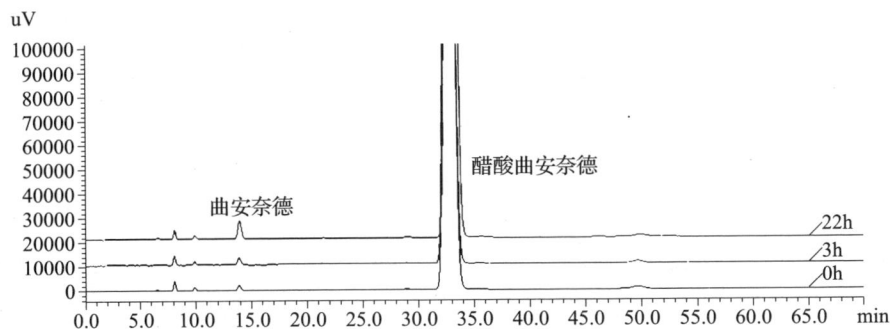

五、超高效液相色谱法

1. UHPLC 方法一

（1）色谱条件　仪器：Agilent 1260 Infinity Ⅱ Bin；色谱柱：Poroshell 120 EC-C18，3.0mm×100mm，2.7μm；柱温：25℃；流动相：甲醇 - 水（60∶40）；流速：0.8ml/min；检测波长：240nm；进样体积：4μl，记录色谱图至主成分峰保留时间的 2 倍。

（2）色谱图

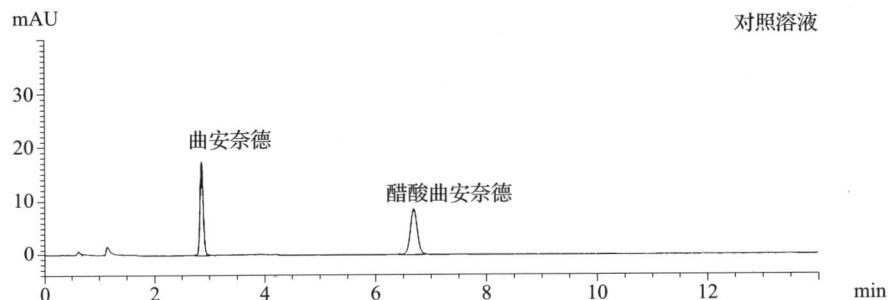

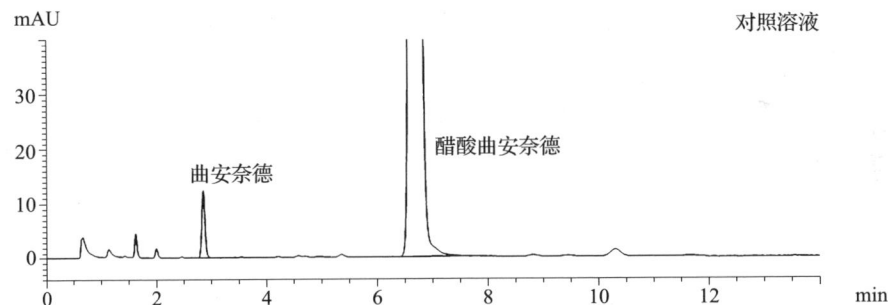

2. UHPLC 方法二

（1）色谱条件　仪器：Waters ACQUITY UPLC H-Class；色谱柱：Endeavorsil C18，2.1mm×100mm，1.8μm；柱温：25℃；流动相：甲醇 - 水（60∶40）；流速：0.15ml/min；检测波长：240nm；进样体积：2μl，记录色谱图至主成分峰保留时间的 2 倍。

（2）色谱图

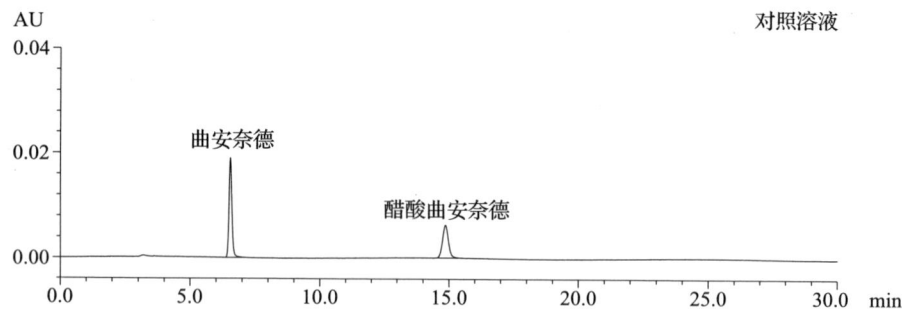

对照溶液

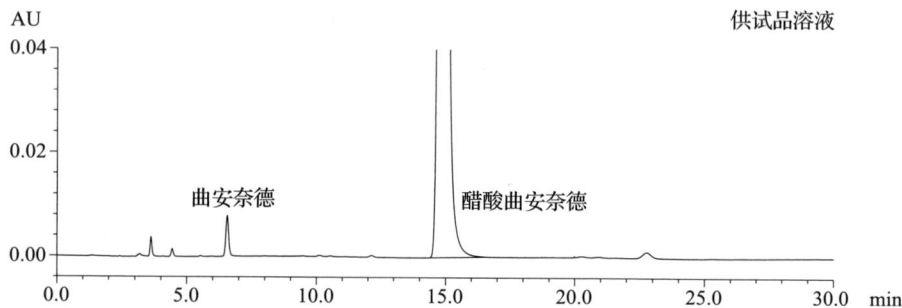

供试品溶液

3. UHPLC 方法三

（1）色谱条件　仪器：Shimadzu LC-2040C 3D；色谱柱：Shim-pack Scepter C18，2.1mm×100mm，1.9μm；柱温：40℃；流动相：甲醇 - 水（60∶40）；流速：0.3ml/min；检测波长：240nm；进样体积：2μl，记录色谱图至主成分峰保留时间的 2 倍。

（2）色谱图

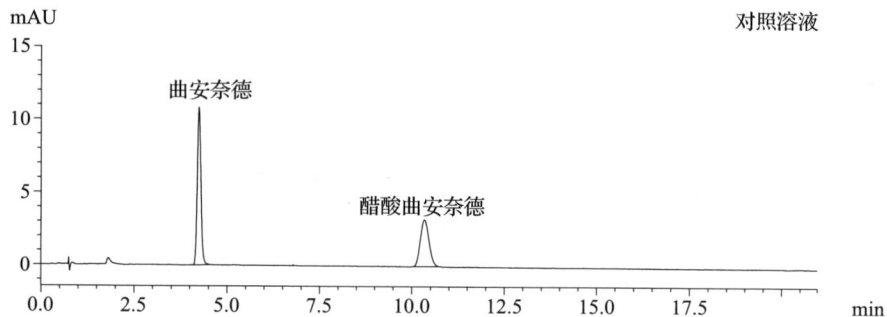

对照溶液

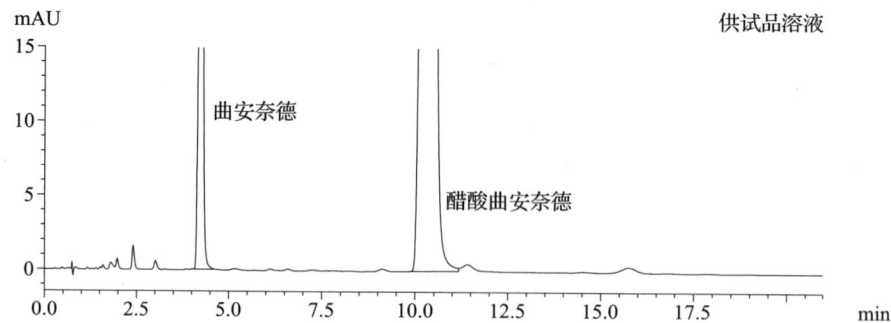

供试品溶液

4. UHPLC 方法四

（1）色谱条件　仪器：Thermo Vanquish；色谱柱：CAPCELL CORE C18，2.1mm×100mm，2.7μm；柱温：25℃；流动相：甲醇 - 水（60∶40）；流速：0.5ml/min；检测波长：240nm；进样体积：2μl，记录色谱图至主成分峰保留时间的 2 倍。

（2）色谱图

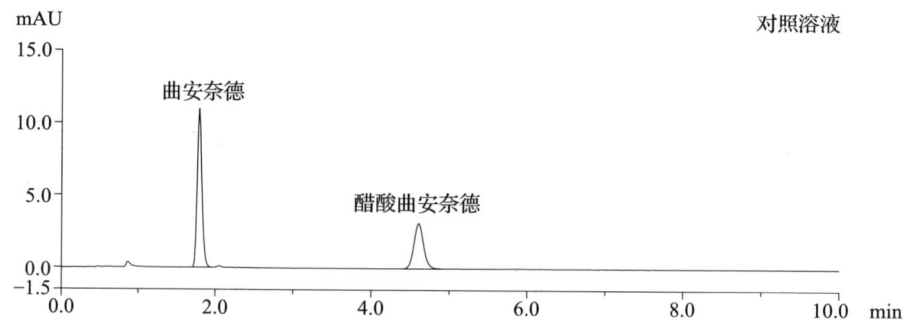

对照溶液

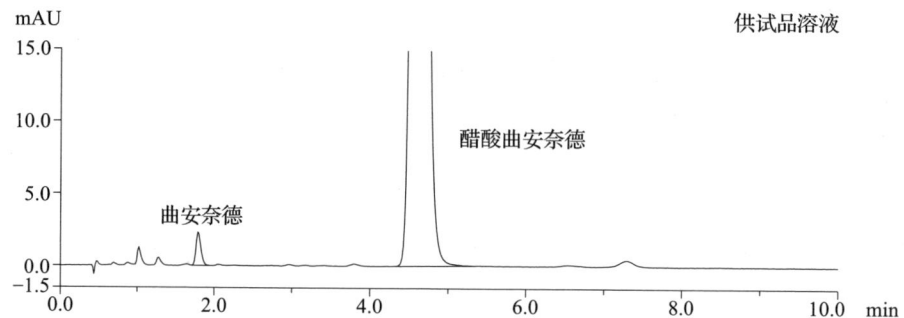

供试品溶液

5. UHPLC 方法五

（1）色谱条件　仪器：Thermo Fisher Vanquish Flex；色谱柱：Hypersil GOLD VANQUISH，2.1mm×100mm，1.9μm；柱温：25℃；流动相：甲醇 - 水（60：40）；流速：0.5ml/min；检测波长：240nm；进样体积：2μl，记录色谱图至主成分峰保留时间的 2 倍。

（2）色谱图

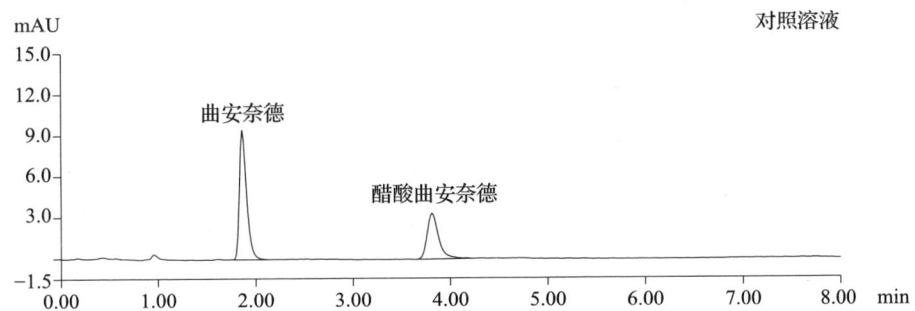

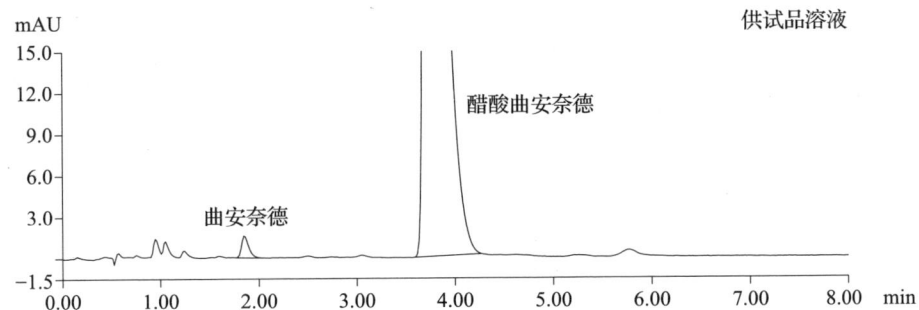

6. UHPLC 方法六

（1）色谱条件　仪器：Waters ACQUITY UPLC H-Class；色谱柱：ACQUITY UPLC BEH C18，2.1mm×100mm，1.7μm；柱温：35℃；流动相：甲醇 - 水（60：40）；流速：0.3ml/min；检测波长：240nm；进样体积：2μl，记录色谱图至主成分峰保留时间的 2 倍。

（2）色谱图

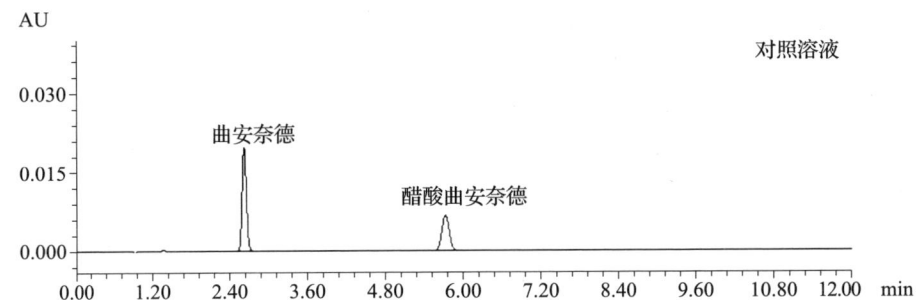

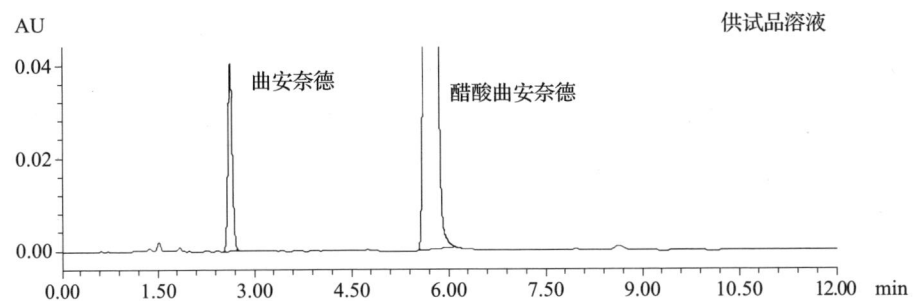

7. UHPLC 方法七

（1）色谱条件　仪器：Waters Acquity；色谱柱：Xtimate® C18，2.1mm×100mm，1.8μm；柱温：30℃；流动相：甲醇 - 水（60∶40）；流速：0.2ml/min；检测波长：240nm；进样体积：2μl，记录色谱图至主成分峰保留时间的 2 倍。

（2）色谱图

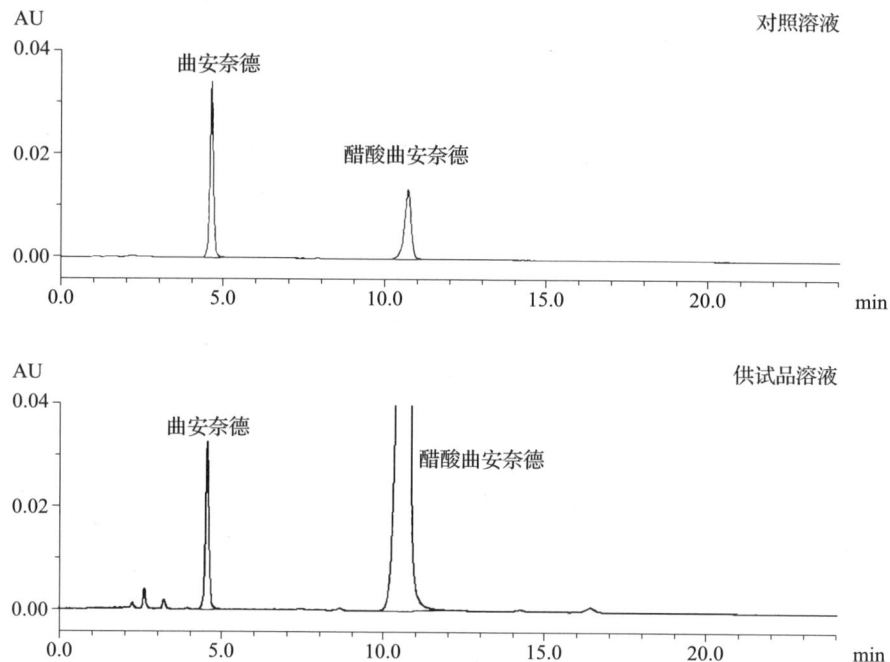

各型号色谱柱系统适用性数据汇总表

色谱柱名称	色谱柱规格	组分	保留时间（min）	理论板数	拖尾因子	分离度
Poroshell 120 EC-C18	3.0mm×100mm，2.7μm	曲安奈德	2.870	11586	1.13	/
		醋酸曲安奈德	6.691	14315	1.06	23.20

续表

色谱柱名称	色谱柱规格	组分	保留时间（min）	理论板数	拖尾因子	分离度
Endeavorsil C18	2.1mm×100mm，1.8μm	曲安奈德	6.549	17455	1.10	/
		醋酸曲安奈德	14.850	22263	1.10	27.05
Shim-pack Scepter C18	2.1mm×100mm，1.9μm	曲安奈德	4.241	8751	1.17	/
		醋酸曲安奈德	10.335	9267	1.13	19.96
CAPCELL CORE C18	2.1mm×100mm，2.7μm	曲安奈德	1.783	4165	1.55	/
		醋酸曲安奈德	4.608	7993	1.13	17.84
Hypersil GOLD VANQUISH	2.1mm×100mm，1.9μm	曲安奈德	1.863	3265	1.49	/
		醋酸曲安奈德	3.812	5686	1.43	11.71
ACQUITY UPLC BEH C18	2.1mm×100mm，1.7μm	曲安奈德	2.627	6954	1.07	/
		醋酸曲安奈德	5.719	11962	1.04	18.71
Xtimate® C18	2.1mm×100mm，1.8μm	曲安奈德	4.654	9869	1.02	/
		醋酸曲安奈德	10.691	14357	0.85	21.40

六、质谱图

1. 质谱条件

　　Agilent 6546 四极杆飞行时间质谱仪；离子源：AJS 源；正离子检测模式；一级质谱扫描范围 m/z：50~1200；二级质谱扫描范围 m/z：25~1000；碰撞能量：10、20、40V。

2. 质谱图

（1）醋酸曲安奈德质谱图

①正离子模式一级质谱图

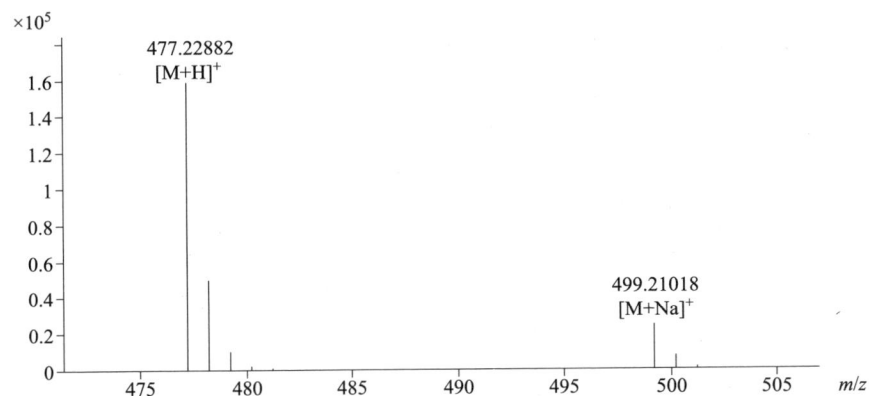

醋酸曲安奈德正离子模式下，准分子离子以［M+H］$^+$为主，另外可以观察到［M+Na］$^+$峰。

②正离子模式二级质谱图

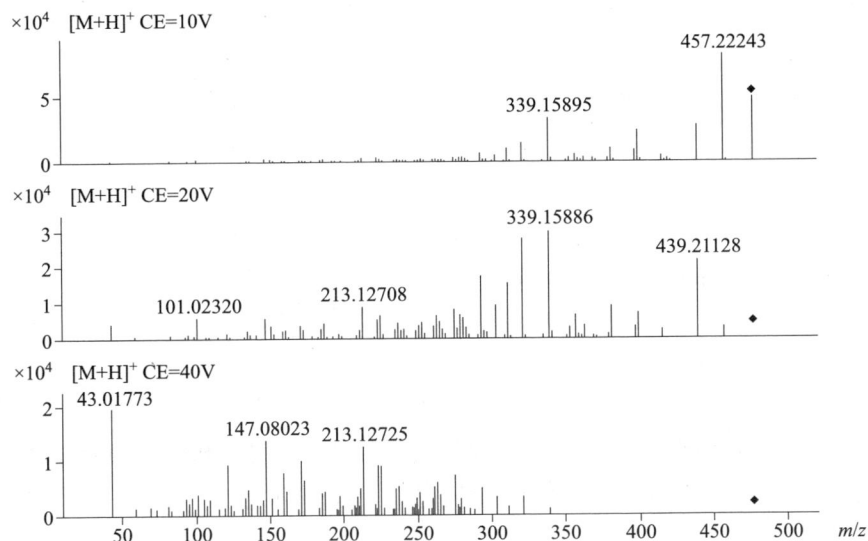

（2）曲安奈德质谱图

①正离子模式一级质谱图

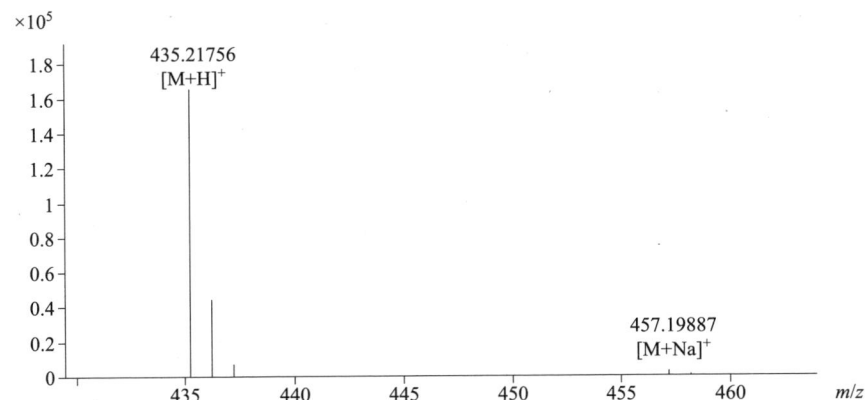

曲安奈德正离子模式下，准分子离子以［M+H］$^+$为主，另外可以观察到极少量的［M+Na］$^+$峰。

②正离子模式二级质谱图

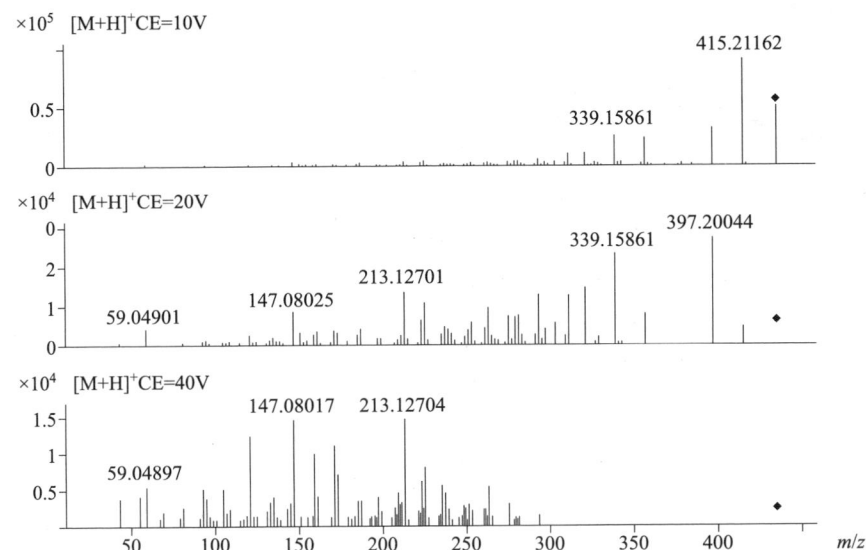

48　醋酸泼尼松

Prednisone Acetate

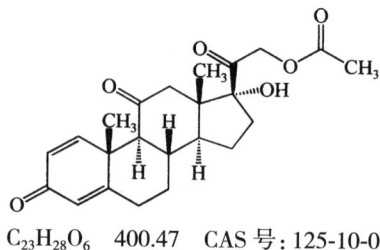

C$_{23}$H$_{28}$O$_6$　400.47　CAS 号：125-10-0

本品为 17α，21- 二羟基孕甾 -1，4- 二烯 -3，11，20- 三酮 -21- 醋酸酯。

一、基本信息

本品为白色或类白色的结晶性粉末；无臭。在三氯甲烷中易溶，在丙酮中略溶，在乙醇或乙酸乙酯中微溶，在水中不溶。

1. 执行标准

《中国药典》2020 年版二部，第 1816 页　醋酸泼尼松。

2. 试验用样品

醋酸泼尼松，批号 P011-201001，浙江仙琚制药股份有限公司。

泼尼松，批号 100199-201503，中国食品药品检定研究院。

醋酸可的松，批号 100123-201204，中国食品药品检定研究院。

3. 杂质对照品信息

泼尼松

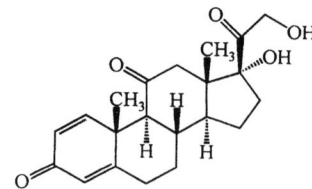

C$_{21}$H$_{26}$O$_5$　358.43

醋酸可的松

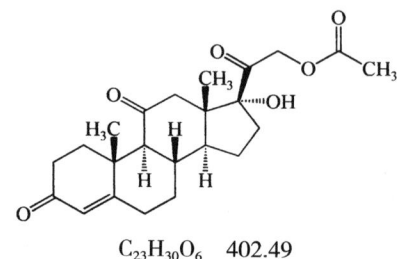

C$_{23}$H$_{30}$O$_6$　402.49

二、溶液配制（临用新制）

1. 供试品溶液

取本品适量，精密称定，加流动相溶解并定量稀释制成每 1ml 中含 0.5mg 的溶液。

2. 对照溶液

取泼尼松对照品与醋酸可的松对照品各适量，精密称定，加流动相溶解并定量稀释制成每 1ml 中各含 0.5mg 的混合溶液，精密量取 1ml 与供试品溶液 1ml，置同一 100ml 量瓶中，用流动相稀释至刻度，摇匀。

三、系统适用性要求

对照溶液色谱图中，出峰顺序为泼尼松、醋酸泼尼松、醋酸可的松，醋酸泼尼松峰与醋酸可的松峰之间的分离度应大于 2.5。

四、高效液相色谱法

1. HPLC 色谱条件

色谱柱：用十八烷基硅烷键合硅胶为填充剂；流动相：乙腈 - 水（33：67）；检测波长：240nm；进样体积：20μl，记录色谱图至主成分峰保留时间的 2 倍。

2. 对照溶液色谱图

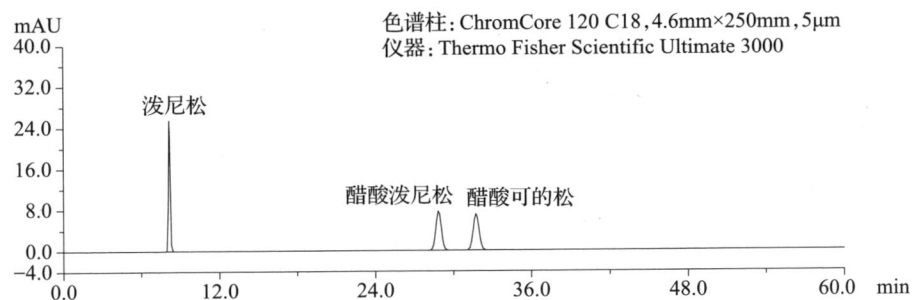

色谱柱：ChromCore 120 C18，4.6mm×250mm，5μm
仪器：Thermo Fisher Scientific Ultimate 3000

3. 紫外光谱图

醋酸可的松

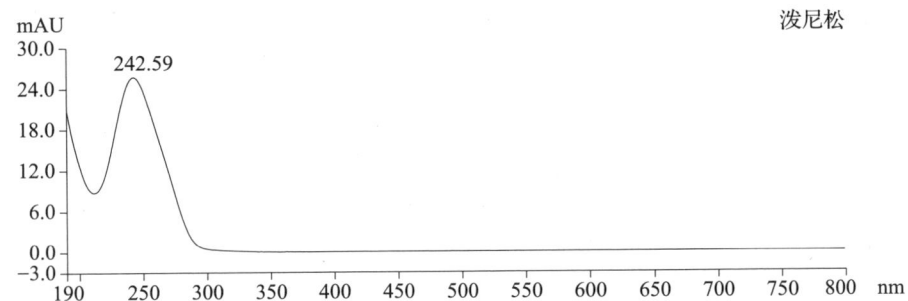

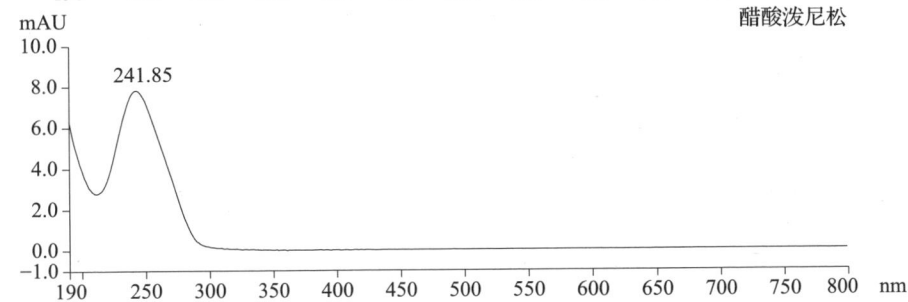

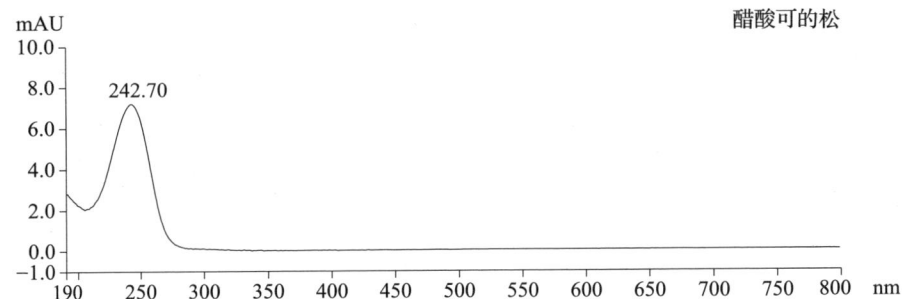

4. 供试品溶液有关物质色谱图

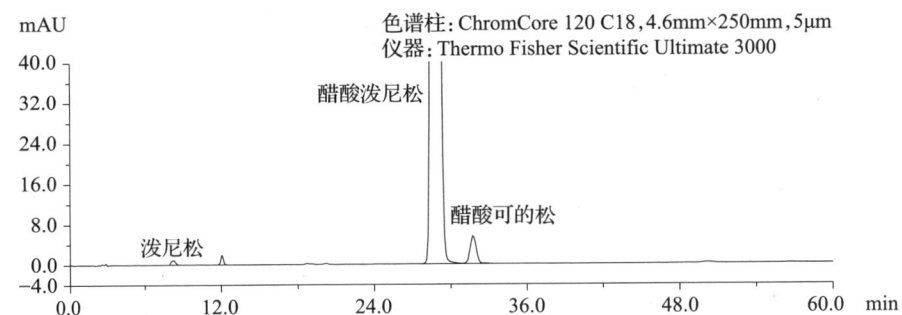

色谱柱：ChromCore 120 C18，4.6mm×250mm，5μm
仪器：Thermo Fisher Scientific Ultimate 3000

5. 其他型号色谱柱系统适用性色谱图及数据汇总表

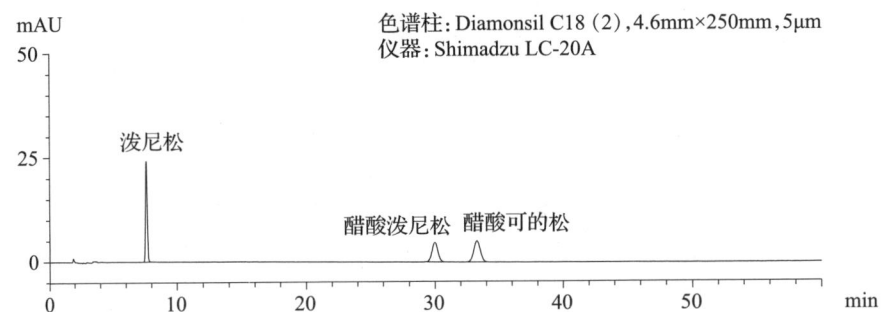

色谱柱：Diamonsil C18（2），4.6mm×250mm，5μm
仪器：Shimadzu LC-20A

色谱柱：Supersil ODS2，4.6mm×250mm，5μm
仪器：Classical 3100

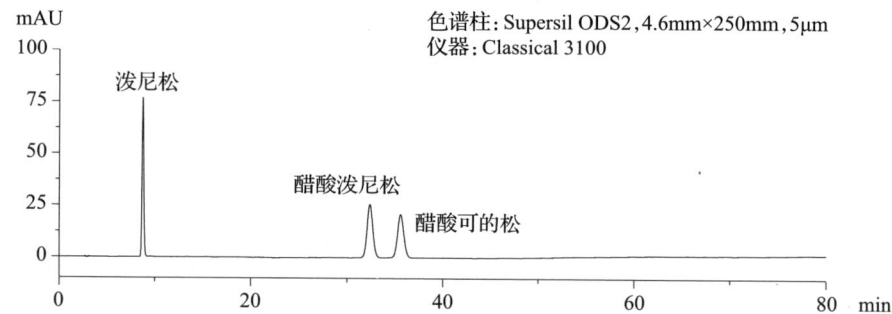

色谱柱：Discovery C18，4.6mm×250mm，5μm
仪器：Waters Alliance e2695

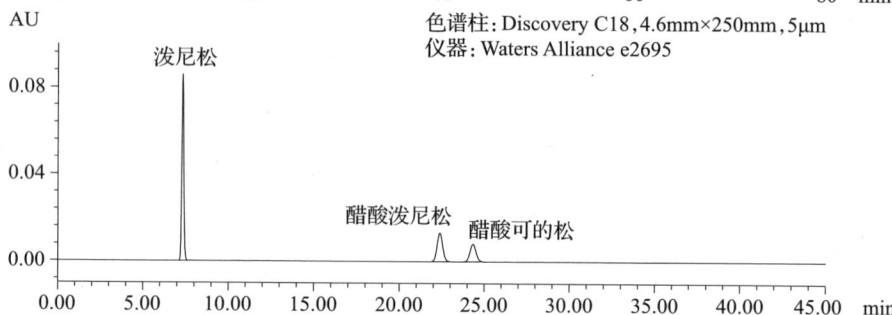

色谱柱：Kromasil C18，4.6mm×250mm，5μm
仪器：Wooking K2025

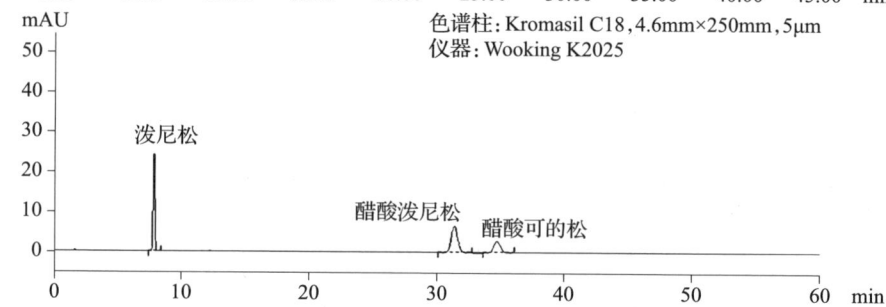

色谱柱：Shim-pack GIST C18-AQ，4.6mm×150mm，3μm
仪器：Shimadzu LC-20AD

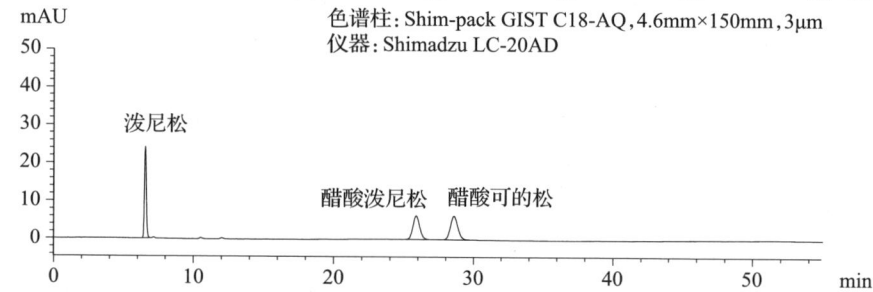

色谱柱：CAPCELL PAK MGII C18，4.6mm×250mm，5μm
仪器：Thermo Vanquish Core

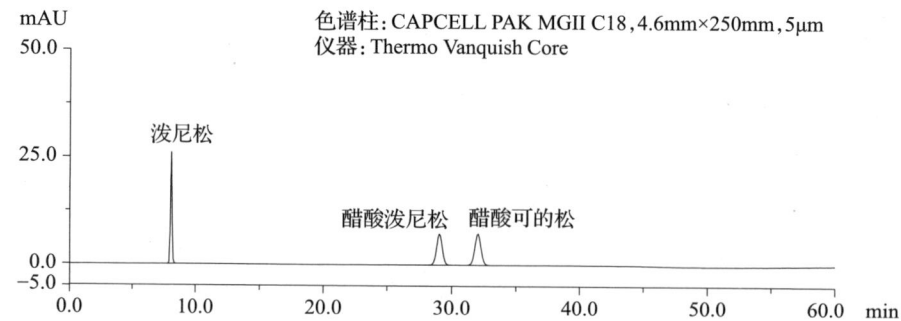

色谱柱：Hypersil GOLD，4.6mm×250mm，5μm
仪器：Thermo Vanquish Core

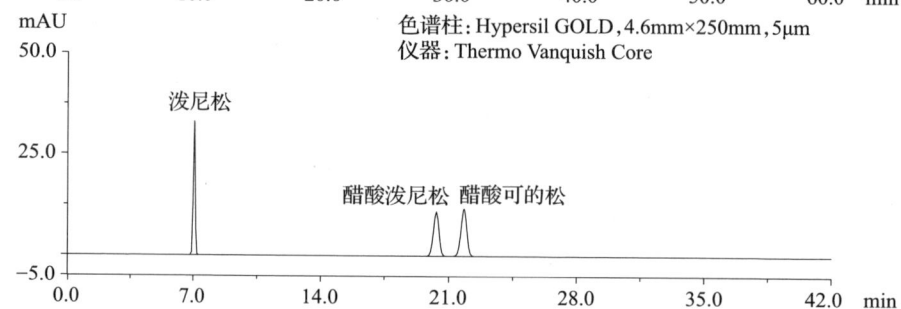

色谱柱：Symmetry C18，4.6mm×250mm，5μm
仪器：Waters Arc HPLC

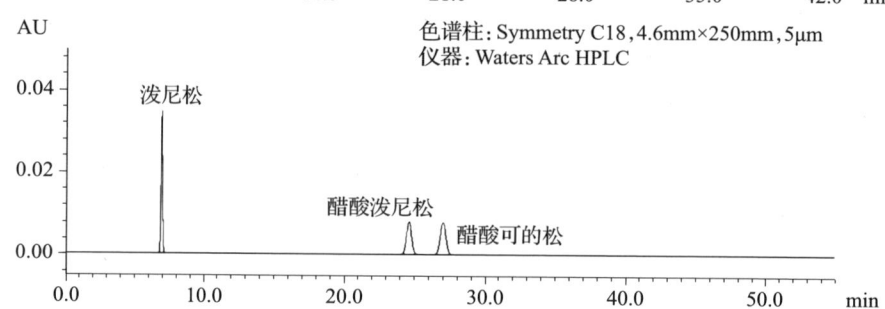

色谱柱：Ultimate®Plus-C18，4.6mm×250mm，5μm
仪器：Shimadzu LC-20AD

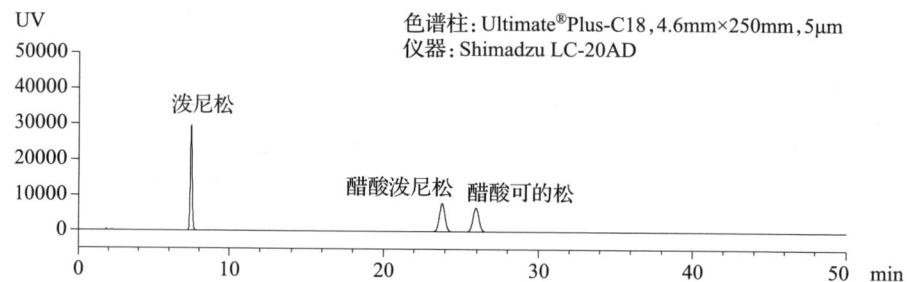

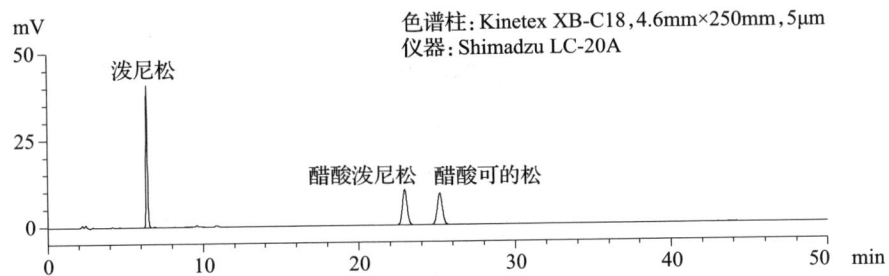

色谱柱：Kinetex XB-C18，4.6mm×250mm，5μm
仪器：Shimadzu LC-20A

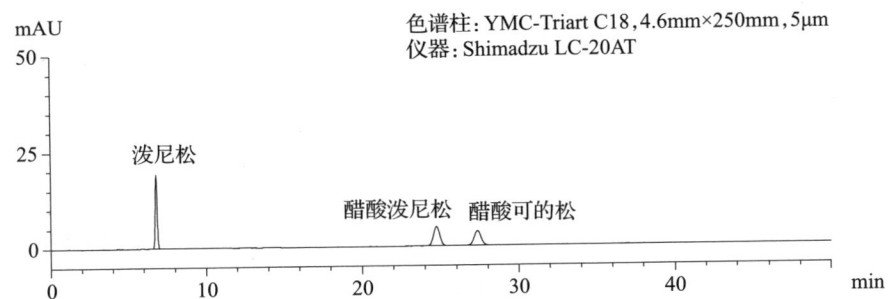

色谱柱：YMC-Triart C18，4.6mm×250mm，5μm
仪器：Shimadzu LC-20AT

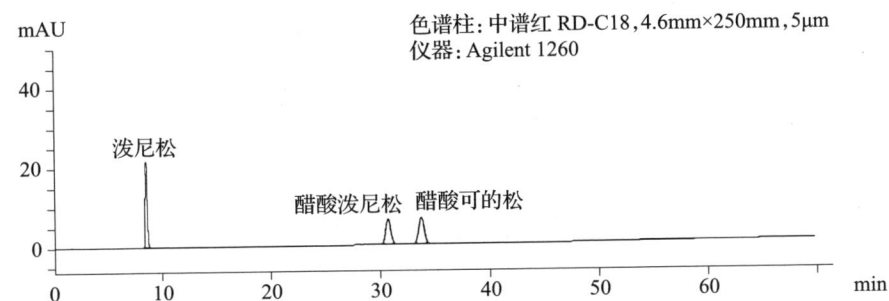

色谱柱：中谱红 RD-C18，4.6mm×250mm，5μm
仪器：Agilent 1260

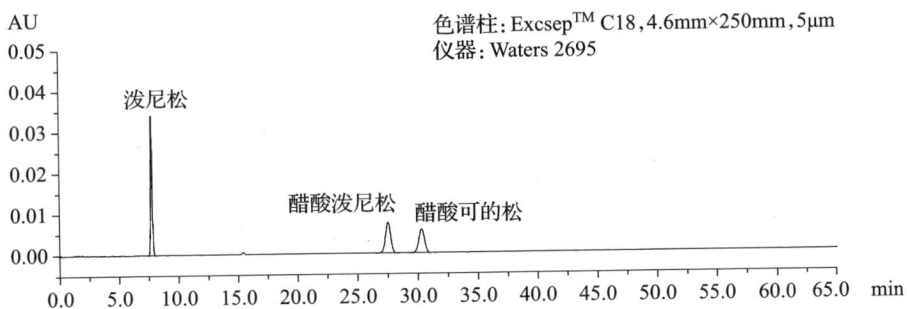

色谱柱：Excsep™ C18，4.6mm×250mm，5μm
仪器：Waters 2695

各型号色谱柱系统适用性数据汇总表

色谱柱名称	色谱柱规格	组分	保留时间（min）	理论板数	拖尾因子	分离度	备注
ChromCore 120 C18	4.6mm×250mm，5μm	泼尼松	8.130	19748	1.07	/	柱温：25℃ 流速：1ml/min
		醋酸泼尼松	28.850	22299	1.03	41.27	
		醋酸可的松	31.747	22111	1.02	3.56	
Diamonsil C18（2）	4.6mm×250mm，5μm	泼尼松	7.607	14365	1.09	/	柱温：25℃ 流速：1ml/min
		醋酸泼尼松	29.988	19675	1.03	40.36	
		醋酸可的松	33.280	20329	1.01	3.68	
Supersil ODS2	4.6mm×250mm，5μm	泼尼松	8.748	10400	1.13	/	柱温：35℃ 流速：1ml/min
		醋酸泼尼松	32.387	13900	1.06	32.88	
		醋酸可的松	35.592	13900	1.06	2.79	
Discovery C18	4.6mm×250mm，5μm	泼尼松	7.323	18625	1.13	/	柱温：25℃ 流速：1ml/min
		醋酸泼尼松	22.380	21450	1.06	35.84	
		醋酸可的松	24.333	21730	1.05	3.02	
Kromasil C18	4.6mm×250mm，5μm	泼尼松	7.907	16819	1.14	/	柱温：25℃ 流速：1ml/min
		醋酸泼尼松	31.338	19517	1.04	41.08	
		醋酸可的松	34.667	19586	1.08	3.53	
Shim-pack GIST C18-AQ	4.6mm×150mm，3μm	泼尼松	6.626	10107	1.25	/	柱温：25℃ 流速：1ml/min
		醋酸泼尼松	26.185	13309	1.12	33.39	
		醋酸可的松	28.933	13285	1.12	2.87	
CAPCELL PAK MGII C18	4.6mm×250mm，5μm	泼尼松	8.070	18848	1.06	/	柱温：25℃ 流速：1ml/min
		醋酸泼尼松	29.060	20701	1.00	40.25	
		醋酸可的松	32.050	20581	1.02	3.51	

续表

色谱柱名称	色谱柱规格	组分	保留时间（min）	理论板数	拖尾因子	分离度	备注
Hypersil GOLD	4.6mm×250mm，5μm	泼尼松	7.047	19739	1.00	/	柱温：25℃ 流速：1ml/min
		醋酸泼尼松	20.313	21237	0.98	35.00	
		醋酸可的松	21.813	21394	0.99	2.60	
Symmetry C18	4.6mm×250mm，5μm	泼尼松	6.996	17732	1.05	/	柱温：30℃ 流速：1ml/min
		醋酸泼尼松	24.635	21019	1.01	39.04	
		醋酸可的松	27.009	21163	1.02	3.29	
Ultimate®Plus-C18	4.6mm×250mm，5μm	泼尼松	7.448	14862	1.11	/	柱温：30℃ 流速：1ml/min
		醋酸泼尼松	23.790	20774	1.04	36.13	
		醋酸可的松	25.951	20782	1.04	3.13	
Kinetex XB-C18	4.6mm×250mm，5μm	泼尼松	6.400	18068	1.16	/	柱温：25℃ 流速：1ml/min
		醋酸泼尼松	22.952	27518	1.03	44.50	
		醋酸可的松	25.177	27734	1.02	3.84	
YMC-Triart C18	4.6mm×250mm，5μm	泼尼松	6.791	12258	1.06	/	柱温：35℃ 流速：1.5ml/min
		醋酸泼尼松	24.742	17805	1.02	36.38	
		醋酸可的松	27.355	18209	1.00	3.37	
中谱红 RD-C18	4.6mm×250mm，5μm	泼尼松	8.600	18694	1.10	/	柱温：25℃ 流速：1ml/min
		醋酸泼尼松	30.820	20691	1.05	29.38	
		醋酸可的松	33.847	20649	1.05	3.66	
Excsep™ C18	4.6mm×250mm，5μm	泼尼松	7.813	15950	1.03	/	柱温：30℃ 流速：1ml/min
		醋酸泼尼松	27.523	19710	0.96	37.46	
		醋酸可的松	30.307	19650	0.96	3.31	

6. 注意事项

醋酸泼尼松供试品溶液在现配现用、放置 2 小时、放置 4 小时，泼尼松含量从 0 增加到 0.7%（面积归一化法），见下图。降解较快，建议配制后尽快测定。

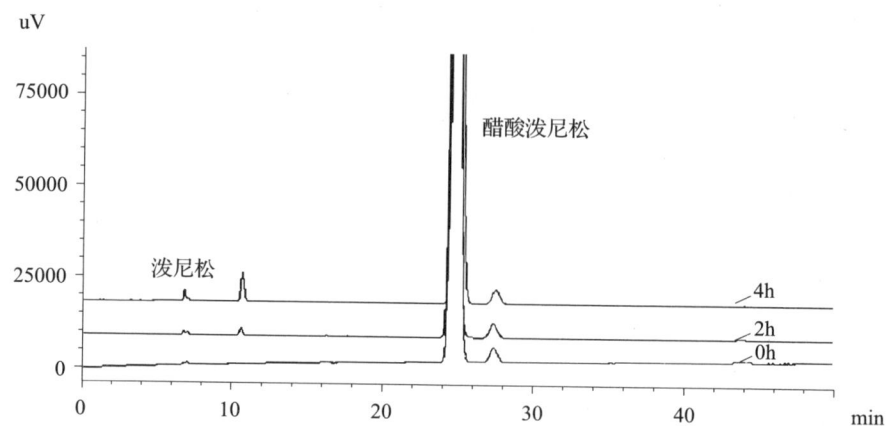

五、超高效液相色谱法

1. UHPLC 方法一

（1）色谱条件　仪器：Thermo Fisher Scientific Ultimate 3000；色谱柱：ChromCore 120 C18，2.1mm×100mm，1.8μm；柱温：25℃；流动相：乙腈 - 水（33∶67）；流速：0.2ml/min；检测波长：240nm；进样体积：5μl，记录色谱图至主成分峰保留时间的 2 倍。

（2）色谱图

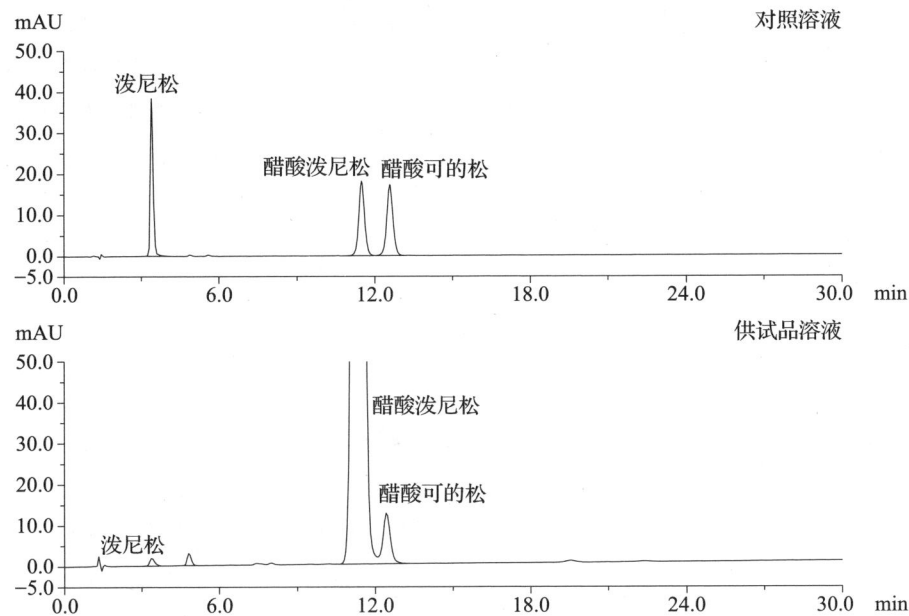

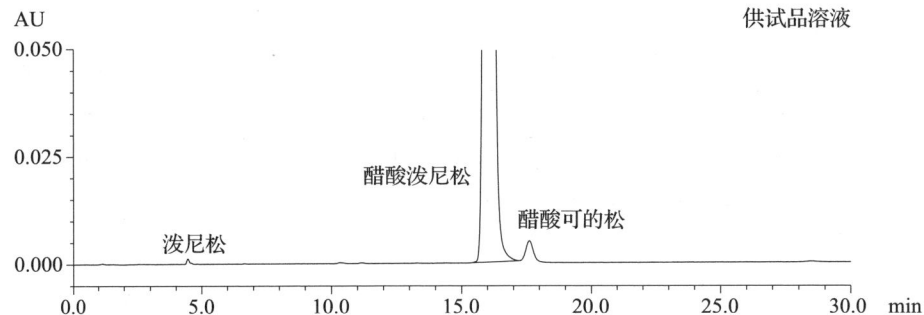

2. UHPLC 方法二

（1）色谱条件　仪器：Waters ACQUITY UPLC H-Class；色谱柱：Endeavorsil C18，2.1mm×100mm，1.8μm；柱温：25℃；流动相：乙腈 - 水（33∶67）；流速：0.15ml/min；检测波长：240nm；进样体积：2μl，记录色谱图至主成分峰保留时间的 2 倍。

（2）色谱图

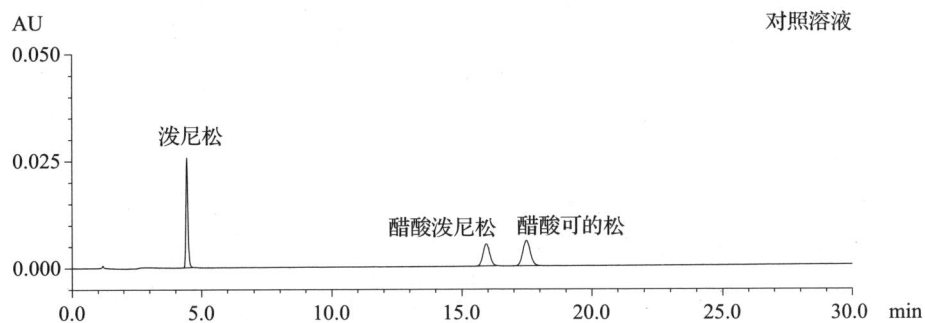

3. UHPLC 方法三

（1）色谱条件　仪器：Shimadzu Nexera LC-40D XS；色谱柱：Shim-pack Scepter C18-120，2.1mm×100mm，1.9μm；柱温：25℃；流动相：乙腈 - 水（33∶67）；流速：0.5ml/min；检测波长：240nm；进样体积：2μl，记录色谱图至主成分峰保留时间的 2 倍。

（2）色谱图

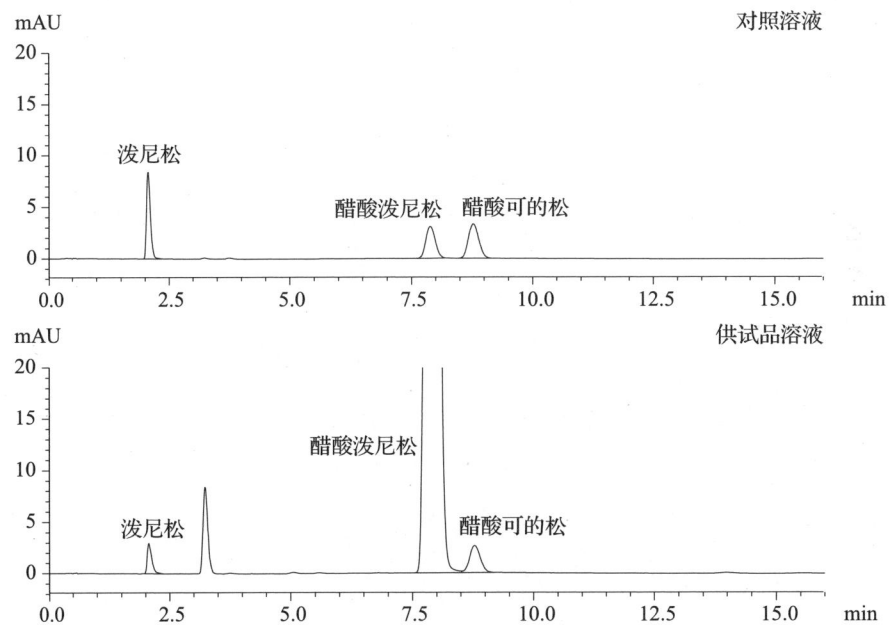

4. UHPLC 方法四

（1）色谱条件 仪器：Thermo Vanquish；色谱柱：CAPCELL PAK MGII C18，2.1mm×100mm，2.0μm；柱温：25℃；流动相：乙腈 - 水（33∶67）；流速：0.5ml/min；检测波长：240nm；进样体积：2μl，记录色谱图至主成分峰保留时间的 2 倍。

（2）色谱图

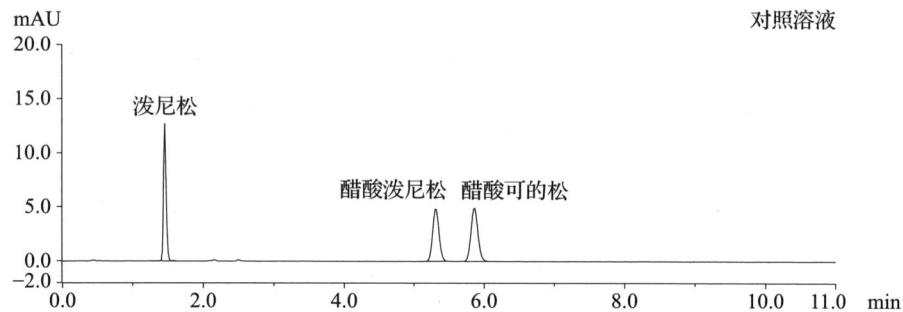

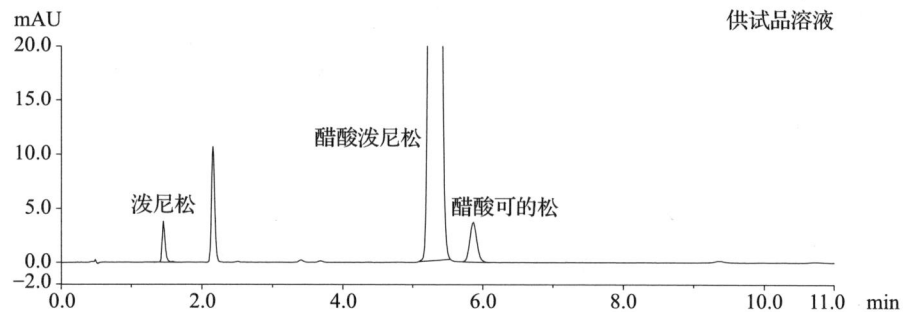

5. UHPLC 方法五

（1）色谱条件 仪器：Thermo Fisher Vanquish Flex；色谱柱：Acclaim RSLC 120 C18，2.1mm×100mm，2.2μm；柱温：30℃；流动相：乙腈 - 水（33∶67）；流速：0.5ml/min；检测波长：240nm；进样体积：2μl，记录色谱图至主成分峰保留时间的 2 倍。

（2）色谱图

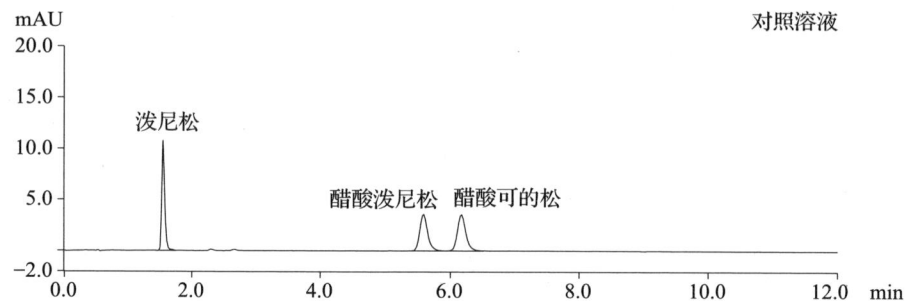

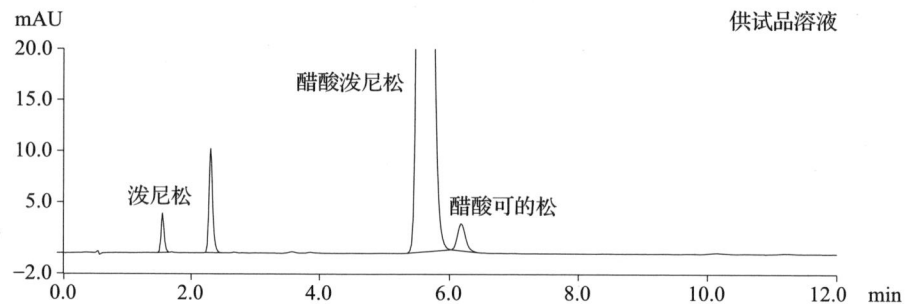

6. UHPLC 方法六

（1）色谱条件　仪器：Waters ACQUITY UPLC H-Class；色谱柱：ACQUITY UPLC HSS T3，2.1mm×100mm，1.8μm；柱温：30℃；流动相：乙腈 - 水（33∶67）；流速：0.4ml/min；检测波长：240nm；进样体积：2μl，记录色谱图至主成分峰保留时间的 2 倍。

（2）色谱图

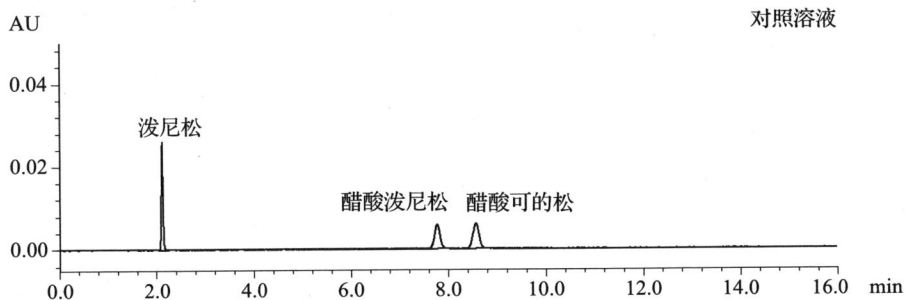

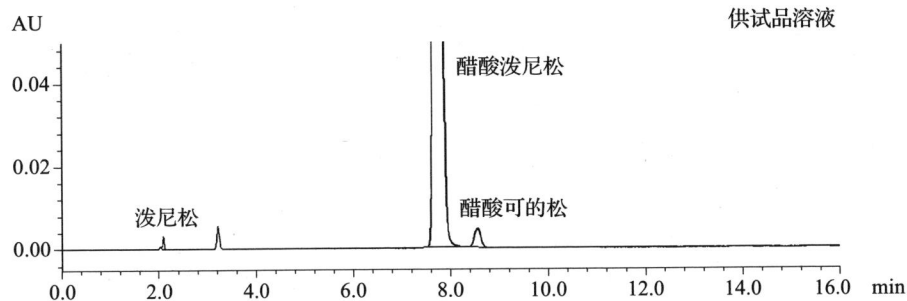

7. UHPLC 方法七

（1）色谱条件　仪器：Agilent 1260 Infinity Bin；色谱柱：Poroshell 120 EC-C18，4.6mm×100mm，2.7μm；柱温：25℃；流动相：乙腈 - 水（33∶67）；流速：1ml/min；检测波长：240nm；进样体积：8μl，记录色谱图至主成分峰保留时间的 2 倍。

（2）色谱图

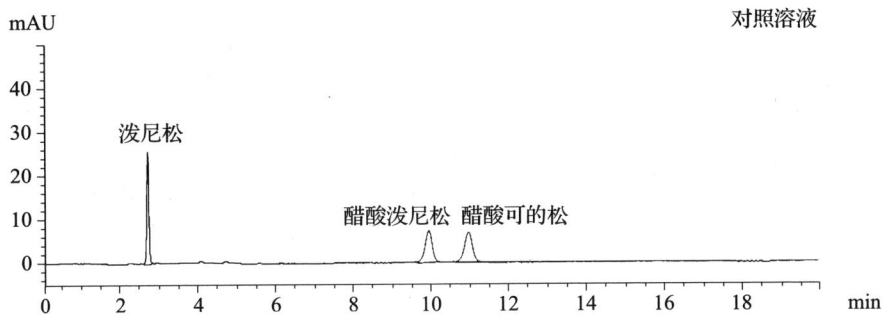

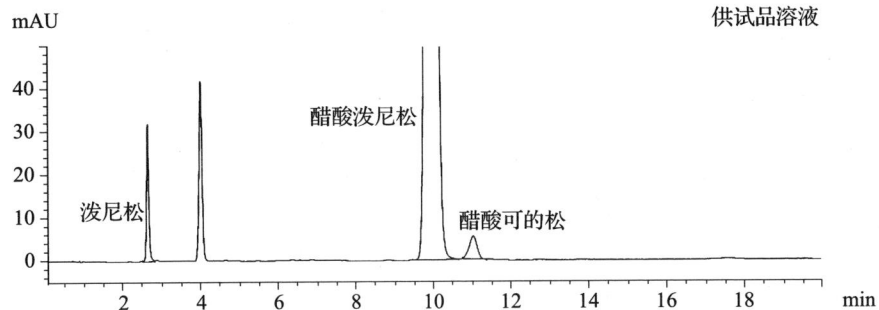

各型号色谱柱系统适用性数据汇总表

色谱柱名称	色谱柱规格	组分	保留时间（min）	理论板数	拖尾因子	分离度
ChromCore 120 C18	2.1mm × 100mm，1.8μm	泼尼松	3.400	5015	1.26	/
		醋酸泼尼松	11.497	13397	1.05	27.48
		醋酸可的松	12.583	13565	1.04	2.62
Endeavorsil C18	2.1mm × 100mm，1.8μm	泼尼松	4.433	16377	1.19	/
		醋酸泼尼松	15.937	18025	1.10	37.01
		醋酸可的松	17.489	17821	1.06	3.08
Shim-pack Scepter C18-120	2.1mm × 100mm，1.9μm	泼尼松	2.081	2467	1.40	/
		醋酸泼尼松	7.978	8697	1.11	23.13
		醋酸可的松	8.877	9111	1.11	2.52
CAPCELL PAK MGII C18	2.1mm × 100mm，2.0μm	泼尼松	1.450	6816	1.51	/
		醋酸泼尼松	5.308	16436	1.17	32.71
		醋酸可的松	5.862	17187	1.10	3.21
Acclaim RSLC 120 C18	2.1mm × 100mm，2.2μm	泼尼松	1.543	5783	1.37	/
		醋酸泼尼松	5.587	11435	1.24	27.87
		醋酸可的松	6.172	11604	1.20	2.67
ACQUITY UPLC HSS T3	2.1mm × 100mm，1.8μm	泼尼松	2.115	17746	1.12	/
		醋酸泼尼松	7.780	20728	1.03	40.13
		醋酸可的松	8.576	21135	1.02	3.46

续表

色谱柱名称	色谱柱规格	组分	保留时间（min）	理论板数	拖尾因子	分离度
Poroshell 120 EC-C18	4.6mm × 100mm，2.7μm	泼尼松	2.754	13987	1.02	/
		醋酸泼尼松	9.956	14830	0.94	34.37
		醋酸可的松	10.993	14503	0.94	3.00

六、质谱图

1. 质谱条件

Agilent 6546 四极杆飞行时间质谱仪；离子源：AJS 源；正 / 负离子检测模式；一级质谱扫描范围 m/z：50~1200；二级质谱扫描范围 m/z：25~1000；碰撞能量：2、5、10、20、40V。

2. 质谱图

（1）醋酸泼尼松质谱图

①正离子模式一级质谱图

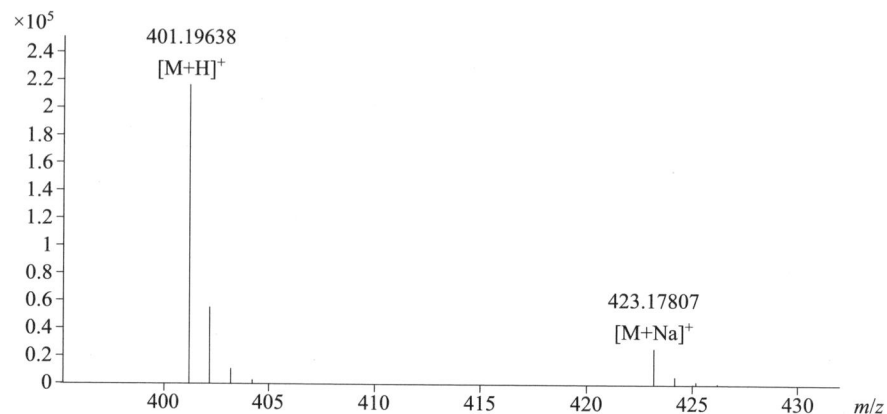

醋酸泼尼松正离子模式下，准分子离子以［M+H］$^+$ 为主，另外可以观察到少量的［M+Na］$^+$ 峰。

②正离子模式二级质谱图

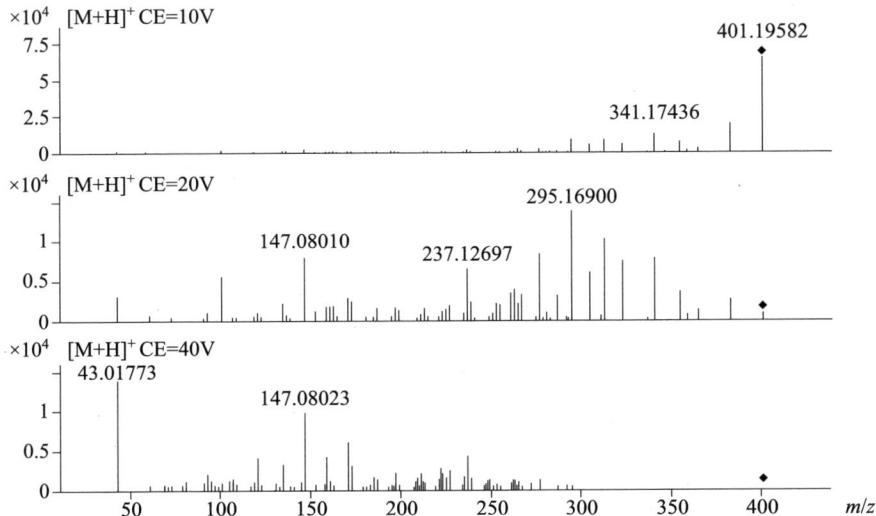

③负离子模式一级质谱图

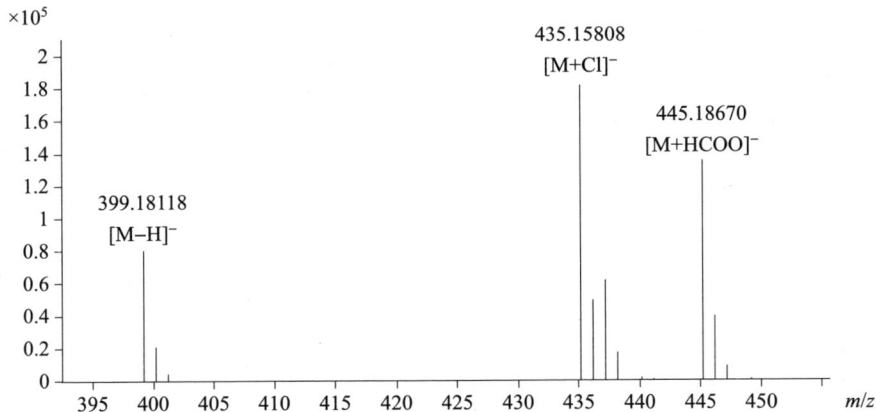

醋酸泼尼松负离子模式下,准分子离子以［M+Cl］$^-$和［M+HCOO］$^-$为主,可以观察到［M–H］$^-$峰。

④负离子模式二级质谱图

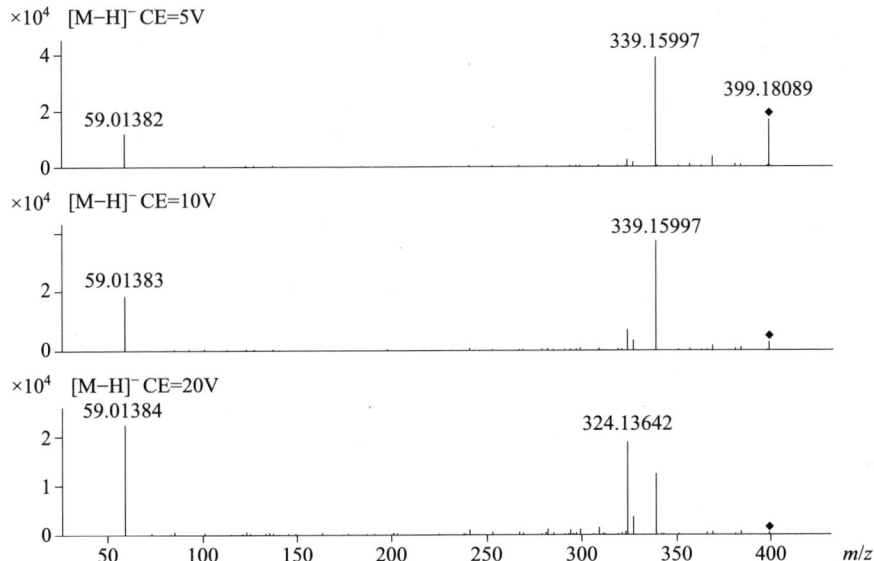

（2）泼尼松质谱图

①正离子模式一级质谱图

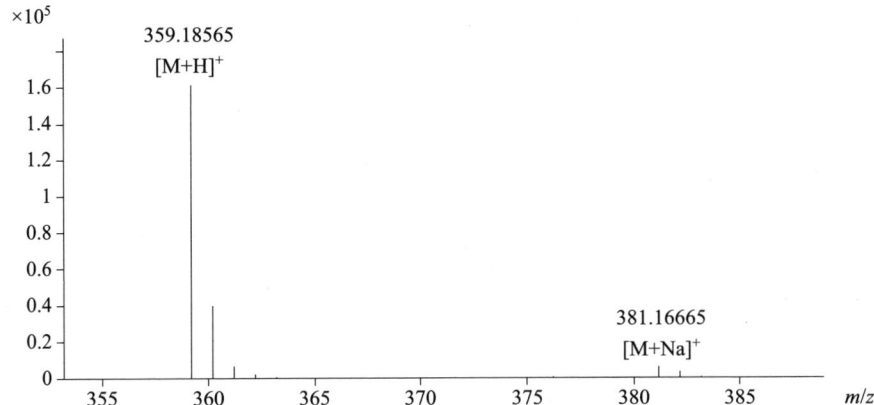

泼尼松正离子模式下,准分子离子以［M+H］$^+$为主,另外可以观察到极少量的［M+Na］$^+$峰。

②正离子模式二级质谱图

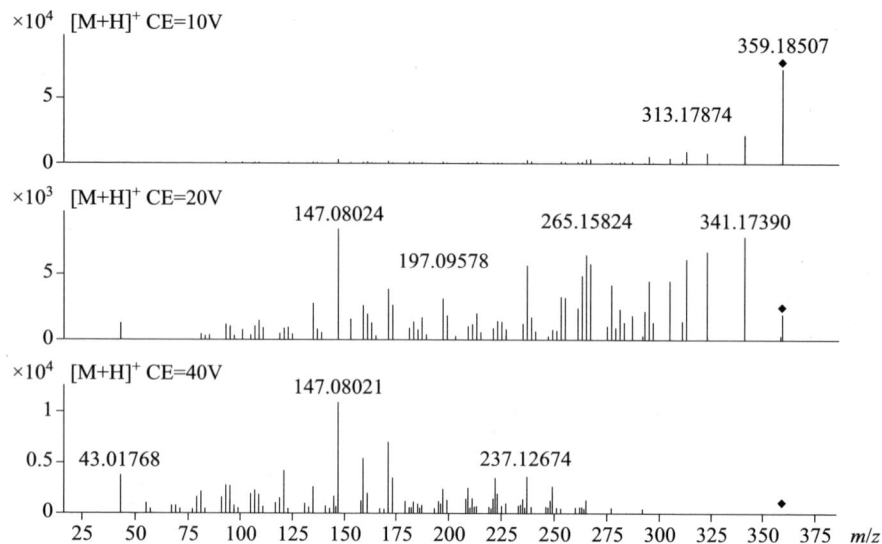

×10⁴ [M+H]⁺ CE=10V
359.18507
313.17874

×10³ [M+H]⁺ CE=20V
147.08024
197.09578
265.15824
341.17390

×10⁴ [M+H]⁺ CE=40V
147.08021
43.01768
237.12674

③负离子模式一级质谱图

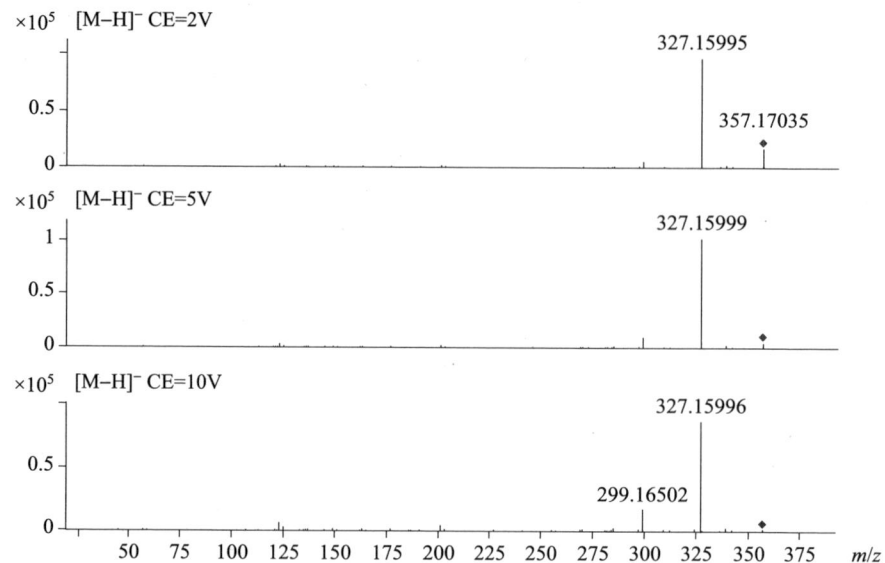

×10⁵
393.14761
[M+Cl]⁻
403.17631
[M+HCOO]⁻
357.17058
[M−H]⁻

泼尼松负离子模式下,准分子离子以[M+Cl]⁻和[M+HCOO]⁻为主,可以观察到[M−H]⁻峰。

④负离子模式二级质谱图

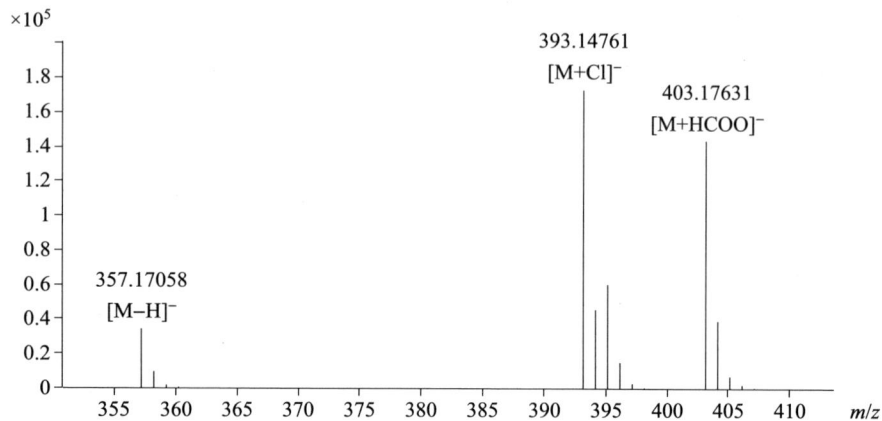

×10⁵ [M−H]⁻ CE=2V
327.15995
357.17035

×10⁵ [M−H]⁻ CE=5V
327.15999

×10⁵ [M−H]⁻ CE=10V
327.15996
299.16502

(3)醋酸可的松质谱图

①正离子模式一级质谱图

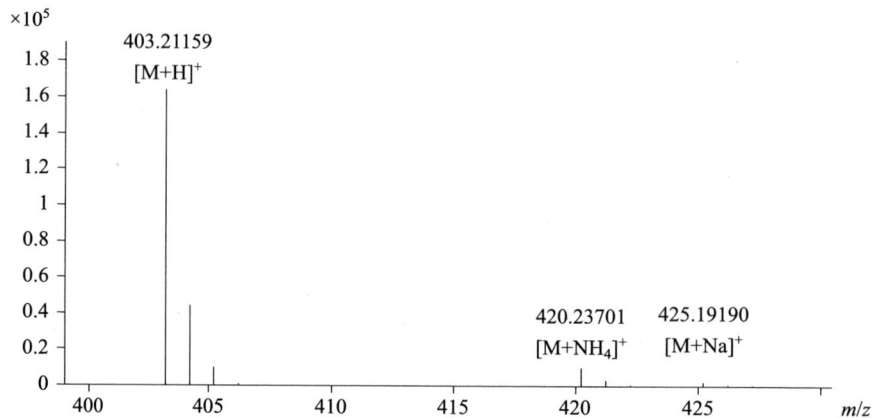

×10⁵
403.21159
[M+H]⁺
420.23701
[M+NH₄]⁺
425.19190
[M+Na]⁺

醋酸可的松正离子模式下,准分子离子以[M+H]⁺为主,另外可以观察到少量的[M+NH₄]⁺峰和极少量的[M+Na]⁺峰。

②正离子模式二级质谱图

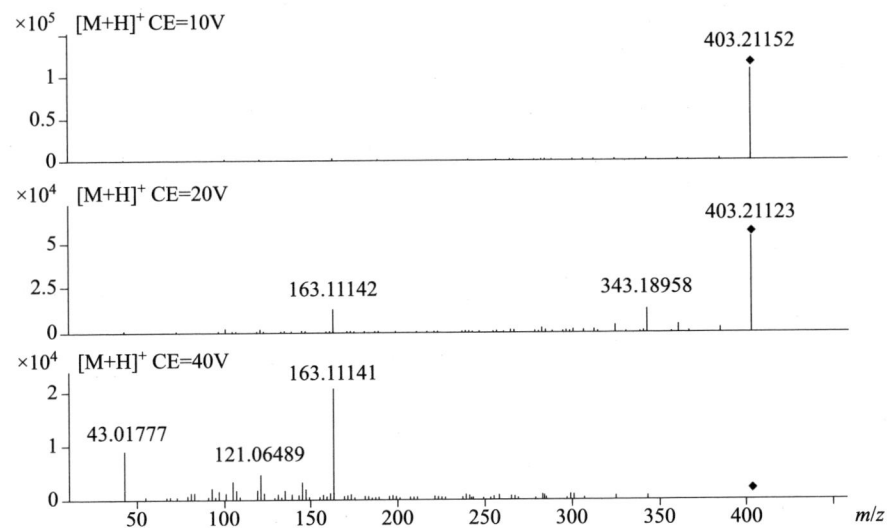

×10⁵ [M+H]⁺ CE=10V

403.21152

×10⁴ [M+H]⁺ CE=20V

163.11142 343.18958 403.21123

×10⁴ [M+H]⁺ CE=40V

43.01777 121.06489 163.11141

m/z

③负离子模式一级质谱图

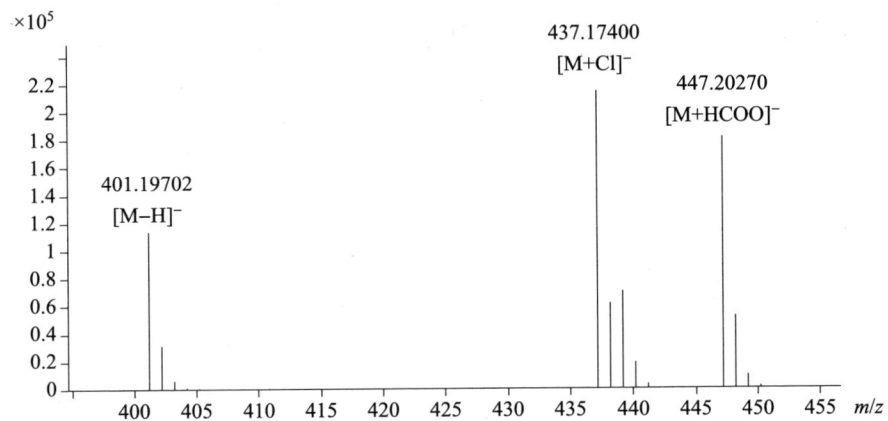

×10⁵

401.19702 [M−H]⁻

437.17400 [M+Cl]⁻

447.20270 [M+HCOO]⁻

m/z

④负离子模式二级质谱图

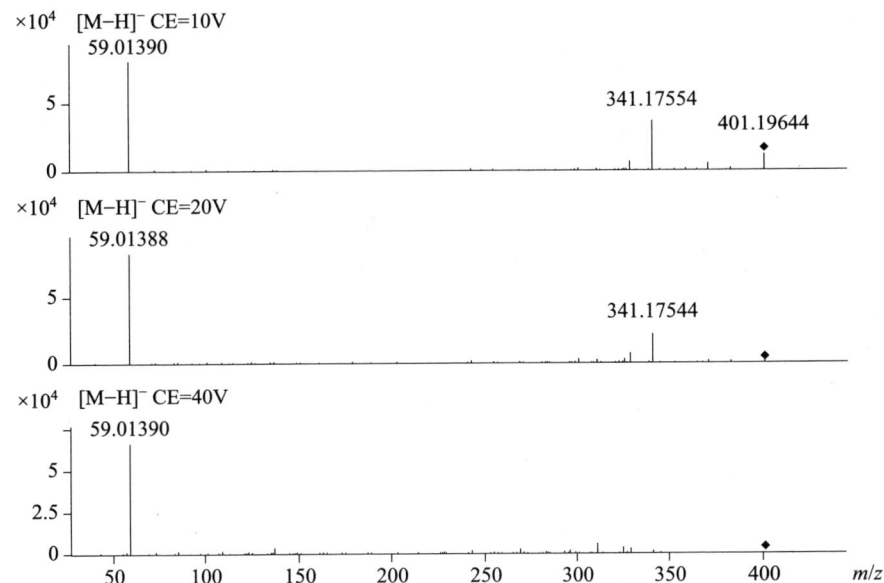

×10⁴ [M−H]⁻ CE=10V

59.01390

341.17554 401.19644

×10⁴ [M−H]⁻ CE=20V

59.01388

341.17544

×10⁴ [M−H]⁻ CE=40V

59.01390

m/z

　　醋酸可的松负离子模式下,准分子离子以[M+Cl]⁻和[M+HCOO]⁻为主,可以观察到[M−H]⁻峰。

49　醋酸泼尼松龙

Prednisolone Acetate

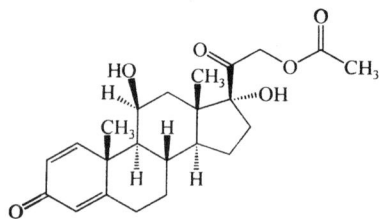

$C_{23}H_{30}O_6$　402.49　CAS 号：52-21-1

本品为 11β，17α，21- 三羟基孕甾 -1，4- 二烯 -3，20- 二酮 -21- 醋酸酯。

一、基本信息

本品为白色或类白色的结晶性粉末；无臭。在甲醇、乙醇或三氯甲烷中微溶，在水中几乎不溶。

1. 执行标准

《中国药典》2020 年版二部，1818 页　醋酸泼尼松龙。

2. 试验用样品

醋酸泼尼松龙，批号 P031-201101，浙江仙琚制药股份有限公司。

醋酸氢化可的松，批号 100013-201408，中国食品药品检定研究院。

泼尼松龙，批号 X3-190306-0RS，浙江仙琚制药股份有限公司。

3. 杂质对照品信息

醋酸氢化可的松

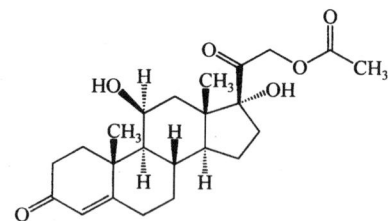

$C_{23}H_{32}O_6$　404.50

泼尼松龙

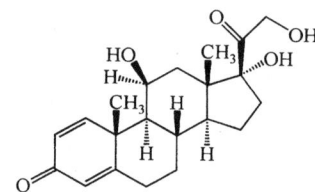

$C_{21}H_{28}O_5$　360.45

二、溶液配制（临用新制）

1. 系统适用性溶液

取泼尼松龙、醋酸氢化可的松与醋酸泼尼松龙各适量，加甲醇溶解并稀释制成每 1ml 中分别约含 10μg，10μg 与 0.9mg 的混合溶液。

2. 供试品溶液

取本品适量，用甲醇溶解并稀释制成每 1ml 中约含 1mg 的溶液。

三、系统适用性要求

系统适用性溶液色谱图中，理论板数按醋酸泼尼松龙峰计算不低于 3000，醋酸泼尼松龙峰与醋酸氢化可的松峰之间的分离度应大于 2.0。

四、高效液相色谱法

1. HPLC 色谱条件

色谱柱：用十八烷基硅烷键合硅胶为填充剂；流动相：乙腈 - 水（35：65）；检测波长：246nm；进样体积：10μl，记录色谱图至主成分峰保留时间的 2.5 倍。

2. 系统适用性溶液色谱图

色谱柱：ChromCore 120 C18，4.6mm×250mm，5μm
仪器：Thermo Fisher Scientific Ultimate 3000

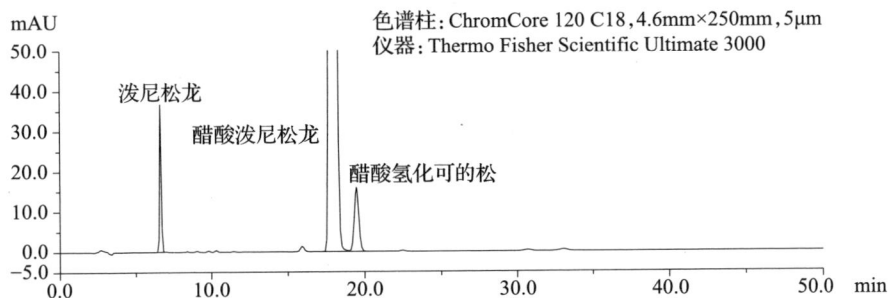

3. 紫外光谱图

泼尼松龙

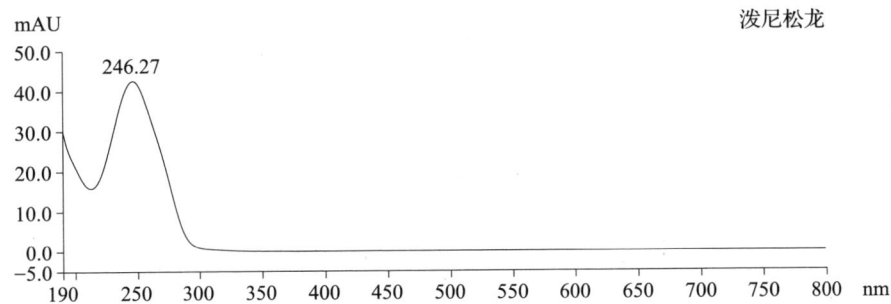

醋酸泼尼松龙

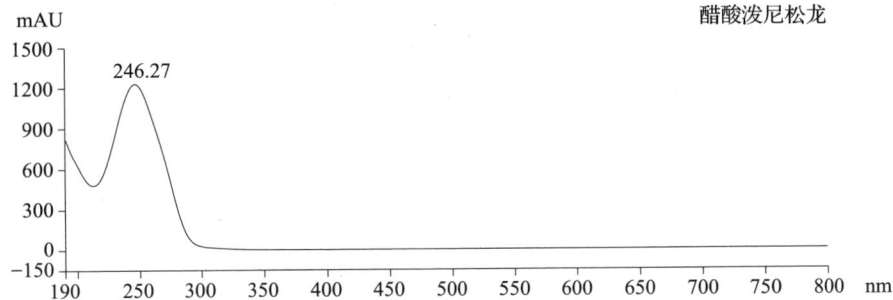

醋酸氢化可的松

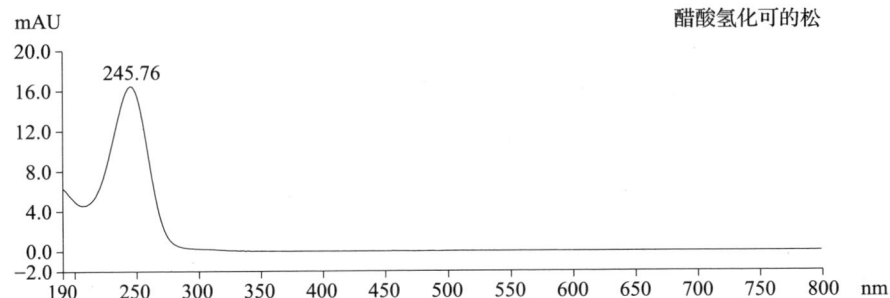

4. 供试品溶液有关物质色谱图

色谱柱：ChromCore 120 C18，4.6mm×250mm，5μm
仪器：Thermo Fisher Scientific Ultimate 3000

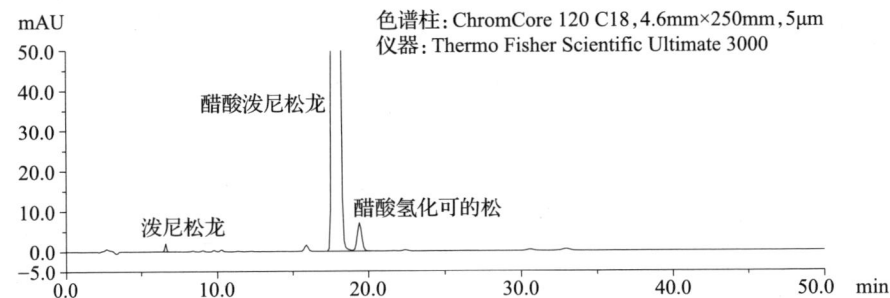

5. 其他型号色谱柱系统适用性色谱图及数据汇总表

色谱柱：Diamonsil C18(2)，4.6mm×250mm，5μm
仪器：Shimadzu LC-20A

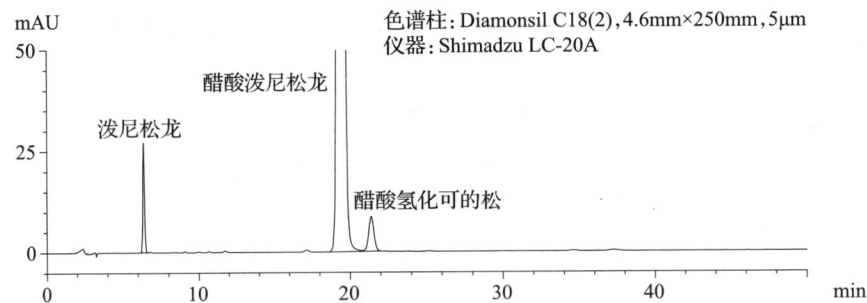

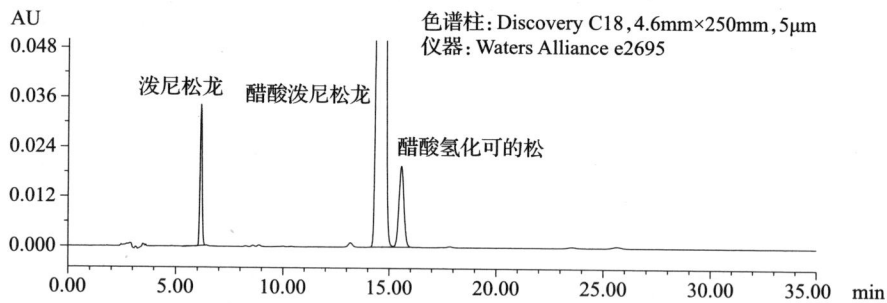

色谱柱：Discovery C18,4.6mm×250mm,5μm
仪器：Waters Alliance e2695

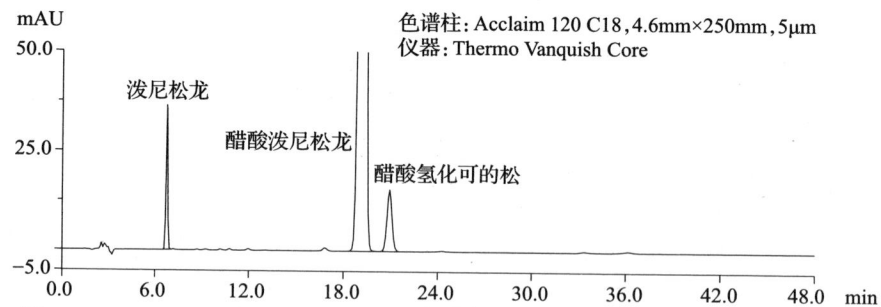

色谱柱：Acclaim 120 C18,4.6mm×250mm,5μm
仪器：Thermo Vanquish Core

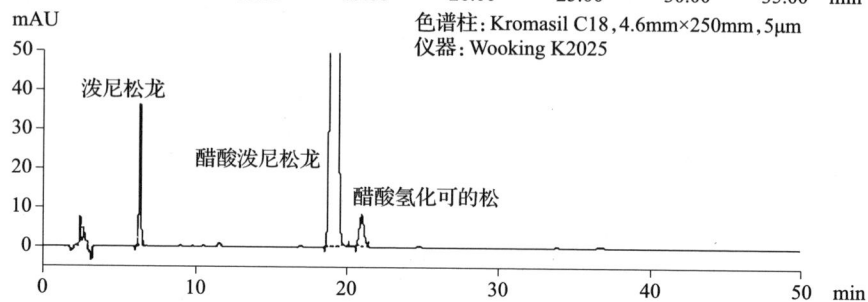

色谱柱：Kromasil C18,4.6mm×250mm,5μm
仪器：Wooking K2025

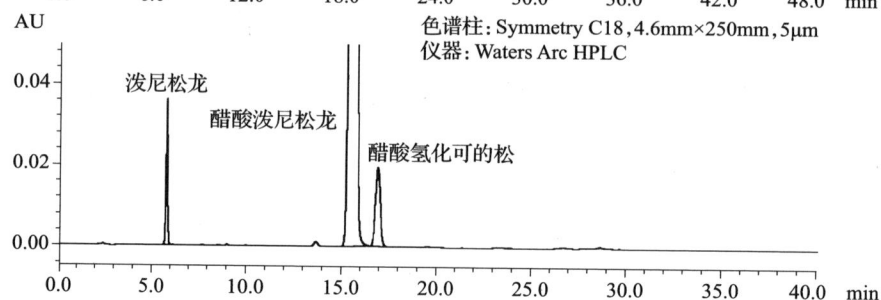

色谱柱：Symmetry C18,4.6mm×250mm,5μm
仪器：Waters Arc HPLC

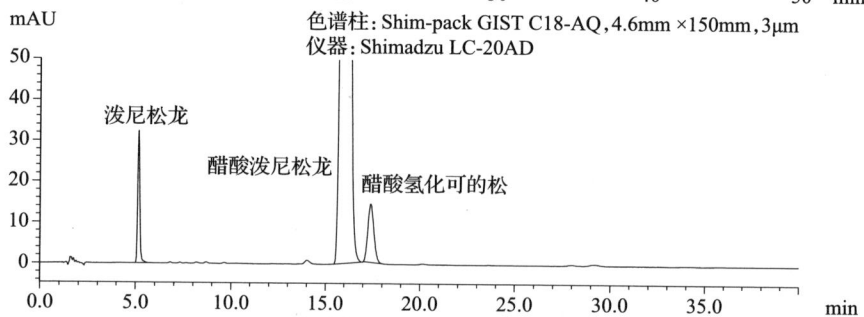

色谱柱：Shim-pack GIST C18-AQ,4.6mm×150mm,3μm
仪器：Shimadzu LC-20AD

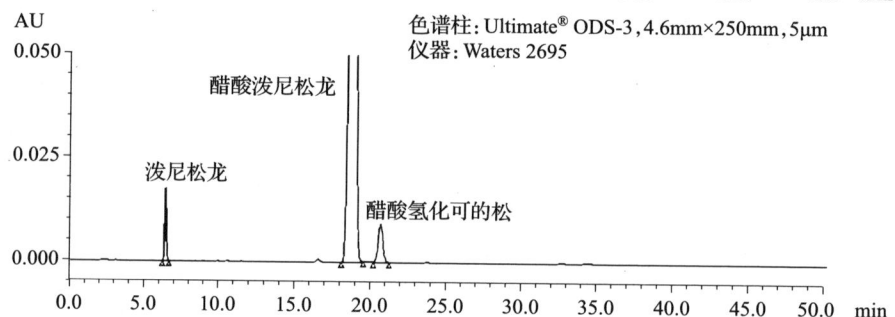

色谱柱：Ultimate® ODS-3,4.6mm×250mm,5μm
仪器：Waters 2695

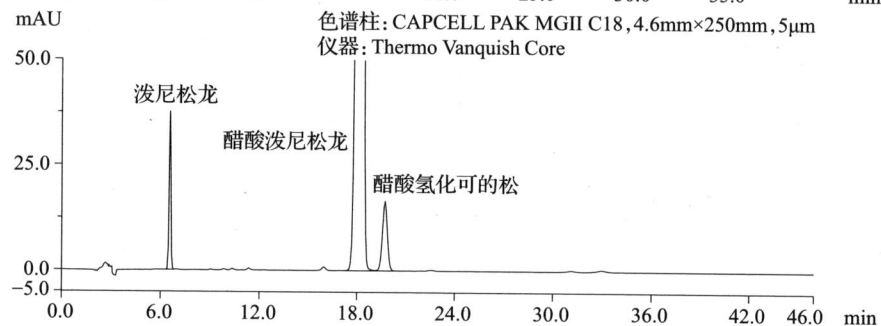

色谱柱：CAPCELL PAK MGII C18,4.6mm×250mm,5μm
仪器：Thermo Vanquish Core

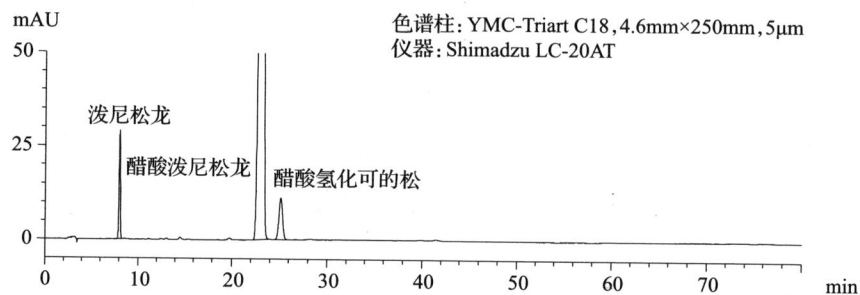

色谱柱：YMC-Triart C18,4.6mm×250mm,5μm
仪器：Shimadzu LC-20AT

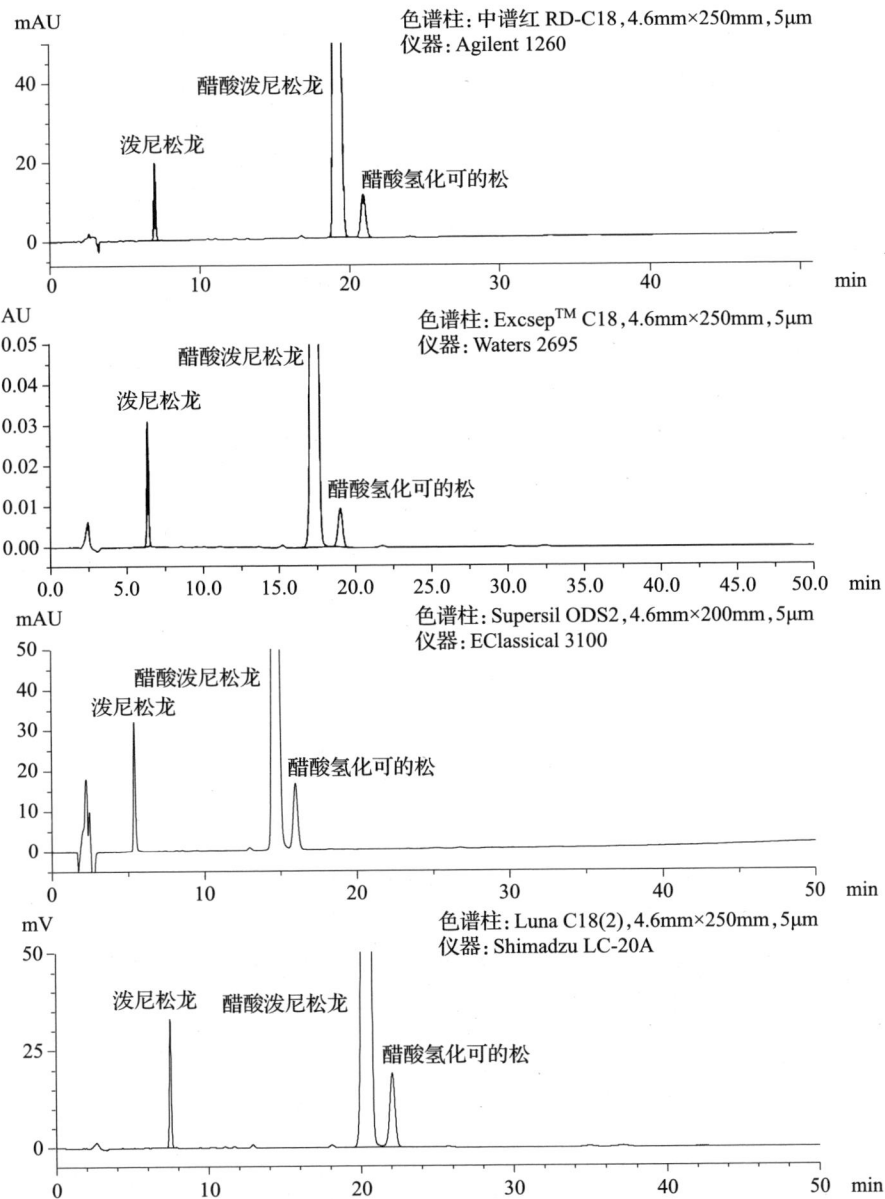

色谱柱: 中谱红 RD-C18, 4.6mm×250mm, 5μm
仪器: Agilent 1260

色谱柱: Excsep™ C18, 4.6mm×250mm, 5μm
仪器: Waters 2695

色谱柱: Supersil ODS2, 4.6mm×200mm, 5μm
仪器: EClassical 3100

色谱柱: Luna C18(2), 4.6mm×250mm, 5μm
仪器: Shimadzu LC-20A

各型号色谱柱系统适用性数据汇总表

色谱柱名称	色谱柱规格	组分	保留时间（min）	理论板数	拖尾因子	分离度	备注
ChromCore 120 C18	4.6mm × 250mm, 5μm	泼尼松龙	6.607	18510	1.11	/	柱温: 25℃ 流速: 1ml/min
		醋酸泼尼松龙	17.937	20490	1.02	32.58	
		醋酸氢化可的松	19.467	20368	1.04	2.92	
Diamonsil C18（2）	4.6mm × 250mm, 5μm	泼尼松龙	6.386	13326	1.10	/	柱温: 25℃ 流速: 1ml/min
		醋酸泼尼松龙	19.446	18372	1.00	32.84	
		醋酸氢化可的松	21.380	18375	1.00	3.21	
Discovery C18	4.6mm × 250mm, 5μm	泼尼松龙	6.158	19840	1.08	/	柱温: 25℃ 流速: 1ml/min
		醋酸泼尼松龙	14.582	21234	1.04	28.83	
		醋酸氢化可的松	15.567	20952	1.04	2.34	
Kromasil C18	4.6mm × 250mm, 5μm	泼尼松龙	6.382	18032	1.08	/	柱温: 25℃ 流速: 1ml/min
		醋酸泼尼松龙	19.155	20348	0.99	35.14	
		醋酸氢化可的松	21.005	20950	1.02	3.31	
Shim-pack GIST C18-AQ	4.6mm × 150mm, 3μm	泼尼松龙	5.148	9317	1.29	/	柱温: 25℃ 流速: 1ml/min
		醋酸泼尼松龙	15.975	13388	1.14	28.29	
		醋酸氢化可的松	17.390	13669	1.18	2.47	

续表

色谱柱名称	色谱柱规格	组分	保留时间（min）	理论板数	拖尾因子	分离度	备注
CAPCELL PAK MGII C18	4.6mm×250mm，5μm	泼尼松龙	6.560	18971	1.12	/	柱温：25℃ 流速：1ml/min
		醋酸泼尼松龙	18.120	20295	0.97	33.06	
		醋酸氢化可的松	19.727	20409	1.02	3.03	
Acclaim 120 C18	4.6mm×250mm，5μm	泼尼松龙	6.757	18753	1.08	/	柱温：25℃ 流速：1ml/min
		醋酸泼尼松龙	19.140	19840	1.00	33.43	
		醋酸氢化可的松	20.967	19939	1.03	3.21	
Symmetry C18	4.6mm×250mm，5μm	泼尼松龙	5.738	17140	1.06	/	柱温：30℃ 流速：1ml/min
		醋酸泼尼松龙	15.466	19842	1.01	31.16	
		醋酸氢化可的松	16.841	20385	1.04	2.97	
Ultimate® ODS-3	4.6mm×250mm，5μm	泼尼松龙	6.441	15334	1.12	/	柱温：25℃ 流速：1ml/min
		醋酸泼尼松龙	18.655	18056	1.01	31.40	
		醋酸氢化可的松	20.568	20122	1.03	3.32	
YMC-Triart C18	4.6mm×250mm，5μm	泼尼松龙	8.018	14479	1.08	/	柱温：35℃ 流速：1ml/min
		醋酸泼尼松龙	22.953	19206	1.01	32.15	
		醋酸氢化可的松	25.139	19610	1.03	3.17	

续表

色谱柱名称	色谱柱规格	组分	保留时间（min）	理论板数	拖尾因子	分离度	备注
中谱红 RD-C18	4.6mm×250mm，5μm	泼尼松龙	7.108	17529	1.14	/	柱温：25℃ 流速：1ml/min
		醋酸泼尼松龙	19.345	20001	1.06	32.22	
		醋酸氢化可的松	21.064	20118	1.05	3.02	
Excsep™ C18	4.6mm×250mm，5μm	泼尼松龙	6.436	16187	1.01	/	柱温：30℃ 流速：1ml/min
		醋酸泼尼松龙	17.394	16032	0.94	28.80	
		醋酸氢化可的松	19.029	18947	0.99	2.92	
Supersil ODS2	4.6mm×200mm，5μm	泼尼松龙	5.407	9100	1.20	/	柱温：35℃ 流速：1ml/min
		醋酸泼尼松龙	14.703	13600	1.02	24.93	
		醋酸氢化可的松	15.982	13800	0.99	2.45	
Luna C18（2）	4.6mm×250mm，5μm	泼尼松龙	7.479	16916	0.98	/	柱温：25℃ 流速：1ml/min
		醋酸泼尼松龙	19.907	17572	0.96	31.18	
		醋酸氢化可的松	21.572	17916	0.98	2.67	

五、超高效液相色谱法

1. UHPLC 方法一

（1）色谱条件　仪器：Shimadzu Nexera LC-40 XS；色谱柱：Shim-pack Scepter C18-120，2.1mm×100mm，1.9μm；柱温：25℃；流动相：乙腈-水（35∶65）；流速：0.3ml/min；检测波长：246nm；进样体积：1μl，记录色谱图至主成分峰保留时间的 2.5 倍。

（2）色谱图

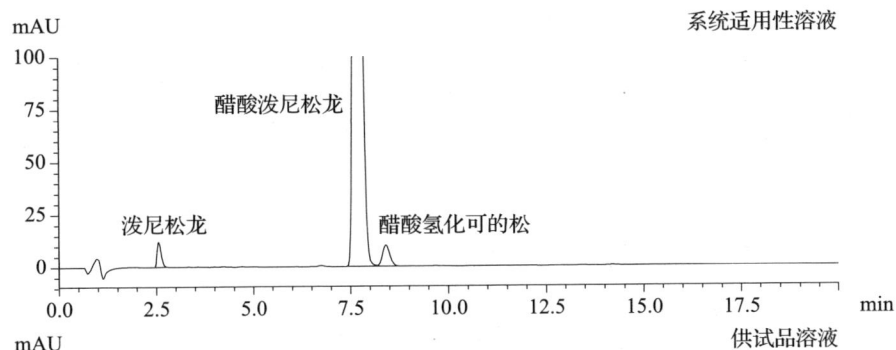

系统适用性溶液

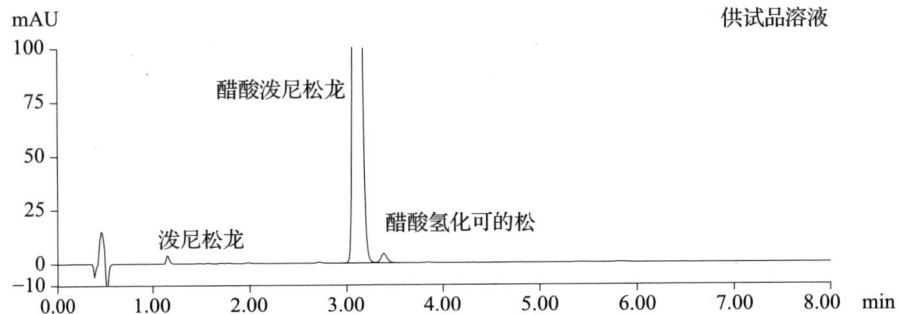

供试品溶液

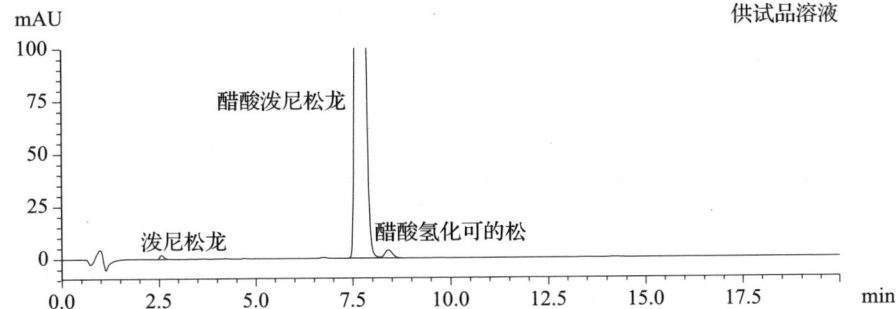

供试品溶液

3. UHPLC 方法三

（1）色谱条件　仪器：Thermo Fisher Vanquish Flex；色谱柱：Acclaim vanquish C18，2.1mm×150mm，2.2μm；柱温：25℃；流动相：乙腈 - 水（35∶65）；流速：0.5ml/min；检测波长：246nm；进样体积：1μl，记录色谱图至主成分峰保留时间的 2.5 倍。

（2）色谱图

2. UHPLC 方法二

（1）色谱条件　仪器：Thermo Vanquish Flex；色谱柱：CAPCELL PAK MGII C18，2.1mm×100mm，2.0μm；柱温：25℃；流动相：乙腈 - 水（35∶65）；流速：0.5ml/min；检测波长：246nm；进样体积：1μl，记录色谱图至主成分峰保留时间的 2.5 倍。

（2）色谱图

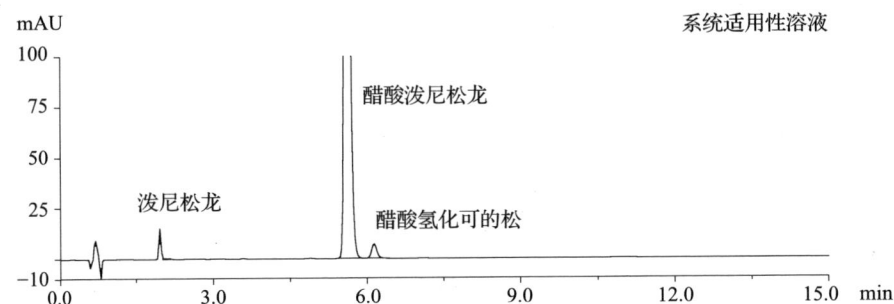

系统适用性溶液

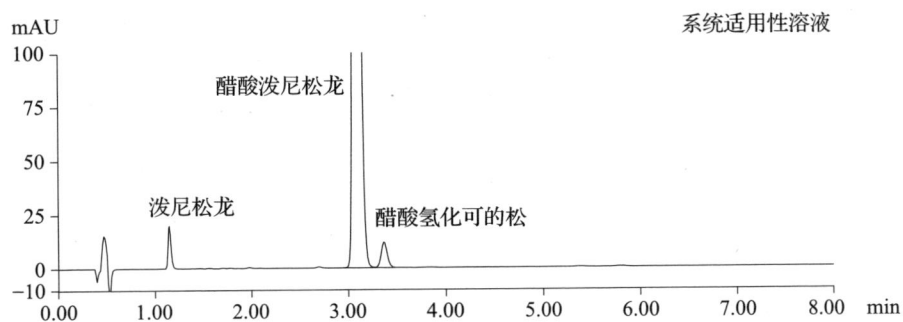

系统适用性溶液

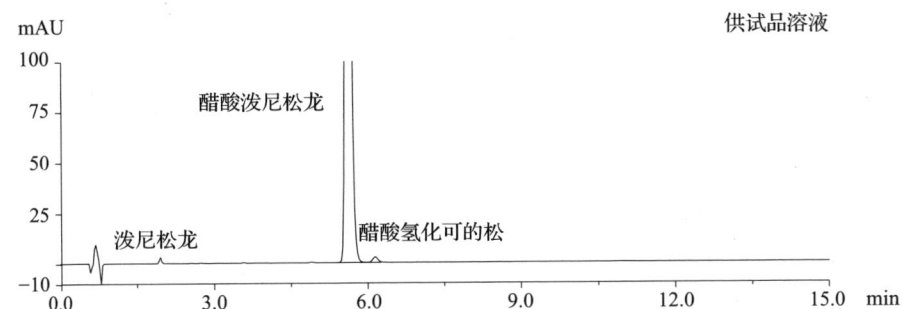

供试品溶液

4. UHPLC 方法四

（1）色谱条件　仪器：Waters ACQUITY UPLC H-Class；色谱柱：ACQUITY UPLC HSS T3，2.1mm×100mm，1.8μm；柱温：30℃；流动相：乙腈 - 水（35：65）；流速：0.4ml/min；检测波长：246nm；进样体积：1μl，记录色谱图至主成分峰保留时间的 2.5 倍。

（2）色谱图

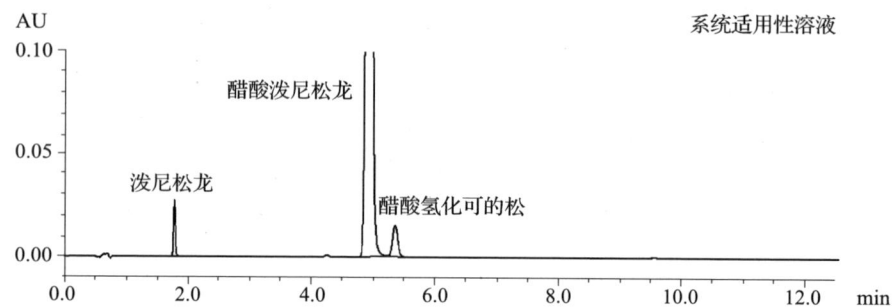

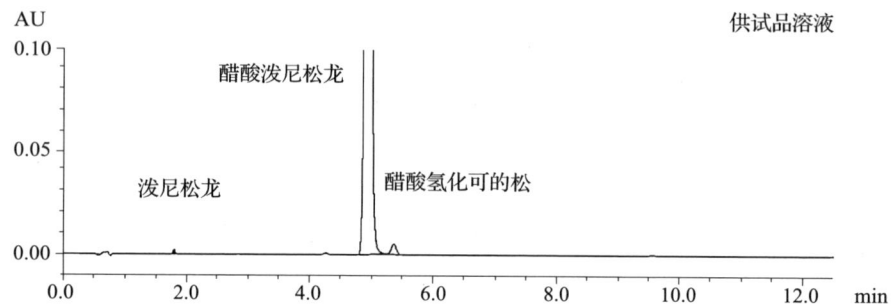

5. UHPLC 方法五

（1）色谱条件　仪器：Agilent 1260 Infinity Bin；色谱柱：Poroshell 120 EC-C18，4.6mm×100mm，2.7μm；柱温：25℃；流动相：乙腈 - 水（35：65）；流速：1.0ml/min；检测波长：246nm；进样体积：4μl，记录色谱图至主成分峰保留时间的 2.5 倍。

（2）色谱图

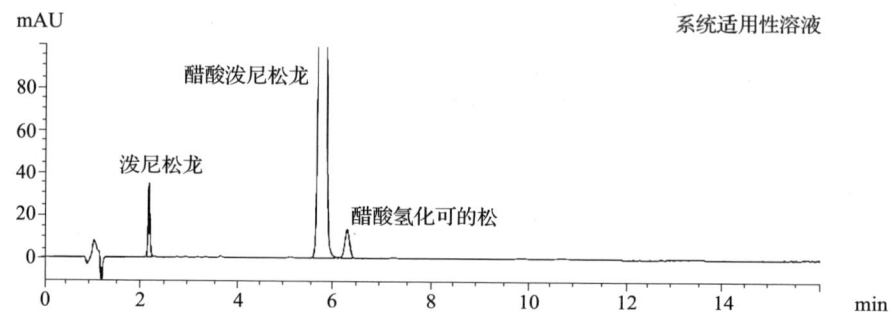

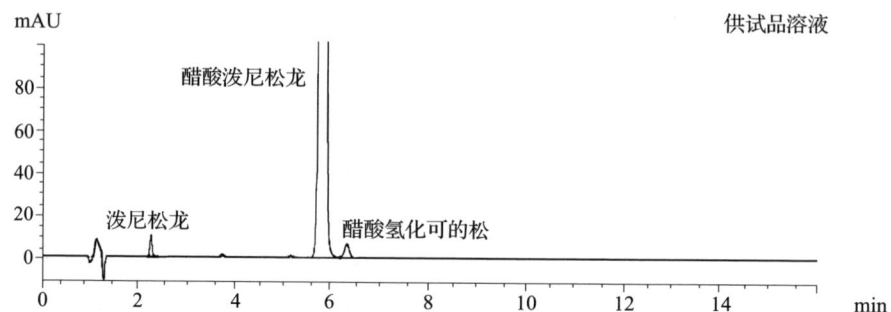

6. UHPLC 方法六

（1）色谱条件　仪器：Thermo Fisher Scientific Ultimate 3000；色谱柱：ChromCore 120 C18，2.1mm×100mm，1.8μm；柱温：25℃；流动相：乙腈 - 水（35：65）；流速：0.2ml/min；检测波长：246nm；进样体积：2μl，记录色谱图至主成分峰保留时间的 2.5 倍。

（2）色谱图

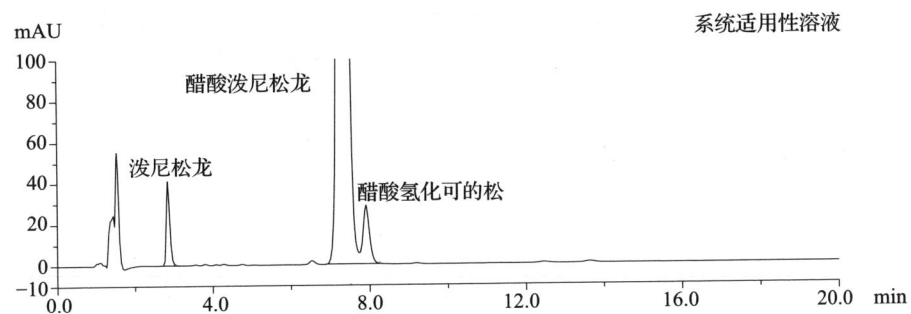

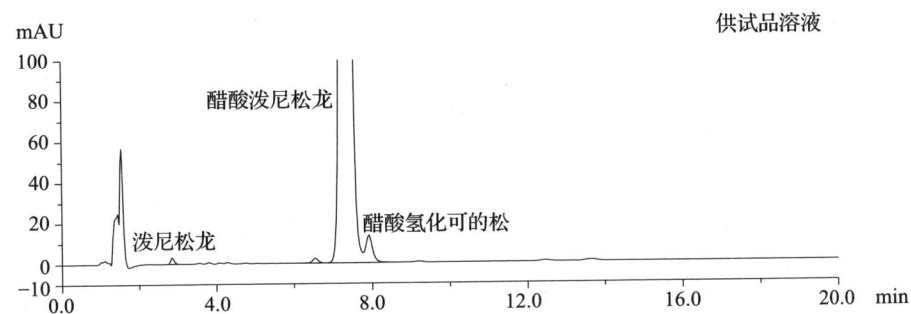

7. UHPLC 方法七

（1）色谱条件　仪器：Waters ACQUITY UPLC H-Class；色谱柱：Endeavorsil C18，2.1mm×100mm，1.8μm；柱温：25℃；流动相：乙腈 - 水（35：65）；流速：0.15ml/min；检测波长：246nm；进样体积：2μl，记录色谱图至主成分峰保留时间的 2.5 倍。

（2）色谱图

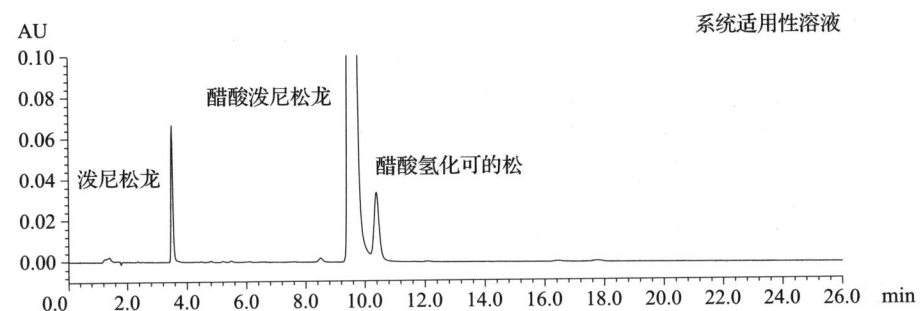

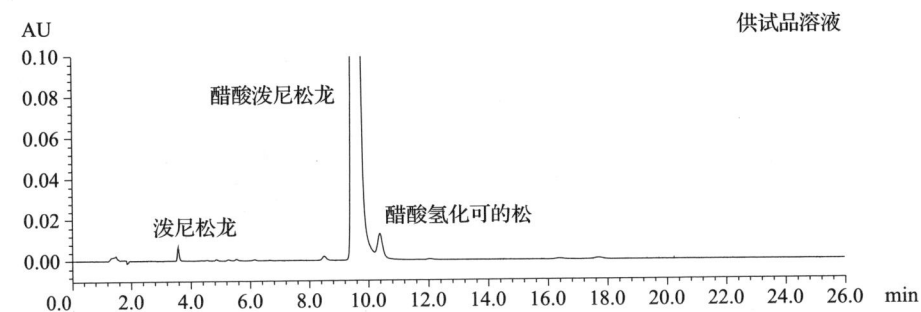

各型号色谱柱系统适用性数据汇总表

续表

色谱柱名称	色谱柱规格	组分	保留时间（min）	理论板数	拖尾因子	分离度
Shim-pack Scepter C18-120	2.1mm×100mm，1.9μm	泼尼松龙	2.556	2326	1.41	/
		醋酸泼尼松龙	7.688	8568	1.15	18.86
		醋酸氢化可的松	8.407	8857	1.10	2.09
CAPCELL PAK MGII C18	2.1mm×100mm，2.0μm	泼尼松龙	1.148	6859	1.45	/
		醋酸泼尼松龙	3.093	13832	1.13	24.21
		醋酸氢化可的松	3.365	14486	1.21	2.50
Acclaim vanquish C18	2.1mm×150mm，2.2μm	泼尼松龙	1.967	12064	1.16	/
		醋酸泼尼松龙	5.618	17625	1.10	30.32
		醋酸氢化可的松	6.133	17936	1.09	2.92
ACQUITY UPLC HSS T3	2.1mm×100mm，1.8μm	泼尼松龙	1.730	17313	1.13	/
		醋酸泼尼松龙	4.890	20515	1.05	32.86
		醋酸氢化可的松	5.319	20781	1.06	2.96
Poroshell 120 EC-C18	4.6mm×100mm，2.7μm	泼尼松龙	2.177	13766	1.08	/
		醋酸泼尼松龙	5.746	18585	0.99	29.47
		醋酸氢化可的松	6.268	18286	0.98	2.96
ChromCore 120 C18	2.1mm×100mm，1.8μm	泼尼松龙	2.840	4829	1.31	/
		醋酸泼尼松龙	7.330	11760	1.07	20.70
		醋酸氢化可的松	7.910	11215	/	2.04

色谱柱名称	色谱柱规格	组分	保留时间（min）	理论板数	拖尾因子	分离度
Endeavorsil C18	2.1mm×100mm，1.8μm	泼尼松龙	3.505	16586	1.29	/
		醋酸泼尼松龙	9.577	18706	1.10	30.48
		醋酸氢化可的松	10.396	19721	1.16	2.79

六、质谱图

1. 质谱条件

Agilent 6546 四极杆飞行时间质谱仪；离子源：AJS 源；正 / 负离子检测模式；一级质谱扫描范围 m/z：50~1200；二级质谱扫描范围 m/z：25~1000；碰撞能量：2、5、10、20、40V。

2. 质谱图

（1）醋酸泼尼松龙质谱图

①正离子模式一级质谱图

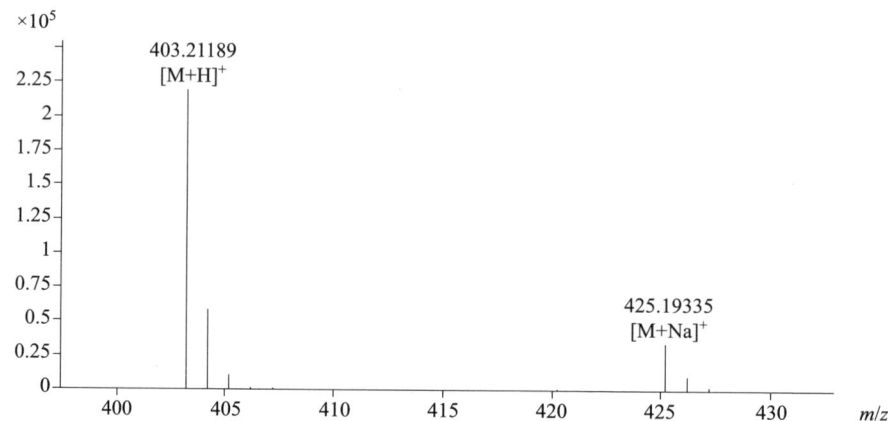

醋酸泼尼松龙正离子模式下，准分子离子以［M+H］$^+$ 为主，另外可以观察到少量的［M+Na］$^+$ 峰。

②正离子模式二级质谱图

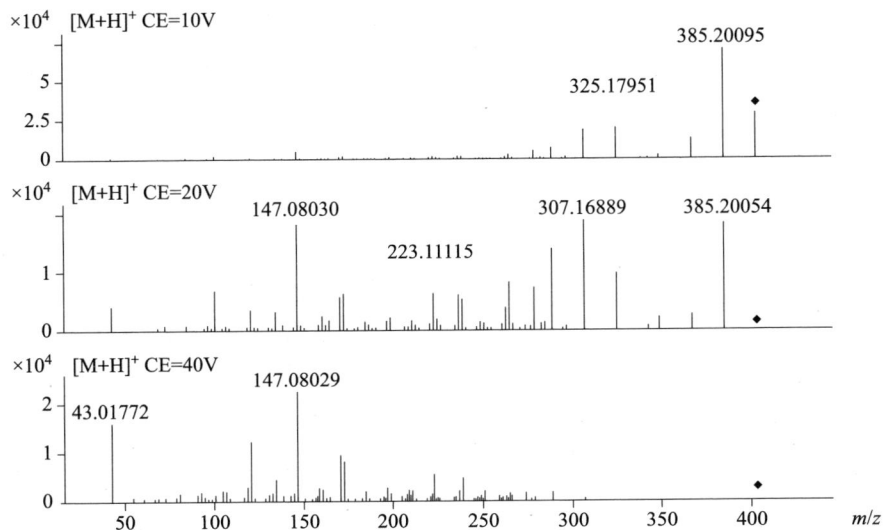

③负离子模式一级质谱图

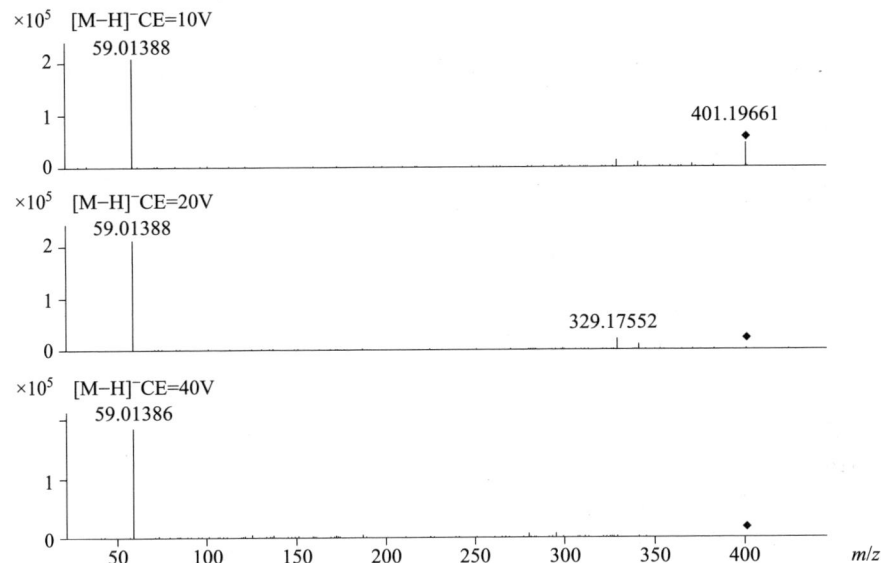

醋酸泼尼松龙负离子模式下,准分子离子以［M+Cl］⁻和［M+HCOO］⁻为主,可以观察到［M-H］⁻峰。

④负离子模式二级质谱图

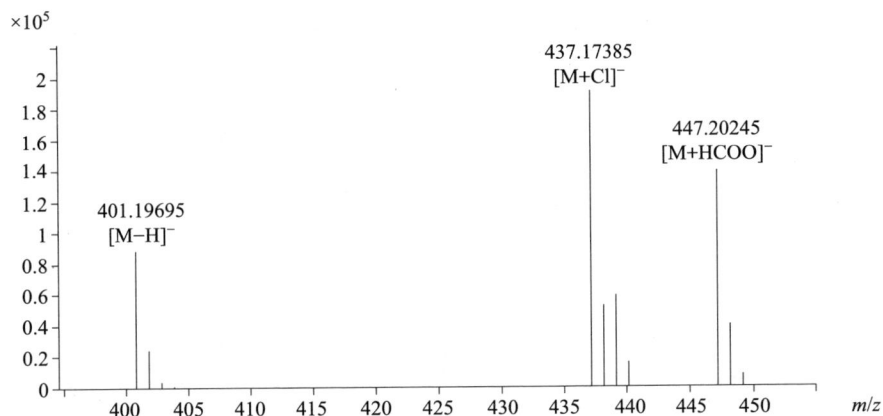

（2）醋酸氢化可的松质谱图

①正离子模式一级质谱图

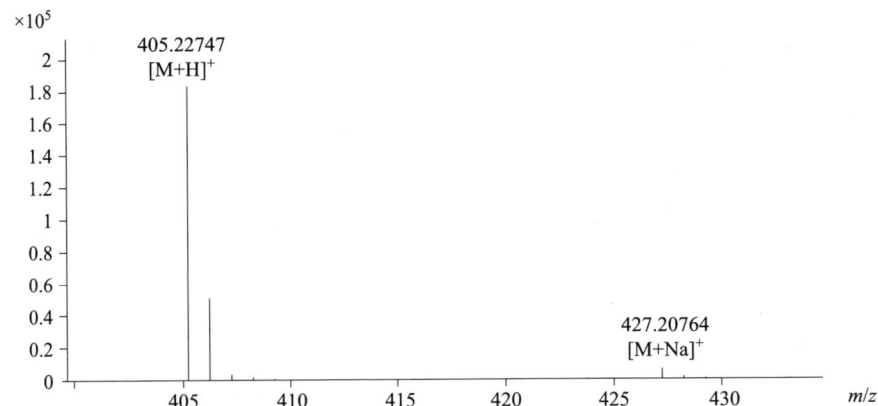

醋酸氢化可的松正离子模式下,准分子离子以［M+H］⁺为主,另外可以观察到极少量的［M+Na］⁺峰。

②正离子模式二级质谱图

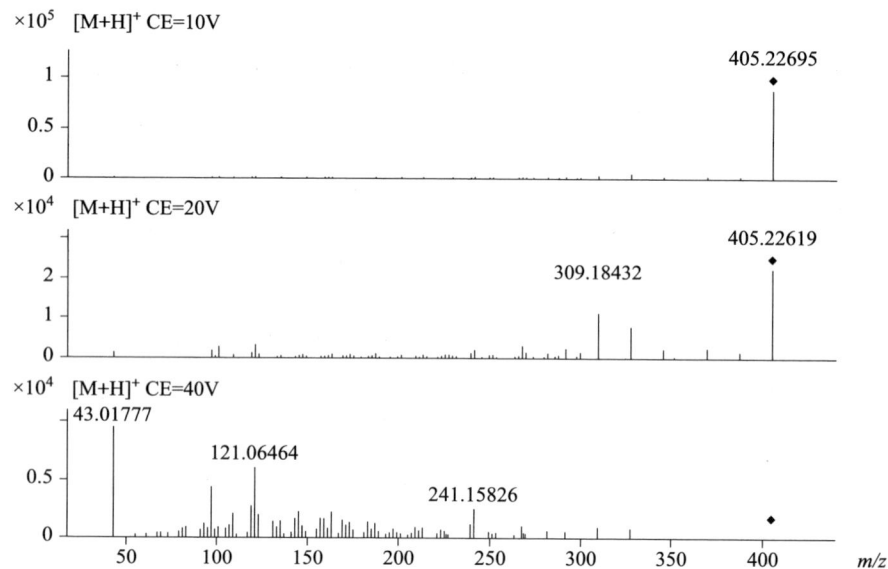

④负离子模式二级质谱图

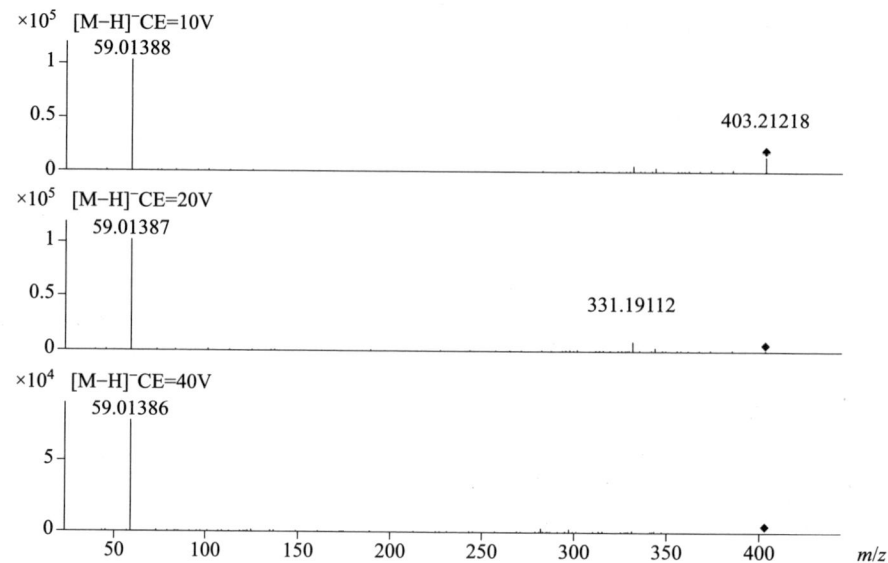

③负离子模式一级质谱图

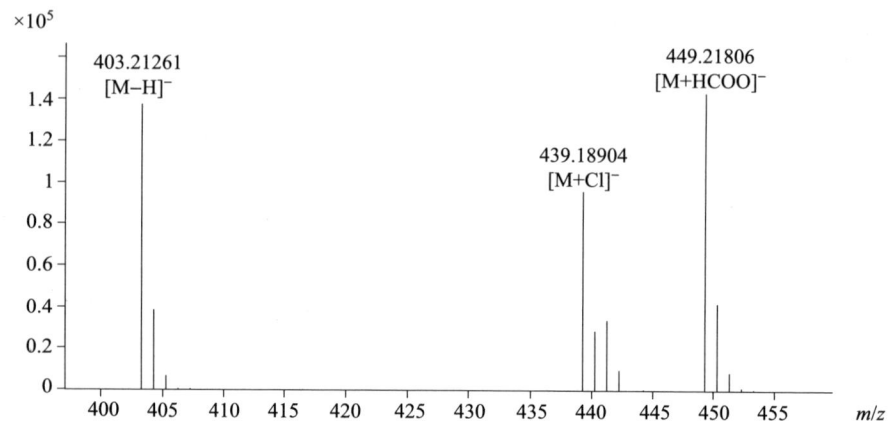

醋酸氢化可的松负离子模式下,准分子离子表现为[M-H]⁻,[M+Cl]⁻和[M+HCOO]⁻峰。

（3）泼尼松龙质谱图

①正离子模式一级质谱图

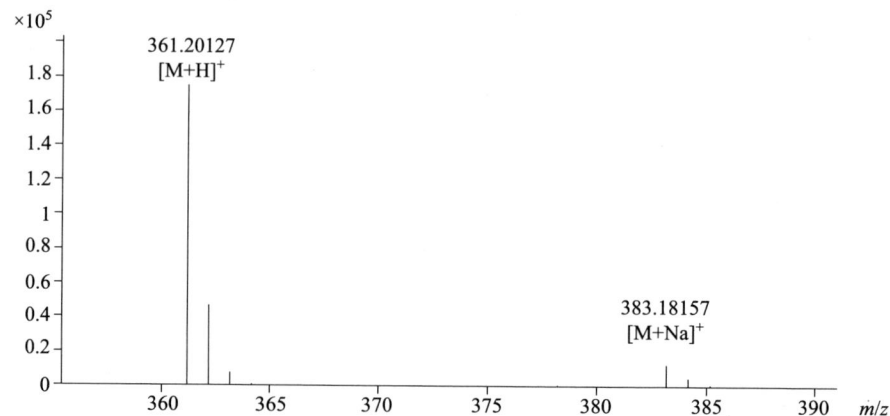

泼尼松龙正离子模式下,准分子离子以[M+H]⁺为主,另外可以观察到少量的[M+Na]⁺峰。

②正离子模式二级质谱图

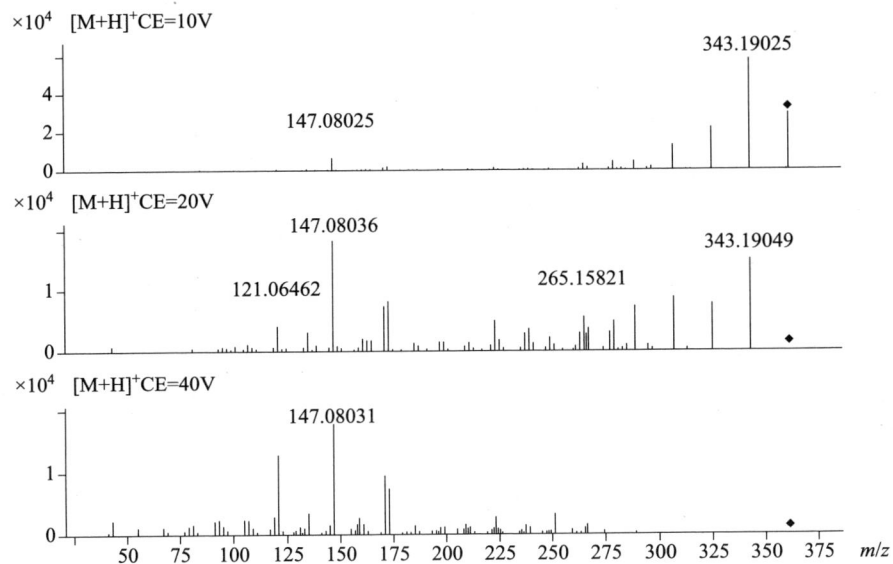

×10⁴ [M+H]⁺CE=10V

343.19025

147.08025

×10⁴ [M+H]⁺CE=20V

147.08036

343.19049

121.06462

265.15821

×10⁴ [M+H]⁺CE=40V

147.08031

50 75 100 125 150 175 200 225 250 275 300 325 350 375 *m/z*

④负离子模式二级质谱图

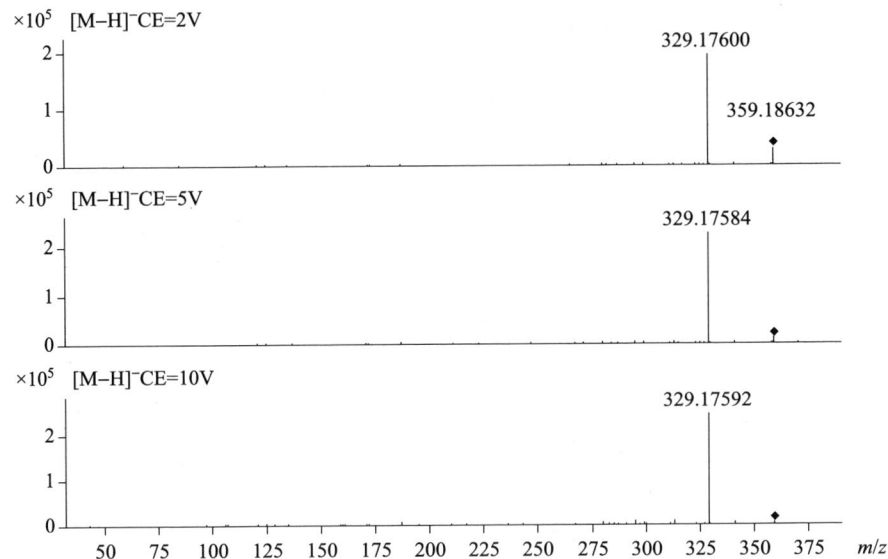

×10⁵ [M−H]⁻CE=2V

329.17600

359.18632

×10⁵ [M−H]⁻CE=5V

329.17584

×10⁵ [M−H]⁻CE=10V

329.17592

50 75 100 125 150 175 200 225 250 275 300 325 350 375 *m/z*

③负离子模式一级质谱图

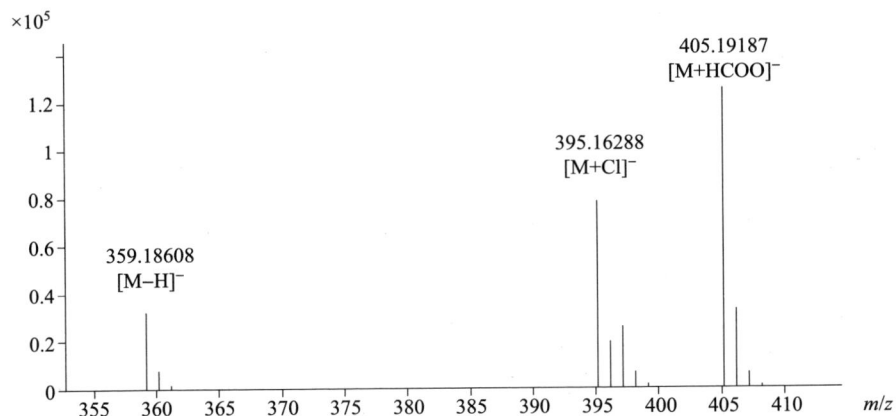

×10⁵

405.19187
[M+HCOO]⁻

395.16288
[M+Cl]⁻

359.18608
[M−H]⁻

355 360 365 370 375 380 385 390 395 400 405 410 *m/z*

泼尼松龙负离子模式下,准分子离子以[M+Cl]⁻和[M+HCOO]⁻为主,可以观察到[M−H]⁻峰。

50　醋酸氢化可的松

Hydrocortisone Acetate

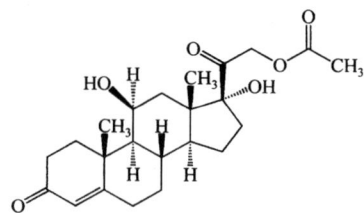

$C_{23}H_{32}O_6$　404.50　CAS 号：50-03-3

本品为 11β，17α，21- 三羟基孕甾 -4- 烯 -3，20- 二酮 -21- 醋酸酯。

一、基本信息

本品为白色或类白色的结晶性粉末；无臭。在甲醇、乙醇或三氯甲烷中微溶，在水中不溶。

1. 执行标准

《中国药典》2020 年版二部，第 1822 页　醋酸氢化可的松。

2. 试验用样品

醋酸氢化可的松，批号 100013-201408，中国食品药品检定研究院。

醋酸可的松，批号 100123-201204，中国食品药品检定研究院。

3. 杂质对照品信息

醋酸可的松

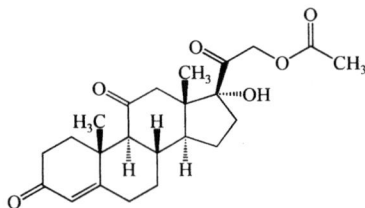

$C_{23}H_{30}O_6$　402.49

二、溶液配制

1. 系统适用性溶液

取醋酸氢化可的松与醋酸可的松对照品各适量，加流动相溶解并稀释制成每 1ml 中各约含 5μg 的混合溶液。

2. 供试品溶液

12 小时内使用。取本品约 25mg，置 50ml 量瓶中，加乙腈 20ml，超声使醋酸氢化可的松溶解，放冷，用水稀释至刻度，摇匀。

三、系统适用性要求

系统适用性溶液色谱图中，醋酸氢化可的松峰的保留时间约为 16 分钟，醋酸氢化可的松峰与醋酸可的松峰之间的分离度应大于 5.5。

四、高效液相色谱法

1. HPLC 色谱条件

色谱柱：用十八烷基硅烷键合硅胶为填充剂；流动相：乙腈 - 水（36∶64）；检测波长：254nm；进样体积：20μl，记录色谱图至主成分峰保留时间的 3 倍。

2. 系统适用性溶液色谱图

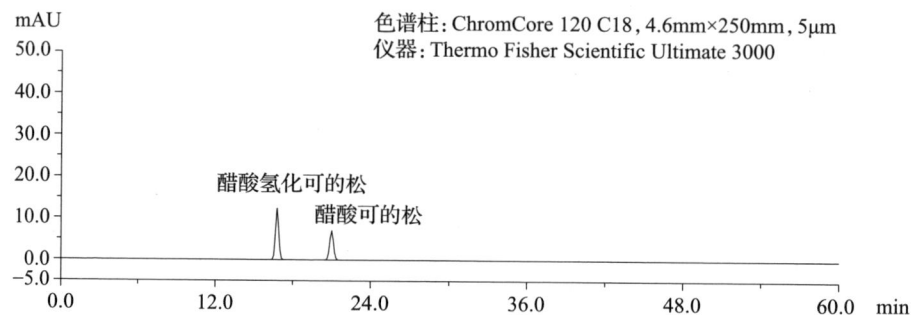

色谱柱：ChromCore 120 C18，4.6mm×250mm，5μm
仪器：Thermo Fisher Scientific Ultimate 3000

3. 紫外光谱图

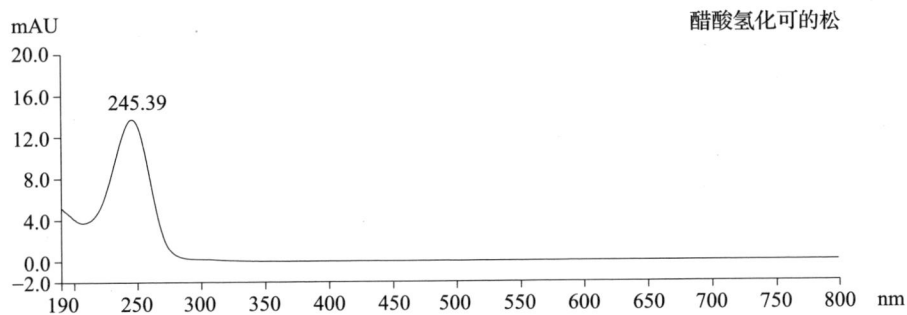

醋酸氢化可的松

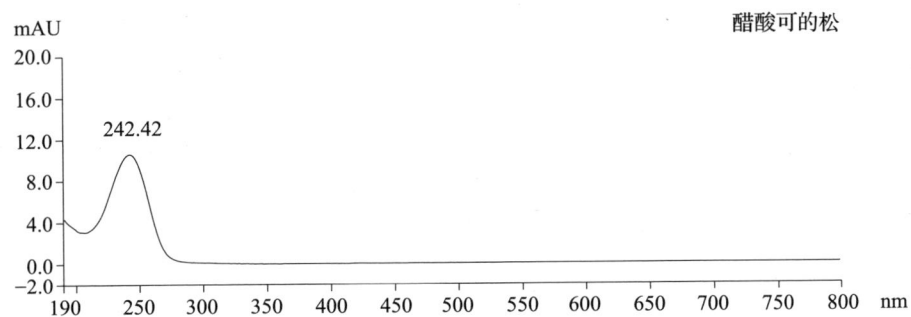

醋酸可的松

4. 供试品溶液有关物质色谱图

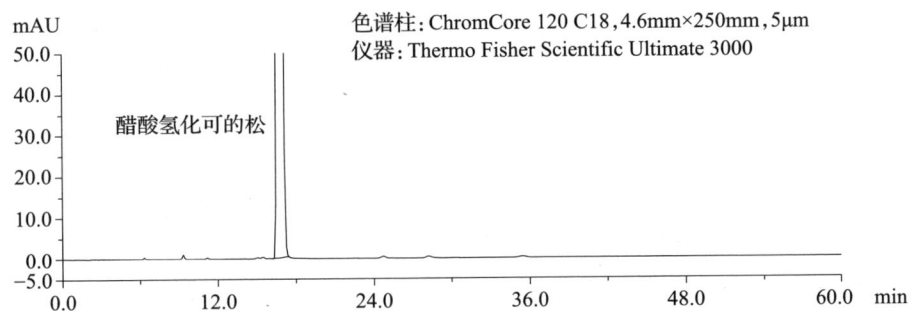

色谱柱: ChromCore 120 C18, 4.6mm×250mm, 5μm
仪器: Thermo Fisher Scientific Ultimate 3000

5. 其他型号色谱柱系统适用性色谱图及数据汇总表

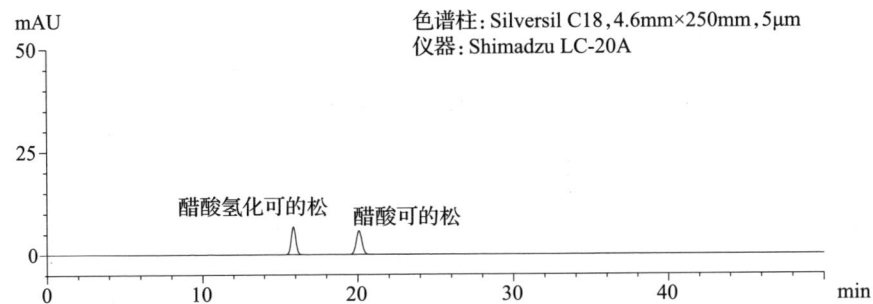

色谱柱: Silversil C18, 4.6mm×250mm, 5μm
仪器: Shimadzu LC-20A

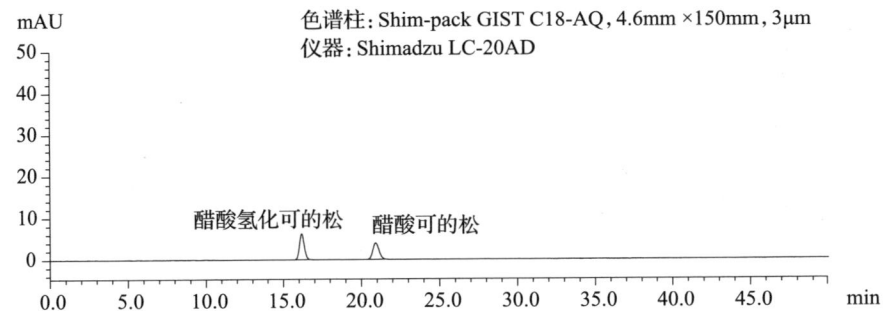

色谱柱: Shim-pack GIST C18-AQ, 4.6mm×150mm, 3μm
仪器: Shimadzu LC-20AD

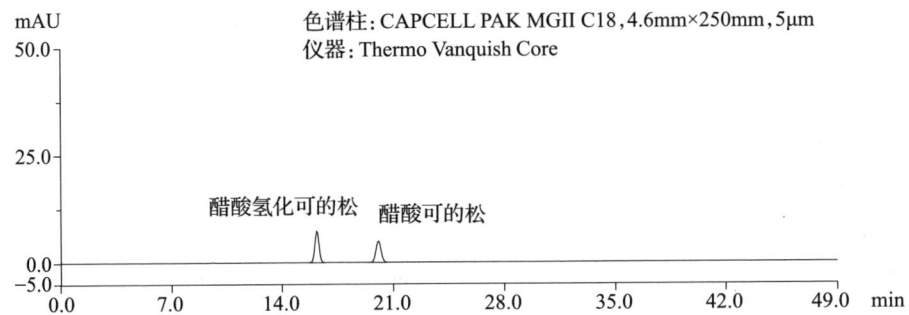

色谱柱: CAPCELL PAK MGII C18, 4.6mm×250mm, 5μm
仪器: Thermo Vanquish Core

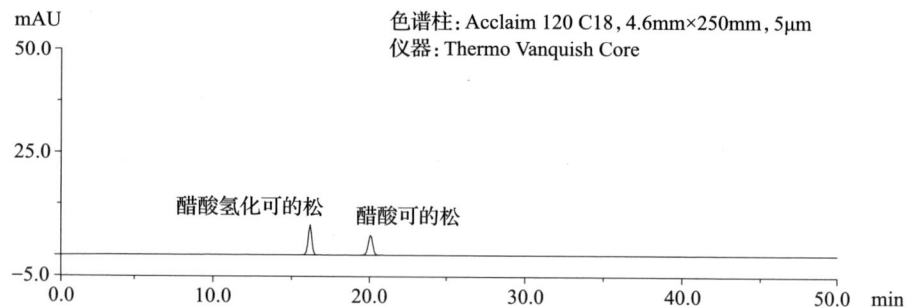

色谱柱：Acclaim 120 C18，4.6mm×250mm，5μm
仪器：Thermo Vanquish Core

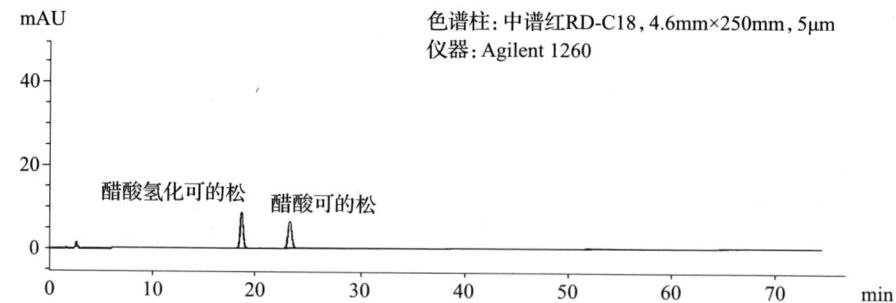

色谱柱：中谱红RD-C18，4.6mm×250mm，5μm
仪器：Agilent 1260

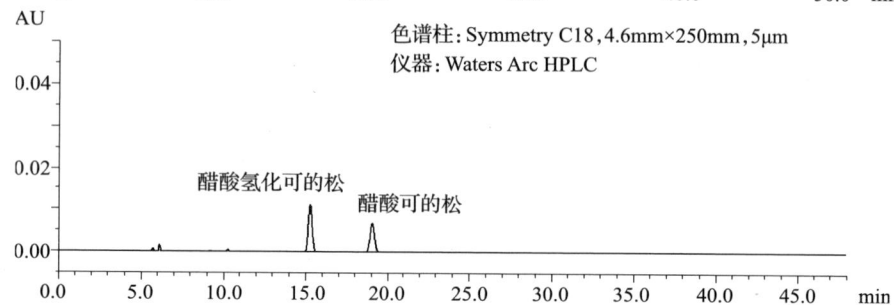

色谱柱：Symmetry C18，4.6mm×250mm，5μm
仪器：Waters Arc HPLC

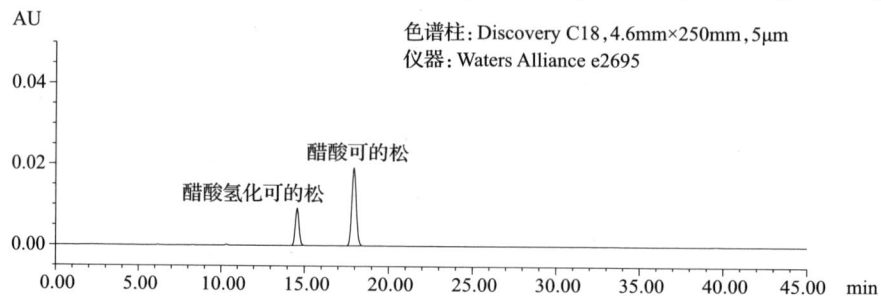

色谱柱：Discovery C18，4.6mm×250mm，5μm
仪器：Waters Alliance e2695

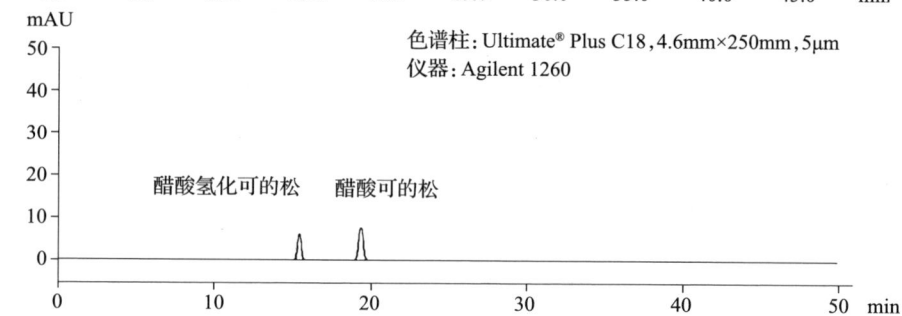

色谱柱：Ultimate® Plus C18，4.6mm×250mm，5μm
仪器：Agilent 1260

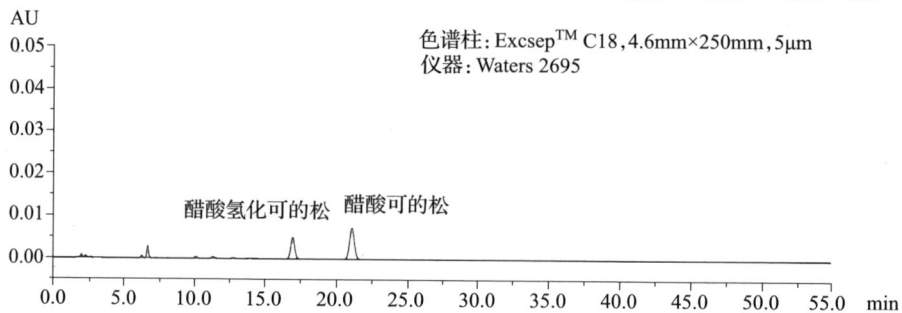

色谱柱：Excsep™ C18，4.6mm×250mm，5μm
仪器：Waters 2695

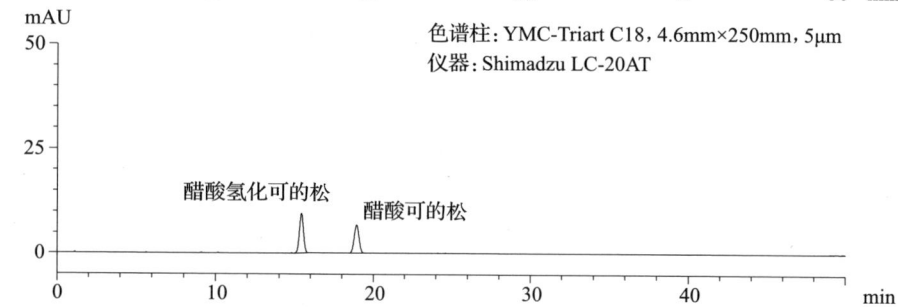

色谱柱：YMC-Triart C18，4.6mm×250mm，5μm
仪器：Shimadzu LC-20AT

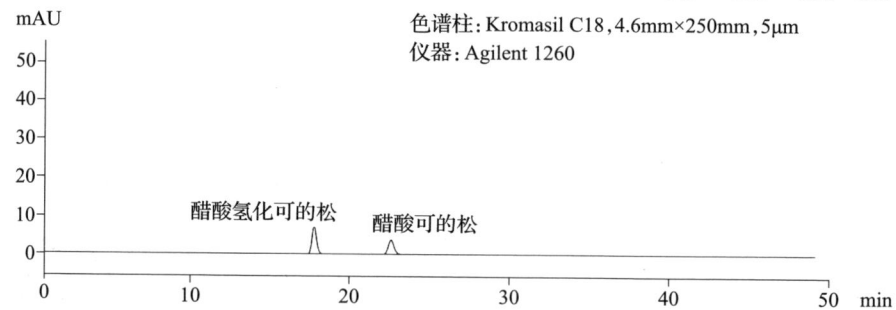

色谱柱：Kromasil C18，4.6mm×250mm，5μm
仪器：Agilent 1260

色谱柱：Luna C18(2)，4.6mm×250mm，5μm
仪器：Shimadzu LC-20A

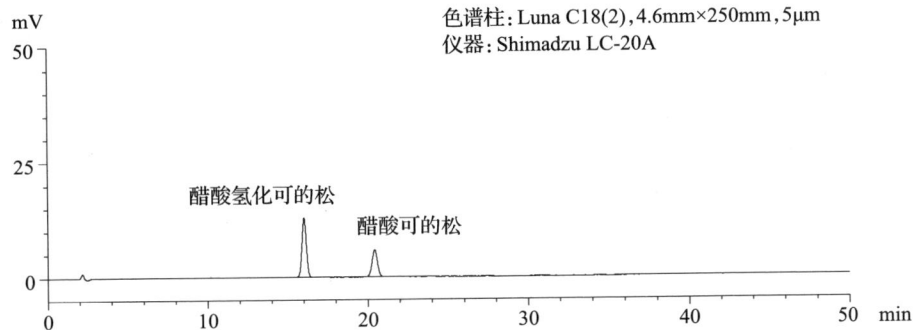

色谱柱：Supersil ODS2，4.6mm×150mm，5μm
仪器：EClassical 3100

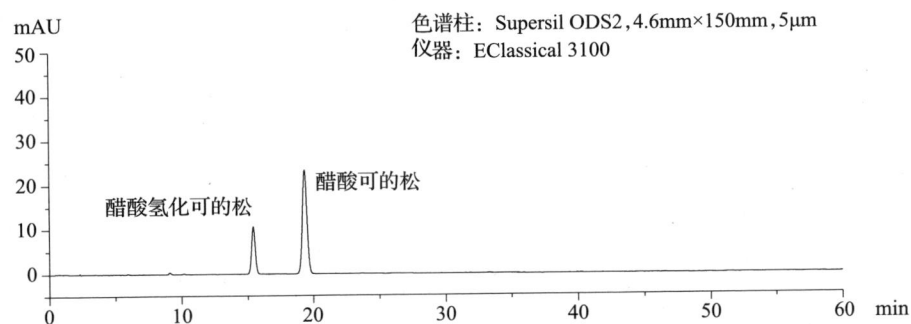

各型号色谱柱系统适用性数据汇总表

色谱柱名称	色谱柱规格	组分	保留时间（min）	理论板数	拖尾因子	分离度	备注
ChromCore 120 C18	4.6mm×250mm，5μm	醋酸氢化可的松	16.817	21309	1.06	/	柱温：25℃ 流速：1ml/min
		醋酸可的松	20.993	21953	1.05	8.13	
Silversil C18	4.6mm×250mm，5μm	醋酸氢化可的松	15.873	13322	1.04	/	柱温：25℃ 流速：1.1ml/min
		醋酸可的松	20.079	14127	1.04	6.86	

续表

色谱柱名称	色谱柱规格	组分	保留时间（min）	理论板数	拖尾因子	分离度	备注
Shim-pack GIST C18-AQ	4.6mm×150mm，3μm	醋酸氢化可的松	16.173	12720	1.14	/	柱温：20℃ 流速：1ml/min
		醋酸可的松	20.917	12694	1.12	7.21	
CAPCELL PAK MGII C18	4.6mm×250mm，5μm	醋酸氢化可的松	16.190	18219	1.05	/	柱温：25℃ 流速：1.1ml/min
		醋酸可的松	20.067	18564	1.04	7.25	
Acclaim 120 C18	4.6mm×250mm，5μm	醋酸氢化可的松	16.010	21602	0.94	/	柱温：35℃ 流速：1.2ml/min
		醋酸可的松	19.923	21719	0.94	8.02	
Symmetry C18	4.6mm×250mm，5μm	醋酸氢化可的松	15.168	20048	1.03	/	柱温：30℃ 流速：1ml/min
		醋酸可的松	18.951	21184	1.02	7.85	
Ultimate® Plus C18	4.6mm×250mm，5μm	醋酸氢化可的松	15.459	20061	1.02	/	柱温：25℃ 流速：1ml/min
		醋酸可的松	19.415	20746	1.02	8.11	
YMC-Triart C18	4.6mm×250mm，5μm	醋酸氢化可的松	15.418	16352	1.03	/	柱温：35℃ 流速：1.5ml/min
		醋酸可的松	18.925	17323	1.02	6.63	

续表

色谱柱名称	色谱柱规格	组分	保留时间（min）	理论板数	拖尾因子	分离度	备注
中谱红 RD-C18	4.6mm×250mm, 5μm	醋酸氢化可的松	18.918	20309	1.06	/	柱温:25℃ 流速:1ml/min
		醋酸可的松	23.582	20539	1.07	7.86	
Discovery C18	4.6mm×250mm, 5μm	醋酸氢化可的松	14.566	20271	1.08	/	柱温:25℃ 流速:1ml/min
		醋酸可的松	17.940	21186	1.07	7.36	
Excsep™ C18	4.6mm×250mm, 5μm	醋酸氢化可的松	17.154	18543	1.05	/	柱温:30℃ 流速:1ml/min
		醋酸可的松	21.296	18757	1.05	7.22	
Kromasil C18	4.6mm×250mm, 5μm	醋酸氢化可的松	17.672	16766	1.15	/	柱温:25℃ 流速:1ml/min
		醋酸可的松	22.629	17367	1.12	8.04	
Luna C18（2）	4.6mm×250mm, 5μm	醋酸氢化可的松	16.042	16117	0.99	/	柱温:25℃ 流速:1.2ml/min
		醋酸可的松	20.422	17313	0.98	7.76	
Supersil ODS2	4.6mm×150mm, 5μm	醋酸氢化可的松	15.443	13700	1.03	/	柱温:35℃ 流速:1ml/min
		醋酸可的松	19.368	14600	1.01	6.74	

五、超高效液相色谱法

1. UHPLC 方法一

（1）色谱条件　仪器:Thermo Fisher Scientific Ultimate 3000;色谱柱:ChromCore 120 C18, 2.1mm×100mm, 1.8μm;柱温:25℃;流动相:乙腈 - 水（36∶64）;流速:0.2ml/min;检测波长:254nm;进样体积:5μl,记录色谱图至主成分峰保留时间的3倍。

（2）色谱图

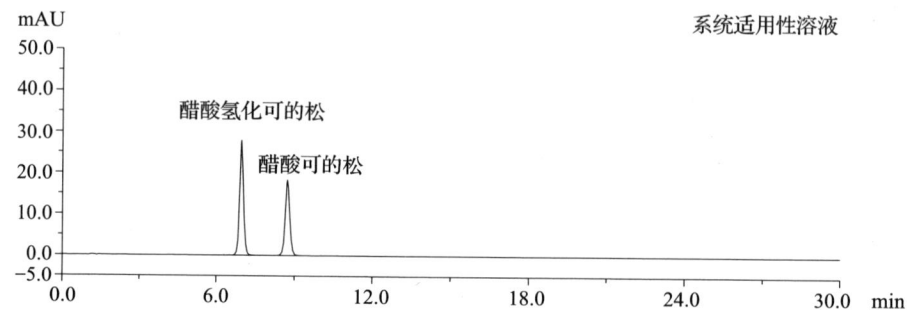

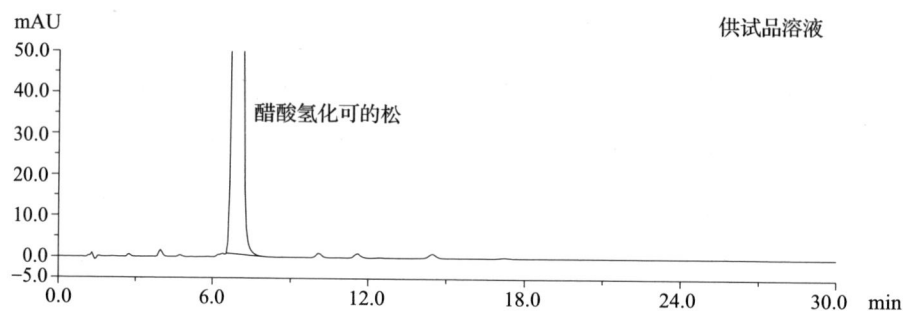

2. UHPLC 方法二

（1）色谱条件　仪器:Waters ACQUITY UPLC H-Class;色谱柱:Endeavorsil C18, 2.1mm×100mm, 1.8μm;柱温:25℃;流动相:乙腈 - 水（36∶64）;流速:0.15ml/min;检测波长:254nm;进样体积:2μl,记录色谱图至主成分峰保留时间的3倍。

（2）色谱图

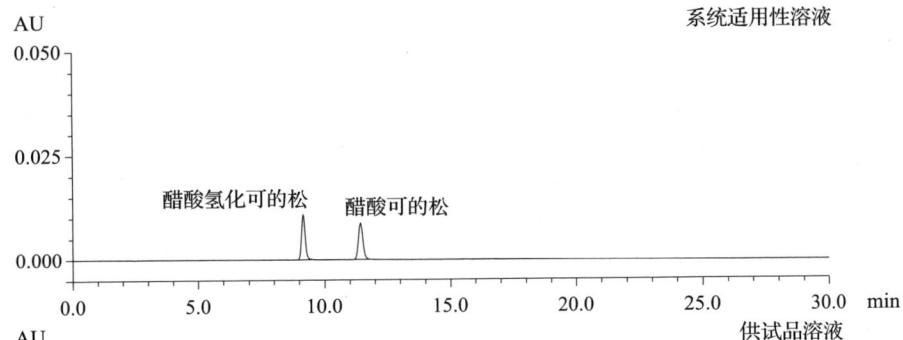

系统适用性溶液

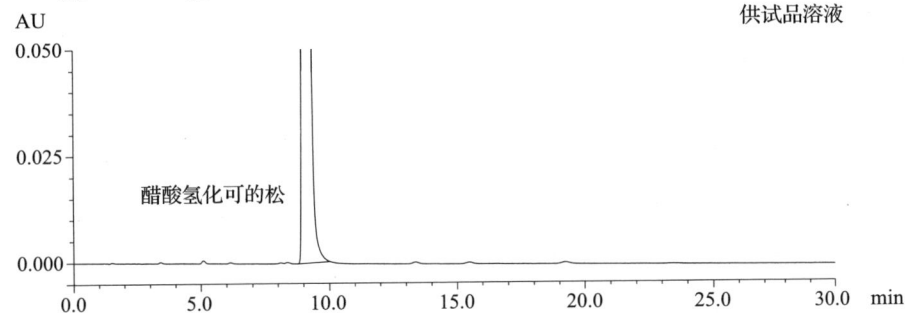

供试品溶液

3. UHPLC 方法三

（1）色谱条件　仪器：Shimadzu Nexera LC-40D XS；色谱柱：Shim-pack Scepter C18-120，2.1mm×100mm，1.9μm；柱温：20℃；流动相：乙腈 - 水（36∶64）；流速：0.3ml/min；检测波长：254nm；进样体积：2μl，记录色谱图至主成分峰保留时间的 3 倍。

（2）色谱图

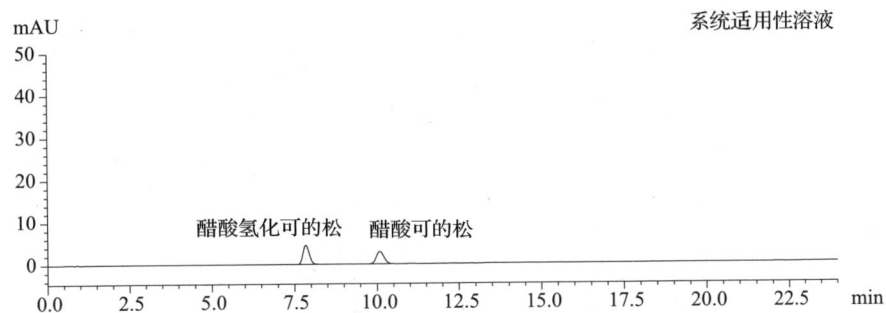

系统适用性溶液

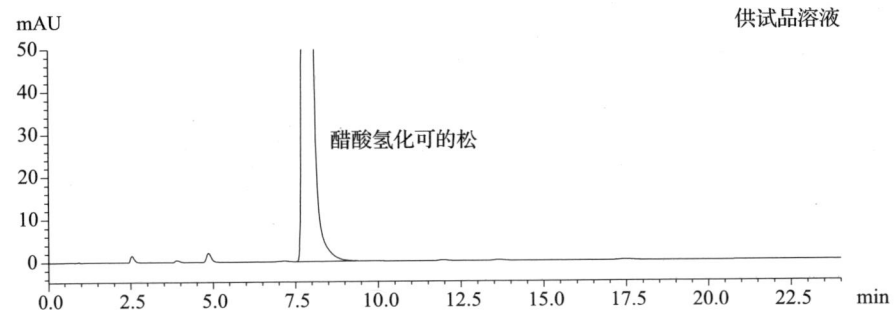

供试品溶液

4. UHPLC 方法四

（1）色谱条件　仪器：Thermo Vanquish Flex；色谱柱：CAPCELL PAK MGII C18，2.1mm×100mm，2.0μm；柱温：25℃；流动相：乙腈 - 水（36∶64）；流速：0.5ml/min；检测波长：254nm；进样体积：2μl，记录色谱图至主成分峰保留时间的 3 倍。

（2）色谱图

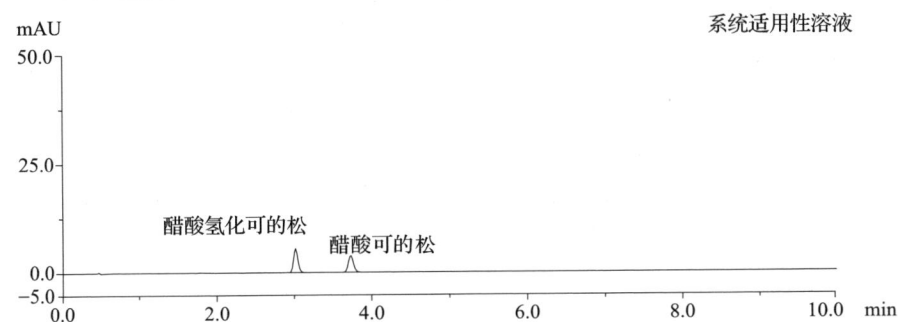

系统适用性溶液

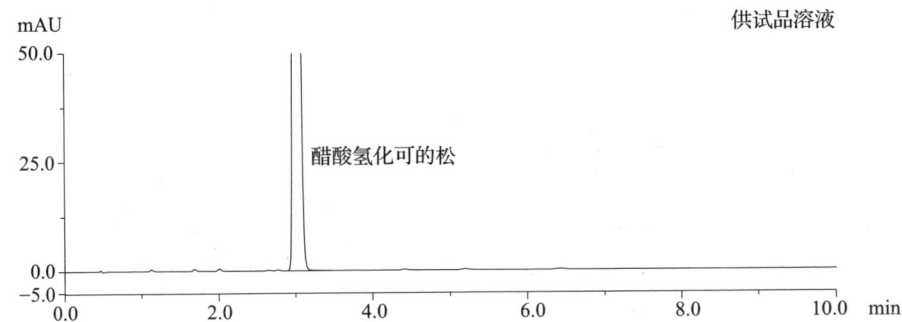

供试品溶液

5. UHPLC 方法五

（1）色谱条件　仪器：Thermo Fisher Vanquish Flex；色谱柱：Hypersil GOLD VANQUISH，2.1mm × 100mm，1.9μm；柱温：25℃；流动相：乙腈 - 水（36：64）；流速：0.5ml/min；检测波长：254nm；进样体积：2μl，记录色谱图至主成分峰保留时间的 3 倍。

（2）色谱图

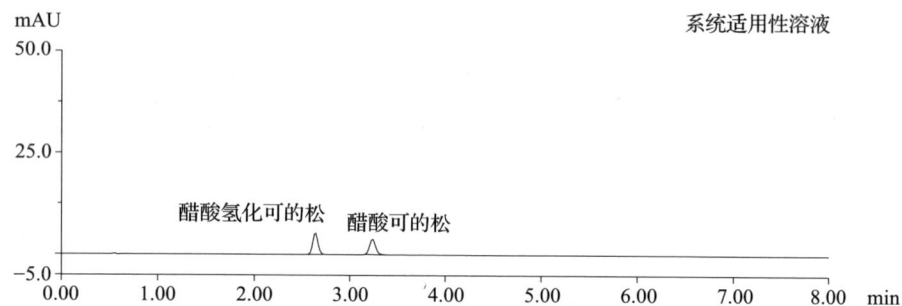

系统适用性溶液

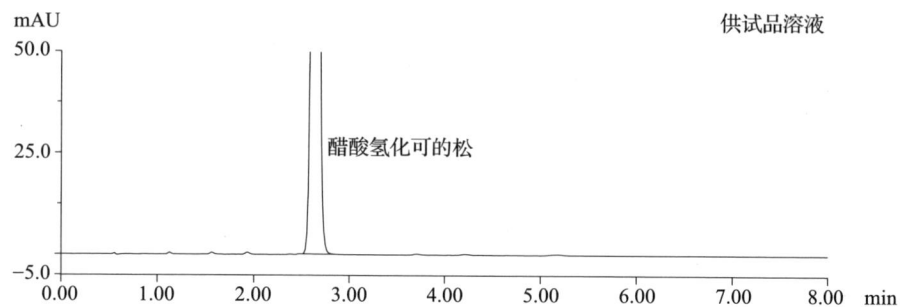

供试品溶液

6. UHPLC 方法六

（1）色谱条件　仪器：Waters ACQUITY UPLC H-Class；色谱柱：ACQUITY UPLC HSS T3，2.1mm × 100mm，1.8μm；柱温：30℃；流动相：乙腈 - 水（36：64）；流速：0.4ml/min；检测波长：254nm；进样体积：2μl，记录色谱图至主成分峰保留时间的 3 倍。

（2）色谱图

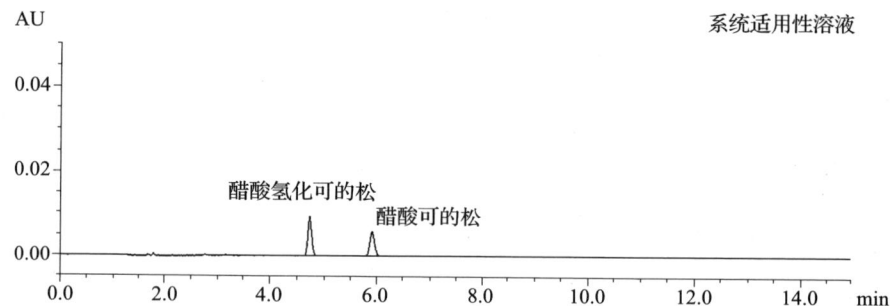

系统适用性溶液

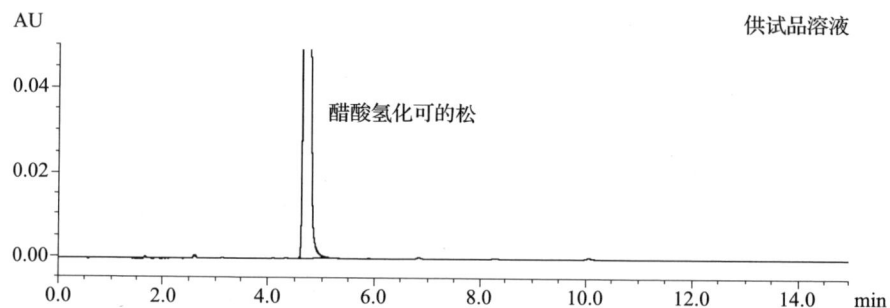

供试品溶液

各型号色谱柱系统适用性数据汇总表

色谱柱名称	色谱柱规格	组分	保留时间（min）	理论板数	拖尾因子	分离度
ChromCore 120 C18	2.1mm × 100mm，1.8μm	醋酸氢化可的松	6.967	10674	1.13	/
		醋酸可的松	8.720	12129	1.09	5.98
Endeavorsil C18	2.1mm × 100mm，1.8μm	醋酸氢化可的松	9.160	19287	1.11	/
		醋酸可的松	11.428	19257	1.09	7.53
Shim-pack Scepter C18-120	2.1mm × 100mm，1.9μm	醋酸氢化可的松	7.840	7594	1.17	/
		醋酸可的松	10.087	8506	1.12	5.64
CAPCELL PAK MGII C18	2.1mm × 100mm，2.0μm	醋酸氢化可的松	3.017	13622	1.20	/
		醋酸可的松	3.732	15313	1.17	6.38

续表

色谱柱名称	色谱柱规格	组分	保留时间（min）	理论板数	拖尾因子	分离度
Hypersil GOLD VANQUISH	2.1mm× 100mm，1.9μm	醋酸氢化可的松	2.637	10999	1.06	/
		醋酸可的松	3.237	12221	1.10	5.51
ACQUITY UPLC HSS T3	2.1mm× 100mm，1.8μm	醋酸氢化可的松	4.773	20850	1.05	/
		醋酸可的松	5.941	20660	1.04	7.68

六、质谱图

1. 质谱条件

Agilent 6546 四极杆飞行时间质谱仪；离子源：AJS 源；正／负离子检测模式；一级质谱扫描范围 m/z：50~1200；二级质谱扫描范围 m/z：25~1000；碰撞能量：10、20、40V。

2. 质谱图

（1）醋酸氢化可的松质谱图

①正离子模式一级质谱图

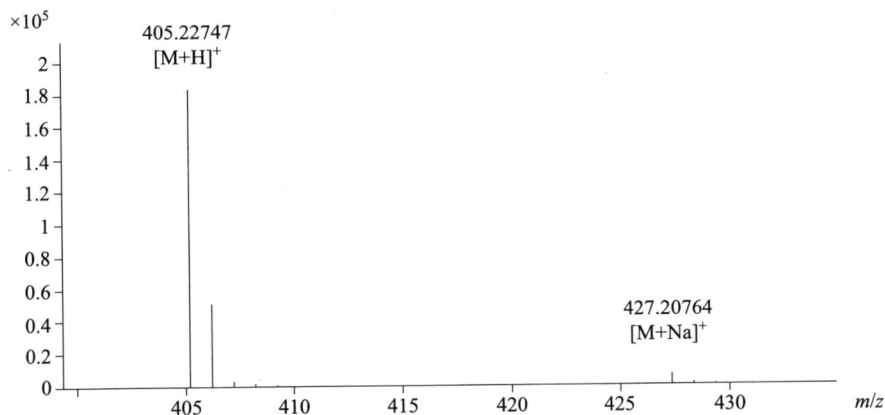

醋酸氢化可的松正离子模式下，准分子离子以［M+H］$^+$ 为主，另外可以观察到极少量的［M+Na］$^+$ 峰。

②正离子模式二级质谱图

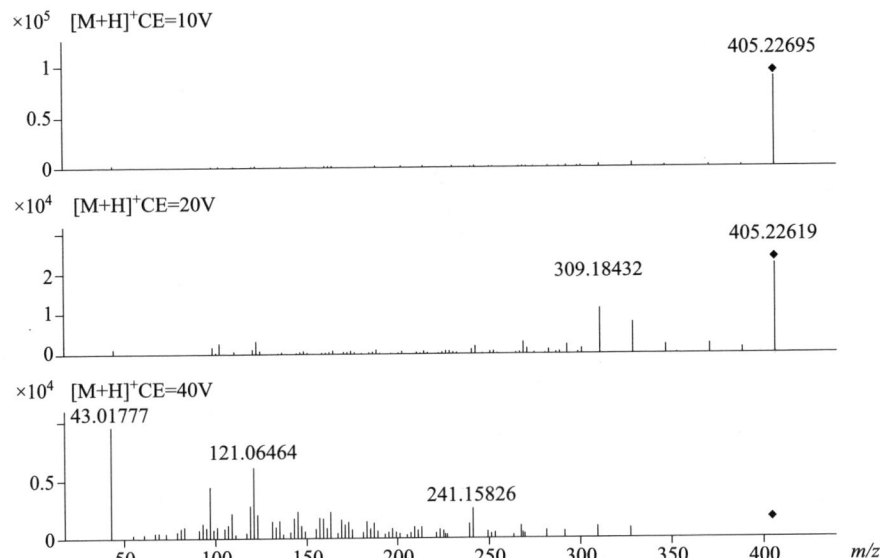

③负离子模式一级质谱图

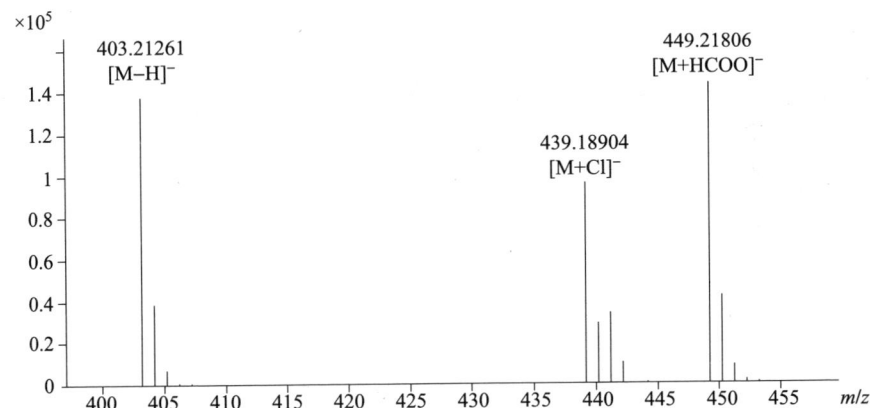

醋酸氢化可的松负离子模式下，准分子离子表现为［M-H］$^-$，［M+Cl］$^-$ 和［M+HCOO］$^-$ 峰。

④负离子模式二级质谱图

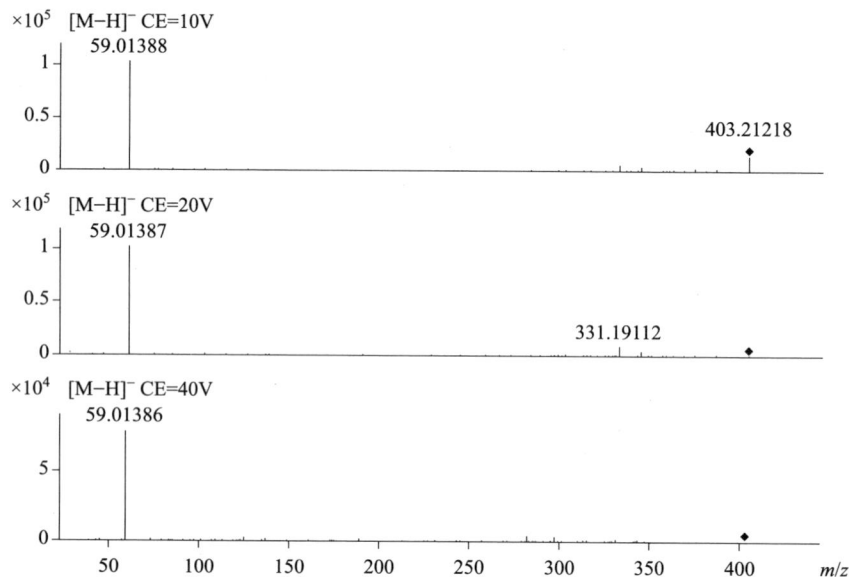

②正离子模式二级质谱图

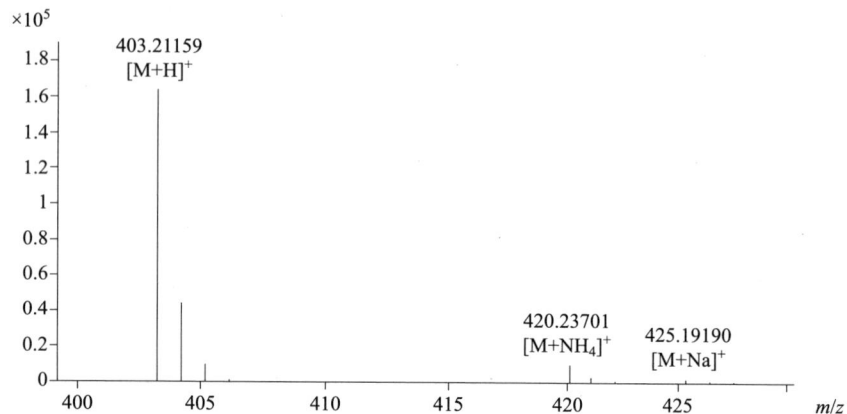

（2）醋酸可的松质谱图

①正离子模式一级质谱图

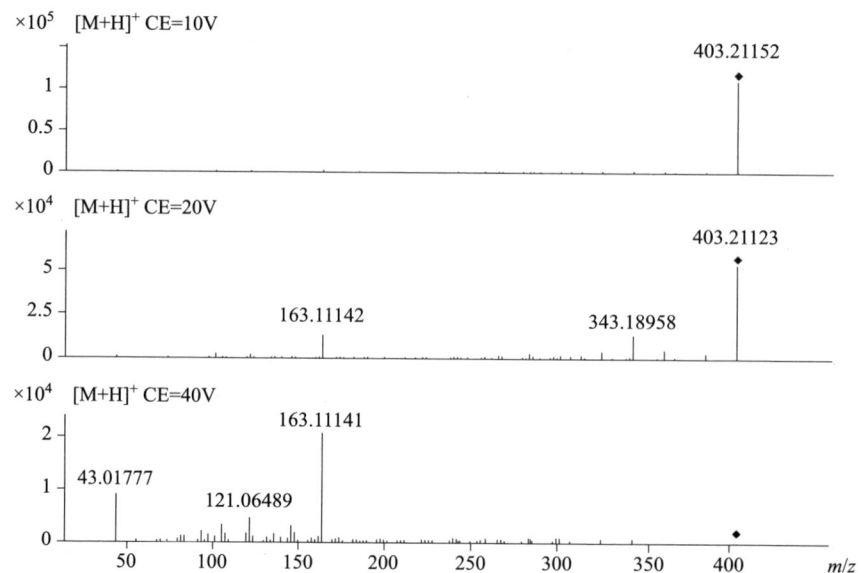

③负离子模式一级质谱图

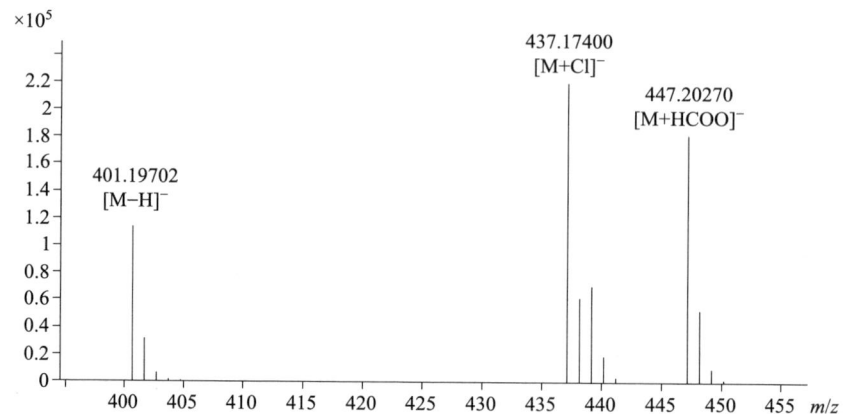

醋酸可的松正离子模式下，准分子离子以［M+H］⁺为主，另外可以观察到少量的［M+NH₄］⁺峰和极少量的［M+Na］⁺峰。

醋酸可的松负离子模式下，准分子离子以［M+Cl］⁻和［M+HCOO］⁻为主，可以观察到［M-H］⁻峰。

④负离子模式二级质谱图

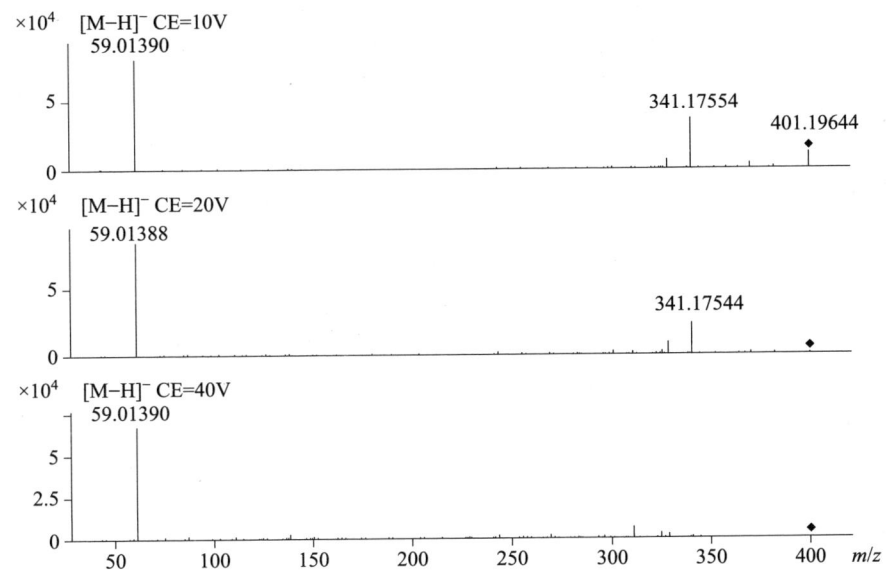

中 文 索 引

（按汉语拼音排序）

提供原料药及杂质对照品公司

浙江仙琚制药股份有限公司

浙江华海药业股份有限公司

江苏恒瑞医药股份有限公司

北京协和药厂

万邦德制药集团有限公司

上海上药新亚药业有限公司

上海新华联制药有限公司

山西宝泰药业有限责任公司

华裕（无锡）制药有限公司

齐鲁安替制药有限公司

江苏天士力帝益药业有限公司

江苏云阳集团药业有限公司

江苏吉贝尔药业股份有限公司

江苏神华药业有限公司

苏州第四制药厂有限公司

重庆华邦盛凯制药有限公司

济川药业集团有限公司

浙江仙居仙乐药业有限公司

浙江医药股份有限公司新昌制药厂

浙江金华康恩贝生物制药有限公司

浙江金立源药业有限公司

浙江莎普爱思药业股份有限公司

浙江海正药业股份有限公司

浙江野风药业股份有限公司

常州亚邦制药有限公司

湖南湘易康制药有限公司

福安药业集团宁波天衡制药有限公司

参与实验单位

中国医学科学院药物研究所

纳谱分析技术（苏州）有限公司

安捷伦科技（中国）有限公司

上海迪柯马科技发展有限公司

苏州依利特科技有限公司

默克化工技术（上海）有限公司

诺力昂化学品（宁波）有限公司

天津博纳艾杰尔科技有限公司

岛津（上海）实验器材有限公司

三耀精细化工品销售（北京）有限公司

赛默飞世尔科技（中国）有限公司

沃特世科技（上海）有限公司

杭州月旭控股集团有限公司

日本株式会社 YMC

中谱科技（福州）有限公司

问度色谱科技（杭州）有限公司